Repertorium der Psora

nach
Samuel Hahnemann

*

herausgegeben von
Bernhard Bloesy

1. Auflage 1999

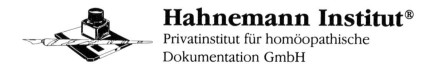

Hahnemann Institut®
Privatinstitut für homöopathische
Dokumentation GmbH

Die Deutsche Bibliothek - Nationales ISBN-Zentrum

Repertorium der Psora nach Samuel Hahnemann

Bernhard Bloesy (Hrsg.)
Greifenberg: Hahnemann Institut -
Privatinstitut für homöopathische Dokumentation GmbH, 1999

ISBN 3-929271-16-8

Die Verwendung der Symptome aus Synthesis Edition 7 erfolgte mit freundlicher Genehmigung durch Archibel S.A., Belgien.

© Copyright 1999
Hahnemann Institut - Privatinstitut für homöopathische Dokumentation GmbH
Krottenkopfstraße 2 - D-86926 Greifenberg
Tel. 08192-93060 / Fax. 08192-7806
E-mail: hahnemann@t-online.de
Internet-Homepage: www.hahnemann.com

Alle Rechte, einschließlich auszugsweiser oder photomechanischer Wiedergabe, vorbehalten. Kein Teil dieses Buches darf ohne schriftliche Genehmigung des Verlages in irgendeiner Form - durch Photokopie, Microfilm oder irgendein anderes Verfahren reproduziert oder in eine von Maschinen, insbesondere Datenverarbeitungsmaschinen, verwendbare Sprache übertragen oder übersetzt werden.

Satz und Gestaltung: Peter Vint
Druck und Herstellung: EOS Verlag, Erzabtei St. Ottilien

Verlags-Nr.: 929271 - ISBN 3-929271-16-8

Inhaltsverzeichnis

Inhaltsverzeichnis I
Vorwort III
Das Repertorium der Psora
Gemüt 1
Schwindel 16
Kopf 17
Augen 25
Sehen 28
Ohren 30
Hören 34
Nase 35
Gesicht 39
Mund 48
Zähne 54
Innerer Hals 55
Äußerer Hals 57
Magen 58
Abdomen 65
Rektum 72
Stuhl 76
Blase 79
Nieren 82
Prostata 82
Harnröhre 82
Urin 83
Männliche Genitalien 86
Weibliche Genitalien 89
Kehlkopf und Trachea 97
Atmung 98
Husten 100
Auswurf 103
Brust 104
Rücken 110
Extremitäten 114
Schlaf 133
Träume 137
Frost 139
Fieber 140
Schweiß 140
Haut 142
Allgemeines 150

Vorwort

Motto
„Ist dies schon Tollheit,
hat es doch Methode"
„Though this be madness,
yet there is method in it"
Shakespeare, Hamlet, 2,2

Zur Schreibweise:

Wir alle erleben es immer wieder in unserer Praxis: In einigen Fällen hilft die Homöopathie dem Patienten wundergleich, in anderen Fällen, sogar solchen, die sehr klar, sogar einfach erscheinen, versagt die Kunst vollständig.

„Das chronische Siechthum ließ sich durch alles dieß im Grunde nur wenig in seinem Fortgange vom homöopathischen Arzte aufhalten und verschlimmerte sich dennoch von Jahre zu Jahre.
Dieß war und blieb der schnellere oder langsamere Vorgang solcher Kuren aller unvenerischen, beträchtlichen, chronischen Krankheiten, selbst wenn sie genau nach den Lehren der bis hierher bekannten homöopathischen Kunst geführt zu werden schienen.
Ihr Anfang war erfreulich, die Fortsetzung minder günstig, der Ausgang hoffnungslos." (Samuel Hahnemann, *Die chronischen Krankheiten, ihre eigentümliche Natur und homöopathische Heilung*, Dresden und Leipzig 1835, Band 1, S. 4; 5, Exemplar aus dem Besitz des Hahnemann Instituts.)

Hahnemann suchte nun eine praktische Lösung des Problems:

„Den Grund also auszufinden, warum alle die von der Homöopathie gekannten Arzneien keine wahre Heilung in gedachten Krankheiten bringen und eine, wo möglich richtigere und richtige Einsicht in die wahre Beschaffenheit jener Tausende von ungeheilt bleibenden - bei der unumstößlichen Wahrheit des homöopathischen Heilgesetzes, dennoch ungeheilt bleibenden - chronischen Krankheiten gewinnen konnten, diese höchst ernste Aufgabe beschäftigte mich seit den Jahren 1816, 1817 bei Tag und Nacht und, siehe! der Geber alles Guten ließ mich allmählig in diesem Zeitraume durch unablässiges Nachdenken, unermüdete Forschungen, treue Beobachtungen und die genauesten Versuche das erhabene Räthsel zum Wohle der Menschheit lösen." (ebd. S. 6)

Die Schlußfolgerung *Hahnemanns* ist verblüffend schlicht:

Vorwort

„Ich gebe zu, daß die Lehre: 'alle langwierigen (unvenerischen), weder bei geregelter Lebensordnung, noch bei äußern günstigen Umständen von der Lebenskraft vertilgbaren, mit den Jahren sogar zunehmenden, chronischen Krankheiten sind psorischen Ursprungs,' für alle, welche meine Gründe nicht reiflich erwogen, [...] allzu groß, ja übermannend ist." (ebd. S. 99, Fußnote **)

„Nur zwei Fälle sind mir in meiner Praxis von dreifacher Komplikation der drei chronischen Miasmen, der Feigwarzen-Krankheit mit venerischem Schanker-Miasm und zugleich mit entwickelter Psora zu behandeln vorgekommen, welche nach gleichen Grundsätzen geheilt wurden, nämlich daß zuerst auf die Psora gewirkt ward, dann auf das unter den andern beiden chronischen Miasmen, dessen Symptome zu der Zeit am meisten hervorragten, dann auf das zweite noch übrige. Nochmals mußte dann der Rest der noch vorhandenen, psorischen Symptome mit den ihnen angemessenen Arzneien bekämpft und dann erst vollends, was noch von Sykosis oder Syphilis übrig war, mit den jeder zugehörigen, oben angeführten Arzneien ausgetilgt werden." (ebd. S. 117-118)

Im Gegensatz zur Zeit der Veröffentlichung der *Chronischen Krankheiten* besitzen die Miasmen der Sykosis und Syphilis große Bedeutung. Somit sollte man in Erwägung ziehen, der Anweisung des zuletzt zitierten Absatzes sinngemäß entsprechend, *das am stärksten hervortretende Miasma zuerst zu behandeln.*

Ansonsten wird der erste Schritt sein, die Symptome der Psora des Patienten zu nehmen und allein auf diese die Erstverschreibung zu gründen. Beschränkt man sich dann auch noch auf *Hahnemanns* Antipsorika, das heißt diejenigen Mittel, die in den Bänden der *Chronischen Krankheiten* aufgezählt sind, wird die Mittelwahl häufig deutlich anders ausfallen, als ohne *Hahnemanns* Psoratechnik.

Um die beim Patienten vorliegenden Symptome möglichst eindeutig klassifizieren zu können, greift man auf zwei Symptomenlisten von *Hahnemann* aus dem Band 1 der *Chronischen Krankheiten* zurück; eine für die nicht vollständig entwickelte Psora (Präpsora) und eine zweite für die vollständig ausgeprägte Psora. Im Unterschied zum Organon V muß zur Symptomenwahl in der Behandlung der chronischen, nicht venerischen Krankheit die lebenslange Symptomatik des Patienten verwendet werden, um aus ihr die Symptome der Psora auszusondern und auf diese allein eine Arznei der Klasse der Antipsorika zu wählen.

Was denn die Psora sei, ist unwichtig, wenn die Praxis der Mittelwahl nach den oben angedeuteten Grundsätzen zu besseren Behandlungsergebnissen führt: Ein Baugerüst wird immer nach der Errichtung des Hauses entfernt und nicht mit dem Haus selbst verwechselt.

Zum Aufbau:

Bislang mußte man, um Symptome der Psora- bzw. Präpsora identifizieren zu können, jeweils in den genannten Listen im ersten Band der *Chronischen Krankheiten* nachschlagen. Um diesem zeitaufwendigen Übel ein Ende zu setzen, wurden *alle* von *Hahnemann* genannten Symptome entsprechenden *Repertoriumsrubriken* zugeordnet. Das Ergebnis dieser Arbeit haben Sie hier vor sich liegen: Ein *Psora-Repertorium*, in dem Sie - wie in jedem anderen Repertorium - Symptome in bewährter Technik schnell nachschlagen können. Bei jedem einzelnen Symptom wurde dabei der Originaltext *Hahnemanns* eingefügt.

Eine kurze Anmerkung zur Wahl des Repertoriums und der Art der Symptomenzuordnung. Das Repertorium *Synthesis* wurde wegen seiner Verfügbarkeit in vielen Sprachen gewählt. (Für die vorliegende Ausgabe wurde die Edition 7, Hahnemann Institut, Greifenberg, 1998, herangezogen.) Die Symptome wurden teilweise der Technik *von Bönninghausens* folgend - aufgrund nur *eines kleinen* Bestandteils des Symptoms - zugeordnet. Da der vollständige Text des Originalzitates beim Repertoriumssymptom steht, kann jeder Homöopath selbst entscheiden, ob er die enthaltenen Mittel berücksichtigen will. Zudem ist ein Repertorium ja nur ein Index zur Arzneimittellehre, also ein sehr grober Wegweiser und *keine* Konkordanz. Aus diesem Grunde wurde z.B. einigen Symptomen, die in *Kent* oder *Synthesis* im Original

Vorwort

keine Mittel enthalten, der Text eines Psorasymptoms zugeordnet, um Ideen zu vermitteln.

Hier ein Beispiel aus dem Kapitel *Gemüt*:

Beschwerden durch:
> ⮕ PP: Ziehende, spannende Schmerzen im Genicke, dem Rücken, den Gliedern, besonders in den Zähnen (bei feuchtem, stürmischen Wetter, bei Nordwest- und Nordostwinde, nach Verkälten, Verheben, unangenehmen Leidenschaften u.s.w.).
> 97/6: Überempfindlichkeit.
> FN 97/6-3: Alle physische und psychische Eindrücke, selbst die schwächern und schwächsten, erregen krankhaft, oft in hohem Grade. Gemüthliche Ereignisse nicht nur trauriger und ärgerlicher, sondern auch freudiger Art machen oft erstaunenswürdige Beschwerden und Leiden; rührende Erzählungen, ja auch nur das Denken und Erinnern daran, bringen dann die Nerven in Aufruhr, treiben die Angst nach dem Kopfe u.s.w. Schon weniges Lesen gleichgültiger Dinge oder aufmerksames Sehen auf einen Gegenstand, z.B. beim Nähen, aufmerksames Hören auch nur auf gleichgültige Dinge - allzuhelles Licht, lautes Gerede mehrer Menschen zugleich, selbst einzelne Töne auf einem musikalischen Instrumente, Glockengeläute u.s.w. bringen üble Eindrücke zuwege: Zittern, Ermattung, Kopfschmerz, Frost u.s.w. Oft sind auch Geruch und Geschmack übermäßig empfindlich. Ja es schadet in vielen Fällen selbst mäßige Körperbewegung, oder Sprechen, auch mäßige Wärme, Kälte, freie Luft, Benetzung der Haut mit Wasser u.s.w. Nicht Wenige leiden schon im Zimmer von jählinger Veränderung der Witterung, wo dann die Meisten bei stürmischem und feuchten Wetter klagen, Wenige bei trocknem, heitern Himmel. Auch Vollmond bei Einigen, bei Andern Neumond machen ungünstigen Eindruck.

Die Gesamtaussage der Fußnote 97/6-3 ist am sinnvollsten beim Gesamtsymptom des Repertoriums zu zeigen; auch wenn derselbe Text bei Einzelsymptomen wiederholt wird.

Zur Schreibweise:

- Das Repertorium basiert auf der *Edition 7 des Repertoriums Synthesis* (Hahnemann Institut, Greifenberg, 1998) mit freundlicher Genehmigung durch Archibel S.A., Belgien. Entsprechend folgen alle Symptome den allgemeinen Regeln dieses Werkes.

- Die *Abkürzungen* der Arzneimittelnamen und der nachgestellten *Quellenangaben* zu den Arzneimitteleinträgen, stammen aus dem *Repertorium Synthesis, Edition 7*. Die diesbezüglichen Abkürzungslisten wurden aufgrund ihres beträchtlichen Umfangs nicht in das vorliegende Büchlein aufgenommen. Sie finden sie in den Anhängen B und C des Repertoriums *Synthesis*.

- Symptome der nicht vollständig entwickelten Psora werden als Präpsora bezeichnet. Ihnen wird ein „PP:" vorangestellt. Diese Symptome haben keine Seitenzahlen, da sie sich im Original auf die Seiten 58 bis 61 beschränken.

- Symptome der reinen vollständig entwickelten sekundären Psora werden als „Psora" bezeichnet. Auf der Basis des Werkes *Die chronischen Krankheiten, ihre eigentümliche Natur und homöopathische Heilung*; Samuel Hahnemann, Dresden und Leipzig 1835, Band 1; 5. Exemplar aus dem Besitz des Hahnemann Instituts, wurde wie folgt verfahren:

- Jedes Symptom beginnt mit *Seite / Nummer des Symptoms*. Eventuell vorhandenen Fußnoten wird ein „FN" vorangestellt, gefolgt von *Seite / Nummer des Symptoms - Nummer der Fußnote*. Sind in einem Symptom mehrere Fußnoten vorhanden, findet man im Symptomentext die entsprechenden Fußnotennummern in eckigen Klammern „[2]". Beziehen sich mehrere aufeinanderfolgende Repertoriumsrubriken auf dasselbe Symptom *Hahnemanns*, so wird auf das bereits genannte Zitat verwiesen; z.B. „vgl. 97/6 und 97/6-3".

Beispiel: „97/6: Überempfindlichkeit" gibt den Wortlaut des Psora-Symptoms Überempfindlichkeit wieder. Die erste Zahl „97" ist die Seitenzahl, die Zahl nach dem Schrägstrich „/6" die Nummer des Symptoms auf der Seite. Letztere Zählung findet sich nicht im Originaltext, ermöglicht aber schnelles und sicheres Nachschlagen. Gehört zum Symptom eine Fußnote (FN), so erfolgt die Angabe: FN 97/6-3:, wobei Seitenangabe und Symptomennummer wiederholt werden und nach einem Bindestrich die bei Hahnemann dem Fußnotentext vorangehende Ziffer genannt wird:"-3.

Vorwort

Dieses Repertorium ermöglicht es zum ersten Male, das Konzept der *Chronischen Krankheiten Hahnemanns* frei von späteren Interpretationen leicht in die Repertorisation umzusetzen; auch Fragen wie „ist Belladonna ein Antipsorikum?" sind damit sofort zu klären: In der Praxis!

An dieser Stelle möchte ich den Verlegern *Herrn Rosé* und *Herrn Vint* für ihre schier unendliche Geduld danken. Beide müssen Meister der Hebammenkunst sein. Die nachdrückliche Unterstützung durch *Herrn Vint* war unersetzlich.

Bernhard Bloesy, Berlin 1999

Gemüt

Abscheu:
– **Arbeit**, vor der: anac.br1 arg-n. arn. calc. chin.gl1 con.gl1 croc.gl1 hyos. kali-c. lach.gl1 lact-v.a1 merc.gl1 nat-m. nit-ac.h petr. *Puls.*k,kl2 ran-b. *Sil.* stann.k2 sulph. tab.k1 tarax. ther.a1 tub.br1
  * 68/8: Andrang des Blutes nach dem Kopfe.
  FN 68/8-1: Wobei oft das Gemüth verstimmt wird, mit Bänglichkeit und Arbeits-Scheu.
  97/5: Arbeitsscheu bei den sonst thätigsten Personen; kein Trieb zu Geschäften, vielmehr entschiedener Widerwille.
  FN 97/5-2: Eine solcher Personen bekam, wenn sie eins ihrer hausmütterlichen Geschäfte beginnen wollte, Angst und Bangigkeit; es zitterten ihr die Glieder und sie ward plötzlich so matt, daß sie sich niederlegen mußte.

Angst:
– **morgens**:
  * **Erwachen**, beim: *Alum.* alum-p.k2 anac. calc-s.k2 calc-sil.k2 carb-an. *Carb-v.* carbn-o.a1 *Caust.* chel. *Chin.* cocc. *Graph.* ign. ip. kali-ar.k2 *Lach.* *Lyc.* mag-c. mag-m. mag-s. nat-m. *Nit-ac.*k,vh/dg *Nux-v.* *Phos.* plat. puls. rhus-t. sep. squil.
  * 96/5: Beängstigungen früh nach dem Erwachen.
– **abends**:
  * **Bett**, im: am-c. **Ambr.** anac. ant-c. **Ars.** Ars-s-f.k2 *Bar-c.* bar-s.k2 berb.kr1 *Bry.* calad. *Calc.* calc-act.a1 *Calc-ar.*k1,st *Calc-s.* calc-sil.k2 carb-an. **Carb-v.** *Carbn-s.* *Caust.* *Cench.* cham. *Cocc.* **Graph.** hep. kali-c. kali-c. kali-m. kali-n. kali-p. kali-s. kali-sil.k2 lil-t. *Lyc.* *Mag-c.* *Mag-m.* mez. mur-ac. nat-ar. nat-c. nat-m. nat-s.k2 nit-ac. *Nux-v.* phos. *Puls.* sabin. sep. sil. stront-c. *Sulph.* ter. verat.
  * 96/6: Beängstigungen Abends nach dem Niederlegen.
  FN 96/6-2: Wovon Einige in starken Schweiß verfallen; Andre fühlen dann bloß Wallungen des Bluts und Pulsiren in allen Adern; Andern will die Angst die Kehle zuziehen, daß sie ersticken wollen, und wieder Andern däuchtet das Blut in allen Adern stillzustehen, was ihnen dann die Angst verursacht. Bei Einigen ist die Angst mit ängstlichen Bildern und Gedanken vergesellschaftet und scheint von diesen herzukommen, bei Andern sind keine ängstlichen Vorstellungen und Gedanken bei der Beängstigung.
– **Bett**:
  * **im** Bett: alco.a1 am-c. *Ambr.* anac. ant-c. **Ars.** *Bar-c.* berb. calad. *Calc.* calc-act.k2 *Camph.* carb-an. *Carb-v.* *Caust.* *Cench.* *Cham.* chinin-s. *Cocc.* cupr-act.kr1 *Ferr.* **Graph.** *Hep.* *Ign.*k1,st kali-c. kali-n. laur. *Lyc.* lyss.kr1 *Mag-c.* mag-m. nat-ar. nat-c. nat-m. nat-p. nat-sil.k2 nit-ac. nux-v. phos. *Puls.* **Rhus-t.** sabin. sep. sil. stront-c. *Sulph.* ter. verat.
  * 96/6: Beängstigungen Abends nach dem Niederlegen.
  FN 96/6-2: Wovon Einige in starken Schweiß verfallen; Andre fühlen dann bloß Wallungen des Bluts und Pulsiren in allen Adern; Andern will die Angst die Kehle ...

Angst - Bett - im Bett: ...
  * ... zuziehen, daß sie ersticken wollen, und wieder Andern däuchtet das Blut in allen Adern stillzustehen, was ihnen dann die Angst verursacht. Bei Einigen ist die Angst mit ängstlichen Bildern und Gedanken vergesellschaftet und scheint von diesen herzukommen, bei Andern sind keine ängstlichen Vorstellungen und Gedanken bei der Beängstigung.
  * **treibt** aus dem Bett: anac.j5 **Ars.**h,j5,* bry.j5 carb-v.h2,j5 carbn-s.j caust.j5 *Cham.* chin.j5 chinin-s.j *Graph.*h,j5 *Hep.*j5 lyss.j5,kr1 nat-m.j5 nit-ac.h,j5 *Puls.*kr1 *Rhus-t.*h,j5,*
  * 95/4: Schlaflosigkeit wegen ängstlicher Hitze jede Nacht - eine Ängstlichkeit, die oft so hoch steigt, daß er aus dem Bette fliehen und umhergehen muß.
– **Erwachen**, beim: acon. agar. *Agn.*st *Alum.* alum-sil.k13,k2 am-c. am-m. anac.h,j5,* arg-met.j5 arg-n. *Arn.*h,k,* **Ars.**h,k,* ars-h.hr1,kr1 ars-s-f.k13,k2 aster. bapt. bell. bism.hr1,k borx. bov.a1 bry.j5 bufo *Cact.* calc. calc-ar.k13,k2 calc-s. *Caps.*st carb-an.h,k,* *Carb-v.*h,k,* *Carbn-s.* castm.j5 caust.j5,kr1 chel.a1 *Chin.*h,k,* chinin-ar. cina cocc. con.h,k,* cub. dig. *Dios.*hr1,kr1 *Dros.*h,k,* glon.bg2,sf1,* *Graph.*h,k,* hep. ign. ip. iris kali-ar. kali-bi. *Kali-c.* kali-p. kali-s. *Lach.*bg2,k lepi.a1,k lept. lyc. mag-c. nat-ar. nat-c. nat-m. nat-s.hr1,kr1 nat-sil.k13,k2 nicc.a1,kr1 *Nux-v.* ph-ac. *Phel.*j5 *Phos.*hr1,k,* plat. puls. ran-s.j5 rat. rhus-t. *Samb.*hr1,k sep. sil.a1,k sol-ni.a1 sol-t-ae.a1,k *Spong.* squil. *Stram.* *Stront-c.*j5 *Sulph.*hr1,k,* tab.j5 ter.a1 thuj. tub.bg,br1 verat.j5 xan.bg zinc. zinc-p.k13,k2
  * 96/5: Beängstigungen früh nach dem Erwachen.
– **Kopf**:
  * **Blutandrang** zum; mit: acon.j5,kr1 carb-v.j5,kr1 *Cupr.*kr1 cycl.kr1 *Ign.*kr1 **AUR.**kr1 puls.j5,kr1
  * 68/8: Andrang des Blutes nach dem Kopfe.
  FN 68/8-1: Wobei oft das Gemüth verstimmt wird, mit Bänglichkeit und Arbeits-Scheu.
– **Schmerzen**, durch die:
  * **Abdomen**; im:
    * **Hypochondrien**:
    * 77/12: Unter den letzten Ribben (in den Hypochondern) herüber, Spannung und Druck, wovon der Athem gehemmt und das Gemüth ängstlich und bekümmert wird.
– **Schweiß**:
  * **kaltem**, mit: acon.kr1 am-c.j5,kr1 ars.a1,kr1 *Crot-h.*kr1 euph-c.kr1,sf1 *Ferr.*kr1 ferr-m.j5,kr1 *Nux-v.*kr1 *Plb.*j5,kr1 sep.j5,kr1 *Tab.*kr1 verat.kr1
  * 76/6: Nach dem Essen, Ängstlichkeit mit Angstschweiße.
  FN 76/6-3: Auch wohl hie und da sich erneuernde Schmerzen, z.B. Stiche in den Lippen, Greifen und Wühlen im Unterleibe, Drücken in der Brust, Schwere im Rücken und Kreuze, bis zur Übelkeit; da dann bloß ein mit Fleiß erregtes Erbrechen lindert. Bei einigen Personen erhöht sich auf's Essen die Angst bis zum Triebe sich das Leben zu nehmen durch Erdrosseln.
– **treibt** von einer Stelle zur anderen: acon.j aeth.j alum.j am-c.j ambr.j anac.j ars.k1,sf1,* asaf.j aur.sf,sf1 bell.j bov.j bry.k2,sf1 calc.j camph.j caps.j carb-an.j carb-v.j caust.j chin.j chinin-s.j coff.j con.a1 crot-h.j

Angst

Gemüt

- **treibt** von einer Stelle zur anderen: ...
dros.j *Iod*.k,sf1 lact.j m-arct.j meny.j merc.k,sf1 nat-c.j nat-m.j nit-ac.j nux-v.j op.j ph-ac.j phos.j plat.j puls.j rhus-t.j ruta_j sabad.j sep.j spig.j spong.j staph.h sul-i.k2,sf1 valer.j verat.j
  - *96/7: Bänglichkeit mehrmal des Tages (mit und ohne Schmerzen), oder zu gewissen Stunden des Tages oder der Nacht; gewöhnlich hat die Person dann nirgend Ruhe, muß da und dorthin laufen, geräth auch wohl in Schweiß.*
- **Urinieren**:
  - **beim**: acon.   carb-v.bg2   *Cham*.bg2,k   dig.bg2   graph.bg2 ph-ac.bg2
  - *79/11: Beim Abgange des Harns, Ängstlichkeit, auch wohl Entkräftung.*

Aphasie: am-m.kr1,st ant-m.kr1,vh,* ant-t.kr1,st *Arg-n*.kr1,vh,* *Ars*.kr1,vh,* arum-m.kr1,vh,* bar-act.bro1,kr1,* *Bar-c*.kr1,sf1,* bell.ptk1 bold.kr1,mg1,* *Both*.bg2,k1,* *Calc*.kr1,vh,* *Caust*.bg2,kr1,* cham.bg2,kr1,* *Chen-a*.k1,kr1,* cimic.kr1,st *Colch*.bg2,kr1,* con.kr1,sf1,* crot-h.gl1,kr1,* cupr.kr1,vh,* elaps_{bg2,kr1},* *Glon*.k1,kr1,* hydr.gl1,kr1,* hyos.kr1,sf1,* *Kali-br*.bg2,kr1,* kali-cy.bro1 kali-fcy.c1,kr1,* *Kali-m*.kr1,st *Kali-p*.kr1,vh,* *Lach*.bg2,kr1,* laur.kr1,sf1,* *Lyc*.bg2,kr1,* *Mag-c*.kr1,vh,* *Merc*.kr1,sf1,* mez.bro1,kr1,* naja_{bg2,kr1},* nat-f.jl,kr1,* **Nit-ac**.kr1,st *Nux-m*.kr1,st *Nux-v*.gl1,kr1,* oci.vh oena.c1,kr1,* olnd.kr1,sf1,* onos.bg,ptk1 *Phos*.bro1,kr1,* plb.kr1,sf1,* podo.kr1,kr1,* puls.bg2,kr1,* rhus-t.gl1,kr1,* stram.bg2,kr1,* sulfon.bro1,kr1,* *Syph*.k2,kr1,* tab.kr1,st zinc.kr1,vh,*
  - *73/17: Stottern, Stammeln - auch wohl jählinge Anfälle von Unfähigkeit zu sprechen.*

Auffahren, Zusammenfahren: Acon. act-sp.br1 *Agar*.bro1,c1,* alum. ambr. ang. ant-c. apis_{bro1} arg-met..sf1 *Arn*. **Ars**. *Ars-h*. *Ars-i*. *Ars-s-f*.k2 *Asar*.bro1 *Atro*.a1,kr1 aur-m. *Bar-c*. bar-m. **Bell**. benz-ac. berb. bism. *Borx*. brom. **Bry**. *Bufo* calad. **Calc**. calc-ar.k2 calc-s. calc-sil.k2 camph. cann-s. **Caps**. carb-ac. **Carb-an**. *Carb-v*.c2,k *Carbn-s*. card-m. *Caust*. cham. chel. chin.sf1 chinin-ar. *Cic*. cimic.bro1 *Cina*_{bg2,kr1} *Cocc*. colch.sf1 *Con*. cupr. *Cur*. cypr.bro1 ferr-i. gels.br1 graph. hep. hura hydr-ac.a1 **Hyos**. hyper. *Ign*. inul. *Kali-ar*. *Kali-br*. **Kali-c**.k1,st *Kali-i*. **Kali-p**.k1,st *Kali-s*. kali-sil.k2 **Lac-c**. lach. led. lil-t. *Lyc*. lyss.kr1 mag-c.br1 *Med*. merc. mosch.kr1 mur-ac. **Nat-ar**. *Nat-c*. **Nat-m**. *Nat-p*. *Nit-ac*. *Nux-m*. *Nux-v*. *Op*.c2,k *Petr*. *Phos*. *Phys*.sf1 pip-n.br1 plat. psor. ptel. puls.sf1 rhus-t. sabad. samb.c2,k1 *Scut*.bro1 *Sep*. *Sil*. sol-ni. spong. **Stram**.c2,k **Stront-c**. stry. sul-ac. *Sulph*.c2,k sumb.a1 tab. *Tarent*.bro1 *Ther*. tub.br,bro1 verat. vinc.bro1 zinc.
  - *97/4: Schreckhaftigkeit oft bei der geringsten Kleinigkeit; sie gerathen davon oft in Schweiß und Zittern.*
- **Kleinigkeiten**, über: *Arn*. *Borx*. calc. cham. *Cocc*. hura *Lyc*. *Nat-c*. *Nat-m*. nux-m. *Nux-v*. *Petr*. *Psor*.k1,st sabad. *Sil*. *Spong*. sul-ac. *Sulph*. ther.ptk1 zinc. zinc-m.a1
  - *97/4: Schreckhaftigkeit oft bei der geringsten Kleinigkeit; sie gerathen davon oft in Schweiß und Zittern.*

Beschwerden durch

Auffahren, Zusammenfahren: ...
- **zittrig**: bar-c. cham. *Sil*.bg2
  - *97/4: Schreckhaftigkeit oft bei der geringsten Kleinigkeit; sie gerathen davon oft in Schweiß und Zittern.*

Beschwerden durch:
  - *PP: Ziehende, spannende Schmerzen im Genicke, dem Rücken, den Gliedern, besonders in den Zähnen (bei feuchtem, stürmischen Wetter, bei Nordwest- und Nordostwinde, nach Verkälten, Verheben, unangenehmen Leidenschaften u.s.w.).*
  - *97/6: Überempfindlichkeit.*
  - *FN 97/6-3: Alle physische und psychische Eindrücke, selbst die schwächern und schwächsten, erregen krankhaft, oft in hohem Grade. Gemüthliche Ereignisse nicht nur trauriger und ärgerlicher, sondern auch freudiger Art machen oft erstaunenswürdige Beschwerden und Leiden; rührende Erzählungen, ja auch nur das Denken und Erinnern daran, bringen dann die Nerven in Aufruhr, treiben die Angst nach dem Kopfe u.s.w. Schon weniges Lesen gleichgültiger Dinge oder aufmerksames Sehen auf einen Gegenstand, z.B. beim Nähen, aufmerksames Hören auch nur auf gleichgültige Dinge - allzuhelles Licht, lautes Gerede mehrer Menschen zugleich, selbst einzelne Töne auf einem musikalischen Instrumente, Glockengeläute u.s.w. bringen üble Eindrücke zuwege: Zittern, Ermattung, Kopfschmerz, Frost u.s.w. Oft sind auch Geruch und Geschmack übermäßig empfindlich. Ja es schadet in vielen Fällen selbst mäßige Körperbewegung, oder Sprechen, auch mäßige Wärme, Kälte, freie Luft, Benetzung der Haut mit Wasser u.s.w. Nicht Wenige leiden schon im Zimmer von jählinger Veränderung der Witterung, wo dann die Meisten bei stürmischem und feuchten Wetter klagen, Wenige bei trocknem, heitern Himmel. Auch Vollmond bei Einigen, bei Andern Neumond machen ungünstigen Eindruck.*
- **Blähungen**; versetzte:
  - *76/17: Blähungen gehen nicht fort, versetzen sich und erregen eine Menge Beschwerden des Körpers und Geistes.*
- **Freude**:
  - **übermäßige**: *Acon*. *Bad*.sf1 caust. **Coff**.c2,k,* croc. cycl. helon.sf1 *Manc*.st nat-c. *Op*. *Ped*.st *Puls*. tarent.a verat.gl1
  - *97/6: Überempfindlichkeit.*
  - *FN 97/6-3: Alle physische und psychische Eindrücke, selbst die schwächern und schwächsten, erregen krankhaft, oft in hohem Grade. Gemüthliche Ereignisse nicht nur trauriger und ärgerlicher, sondern auch freudiger Art machen oft erstaunenswürdige Beschwerden und Leiden; rührende Erzählungen, ja auch nur das Denken und Erinnern daran, bringen dann die Nerven in Aufruhr, treiben die Angst nach dem Kopfe u.s.w. Schon weniges Lesen gleichgültiger Dinge oder aufmerksames Sehen auf einen Gegenstand, z.B. beim Nähen, aufmerksames Hören auch nur auf gleichgültige Dinge - allzuhelles Licht, lautes Gerede mehrer Menschen zugleich, selbst einzelne Töne auf einem musikalischen Instrumente, Glockengeläute u.s.w. bringen üble Eindrücke zuwege: Zittern, Ermattung, Kopfschmerz, Frost u.s.w. Oft sind auch Geruch und ...*

Gemüt

- **Freude** - übermäßige: ...
  - ... Geschmack übermäßig empfindlich. Ja es schadet in vielen Fällen selbst mäßige Körperbewegung, oder Sprechen, auch mäßige Wärme, Kälte, freie Luft, Benetzung der Haut mit Wasser u.s.w. Nicht Wenige leiden schon im Zimmer von jählinger Veränderung der Witterung, wo dann die Meisten bei stürmischem und feuchten Wetter klagen, Wenige bei trocknem, heiterm Himmel. Auch Vollmond bei Einigen, bei Andern Neumond machen ungünstigen Eindruck.
- **Geräusche**: cocc.$_{c1}$
  - vgl. 97/6 und FN 97/6-3
- **Musik**: $Ign._{vh,vh/dg}$ phos.$_{c1}$
  - vgl. 97/6 und FN 97/6-3

Betäubung:
- **morgens**:
  - **Aufstehen**, nach dem: $Bov._{a1}$ bry.$_{k2}$ rhod. sabad. sep.$_h$ $Thuj.$
    - 95/13: Früh beim Erwachen, düselig, träge, unausgeschlafen, unerquickt und müder als Abends, da er sich niederlegte; er braucht früh ganze Stunden, ehe er sich (und zwar erst nach dem Aufstehn) von dieser Mattigkeit erholen kann.
  - **Erwachen**, beim: am-c.$_{sf,sf1}$ cham. chel. nat-c.$_{a1,k}$ phos.
    - vgl. 95/13
- **Essen**, nach dem:
  - **agg.**: $Cocc.$ hyos.$_h$ morph.
    - 76/13: Nach dem Essen, wie betrunken.
- **Gehen**, beim:
  - **Freien**, im: ars. aur.$_{c1}$ cina sulph.$_{a1}$
    - 68/6: Von freier Luft düselig und dämisch im Kopfe.
- **Pollutionen**, nach: caust. lact.$_{c1}$ $Sul\text{-}ac._{vh,vh/dg}$
  - 81/1: Nächtlicher Samen-Erguß, wenn auch nicht oft, doch unmittelbar mit üblen Folgen.
  - FN 81/1-1: Düsterheit, Eingenommenheit, Benebelung der Denkkraft, verminderte Lebhaftigkeit der Einbildungskraft, Gedächtnißmangel, Niedergeschlagenheit, Trübsinn; die Sehkraft wird geschwächt, so wie die Verdauung und die Eßlust; der Stuhlgang bleibt zurück, es entsteht Blutdrang nach dem Kopfe, nach dem After u.s.w.

Bewußtlosigkeit (= Koma, Stupor):
- **Heben** der Arme über den Kopf; beim: $Lac\text{-}d.$ lach.
  - 88/1: Steigende Aufgelegtheit sich zu verheben und, wie man sagt, sich Schaden zu thun schon bei sehr geringer Anstrengung der Muskeln, bei kleinen Handarbeiten, beim über sich Reichen und Langen nach etwas Hohem, beim Aufheben nicht schwerer Dinge, schnellem Wenden des Körpers, Schieben u.s.w. Diese oft nur geringe Anspannung oder Ausdehnung der Muskeln bringt dann oft die schwersten Krankenlager zuwege, Ohnmachten, alle Grade hysterischer Beschwerden,[1] Fieber, Blutspeien u.s.w., da doch eine nicht psorische Person solche Lasten hebt, als ihr Muskelkräfte nur irgend vermögen, ohne die mindesten Nachbeschwerden.[2]
  - FN 88/1-1: Oft auch sogleich starker Kopfschmerz im Scheitel - was dann auch äußerlich bei Berührung schmerzt - oder sogleich Kreuzschmerzen, oder ...

Bewußtlosigkeit - Heben der Arme über den Kopf; beim: ...
  - ... Schmerzen in der Bährmutter, nicht selten Stechen in der Brustseite oder zwischen den Schulterblättern, was den Odem hemmt, oder schmerzhafte Steifheit des Genicks oder Rückgrats, oftes lautes Aufstoßen und dergl.
  - FN 88/1-2: Der gemeine Mann, besonders auf dem Lande, sucht sich dann mit einer Art mesmerischem Streichen, und zwar oft mit einigem, doch nicht dauerndem Erfolge zu erleichtern; die Aufgelegtheit sich zu verheben bleibt jedoch. Mit den Daumenspitzen pflegt vorzüglich eine Weibsperson (Streiche-Frau) gewöhnlich über den Schulterblättern nach den Achseln zu, oder den Rückgrat entlang, auch wohl von der Herzgrube aus, unter den Ribben hin (nur meist mit allzuheftigem Aufdrücken) mehrmals hinzustreichen.
- **Schwindel**, bei: acon. aeth. agar. arg-n. arn. $Ars._{k,k1,*}$ bell. borx. bov.$_{hr1,k}$ canth.$_{hr1,k}$ carb-an. carb-v.$_{a1,h}$ chel. chinin-s. chlor.$_{hr1}$ cocc. con.$_{h,k}$ crot-h.$_{hr1,kr1}$ ferr. grat. iod. jatr-c. $Kali\text{-}br._{hr1,kr1}$ $Kali\text{-}c._{hr1,kr1}$ kreos. lach. laur. lyc.$_{a1,k}$ mag-c. manc.$_{hr1,kr1}$ merc. mez.$_{a1,k}$ mill. mosch.$_{a1,k}$ nat-c.$_{h,kl}$ nat-m. nux-m. nux-v.$_{hr1,k}$ op. ran-s.$_{hr1,k}$ sars.$_{h,kl}$ sec.$_{hr1,k}$ sep.$_{bg1,k,*}$ sil. stann.$_{h,kl}$ stram. tab. zinc.
  - 67/4: Schwindel, wie ein Ruck im Kopfe, wovon er auf einen Augenblick die Besinnung verliert.

Brütet, grübelt:
- **Ecke**; sitzt stumpfsinnig oder brütend in einer: aur.$_{bg2}$ aur-s.$_{bg2,k2}$ bar-c.$_{bg2}$ bell.$_{bg2}$ camph.$_{bg2}$ cocc.$_{bg2,kr1}$ con.$_{bg2,k2}$ cupr.$_{bg2}$ hyos.$_{bg2}$ ph-ac.$_{bg2}$ Verat.$_{a1,bg2}$
  - 68/5: Sie ist zu Zeiten ganz wie ohne Gedanken (sitzt wie in Gedanken).

Bulimie: abies-c.$_{ptk1}$ agar.$_{bg2}$ all-s.$_{bg2,gl1,*}$ ang.$_{bg2}$ ant-c.$_{bg2,gl1,*}$ ars.$_{bg2}$ brass-n-o.$_{c2}$ bry.$_{c1,ptk1}$ Calc.$_{bg2,gl1}$ $Carb\text{-}v._{vh,vh/dg}$ caust.$_{gl1}$ Chin.$_{bg2,gl1}$ Cina$_{bg2,gl1}$ euph.$_{bg2}$ ferr.$_{c1,*}$ fl-ac.$_{bg2}$ graph.$_h$ hell.$_{bg2}$ hep.$_h$ iod.$_{bg2}$ kali-c.$_h$ Lyc.$_{bg2,bro1,*}$ Merc.$_{gl1}$ $Mur\text{-}ac._{bg2}$ nat-c.$_{ptk1}$ Nux-m.$_{bg2}$ op.$_{a1,gl1}$ petr.$_{bg2}$ phos.$_h$ plat.$_{bg2}$ Sec.$_{bg2}$ Sep.$_{bg2}$ sol-ni.$_h$ spong.$_{bg2}$ squil.$_{bg2}$ Stann.$_{bg2}$ staph.$_{bg2}$ $Sulph._{h,vh,*}$ Verat.$_{bg2}$ zinc.$_{bg2,bro1,*}$
  - 75/10: Appetit ohne Hunger; sie bekommt Lust, allerlei hastig zu verschlingen, ohne ein Bedürfniß dazu im Magen zu spüren.

Empfindlich (= überempfindlich): Acon. Aesc. aeth. alco.$_{a1}$ all-s.$_{kr1}$ aloe$_{a1}$ alum. am-c.$_{k,k2}$ Ambr.$_{bg2,sf1}$ Anac.$_{gl1,k1,*}$ ang. anh.$_{sp1}$ ant-c. ant-o.$_{a1}$ ant-t.$_{bg2}$ apis aq-mar.$_{jl}$ aran-ix.$_{sp1}$ arg-met.$_{k2}$ Arg-n. Arn. Ars. ars-i. ars-s-f.$_{k2}$ asaf. Asar. atro.$_{a1}$ Aur.$_{c2,k}$ aur-ar.$_{k,k2}$ aur-s.$_{k2}$ bamb-a.$_{stb2}$ $Bar\text{-}c.$ Bell.$_{c2,k}$ Borx. Bov. bry. bufo$_{k2}$ buth-a.$_{sp1}$ cadm-met.$_{sp1}$ Calc. calc-ar.$_{k2}$ calc-p. Calc-s. calen.$_{j5}$ camph. cann-s. Canth. caps.$_{k2}$ carb-an. Carb-v. carbn-o.$_{a1}$ Carbn-s. carc.$_{mg1,sk1,*}$ castm. Caust.$_{gl1,k1,*}$ cere-s.$_{a1}$ Cham.$_{c2,k}$ Chin. Chinin-ar. Chinin-s. choc.$_{srj3}$ cic. cimic.$_{sf1}$ Cina clem. coc-c.$_{sf1}$ Cocc. Coff. colch. coloc. con. convo-s.$_{sp1}$ cop.$_{a1}$ croc.$_{bg2}$ Crot-h. cupr. daph. des-ac.$_{jl}$ dig. digin.$_{a1}$ dros. Ferr. ferr-ar. ferr-p. Fl-ac. Gels. gran. graph.$_{bg2}$ haem.$_{j5}$

Gemüt

Empfindlich (= überempfindlich): ...
haliae-lc.$_{srj5}$ ham.$_{k2}$ hell.$_{j5}$ hep. hist.$_{jl,sp1}$ hydrog.$_{srj2}$ *Hyos.* hyper.$_{c1}$ hypoth.$_{jl}$ **Ign.**$_{c2,k}$ *Iod.* ip.$_{bg2}$ *Kali-ar.* kali-bi.$_{a1}$ *Kali-c.* kali-i.$_{k1}$ kali-n. *Kali-p. Kali-s.* kreos. *Lac-c. Lach. Lat-m.*$_{sp1}$ laur. lil-t.$_{k2}$ limest-b.$_{es1}$ luna$_{kg1}$ **Lyc. Lyss.** *M-arct.*$_{j5}$ mag-c.$_{bg2}$ *Mag-m.* mag-s.$_{a1}$ mand.$_{sp1}$ mang.$_{bg2,sf1}$ mate$_{mg1}$ *Med.* meny.$_{sf1}$ meph. *Merc.* merc-c.$_{a1}$ mez. morph.$_{a1}$ mosch.$_{c1}$ mur-ac.$_{h,sf1}$ murx.$_{bg2,sf1}$ mygal.$_{sf1}$ *Nat-ar.* Nat-c. **Nat-m.** *Nat-p. Nat-s.* **Nit-ac. Nux-v.** olnd.$_{c1}$ onop.$_{jl}$ *Op.*$_{bg2,k2,*}$ paeon.$_{bg2}$ paull.$_{a1}$ petr.$_{k2}$ ph-ac. phenob.$_{jl,srb2}$ **Phos.** phos-h.$_{c1}$ *Plat.* **Plb.** psil.$_{ft1}$ psor. **Puls.** pyrog.$_{sf1}$ **Ran-b.** rhus-t.$_{a1}$ sabad. *Sabin.* samb. *Sang.*$_{a1,bg2,*}$ sanic. sars. *Seneg. Sep.* **Sil.** spig. stann. **Staph.**$_{gl1,k1,*}$ stram.$_{a1,sf1}$ stry.$_{a1}$ sul-i.$_{bg2}$ **Sulph.** tab. tarent.$_{bg2}$ tell.$_{bg2,sf1}$ ter.$_{bg2}$ *Teucr.* thala.$_{sf1}$ thea$_{a1}$ **Ther.** thuj. tub.$_{bg2,c1}$ tub-m.$_{vn}$ upa.$_{a1,c1}$ **Valer.** *Verat.*$_{gl1,k1}$ viol-t. vip.$_{ptk1}$ visc.$_{sp1}$ voes.$_{a1}$ *Zinc.* zinc-c.$_{a1}$ zinc-cy.$_{a1}$

    ✎ *97/6: Überempfindlichkeit.*

    FN 97/6-3: Alle physische und psychische Eindrücke, selbst die schwächern und schwächsten, erregen krankhaft, oft in hohem Grade. Gemüthliche Ereignisse nicht nur trauriger und ärgerlicher, sondern auch freudiger Art machen oft erstaunenswürdige Beschwerden und Leiden; rührende Erzählungen, ja auch nur das Denken und Erinnern daran, bringen dann die Nerven in Aufruhr, treiben die Angst nach dem Kopfe u.s.w. Schon weniges Lesen gleichgültiger Dinge oder aufmerksames Sehen auf einen Gegenstand, z.B. beim Nähen, aufmerksames Hören auch nur auf gleichgültige Dinge - allzuhelles Licht, lautes Gerede mehrer Menschen zugleich, selbst einzelne Töne auf einem musikalischen Instrumente, Glockengeläute u.s.w. bringen üble Eindrücke zuwege: Zittern, Ermattung, Kopfschmerz, Frost u.s.w. Oft sind auch Geruch und Geschmack übermäßig empfindlich. Ja es schadet in vielen Fällen selbst mäßige Körperbewegung, oder Sprechen, auch mäßige Wärme, Kälte, freie Luft, Benetzung der Haut mit Wasser u.s.w. Nicht Wenige leiden schon im Zimmer von jählinger Veränderung der Witterung, wo dann die Meisten bei stürmischem und feuchten Wetter klagen, Wenige bei trocknem, heitern Himmel. Auch Vollmond bei Einigen, bei Andern Neumond machen ungünstigen Eindruck.

– **Geräusche**, gegen:
• Uhr, das Klingeln von Glocken; gegen das Schlagen der: ant-c.$_{ptk1}$ **ASAR.**$_{st}$ **Coff.**$_{k2,vh/dg,*}$ dros.$_{st}$ **THER.**$_{st}$

    ✎ *vgl. 97/6 und FN 97/6-3*

– **Gerüche**; gegen: aran-ix.$_{bg2,jl,*}$ ars.$_{bg2}$ aur.$_{bg2}$ bell.$_{bg2}$ calc-f.$_{bg2,sp1}$ carb-ac.$_{bg2}$ *Caust.*$_{bg2,gl1}$ cham.$_{bg2,gl1}$ coff.$_{bg2,k2}$ *Colch.*$_{bg2}$ dros.$_{bg2}$ eup-per.$_{bg2}$ gink-b.$_{sbd1}$ graph.$_{bg2}$ ign.$_{bg2}$ lach.$_{bg2,k2}$ lyc.$_{bg2,st}$ lyss.$_{c1}$ mand.$_{bg2,mg1,*}$ merc.$_{bg2,gl1}$ *Merc-i-f.*$_{bg2}$ *Nux-v.*$_{bg2,gl1}$ phos.$_{bg2,k2,*}$ sang.$_{bg2}$ **Sep.**$_{bg2}$ stann.$_{bg2}$ staph.$_{bg2,sf1}$ sulph.$_{bg2,k2,*}$ ther.$_{bg2}$ vario.$_{bg2}$

    ✎ *72/8: Geruch, allzu heftiger, hohe und höchste Empfindlichkeit selbst für die unmerklichsten Gerüche.*

Empfindlich (= überempfindlich): ...
– **Musik**, gegen: *Acon.*$_{h,k,*}$ aloe$_{st}$ *Ambr.* anac.$_{sf,sf1}$ androc.$_{srj1}$ bry.$_{bg2}$ bufo cact. *Calc.*$_{sf,sf1}$ carb-an. carc.$_{cd,mg1,*}$ caust.$_{h,k,*}$ *Cham.*$_{h,k,*}$ choc.$_{srj3}$ coff. cop.$_{a1,bg1,*}$ *Croc.*$_{bg1,bg2,*}$ cupr.$_{bg2}$ dig. *Graph.* *Ign.*$_{sf,sf1}$ *Kreos. Lyc.*$_{bg2,k}$ merc.$_{h,k,*}$ **Nat-c.**$_{bg2,k}$ *Nat-m.* nat-p. *Nat-s.* **Nux-v.**$_{bg2,k}$ pall.$_{sf,sf1}$ *Ph-ac.* phos.$_{k,k2}$ psil.$_{ft1}$ puls.$_{bg2}$ *Sabin.* **Sep.**$_{bg2,k}$ stann. sulph.$_{st}$ *Tab.*$_{st}$ *Tarent.* thuj. tub.$_{bg,br,*}$ tub-k.$_{c,c1}$ viol-o.$_{h,k,*}$ zinc. zinc-p.$_{k13,k2}$

    ✎ *vgl. 97/6 und FN 97/6-3*

Erschreckt leicht: abrot.$_{a1}$ *Acon.* aether.$_{a1}$ ail.$_{a1}$ alum. alum-sil.$_{a1,k2}$ alumn. am-c. am-caust.$_{j5}$ am-m. *Anac.*$_{st}$ ang. ant-c. ant-t. **Arg-n.** *Arn.* **Ars.** *Ars-s-f.*$_{k2}$ aur. aur-ar.$_{k2}$ aur-s.$_{k2}$ **Bar-c.** bar-s.$_{k2}$ **Bell.**$_{k1,st}$ benz-ac. berb. bism.$_{sf1}$ **Borx.** *Bry.* bufo cact.$_{hr1,kr1}$ calad. *Calc.* calc-p.$_{a1}$ *Calc-sil.*$_{k2}$ calen.$_{j5,kr1}$ *Camph.*$_{a1}$ cann-i. cann-s.$_{j5}$ canth. *Caps. Carb-an. Carb-v.* carbn-s.$_{k2}$ *Caust.* cham. chlor.$_{a1}$ cic. cimic.$_{br1}$ *Cit-ac.*$_{j5}$ clem. cob.$_{a1}$ cocc. coff. con. cub.$_{a1}$ cupr. cupr-act.$_{a1}$ cur.$_{a1}$ cypr.$_{br1}$ daph.$_{a1}$ *Dig.* glon.$_{a1}$ **Graph.** guaj. *Hyos.* hyper. iber.$_{a1}$ *Ign.* iod.$_{a1}$ iris$_{a1}$ juni-v.$_{a1}$ kali-ar. kali-br.$_{sf1}$ *Kali-c.* kali-i. *Kali-p.* kali-s. kali-sil.$_{k2}$ kiss.$_{a1}$ *Lach.* led. **Lyc.** m-arct.$_{a1}$ m-aust.$_{j5}$ *Mag-c.*$_{mg1}$ mag-m.$_{kr1}$ *Merc.* mez. morph.$_{a1}$ mosch. mur-ac.$_{j5}$ **Nat-ar. Nat-c.** *Nat-m.* nat-p. nat-s.$_{k2}$ *Nat-sil.*$_{k2}$ *Nit-ac.* nux-m.$_{a1}$ **Nux-v.**$_{gl1,k1}$ *Op.* orig.$_{a1}$ *Petr.* ph-ac. *Phos.* phys.$_{a1}$ plat. plb.$_{a1}$ psor.$_{a1,br1}$ *Puls.* rhus-t. *Sabad. Samb.* sarr. *Scut.*$_{br1}$ **Sep.** *Sil.* spong. *Staph.*$_{st}$ **Stram.** stront-c.$_{a1}$ stry.$_{a1}$ sul-ac. *Sulph.* sumb. tab.$_{a1}$ thea$_{a1}$ ther.$_{k1}$ *Tub.*$_{a1,br1}$ verat. xan.$_{a1,br1,*}$ zinc.$_{j5,sf1}$

    ✎ *97/4: Schreckhaftigkeit oft bei der geringsten Kleinigkeit; sie gerathen davon oft in Schweiß und Zittern.*

Faulheit:
– **Hausarbeit**; Abneigung gegen ihre gewohnte: bamb-a.$_{stb2}$ cench.$_{k2}$ *Cit-ac.* sep.$_{ptk1}$ sul-i.$_{k2}$

    ✎ *97/5: Arbeitsscheu bei den sonst thätigsten Personen; kein Trieb zu Geschäften, vielmehr entschiedener Widerwille.*

    FN 97/5-2: Eine solcher Personen bekam, wenn sie eins ihrer hausmütterlichen Geschäfte beginnen wollte, Angst und Bangigkeit; es zitterten ihr die Glieder und sie ward plötzlich so matt, daß sie sich niederlegen mußte.

Furcht:
– **morgens**:
• **Erwachen**, beim: alum-sil.$_{k2}$ arn.$_{k2}$ kali-ar.$_{gk}$ puls.

    ✎ *96/5: Beängstigungen früh nach dem Erwachen.*

– **abends**: alum.$_{hr1,k}$ alum-p.$_{k13,k2}$ *Am-c.* anac.$_{h,k,*}$ ant-t.$_{hr1,k}$ *Ars.* aur-ar.$_{k2}$ bar-c.$_{h,k,*}$ bar-s.$_{k13,k2}$ berb.$_{a1}$ brom.$_{a1,k}$ calad.$_{hr1,k}$ **Calc.**$_{bg2,k,*}$ calc-ar.$_{k1,k13}$ carb-an.$_{h,k,*}$ *Carb-v.* **Caust.**$_{h,k,*}$ coc-c.$_{a1,k}$ *Cupr.* dig. *Dros.* form.$_{a1,k}$ hep. hipp.$_{a1,k}$ *Kali-ar. Kali-c.*$_{a1,k}$ kali-i. kali-p. lach. **Lyc.** *Mag-c.* mag-m.$_{a1,k}$ merc.$_{h,k,*}$ nat-ar. nat-c.$_{a1,k}$ nat-m. nit-ac. nux-v.$_{a1,k}$ paeon. petr.$_{hr1,k}$ *Phos.*$_{bg2,k,*}$ plat. **Puls.** ran-b.$_{a1,k}$ *Rhus-t.* stront-c. tab.$_{a1,k}$ valer.$_{hr1,k,*}$ verat. *Zinc.* zinc-p.$_{k13,k2}$

Furcht — Gemüt — Gedächtnis

- **abends**: ...
  - 96/6: Beängstigungen Abends nach dem Niederlegen. FN 96/6-2: Wovon Einige in starken Schweiß verfallen; Andre fühlen dann bloß Wallungen des Bluts und Pulsiren in allen Adern; Andern will die Angst die Kehle zuziehen, daß sie ersticken wollen, und wieder Andern däuchtet das Blut in allen Adern stillzustehen, was ihnen dann die Angst verursacht. Bei Einigen ist die Angst mit ängstlichen Bildern und Gedanken vergesellschaftet und scheint von diesen herzukommen, bei Andern sind keine ängstlichen Vorstellungen und Gedanken bei der Beängstigung.
  - **Bett**, im: agar.$_{h,kl}$ *Ars.* calc. *Graph.* Kali-c. mag-c. merc. nat-ar.
  - vgl. 96/6 und FN 96/6-2
- **allein** zu sein: act-sp. all-s. ant-t. *Apis* **Arg-n.** *Arist-cl.*$_{sp1}$ **Ars.** *Ars-s-f.*$_{k2}$ asaf. aur-ar.$_{k2}$ bell. bism. bov.$_j$ brom. bry. bufo cadm-s. calc. calc-ar.$_{k2}$ *Camph.* carb-v.$_{gk}$ carc.$_{sst}$ **Clem.** **Con.** **Crot-c.** dros. *Elaps* gal-ac.$_{a1,br1,*}$ *Gels.* hep. **Hyos.** kali-ar. kali-br. **Kali-c.** *Kali-p.* *Lac-c.* limest-b.$_{es1}$ **Lyc.** *Lyss.* **Manc.**$_{gk}$ merc. mez. nat-c.$_{sf1}$ nit-ac.$_{sf1}$ nux-v. **Phos.** plb. psor.$_{al2}$ *Puls.* rad-br.$_{c1}$ ran-b. rat. *Sep.* *Stram.* tab. tarent. verat. zinc.$_{c1,st}$
  - 97/2: Anfälle von Furcht, z.B. vor Feuer, vor Alleinseyn, vor Schlagfluß, vor Irrewerden u.s.w.
- **Apoplexie**, vor: abel.$_{jl,jl3}$ *Alum.*$_{a1,gll}$ apis *Arg-met.* arg-n. arn.$_{h,k,*}$ *Aster.*$_{a1,k}$ bell. brom.$_{a1,bg2,*}$ calc.$_{gk}$ cann-i.$_{a1}$ carb-v.$_{h,k,*}$ cench. *Coff.*$_{hr1,k,*}$ colch.$_{rb2}$ elaps *Ferr.*$_{hr1,k}$ ferr-p. ferr-t.$_{a1}$ fl-ac.$_{hr1,k,*}$ glon.$_{a1,bg2,*}$ kali-br.$_{bg2,sf1}$ kali-cy.$_{rb2}$ lach. nat-c.$_{h,k,*}$ nux-v.$_{gg}$ phos. plat.$_{vh}$ prim-v.$_{rb2}$ psor.$_{al2}$ *Puls.*$_{gll,h,*}$ sel.$_{sf1}$ *Sep.*$_{gll,h,*}$ staph.$_{gll,vh}$ tarent.$_{rb2}$ ter.$_{hr1,k,*}$ thuj. verat.$_{h,k,*}$ *Zinc.*$_{bg1,bg2,*}$
  - 97/2: Anfälle von Furcht, z.B. vor Feuer, vor Alleinseyn, vor Schlagfluß, vor Irrewerden u.s.w.
- **Erwachen**, beim: *Agn.* alum. alum-p.$_{k2}$ alum-sil.$_{k2}$ am-c. ant-t.$_{bg2}$ arn.$_{k2,ptk1}$ aster. *Bell.* bism. *Borx.* *Bry.*$_{bg2}$ bufo *Cact.* *Calc.*$_{bg2,kr1}$ *Caps.*$_{kr1,st}$ carb-an. carb-v.$_{gm1}$ *Cham.*$_{bg2}$ cina$_{bg2,kr1}$ cocc. con. cupr.$_{sf1}$ hep. hyos.$_{bg2}$ ign. iris kali-br.$_{bg2}$ kali-c.$_{bg2}$ *Lac-c.*$_{kr1}$ lach. lepi.$_{a1,k}$ *Lyc.* lyss.$_{kr1}$ mag-s. *Med.*$_{kr1}$ nat-c. *Nat-m.* nat-p. nat-sil.$_{k2}$ nit-ac. *Nux-v.* ph-ac. psor. *Puls.* rat. *Sil.* *Spong.* *Stram.* *Sulph.* ter.$_{a1}$ *Tub.*$_{bg2,st}$ xan.$_{bg1}$ zinc. zinc-p.$_{k2}$
  - 96/5: Beängstigungen früh nach dem Erwachen.
- **Feuer**: psor.$_{a1,ptk2}$ stram.$_{k2}$
  - 97/2: Anfälle von Furcht, z.B. vor Feuer, vor Alleinseyn, vor Schlagfluß, vor Irrewerden u.s.w.
- **Geisteskrankheit**: acon.$_{k1}$ agar.$_{k1}$ *Alum.* alum-p.$_{k1,k2}$ alum-sil.$_{k2}$ *Alumn.*$_{a1,k1}$ ambr.$_{k1}$ anac.$_{gg,vh}$ antip.$_{br1,vh}$ aq-mar.$_{jl,br1}$ arg-n.$_{br1,k1}$ ars.$_{k1}$ ars-i.$_{k1}$ bov.$_{k1}$ bry.$_{k1}$ cact.$_{k1}$ **CALC.**$_{k,st}$ *Calc-ar.*$_{k1,k2}$ calc-i.$_{k1}$ calc-s.$_{k1}$ **Cann-i.** carb-an. carbn-s.$_{k1}$ *Chel.*$_{k1}$ chlor. *Cimic.*$_{k1}$ colch.$_{bg2,k1}$ cupr.$_{k1}$ *Dig.*$_{k1}$ *Eup-per.*$_{kr1}$ gels.$_{k1}$ *Graph.*$_{k1}$ guare.$_{a1}$ haliae-lc.$_{srj5}$ ham.$_{bg2,k1}$ *Hell.*$_{gk}$ hydrog.$_{srj2}$ ign.$_{k1}$ iod.$_{k1}$ kali-bi.$_{k1}$ *Kali-br.*$_{k1}$ kali-c.$_{gk}$ *Kali-s.*$_{hr1,k1,*}$ *Lac-c.*$_{k1}$ lach.$_{k1}$ lat-m.$_{jl,k1,*}$ laur.$_{k1}$ levo.$_{jl,k1}$ lil-s.$_{bg2,k1,*}$ *Lil-t.*$_{k1}$ limest-b.$_{es1}$ lys.$_{br1}$ *Lyss.*$_{k1,kr1,*}$ mag-c.$_{k1}$ **MANC.**$_{k1,st}$ med.$_{bg2,k1,*}$ *Merc.*$_{k,k1}$ merl.$_{k1}$ mosch.$_{k1}$ *Nat-m.*$_{k1}$ *Nux-v.*$_{k1}$
- **Furcht - Geisteskrankheit**: ...
  ol-j.$_{k1,kr1}$ *Phos.*$_{k1}$ phys.$_{k1}$ plat.$_{k1}$ psor.$_{a1}$ **Puls.**$_{k1}$ rhod.$_{k1}$ sanic.$_{c1}$ *Sep.*$_{k1}$ spong.$_{k1,kr1}$ *Staph.*$_{gll,k1}$ *Stram.* sul-i.$_{k1,k2}$ sulph.$_{k1}$ sumb.$_{hr1,k1,*}$ syph.$_{k1}$ tarent.$_{k1}$ thuj.$_{k1}$ verat.$_{br1,k1}$
  - 97/2: Anfälle von Furcht, z.B. vor Feuer, vor Alleinseyn, vor Schlagfluß, vor Irrewerden u.s.w.
- **Herzklopfen**, mit: *Acon.*$_{bg2,kr1,*}$ alum.$_{bg2,hr1,*}$ aur-m.$_{hr1,kr1}$ ferr.$_{kr1,vh,*}$ hydrog.$_{srj2}$ *Merc.*$_{hr1,kr1}$ nat-m.$_{bg2,kr1,*}$ nit-ac.$_{kr1,sf1,*}$ *Op.*$_{hr1,kr1}$ *Puls.*$_{hr1,kr1}$ spong.$_{kr1}$
  - 86/5: Herzklopfen mit Angst, vorzüglich die Nächte.
- **plötzlich**: *Acon.*$_{gsd1,vh1}$ arg-n.$_{gsd1}$ bamb-a.$_{stb2}$ carb-v.$_{gsd1}$ gels.$_{c2}$ glon.$_{ptk1,ptk2}$ kali-c.$_{bl7}$ levo.$_{jl3}$ meli-a.$_{c1}$
  - 97/2: Anfälle von Furcht, z.B. vor Feuer, vor Alleinseyn, vor Schlagfluß, vor Irrewerden u.s.w.
- **treibt** ihn von einem Ort zum anderen: acon.$_j$ aeth.$_j$ alum.$_j$ am-c.$_j$ ambr.$_j$ asaf.$_j$ bell.$_j$ bov.$_j$ camph.$_j$ caps.$_j$ carb-an.$_j$ carb-v.$_j$ caust.$_j$ chin.$_j$ chinin-s.$_j$ coff.$_j$ crot-h.$_j$ dros.$_j$ lact.$_j$ m-arct.$_j$ meny.$_{a1,k}$ *Merc.*$_j$ nat-c.$_j$ nat-m.$_j$ nit-ac.$_j$ nux-v.$_j$ op.$_j$ ph-ac.$_j$ phos.$_j$ plat.$_j$ puls.$_j$ rhus-t.$_j$ ruta$_j$ sabad.$_j$ sep.$_j$ spig.$_j$ spong.$_j$ staph.$_j$ valer.$_j$ verat.$_j$
  - 96/7: Bänglichkeit mehrmal des Tages (mit und ohne Schmerzen), oder zu gewissen Stunden des Tages oder der Nacht; gewöhnlich hat die Person dann nirgend Ruhe, muß da und dorthin laufen, geräth auch wohl in Schweiß.
- **voller** Furcht:
  - **Erwachen**, beim: caps.$_{gt}$
  - 96/5: Beängstigungen früh nach dem Erwachen.
- **wiederkehrend**: arn.$_{bg2}$ ars.$_{bg2}$ cham.$_{bg2}$ cocc.$_{bg2}$ nat-c.$_{bg2}$ nat-m.$_{bg2}$ phos.$_{bg2}$ plat.$_{bg2}$ sep.$_{bg2}$ spong.$_{bg2}$ sulph.$_{bg2}$
  - 96/7: Bänglichkeit mehrmal des Tages (mit und ohne Schmerzen), oder zu gewissen Stunden des Tages oder der Nacht; gewöhnlich hat die Person dann nirgend Ruhe, muß da und dorthin laufen, geräth auch wohl in Schweiß.

Gedächtnis:
- **Gedächtnisschwäche**: abrot. absin.$_{a1}$ acet-ac. acon. acon-c.$_{a1}$ acon-sp. adam.$_{srj5}$ aesc. aeth. agar. **Agn.**$_{hr1,k}$ agre.$_{jl}$ ail. alco.$_{a1}$ all-s.$_{k1}$ allox.$_{sp1}$ *Alum.* alum-sil.$_{k2}$ alumn.$_{a1}$ am-c. am-m. **Ambr.** **Anac.**$_{k1}$ Anac-oc.$_{kr1}$ anan. androc.$_{srj1}$ androg-p.$_{bnj1}$ anh.$_{sp1}$ ant-t.$_{bg2}$ Apis *Arg-met.*$_{bg2,k2,*}$ **Arg-n.** **Arn.** **Ars.** ars-h.$_{kr1}$ ars-met.$_{br1}$ art-v.$_{ptk1}$ arum-t. asaf.$_{bg2}$ asc-t.$_{a1,c1}$ aster.$_{jl}$ atis.$_{bnj1}$ *Atro.*$_{kr1}$ Aur. aur-ar.$_{k2}$ aur-m.$_{a1}$ aur-s.$_{a1,k2}$ aza.$_{br1}$ **Bamb-a.**$_{stb2}$ bapt.$_{a1}$ bar-act.$_{br1,sf1}$ **Bar-c.**$_{c2,k}$ bar-i.$_{k2}$ bar-s.$_{k2}$ **Bell.** berb. bol-la.$_{kr1}$ borx. Bov. brom. Bry. **Bufo** Bufo-s.$_{k1}$ cadm-met.$_{jl,mg1,*}$ calad. Calc.$_{k2}$ calc-ar.$_{k2}$ Calc-p.$_{k1,vh}$ calc-s. calc-sil.$_{k2}$ camph. Cann-i. cann-s. caps.$_{a1}$ carb-ac. Carb-an. Carb-v. carbn-o.$_{a1}$ **Carbn-s.** carc.$_{mg1,sp1}$ card-m. carl.$_{a1}$ **Caust.** cench.$_{k2,st}$ cham. chel. Chin. Chinin-ar.$_{a1}$ chlf.$_{kr1}$ Chlol. chlor. chlorpr.$_{jl}$ Cic. cimic. Clem. cob-n.$_{sp1}$ coca$_{bg2}$ **Cocc.**$_{c2,k}$ coff. **Colch.** coloc. Con. convo-s.$_{jl,sp1}$ cop. cori-r. corn.$_{kr1}$ cortico.$_{jl,sp1}$ cortiso.$_{jl,sp1}$ cot.$_{a1}$ croc. crot-c. Crot-h. crot-t. cub.

Gemüt

Gedächtnisschwäche: ...

culx.k2 Cupr. cupr-act.kr1 Cycl. der.a1 Dig. dulc.bg2 elaps erio.a1 Euphr.k,vh/dg eupi.a1 fago.br1 ferr. Ferr-p.k1,vh Fl-ac. Form. Gels. germ-met.srj5 gink-b.sbd1 gins.a1 **Glon.** glyc.bro1 granit-m.es1 Graph. Guaj. guare.a1,kr1 guat.sp1 gymno.a1 haem.sf1 ham.a1 **Hell.** helo.k1 Helon. Hep. hipp. hist.sp1 Hydr. hydrog.srj2 **Hyos.** hyper. Iber.kr1 ichth.bro1 Ign. iod.k2,sf1 ip. iris jug-c.a1 juni-v.a1 kali-ar. kali-bi. Kali-br. kali-c. kali-cy.a1 kali-i.k1,vh kali-n.sf1 **Kali-p.** kali-s. kali-sil.k2 kalm. kreos. Lac-ac. Lac-c. lac-d. **Lach.** Laur. lec.bro1 led. lil-t. limest-b.es1 linu-c.a1 lipp.a1 **Lyc.** lyss. m-arct.j5 macro.a1 mag-c. manc. mand.mg1,sp1 mang. **Med.** meli. **Merc.** Merc-c. methys.jl Mez. mill. mit.a1 morph.a1 mosch. murx. naja Nat-ar. Nat-c. Nat-m. Nat-p. nat-sal.a1 nat-sil.k2 nid.jl **Nit-ac.** nitro-o.a1 **Nux-m.** Nux-v. Oena.a1,kr1 okou.jl Olnd.c2,k onos.ptk1 Op. ox-ac.k2 pall.bg2 peti.a1 Petr. **Ph-ac.** phenob.jl,srb2 **Phos.** phys.bg2 Pic-ac. pip-m.sf1 plan. **Plat. Plb.** pneu.jl psil.ft1,jl psor. ptel. Puls. ran-s.a1 raph.a1 rauw.jl,sp1 rhod.c2,k rhus-g.a1 Rhus-t. ruta sabad. sabin. sanic. sapin.a1 sarr.a1,k sec. Sel. seneg. **Sep.** serp.a1 Sil. Spig. spong. Stann. Staph. Stram. stront-c. stry. sul-ac. sulfa.jl,sp1 Sulph.c2,k Syph. tab.bg2,gl1,* tarax.jl,sp1 Tarent. tell.a1,br1 tep.a1 Thuj. thyr.bro1 trif-p.br1 Tub. upa.a1 valer. **Verat.** verat-v. verb. Viol-o. viol-t. visc.sp1 wildb.a1 yuc.a1 Zinc.c2,k Zinc-m.a1 Zinc-p.k2 zinc-pic.bro1 zing.kr1

❧ 81/1: Nächtlicher Samen-Erguß, wenn auch nicht oft, doch unmittelbar mit üblen Folgen.

FN 81/1-1: Düsterheit, Eingenommenheit, Benebelung der Denkkraft, verminderte Lebhaftigkeit der Einbildungskraft, Gedächtnißmangel, Niedergeschlagenheit, Trübsinn; die Sehkraft wird geschwächt, so wie die Verdauung und die Eßlust; der Stuhlgang bleibt zurück, es entsteht Blutdrang nach dem Kopfe, nach dem After u.s.w.

Gedanken:

– **drängen** auf ihn ein und schwirren durcheinander: acon.hr1,k androc.srj1 ars. bry.a1,h camph.hr1,kr1 Cann-i.a1,k canth.h,k,* cinnb.k13,k2 Fl-ac.hr1,kr1 germ-met.srj5 lach.hr1,k Merc.hr1,kr1 mur-ac. ph-ac. phos.h,kl Sulph. tub.k2 verb.hr1,kr1

❧ 68/4: Sie hat ihre Gedanken nicht in ihrer Gewalt.

– **Gedankenandrang**, einstürmende Gedanken, Gedankenfluß: acon.j5,sf1,* agar.h,j5 alco.a1,j5 Alum.j5 ambr.j5,sf1,* Anac.j5 androc.srj1 Ang.bg2,j5 Ars.bg2,j5,* ars-s-f.a1,j5 **Bell.**bg2,j5,* borx.bg2,j5 Bry.bg2,j5,* caj.a1,j5 calad.bg2,j5 Calc.j5,sf1,* camph.gl1,j5 cann-i.a1,j5 cann-s.j5,sf1,* canth.h,k2,* caust.j5 Chin.h,j5,* cimic.j5,jl coca.a1,j5 cocc.bg2,j5 **Coff.**bg2,j5,* coff-t.a1,j5 coloc.j5 con.j5 croc.bg2,j5 cycl.j5,k2,* der.a1,j5 eupi.j5 fl-ac.bg2,j5 germ-met.srj5 Glon.hr1,j5,* Graph.j5 hep.j5,sf1,* hyos. Ign.bg2,j5 Kali-c.j5 kali-m.j kali-n.j5 Lac-c.bg2,j5,* Lach.bg2,j5,* lyc.a1,j5 M-arct.j5 meph.j5,sf1,* merc.hr1,j5,* morph.a1,j5 nat-m.j5,sf1,* nitro-o.a1,j5 nux-m.bg2,j5 Nux-v.bg2,j5,* Olnd.bg2,j5 Op.bg2,j5,* orig.a1,j5 Ph-ac.j5,sf1 **Phos.**bg2,j5,* plat.j5 ptel.bg2,j5 Puls.bg2,j5,* Rhus-t.bg2,j5,* Sabad.bg2,j5 seneg.a1 sep.gl1,j5 Sil.a1,j5

Gedanken - Gedankenandrang: ...

spig.bg2,j5 spong.j5 staph.bg2,j5,* Sulph.gl1,j5,* tab.a1,j5 ter.a1,j5 teucr.bg2,j5 thea.a1,j5 **Valer.**bg2,j5,* verat.bg2,j5 verb.bg2,j5 viol-o.bg2,j5 viol-t.bg2,j5 zinc.j5

❧ 68/4: Sie hat ihre Gedanken nicht in ihrer Gewalt.

– **Kontrolle** über die Gedanken ist verloren: lycps-v.a1 oena.a1 puls.a1 sulph.a1

❧ 68/4: Sie hat ihre Gedanken nicht in ihrer Gewalt.

Gedanken versunken, in: acon. aloe alum.j5 am-c.bg2,gl1 am-m. ambr.bg2,gl1 androc.srj1 anh.sp1 ant-c. Arn. asar.bg2 bar-c.gl1 bell. bov. bruc.j5 bufo.gk calc. cann-i. cann-s.j5 canth. Caps. carb-an.ptk1 Carl. caust. cham. chel.bg2 chin. cic. clem. Cocc. con. cupr. cycl. dig.bg2 elaps euphr.j5 germ-met.srj5 grat. guaj. ham. **HELL.**k,vh/dg hydrog.srj2 hyos.bg2 ign. indg.j5 iod.bg2 ip. kali-c.bg2 kiss.a1 kreos.j lach.bg2 Laur.bg2 lil-t. limest-b.es1 mag-c.bg2 mag-m.j5 mang. merc. **Mez.** mosch. mur-ac. nat-c. Nat-m. nat-p. nit-ac. **Nux-m.** Nux-v.bg1,j5,* ol-an. Onos. Op. Petr.bg2 phel. phos. plat.bg2 plb.bg2,j5 Puls. ran-b.bg2 rheum Rhus-t.bg2,j5 sabad. sars. sel.c1,c2 sep.bg2 spig. stann. staph.bg2 stram. stront-c.j5 **Sulph.** thuj.bg2,j5 verat.bg2 viol-o.bg2 vip.j5

❧ 68/5: Sie ist zu Zeiten ganz wie ohne Gedanken (sitzt wie in Gedanken).

Gehen:

– **Freien**, im:
  • **agg.** Gemütssymptome: anac.bg2 ant-c.bg2 cina.bg2 coff.bg2 con.bg2 hep.bg2 ign.bg2 ip.bg2 led.bg2 mur-ac.bg2 nux-m.bg2 par.bg2 phos.bg2 plat.bg2 sabin.bg2 spig.bg2 sulph.bg2 tarax.bg2 thuj.bg2

❧ 68/6: Von freier Luft düselig und dämisch im Kopfe.

Geisteskrankheit, Wahnsinn: absin. acon. aeth. aether.a1 Agar. ail. alco.a1 all-c. Alum. alum-p.k2 alum-sil.k2 Am-c. ambr.bg2,j5 Anac.c2,k anag.kr1 anan.kr1 ant-c. ant-t. Apis Arg-met. arg-n. Arn. **Ars.** ars-i. ars-s-f.k2 arum-t. atro.sf1 Aur. aur-ar.k2 aur-i.k2 aur-s.k2 bac.c1,c2 bar-c. Bar-m. **Bell.** berb.bg2 borx.k2 bov. brom. bufo cact. calad. Calc. calc-ar.k2 calc-i.k2 calc-s. calc-sil.k2 Camph. cann-i. cann-s. Canth. carb-an. carbn-s. Caust. cench.k2 cere-b.c1,c2 Chel.kr1 chinin-s. chlol. Cic. Cimic. Cocc. coff. colch. coleus-a.bnj1 coloc. Con. cortiso.sp1 Croc. Crot-c. crot-h. Cupr. cur. Cycl. dig. Dulc. euph. fl-ac. gels.sf1 Glon. haliae-lc.srj5 Hell. Hep. **Hyos.** Ign. indg. iod. kali-ar. kali-bi.j5 Kali-br. kali-c. Kali-chl. kali-i. Kali-m. kali-ox. Kali-p. Lach. led. Lil-t. lob.a1 Lol.sf1 Lyc. Manc. mand.sp1 med.k2 meli.c1 meli-xyz.c2 **Merc.** merc-c. mez. mosch.sf1 murx.sf1 naja nat-c. Nat-m. nat-s. Nux-m. **Nux-v.** oena. olnd. Op. opun-v.a1 Ox-ac. par. passi.sf1 penic.srb2 ph-ac. Phos. phys. Plat. plb. Psor. Puls. raph. rhod. Rhus-t. sabad. sec. seneg. sep. sil. sol-ni.sf1 squil. stann.a1 **Stram.** Sulph. syph.bg2 **Tarent.** ter.c2,k thuj. Tub.hr1,k2,* **Verat.** vip.ptk1 zinc. zinc-p.k2

❧ 96/3: Gemüths- und Geistesstörungen aller Art.

FN 96/3-1: Ich habe weder in meiner Praxis, noch in ...

Gemüt

Geisteskrankheit, Wahnsinn: ...
 ❧ ... irgend einem Irrenhause je einen Melancholischen, einen Wahnsinnigen, oder Wüthigen angetroffen, bei dessen Krankheit nicht Psora zum Grunde gelegen hätte, obwohl zuweilen, doch selten, mit Syphilis komplicirt.
- **abwechselnd** mit:
  - **Traurigkeit**: tub.$_{br1}$
  ❧ 96/4: Melancholie allein, oder mit Wahnsinn, auch wohl mit Wuth und vernünftigen Stunden abwechselnd.

Geistige Anstrengung:
– **agg.**:
  - **unmöglich**: abies-n.$_{kr1}$ abrot.$_{kr1}$ acon.$_{j5,kr1}$ *Aeth.*$_{br01}$ agar.$_{j5}$ agn.$_{j5,sf1}$ *Alum.*$_{j5,k2,*}$ am-c.$_{j5}$ *Ambr.*$_{gl1,j5}$ ammc.$_{a1}$ *Anac.*$_{j5,kr1}$ androc.$_{srj1}$ anh.$_{mg1,sp1}$ apoc.$_{sf1}$ arag.$_{br1}$ *Arg-met.*$_{k2,kr1,*}$ arg-n.$_{br01}$ arn.$_{j5,sf1}$ ars.$_{j5,kr1,*}$ asar. astra-e.$_{jl}$ aur.$_{j5,k2,*}$ bamb-a.$_{stb2}$ *Bapt.*$_{bg2,k2,*}$ bar-c.$_{k2}$ berb.$_{k2,sf1}$ borx.$_{j5,sf1}$ brom.$_{sf1}$ buth-a.$_{mg1}$ cadm-met.$_{mg1}$ calad.$_{k2}$ *Calc.* calc-act.$_{bg2}$ calc-ar.$_{k2}$ camph.$_{gl1}$ cann-i.$_{br01}$ *Canth.*$_{kr1}$ caps.$_{j5}$ carb-ac.$_{sf1}$ *Carb-v.*$_{bg2,j5,*}$ caust.$_{gl1,k2}$ cere-s.$_{a1}$ chel.$_{k2}$ chin.$_{k2}$ chinin-s. cocc.$_{k2}$ coff.$_{j5}$ *Con.*$_{gl1,sf1}$ cop. crot-h.$_{a1}$ cycl. dig. dirc.$_{sf1}$ *Dulc.*$_{sf1}$ equis-h.$_{a1}$ *Ferr. Gels.* germ-met.$_{srj5}$ gins.$_{sf1}$ glon. glyc.$_{br01}$ graph.$_{gl1,j5}$ grat.$_{sf1}$ gymno. haem.$_{sf1}$ ham. *Hell.*$_{j5,k2}$ hep.$_{gl1}$ hipp.$_{a1}$ hydr.$_{j5}$ *Hydr-ac.*$_{j5,kr1}$ hyos. ign.$_{j5,k2,*}$ *Kali-br.*$_{bg2,sf1}$ *Kali-p.*$_{br01}$ kalm. kiss.$_{a1}$ kreos.$_{kr1}$ *Lach.*$_{a1,j5,*}$ lact.$_{j5}$ lact-v.$_{kr1}$ laur.$_{j5}$ lil-t.$_{a1,sf1}$ lyc. lyss.$_{kr1}$ m-arct.$_{j5}$ mag-c.$_{mg1}$ mag-m.$_{j5,jl}$ mag-p.$_{sf1}$ mang.$_{k2}$ *Med.* meli.$_{k1}$ merc.$_{gl1,sf1}$ mez.$_{j5}$ morph. naja$_{a1}$ nat-ar.$_{k1}$ **Nat-c.** *Nat-m.*$_{j5,k2,*}$ *Nat-p.*$_{k2}$ nat-s. nit-ac.$_{j5}$ *Nux-m.*$_{br01}$ *Nux-v.*$_{gl1,k1}$ olnd.$_{j5}$ op.$_{j5}$ *Petr.*$_{j5}$ *Ph-ac.*$_{h,k2,*}$ *Phos.* pic-ac. ptel. *Rhus-t.*$_{k2,sf1}$ sabad.$_{sf1}$ sars.$_{h,j5}$ sel.$_{j5,kr1,*}$ sep.$_{h,j5,*}$ sieg.$_{mg1}$ *Sil.*$_{bg2,sf1}$ sol-mm.$_{j5}$ *Spig.*$_{a1}$ spong.$_{j5}$ stann.$_{j5}$ *Staph.*$_{bg2,gl1,*}$ *Sumb.* tab.$_{bg2,sf1}$ tell.$_{jl}$ *Ter.*$_{sf1}$ thal.$_{jl}$ *Thuj.*$_{kr1,sf1}$ verat.$_{gl1,j5}$ vib. visc.$_{jl}$ *Zinc.*$_{j5,kr1,*}$
  ❧ 68/3: Düseligkeit, Unvermögen zu denken und Geistesarbeiten zu vollführen.

Gesten, Gebärden; macht:
– **automatisch**: anac.$_{a1,bg2,*}$ anh.$_{mg1,sp1}$ bell.$_{ptk1}$ calc.$_{a1,bg}$ cann-i.$_{a1}$ hell.$_{a1,bg2,*}$ hyos.$_{a1,bg}$ lyc.$_{ptk1}$ mag-c.$_{ptk1}$ *Nux-m.*$_{bg2,kr1,*}$ phos.$_{a1,bg}$ sil.$_{ptk1}$ *Stram.*$_{ptk1}$ tab.$_{a1}$ zinc.$_{a1}$
  ❧ 94/10: Unwillkürliches Drehen und Wenden des Kopfes oder der Glieder bei voller Besinnung (Veits-Tanz).
– **konvulsivisch**: acon.$_{a1}$ aether$_{a1}$ alco.$_{a1}$ ant-t.$_{a1}$ apis ars.$_{a1}$ bell.$_{h,k,*}$ camph.$_{a1}$ cann.$_{a1,k}$ canth.$_{a1}$ cori-m.$_{a1}$ hydr-ac.$_{a1}$ ign.$_{a1}$ iod.$_{a1}$ kali-bi.$_{a1}$ merc.$_{a1}$ morph.$_{a1}$ nux-v.$_{a1}$ op.$_{a1}$ petr.$_{a1}$ plb. pyrus$_{a1}$ sec.$_{a1}$ sol-ni.$_{a1}$
  ❧ 94/10: Unwillkürliches Drehen und Wenden des Kopfes oder der Glieder bei voller Besinnung (Veits-Tanz).
– **sonderbare** Posen und Haltungen: agar.$_{gl1}$ agar-ph.$_{a1}$ camph.$_{kr1}$ caust.$_{st}$ *Cina*$_{bg2}$ cocc.$_{bg2}$ *Coloc.*$_{bg2}$ gamb.$_{bg2}$ hyos.$_{gl1}$ lyc.$_{a1,bg2}$ merc.$_{bg2}$ *Nux-m.*$_{kr1}$ nux-v.$_{bg2,gl1}$ op.$_{a1}$ *Plb.*$_{kr1,vh}$ rheum$_h$ sep.$_{c1,gl1}$ stram.$_{gl1,kr1,*}$ sulph.$_{gl1}$ zinc.$_{bg2}$

Gesten - sonderbare Posen und Haltungen: ...
  ❧ 94/10: Unwillkürliches Drehen und Wenden des Kopfes oder der Glieder bei voller Besinnung (Veits-Tanz).

Hysterie: abrot.$_{hr1,k}$ absin.$_{a1,k}$ *Acet-ac. Acon.*$_{bg2,k}$ aether$_{a1}$ *Agar.* agn. aloe$_{c2,k1}$ *Alum.*$_{br01}$ alum-sil.$_{k13,k2}$ am-c.$_{c2,k}$ am-val.$_{br01}$ ambr.$_{k,k1,*}$ aml-ns.$_{c1,c2}$ *Anac.*$_{bg2,k,*}$ anag.$_{c1,c2,*}$ anh.$_{jl,jl3}$ ant-c.$_{k2}$ apis aqui.$_{c1,c2}$ arg-met.$_{k2}$ *Arg-n.*$_{bg2,k}$ arn.$_{bg2}$ *Ars.*$_{a1,k}$ ars-s-f.$_{k13,k2}$ *Art-r.*$_{hr1,kr1,*}$ arund.$_{a1,k}$ **Asaf.**$_{bg2,k,*}$ asar.$_{c2,k}$ asc-c.$_{hr1,kr1}$ asc-t.$_{hr1,kr1}$ aster.$_{c2,k}$ **Aur.**$_{bg2,k}$ aur-ar.$_{k2}$ aur-i.$_{k13,k2}$ aur-s.$_{k2}$ bapt.$_{c1,c2,*}$ *Bar-c.* bar-i.$_{k13,k2}$ bar-s.$_{k2}$ bell.$_{bg2,k}$ benz-ac. borx.$_{k2}$ brom.$_{hr1,k}$ bry.$_{bg2,k}$ bufo$_{bg2}$ *Cact. Caj.*$_{hr1,kr1,*}$ calad.$_{k13,k2}$ *Calc.*$_{bg2,k,*}$ *Calc-s.* calc-sil.$_{k13,k2}$ *Camph.*$_{a1,k}$ camph-br.$_{br1,br01,*}$ cann-i.$_{br01}$ cann-s.$_{h,k,*}$ *Canth.*$_{a1,k}$ *Carbn-s. Castm.*$_{c1,kr1,*}$ catar.$_{br1}$ *Caul.* **Caust.**$_{bg2,k}$ cedr.$_{c2,k}$ *Cham.*$_{bg2,k}$ *Chen-a.* chim.$_{hr1,kr1}$ chin.$_{hr1,kr1}$ chinin-s. *Chlf.*$_{hr1,k}$ *Chlol.*$_{hr1,k}$ chlor.$_{kr1}$ cic.$_{bg2,k,*}$ *Cimic.*$_{hr1,k}$ *Cinnm.*$_{hr1,kr1,*}$ cob.$_{br01}$ *Coca*$_{kr1}$ **Cocc.**$_{bg2,k}$ *Coff.*$_{c2,k}$ *Coff-t.*$_{hr1,kr1}$ *Con.*$_{bg2,k,*}$ conv.$_{br1}$ convo-s.$_{sp1}$ cop.$_{a1,k}$ cor-r.$_{c1,c2,*}$ cot.$_{hr1,kr1}$ *Croc.*$_{bg2,k}$ crot-h.$_{hr1,kr1}$ crot-t. cupr.$_{c1,c2,*}$ cypr. *Elaps* elec.$_{c1,c2}$ *Eup-a.*$_{br01}$ eup-pur.$_{c2,k}$ *Ferr.*$_{a1,k}$ ferr-ar. ferr-i. ferr-p. **Gels.**$_{bg2,k,*}$ *Graph.*$_{bg2,k}$ *Grat.*$_{c2,k}$ haliae-lc.$_{srj5}$ hell.$_{k13,k2}$ heln-ov.$_{bta1}$ hura$_{c1,c2}$ *Hydr-ac.*$_{hr1,kr1}$ *Hyos.*$_{h,k,*}$ hyper.$_{k2}$ *Ictod.*$_{c1,kr1,*}$ **Ign.**$_{bg2,k,*}$ *Indg.*$_{br1,j5,*}$ iod.$_{a1,k}$ ip.$_{bg2,k,*}$ kali-ar. *Kali-c.*$_{bg2,k,*}$ **Kali-p.**$_{c2,k}$ kali-s. kali-sil.$_{k13,k2}$ *Lac-ac.*$_{hr1,kr1}$ lac-c.$_{k2}$ **Lach.**$_{bg2,k,*}$ lact. lact-v.$_{k2}$ *Lil-t.*$_{k2}$ lob.$_{c1,c2,*}$ *Lyc.*$_{c2,k}$ **Mag-m.**$_{bg2,k}$ mand.$_{a1,sp1}$ mang.$_{br01}$ melis.$_{lsr4}$ *Merc.*$_{bg2,k,*}$ mez.$_{bg2}$ *Mill.*$_{c2,k}$ morph.$_{a1,k}$ **Mosch.**$_{c2,k,*}$ mygal. nat-ar. *Nat-c.*$_{c2,k}$ nat-hchls.$_{c1,c2}$ **Nat-m.**$_{bg2,k}$ nat-p. nat-s.$_{k13,k2}$ nat-sil.$_{k13,k2}$ **Nit-ac.**$_{bg2,k}$ nitro-o.$_{c1,c2,*}$ **Nux-m.**$_{bg2,k,*}$ **Nux-v.**$_{bg2,k}$ ol-an.$_{bg2,j5}$ op.$_{bg2,k}$ *orig.*$_{hr1,kr1,*}$ *Pall.*$_{c2,k}$ par.$_{c1,c2,*}$ passi.$_{br1}$ *Ph-ac.*$_{bg2,k}$ *Phos.*$_{bg2,k,*}$ phys.$_{c1,c2,*}$ **Plat.**$_{bg2,k}$ *Plb.*$_{bg2,k}$ polyg-h.$_{kr1}$ polyg-xyz.$_{c2}$ psoral-p.$_{bta1}$ **Puls.**$_{bg2,k}$ pyrus$_{c1,c2}$ *Raph.*$_{a1,k}$ *Rhus-t. Ruta.*$_{c2,k}$ sabad.$_{a1,k}$ sabin. sacch.$_{c1}$ sacch-l.$_{c1,c2}$ sal-n.$_{bg2,k}$ sang. scut.$_{br01,k}$ *Sec.*$_{c2,k}$ senec.$_{c2,k}$ **Sep.**$_{bg2,k,*}$ **Sil.**$_{c1,c2,*}$ spira.$_{c1,c2,*}$ stann.$_{bg2,k}$ staph. stapl-g.$_{bta1}$ **Stict.**$_{c2,k}$ stram.$_{hr1,k}$ stry-p.$_{br01}$ succ.$_{bg2,k}$ sul-ac.$_{bg2}$ sul-i.$_{k13,k2}$ *Sulph.*$_{bg2,k}$ sumb.$_{c2,k}$ **Tarent.**$_{hr1,k,*}$ thal.$_{jl,jl3}$ *Ther.*$_{c2,k}$ thuj.$_{bg2}$ thyr.$_{c1,c2,*}$ *Tub.*$_{st}$ ust. **Valer.**$_{bg2,k,*}$ vanad.$_{br1}$ *Verat.*$_{c2,k}$ vib.$_{hr1,kr1,*}$ *Viol-o.*$_{bg2,k,*}$ visc.$_{sp1}$ xan.$_{c1,c2,*}$ zinc.$_{c2,k}$ zinc-cy.$_{c1,c2,*}$ *Zinc-val.*$_{br01}$ *Ziz.*$_{c1,c2}$
  ❧ 82/1 Unbändige, unersättliche Geilheit, bei mißfarbigem Ansehn und kränklichem Körper.
  FN 82/1-1: Die Mutterwuth und Nymphomanie ist gleichen Ursprungs.
– **Schwangerschaft** und der Entbindung; während der: *Chlol.*$_{c1,vh,*}$ **Gels.**$_{hr1,vh,*}$
  ❧ 84/2: In Schwangerschaften große Mattigkeit, Übelkeiten, öfteres Erbrechen, Ohnmachten, schmerzhafte Venen-Geschwülste (Wehadern, Krampfadern, Aderkröpfe an den Ober- oder Unter-Schenkeln, auch wohl an den Schamlefzen), hysterische Übel mancherlei Art u.s.w.

Gemüt

Ideen

Ideen, Einfälle:
- **Mangel** an: acet-ac.a1,k Acon.a1,k agn.h,k,* all-s.hr1,kr1 alum.bg2,k,* alum-p.k2 alum-sil.k13,k2 Am-c.bg2,k ambr.bg2 Anac.h,k,* ang.bg2 anh.mg,mg1 arg-met.sf1 arg-n. arn.bg2,gl1 arund.hr1,kr1,* asaf. asar.h,k,* aster.j1 atro.a1,k aur.bg2,k bamb-a.stb2 bar-c.bg2,k bell.bg2,k,* bov.bg2,k brom.a1 bry.bg2 caj.a1,k calc.bg2,k Calc-p.a1,k calc-sil.k2 camph.a1,k cann-s. canth.a1,k caps.j Carb-v.h,k,* Caust.h,k,* cham.h,k,* Chin.a1,k chlf.a1 cic.h,k,* clem.bg2,k cocc. coff. coloc.bg2 Con.bg2,gl1,* corn.a1,k cot.a1 croc. cupr.bg2,k cycl.a1,k dig.a1,k glon.a1,k graph.gl1 guaj.bg2,k Hell.bg2,k hep.bg2 Hyos.bg2,k iber.a1 ictod.j ign.bg2,k iod. ip.a1,k Kali-br.a1,k kreos. Lach.bg2,k laur. lepi. lil-t.a1,k Lyc.bg2,k,* m-arct.j5 meny.hr1,k Merc.bg2,k,* merc-c.a1,k Mez.bg2,k,* mit.a1 mosch.j myric.a1 nat-c.bg2,k Nat-m.bg2,k,* nat-p. Nit-ac.bg2,k,* nitro-c.a1 Nux-m.bg2,k nux-v.gl1 olnd.bg2,k Op.bg2,k,* petr.a1,k Ph-ac.bg2,k,* Phos.bg2,k plat.bg2 Plb.a1,k ran-b.c1 ran-s.bg2 rheum.st rhod.bg2 rhus-t.bg2,k1 ruta.bg2 sal-p.a1 Sel.bg2 sep.bg2,k sil.bg2,k,* spig.bg2 stann.bg2 **Staph.**bg2,k stram.bg2,gl1 sulph.bg2,k tab.a1 Tarent.a1,k thuj.bg2,k trif-p.a1 trom.hr1,kr1 upa.a1 valer.bg2,k verat.h,k,* xan.c1 Zinc.bg2,k,*

☞ 81/1: Nächtlicher Samen-Erguß, wenn auch nicht oft, doch nicht unmittelbar mit üblen Folgen.

FN 81/1-1: Düsterheit, Eingenommenheit, Benebelung der Denkkraft, verminderte Lebhaftigkeit der Einbildungskraft, Gedächtnißmangel, Niedergeschlagenheit, Trübsinn; die Sehkraft wird geschwächt, so wie die Verdauung und die Eßlust; der Stuhlgang bleibt zurück, es entsteht Blutdrang nach dem Kopfe, nach dem After u.s.w.

Konzentration:
- **schwierig**:
  • Freien, im:

☞ 97/6: Überempfindlichkeit.

FN 97/6: Alle physische und psychische Eindrücke, selbst die schwächern und schwächsten, erregen krankhaft, oft in hohem Grade. Gemüthliche Ereignisse nicht nur trauriger und ärgerlicher, sondern auch freudiger Art machen oft erstaunenswürdige Beschwerden und Leiden; rührende Erzählungen, ja auch nur das Denken und Erinnern daran, bringen dann die Nerven in Aufruhr, treiben die Angst nach dem Kopfe u.s.w. Schon weniges Lesen gleichgültiger Dinge oder aufmerksames Sehen auf einen Gegenstand, z.B. beim Nähen, aufmerksames Hören auch nur auf gleichgültige Dinge - allzuhelles Licht, lautes Gerede mehrer Menschen zugleich, selbst einzelne Töne auf einem musikalischen Instrumente, Glockengeläute u.s.w. bringen üble Eindrücke zuwege: Zittern, Ermattung, Kopfschmerz, Frost u.s.w. Oft sind auch Geruch und Geschmack übermäßig empfindlich. Ja es schadet in vielen Fällen selbst mäßige Körperbewegung, oder Sprechen, auch mäßige Wärme, Kälte, freie Luft, Benetzung der Haut mit Wasser u.s.w. Nicht Wenige leiden schon im Zimmer von jählinger Veränderung der Witterung, wo dann die Meisten bei stürmischem und feuchtem Wetter klagen, Wenige bei trocknem, heiterm Himmel. Auch Vollmond bei Einigen, bei Andern ...

Konzentration - schwierig - Freien, im: ...
☞ ... Neumond machen ungünstigen Eindruck.

• **Versuch** sich zu konzentrieren; beim:
 • agg.:
☞ vgl. 97/6 und FN 97/6

• **Leere**; hat ein Gefühl der: androc.srj1 Asar. choc.srj3 Gels. hydrog.srj2 mez. nat-m. Nit-ac. olnd. ran-b.k1 staph.k1

☞ 68/5: Sie ist zu Zeiten ganz wie ohne Gedanken (sitzt wie in Gedanken).

Launenhaftigkeit, launisch:
acon. act-sp.hr1,kr1 agar. Alum.bg2,k,* alum-sil.k2 am-c. Ant-c.sf1,vh/dg ant-t.bro1 arn.h,k,* Ars.h,k,* ars-s-f.k2 asaf. aur-m. bamb-a.stb2 Bar-c.bg2,k,* bar-s.k2 Bell. bov.j5 bran.j brom. Bry.h,k,* calc. calc-s. calc-sil.k13,k2 cann-i. cann-s.j5 canth. caps.h,k,* carb-an. carbn-s. carc.tp1 caste.j1 Caust.gl1,j5,* cench.k2 CHAM.k,vh/dg Chin.bg2,k,* chinin-ar. cimic. CINA.k,vh/dg coca.a1 Cocc.br1,j5,* Coff.a1,k coloc.bg2 croc.bg2,k Cypr.hr1,kr1 dig. dros. Dulc.bg2,k,* ferr.sf,sf1 ferr-act.j fl-ac.hr1,kr1 goss.st,vh grat.hr1,k haliae-lc.srj5 Hep.k,vh/dg hera.j5 Ign.bg3,k1,* Iod.hr1,kr1,* Ip. kali-ar. Kali-c.bg2,k kali-sil.k13,k2 kreos.bg2,k lach. led. lil-t.k2 lyc. m-arct.j5 m-aust.j5 mag-c.hr1,kr1 mag-m.hr1,k Mag-p.hr1,kr1 marb-w.es1 med.bgs Merc.k,vh/dg Merc-i-f.hr1,kr1,* nat-c.bg2,gl1 nat-m.a1,j5 nit-ac. nux-m.hr1,k Nux-v.bg2,k,* op. par. Ph-ac.gl1 Phos.gl1,k1,* Plat.bg2,j5,* plb.hr1,kr1 Puls.bg2,k,* raph. Rheum rhod. sacch.c1 sarr. sars.a1 sec. Sep.bg2,j5,* sil. sphing.a1,k,s spig.a1 spong. Staph.bg2,k stram. Sul-ac.hr1,kr1 Sulph.a1,k thuj. thyr.jl,jl3 tub.bgs valer.j5 verat.gl1 Verat-v.vh,vh/dg viol-t. zinc. zinc-p.k2

☞ 98/1: Schneller Launenwechsel; oft sehr lustig und überlustig, oft und plötzlich niedergeschlagen, z.B. über seine Krankheit oder andre, geringe Gegenstände. Schneller Übergang von Heiterkeit in Traurigkeit, oder Ärgerlichkeit ohne Ursache.

Magnetisiert:
- **amel.** (= Mesmerismus amel.): acon.bg2 bar-c.bg2 Bell.bg2 calc.ptk1 chin.bg2 con.bg2 Cupr.bg2 graph.bg2 ign.bg2 iod.bg2 lach.ptk1 nat-m.bg2 Nux-v.bg2 Phos.bg2 sabin.bg2 sep.bg2 Sil.bg2 sulph.bg2 Teucr.bg2 viol-o.bg2

☞ 88/1: Steigende Aufgelegtheit sich zu verheben und, wie man sagt, sich Schaden zu thun schon bei sehr geringer Anstrengung der Muskeln, bei kleinen Handarbeiten, beim über sich Reichen und Langen nach etwas Hohem, beim Aufheben nicht schwerer Dinge, schnellem Wenden des Körpers, Schieben u.s.w. Diese oft nur geringe Anspannung oder Ausdehnung der Muskeln bringt dann oft die schwersten Krankenlager zuwege, Ohnmachten, alle Grade hysterischer Beschwerden,[1] Fieber, Blutspeien u.s.w., da doch eine nicht psorische Person solche Lasten hebt, als ihr Muskelkräfte nur irgend vermögen, ohne die mindesten Nachbeschwerden.[2]

FN 88/1-1: Oft auch sogleich starker Kopfschmerz im Scheitel - was dann auch äußerlich bei Berührung schmerzt - oder sogleich Kreuzschmerzen, oder Schmerzen in der Bährmutter, nicht selten Stechen in der Brustseite oder zwischen den Schulterblättern, was den Odem hemmt, oder schmerzhafte Steifheit des ...

Magnetisiert — **Gemüt** — **Raserei**

– **amel.** (= Mesmerismus amel.): ...
  - ... Genicks oder Rückgrats, oftes lautes Aufstoßen und dergl.
  FN 88/1-2: Der gemeine Mann, besonders auf dem Lande, sucht sich dann mit einer Art mesmerischem Streichen, und zwar oft mit einigem, doch nicht dauerndem Erfolge zu erleichtern; die Aufgelegtheit sich zu verheben bleibt jedoch. Mit den Daumenspitzen pflegt vorzüglich eine Weibsperson (Streiche-Frau) gewöhnlich über den Schulterblättern nach den Achseln zu, oder den Rückgrat entlang, auch wohl von der Herzgrube aus, unter den Ribben hin (nur meist mit allzuheftigem Aufdrücken) mehrmals hinzustreichen.

Mürrisch (= mißmutig, schlechte Laune, verdrießlich):
– **Schmerzen**, nach: **Cham.**$_{a1}$ crot-t.$_{a1}$ hep.$_{a1,j5}$ ign.$_{a1,j5}$
  - 85/16: Oft ein leicht beengender Schmerz auf der Brust, der, wenn er nicht bald vergeht, zum tiefsten Mißmuthe wird.
  FN 85/16-3: Gewöhnlich in Anfällen von Abend bis früh, die ganze Nacht hindurch.
  • **Brustschmerz**; nach:
  - vgl. 85/16 und FN 85/16-3

Musik:
– **agg.**: **Acon.**$_{bg2,gl1,*}$ *Aloe*$_{bg2,kr1,*}$ *Ambr.*$_{bg2,k2,*}$ *Anac.*$_{a1,bg2,*}$ bry.$_{bg2,sf1,*}$ bufo$_{bg2,sf1,*}$ cact.$_{bg2,sf1,*}$ *Calc.*$_{bg2,sf1,*}$ carb-an.$_{bg2,sf1,*}$ *Carc.*$_{bg2,sf1,*}$ caust.$_{bg2,sf1,*}$ *Cham.*$_{bg2,sf1,*}$ *Coff.*$_{bg2,sf1,*}$ *Croc.*$_{bg2,sf1,*}$ *Dig.*$_{bg2,sf1,*}$ **Graph.**$_{bg2,sf1,*}$ *IGN.*$_{bg2,sf1,*}$ *Kali-br.*$_{hr1}$ kali-c.$_{bg2,sf1,*}$ kreos.$_{a1,bg2,*}$ *Lyc.*$_{bg2,sf1,*}$ mang.$_{a1}$ med.$_{bg2,sf1,*}$ merc.$_{bg2,sf1,*}$ **Nat-c.**$_{bg2,k2,*}$ nat-p.$_{bg2,sf1,*}$ *Nat-s.*$_{bg2,k2,*}$ **Nux-v.**$_{bg2,h,*}$ pall.$_{bg2,sf1,*}$ *Ph-ac.*$_{bg2,sf1,*}$ *Phos.*$_{bg2,sf1,*}$ phys.$_{bg2,sf1,*}$ puls.$_{bg2,sf1,*}$ *Sabin.*$_{bg2,sf1,*}$ **Sep.**$_{bg2,sf1,*}$ stann.$_{bg2,sf1,*}$ staph.$_{bg2,sf1,*}$ sulph.$_{bg2,sf1,*}$ sumb.$_{a1}$ *Tarent.*$_{bg2,k2,*}$ thuj.$_{bg2,sf1,*}$ *Viol-o.*$_{bg2,sf1,*}$ zinc.$_{bg2,sf1,*}$
  - 97/6: Überempfindlichkeit.
  FN 97/7-3: Alle physische und psychische Eindrücke, selbst die schwächern und schwächsten, erregen krankhaft, oft in hohem Grade. Gemüthliche Ereignisse nicht nur trauriger und ärgerlicher, sondern auch freudiger Art machen oft erstaunenswürdige Beschwerden und Leiden; rührende Erzählungen, ja auch nur das Denken und Erinnern daran, bringen dann die Nerven in Aufruhr, treiben die Angst nach dem Kopfe u.s.w. Schon weniges Lesen gleichgültiger Dinge oder aufmerksames Sehen auf einen Gegenstand, z.B. beim Nähen, aufmerksames Hören auch nur auf gleichgültige Dinge - allzuhelles Licht, lautes Gerede mehrer Menschen zugleich, selbst einzelne Töne auf einem musikalischen Instrumente, Glockengeläute u.s.w. bringen üble Eindrücke zuwege: Zittern, Ermattung, Kopfschmerz, Frost u.s.w. Oft sind auch Geruch und Geschmack übermäßig empfindlich. Ja es schadet in vielen Fällen selbst mäßige Körperbewegung, oder Sprechen, auch mäßige Wärme, Kälte, freie Luft, Benetzung der Haut mit Wasser u.s.w. Nicht Wenige leiden schon im Zimmer von jählinger Veränderung der Witterung, wo dann die Meisten bei stürmischem und feuchtem Wetter klagen, Wenige bei trocknem, ...

– **Musik - agg.**: ...
  - ... heitern Himmel. Auch Vollmond bei Einigen, bei Andern Neumond machen ungünstigen Eindruck.
– **Nymphomanie**: *agar.*$_{hr1,k}$ *ambr.*$_{hr1,k,*}$ androc.$_{srj1}$ anh.$_{jl}$ Ant-c. **Apis**$_{k,vh/dg}$ asaf.$_{hr1,kr1}$ aster.$_{bro1,jl}$ aur-m-n.$_{c1}$ Bar-m.$_{hr1,k,*}$ **Bell.**$_{bg2,k,*}$ calad.$_{hr1,k,*}$ calc.$_{hr1,k}$ Calc-p.$_{hr1,k,*}$ camph. Cann-i.$_{hr1,k}$ Cann-s.$_{hr1,k}$ Canth.$_{bg2,k,*}$ carb-v. cedr.$_{hr1,k1}$ Chin.$_{bg2,k}$ Chlor.$_{bg2}$ coca$_{bro1}$ Coff.$_{hr1,k}$ Croc.$_{bg2,sf1,*}$ cyna.$_{jl}$ Dig.$_{hr1,k}$ dulc.$_{hr1,k}$ Ferul.$_{bro1,c1,*}$ Fl-ac.$_{hr1,k,*}$ graph. **Grat.**$_{bg2,k,*}$ **Hyos.**$_{bg2,k,*}$ ign.$_{sf,sf1}$ Kali-br.$_{hr1,k}$ kali-p.$_{c1,c2,*}$ **Lach.**$_{bg2,k,*}$ Lil-t.$_{hr1,k}$ Lyc.$_{hr1,k,*}$ manc.$_{sf,sf1}$ Merc.$_{bg2,k,*}$ mosch.$_{bg2,k}$ Murx.$_{hr1,k,*}$ nat-c. nat-m.$_{bg2,k,*}$ **Nux-v.**$_{bg2,k,*}$ op. **ORIG.**$_{c2,*}$ ph-ac.$_{c1,c2,*}$ Phos.$_{bg2,k,*}$ **PLAT.**$_{c2,k,*}$ plb.$_{hr1,k}$ psil.$_{jl}$ Puls.$_{bg2,k,*}$ Raph.$_{hr1,k,*}$ Rob.$_{bro1,k}$ Sabad.$_{hr1,k}$ sabin.$_{bro1,k,*}$ Sal-m.$_{bro1,k,*}$ sil.$_{hr1,c2,*}$ stann.$_{bg2}$ Staph.$_{hr1,k,*}$ **Stram.**$_{bg2,k,*}$ stry.$_{bro1}$ sulph.$_{bg2,k,*}$ sumb.$_{bg2}$ Tarent.$_{hr1,k}$ valer.$_{bro1}$ Verat.$_{bg2,k,*}$ Zinc.$_{hr1,k,*}$ zinc-pic.$_{c1,c2,*}$
  - 82/1: Unbändige, unersättliche Geilheit, bei mißfarbigem Ansehn und kränklichem Körper.
  FN 82/1-1: Die Mutterwuth und Nymphomanie ist gleichen Ursprungs.

Phantasien:
– **lächerlich**:
  • **vor** dem Einschlafen: sulph.$_{a1}$
  - 95/7: Beim Einschlafen beunruhigen sie wunderliche, ängstliche Phantasieen; sie muß aufstehen und lange umhergehen.
– **lebhaft**:
  • **Einschlafen**, beim: nat-m.
  - vgl. 95/7
– **Schlaf**:
  • **Einschlafen**, beim: arg-n. bell.$_{j5}$ bry.$_{a1}$ Calc. camph.$_{j5}$ chel.$_{a1}$ chin.$_{j5}$ coff.$_{a1}$ ign.$_{j5}$ Spong.$_{j5}$ sulph.
  - vgl. 95/7
– **übertrieben**, hochfliegend:
  • **Schließen** der Augen im Bett; beim: bell.$_{j5}$ Calc. camph.$_{j5}$ Graph.$_{h,j5}$ led. lyc. sep. **Sulph.**$_{j5}$
  - 95/6: Schon beim Zuthun der Augen, allerhand schwärmerische Bilder, Fratzen.

Raserei, Tobsucht, Wut: *Acon.* acon-c. acon-l.$_{a1}$ *Aeth.* **Agar.** agn.$_{kr1}$ alco.$_{a1}$ alumn. *Anac.* androc.$_{srj1}$ ant-t. *Apis*$_{br1}$ arg-met.$_{k2,sf1}$ arg-n. *Arn. Ars.* ars-s-f.$_{k2}$ *Atro.*$_{kr1,sf1}$ bar-c. **Bell.** bry. bufo calc. *Camph.* cann-i. cann-s. **Canth.** carb-v.$_h$ *Carbn-s.* cham. chel. chin. chinin-s. cic. cimic. cina cocc.$_{j5}$ *Colch.* coloc. cori-r. croc. crot-h. *Cupr.* cyn-d.$_{jl}$ dig. dros. dulc. elec.$_j$ eupi.$_{a1}$ fl-ac. germ-met.$_{srj5}$ glon. graph. haliae-lc.$_{srj5}$ *Hell.* hep. **Hyos.**$_{c2,*}$ hyper. ign.$_{sf1}$ jatr-c. kali-c. **Lac-c.** *Lach.* lob. *Lol.*$_{sf1}$ **Lyc.** m-ambo.$_{c1}$ meli.$_{a1,kr1}$ *Merc.* merc-cy.$_{j5}$ **Mosch.** *Nat-m.* neon$_{srj5}$ *Nit-ac.* nux-m. nux-v.$_{bl6,sf1}$ oena. **Op.** par. petr.$_{gl1,j5,*}$ ph-ac.$_{sf1}$ *Phos.* plb. *Puls.* raja-s.$_{jl}$ raph.$_{a1}$ ruta sabad. *Sec.* seneg. sep.$_{j5}$ *Sol-ni.* staph.$_{c1,c2}$ **Stram.** stry.$_{k1}$ sul-ac. sulo-ac.$_{a1}$ *Sulph. Tab.* tarent. thyr.$_{br1}$ **Verat.** vip. zinc.
  - 96/3: Gemüths- und Geistesstörungen aller Art.

Gemüt

Raserei, Tobsucht, Wut: ...
- FN 96/3-1: Ich habe weder in meiner Praxis, noch in irgend einem Irrenhause je einen Melancholischen, einen Wahnsinnigen, oder Wüthigen angetroffen, bei dessen Krankheit nicht Psora zum Grunde gelegen hätte, obwohl zuweilen, doch selten, mit Syphilis komplicirt.
- 97/3: Anfälle von wahnsinnartiger Zornmüthigkeit.
– **anfallsweise**: acon.$_{kr1}$ camph.$_{kr1}$ canth.$_{kr1}$ cere-s.$_{a1}$ chin-b.$_{hr1,kr1}$ **Cocc.**$_{hr1}$ croc.$_{kr1,sf1}$ *Cupr.*$_{kr1}$ hyos.$_{c1}$ mosch.$_{c1,kr1}$ *Nit-ac.*$_{hr1}$ oena.$_{kr1,sf1}$ olnd.$_{bg2}$ opun-v.$_{a1}$ *Puls.*$_{kr1}$ *Stram.*$_{kr1}$ *Verat.*$_{kr1}$
- 97/3: Anfälle von wahnsinnartiger Zornmüthigkeit.

Reizbarkeit, Gereiztheit:
– **Schmerzen**; bei den: aloe$_{k2}$ ars.$_{sf1}$ canth.$_{j5}$ *Cham.*$_{k2,kr1,*}$ colch.$_{c1,kl}$ coloc.$_{k2}$ crot-t.$_{a1}$ hep. hydrog.$_{srj2}$ ign. *Op.*$_{gl1}$
- 87/9: In den Gelenken, eine Art Reißen, wie ein Schaben auf dem Knochen mit rother, heißer Geschwulst, die bei Berührung und gegen die Luft unleidlich empfindlich ist, mit unleidlich empfindlichem, ärgerlichem Gemüthe (Gicht, Podagra, Chiragra, Gonagra u.s.w.).
FN 87/9-4 Die Schmerzen sind entweder Tags oder Nachts schlimmer. Nach jedem Anfalle und wenn die Entzündung vorüber ist, schmerzen die Gelenke der Hand, des Kniees, des Unterfußes, der großen Zehe bei Bewegung, beim Auftreten u.s.w. unerträglich taub und das Glied ist geschwächt.

– **Schwäche**:
• **mit**: bamb-a.$_{sth2}$ **Chin.**$_{hr1,kr1}$ gal-ac.$_{c1}$ *Kali-p.*$_{hr1,kr1}$
- 97/7: Schwäche-Reizbarkeit.
FN 97/7-3: Alle physische und psychische Eindrücke, selbst die schwächern und schwächsten, erregen krankhaft, oft in hohem Grade. Gemüthliche Ereignisse nicht nur trauriger und ärgerlicher, sondern auch freudiger Art machen oft erstaunenswürdige Beschwerden und Leiden; rührende Erzählungen, ja auch nur das Denken und Erinnern daran, bringen dann die Nerven in Aufruhr, treiben die Angst nach dem Kopfe u.s.w. Schon weniges Lesen gleichgültiger Dinge oder aufmerksames Sehen auf einen Gegenstand, z.B. beim Nähen, aufmerksames Hören auch nur auf gleichgültige Dinge - allzuhelles Licht, lautes Gerede mehrer Menschen zugleich, selbst einzelne Töne auf einem musikalischen Instrumente, Glockengeläute u.s.w. bringen üble Eindrücke zuwege: Zittern, Ermattung, Kopfschmerz, Frost u.s.w. Oft sind auch Geruch und Geschmack übermäßig empfindlich. Ja es schadet in vielen Fällen selbst mäßige Körperbewegung, oder Sprechen, auch mäßige Wärme, Kälte, freie Luft, Benetzung der Haut mit Wasser u.s.w. Nicht Wenige leiden schon im Zimmer von jählinger Veränderung der Witterung, wo dann die Meisten bei stürmischem und feuchten Wetter klagen, Wenige bei trocknem, heitern Himmel. Auch Vollmond bei Einigen, bei Andern Neumond machen ungünstigen Eindruck.

Ruhelosigkeit:
– **Bett**:
• **treibt** aus dem: arg-met.$_{sf1}$ **Ars.** *Ars-i.* *Bell.*$_{a1,k}$ *Bism.*$_{h,k,*}$ bry.$_{h,k,*}$ carb-an. *Carb-v.* caust.

Ruhelosigkeit - **Bett** - **treibt** aus dem: ...
cench.$_{k13,k2}$ *Cham.*$_{h,k,*}$ chin. chinin-ar. chinin-s. clem.$_{a1}$ con. dulc.$_{a1}$ **Ferr.** ferr-ar. ferr-p. *Graph.* *Hep.* hyos. *Lyc. Mag-c.* mag-m. merc. nat-c. nat-m. nat-sil.$_{k13,k2}$ nicc. nit-ac. nux-v. phos.$_{h,kl}$ puls. rhod.$_{k2,st}$ **Rhus-t.** sep. sil. tarent.$_{hr1}$ ther.
- 95/4: Schlaflosigkeit wegen ängstlicher Hitze jede Nacht - eine Ängstlichkeit, die oft so hoch steigt, daß er aus dem Bette fliehen und umhergehen muß.

– **Blutungen**, nach:
• **Nasenbluten**:
• **amel.**:
- 90/3: Jede Wärme der Luft im Zimmer (oder in der Kirche) ist ihr höchst zuwider, macht ihr Unruhe, treibt sie hin und her (zuweilen mit Pressen im Kopfe über den Augen - was sich nicht selten durch Nasenbluten erleichtert).

– **Menses**:
• **vor**: Acon.$_{bro1,k}$ amn-l.$_{sp1}$ ang.$_{bg2,hr1,*}$ arist-cl.$_{sp1}$ caul.$_{bro1}$ caust.$_{sf,sf1}$ *Cham.*$_{bro1}$ *Cimic.*$_{bro1}$ coloc. con.$_{h,k,*}$ gels.$_{bg2}$ ign.$_{bro1}$ kali-c. *Kreos. Lach.*$_{bro1}$ lyc. m-aust. mag-c. mag-m.$_{bro1}$ *Mag-p.*$_{bro1}$ mang.$_{a1,k}$ nit-ac.$_{bro1}$ *Nux-v.* puls. *Sal-n.*$_{bro1}$ senec.$_{bro1}$ sep.$_{bro1}$ stann.$_{ptk2}$ **Sulph.**$_{a1,k}$ tril-p.$_{bro1}$ vib.$_{bro1}$ xan.$_{bro1,c1}$
- 83/1: Die Periode fließt allzustark, wochenlang, oder kommt fast täglich wieder (Blutgang).
FN 83/1-1: Darauf oft Geschwulst des Gesichts, der Hände und Füße, schmerzhafte Brust- und Bauchkrämpfe, unzählige Übel von Nervenschwäche, Überempfindlichkeit, sowohl allgemeine als auch einiger Sinnorgane u.s.w., und vor dem Eintritte des Blutganges ängstliche Träume, öfteres Erwachen unter Blutwallungen, Herzklopfen, Unruhe u.s.w. Bei stärkerm Bährmutter-Blutflusse, oft schneidende Schmerzen in der einen Bauchseite und im Schooße; das Schneiden geht auch wohl nach dem Mastdarme und in den Oberschenkel herab; dann kann sie auch oft keinen Harn lassen, oder vor Schmerz nicht sitzen; nach diesen Schmerzen thut der Bauch wie unterköthig weh.

– **Zimmer**, im: *Iod. Kali-s. Lyc.*$_{a1,k}$
- 90/3: Jede Wärme der Luft im Zimmer (oder in der Kirche) ist ihr höchst zuwider, macht ihr Unruhe, treibt sie hin und her (zuweilen mit Pressen im Kopfe über den Augen - was sich nicht selten durch Nasenbluten erleichtert).

Schlafwandeln: Acon.$_{bg2,k}$ agar. alum.$_{a1,k}$ alum-sil.$_{k13,k2}$ *Anac.* ant-c. arg-met.$_{jl}$ *Art-v.*$_{hr1,k,*}$ aur-br.$_{c,c1}$ bell. **Bry.**$_{bg2,k}$ calc.$_{h,k1,*}$ camph.$_{bg2}$ *Cann-i.*$_{bro1,sf1,*}$ caste.$_{jl}$ cham.$_{gl1}$ cic. croc. crot-h.$_{bg2,sf1,*}$ cur.$_{a1,bro1,*}$ **Cycl.**$_{bg2,k}$ des-ac.$_{jl}$ *Dict.*$_{bg1,bg2,*}$ hell.$_{k13,k2}$ hyos. ign.$_{hr1,k}$ *Kali-br.*$_{bg2,k,*}$ kali-c.$_{hr1,k}$ *Kali-p.*$_{bg2,k}$ kali-s. kalm.$_{hr1,k,*}$ lach. luna$_{c2}$ lyc. lyss.$_{c1}$ m-arct.$_{c1,c2}$ meph.$_{hr1,k}$ mosch. **Nat-m.**$_{h,k,*}$ nit-ac.$_{gb}$ **OP.**$_{k1,st}$ paeon.$_{bro1}$ petr. **Phos.**$_{bg2,k,*}$ plat. psor.$_{a1}$ rheum rumx.$_{a1,bg2}$ sep. *Sil.*$_{h,k,*}$ spig. **Spong.**$_{bg2,k}$ stann.$_{h,k,*}$ *Stram.*$_{hr1,k}$ *Sulph.*$_{h,k,*}$ *Tarent.*$_{hr1,k2,*}$ teucr. verat. **Zinc.**$_{bg2,k,*}$
- 95/10: Nachtwandeln; er steht die Nacht im Schlafe mit verschlossenen Augen auf und verrichtet allerlei Geschäfte, auch gefährliche, mit Leichtigkeit, ohne ...

Gemüt

Schlafwandeln:
- ... nach dem Erwachen etwas davon zu wissen.
- **klettert** auf Dächer, auf die Geländer von Brücken und Balkonen: lyc.gl1 phos.gl1 sulph.gl1
  ✎ vgl. 95/10
- **Tagesarbeit** zu machen; um die: bry.gl1 mag-m.dgt nat-m.gl1 sil.gl1,sf1 sulph.gl1
  ✎ vgl. 95/10

Schreien (= Kreischen, Brüllen):
- **Schlaf**, im: Agar.bg2,hr1,* alum.h,k2,* am-c.bg2,k,* anac.h,k,* ant-c.bro1 Ant-t.h,j5,* Apis Arg-met. arn.h,k,* Aur.h,k,* bac.c1 Bell.k,h,k/dg Borx. Bry.h,k,* bufo_bg2 calc.bg2,k Calc-hp.bg2,sf1 Calc-p.hr1,k calc-sil.k13,k2 camph.a1 cann-i.a1 Caps.bg2,k carb-ac. carb-an.h,j5,* carc.fb,mg1 Castm.j5 caust.h,k,* Cham.h,k,* chel. chin.bg2,h,* chlol.hr1,kr1 Cic.bro1 Cina cocc.bg2,j5 croc.bg2,j5 Cupr-act.bro1 cypr.bro1 dig.bro1 dor.hr1,kr1,* dulc. euph.bg2,k Fl-ac.a1,k gran.bg2,* graph.h,j5,* Guaj. Hell.hr1,k Hep.k,vh/dg Hyos.j5,k2,* Ign.bg2,hr1,* inul.hr1,kr1 iodof.bro1 ip. Kali-br.k1,vh,* kali-c.h,kl kreos. Lac-c.hr1,kr1 Lyc.bg2,k Mag-c.bg2,k Mag-m. merc.hr1 Nat-c.h,j5,* nat-m.bg2,k,* nit-ac. nux-m.bro1 op.bg2,k,* phos.bg2,k plat.j5 psor.st Puls.bg2,k,* Rheum_bg2,j5 sep.bg2,k Sil.k,vh/dg spong.bro1 stram.h,k,* stront-c. stry.a1 sul-ac.j5 Sulph.bg2,k,* thuj.bg2,k Tub.hr1,k2,* Verat.hr1,kr1 Zinc.bg2,k,* zinc-p.k13,k2
  ✎ 95/9: Lautreden, Lautschreien im Schlafe.

Schwangerschaft:
- **während** der Schwangerschaft; Gemütsbeschwerden: Acon.bg2 Bell.bg2,j5 cham.bg2 chin.bg2 Cimic.bg2 con.bg2 cupr.bg2 ign.bg2 lach.bg2 lyss.bg2 merc.bg2 nat-m.bg2 nux-m.bg2 plat.bg2 Puls.bg2,j5 stram.bg2 verat.bg2
  ✎ 84/2: In Schwangerschaften große Mattigkeit, Übelkeiten, öfteres Erbrechen, Ohnmachten, schmerzhafte Venen-Geschwülste (Wehadern, Krampfadern, Aderkröpfe an den Ober- oder Unter-Schenkeln, auch wohl an den Schamlefzen), hysterische Übel mancherlei Art u.s.w.

Sitzen:
- **Neigung** zu sitzen:
  • **versunken** und nichts wahrnehmend; wie in tiefen, traurigen Gedanken: Ambr.st aur. cench.k2 cham.h cimic.k2 Cocc. elaps Hipp. plat.ptk1 Puls. Stram.kr1 Verat.
  ✎ 68/5: Sie ist zu Zeiten ganz wie ohne Gedanken (sitzt wie in Gedanken).

Sprache:
- **stammelnd**: con.sf1 cortico.jl,sp1 dulc.sf1 gels.sf1 Hyos. lach.k2,sf1 lyc.bg1 neon_srj5 plb. sel.jl,k2 Stram.kr1,sf1
  ✎ 73/17: Stottern, Stammeln - auch wohl jählinge Anfälle von Unfähigkeit zu sprechen.

Sprechen:
- **agg**. die Beschwerden: acon.ptk1 alum.j5 am-c.a1,* Ambr. anac.kl arg-met.k2 arg-n.bg2 arn. Ars.ptk1 arum-t.ptk1 borx.j5 calc.j5 chin.ptk1 cocc. dros.ptk1 ferr. Ign.ptk1 iod.ptk1 mag-c. mag-p.bg2 mang.ptk1 Nat-c.ptk1 Nat-m.ptk1 nux-v.ptk1 Ph-ac.ptk1 Phos.ptk1 ptel.c1 Rhus-t.ptk1 Sel.ptk1 Sep.ptk1 sil.ptk1 spong.ptk1 stann.j5,jl Sulph.
  ✎ 97/6: Überempfindlichkeit.
  FN 97/6-3: Alle physische und psychische Eindrücke, selbst die schwächern und schwächsten, erregen krankhaft, oft in hohem Grade. Gemüthliche Ereignisse nicht nur trauriger und ärgerlicher, sondern auch freudiger Art machen oft erstaunenswürdige Beschwerden und Leiden; rührende Erzählungen, ja auch nur das Denken und Erinnern daran, bringen dann die Nerven in Aufruhr, treiben die Angst nach dem Kopfe u.s.w. Schon weniges Lesen gleichgültiger Dinge oder aufmerksames Sehen auf einen Gegenstand, z.B. beim Nähen, aufmerksames Hören auch nur auf gleichgültige Dinge - allzuhelles Licht, lautes Gerede mehrer Menschen zugleich, selbst einzelne Töne auf einem musikalischen Instrumente, Glockengeläute u.s.w. bringen üble Eindrücke zuwege: Zittern, Ermattung, Kopfschmerz, Frost u.s.w. Oft sind auch Geruch und Geschmack übermäßig empfindlich. Ja es schadet in vielen Fällen selbst mäßige Körperbewegung, oder Sprechen, auch mäßige Wärme, Kälte, freie Luft, Benetzung der Haut mit Wasser u.s.w. Nicht Wenige leiden schon im Zimmer von jählinger Veränderung der Witterung, wo dann die Meisten bei stürmischem und feuchten Wetter klagen, Wenige bei trocknem, heitern Himmel. Auch Vollmond bei Einigen, bei Andern Neumond machen ungünstigen Eindruck.

- **Schlaf**, im:
  • **laut**: Arn.h,hr1,* ars.a1 Bell.hr1,kr1 carb-an.a1,h jac-c. Kali-c.a1 mag-c.a1 nux-m.ptk1 rhus-t.a1 Sep.hr1,kr1 Sil.hr1,kr1,* spong.hr1,kr1 Sulph.h,hr1,*
  ✎ 95/9: Lautreden, Lautschreien im Schlafe.

Spucken: aeth.a1 ant-t.ptk1 bar-act.a1 bar-c.bg,ptk1 Bell.bg2,j5,* cadm-s.a1 Calc.bg2,gl1,* Cann-s.a1,j5 carbn-s.a1 Coc-c.a1 cupr.bg2,j5 dulc.a1 glon.a1 graph.bg2 Grat.bg2 hydr-ac.bg2 laur.bg2 lyc.a1,gl1 lyss.bg,br1,* mag-m.h merc.a1,gl1 Merc-c.bg2 mez.bg2 Nit-ac.bg2 Nux-v.a1,gl1 petr.bg2 rhus-t.a1,bg2 sabad.bg2 sang.bg2 sec.a1 stram.bg2,ptk1 Sulph.a1,gl1 Tab.ptk1 Verat.a1,kr1 Verat-v.a1,h zinc-chr.bg,ptk1
  ✎ 73/24: Stetes Speichelspucken.

Starren, gedankenloses: androc.srj1 brom.hr1,kr1 carbn-s.k2,kr1 cench.k2,kr1 choc.srj3 cic.bg2,kr1 Hell.hr1,k2,* Hydr-ac.hr1,kr1 hyos.bg2,k2,* ign.hr1 kali-bi.hr1 marb-w.es1 Merc-c.hr1,kr1 Puls.hr1,kr1 ran-b.hr1,kr1 stram.k2,kr1,*
  ✎ 68/5: Sie ist zu Zeiten ganz wie ohne Gedanken (sitzt wie in Gedanken).

Stimmung, Laune:
- **veränderlich** (= unbeständig, wankelmütig): Acon. acon-l.st adam.srj5 agar.bg2,k2 agn. alco.a1 aloe Alum. alum-p.k2 alum-sil.k2 am-c.bg2 ambr. anac. anan.a1 androc.srj1 ang.bg2,c1 ant-c.bg2 ant-t. Apis arg-met. Arg-n. arn. Ars. ars-h.kr1 ars-i. asaf. asar. astra-e.jl Aur. aur-i.k2 aur-m. aur-s.k2 bamb-a.stb2 Bar-act.sf1 Bar-c. Bell. bism. Borx. bov. bry. bufo buth-a.jl Calc. Calc-p.bg2 calc-s. calc-sil.k2 cann-i.br1 cann-s. canth.a1,bg2 caps. carb-an.

Gemüt

Stimmung, Laune - veränderlich: ...

carb-v.gl1,h carbn-o.a1 carbn-s. carl. caust. cham.bg2 *Chin.* choc.srj3 cimic.bg2,k2,* cina.bg2 coc-c.bg2,sf1 coca.a1 *Cocc. Coff.*bg2,gl1,* con. cortico.jl *Croc. Cupr.* cycl. *Dig.* dros. emb-r.bnj1 eup-per.kr1 *Ferr.* ferr-ar. ferr-i.k2 form.bg2,sf1 gels. gink-b.sbd1 graph. guare.a1 hell.bg2 hyos. **Ign.** iod. ip.ptk1 *Kali-c.* kali-p. kali-s. kali-sil.k2 lac-c. lac-d.k2,st lach. lachn. led.j limest-b.es1 luna.kg1 **Lyc.** .m-arct.j5 m-aust.j5 *Mag-c.* mag-m.bg2 med.bg2,k2 meny. *Merc.* merc-c.kr1 mez. morph. mosch.bg2,sf1 mur-ac.h nat-c. nat-m. neon.srj5 nid.jl nit-ac. **Nux-m.** nux-v.bg2,gl1,* onop.jl op. *Petr.* phel. *Phos.* pic-ac.bg2 plan. *Plat.* plb.bg2,k2 *Psor.* **Puls.** pulx.br1 ran-b. rat. rheum.a1 rhod.bg2 ruta.bg2 sabad. sabin.bg2 sang.a1 sanic. sapin.a1 **Sars.** senec.ptk1 seneg. *Sep.* sil. spig.h,k spong. *Stann.*kl,st *Staph.*gl1,k1,* *Stram. Sul-ac.* sul-i.k2 sulph. tab.bg2,ptk1 tarax.bg2 tarent. thuj. *Tub. Valer.*k,ptk1 verat. verb. viol-o.bg2,sf1 yuc.a1 **Zinc.** zinc-p.k2

☞ 98/1: Schneller Launenwechsel; oft sehr lustig und überlustig, oft und plötzlich niedergeschlagen, z.B. über seine Krankheit oder andre, geringe Gegenstände. Schneller Übergang von Heiterkeit in Traurigkeit, oder Ärgerlichkeit ohne Ursache.

Studieren, Lernen:

- schwierig, fällt schwer: *Agar.*bg2,sf1 agn.bg2,sf1 *Anac.*bg2,sf1 *Ars.*bg2,sf1 *Bar-c.*bg2,sf1 calc.bg2,sf1 calc-p.bg2,sf1 carb-v.ptk1 caste.bg2,sf1,* caust.bg2,sf1 con.bg2,sf1 mag-p.bg2,sf1 nat-m.bg2,sf1 okou.jl olnd.bg2,sf1 ph-ac.bg2,sf1 *Phos.*bg2,sf1 rib-ac.bg2,sf1,*

☞ 68/3: Düseligkeit, Unvermögen zu denken und Geistesarbeiten zu vollführen.

Stumpfheit (= Trägheit, schwieriges Denken und Verstehen, Benommenheit):
abies-n. abrot. absin.kr1 acet-ac. *Acon.* aconin.a1 adam.srj5 aesc. aesc-g.bro1 aeth. aether.a1 *Agar.* agn. *Ail.*a1,bg2,* alco.a1 *Aloe*sf1 *Alum.* alum-p.k2 alum-sil.k2 am-c. am-m.a1,bg2,* *Ambr. Ammc.*j5,kr1 amor-r.jl amyg.a1 *Anac.* anan.kr1 androc.srj1 ang.bg2 anh.mg1,sp1 ant-c. *Ant-t.*bg2,kr1,* *Apis* apom.a1 *Arg-met.* **Arg-n.** arn. ars. ars-i. ars-met.kr1 arund.a1,kr1 asaf.bg2 asar. asc-c.kr1 asc-t.a1,kr1 aster. atro.a1 aur. aur-s.k2 bad.kr1 bamb-a.stb2 **Bapt. Bar-c.** bar-i.k2 **Bar-m. Bell.** bell-p.sp1 berb. bism. bol-la.a1 *Borx.*bg2,j5 *Bov.* **Bry.** bufo cact. caj.a1 *Calad.*bg2,vh/dg,* **Calc.** calc-ar. calc-caust.a1 calc-i.kr1 **Calc-p. Calc-s.** calc-sil.k2 camph. cann-i. **Cann-s.** canth. caps. carb-ac. carb-an.bg2,j5,* **Carb-v.** carbn-o. *Carbn-s.* carc.jl2,st1,* carl. *Caust.*a1,k cedr.a1 cench.k2 cent.a1 *Cham. Chel.* chim.a1 *Chin.* chinin-ar. *Chinin-s. Chlf.*a1,kr1 chlol.a1 chr-ac.a1,kr1 *Cic.* cimic. cimx. *Clem.* coc-c. coca.a1 *Cocc.* coch.a1,kr1 cod.a1 coff.a1,bg2,* *Colch.* coloc.k1 *Con.* conin.a1 conv.br1 *Cop.* corn. cortico.mg1,sp1 cortiso.mg1,sp1 cot.a1 crat.br1 croc. *Crot-h.* crot-t. cupr. cupr-ar. cycl. des-ac.jl *Dig.* dios.a1 dirc.a1 dros. dulc. echi. epil.a1 ery-a.kr1 eucal.a1,kr1 eup-pur.a1 euphr.bg2,j5 fago.a1 *Ferr.*a1,bg2 ferr-i.k2,kr1 ferr-m.a1 ferr-ma.j5 ferr-p.bg2 form.a1 gad.a1 galv.c1 **Gels.** gent-l.a1 germ-met.srj5 get.a1 gins. *Glon.* gran.a1 **Graph. Guaj.** guare.a1

Stumpfheit: ...

gymno.a1,kr1 haem.a1,sf1 haliae-lc.srj5 halo.jl ham.a1,k2 **Hell.** helon. *Hep.* hipp. hir.jl hist.jl *Hydr.*j,j5,* *Hydr-ac.* hydrog.srj2 hydroph.jl **Hyos.** iber.a1,kr1 ign. ind. indg. indol.bro1 iod. ip. iris jug-c.a1 juni-c. juni-v.a1 kali-bi.a1,c1 **Kali-br.** **Kali-c.** kali-chl.c1 kali-i. kali-m.k2 kali-n. kali-p. *Kali-s. Kreos.* lac-c. **Lach.** lact. lact-v.hr1 **Laur.** lec.br1 led. lepi. lil-t. lim.a1 limest-b.es1 lina.a1 linu-c.a1 linu-u.a1 lob.a1 lol.a1 **Lyc.** lycps-v.a1 *Lyss. M-arct.*j5 m-aust.j5 macro.a1,c1 mag-c.c1 *Mag-m.* mag-p.bg2 maland.st manc.a1 mang.bg1,bg2,* med. *Meli.* meny.h,j5,* meph.a1 *Merc. Merc-c.* *Merc-i-r.*kr1 merl. *Mez.* mit.a1 morph.a1 mosch. mur-ac. myric. naja nat-act.a1 **Nat-ar. Nat-c. Nat-m.** *Nat-p. Nat-s.* nicc. nicot.c1 *Nit-ac.* nitro-o.a1 **Nux-m.** *Nux-v.* ol-an.j5 *Olnd.* **Op.** ox-ac.a1 par. paull.a1 ped.a1 pen.a1 penic.jl *Petr.* **Ph-ac. Phos.** phys. **Pic-ac.** pin-s.a1 pip-m. plan.a1 plat. **Plb.** plect.a1 podo.bg2 psil.ft1,jl *Psor.* ptel. **Puls.** puls-n.a1 rad-br.c1 raja-s.jl ran-b. ran-s. raph.a1 rheum *Rhod.* rhus-g.a1 *Rhus-t.* rhus-v. ruta sabad. sabin.bg2 sacch.a1 sal-ac. sal-n.a1 sal-p.a1 samb.bg2 sang. santin.a1 sapin.a1 saroth.sp1 sarr.a1,kr1 *Sars. Sec. Sel. Seneg. Sep.* serp.a1 **Sil.** sin-n.a1 skat.br1 sol-mm.c1 *Spig. Spong.* squil.bg2,j5 *Stann.* **Staph.** still. *Stram.* streptom-s.vk2 stront-c.bg2 stry.a1 sul-ac. sul-i.k2 sulfa.sp1 **Sulph.** sumb. *Syph.*bg2,st *Tab.* tarax. *Tarent. Ter.*a1 teucr. thala.jl ther. *Thuj.* thyr.vh til. trif-p.a1 **Tub.** upa.a1 uran-n.kr1 ust.a1 v-a-b.jl valer. *Verat.* verb. viol-o. viol-t.bg2,kr1,* vip.a1,j5 xero.bro1 **Zinc. Zinc-p.**k2 *Zing.*st

☞ 81/1: Nächtlicher Samen-Erguß, wenn auch nicht oft, doch unmittelbar mit üblen Folgen.
FN 81/1-1: Düsterheit, Eingenommenheit, Benebelung der Denkkraft, verminderte Lebhaftigkeit der Einbildungskraft, Gedächtnißmangel, Niedergeschlagenheit, Trübsinn; die Sehkraft wird geschwächt, so wie die Verdauung und die Eßlust; der Stuhlgang bleibt zurück, es entsteht Blutdrang nach dem Kopfe, nach dem After u.s.w.

- morgens:
• **Erwachen,** beim: *Aesc.* anac. arg-n.a1 arn. bar-c.a1,h berb.a1,k bry.k2 caps.h,k,* carb-an. carb-v. **Chin.**h,k,* ferr.a1 ham.st,vh ign. kali-c. kali-n. kali-sil.k13,k2 merc. plat. puls. ruta.h sil. stann. staph. sulph.k2 thuj.

☞ 95/13: Früh beim Erwachen, düselig, träge, unausgeschlafen, unerquickt und müder als Abends, da er sich niederlegte; er braucht früh ganze Stunden, ehe er sich (und zwar erst nach dem Aufstehn) von dieser Mattigkeit erholen kann.

- Freien, im: hyos. nat-ar.k2 plat.

☞ 68/6: Von freier Luft düselig und dämisch im Kopfe.

- Pollutionen:
• **nach**: caust. ind.a1 nat-c.bg2 ph-ac.bro1 ran-b.bg2 sabad.bg2 sep.bg2

☞ 81/1: Nächtlicher Samen-Erguß, wenn auch nicht oft, doch unmittelbar mit üblen Folgen.
FN 81/1-1: Düsterheit, Eingenommenheit, Benebelung der Denkkraft, verminderte Lebhaftigkeit der Einbildungskraft, Gedächtnißmangel, Niedergeschlagen-...

Gemüt

Stumpfheit — Traurigkeit

– Pollutionen - nach: ...

🕮 ... heit, Trübsinn; die Sehkraft wird geschwächt, so wie die Verdauung und die Eßlust; der Stuhlgang bleibt zurück, es entsteht Blutdrang nach dem Kopfe, nach dem After u.s.w.

Suizidneigung; Neigung zum Selbstmord:
alco.$_{a1}$ *Alum.*$_{gl1,k1,*}$ alum-p.$_{k2}$ alum-sil.$_{k2}$ am-c. ambr. *Anac.* anan. anh.$_{jl,mg1}$ *Ant-c.* *Ant-t.* arg-n. arn.$_{oss}$ *Ars.* asaf. **AUR.**$_{k,vh/dg}$ aur-ar.$_{k2}$ **Aur-m.** aur-m-n.$_{c1}$ aur-s.$_{k2}$ *Bell.*$_{gl1,k1,*}$ berb.$_j$ bov.$_j$ buni-o.$_{jl}$ *Calc.* calc-sil.$_{k2}$ camph.$_h$ *Caps.* carb-v. carc.$_{jl2,mg1,*}$ caust. chel.$_{bg2,sf1}$ *Chin.* chinin-ar. cic. *Cimic.* clem. crot-h. cur. der. dros. fuli.$_{bro1}$ gels. graph.$_{gl1}$ grat. haliae-lc.$_{srj5}$ hell. *Hep.* hipp. hydr-ac.$_{j5}$ *Hyos.* *Ign.*$_{bro1}$ iod. *Iodof.*$_{sf1}$ kali-ar. *Kali-br.* kali-chl.$_j$ kreos. *Lac-d.* *Lach.* laur.$_j$ led.$_j$ lil-t. lyc.$_{k2,sf1}$ med. meli. *Merc.* Merc-aur.$_{sf1}$ mez. morph. naja nat-c.$_j$ *Nat-m.*$_{gl1}$ **Nat-s.** nit-ac. *Nux-v.* op.$_{gl1}$ orig. phos. plat. *Plb.* **Psor.**$_{k1,sl}$ *Puls.* rauw.$_{sp1}$ reser.$_{jl}$ rhus-t. rumx. ruta$_j$ sarr. sec. *Sep.* sil. *Spig.* spong.$_j$ staph.$_{gl1}$ *Stram.* sul-ac.$_j$ sulph. tab. tarent. ter. thal.$_{c1}$ thea thlas.$_{bro1}$ thuj. thuj-l.$_{jl}$ tub.$_{bg2}$ ust.$_{bro1}$ verat. *Zinc.* zinc-p.$_{k2}$ ziz.$_{bro1}$

🕮 96/9: Selbst-Entleibungs-Wahnsinn.

FN 96/9-3: Man scheint diese Art Geistes- oder Gemüthskrankheit, welche ebenfalls rein psorisch ist, nicht beachtet zu haben. Ohne Ängstlichkeit zu fühlen, ohne ängstliche Gedanken, also auch, ohne daß man oft solchen Personen eine Angst ansieht und anscheinend bei vollem Verstande, treibt sie, nöthigt sie, zwingt sie ein gewisses Gefühl von Nothwendigkeit zur Selbsttödtung. Bloß durch Heilung der Psora derselben werden sie gerettet, wenn man ihre Äußerungen davon zeitig beachtet. Ich sage "zeitig;" denn in den letzten Graden des Übels ist es dieser Art Wahnsinn charakteristisch eigenthümlich, gegen Niemand mehr etwas über diesen ihren unverbrüchlichen Entschluß zu äußern. Sie kommt bloß in Anfällen von halben oder ganzen Stunden, gewöhnlich zuletzt täglich, oft zu gewissen Tageszeiten. Doch haben diese Personen außer diesen Anfällen von Selbstentleibungs-Wahnsinn auch gewöhnlich noch (doch von jenen unabhängig scheinende und zu andern Stunden kommende) Anfälle von Beängstigung, meist mit Pulsiren in der Herzgrube, worin aber jener Drang, sich das Leben zu nehmen, sie nicht quält. Diese Angstanfälle, welche mehr körperlich zu seyn scheinen und nicht mit besonders ängstlichen Gedanken verknüpft sind, können jedoch auch fehlen, während die Anfälle von Selbstmords-Drang in hohem Grade herrschen, oder auch öfterer wiederkehren, wenn letzterer schon durch die antipsorischen Mittel größtentheils getilgt ist, so daß beide unabhängig von einander zu seyn scheinen, ob sie gleich dasselbe Grundübel zur Quelle haben.

– Erhängen, durch: *Ars.*$_{gl1,k1,*}$ aur.$_{k2}$ aur-ar.$_{gm1}$ *Bell.*$_{gl1,k1,*}$ carb-v.$_{gl1}$ hell.$_{k2}$ nat-s. ter.

🕮 76/6: Nach dem Essen, Ängstlichkeit mit Angstschweiße.

FN 76/6-3: Auch wohl hie und da sich erneuernde Schmerzen, z.B. Stiche in den Lippen, Greifen und Wühlen im Unterleibe, Drücken in der Brust, Schwere ..

Suizidneigung - Erhängen, durch: ...

🕮 ... im Rücken und Kreuze, bis zur Übelkeit; da dann bloß ein mit Fleiß erregtes Erbrechen lindert. Bei einigen Personen erhöhet sich auf's Essen die Angst bis zum Triebe sich das Leben zu nehmen durch Erdrosseln.

– Essen; nach:

🕮 vgl. 76/6 und FN 76/6-3

Traurigkeit (= Niedergeschlagenheit, Verzagtheit, Depression, Schwermut, Melancholie):
Abies-n. abrot. acal. acet-ac. achy.$_{jl}$ **Acon.** acon-f.$_{a1}$ act-sp. adam.$_{srj5}$ adlu.$_{jl}$ adon.$_{sf1}$ *Aesc.* aeth.$_{j5}$ aether$_{a1}$ agar. agav-t.$_{jl}$ *Agn.* ail. alco.$_{a1}$ alf.$_{bro1}$ all-c. all-s.$_{a1}$ allox.$_{sp1}$ aloe *Alum.* alum-sil.$_{k2}$ alumn. am-br.$_{sf1}$ *Am-c.* *Am-m.*$_{c2,k}$ *Ambr.* Aml-ns.$_{kr1}$ ammc. amph.$_{a1}$ *Anac.* anan. androc.$_{srj1}$ androg-p.$_{bnj1}$ ang.$_h$ anh.$_{jl}$ *Ant-c.* ant-o.$_{c1}$ anthraco.$_{a1}$ apis apoc. arag.$_{kr1}$ aran. aran-ix.$_{jl,mg1,*}$ **Arg-met.** *Arg-n.* Arist-cl.$_{jl,mg1,*}$ *Arn.* **Ars.**$_{c2,k}$ **Ars-i.** ars-met.$_{kr1}$ ars-s-r.$_{kr1}$ arum-d.$_{a1,kr1}$ *arum-m.*$_{kr1}$ arum-t. *Asaf.* asar. asc-t.$_{kr1}$ astac.$_{kr1}$ aster. astra-e.$_{jl}$ atis.$_{bnj1}$ atro.$_{a1,kr1}$ *Atro-s.*$_{hr1}$ **Aur.**$_{c2,k}$ aur-i.$_{k2}$ **Aur-m.** *Aur-s.*$_{k1,st}$ aza.$_{jl}$ *Bamb-a.*$_{stb2}$ bapt. bar-act.$_{a1}$ *Bar-c.* bar-i.$_{k2}$ *Bar-m.* *Bell.* benz-ac. berb. boerh-d.$_{bnj1}$ bol-la. borx.$_{a1}$ bov. bran.$_j$ brass-c.$_{rcb1}$ brass-n-o.$_{srj5}$ *Brom.* *Bry.* *Bufo* bufo-s.$_{a1}$ *buni-o.*$_{jl1}$ but-ac. *cac.*$_{c1}$ *Cact.*$_{c2,k}$ cadm-met.$_{jl,mg1}$ caesal-b.$_{bnj1}$ caj.$_{a1}$ calad. **Calc.** calc-act.$_{a1}$ **Calc-ar.** **Calc-f.** **Calc-i.**$_{k2}$ *Calc-p.* **Calc-s.** calc-sil.$_{k2}$ *Camph.* camph-br.$_{c1,c2}$ cann-i. *Cann-s.* *Canth.* *Caps.* carb-ac.$_{a1,kr1,*}$ **Carb-an.** *Carb-v.* carbn-o.$_{a1}$ **Carbn-s.** carc.$_{jl2}$ card-m. carl. cass.$_{a1}$ castm. **Caust.** cecr.$_{jl}$ cedr.$_{a1}$ cench.$_{k2}$ **Cham.** *Chel.* chim.$_{a1}$ **Chin.** chin-b.$_{kr1}$ *Chinin-ar.* *Chinin-s.* *Chlol.*$_{kr1}$ chlor.$_{a1}$ chloram.$_{jl}$ chlorpr.$_{jl}$ choc.$_{srj3}$ chr-ac.$_{jl}$ *Cic.* *Cimic.* *Cina*$_{bg2,k1}$ cinnb. *Clem.* cob. cob-n.$_{jl,mg1}$ coc-c.$_{bg2,k2,*}$ coca *Cocc.* coch. *Coff.* *Colch.* *Coloc.* *Con.*$_{c2,k}$ conch.$_j$ convo-d.$_{a1}$ convo-s.$_{jl,sp1}$ cop.$_{kr1}$ *Corn.* cortico.$_{jl,sp1}$ cortiso.$_{jl}$ cot.$_{a1}$ *Croc.* **Crot-c.** *Crot-h.* crot-t. cund.$_{a1,kr1}$ *Cupr.* *Cupr-act.*$_{j5,kr1,*}$ cupr-ar.$_{a1}$ *Cur.* *Cycl.* cypr.$_{c1,c2}$ cyt-l.$_{jl,mg1,*}$ *Daph.*$_{j5,kr1,*}$ der.$_{a1}$ *Dig.* *Dios.*$_{kr1}$ dirc.$_{br1,c1}$ *Dros.* *Dulc.* echi. elae.$_{a1}$ elaps elat.$_{c1}$ ergot.$_{jl}$ erig.$_{a1}$ ery-a.$_{kr1}$ esp-g.$_{jl,kk1}$ eug. euon.$_{bro1}$ eup-per. eup-pur. euph. euphr. fago.$_{a1}$ fagu.$_{a1}$ *Ferr.* *Ferr-ar.* **Ferr-i.** ferr-m.$_{kr1}$ *Ferr-p.* fic-m.$_{mg1}$ fl-ac. flav.$_{a1}$ flor-p.$_{jl}$ form.$_{a1}$ frax.$_{st}$ gad.$_{a1}$ gamb. **Gels.** germ-met.$_{srj5}$ gink-b.$_{sbd1}$ glon. goss.$_{st}$ gran.$_{a1,j5}$ **Graph.** *Grat.* guaj. guat.$_{jl}$ haem. haliae-lc.$_{srj5}$ halo.$_{jl}$ ham. **Hell.**$_{c2,k}$ helo-s.$_{c1}$ *Helon.* *Hep.* hera.$_{a1,j5}$ **Hipp.**$_{c2,k}$ hir.$_{jl,mg1}$ hist.$_{jl,mg1,*}$ *Hura* *Hydr.* hydr-ac.$_{j5,kr1}$ hydrc. hydrog.$_{srj2}$ hydroph.$_{jl}$ **Hyos.**$_{gl1,k1,*}$ hyper. hypoth.$_{jl}$ iber.$_{a1,kr1}$ **Ign.**$_{c2,k}$ ind. *Indg.* indol.$_{bro1}$ **Iod.**$_{c2,k}$ *Ip.* iris jac.$_{c,a1}$ jug-c.$_{kr1}$ kali-act.$_{a1}$ *Kali-ar.* kali-bi. **Kali-br.** *Kali-c.* kali-chl.$_{a1,k,*}$ kali-fcy.$_{a1,kr1}$ *Kali-i.* Kali-m.$_{k2}$ kali-n. **Kali-p.**$_{c2,k}$ kali-s. kalm. kreos. kres.$_{mg1}$ **Lac-c.** *Lac-d.* **Lach.** lachn. lact. lact-v.$_{a1}$ lam. lapa.$_{a1}$ lat-m.$_{sp1}$ lath.$_{br1,c1}$ *Laur.* *Lec.* led.$_{bg2,h}$ lepi.$_{a1}$ **Lept.** lil-s.$_{a1}$ *Lil-t.* Limest-b.$_{es1}$ lipp.$_{a1}$ lith-c.$_{bg2,sf1}$ lob. lob-e.$_{c1}$ *Lob-s.*$_{k1,kr1,*}$ luf-op.$_{mg1}$ luna$_{kg1}$ lup.$_{j5}$ **Lyc.** lycps-v. lyss.$_{a1,kr1}$ m-arct.$_{j5}$ m-aust.$_{j5}$ macro.$_{a1,c1,*}$ mag-c. mag-f.$_{mg1}$ mag-m. mag-p.$_{sf1}$ mag-s. **Manc.**

Gemüt

Traurigkeit: ...

Mand.$_{jl,mg1}$,* Mang. med. meli.$_{c1}$ meli-xyz.$_{c2}$ menis.$_{a1}$ meny. meph.$_{jl}$ **Merc.**$_{c2,k}$ Merc-aur.$_{bg2,sf1}$ Merc-c. Merc-i-f.$_{a1,kr1}$ Merc-i-r. merl. methys.$_{jl}$ **Mez.** Mill.$_{kr1}$ mit.$_{a1}$ moly-met.$_{jl}$ morph.$_{k2}$ mosch. Mur-ac. **Murx.** Mygal. myric. nabal.$_{a1}$ Naja **Nat-ar.** nat-br.$_{a1}$ **Nat-c.** nat-f.$_{jl}$ nat-hchls.$_{a1}$ **Nat-m.** nat-n.$_{sf1}$ Nat-p. **Nat-s.** nat-sal.$_{c1}$ neon$_{srj5}$ nep.$_{jl,mg1}$,* nicc. **Nit-ac.** nux-m. Nux-v. oena.$_{a1}$ Ol-an. olnd. onop.$_{jl}$ **Op.**$_{gl1,k1}$,* orig.$_{a1}$ ox-ac.$_{k2}$ oxyt. palo.$_{jl}$ parathyr.$_{jl}$ paull.$_{a1}$ ped.$_{c1}$ pen.$_{a1}$ penic.$_{jl}$ perh.$_{jl}$ peti.$_{a1}$ Petr. **Ph-ac.** phel. phenob.$_{jl,srb2}$ Phos. Phyt. pic-ac. picro.$_{a1}$ pin-s.$_{a1}$ plan. **Plat.**$_{c2,k}$ Plb. plb-act.$_{bro1}$ plb-xyz.$_{c2}$ plect.$_{a1}$ plumbg.$_{a1}$ pneu.$_{jl}$ podo.$_{k,k2}$ polyg-h.$_{kr1}$ polyp-p.$_{a1}$ prot.$_{jl}$ prun. psil.$_{jl}$ **Psor.** ptel. **Puls.** puls-n.$_{a1}$ pyrog.$_{bg2}$ pyrus$_{a1}$ quer-r.$_{c1}$ rad-br.$_{br1,bro1}$ ran-b.$_{a1,k2}$ ran-s. raph. rauw.$_{jl,sp1}$ reser.$_{jl}$ rham-f.$_{a1}$ rheum rhod. **Rhus-t.** Rhus-v. rib-ac.$_{jl}$ rob. rumx. Ruta sabad.$_{c2,k}$ Sabin.$_{k1,st}$ sacch.$_{a1}$ sal-ac.$_{kr1}$ sang. sanic.$_{c2,k}$ santin.$_{a1}$ sapin.$_{a1}$ sarcol-ac.$_{bro1}$ saroth.$_{jl,mg1}$ sarr. sars.$_{c2,k}$ scut.$_{c1}$ sec. Sel.$_{j5,k2}$,* senec. senec-j.$_{c1}$ seneg. **Sep.** sieg.$_{mg1}$ Sil. Skat.$_{br1}$ sol-br.$_{dsa1}$ sol-crl.$_{bro1}$ sol-o.$_{a1}$ sol-t-ae.$_{a1}$ Spig. spira.$_{a1}$ Spong. squil.$_{j5}$ **Stann.** stann-i.$_{sf1}$ Staph. Still. Stram. stront-c. **Stry.**$_{k1,st}$ Sul-ac. Sul-i.$_{k2}$ sulfa.$_{sp1}$ sulfonam.$_{jl}$ **Sulph.** sumb.$_{a1}$ Syph.$_{bg2,k2}$,* Tab. tarax.$_{bg2,jl}$,* Tarent.$_{k1,vh}$,* tell. Ter.$_{k1,st}$ tere-ch.$_{jl}$ thal.$_{c1,jl}$ thea$_{a1}$ ther.$_{k2,st}$ thiop.$_{jl}$ **Thuj.** thymol.$_{jl,sp1}$ thyreotr.$_{jl}$ til. tong.$_{a1,j5}$ tril-c.$_{jl}$ tril-p. trinit.$_{br1}$ trios.$_{jl}$ Tub.$_{bg1,k2}$,* tub-r.$_{jl,srb2}$ ulm-pra.$_{rcb1}$ upa.$_{a1}$ Uran-met.$_{vh,vh/dg}$ Uran-n.$_{k1,st}$ ust. v-a-b.$_{jl,srb2}$ valer. ven-m.$_{jl}$ **Verat.**$_{c2,k}$ Verat-v. verb. vesp.$_{a1,kr1}$ vib. Vinc.$_{a1,j5}$ viol-o.$_{bg2,j5}$,* viol-t. Vip.$_{j5}$ vip-a.$_{jl}$ Visc. wildb.$_{a1}$ wye.$_{k2}$ x-ray$_{jl,sp1}$ xan. yuc.$_{a1}$ **Zinc.** **Zinc-p.**$_{k2}$ zing. ziz.

☞ 81/1: Nächtlicher Samen-Erguß, wenn auch nicht oft, doch unmittelbar mit üblen Folgen.
FN 81/1-1: Düsterheit, Eingenommenheit, Benebelung der Denkkraft, verminderte Lebhaftigkeit der Einbildungskraft, Gedächtnißmangel, Niedergeschlagenheit, Trübsinn; die Sehkraft wird geschwächt, so wie die Verdauung und die Eßlust; der Stuhlgang bleibt zurück, es entsteht Blutdrang nach dem Kopfe, nach dem After u.s.w.
96/3: Gemüths- und Geistesstörungen aller Art
FN 96/3-1: Ich habe weder in meiner Praxis, noch in irgend einem Irrenhause je einen Melancholischen, einen Wahnsinnigen, oder Wüthigen angetroffen, bei dessen Krankheit nicht Psora zum Grunde gelegen hätte, obwohl zuweilen, doch selten, mit Syphilis komplicirt.

Unbeständigkeit:
acon.$_{h,j5}$,* acon-l.$_{a1}$ act-sp. agar. alum.$_{bg2,j5}$,* am-c.$_{j5}$ Ambr.$_{gl1}$ anh.$_{mg,mg1}$ apis$_{k2,kr1}$ arn.$_{gl1}$ ars. asaf. bell.$_h$ bism.$_{h,k}$,* borx.$_{k2}$ cann-s.$_{h,j5}$ canth. cimic. coff. dros. Graph.$_{gl1,j5}$ **Ign.** **Kali-br.**$_{hr1,kr1}$ lac-c.$_{hr1,k}$ lach. led. lyc.$_{gl1}$ m-arct.$_{c1}$ m-aust.$_{j5}$ nat-c. nux-v.$_{a1,bg2}$ olnd.$_h$ op.$_{a1,k}$ opun-v.$_{a1}$ petr.$_{gl1}$ plan. plat.$_{gl1}$ sil. sphing.$_{a1,k}$ stann.$_{gl1}$ stram.$_{a1}$ sulph.$_{bg2}$ syph.$_{st}$ thuj. v-a-b.$_{c,c1}$ valer.$_{k13,k2}$ verat.$_{gl1}$ voes.$_{a1}$ zinc.

Unbeständigkeit: ...

☞ 98/1: Schneller Launenwechsel; oft sehr lustig und überlustig, oft und plötzlich niedergeschlagen, z.B. über seine Krankheit oder andre, geringe Gegenstände. Schneller Übergang von Heiterkeit in Traurigkeit, oder Ärgerlichkeit ohne Ursache.

- **Gedanken**, der: alum.$_{j5}$ am-c.$_{j5}$ hell.$_{j5}$ merc.$_{gl1,j5}$ mez.$_{j5}$ thuj.$_{j5}$
  ☞ 68/4: Sie hat ihre Gedanken nicht in ihrer Gewalt.

Verwirrung, geistige:
- **Freien**, im: agar. caust. colch. con. crot-t. hyos. mag-c.$_{a1}$ nit-ac. nux-v. rhod. spig. sulph.
  ☞ 68/6: Von freier Luft düselig und dämisch im Kopfe.
- **Pollutionen**, durch: Sel. sumb.$_{a1}$
  ☞ 81/1: Nächtlicher Samen-Erguß, wenn auch nicht oft, doch unmittelbar mit üblen Folgen.
  FN 81/1-1: Düsterheit, Eingenommenheit, Benebelung der Denkkraft, verminderte Lebhaftigkeit der Einbildungskraft, Gedächtnißmangel, Niedergeschlagenheit, Trübsinn; die Sehkraft wird geschwächt, so wie die Verdauung und die Eßlust; der Stuhlgang bleibt zurück, es entsteht Blutdrang nach dem Kopfe, nach dem After u.s.w.

Wahnideen (= Einbildungen, Halluzinationen, Sinnestäuschungen):
- **abends**:
  - **Einschlafen**, beim: bell.$_{j5}$ bry.$_j$ calc.$_{j5}$ camph.$_j$ chin.$_j$ guaj.$_{j5}$ ign.$_j$ merc.$_j$ nat-c.$_j$ ph-ac.$_j$ phos.$_{j5}$ spong.$_j$ sulph.$_j$
    ☞ 95/7: Beim Einschlafen beunruhigen sie wunderliche, ängstliche Phantasieen; sie muß aufstehen und lange umhergehen.
- **Bilder**, Phantome; sieht:
  - **Schlaf**:
    - **Einschlafen**, beim: arg-n.$_{a1}$ calc-s.$_{k2}$ carb-an.$_{a1}$ chin. nat-m.$_h$
      ☞ 95/6: Schon beim Zuthun der Augen, allerhand schwärmerische Bilder, Fratzen.
      95/7: Beim Einschlafen beunruhigen sie wunderliche, ängstliche Phantasieen; sie muß aufstehen und lange umhergehen.
      95/8: Träume sehr lebhaft, wie im Wachen, oder traurige, schreckhafte, ängstliche, ärgerliche, geile Träume.
  - **Schließen** der Augen; beim: anh.$_{mg1}$ Arg-n. **Bell.**$_{k,vh/dg}$ **Calc.** calc-ar.$_{k2}$ Caust. graph. limest-b.$_{es1}$ nat-m.$_h$ puls. samb. sep. Sil.$_{k1}$ sulph. Tarent. Thuj.
    ☞ 95/6: Schon beim Zuthun der Augen, allerhand schwärmerische Bilder, Fratzen.
- **geisteskrank**:
  - **werden**; er würde geisteskrank: Acon. agar.$_{rb2}$ ail.$_{rb2}$ alum.$_{bg2,k2}$,* ambr.$_{bg2,k2}$,* ars.$_{bg2}$ brom.$_{rb2}$ **Calc.**$_{gl1,k1}$,* **Cann-i.**$_{k,vh/dg}$ cann-s.$_{rb2,vh}$,* Chel. chlor.$_{bg2,sf1}$,* **Cimic.** colch.$_{bg2}$ cupr.$_{rb2}$ cycl.$_{rb2}$ gels.$_{rb2}$ glon.$_{rb2}$ ham.$_{bg2}$ hydrog.$_{srj2}$ hyos.$_{rb2}$ iod.$_{rb2}$ iris-t.$_{rb2}$ kali-bi.$_{rb2}$ kali-br.$_{bg2,sf1}$ lac-c.$_{bg2,rb2}$ lam.$_{a1}$ lil-t. **Manc.**$_{k,vh/dg}$ med. merc. nat-m. nat-s.$_{rb2}$ nitro-o.$_{a1}$ nux-v.$_{bg2,sf1}$ pall.$_{c1,hr1}$ phys.$_{bg1,bg2}$,* plat.$_{rb2}$ psor.$_{c1,bg2}$ sil.$_{rb2}$ sulph.$_{rb2}$ Syph.$_{rb2,vh}$,* tanac. tarent.$_{a1,bg2}$,*

- **geisteskrank - werden**; er würde: ...
  - 🕮 97/2: Anfälle von Furcht, z.B. vor Feuer, vor Alleinseyn, vor Schlagfluß, vor Irrewerden u.s.w.
- **Gesichter**, sieht:
  - **Schließen** der Augen; beim: aeth. anh.$_{mg,mg1,*}$ Arg-n.$_{a1,k}$ ars. **Bell.** Bry.$_{hr1,k}$ **Calc.**$_{h,k,*}$ carb-v. caust.$_{h,k,*}$ chin. euphr.$_{a1,k}$ germ-met.$_{srj5}$ Op. samb. sulph. *Tarent.*
  - 🕮 95/6: Schon beim Zuthun der Augen, allerhand schwärmerische Bilder, Fratzen.
- **groß**:
  - **er** selbst scheint zu groß: op.$_{bg2}$ pyrog. staph.$_h$ stram.
  - 🕮 67/8: Schwindel; sie kommt sich selbst, oder andre Gegenstände kommen ihr bald zu groß, bald zu klein vor.
- **groß** gewachsen:
  - **er** oder sie sei groß gewachsen: cop. eos.$_{bg1,st}$ limest-b.$_{es1}$ op.$_{bg1,bg2,*}$ pall.$_{rb2}$ plat.$_{bg1,j5,*}$ staph. stram.$_{k,kl2,*}$
  - 🕮 67/8: Schwindel; sie kommt sich selbst, oder andre Gegenstände kommen ihr bald zu groß, bald zu klein vor.
- **Phantasiegebilde**, Illusionen:
  - **Einschlafen**; beim: calc.$_{a1,h}$ puls.$_{h,kl}$
  - 🕮 95/7: Beim Einschlafen beunruhigen sie wunderliche, ängstliche Phantasieen; sie muß aufstehen und lange umhergehen.
  - **Schließen** der Augen; beim: calc.$_h$ led.$_h$ sep.$_h$
  - 🕮 95/6: Schon beim Zuthun der Augen, allerhand schwärmerische Bilder, Fratzen.
- **vergrößert**: acon. agar.$_{bro1}$ alum. apis$_{a1}$ *Aran.*$_{sf1}$ arg-met.$_{sf1}$ *Arg-n.*$_{sf1}$ asaf.$_{bro1}$ atro.$_{bro1}$ *Bapt.*$_{sf1}$ bell. berb. *Bov.*$_{sf1}$ caj.$_{c1}$ **Cann-i.** coc-c. con.$_{sf1}$ euph. ferr.$_{a1}$ Gels.$_{sf1}$ glon. hydrog.$_{srj2}$ *Hyos.*$_{c1,sf1}$ kali-ar.$_{sf1}$ kali-bi.$_{sf1}$ kali-br.$_{sf1}$ lach.$_{sf1}$ laur. limest-b.$_{es1}$ mang. nat-c. nux-m.$_{sf1}$ nux-v. *Op.* ox-ac.$_{sf1}$ *Par.*$_{sf1}$ phos.$_{sf1}$ pic-ac. pip-m.$_{sf1}$ *Plat.* puls.$_{sf1}$ rhus-t.$_{sf1}$ sabad. spig.$_{sf1}$ stram. zinc.
  - 🕮 67/8: Schwindel; sie kommt sich selbst, oder andre Gegenstände kommen ihr bald zu groß, bald zu klein vor.
- **Visionen**, hat:
  - **Schließen** der Augen; beim: anh.$_{mg1}$ apis Arg-n. ars. **Bell.**$_{k,vh/dg}$ Bry. **CALC.**$_{k1,st}$ camph. caust. *Chin.* cocc. cupr. graph. hell. *Ign. Lach.* led. lyc. nat-m. plb. *Puls.* samb. sec. sep. spong. *Stram.*$_{k,vh/dg}$ *Sulph.* tarent. thuj.
  - 🕮 95/6: Schon beim Zuthun der Augen, allerhand schwärmerische Bilder, Fratzen.
- **Weinen**:
  - **amel.**: *Anac.* androc.$_{srj1}$ astac.$_{c1}$ *Aster.*$_{a1}$ cimic.$_{ptk1}$ colch. cycl. *Dig.* gels.$_{vh}$ germ-met.$_{srj5}$ gink-b.$_{sbd1}$ granit.$_{es1}$ *Graph.* hell. ign. lach.$_{bg2,j5}$ *Lyc.* mag-m.$_{gb}$ *Med.* merc. nit-ac. phos. *Plat.* *Puls.*$_{bg1,bg2,*}$ sep. tab.
  - 🕮 97/1: Weinerliche Laune; sie weinen oft Stunden lang, ohne eine Ursache dazu zu wissen.
  - FN 97/1-1: Ein Symptom, welches jedoch, um mehre und größere Nervenleiden auf einige Zeit zu beschwichtigen, von der kranken Natur, besonders des weiblichen Geschlechts, hervorgebracht zu werden scheint.

Weinen: ...
- **grundlos**:
  - **ohne** zu wissen warum: cact.$_{st}$ *Camph.*$_{hr1}$ kali-c. pyrog.$_{st}$ **Rhus-t.**$_{a1,k}$ sep.$_{a1,k}$ tub.$_{a1,bgs}$ viol-o.$_j$
  - 🕮 97/1: Weinerliche Laune; sie weinen oft Stunden lang, ohne eine Ursache dazu zu wissen.
  - FN 97/1-1: Ein Symptom, welches jedoch, um mehre und größere Nervenleiden auf einige Zeit zu beschwichtigen, von der kranken Natur, besonders des weiblichen Geschlechts, hervorgebracht zu werden scheint.

Zorn (= Jähzorn, Ärgerlichkeit, üble Laune, Verdruß): abrom-a.$_{bnj1}$ abrot.$_{sf1}$ acet-ac.$_{sf1}$ **Acon.**$_{c2,k}$ act-sp. adam.$_{srj5}$ aesc. *Aeth.*$_{a1,j5}$ agar. agn. all-c. allox.$_{sp1}$ aloe *Alum.*$_{bg2,gll1,*}$ am-c. *Am-m.*$_{bg2,j5}$ ambr. **Anac.** anan.$_a$ androc.$_{srj1}$ androg-p.$_{bnj1}$ ang.$_{a1}$ *Ant-c.*$_{bg2,j5,*}$ *Ant-t.*$_{bg2,j5,*}$ *Apis* arg-met. arg-n. arn. **Ars.** ars-h.$_{kr1}$ *Ars-i.* arum-t.$_{bg2,sf1}$ *Asaf.*$_{bg2}$ asar. aster. atro. **Aur.** aur-ar.$_{k2}$ aur-s.$_{k2}$ bamb-a.$_{stb2}$ bar-c. bar-i.$_{k2}$ bar-m. *Bell.* berb.$_{j5}$ *Bond.*$_{a1}$ *Borx.*$_{j5}$ *Bov.*$_{bg2,j5}$ **Bry.** bufo buth-a.$_{mg1}$ cact. calad. *Calc.* calc-ar.$_{k2}$ *Calc-p.* calc-s.$_{sf1}$ calc-sil.$_{k2}$ camph.$_{gll,st}$ cann-s. canth. *Caps. Carb-an. Carb-v. Carbn-s. Card-m.*$_{kr1}$ carl. castm.$_{j5}$ *Caust.* cench. cere-s.$_{c1}$ **CHAM.**$_{c2,k,*}$ chel. *Chin.*$_{gll,k1,*}$ chinin-ar. chlor. cic.$_{sf1}$ cimic. *Cina*$_{bg2,sf1}$ cinnb. clem. *Cocc. Coff.* colch.$_{bg2}$ *Coloc. Con.* cop. cor-r.$_{j5}$ cortiso.$_{gse}$ *Croc.*$_{c2,k}$ crot-h.$_{kr1,sf1}$ crot-t. **Cupr.**$_{bg2}$ cur. cycl. cyna.$_{j1}$ cypr. cyt-l.$_{sp1}$ daph.$_{j5}$ des-ac.$_{j1}$ dig. dirc.$_{a1}$ dros. *Dulc.* elae.$_{a1}$ elaps eupi. ferr. ferr-ar. ferr-i. ferr-m.$_{j5}$ ferr-ma.$_{j5}$ ferr-p. ferul.$_{a1}$ fl-ac. form.$_{a1}$ galv.$_{c1}$ gamb.$_{a1}$ gels. germ-met.$_{srj5}$ gink-b.$_{j1}$ gran. granit.$_{es1}$ *Graph.* grat.$_{j5}$ haem.$_{j5}$ haliae-lc.$_{srj5}$ ham. hell. **HEP.**$_{k1,st}$ hir.$_{j1}$ hura.$_{bnj1}$ hydr. hydr-ac.$_{j5,kr1}$ hydrog.$_{srj2}$ *Hyos.* **Ign.** indg.$_{kr1}$ iod.$_{k1}$ ip.$_{k1}$ iris$_{a1}$ kali-ar. kali-br.$_{kr1,st}$ **Kali-c.** kali-chl.$_{j5}$ kali-cy.$_{a1}$ *Kali-i.*$_{j5,kr1}$ kali-m.$_{bg2,k2}$ kali-n. *Kali-p.* **Kali-s.** *Kreos.*$_{bg2,*}$ kres.$_{mg1}$ lac-c.$_{sf1}$ *Lach.*$_{gll,k1,*}$ *Lact.*$_{j5}$ lact-v.$_{a1}$ laur.$_{bg2,*}$ *Led.* lil-t.$_{k2,sf1}$ *Luna*$_{kg1}$ **Lyc.** lycpr.$_{j5}$ lyss.$_{a1,kr1}$ m-ambo.$_{c1}$ m-arct.$_{j5}$ *M-aust.*$_{j5}$ macro.$_{a1}$ *Mag-c.*$_{h,j5,*}$ *Mag-m.*$_{h,j5,*}$ mag-s. manc.$_{kr1}$ mang.$_{mg1}$ meph. **Merc.**$_{gll,*}$ *Merc-c.*$_{a1}$ merl. *Mez. Mosch. Mur-ac.* myric. nat-ar. *Nat-c.*$_{gll,k1,*}$ **Nat-m.** nat-p. *Nat-s.* neon$_{srj5}$ nicc. **Nit-ac.** nit-s-d.$_{j5}$ nuph.$_{kr1}$ nux-m. **NUX-V.**$_{k,vh/dg}$ ol-an.$_{sf1}$ olnd. op. osm. *Pall.* par.$_{j5}$ ped.$_{a1}$ *Petr. Ph-ac.* phel.$_{j5}$ *Phos.* plat. plb.$_{c1}$ *Psor.* ptel.$_{a1,sf1}$ puls. puls-n.$_{a1}$ ran-b. rat. rheum$_{bg2}$ *Rhus-t.* ruta sabad. sabin.$_{bg2,j5}$ samb.$_{bg2}$ sang. sanic.$_{ptk}$ saroth.$_{mg1}$ sars.$_{h,j5,*}$ scroph-n.$_{a1,st}$ sel.$_{j1}$ senec.$_{ptk1}$ seneg. **Sep.** sieg.$_{mg1}$ sil. sol-mm.$_{*}$ *Spig.*$_{gll,k1,*}$ spong.$_{bg2,j5,*}$ squil. **Stann. Staph.** stram. *Stront-c.* sul-ac. **Sulph.** sumb.$_{sf1}$ syph.$_{bg2,st}$ **Tarent.**$_{k,vh/dg}$ tell. teucr.$_{bg2,j5}$ thea$_{j5}$ *Thuj.* thyr.$_{j1}$ tril-p. *Tub.*$_{bg2,vh/dg}$ upa.$_{j1,srb2}$ v-a-b.$_{j1}$ valer. verat. verb.$_{bg2,j5}$ vinc.$_{j5,kr1}$ **Zinc.** zinc-cy.$_a$
  - 🕮 87/9: In den Gelenken, eine Art Reißen, wie ein Schaben auf dem Knochen mit rother, heißer Geschwulst, die bei Berührung und gegen die Luft unleidlich empfindlich ist, mit unleidlich empfindlichem, ärgerlichen Gemüthe (Gicht, Podagra, Chiragra, Gonagra u.s.w.).

Gemüt / Schwindel

Zorn: ...
- FN 87/9-4: Die Schmerzen sind entweder Tags oder Nachts schlimmer. Nach jedem Anfalle und wenn die Entzündung vorüber ist, schmerzen die Gelenke der Hand, des Kniees, des Unterfußes, der großen Zehe bei Bewegung, beim Auftreten u.s.w. unerträglich taub und das Glied ist geschwächt.
- ◆ **abwechselnd** mit:
  - **Traurigkeit**: ambr.$_{j5}$ coff.$_{j5}$ sumb.$_{j5,sf1}$ zinc.$_{j5}$
  - 96/4: Melancholie allein, oder mit Wahnsinn, auch wohl mit Wuth und vernünftigen Stunden abwechselnd.
- **Schmerzen**:
  - **agg.**: ant-t.$_{bg1}$ cham.$_{k2}$
  - vgl. 87/9 und FN 87/9-4

Schwindel

Morgens (6 - 9 h):
- **Erwachen**, beim: acon. atro. brom. bry. calc. caps. *Carb-v. Chin. Dulc.* euphr. fago. fl-ac. *Graph.* hell. hyper. iris **Kali-bi. Lach.** merc-i-f. myris. *Nat-m.* rhus-t. stann. sulph.$_{k2}$ tarent. til.
- 95/13: Früh beim Erwachen, düselig, träge, unausgeschlafen, unerquickt und müder als Abends, da er sich niederlegte; er braucht früh ganze Stunden, ehe er sich (und zwar erst nach dem Aufstehn) von dieser Mattigkeit erholen kann.

Aufstoßen:
- **während**: bell.$_{bg2}$ bism.$_{bg2}$ calc.$_{bg2}$ gymno. kali-c.$_{bg2}$ mag-c.$_{bg2}$ nat-m. nit-ac.$_{bg2}$ nux-m.$_{bg2}$ nux-v.$_{h,k,*}$ op.$_{bg2}$ petr.$_{bg2}$ phos.$_{bg2}$ *Puls.* sang.$_{bg2}$ sars.$_{bg2,k}$ tab.$_{bg2}$
- 67/5: Schwindel mit häufigem Aufstoßen.

Berauscht, wie: abies-c.$_{a1}$ acet-ac. *Acon.*$_{hr1,k}$ act-sp.$_{hr1,k}$ agar.$_{bg2,k,*}$ ail. *Alum.*$_{bg2,k,*}$ alum-sil.$_{k13,k2}$ am-c.$_{h,k,*}$ amyg.$_{hr1}$ *Anac.*$_{hr1,k}$ anan. *Arg-met. Arg-n.*$_{bg2,k,*}$ ars.$_{h,k,*}$ *Aur.*$_{hr1,k}$ bamb-a.$_{stb2}$ bapt.$_{bg2,hr1}$ *Bell.*$_{bg2,k,*}$ benz-ac.$_{hr1}$ berb. *Bry.*$_{h,k,*}$ caj. *Camph.*$_{bg2,k,*}$ cann-i. caps.$_{bg2,hr1}$ *Carb-ac.*$_{k,k1}$ carb-v.$_{bg2}$ carbn-s. caust.$_{h,k,*}$ cench.$_{k13,k2}$ *Cham.*$_{a1,k}$ chel.$_{hr1,k}$ *Chin.*$_{hr1,k}$ chinin-s. *Cic.* clem.$_{a1,k}$ **Cocc.**$_{bg2,k,*}$ *Con.* cor-r.$_{a1}$ cori-r. cot.$_{c1}$ croc.$_{hr1,k}$ crot-h. cupr-ar.$_{hr1}$ cur.$_{a1,k}$ dig. *Ferr.*$_{hr1,k}$ ferr-p. *Gels.*$_{bg2,k,*}$ *Glon.*$_{k,k1}$ *Graph.*$_{bg2,k,*}$ grat.$_{bg2,k,*}$ ham.$_{bg2,k,*}$ *Hydr.*$_{hr1,k}$ hydr-ac.$_{hr1}$ *Hyos.*$_{bg2,k}$ *Kali-br.* kali-c.$_{h,k,*}$ kali-sil.$_{k13,k2}$ kreos. lach.$_{a1,k}$ lact.$_{a1}$ laur.$_{bg2,k}$ *Led.*$_{bg2,k1,*}$ *Lil-t.* lyc.$_{bg2,k,*}$ mag-c.$_{h,k}$ *Med.*$_{bg2,k,*}$ merc. merl.$_{hr1,k}$ *Mez.* mill.$_{hr1}$ mosch.$_{a1,k}$ nat-m.$_{bg2,k,*}$ *Nux-m.*$_{bg2,k,*}$ **Nux-v.**$_{bg2,k,*}$ oena.$_{a1,k}$ *Op.*$_{bg2,k,*}$ petr.$_{a1,k}$ *Ph-ac.*$_{h,k,*}$ phel.$_{hr1,k,*}$ phos.$_{hr1,*}$ phyt.$_{bg2}$ psor.$_{hr1}$ *Puls.*$_{bg2,k,*}$ rhod. *Rhus-t.*$_{bg2,k,*}$ sabad. sang.$_{a1}$ sarr.$_{a1}$ sars.$_{h,k,*}$ *Sec.*$_{bg2,k,*}$ sel.$_{a1,k}$ sep.$_{hr1,k,*}$ *Sil.*$_{h,k,*}$ *Spig.*$_{bg2,k}$ *Spong.*$_{bg2,k,*}$ stram.$_{bg2,k}$ *Tab.*$_{bg2,k}$ tarax.$_{bg2,k,*}$ tep.$_{a1,k}$ ter.$_{hr1}$ *Thuj.* til.$_{a1,k}$ valer.
- 76/13: Nach dem Essen, wie betrunken.

Bewußtlosigkeit, gefolgt von: lept.$_{bg2}$ sil.$_{bg1,bg2}$
- 67/4: Schwindel, wie ein Ruck im Kopfe, wovon er auf einen Augenblick die Besinnung verliert.
- 68/2: Schwindel, in Bewußtlosigkeit übergehend.

Blicken; beim:
- **Ebene**; auf eine große: sep.
  - 67/7: Schwindel beim Gehen auf einem, von beiden Seiten nicht eingeschlossenen Wege, auf freien Ebenen.
- **oben**, nach: aeth.$_{c1}$ *Calc.*$_{bg2,k}$ calc-sil.$_{k13,k2}$ carb-v. *Caust.*$_{h,k,*}$ chinin-ar. coloc.$_{bg2}$ crot-t.$_{a1,k}$ *Cupr.*$_{bg2,k,*}$ dig. digin.$_{a1}$ gran.$_{bro1}$ *Graph.*$_{bg2,k,*}$ iod. kali-p. kali-s. kalm.$_{bg2}$ *Lach.* mur-ac. nat-hchls. *Nux-v.*$_{bg2,k}$ *Petr.*$_{bg2,k}$ **Phos.**$_{bg2,k,*}$ plat.$_{bg2,k,*}$ plb.$_{bg2,k,*}$ *Puls.*$_{bg2,k,*}$ *Sang.* sep.$_{h,k,*}$ *Sil.*$_{h,k,*}$ stram. syph.$_{c1}$ *Tab.*$_{a1,k}$ *Thuj.*$_{bg2,k}$
  - 67/6: Schwindel beim Herabsehen selbst nur auf den ebenen Boden, oder beim Sehen in die Höhe.
- **unten**, nach: alumn.$_{hr1,k,*}$ ars. ars-s-f.$_{k13,k2}$ bamb-a.$_{stb2}$ bell.$_{bg2}$ borx.$_{bro1}$ calad. calc. camph. carb-v.$_{bg2}$ cham. cina con. ferr.$_{bg2,k}$ ferr-ar. ferr-p. graph. *Kalm.*$_{bg2,k,*}$ mag-m. mang-m.$_{a1}$ merc. nat-c. nit-ac. nux-v. olnd.$_{h,k,*}$ ox-ac. petr. **Phos.**$_{bg2,k,*}$ puls. rhod. rhus-t. salam. sep.$_{a1,k}$ **Spig.**$_{h,k,*}$ staph. *Sulph.*$_{bg2,k}$ thuj.
  - vgl. 67/6

Drehens; Gefühl des:
- **alles** im Kreis drehen; als würde sich: acon. aloe *Alum.* am-c. anac. *Arg-n. Arn.* asaf. *Aur.* bar-m. *Bell.* berb. *Bism.* **Bry.** calad. *Calc.* camph. chel. *Chinin-s. Cic.* cocc. **Con.** cupr. **Cycl.** euon. eup-per. eup-pur. euphr. ferr. grat. hell. hep. hydr-ac. kali-bi. kreos. lact. laur. *Lyc.* mosch. *Mur-ac.*$_{k,vh,*}$ nat-c.$_{h2,k,*}$ nat-m. *Nux-v.* olnd. op. par. *Phos.* plat.$_{h}$ **Puls.** ran-b. rhod. rhus-t. ruta sabad. spig. staph. sulph.$_{k2}$ tab. ter.$_{a,k}$ til. valer. verat. viol-o.
  - 67/2: Schwindel; wenn er die Augen zuthut, geht alles mit ihm herum; es wird ihm dabei brecherlich.
- **er dreht sich** im Kreise: bamb-a.$_{stb2}$ bell. berb. *Calc.* carbn-o.$_{vh}$ caust. helo.$_{c1}$ helo-s.$_{c1}$
  - vgl. 67/2

Essen:
- **beim**: am-c.$_{bg2}$ arn.$_{bg2}$ calc. chel. cocc.$_{bro1}$ con.$_{a1,k}$ dios.$_{a1,k}$ form.$_{a1,k}$ **Grat.**$_{bg2,k}$ hep. mag-c.$_{bg2}$ mag-m.$_{bg2,k}$ merc.$_{a1,k}$ nat-c.$_{a1,k}$ *Nux-v.*$_{bg2,k}$ olnd.$_{bg2,k}$ *Phos.*$_{bg2,k}$ puls.$_{bro1}$ sel. sil.$_{bg2,k}$
  - 76/4: Während des Essens düselig und schwindlich; er will auf die Seite fallen.

Fallen, stürzen; Neigung zu:
- **Seite**; zur:
  - **Essen**; beim:
  - 76/4: Während des Essens düselig und schwindlich; er will auf die Seite fallen.
- **Umdrehen**; beim:
  - 67/3: Schwindel; bei schnellem Umdrehen fällt er fast über den Haufen.

Freien, im: acon. act-sp.$_{bro1,k}$ aeth. *Agar.* ambr. anac. anag. ang.$_{c1}$ arg-n.$_{hr1}$ ars. aur. aur-s.$_{c1,k2}$ bamb-a.$_{stb2}$ bry. calc. canth. *Caust.* cocc. crot-t. cycl.$_{bro1}$ dros. euph. gins. *Glon.* grat. hydr-ac.$_{c1}$ indg.$_{c1}$ kali-ar. kali-c. *Kreos.* lach. laur. manc. merc-c. *Mur-ac.* nicc. ol-an. *Phel.* podo. psor.

Schwindel / Kopf

Freien, im: ...
Ran-b. ruta sabad.$_{k2}$ sars. senec. *Sep.* sil. sulph. tarax.
⚘ *68/6: Von freier Luft düselig und dämisch im Kopfe.*

Gehen:
– **Freien**, im: acon. *Agar. Ambr.* ang. arn. *Ars.* ars-s-f.$_{k2}$ *Aur.* aur-ar.$_{k2}$ aur-m. aur-s.$_{k2}$ bry. *Calc.* calc-act.$_{c1}$ calc-ar. *Calc-p.* calc-sil.$_{k2}$ canth. carbn-s. *Chin.* chinin-ar. clem. coff. crot-t. *Cycl.*$_{k2}$ *Dros.* euph. gels. graph. ip. kali-ar. *Kali-c.* kali-p. kali-sil.$_{k2}$ kreos. *Lach.* laur. *Led. Lyc.* merc. *Mur-ac.* nicc. *Nux-m. Nux-v.* olnd. phel. *Phos.* phys. **Puls.** rhod. rhus-t. ruta sars. senec. *Sep.* sil. spig. stann. stram. stry. **Sulph.** tab. tarax. tell. thea thuj. til.
⚘ *67/7: Schwindel beim Gehen auf einem, von beiden Seiten nicht eingeschlossenen Wege, auf freien Ebenen.*
68/6: Von freier Luft düselig und dämisch im Kopfe.

Hochlangen mit den Händen; beim: ars.$_{bg1}$ bar-c. cupr.$_{bg1}$ lac-d. *Lach.* sep.$_{bg1}$ sil.$_{bg1}$ sulph.
⚘ *88/1: Steigende Aufgelegtheit sich zu verheben und, wie man sagt, sich Schaden zu thun schon bei sehr geringer Anstrengung der Muskeln, bei kleinen Handarbeiten, beim über sich Reichen und Langen nach etwas Hohem, beim Aufheben nicht schwerer Dinge, schnellem Wenden des Körpers, Schieben u.s.w. Diese oft nur geringe Anspannung oder Ausdehnung der Muskeln bringt dann oft die schwersten Krankenlager zuwege, Ohnmachten, alle Grade hysterischer Beschwerden, Fieber, Blutspeien u.s.w., da doch eine nicht psorische Person solche Lasten hebt, als ihr Muskelkräfte nur irgend vermögen, ohne die mindesten Nachbeschwerden.*

Schließen der Augen; beim: *Alum.* alum-p.$_{k2}$ alum-sil.$_{k2}$ *Alumn.* aml-ns. *Ant-t. Apis Arg-n.* **Arn.** *Ars.* calad. cham. *Chel.* cycl. ferr. ferr-p. gels.$_{bg1,bg2}$ grat. *Hep. Lach.*$_{bro1,k}$ mag-p.$_{br1,bro1}$ mag-s. merc.$_{bg1,bg2}$ pen. petr. *Ph-ac.* phos. *Pip-m.* rhus-t. sabad. *Sep. Sil. Stram.* **Ther.** *Thuj.* vib. zinc.
⚘ *67/2: Schwindel; wenn er die Augen zuthut, geht alles mit ihm herum; es wird ihm dabei brecherlich.*

Taumeln:
– **Gehen**, beim: agar.$_{j5}$ alum.$_{j5}$ am-c.$_{j5}$ *Ars.*$_{hr1}$ bell.$_{j5}$ bruc.$_{j5}$ carb-an.$_{j5}$ caust.$_{j5}$ cocc.$_{j5}$ dros.$_{j5}$ mag-m.$_{j5}$ nat-m.$_{j5}$ petr.$_{j5}$ ph-ac.$_{a1,j5}$ prun.$_{j5}$ rhod.$_{j5}$ rhus-t.$_{j5}$ ruta.$_{j5}$ sabad.$_{j5}$ stram.$_{j5}$ *Sulph.*$_{hr1}$ teucr.$_{j5}$ verat.$_{j5}$ verb.$_{j5}$
⚘ *67/1: Schwindel, Taumel beim Gehen.*

Kopf

Atherom: agar. anan.$_{hr1}$ *Bar-c.*$_{hr1,k}$ *Calc.*$_{hr1,k}$ **Graph.** *Hep.*$_{hr1,k}$ *Kali-c.*$_{hr1,k}$ *Lob.* lyc. nat-c. nit-ac.$_h$ sil.$_{hr1,k}$ sulph.$_{j5}$
⚘ *92/3: Balg-Geschwülste in der Haut, dem Zellgewebe darunter, oder den Schleimbeuteln der Flechsen (Überbeine) von mancherlei Gestalt und Größe, kalt, ohne Empfindung.*

Atherom: ...
⚘ *FN 92/3-3: Der in neuern Zeiten fürchterlich gewordene Blutschwamm hat, wie ich von einigen Fällen schließen zu müssen glaube, keine andre Quelle, als die Psora.*

Bewegungen des Kopfes:
– **konvulsivisch**: *Agar. Calc. Camph. Caust. Cocc. Cupr.* lyc.$_{c2}$ *Nux-m.*$_{c2,k}$ stram. tarent.
⚘ *94/10: Unwillkürliches Drehen und Wenden des Kopfes oder der Glieder bei voller Besinnung (Veits-Tanz).*
– **Rollen** des Kopfes: *Agar. Apis* apoc.$_{k2}$ *Arn.* ars. **Bell.**$_{k,kl2}$ *Bry.* caust. *Cic. Cina.*$_{k2}$ clem. cor-r. *Crot-t. Cupr.* dig. gal-ac.$_{zr}$ gels.$_{k2}$ *Hell. Hyos.* kali-br. kali-i. *Lyc. Med. Merc.* naja *Nux-m.* oena. *Op.* ph-ac. phos. *Podo.* pyrog. sec. *Sil.* spong. *Stram.*$_{k,kl2}$ sulph.$_{k,kl2}$ *Tarent.*$_{k,kl2}$ **Tub.**$_{k,kl2}$ verat. verat-v. zinc.
⚘ *94/10: Unwillkürliches Drehen und Wenden des Kopfes oder der Glieder bei voller Besinnung (Veits-Tanz).*
– **unwillkürlich**: agar. alum. cann-i.$_{br1,c1}$ caust. hell. lyc. merc. nat-m. zinc.
⚘ *vgl. 94/10*

Blutandrang: acet-ac. *Acon.* aesc. aeth. agar. all-c.$_{k2}$ aloe alum. alum-sil. alumn. am-c. am-m. *Ambr.* aml-ns.$_{bg3,k}$ *Anac. Ant-c.* **Apis** arg-met. *Arg-n.* **Arn.** ars.$_{k2}$ ars-h. ars-i. ars-s-f.$_{k2}$ asaf. aster. *Aur.* aur-ar.$_{k2}$ aur-m. aur-s. bapt.$_{k2}$ bar-c. bar-i.$_{k2}$ **Bell.** *Borx.* bov. brom. **Bry.** *Bufo* **Cact.** calad.$_{k2}$ **Calc.** calc-i.$_{k2}$ *Calc-p. Calc-s. Camph.* cann-i. *Cann-s. Canth.* carb-ac. *Carb-an.* **Carb-v. Carbn-s.** card-m.$_{k2}$ caust. *Cedr.* cench.$_{k2}$ *Cham.* chel. *Chin.* chinin-ar. chlor. choc.$_{srj3}$ cic. *Cimic. Cinnb.* coc. coc-c. *Cocc. Coff.* colch. coloc. *Con.* cop. cor-r. corn. *Croc.* crot-h. crot-t. *Cupr.* cur. *Cycl.* dig. *Dulc.* elaps eug. eup-per. **Ferr.** ferr-ar. ferr-i. *Ferr-p. Fl-ac.* form. gamb. **Gels. Glon.** gran. *Graph. Grat.* **Hell.** hura hydr. hydr-ac. hydrog.$_{srj}$ *Hyos.* ign. indg. *Iod.* ip.$_{k2}$ jatr-c. kali-ar. *Kali-bi. Kali-br. Kali-c.* kali-chl. *Kali-i.* kali-n. *Kali-p.* kali-s. kalm. kreos. lac-ac. *Lac-d.*$_{k2,vh}$ **Lach.** lact. *Laur.* lil-t. limest-b.$_{es1}$ **Lyc.** lyss. *Mag-c.* mag-m.$_{k2}$ *Mag-p.* **Mang.** mang-act.$_{br1}$ *Meli. Merc.* merc-c. merc-i-f. *Mill.* mosch. naja. *Nat-c. Nat-m.* nat-p. *Nat-s. Nit-ac.* nux-m. *Nux-v.* ol-an. *Op.* ox-ac.$_{k2}$ paeon. *Par.* petr. *Ph-ac.* phel. **Phos.** *Pic-ac.* plat. **Plb.** podo.$_{k2}$ psil.$_{ft1}$ *Psor.*$_{c2,k}$ **Puls.** pyrog.$_{k2}$ *Ran-b. Rhus-t.* sabin. sal-ac. **Sang.** sec. seneg. *Sep. Sil. Spong.* staph. *Stram. Stry. Sul-ac.* **Sulph.** *Tab.* tarax. tarent. tell. thea thuj. urt-u. valer. *Verat. Verat-v.*$_{k,vh/dg,*}$ *viol-o.* **Zinc.** zinc-p.$_{k2}$ zing. ziz.
⚘ *68/8: Andrang des Blutes nach dem Kopfe.*
FN 68/8-1: Wobei oft das Gemüt verstimmt wird, mit Bänglichkeit und Arbeits-Scheu.
90/4: Blutwallungen, auch wohl Gefühl von Klopfen in allen Adern (wobei er oft ganz blaß aussieht und Abspannung durch den ganzen Körper fühlt).
90/5: Blutdrang nach dem Kopfe.
– **Arbeit**:
• **Abneigung** gegen; mit:
⚘ *vgl. 68/8, FN 68/8-1, 90/4 und 90/5*

Blutandrang — **Kopf** — Hautausschläge

- **blassem** Gesicht, mit: *Ferr.*$_{hr1,k}$ *Glon.*$_{hr1,k}$
  - 90/4: Blutwallungen, auch wohl Gefühl von Klopfen in allen Adern (wobei er oft ganz blaß aussieht und Abspannung durch den ganzen Körper fühlt).
- **Pollutionen:**
  - **nach:**
  - 81/1: Nächtlicher Samen-Erguß, wenn auch nicht oft, doch unmittelbar mit üblen Folgen.
    FN 81/1-1: Düsterheit, Eingenommenheit, Benebelung der Denkkraft, verminderte Lebhaftigkeit der Einbildungskraft, Gedächtnißmangel, Niedergeschlagenheit, Trübsinn; die Sehkraft wird geschwächt, so wie die Verdauung und die Eßlust; der Stuhlgang bleibt zurück, es entsteht Blutdrang nach dem Kopfe, nach dem After u.s.w.

Erysipel: ant-t. *Anthraci.* **Apis** apoc.$_{a1,k}$ *Ars.*$_{k,k2,*}$ ars-s-f.$_{k2}$ bell.$_{bg2}$ carbn-s. *Chel.*$_{hr1,k}$ *Chin.*$_{hr1,k}$ crot-t.$_{a1}$ cupr.$_{hr1,k}$ dor.$_{hr1,k}$ *Euph.*$_{bg2,k,*}$ **Graph.**$_{bg2,k,*}$ kali-i.$_{a1}$ *Lach.*$_{bg2,k}$ *Ph-ac.*$_{hr1,k}$ *Phyt.*$_{hr1,k}$ puls.$_{bg2}$ *Rhus-t.*$_{bg2,k,*}$ rhus-v.$_{a1,hr1}$ *Ruta* sol-t-ae.$_{a1}$ sulph. ter.$_{hr1,k}$ verat-v.$_{hr1,k}$
  - 70/3: Rothlauf im Gesichte.

Fallen des Kopfes:
- **seitwärts**:
  - **Bewußtlosigkeit**; mit:
  - 94/13: Anfälle von augenblicklicher oder minütlicher Bewußtlosigkeit mit seitwärts Neigen des Kopfs auf die eine Schulter, mit oder ohne Rucke des einen oder des andern Theils.

Geräusche im Kopf: aethyl-n.$_{a1}$ *Carbn-s.*$_{c2}$ *Chinin-s.*$_{c2}$ *Dig.*$_{c2}$ *Graph.*$_{c2}$ *Ham.*$_{c2}$ *Hydr.*$_{c2}$ *Merc.*$_{c2}$ *Nat-sal.*$_{c2}$
  - 69/7: Getöse im Gehirne, Singen, Sausen, Lärmen, Donnern u.s.w.
- **Sausen**, Brausen: caust.$_h$ chinin-s.$_{vh}$ *Dig.*$_{vh}$ graph.$_h$ kali-i.$_{vh}$ *Nat-s.*$_{vh}$ phos.$_{h,vh}$
  - 69/7: Getöse im Gehirne, Singen, Sausen, Lärmen, Donnern u.s.w.

Haar:
- **Haarausfall**: abrot.$_{br1}$ ail.$_{k13,k2,*}$ all-c.$_{hr1}$ all-s.$_{c2}$ alum.$_{bg2,k,*}$ alum-p.$_{k2}$ am-c.$_{bg2,k}$ *Am-m.*$_{bg2,k,*}$ *Ambr.*$_{bg2,k,*}$ *Ant-c.*$_{hr1,k,*}$ ant-t.$_{a1,k}$ anthraco.$_{br01}$ apis *Ars.*$_{bg2,k,*}$ ars-i. ars-s-f.$_{bg3}$ *Arund.*$_{hr1,k,*}$ asc-t.$_{hr1,k}$ **Aur.**$_{bg2,k,*}$ aur-ar.$_{k2}$ *Aur-m.*$_{hr1,k,*}$ aur-m-n.$_{hr1,k,*}$ aur-s. bac.$_{c2}$ **BAR-C.**$_{k,vh/dg}$ bar-s.$_{k2}$ bell.$_{bg2,k,*}$ bov.$_{bg2,k,*}$ bry. bufo *Calc.*$_{bg2,k,*}$ calc-i.$_{k2}$ *Calc-p.*$_{hr1,k}$ calc-s.$_{br01}$ calc-sil.$_{k2}$ *Canth.*$_{bg2,k,*}$ *Carb-an.*$_{bg2,k,*}$ **Carb-v.**$_{bg2,k,*}$ **Carbn-s.** carl.$_{a1,k}$ caust.$_{h,k,*}$ cere-b.$_{a1}$ *Chel.*$_{bg2,k,*}$ chin.$_{bg2,k}$ chlol.$_{a1,k}$ cinch.$_{a1,c2}$ colch.$_{bg2,k,*}$ *Con.*$_{h,k,*}$ cop.$_{a1,k}$ cupr.$_{c2}$ dulc.$_{bg2}$ *Elaps Ferr.*$_{bg2,k,*}$ ferr-ar. ferr-m. *ferr.*$_{*}$ ferr-p.$_{bg2,k}$ **Fl-ac.**$_{bg2,k,*}$ *Form.*$_{hr1,k,*}$ gink-b.$_{sbd1}$ glon.$_{a1,k}$ **Graph.**$_{bg2,k,*}$ hell.$_{bg2,k,*}$ hell-f.$_{a1,br1,*}$ *Hep.*$_{bg2,k,*}$ hipp.$_{hr1}$ hyper.$_{a1}$ ign.$_{c1}$ iod.$_{bg2,k,*}$ jab.$_{c2,hr1}$ kali-ar. *Kali-bi.*$_{bg2,k,*}$ **Kali-c.**$_{bg2,k,*}$ kali-i.$_{hr1,k}$ kali-n.$_{a1,k}$ kali-p. **Kali-s.**$_{hr1,k}$ kali-sil.$_{k2}$ kreos.$_{bg2,k,*}$ *Lach.*$_{bg2,k}$ lob.$_{c2}$ **Lyc.**$_{bg2,k,*}$ *Mag-c.*$_{bg2,k,*}$ manc.$_{hr1,k,*}$ *Merc.*$_{bg2,k,*}$ *Merc-c.*$_{bg2,k,*}$ *Mez.*$_{hr1,k,*}$ naja nat-c.$_{bg2,k,*}$ **Nat-m.**$_{bg2,k,*}$ nat-p. **Nit-ac.**$_{bg2,k,*}$ nuph.$_{a1,k}$ oena.$_{a1,k}$ ol-j.$_{c2}$ op.$_{bg2,k,*}$

Haar - Haarausfall: ... osm.$_{hr1,k,*}$ par.$_{bg2}$ ped.$_{a1,c2}$ *Petr.*$_{bg2,k,*}$ *Ph-ac.*$_{bg2,k,*}$ **Phos.**$_{bg2,k,*}$ pilo.$_{br01,c2}$ *Pix*$_{br01}$ plb.$_{bg2,k,*}$ psor. rein.$_{a1}$ rhus-t.$_{bg2}$ rhus-v.$_{a1,k}$ sabin.$_{bg2}$ sanic. sarr.$_{a1}$ sars.$_{bg2,k,*}$ sec.$_{bg2,k,*}$ *Sel.*$_{bg2,k,*}$ **Sep.**$_{bg2,k,*}$ **Sil.**$_{bg2,k,*}$ sphing.$_{c2}$ spira.$_{a1}$ *Staph.*$_{bg2,k,*}$ sul-ac.$_{bg2,k,*}$ sul-i.$_{k2}$ **Sulph.**$_{bg2,k,*}$ syph.$_{hr1,k}$ tab.$_{a1,k}$ tax.$_{c2}$ tep.$_{a1,k}$ test.$_{mld2}$ thal.$_{c1}$ thal-act.$_{c1}$ **Thuj.**$_{bg2,k,*}$ thyr.$_{c2}$ tub.$_{br01,k}$ ust.$_{hr1,k,*}$ v-a-b.$_{j1}$ vesp. vinc.$_{br01,c2}$ wies.$_{a1,c2}$ *Zinc.*$_{bg2,k,*}$ zinc-p.$_{k2}$
  - PP: Öfteres Ausfallen der Kopfhaare, Trockenheit derselben, viel Schuppen auf dem Haarkopfe.
  - 69/11: Kopfhaare fallen häufig aus, am meisten am Vorderkopfe, am Scheitel und Wirbel (Glatze) oder Kahlwerden einzelner Stellen.
- **Stellen**, an kleinen (= Alopecia areata): alum.$_{ptk1}$ *Apis Ars.*$_{hr1,k}$ *Calc.* calc-p.$_{c2}$ *Canth.*$_{bg2}$ carb-an. chin-b.$_{hr1}$ **Fl-ac.**$_{hr1,k}$ graph.$_{k2}$ *Hep.* ign.$_{bs,vh}$ *Iod.*$_{bg2}$ kali-p.$_{c2}$ lyc.$_{k2}$ *Nat-m.*$_{ptk1}$ petr.$_{a1,bg2}$ *Phos.*$_{c2,k}$ *Psor.*
  - 69/11: Kopfhaare fallen häufig aus, am meisten am Vorderkopfe, am Scheitel und Wirbel (Glatze) oder Kahlwerden einzelner Stellen.
- **Hinterkopf**, am: calc.$_{bg2}$ *Carb-v.*$_{bg2,k,*}$ *Chel.* merc.$_{ptk1}$ *Petr.*$_{bg2,k}$ phos.$_{bg2}$ sep.$_{bg2}$ sil.$_{bg2,k}$ staph.$_{bg2,k,*}$ sulph.$_{bg2}$
  - vgl. 69/11
- **Scheitel**; am: **Bar-c.**$_{bg1,bg2}$ **Graph.**$_{bg1,bg2}$ **Lyc.**$_{bg1,bg2}$ thuj.$_{bg1,bg2}$ zinc.$_{bg1,bg2,*}$
  - vgl. 69/11
- **Stirn**: ars.$_{hr1,k}$ bell. *Hep. Merc. Nat-m.*$_{hr1,k}$ *Phos.* sil.
  - vgl. 69/11
- **spröde**: ars.$_{bg2,k,*}$ bell.$_{bg2,k,*}$ fl-ac.$_{bg2,k,*}$ graph.$_{bg1,bg2}$ *Kali-c.*$_{bg2,k,*}$ psor.$_{bg2}$ wies.$_{a1}$ zinc.$_{ptk2}$
  - 69/10: Kopfhaare, wie ausgedörrt.
- **Trockenheit**: ail.$_{bg2,k,*}$ aloe alum.$_{bg2,k,*}$ *Ambr.* bad.$_{hr1,k,*}$ *Calc.*$_{bg2,k,*}$ chel.$_{bg2,k,*}$ choc.$_{srj3}$ *Fl-ac.*$_{bg2,k,*}$ graph.$_{bg2}$ hipp.$_{hr1,k,*}$ kali-ar.$_{hr1}$ *Kali-c.*$_{bg2,k,*}$ *Med.*$_{hr1,k}$ ph-ac.$_{bg2}$ *Phos.*$_{bg2,k,*}$ *Plb.*$_{bg2,k,*}$ *Psor.*$_{bg2,k,*}$ sec.$_{bg2,k,*}$ *Sulph.*$_{bg2,k,*}$ **Thuj.**$_{bg2,k,*}$
  - PP: Öfteres Ausfallen der Kopfhaare, Trockenheit derselben, viel Schuppen auf dem Haarkopfe.
  - 69/10: Kopfhaare, wie ausgedörrt.

Hautausschläge:
- **feucht**: alum. *Anan. Ars.* **Bar-c.** *Bar-m.* bar-s.$_{k2}$ *Calc.* **Carbn-s.** *Cham. Cic.* **Graph. Hep.** *Hydr.* kali-ar. *Kali-bi.* kali-s. *Lyc. Merc. Mez. Nat-m.* nat-s.$_{k2}$ *Nit-ac. Petr. Phyt.* **Psor.** *Rhus-t. Sars.* sep.$_{h,k2}$ *Sil. Staph.* **Sulph.** *Thuj.* tub.$_{a1}$ ust. vinc. *Viol-t.*
  - 69/9: Kopf-Ausschläge; Kopfgrind, böser Grind, mit mehr oder weniger dicken Krusten, mit empfindlichen Stichen, wenn eine Stelle nässen will; beim Nässen ein arges Jücken; der ganze Scheitel schmerzhaft empfindlich gegen die freie Luft; dabei harte Drüsen-Geschwülste im Nacken.
- **juckend**:
  - **feucht**, wenn: *Psor.*
  - vgl. 69/9

Kopf

Hautausschläge

− **Krusten**, Schorfe: acet-ac. agar. alum. anan. ant-c. *Ant-t.* **Ars.** *Ars-i.* ars-s-f.$_{k2}$ arum-t. astac. *Aur.* aur-ar.$_{k2}$ *Bar-c.* bar-m. bar-s.$_{k2}$ brom. *Calc.* calc-i.$_{k2}$ *Calc-s.* calc-sil.$_{k2}$ *Caps.* carb-ac. carb-v. carbn-s.$_{st}$ *Caust. Chel.* chin. *Cic.* **Clem. Crot-t. Dulc.** *Eup-per. Fl-ac.* **Graph.** hell. *Hep. Hydr.* iod. *Iris Kali-ar.* kali-bi. kali-c. kali-chl. kali-p. *Kali-s. Kreos.* lith-c. *Lyc.* med.$_{c1}$ **Merc.** *Merc-i-f.* **Mez.** mur-ac. **Nat-m.** nat-p. *Nat-s. Nit-ac.* ol-j. *Olnd. Petr.* phos. *Phyt.* **Psor.** *Rhus-t.* ruta *Sars.* sel.$_{c1}$ *Sep. Sil. Staph.* sul-ac. **Sulph.** ust. *Vinc. Viol-t.*
  - ✍ 69/9: Kopf-Ausschläge; Kopfgrind, böser Grind, mit mehr oder weniger dicken Krusten, mit empfindlichen Stichen, wenn eine Stelle nässen will; beim Nässen ein arges Jücken; der ganze Scheitel schmerzhaft empfindlich gegen die freie Luft; dabei harte Drüsen-Geschwülste im Nacken.
  - • **bösartig**: *Brom. Phos.*
  - ✍ vgl. 69/9

− **Milchschorf**: ars.$_{j5}$ bar-c.$_{bro1}$ calc.$_{bg3,bro1}$ calc-i.$_{bro1}$ calc-s.$_{bro1}$ cic.$_{bro1}$ clem.$_{bro1}$ *Dulc.*$_{bg3,bro1}$ euph.$_{bg3}$ graph.$_{bg3,bro1}$ *Hep.*$_{bro1}$ kali-m.$_{bro1}$ lappa$_{bro1}$ *Lyc.*$_{bg3,bro1}$ melit.$_{al2,c1}$ merc.$_{bro1}$ *Mez.*$_{bro1}$ nat-p.$_{hr1}$ ol-j.$_{bg3}$ olnd.$_{bro1}$ petr.$_{bro1}$ psor.$_{bg3,bro1}$ rhus-t.$_{bro1,j5}$ sars.$_{bro1}$ *Sep.*$_{bg3,bro1}$ sil.$_{bro1}$ sulph.$_{bg3,bro1}$ tub.$_{bg3}$ ust.$_{bg3}$ *Vinc-ma.*$_{bro1}$ *Viol-t.*$_{bro1}$
  - ✍ vgl. 69/9

− **schmerzhaft**: arg-met.$_h$ bar-c.$_h$ cann-s. carbn-s.$_{k2}$ clem. ferr-ma. **Graph. Hep.** kali-c. lyc.$_h$ mag-c. mag-m.$_{a1}$ merc. nit-ac.$_{k2}$ par. rhus-t.$_{k2}$ sul-ac.$_{k2}$ sulph.
  - ✍ vgl. 69/9

− **Schuppen**: alum. **Ars.** ars-s-f.$_{k2}$ arund. bell. *Calc.* carbn-s. *Cic. Fl-ac.* granit-m.$_{es1}$ **Graph.** *Kali-bi.* kali-n. *Kali-s. Kreos. Lyc.* merc. mez. naja nat-m. *Olnd.* phos. phyt. *Sep. Sil. Staph.* sulph. *Thuj.*
  - ✍ 69/8: Haarkopf voll Schuppen, mit oder ohne Jücken.

− **schuppig**: alum. ars. ars-i. *Bar-c. Calc.* com. con. **Graph.** hep. iod. kali-c.$_h$ *Merc.* nat-m. *Olnd. Psor.* sep.$_h$ sil.$_h$ *Staph. Viol-t.*
  - ✍ 69/8: Haarkopf voll Schuppen, mit oder ohne Jücken.

Kälte, Frösteln etc.:
− **Scheitel**:
  - • **drückend**:
  - • **Ängstlichkeit**; mit:
  - ✍ 68/10: Ein kalter Druck oben auf dem Kopfe.
  - FN 68/10-3: Gewöhnlich mit Ängstlichkeit.

Kalte Luft; Kopf empfindlich gegen: acon.$_{a1}$ ant-c. **Ars.** *Bar-c.* **Bell.** benz-ac.$_{hr1,k,*}$ borx. brom.$_{a1,k}$ *Carb-an. Carb-v.* card-m. **Chin.** dulc.$_{st}$ eup-per. ferr-p. *Graph.* grat.$_{a1}$ **Hep.** hyos. kali-ar. *Kali-c.* kali-p. *Lach. Lyc.* mag-c.$_{h,k1}$ *Mag-m. Merc. Mez.*$_{a1,k}$ *Nat-m.* nux-m. **Nux-v.** *Phos. Psor. Rhus-t.* sanic. *Sep.* **Sil.** squil. *Stront-c.* thuj. zinc.
  - ✍ 69/9: Kopf-Ausschläge; Kopfgrind, böser Grind, mit mehr oder weniger dicken Krusten, mit empfindlichen Stichen, wenn eine Stelle nässen will; beim Nässen ein arges Jücken; der ganze Scheitel schmerzhaft empfindlich gegen die freie Luft; dabei harte Drüsen-Geschwülste im Nacken.

Leere, Gedankenlosigkeit; Gefühl von: *Gels.*$_{psa}$ sec.$_{a1,k}$ sulph.$_{a1,k}$
  - ✍ 68/5: Sie ist zu Zeiten ganz wie ohne Gedanken (sitzt wie in Gedanken).

Luft (= Wind):
− **Luftzug**; empfindlich gegen: *Acon.* **Ars. Bell.** benz-ac. borx. cadm-s. *Calc. Calc-ar. Calc-p. Caps.* **Chin.** coloc. gels. *Hep.* kali-ar. *Kali-c.* kali-n. kali-s. lac-c. *Merc. Nux-m. Nux-v.* phos. *Sanic. Sel.* **Sil.** stront-c. *Sulph.* valer. verb.
  - PP: Leichtes Verkälten (theils des ganzen Körpers, theils bloß des Kopfes, des Halses, der Brust, des Unterleibes, der Füße, z.B. in Zugluft) [gewöhnlich bei Neigung dieser Theile zu Schweiße], und mancherlei davon, oft anhaltende Beschwerden.
  - FN: Personen, die nicht psorisch sind, Leiden von Zugluft oder feuchter Kälte, wenn sie ihnen auch nicht angenehm ist, keine Verkältung, keine Nachbeschwerden.

Ödem der Kopfhaut: *Apis Ars.*
  - ✍ 93/5: Wässerige Geschwulst theils der Füße allein, oder des einen Fußes, theils der Hände oder des Gesichtes, oder des Bauches oder Hodensacks u.s.w. allein, theils Haut-Geschwulst über den ganzen Körper (Wassersuchten).

Pulsieren (= Pochen, Klopfen):
− **Stirn**:
  - • **Augen**, über den:
    - • **Arterien**: caust.$_h$
    - ✍ 90/4: Blutwallungen, auch wohl Gefühl von Klopfen in allen Adern (wobei er oft ganz blaß aussieht und Abspannung durch den ganzen Körper fühlt).

Schmerz (= Kopfschmerzen im allgemeinen):
− **tagsüber**: agar. am-c. aur. bry. calc. cann-s. caust. chel. chinin-s. cina cist. cob. coca crot-t. eup-per. ferr. fl-ac. ham. jac-c.$_{a1}$ jac-g. kali-c. lac-c.$_{k2}$ lyc. lyss.$_{a1,k}$ merc-i-f.$_{a1}$ merc-i-r.$_{a1,k}$ *Nat-m.*$_{a1,k}$ nicc. petr.$_{a1,k}$ phos.$_{a1,k}$ phys.$_{a1}$ rumx. scut.$_{a1}$ sep.$_{a1,k}$ stann. staph. zinc.$_{h,kl}$
  - ✍ 69/2: Anfälle von pochendem Kopfschmerze (z.B. in der Stirne) mit arger Übelkeit zum Umsinken oder auch Erbrechen von früh bis Abend, alle 14 Tage, oder eher, oder später.
− **begleitet** von:
  - • **Übelkeit**: acon. aesc. ail. *Alum.* alum-p.$_{k2}$ alum-sil.$_{k2}$ alumn. *Am-c.* ambr.$_h$ androc.$_{srj1}$ **Ant-c.** ant-t. apis arg-met. arg-n. arn. **Ars.** ars-s-f.$_{k2}$ asar. asc-c.$_{c1}$ aur. aur-ar.$_{k2}$ aur-s.$_{k2}$ bamb-a.$_{stb2}$ benz-ac. *Borx.* **Bry.** cadm-s.$_{c1}$ calc. calc-lp.$_{br1}$ *Calc-p.* calc-s. calc-sil.$_{k2}$ camph. cann-s. *Caps. Carb-an. Carb-v. Carbn-s.* **Caust.** *Cedr.* chel. chin. chinin-s. chinin-s. chlf.$_{c2}$ cic. cimic. clem.$_{a1}$ cob. **Cocc.** *Coloc.* **Con.** cor-r. croc. crot-h. **Cupr.** cycl. dros. *Dulc.* epiph.$_{bg3}$ *Eug.* eup-per. eup-pur. ferr. fl-ac. form. gels. gink-b.$_{sbd1}$ *Glon. Graph.* grat. hep. hipp. hydrog.$_{srj2}$ ign. ind. **Ip. Iris** kali-ar. *Kali-bi. Kali-c.* kali-p. *Kali-s.* kali-sil.$_{k2}$ kalm. kreos. *Lac-c. Lac-d. Lach. Lept.* lith-c. *Lob.* luna$_{kg1}$ lyc. mag-c. med.$_{c1}$ *Merc.* mez. mill. *Mosch.* nat-ar.

Schmerz — **Kopf** — Schmerz

– **begleitet** von - **Übelkeit**: ...
nat-c. *Nat-m.* nat-p. nat-s. *Nit-ac. Nux-m. Nux-v. Op.* petr. *Phos.* phyt. plat. ptel.$_{c1}$ *Puls.* ran-b. rhus-t. ruta **Sang.** *Sars.* seneg. *Sep.* sil. spig. *Stann.* stict.$_{c1,c2}$ stram. stront-c. *Sulph. Tab.* tarax. tep. ter. ther. thuj.$_h$ verat. xan.$_{c1}$ zinc. zinc-p.$_{k2}$ zing.
✎ vgl. 69/2

– **Arbeit**:
• **durch**: anac. bufo
✎ 97/6: Überempfindlichkeit.
FN 97/6-3: Alle physische und psychische Eindrücke, selbst die schwächern und schwächsten, erregen krankhaft, oft in hohem Grade. Gemüthliche Ereignisse nicht nur trauriger und ärgerlicher, sondern auch freudiger Art machen oft erstaunenswürdige Beschwerden und Leiden; rührende Erzählungen, ja auch nur das Denken und Erinnern daran, bringen dann die Nerven in Aufruhr, treiben die Angst nach dem Kopfe u.s.w. Schon weniges Lesen gleichgültiger Dinge oder aufmerksames Sehen auf einen Gegenstand, z.B. beim Nähen, aufmerksames Hören auch nur auf gleichgültige Dinge - allzuhelles Licht, lautes Gerede mehrer Menschen zugleich, selbst einzelne Töne auf einem musikalischen Instrumente, Glockengeläute u.s.w. bringen üble Eindrücke zuwege: Zittern, Ermattung, Kopfschmerz, Frost u.s.w. Oft sind auch Geruch und Geschmack übermäßig empfindlich. Ja es schadet in vielen Fällen selbst mäßige Körperbewegung, oder Sprechen, auch mäßige Wärme, Kälte, reine Luft, Benetzung der Haut mit Wasser u.s.w. Nicht Wenige leiden schon im Zimmer von jählinger Veränderung der Witterung, wo dann die Meisten bei stürmischem und feuchtem Wetter klagen, Wenige bei trocknem, heitern Himmel. Auch Vollmond bei Einigen, bei Andern Neumond machen ungünstigen Eindruck.

– **Essen**:
• **nach**: agar.$_{bg2,k}$ **Alum.**$_{bg2,k}$ alum-p.$_{k2}$ am-c.$_{bg2,k}$ ambr.$_{bg2,k}$ anac.$_{bg2}$ ant-c.$_{bg2,k}$ ant-t.$_{bg2}$ arn.$_{bg2,k}$ ars.$_{bg2,k,*}$ ars-s-f.$_{k2}$ bamb-a.$_{stb2}$ bar-c.$_{bg2,k}$ bar-m. bar-k.$_{k2}$ bell.$_{bg2,k,*}$ bov.$_{bg2,k,*}$ *Bry.*$_{bg2,k,*}$ bufo cact.$_{k2}$ *Calc.*$_{bg2,k}$ *Calc-p.*$_{a1,k}$ *Calc-s.* calc-sil.$_{k2}$ cann-s.$_{bg2}$ canth.$_{bg2,k}$ caps.$_{bg2,k}$ carb-an.$_{bg2,k}$ *Carb-v.*$_{bg2,k,*}$ carbn-s. castm.$_{bg2,k}$ caust.$_{bg2,k}$ *Cham.*$_{bg2,k,*}$ chel.$_{bg2,k}$ chin.$_{bg2,k}$ chin-b.$_{kr1}$ chinin-ar. chinin-s. chlor.$_{bg2}$ choc.$_{srj3}$ cina cinnb. *Cocc.*$_{bg2,k}$ *Coff.*$_{bg2,k}$ *Con.*$_{bg2,k}$ cop.$_{a1}$ crot-t.$_{bg2,k}$ dios. euon. fago.$_{a1}$ ferr.$_{bg2,k}$ ferr-ar. ferr-p. gels. glon. *Graph.*$_{bg2,k}$ grat.$_{bg2,k}$ hydr-ac.$_{dp}$ *Hyos.*$_{bg2,k,*}$ ign.$_{bg2,k}$ ind. kali-ar. kali-bi.$_{bg2}$ kali-c.$_{bg2,k}$ kali-m.$_{k2}$ kali-n.$_{bg2,k}$ kali-s. kali-sil.$_{k2}$ lach.$_{bg2,k}$ laur.$_{bg2}$ *Lith-c.* lob. *Lyc.*$_{bg2,k}$ mag-c.$_{bg2,k}$ mag-m.$_{bg2,k}$ meny.$_{bg2,k}$ merc.$_{bg2,k}$ merc-i-f. mur-ac.$_{bg2,k}$ *Nat-ar.* **Nat-c.**$_{bg2,k}$ **Nat-m.**$_{bg2,k}$ nat-p. nat-s.$_{bg2,k}$ nit-ac.$_{bg2,k}$ nux-m.$_{bg2,k}$ **Nux-v.**$_{bg2,k}$ paeon. *Petr.*$_{bg2,k}$ *Ph-ac.*$_{bg2,k}$ phel. *Phos.*$_{bg2,k}$ plat.$_{bg2,k}$ podo.$_{bg2}$ prun.$_{bg2,k}$ **Puls.**$_{bg2,k}$ ran-b.$_{k2}$ *Rhus-t.*$_{bg2}$ rumx. ruta sars. sel.$_{bg2}$ seneg.$_{bg2,k}$ sep.$_{bg2,k}$ *Sil.*$_{bg2,k}$ staph.$_{bg2,k}$ **Sulph.**$_{bg2,k,*}$ valer.$_{bg2,k}$ verat.$_{bg2,k}$ *Zinc.*$_{bg2,k}$ zinc-p.$_{k2}$
✎ 76/14: Nach dem Essen, Kopfschmerz.

– **Geräusche**, durch: acon. agar. alum-sil.$_{k2}$ anac.$_{bg2,k}$ anan.$_{hr1,k}$ ang.$_{bg2,k}$ arg-n. arn.$_{bg2,k}$ *Ars.* ars-i. bapt.$_{a1,k}$ bar-c.$_{bg2,k}$ bar-i.$_{k2}$ bar-m. **Bell.**$_{bg2,k,*}$ borx. *Bry.* bufo *Cact.*$_{bg2,k}$ calad.$_{bg2,k}$ **Calc.**$_{bg2,k}$ calc-i.$_{k2}$ *Calc-s.* calc-sil.$_{k2}$ cann-s. caps. carb-an. carb-v. caust. cham.$_{bg2}$ *Chin.*$_{bg2,k}$ *Chinin-ar.* cic. *Cocc. Coff.*$_{bg2,k}$ colch.$_{bg2,k}$ *Con.*$_{bg2,k}$ *Ferr-p.* gels. glon.$_{k2}$ graph. hell.$_{a1,k}$ hyos.$_{bg2,k}$ ign.$_{bg2,k}$ iod.$_{bg2,k}$ kali-ar. kali-bi. kali-c. kali-s. kali-sil.$_{k2}$ *Lac-c. Lac-d. Lach.* lachn.$_{br1}$ *lyc. Lyss.* mag-m. manc. merc.$_{bg2,k}$ merc-i-f.$_{a1,k}$ mur-ac. **Nat-ar.** *Nat-c.*$_{bg2,k}$ nat-m.$_{k2}$ nat-p. *Nit-ac.*$_{bg2,k}$ *Nux-v.*$_{bg2,k}$ op.$_{k2}$ *Ph-ac.*$_{bg2,k}$ *Phos.* plect.$_{a1}$ ptel. sang. sanic. sep.$_{j5}$ *Sil.*$_{bg2,k}$ *Sol-ni. Spig.*$_{k,k2,*}$ *Stann.*$_{bg2,k}$ stict. tab. *Ther.*$_{bg2,k}$ tril-p.$_{c1}$ tub.$_{bg2}$ yuc. zinc.$_{bg2,k,*}$ zinc-p.$_{k2}$
✎ vgl. 97/6 und FN 97/6-3

– **Heben**, beim:
• **Arme**; der:
✎ 88/1: Steigende Aufgelegtheit sich zu verheben und, wie man sagt, sich Schaden zu thun schon bei sehr geringer Anstrengung der Muskeln, bei kleinen Handarbeiten, beim über sich Reichen und Langen nach etwas Hohem, beim Aufheben nicht schwerer Dinge, schnellem Wenden des Körpers, Schieben u.s.w. Diese oft nur geringe Anspannung und Ausdehnung der Muskeln bringt dann oft die schwersten Krankenlager zuwege, Ohnmachten, alle Grade hysterischer Beschwerden,[1] Fieber, Blutspeien u.s.w., da doch eine nicht psorische Person solche Lasten hebt, als ihr Muskelkräfte nur irgend vermögen, ohne die mindesten Nachbeschwerden.[2]
FN 88/1-1: Oft auch sogleich starker Kopfschmerz im Scheitel - was dann auch äußerlich bei Berührung schmerzt - oder sogleich Kreuzschmerzen, oder Schmerzen in der Bährmutter, nicht selten Stechen in der Brustseite oder zwischen den Schulterblättern, was den Odem hemmt, oder schmerzhafte Steifheit des Genicks oder Rückgrats, oftes lautes Aufstoßen und dergl.
FN 88/1-2: Der gemeine Mann, besonders auf dem Lande, sucht sich dann mit einer Art mesmerischem Streichen, und zwar oft mit einigem, doch nicht dauerndem Erfolge zu erleichtern; die Aufgelegtheit sich zu verheben bleibt jedoch. Mit den Daumenspitzen pflegt vorzüglich eine Weibsperson (Streiche-Frau) gewöhnlich über den Schulterblättern nach den Achseln zu, oder den Rückgrat entlang, auch wohl von der Herzgrube aus, unter den Ribben hin (nur meist mit allzuheftigem Aufdrücken) mehrmals hinzustreichen.

– **Heben** einer Last; durch: ambr. *Arn.* bar-c. *Bry. Calc.* cocc. *Graph. Lyc. Nat-ar.* nux-v. *Ph-ac.* **Rhus-t.** *Sil.* sulph. valer.
✎ PP: Leichtes Verheben, oft schon vom Tragen oder Aufheben eines kleinen Gewichts, oft schon vom über sich Langen und Ausstrecken der Arme nach hohen Gegenständen [und eine Menge von dieser oft mäßigen Streckung der Muskeln erfolgender Beschwerden: Kopfschmerz, Übelkeit, Sinken der Kräfte, Spannschmerz in den Genick- und Rückenmuskeln u.s.w.].

– **Menses**:
• **während**: acon. agar. aloe alum. alum-p.$_{k2}$ alum-sil.$_{k2}$ am-c. am-m. androc.$_{srj1}$ ant-c. apis *Arg-n.* ars. ars-s-f.$_{k2}$ asar. aven.$_{br1}$ *Bamb-a.*$_{stb2}$

Kopf

Schmerz — Schmerz

- **Menses - während**: ...
  Bell. berb. borx. *Bov.* brom.$_{a1,k}$ *Bry.* bufo cact. *Calc.* calc-p. calc-s. calc-sil.$_{k2}$ canth. carb-an. *Carb-v.* castm. *Caust.* cham. chin. chinin-ar. cic. cimic. *Cocc.*$_{c2,k}$ coff. coloc. con. croc.$_{br1}$ cub. cupr. cur. cycl. dulc. eupi.$_{a1,k}$ ferr.$_{a1,k}$ ferr-ar. *Ferr-p.*$_{k,st}$ *Gels.* gent-c.$_{a1,k}$ **Glon.**$_{a1,k}$ **Graph.**$_{a1,k}$ hep. *Hyos.*$_{a1,k}$ hyper.$_{a1,k}$ *Ign.* kali-ar. kali-bi. *Kali-c.*$_{a1,k}$ kali-n. kali-p.$_{c2,k}$ kali-s. kali-sil.$_{k2}$ kalm. **Kreos.** *Lac-d.* *Lach.* *Laur.* **Lyc.** *Mag-c.*$_{a1,k}$ mag-m. mag-s. med. *Murx.* nat-ar. *Nat-c.* **Nat-m.** nat-p. nat-s.$_{c1,k2}$ *Nit-ac.* *Nux-m.* *Nux-v.* pall.$_{c1}$ *Phos.*$_{a1,k}$ *Plat.* *Puls.* rat. rhod. *Sang.* **Sep.** sil. spig.$_{j5}$ stann. sul-i.$_{k2}$ *Sulph.* teucr-s.$_{gm1}$ ther.$_{c1}$ til.$_{gm1}$ ust.$_{c2}$ *Verat.* xan. zinc. zinc-p.$_{k2}$

  🖋 *83/4:* Periode mit vielen Beschwerden, Ohnmachten oder (meist stechenden) Kopfschmerzen oder zusammenziehend krampfhaften, schneidenden Bauch- und Kreuzschmerzen; sie muß sich legen, sich erbrechen u.s.w.

- **Mond**:
  - **Neumond**:
    🖋 *68/12:* Kopfschmerz, einseitiger in gewissen Zeitperioden (nach 28, 14 oder weniger Tagen), mehr beim Vollmonde oder beim Neumonde, oder nach Gemüths-Erregungen, Verkältungen u.s.w. ein Drücken oder andrer Schmerz oben auf, oder in dem Kopfe, oder ein Bohren über einem Auge.
  - **Vollmond**:
    🖋 vgl. 68/12

- **Musik, durch**: acon.$_{k,k1,*}$ ambr.$_{k,k1,*}$ cact.$_{k,k1}$ **Coff.**$_{k,k1}$ nux-v.$_{k,k1,*}$ *Ph-ac.*$_{k,k1,*}$ *Phos.*$_{k,k1,*}$ podo.$_{k,k1}$ sumb.$_{bg2}$ viol-o.$_{k,k1,*}$

  🖋 *97/6:* Überempfindlichkeit.
  FN *97/6-3:* Alle physische und psychische Eindrücke, selbst die schwächern und schwächsten, erregen krankhaft, oft in hohem Grade. Gemüthliche Ereignisse nicht nur traurigerer und ärgerlicher, sondern auch freudiger Art machen oft erstaunenswürdige Beschwerden und Leiden; rührende Erzählungen, ja auch nur das Denken und Erinnern daran, bringen dann die Nerven in Aufruhr, treiben die Angst nach dem Kopfe u.s.w. Schon weniges Lesen gleichgültiger Dinge oder aufmerksames Sehen auf einen Gegenstand, z.B. beim Nähen, aufmerksames Hören auch nur auf gleichgültige Dinge - allzuhelles Licht, lautes Gerede mehrer Menschen zugleich, selbst einzelne Töne auf einem musikalischen Instrumente, Glockengeläute u.s.w. bringen üble Eindrücke zuwege: Zittern, Ermattung, Kopfschmerz, Frost u.s.w. Oft sind auch Geruch und Geschmack übermäßig empfindlich. Ja es schadet in vielen Fällen selbst mäßige Körperbewegung, oder Sprechen, auch mäßige Wärme, Kälte, freie Luft, Benetzung der Haut mit Wasser u.s.w. Nicht Wenige leiden schon im Zimmer von jählinger Veränderung der Witterung, wo dann die Meisten bei stürmischem und feuchtem Wetter klagen, Wenige bei trocknem, heitern Himmel. Auch Vollmond bei Einigen, bei Andern Neumond machen ungünstigen Eindruck.

- **Nasenbluten, nach**:
  - **amel.**: ant-c. brom.$_{bg1,bg2}$ bry.$_{bg1,bg2}$ bufo carb-an. cham. chin.$_{bg1,bg2}$ dig. ferr-p. ham. hyos.

- **Nasenbluten, nach - amel.**: ...
  kali-bi. mag-s. *Meli.* mill. petr. *Psor.* raph.$_{bg1,bg2}$ rhus-t.$_{kr1}$ tab. tarent.$_{bg1,bg2}$

  🖋 *90/3:* Jede Wärme der Luft im Zimmer (oder in der Kirche) ist ihr höchst zuwider, macht ihr Unruhe, treibt sie hin und her (zuweilen mit Pressen im Kopfe über den Augen - was sich nicht selten durch Nasenbluten erleichtert).

- **periodisch**:
  - **Tag**:
    - **jeden Tag**:
      - **Stunde, zur selben**: aran.$_{vh}$ ars. cact.$_{br1}$ cedr.$_{vh}$ cimic. gels. **Kali-bi.** mur-ac. spig.

      🖋 *69/1:* Kopfschmerz täglich zu gewissen Stunden, z.B. ein Stechen in den Schläfen.
  - **Woche**:
    - **zwei** Wochen, alle: *Ars.* ars-s-f.$_{k2}$ calc. **Chel.** chin. chinin-ar. ferr.$_{bro1}$ ferr-n.$_{stj2}$ ferr-sil.$_{stj2}$ ign. nicc. phyt. psor. puls. sang. *Sulph.* *Tub.*

    🖋 *69/2:* Anfälle von pochendem Kopfschmerze (z.B. in der Stirne) mit arger Übelkeit zum Umsinken oder auch Erbrechen von früh bis Abend, alle 14 Tage, oder eher, oder später.

- **pulsierend**: *Acon.* aeth. alum.$_{h,k,*}$ alum-p.$_{k2}$ alum-sil.$_{k2}$ *Am-c.* am-m. anac. ang. *Apis* arg-n.$_{k2}$ *Ars.*$_{a1,k}$ ars-s-f.$_{k2}$ *Asar.* aur-ar.$_{k2}$ aur-m.$_{a1,k}$ bamb-a.$_{stb2}$ **Bell.**$_{j5,a1,k}$ *Borx.* bov.$_{bg2}$ bry.$_{a1,k}$ bufo *Calc.* **Calc-p.** *Calc-s.* calc-sil.$_{k2}$ camph.$_{a1,k}$ cann-i.$_{k2}$ canth. caps. carb-an. **Carb-v.** **Carbn-s.** carc.$_{jl2,st1,*}$ caust. *Cham.*$_{a1,k}$ **Chel.** **Chin.** chinin-ar. **Chinin-s.** cinch.$_{a1}$ clem. cob. cocc. cupr. cupr-s. eug.$_{a1,k}$ *Eup-per.* *Euphr.* **Ferr.** *Ferr-ar.* *Ferr-i.* ferr-m. ferr-ma.$_{a1}$ ferr-p. *Gels.*$_{bg2,k}$ **Glon.**$_{a1,k}$ ham.$_{a1,k}$ *Hep.* hydr.$_{a1,k}$ hydrog.$_{srj2}$ hyos. hyper.$_{a1,k}$ *Ign.*$_{a1,k}$ kali-c. kali-n.$_{hr1}$ indg.$_{a1,k}$ *Ip.* kali-ar. kali-bi.$_{a1,k}$ kali-c. kali-p. kali-s. kali-sil.$_{k2}$ lac-d.$_{a1,k}$ *Lach.* laur.$_{k2}$ *Led.* lil-s.$_{a1}$ luna$_{kg1}$ **Lyc.** *Lyss.* mag-m.$_{a1}$ mag-p.$_{k2}$ manc.$_{a1,k}$ mang.$_{h,kl}$ meli.$_{a1,k}$ merc-i-f.$_{a1}$ mez. *Morph.* nat-ar. nat-c.$_{h,h2,*}$ **Nat-m.** nat-p.$_{a1}$ nat-s.$_{a1,k}$ nicc. nit-ac. nux-m.$_{a1,k}$ *Nux-v.* *Op.* petr. ph-ac.$_{bg2,k}$ *Phos.*$_{bg2,k}$ plat. *Psor.* ptel.$_{a1,k}$ **Puls.**$_{a1,k}$ rhod. *Rhus-t.*$_{k2}$ *Ruta* *Sang.*$_{a1,k}$ sars.$_{h,kl}$ sec.$_{a1,k}$ *Sep.*$_{a1,k}$ *Sil.*$_{a1,k}$ sol-ni. spirae.$_{a1}$ *Stram.* stry. **Sulph.**$_{bg2,k,*}$ tarent.$_{a1,k}$ thuj.$_{h,kl}$ upa. verat.$_{a1,k}$ xan.$_{a1,k}$ zinc.$_{h,kl}$

  🖋 *69/2:* Anfälle von pochendem Kopfschmerze (z.B. in der Stirne) mit arger Übelkeit zum Umsinken oder auch Erbrechen von früh bis Abend, alle 14 Tage, oder eher, oder später.

- **Scheitel**:
  - **Hochlangen; beim**:
    🖋 *88/1:* Steigende Aufgelegtheit sich zu verheben und, wie man sagt, sich Schaden zu thun schon bei der geringer Anstrengung der Muskeln, bei kleinen Handarbeiten, beim über sich Reichen und Langen nach etwas Hohem, beim Aufheben nicht schwerer Dinge, schnellem Wenden des Körpers, Schieben u.s.w. Diese oft nur geringe Anspannung oder Ausdehnung der Muskeln bringt dann oft die schwersten Krankenlager zuwege, Ohnmachten, alle Grade hysterischer Beschwerden,[1] Fieber, Blutspeien u.s.w., da doch eine nicht psorische Person solche Lasten hebt, als ihr Muskelkräfte nur ...

Kopf

Schmerz

- **Scheitel** - **Hochlangen**; beim: ...
  - ... irgend vermögen, ohne die mindesten Nachbeschwerden.[2]

  FN 88/1-1: Oft auch sogleich starker Kopfschmerz im Scheitel - was dann auch äußerlich bei Berührung schmerzt - oder sogleich Kreuzschmerzen, oder Schmerzen in der Bährmutter, nicht selten Stechen in der Brustseite oder zwischen den Schulterblättern, was den Odem hemmt, oder schmerzhafte Steifheit des Genicks oder Rückgrats, oftes lautes Aufstoßen und dergl.

  FN 88/1-2: Der gemeine Mann, besonders auf dem Lande, sucht sich dann mit einer Art mesmerischem Streichen, und zwar oft mit einigem, doch nicht dauerndem Erfolge zu erleichtern; die Aufgelegtheit sich zu verheben bleibt jedoch. Mit den Daumenspitzen pflegt vorzüglich eine Weibsperson (Streiche-Frau) gewöhnlich über den Schulterblättern nach den Achseln zu, oder den Rückgrat entlang, auch wohl von der Herzgrube aus, unter den Ribben hin (nur meist mit allzuheftigem Aufdrücken) mehrmals hinzustreichen.

- **Seiten**:
  - **periodisch**: *Graph.* kali-bi.
    - 68/12: Kopfschmerz, einseitiger in gewissen Zeitperioden (nach 28, 14 oder weniger Tagen), mehr beim Vollmonde oder beim Neumonde, oder nach Gemüths-Erregungen, Verkältungen u.s.w. ein Drücken oder andrer Schmerz oben auf, oder in dem Kopfe, oder ein Bohren über einem Auge.
  - **eine** Seite:
    - **Gemütsstörungen**, nach: arg-n.$_{br1}$
    - PP: Oft einseitiges Kopfweh oder Zahnweh schon von mäßigen Gemüthsstörungen.
    - 68/12: Kopfschmerz, einseitiger in gewissen Zeitperioden (nach 28, 14 oder weniger Tagen), mehr beim Vollmonde oder beim Neumonde, oder nach Gemüths-Erregungen, Verkältungen u.s.w. ein Drücken oder andrer Schmerz oben auf, oder in dem Kopfe, oder ein Bohren über einem Auge.
    - FN 68/12-4: Dabei oft eine große, innere Unruhe und Ängstlichkeit, besonders im Unterleibe, Mangel an Stuhl, oder öftere, kleine, ängstliche Stuhlgänge, Schwere in den Gliedern. Beben im ganzen Körper, Spannung aller Nerven mit großer Reizbarkeit und Empfindlichkeit; das Auge verträgt kein Licht, es thränt, schwillt auch wohl; die Füße sind kalt; zuweilen dabei Stockschnupfen, oft Frost, bald auch fliegende Hitze; dabei stete Übelkeit, auch wohl Würgen und Erbrechen; sie liegt entweder wie betäubt da, oder wirft sich angstvoll herum - in Anfällen von 12, 24 und mehren Stunden. Nach dem Anfalle entweder große Ermattung mit Traurigkeit, oder Gefühl von Gespanntheit im ganzen Körper. Vor dem Ausbruche oft Glieder-Rucke im Schlafe und Aufschrecken, ängstliche Träume, Zähneknirschen im Schlafe und große Schreckhaftigkeit bei jählingem Geräusche.

- **Stirn**, in der:
  - **pulsierend**: alum. *Am-c. Am-m. Ars.* asar. **Bell.** *Bry.*$_{a1,k}$ *Calc.* calc-sil.$_{k2}$ cann-i. *Caps.* carb-v. carc.$_{st1,tp1,*}$ *Caust.* cic. cimic.$_{hr1,a}$ cinch.$_{a1}$ cocc. coloc.$_{a1,k}$ cupr-ar. *Dig.*$_{a1,k}$ dulc.$_{a1,*}$ eupi.$_{bro1}$ **Ferr. Glon.** *Ign.*$_{K,st}$ *Iris* jab.$_{a1}$ kali-c.$_{h,kl}$ kali-i. *Kalm.* kreos. **Lac-c. Lac-d.** laur.$_{a1,k}$ *Lyc.*$_{a1,k}$ lyss.

- **Stirn**, in der - **pulsierend**: ...
  mag-c. meli. merc-i-f. mez. naja nat-c.$_{hr1}$ *Nat-m.* nicc. nux-m. olnd. ost.$_{a1}$ petr. phos.$_{h,kl}$ **Puls.**$_{a1,k}$ ruta sec.$_{a1,k}$ sep. **Sil.** sol-ni. spong. *Stram.* ther. verb. zinc.
  - 69/2: Anfälle von pochendem Kopfschmerze (z.B. in der Stirne) mit arger Übelkeit zum Umsinken oder auch Erbrechen von früh bis Abend, alle 14 Tage, oder eher, oder später.

- **Augen**:
  - **über** den Augen: acon. aesc. aeth. agar. ail. all-c. aloe. alum. alum-p.$_{k2}$ am-c. ambr. ang. ant-c. *Apis* arg-met. *Arg-n.* **Arn.** *Ars.* ars-i. asaf. aspar. aur-m. bapt. bar-c. bar-i.$_k$ bar-s.$_{k2}$ *Bell.* berb. bism.$_{bg2}$ borx. bov. brom. *Bry.* cadm-s. *Calc.* calc-i.$_{k2}$ *Calc-p.* calc-s. calc-sil.$_{k2}$ cann-i. canth. caps. *Carb-ac.*$_{st}$ carb-an. carb-v. carc.$_{sp}$ caust. **Cedr.** *Chel.* chim-m. *Chin.* *Chinin-s.* chlol. cic.$_{bg2,c1}$ cimic. cina cinnb. cist. coca colch. coloc.$_{bg2}$ con. cop. *Croc.* crot-h. cupr. dig. dios. dros. echi. elaps ferr. ferr-ar. ferr-i. ferr-p. fl-ac. *Gels. Glon.* gymno. ham. hell. *Hep.* hipp. hura hydr. hydrc. hydrog.$_{srj2}$ hyos. hyper. ign. ind. iod. ip. *Iris* jug-r. kali-ar. *Kali-bi.* **Kali-c.** kali-i.$_{k2}$ kali-n. kali-p. *Kali-s.* kali-sil.$_{k2}$ kalm. lac-ac. **Lac-c.** *Lac-d.* **Lach.** lact. laur. lil-t. lith-c. lob. luna$_{kg1}$ *Lyc.* lyss. mag-c. mag-p. mang. med. *Meph.* merc. merc-i-r. merl. mez. mill.$_{bg2}$ mosch. naja nat-ar. nat-c. *Nat-m. Nat-p.* nit-ac. nux-m. **Nux-v.** ol-an. onos. op. osm. ox-ac. *Petr.* ph-ac. *Phos. Phys. Phyt.* pic-ac. plan. plat. plb. podo.$_{bg2}$ psil.$_{ft1}$ *Psor.* ptel. **Puls.** ran-b. raph. rheum rhus-r. rhus-t. sabad. *Sang. Sanic. Sel. Seneg. Sep.* **Sil.** *Sol-ni.* **Spig.** spong. *Stann.* staph. sul-i. sulph. syph.$_{k2}$ tab. tarent. tax. tell. ter. teucr. ther. thuj. urt-u. *Valer.* verat. viol-t. *Zinc.* zinc-p.$_{k2}$ zing.
  - 68/12: Kopfschmerz, einseitiger in gewissen Zeitperioden (nach 28, 14 oder weniger Tagen), mehr beim Vollmonde oder beim Neumonde, oder nach Gemüths-Erregungen, Verkältungen u.s.w. ein Drücken oder andrer Schmerz oben auf, oder in dem Kopfe, oder ein Bohren über einem Auge.

  FN 68/12-4: Dabei oft eine große, innere Unruhe und Ängstlichkeit, besonders im Unterleibe, Mangel an Stuhl, oder öftere, kleine, ängstliche Stuhlgänge, Schwere in den Gliedern. Beben im ganzen Körper, Spannung aller Nerven mit großer Reizbarkeit und Empfindlichkeit; das Auge verträgt kein Licht, es thränt, schwillt auch wohl; die Füße sind kalt; zuweilen dabei Stockschnupfen, oft Frost, bald auch fliegende Hitze; dabei stete Übelkeit, auch wohl Würgen und Erbrechen; sie liegt entweder wie betäubt da, oder wirft sich angstvoll herum - in Anfällen von 12, 24 und mehren Stunden. Nach dem Anfalle entweder große Ermattung mit Traurigkeit, oder Gefühl von Gespanntheit im ganzen Körper. Vor dem Ausbruche oft Glieder-Rucke im Schlafe und Aufschrecken, ängstliche Träume, Zähneknirschen im Schlafe und große Schreckhaftigkeit bei jählingem Geräusche.

Kopf

— **berstend**: aesc.$_{a1,k}$ all-c.$_{k2}$ alum. alum-p.$_{k2}$ alum-sil.$_{k2}$ am-c.$_{h,k}$,* *Am-m.*$_{bg2,k}$ anil.$_{a1}$ ant-c.$_{bg2,k}$ apis arg-n.$_{bg2,k}$,* ars. ars-met. asaf.$_{bg2,k}$ asar.$_{bg2,k}$ aster.$_{a1,k}$ atro.$_{bg2}$ bamb-a.$_{stb2}$ bapt. bar-c.$_{bg2,k}$ bar-s.$_{k2}$ **Bell.**$_{bg2,k}$,* berb.$_{a1,k}$ bov.$_{bg2,k}$ brom.$_{a1,k}$ **Bry.**$_{bg2}$ cact.$_{bg2,k}$ calad.$_{a1,k}$ **Calc.**$_{h,k}$,* calc-sil.$_{k2}$ cann-s.$_{bg2,k}$ canth.$_{k2}$ *Caps.*$_{bg2,k}$,* carb-an.$_{bg2,k}$ carb-v.$_{k2}$ *Caust.*$_{bg2,k}$ cham.$_{bg2,k}$,* chel.$_{bg2,k}$ **Chin.**$_{bg2,k}$ chinin-ar. cimic.$_{bg2,k}$,* clem.$_{a1,k}$ cob.$_{a1,k}$ coc-c. cocc.$_{k2}$ coff.$_{bg2,k}$ colch.$_{k2}$ **Con.**$_{h,k}$,* cupr. *Daph.*$_{bg2}$ dig.$_{bg2,k}$ dios.$_{a1,k}$ dol. eup-per.$_{k2}$ euph. *Euphr.*$_{bg2,k}$ fago.$_{a1}$ *Ferr.*$_{bg2,k}$ ferr-ar. ferr-p. *Gels.*$_{bg2}$ **Glon.**$_{bg2,k}$,* *Graph.*$_{bg2,k}$ gymno. ham.$_{a1,k}$ helo.$_{c1}$ helo-s.$_{c1}$ *Hep.*$_{bg2,k}$,* hydr.$_{a1,k}$ hyper.$_{bg2}$ ign.$_{bg2,k}$ iod.$_{bg2}$ *Ip.*$_{bg2,k}$ kali-ar. kali-bi.$_{k2}$ kali-c.$_{bg2,k}$ kali-n.$_{bg2,k}$,* kali-p. kali-s. kalm.$_{a1,k}$ kreos. lac-ac.$_{a1,k}$ lac-c.$_{bg1,k2}$ **Lach.**$_{bg2,k}$ lachn. *Lyc.* **Lyss.**$_{a1,k}$ mag-m. **Merc.**$_{a1,k}$ mez. mill. mosch. naja nat-ar. nat-c. **Nat-m.**$_{bg2,k}$,* nat-p. nat-s.$_{bg2,k}$ nicc.$_{a1,k}$ *Nit-ac.*$_{bg2,k}$ *Nux-m.*$_{k2}$ nux-v.$_{k2}$ **Olnd.**$_{bg2,k}$ op.$_{bg2,k}$ *Petr.*$_{bg2,k}$ ph-ac.$_{bg2,k}$ **Phos.**$_{bg2,k}$,* phys. pic-ac.$_{a1,k}$ podo.$_{k2}$ prun. psor. ptel.$_{bg2,k}$ *Puls.*$_{bg2,k}$ ran-b.$_{bg1,k2}$ *Rat.*$_{bg2,k}$,* rhus-t.$_{bg2,k}$ sabad. *Sang.*$_{bg2,k}$,* sarr.$_{bro1}$ **Sep.**$_{bg2,k}$,* *Sil.*$_{bg2,k}$ sol-ni. *Spig.*$_{bg2,k}$ *Spong.*$_{bg2,k}$ stann. stront-c. sul-ac. **Sulph.**$_{bg2,k}$ syph.$_{k2,xxb}$ thuj.$_{bg2,k}$ usn.$_{bg2,k}$ verat. zinc.

✎ 69/3: Kopfschmerz, als wenn der Hirnschädel auseinanderginge.

- **Scheitel**:
  - **auseinandergepreßt**, wie: kali-i. lac-d. nux-v. *Sil.*

✎ vgl. 69/3

— **drückend**:
- **auseinanderdrückend**: acon. aesc. aloe ant-c. *Arg-n.* arn. ars. bar-c. *Bell.* bov. *Bry.* calc-p. caps. *Carb-an.* chel. **Chin.** cocc. con.$_{a1,k}$ cor-r.$_{br1}$ daph. euph.$_{a1,k}$ fago.$_{a1}$ gels. hell. hyper.$_{a1,k}$ ign. kali-bi. kali-i. kali-n. lach. lil-t. *Lyc.*$_{a1,k}$ **Merc.** *Mez.* nat-m. nux-m. *Nux-v.* par. phyt.$_{a1}$ *Prun.*$_{a1,k}$ puls. ran-b. rhus-t. sabad.$_{a1,k}$ sabin. samb. *Sep. Sil.*$_{a1,k}$ spig. *Stann.* **Staph.** stront-c. tarax. *Thuj.* zinc.

✎ vgl. 69/3

- **innen**, nach: *Alum. Anac.* asar. bov. cact.$_{k2}$ calc. cham.$_{a1,k}$ *Cocc.* coff. *Dulc.* graph. *Hell.* ign. merc. nit-ac. olnd. petr. ph-ac. *Plat. Ran-s.* sabad. sep. sil. spig. stann. staph. zing.$_{a1,k}$

✎ 68/12: Kopfschmerz, einseitiger in gewissen Zeitperioden (nach 28, 14 oder weniger Tagen), mehr beim Vollmonde oder beim Neumonde, oder nach Gemüths-Erregungen, Verkältungen u.s.w. ein Drücken oder andrer Schmerz oben auf, oder in dem Kopfe, oder ein Drücken über einem Auge.
FN 68/12-4: Dabei oft eine große, innere Unruhe und Ängstlichkeit, besonders im Unterleibe, Mangel an Stuhl, oder öftere, kleine, ängstliche Stuhlgänge, Schwere in den Gliedern. Beben im ganzen Körper, Spannung aller Nerven mit großer Reizbarkeit und Empfindlichkeit; das Auge verträgt kein Licht, es thränt, schwillt auch wohl; die Füße sind kalt; zuweilen dabei Stockschnupfen, oft Frost, bald auch fliegende Hitze; dabei stete Übelkeit, auch wohl Würgen und Erbrechen; sie liegt entweder wie betäubt da, oder wirft sich ...

— **drückend - innen**, nach: ...

✎ ... angstvoll herum - in Anfällen von 12, 24 und mehren Stunden. Nach dem Anfalle entweder große Ermattung mit Traurigkeit, oder Gefühl von Gespanntheit im ganzen Körper. Vor dem Ausbruche oft Glieder-Rucke im Schlafe und Aufschrecken, ängstliche Träume, Zähneknirschen im Schlafe und große Schreckhaftigkeit bei jählingem Geräusche.

- **Scheitel**: **Acon.**$_{bg2,k}$,* act-sp. aesc.$_{a1,k}$ *Agar.*$_{a1,k}$ agn.$_{bg2,k}$ all-c. all-s.$_{a1}$ *Aloe* alum.$_{a1,k}$ alum-p.$_{k2}$ alum-sil.$_{k2}$ *Alumn.*$_{a1,k}$ *Am-c.*$_{h,k}$,* am-m.$_{bg2}$ *Ambr.*$_{bg2,k}$,* *Anac.* androc.$_{srj1}$ ang.$_{a1}$ ant-t.$_{bg2,k}$,* apis *Arg-n.* arn. *Ars.* asaf.$_{bg2,k}$ asar.$_{bg2,h}$ aur.$_{bg2,k}$ aur-i.$_{bg2,k}$ aur-s.$_{k2}$ bamb-a.$_{stb2}$ bar-c.$_{bg2,k}$ bar-i.$_{k2}$ bar-s.$_{k2}$ **Bell.**$_{bg2,k}$,* benz-ac.$_{a1,k}$ bov.$_{bg2,k}$,* brom.$_{a1,k}$ bry. bufo **Cact.** *Calc.*$_{bg2,k}$,* *Calc-ar.* calc-i.$_{k2}$ *Calc-p.* calc-sil.$_{k2}$ camph. *Cann-s.*$_{bg2,k}$ canth.$_{bg2,k}$,* **Carb-v.**$_{bg2,k}$,* **Carbn-s.** *Caust.*$_{bg2,k}$ cedr.$_{a1,k}$ cham.$_{a1,k}$ *Chel.*$_{bg2,k}$ *Chen-a.* chin.$_{bg2,k}$ chinin-s. cic. **Cimic.** cimx.$_{hr1,k}$ *Cina* cinnb. clem.$_{a1,k}$ coc-c.$_{a1,k}$ cocc.$_{a1,k}$ colch.$_{bg2,k}$ coloc. con.$_{a1,k}$ cot.$_{br1}$ croc.$_{bg2,k}$ crot-h. cupr. cupr-s.$_{a1}$ *Cycl.*$_{bg2,k}$ *Dig.*$_{bg2,k}$,* digin.$_{a1}$ dros.$_{a1,k}$ dulc.$_{bg2,k}$ eug. eup-per. euphr.$_{a1,k}$ fago.$_{a1}$ *Ferr.*$_{bg2,k}$,* *Ferr-ar.* ferr-i. *Ferr-p.*$_{a1,k}$ fl-ac. gels.$_{a1,k}$ gent-c.$_{a1}$ *Glon.*$_{a1,k}$ granit-m.$_{es1}$ *Graph.* hell.$_{bg2,k}$ helon.$_{hr1,k}$ hep. hipp. hydr. hydr-ac. hyos.$_{bg2,k}$ *Hyper.*$_{bg2,k}$,* ign.$_{bg2,k}$ indg. *Iod.*$_{bg2,k}$,* ip. jac-c. *Kali-bi.*$_{bg2,k}$ *Kali-c.*$_{bg2,k}$ *Kali-i.*$_{a1,k}$ kali-n.$_{bg2,k}$,* *Kali-p.*$_{bg2,k}$ kali-sil.$_{k2}$ kalm. kreos.$_{a1,k}$ lac-ac. **Lach.**$_{bg2,k}$ laur.$_{a1,k}$ led.$_{bg2,k}$ lil-t.$_{a1,k}$ lith-c. **Lyc.**$_{bg2,k}$,* *Lyss.*$_{a1,k}$,* mag-c. mag-m.$_{a1,k}$ manc. mang. marb-w.$_{es1}$ med. *Meny.*$_{bg2,k}$ merc-i-r. *Mez.*$_{bg2,k}$ mosch.$_{a1,k}$ *Naja* nat-ar. nat-c.$_{bg2,k}$,* nat-m.$_{bg2,k}$ *Nat-p.* nat-s. *Nicc.*$_{a1,k}$ nit-ac.$_{a1,k}$ *Nux-m.*$_{bg2,k}$ *Nux-v.*$_{a1,k}$ ol-an.$_{a1,k}$ olnd.$_{bg2,k}$ op.$_{a1,k}$ *Ox-ac.* pall.$_{a1,k}$ *Petr.*$_{a1,k}$ **Ph-ac.**$_{bg2,k}$,* *Phel.*$_{a1,k}$ *Phos.*$_{bg2,k}$ *Phys.*$_{a1,k}$ *Phyt.*$_{bg2,k}$ pic-ac. plat.$_{bg2,k}$ puls. *Ran-b.*$_{bg2,k}$ *Ran-s.*$_{bg2,k}$,* rheum rhod.$_{bg2,k}$ rhus-t. rumx. sabad.$_{bg2,k}$ sabin.$_{bg2,k}$,* *Sars.*$_{bg2,k}$,* sedi.$_{a1}$ *Sep.*$_{bg2,k}$ *Sil.*$_{bg2,k}$,* spig.$_{bg2,k}$ spong.$_{bg2,k}$ squil. **Stann.**$_{bg2,k}$,* **Staph.**$_{bg2,k}$,* stict.$_{bg2}$ stram.$_{a1,k}$ sul-ac. sul-i.$_{bg2,k}$ **Sulph.**$_{bg2,k}$,* syph. tab.$_{bg2,k}$ *Thuj.*$_{bg2,k}$,* tong.$_{a1}$ tub.$_{c1}$ upa.$_{a1}$ valer.$_{bg2,k}$ *Verat.*$_{bg2,k}$ verb.$_{bg2,k}$ viol-t.$_{bg2,k}$ xan. zinc. zinc-p.$_{k2}$

✎ vgl. 68/12 und FN 68/12-4

— **dumpf**:
- **morgens**:
  - **Erwachen**, beim: ars.$_h$

✎ 68/11: Kopfschmerz, dumpfer, gleich früh beim Erwachen oder Nachmittags bei starkem Gehen oder beim Lautsprechen.

- **Gehen**; beim:

✎ vgl. 68/11

- **Sprechen**; beim:

✎ vgl. 68/11

— **reißend**:
- **auseinanderreißend**: agar. am-m. coff. *Mur-ac.* nat-s. op. *Puls.* staph. sul-ac. *Verat.*

✎ 69/3: Kopfschmerz, als wenn der Hirnschädel auseinanderginge.

| Schmerz | **Kopf** | Schwellung |

- **stechend**:
  - **erstreckt** sich zu:
    - **Ohren**:
      - **heraus**; zu den Ohren:
  - 🕮 69/6: Kopfschmerz, Stechen im Kopfe (zu den Ohren heraus).
  - FN 69/6-4: Dabei wird es ihr oft ganz schwarz vor den Augen.
  - **Schläfen**:
    - **periodisch**:
  - 🕮 69/1: Kopfschmerz täglich zu gewissen Stunden, z.B. ein Stechen in den Schläfen.
  - FN 69/1-1: Die auch wohl anschwellen, mit Thränen des einen Auges.
- **Ziehen**, wie ein: acon-l.$_{a1}$ canth.$_{bg2,k}$ *Lach.* petr.$_{bg2,k}$
  - 🕮 69/4: Kopfschmerz, ziehender.
  - FN 69/4-2 In einigen Fällen ein ziehender Schmerz aus dem Genicke äußerlich zum Hinterhaupte heran, auch wohl über den ganzen Kopf und das Gesicht, welches davon oft aufgedunsen wird und wobei der Kopf bei Berührung schmerzt, nicht selten mit Übelkeit.
- **ziehend**: *Acon.*$_{bg2,k,*}$ aeth.$_{a1,k}$ *Agar.*$_{bg2,k,*}$ agn.$_{bg2}$ ail. all-c.$_{k2}$ alum.$_{bg2,k,*}$ alum-sil.$_{k2}$ am-c.$_{bg2,k,*}$ ambr.$_{hr1,k}$ ammc.$_{a1}$ ang.$_{a1,k}$ ant-t.$_{bg2,k}$ apis aran.$_{hr1,k,*}$ arg-met. arg-n.$_{a1,k}$ *Ars.*$_{a1,k}$ asar.$_{bg2,k,*}$ aur.$_{bg2,k,*}$ aur-ar.$_{k2}$ aur-m.$_{hr1,k}$ aur-m-n.$_{a1}$ aur-s.$_{k2}$ bapt. bar-c.$_{bg2,k,*}$ bell.$_{bg2,k,*}$ berb.$_{a1,k}$ bism.$_{bg2,k,*}$ borx. bov.$_{a1,k}$ *Bry.*$_{bg2,k}$ *Calc.*$_{bg2,k,*}$ *Calc-p.*$_{hr1,k}$ camph.$_{hr1,k,*}$ canth.$_{bg2,k,*}$ caps.$_{bg2,k}$ carb-an.$_{bg2,k}$ *Carb-v.*$_{bg2,k,*}$ *Carbn-s.* *Caust.* *Cham.*$_{bg2,k,*}$ *Chin.*$_{bg2,k,*}$ cimic.$_{a1,k}$ cimx.$_{hr1,k,*}$ cina coff.$_{a1,k}$ coloc.$_{bg2,k,*}$ *Con.*$_{a1,k}$ croc.$_{bg2,k}$ cupr.$_{bg2,k,*}$ cycl.$_{bg2,k}$ dulc.$_{bg2,k}$ eug.$_{a1,k}$ eupi.$_{a1,k}$ ferr.$_{bg2,k,*}$ ferr-ar. *Gels.*$_{hr1,k}$ gink-b.$_{sbd1}$ *Glon.*$_{hr1,k}$ gran. *Graph.*$_{bg2,k}$ guaj.$_{a1,k}$ hell.$_{bg2,k,*}$ hipp.$_{a1,k}$ hydr. ip.$_{bg2,k,*}$ kali-c.$_{bg2,k,*}$ *Kali-i.*$_{a1,k}$ kali-p. kali-s. kali-sil.$_{k2}$ kalm. *Kreos.*$_{hr1,k}$ lach.$_{a1,k}$ lil-t. lup.$_{a1}$ lyc.$_{bg2,k}$ *Mag-c.*$_{a1,k,*}$ mang.$_{a1,k}$ meny.$_{bg2,k}$ *Merc.*$_{bg2,k,*}$ merc-c. mez.$_{a1,k}$ *Mosch.*$_{bg2,k,*}$ nat-ar. nat-c.$_{a1,k}$ *Nat-m.*$_{bg2,k}$ nat-p. nit-ac.$_{bg2,k,*}$ **Nux-v.**$_{bg2,k,*}$ ol-an.$_{a1,k}$ petr.$_{bg2,k,*}$ *Phos.*$_{h,k}$ *Plat.*$_{bg2,k,*}$ *Plb.*$_{hr1,k}$ *Puls.*$_{bg2,k,*}$ ran-s. rheum *Rhod.*$_{bg2,k,*}$ *Rhus-t.*$_{bg2,k,*}$ rhus-v.$_{a1}$ ruta sabad.$_{a1,k}$ sabin.$_{bg2,k}$ sars.$_{h,k1}$ seneg. *Sep.*$_{bg2,k,*}$ *Sil.*$_{bg2,k,*}$ squil.$_{bg2,k}$ stann.$_{bg2,k}$ *Staph.*$_{bg2,k,*}$ stront-c. stry. *Sul-ac.*$_{bg2,k,*}$ **Sulph.**$_{bg2,k,*}$ thuj.$_{bg2,k}$ til.$_{a1,k}$ tong.$_{a1}$ valer.$_{bg2,k,*}$ verat.$_{bg2,k,*}$ zinc.$_{a1,k}$ zing.$_{hr1,k,*}$
  - ☞ vgl. 69/4 und FN 69/4-2
- **zuckend**: arn.$_{h,k,*}$ **Bell.**$_{h,k,*}$ bry.$_{a1,k}$ carb-v.$_{bg2,k,*}$ chin.$_{bg2,k,*}$ ign.$_{bg2,k,*}$ kali-c.$_{bg2,k,*}$ lyc.$_{a1,k}$ sil.$_{a1,k}$ **Sulph.**$_{bg2,k,*}$
  - 🕮 69/5: Kopfschmerz, Zucken im Kopfe (zu den Ohren heraus).
  - FN 69/5-3: Gewöhnlich beim Gehen, besonders beim Gehen und Bewegen nach dem Essen.
  - **Gehen**, beim: **Bell.**$_{h,k,*}$
  - ☞ vgl. 69/5 und FN 69/5-3

Schuppen: all-s.$_{hr1,k,*}$ alum.$_{bg2,k,*}$ *Am-m.*$_{hr1,k}$ *Ars.*$_{bg2,k,*}$ bad.$_{hr1,k,*}$ *Bry.*$_{hr1,k,*}$ bufo$_{ck}$ *Calc.*$_{hr1,k,*}$ *Calc-s.* **Canth.**$_{hr1,k}$ **Carbn-s.** crot-h.$_{a1}$ *Dulc.*$_{hr1,k,*}$ granit-m.$_{es1}$ **Graph.**$_{bg2,k,*}$ hydrog.$_{srj2}$ kali-c.$_{bg2,k}$ kali-chl.$_{hr1,k}$ kali-m.$_{k2}$ kali-p. *Kali-s.*$_{c2,k,*}$ lac-c. *Lyc.*$_{hr1,k}$ mag-c.$_{k,k1,*}$ maland.$_{a12}$ *Med.*$_{hr1,k}$ *Mez.*$_{hr1,k}$ **Nat-m.**$_{bg2,k,*}$ *Olnd.*$_{bg2,k,*}$ **Phos.**$_{bg2,k,*}$ *Psor.*$_{hr1,k}$ sanic.$_{c2,k}$ *Sep.*$_{bg2,k,*}$ *Staph.*$_{hr1,k}$ **Sulph.**$_{bg2,k,*}$ *Thuj.*$_{hr1,k}$
- 🕮 PP: Öfteres Ausfallen der Kopfhaare, Trockenheit derselben, viel Schuppen auf dem Haarkopfe.
- 69/8: Haarkopf voll Schuppen, mit oder ohne Jücken.

Schweiß der Kopfhaut:
- **Erwachen**, beim: ph-ac.
  - 🕮 93/1: Tägliche Frühschweiße, oft triefend stark, viele Jahre über, oft von saurem, oder beißigsaurem Geruche.
  - FN 93/1-1: Dahin gehört auch das Schwitzen psorischer Kinder am Kopfe, Abends nach dem Einschlafen.
- **nur** am Kopf: acon. am-m.$_{bg2}$ *Calc.* cham.$_{k,k2}$ kali-m.$_{bg2}$ phos. *Puls.* rheum$_{bg2}$ sabad. sanic.$_{bg2}$ sep. *Sil.* spig. stann.
  - ☞ vgl. 93/1 und FN 93/1-1
- **sauer**: *Bry. Cham. Hep. Merc.* rheum *Sep.* **Sil.**$_{st}$
  - ☞ vgl. 93/1 und FN 93/1-1
- **Schlaf**:
  - **im**: bamb-a.$_{stb2}$ *Bry.*$_{st}$ **Calc.** *Calc-p. Cham. Cic. Lyc. Merc. Podo.* sanic. *Sep. Sil.*
  - ☞ vgl. 93/1 und FN 93/1-1
  - **Einschlafen**; beim: graph. sep. *Sil.* tarax.$_{kr1}$
  - 🕮 PP: Schweiß am Kopfe, Abends nach dem Einschlafen.
  - 93/1: Tägliche Frühschweiße, oft triefend stark, viele Jahre über, oft von saurem, oder beißigsaurem Geruche.
  - FN 93/1-1: Dahin gehört auch das Schwitzen psorischer Kinder am Kopfe, Abends nach dem Einschlafen.
- **Stirn**:
  - **Bewegung**, bei: valer.
  - 🕮 92/7: Allzuleichtes Schwitzen bei geringer Bewegung, ja anfallsweise selbst im Sitzen über und über, oder bloß an einzelnen Theilen, z.B. fast steter Hände- und Fuß-Schweiß,[1] so auch in den Achselgruben [2] und um die Schamtheile starkes Schwitzen.
  - FN 92/6-1: Letzterer gewöhnlich von sehr stinkendem Geruche und zuweilen von solcher Heftigkeit, daß Fußsohlen, Fersen und Zehen bei geringem Gehen schon durchweicht und wund werden.
  - FN 92/7-2: Nicht selten von rother Farbe, oder von bokkigem, knoblauchartigen Geruche.
  - **Sitzen**, im: camph. iris-foe.
  - ☞ vgl. 92/7, FN 92/6-1 und FN 92/7-2

Schwellung:
- **einzelne** Schwellungen: petr.$_h$
  - 🕮 69/12: Auf der Kopfhaut schmerzhafte Knollen, kommend und vergehend, wie Beulen und runde Geschwülste.
  - FN 69/12-5: Die wohl auch, in seltnen Fällen, in Eiterung übergehen.
- **Drüsen** des Kopfes: *Bar-c. Calc.* carb-v.$_{k2}$ *Merc. Psor.* **Sil.** *Sulph.*
  - 🕮 92/4: Drüsen-Geschwülste um den Hals, im Schooße, in den Gelenkbiegungen, der Ellbogenbeuge, der Kniekehle, in den Achselgruben, auch in den Drüsen.

Schwellung — **Kopf / Augen** — Farbe

– Schläfen:
  📖 69/1: Kopfschmerz täglich zu gewissen Stunden, z.B. ein Stechen in den Schläfen.
  FN 69/1-1: Die auch wohl anschwellen, mit Thränen des einen Auges.

Tumoren:
– Schwellungen; tumorartige: anac.$_{bg2}$ arg-n.$_{bg2}$ ars.$_{bg2}$ Calc.$_{bg2}$ caust.$_{bg2}$ daph.$_{bg2}$ hell.$_{bg2}$ kali-c.$_{bg2}$ nux-v.$_{bg2}$ petr.$_{bg2}$ ph-ac.$_{bg2}$ puls.$_{bg2}$ rhus-t.$_{bg2}$ ruta$_{bg2}$ sep.$_{bg2}$ sil.$_{bg2}$
  📖 69/12: Auf der Kopfhaut schmerzhafte Knollen, kommend und vergehend, wie Beulen und runde Geschwülste.
  FN 69/12-5: Die wohl auch, in seltnen Fällen, in Eiterung übergehen.

Zucken des Kopfes und der Muskeln des Kopfes: *Agar.*$_{kl}$ aloe$_{kl}$ ambr.$_{kl}$ apis$_{kl}$ arn.$_{kl}$ bar-c.$_{kl}$ **Bell.**$_{kl}$ bry.$_{kl}$ calc.$_{kl}$ calc-sil.$_{k2}$ cann-s.$_{kl}$ carb-v.$_{kl}$ caust.$_{kl}$ cham.$_{kl}$ chel.$_{kl}$ chin.$_{kl}$ *Cic.*$_{kl}$ crot-t.$_{kl}$ cycl.$_{kl}$ eupi.$_{kl}$ glon.$_{kl}$ graph.$_{kl}$ ign.$_{kl}$ kali-c.$_{kl}$ laur.$_{kl}$ lyc.$_{kl}$ mag-c.$_{kl}$ merc.$_{kl}$ mygal.$_{kl}$ nat-c.$_{kl}$ nat-p.$_{kl}$ nat-s.$_{kl}$ nit-ac.$_{kl}$ nux-v.$_{kl}$ *Op.*$_{kl}$ petr.$_{kl}$ *Ph-ac.*$_{kl}$ phos.$_{kl}$ rat.$_{kl}$ rhus-t.$_{kl}$ sabad.$_{kl}$ *Sep.*$_{kl}$ sil.$_{kl}$ stann.$_{kl}$ staph.$_{kl}$ stram.$_{kl}$
  📖 94/8: Schnelles Zucken einzelner Muskeln und Glieder selbst beim Wachen, z.B. der Zunge, der Lippen, der Gesichtsmuskeln, der Schlundmuskeln, der Augen, der Kiefer, der Hände und Füße.
  94/10: Unwillkürliches Drehen und Wenden des Kopfes oder der Glieder bei voller Besinnung (Veits-Tanz).

Zusammenziehung der Kopfhaut; Gefühl der: aeth. arg-n.$_{rb2}$ arn.$_{br1}$ cact.$_{k2}$ *Carb-v.*$_{k,rb2}$ coc-c.$_{rb2}$ crot-c.$_{bg1}$ helon.$_{bg1}$ iris$_{c1}$ lyc. lyss. merc. par. plat.$_{k,rb2}$ ran-s. rhus-t. sanic.$_{c2}$ sel.$_{c1}$ spig. stann.
  📖 69/13: Zusammenziehende Empfindung in der Kopf- und Gesichtshaut.

Augen

Absonderungen:
– Canthi:
  • **Eiter:** cham. *Graph. Kali-bi.* kali-c. kali-i. led. **Nux-v.** *Ph-ac.* ran-b. *Zinc.*
  📖 70/9: Augenwinkel voll von eiterigem Schleime (Augenbutter).

Entzündung: abrot.$_{hr1}$ achy-a.$_{bnj1}$ **Acon.**$_{bg2,k}$ *Act-sp. Agar.*$_{bg2,k}$ albz-f.$_{bta1}$ alco.$_{a1}$ **All-c.** **Alum.**$_{bg2,k}$ alumn.$_{k2}$ am-c.$_{a1,k}$ *Am-m.*$_{c2}$ *Ambr.*$_{bg2,k}$ *Ant-c.*$_{bg2,k}$ *Ant-t.*$_{c2,k}$ **Apis** arg-met. **Arg-n.**$_{bg2,k,*}$ **Arn.**$_{bg2,k,*}$ **Ars.**$_{bg2,k,*}$ ars-i. ars-s-f.$_{k2}$ *Asaf.*$_{bg2,k}$ asar. asc-t.$_{a1}$ *Aur.*$_{bg2,k}$ aur-ar.$_{k2}$ aur-i.$_{k2}$ aur-m. aur-s.$_{k2}$ *Bad.*$_{k2}$ *Bar-c.*$_{bg2,k}$ *Bar-m.*$_{k2}$ **Bell.**$_{bg2,k}$ benz-ac. Borx. bov.$_{bg2,k}$ *Bry.*$_{bg2,k}$ *Bry-c.*$_{bg2}$ cadm-s.$_{k,k2}$ calad. **Calc.**$_{bg2,k}$ *Calc-p. Calc-s.*$_{c2}$ calen.$_{c2}$ camph. cann-s.$_{bg2,k}$ *Canth.*$_{a1,k}$ caps.$_{a1}$ caps-f.$_{jsx1}$ carb-v.$_{h}$ carbn-s. **Caust.**$_{bg2,k,*}$ cent.$_{c2}$ *Cham.*$_{bg2,k,*}$ chel.$_{k2}$ *Chin.*$_{bg2,k}$ chinin-ar. chlol.$_{a1}$ cic.$_{c1,c2}$ cimic. *Cinnb.*$_{c2,k}$ cist.$_{c2}$ *Clem.*$_{bg2,k,*}$ coff. **Colch.**$_{hr1,k}$ *Coloc.*$_{bg2,k}$ *Con.*$_{bg2,k}$ convo-d.$_{c2}$ conyz-sm.$_{jsx1}$ cop. croc. crot-h.$_{bg2}$ crot-t.$_{a1,k}$ cupr.$_{bg2,k}$ daph.$_{a1,k}$ der.$_{c2}$ dig.$_{bg2,k,*}$ dor.$_{a1}$ dros.$_{k2}$

Entzündung: ...
dulc.$_{bg2,k,*}$ elaps ery-a.$_{a1,k}$ eug.$_{a1,k}$ *Eup-per.* **Euph.**$_{bg2,k,*}$ **Euphr.**$_{bg2,k,*}$ fago.$_{a1}$ **ferr.**$_{bg2,k}$ ferr-ar. ferr-p. fl-ac.$_{a1}$ *Form.* gamb.$_{c2}$ *Gels.*$_{bg2,k,*}$ *Glon.*$_{bg2,k}$ gran.$_{a1}$ *Graph.*$_{bg2,k}$ *Grin. Ham.*$_{bg2,k}$ *Hep.*$_{bg2,k,*}$ **Hydr.** hydro-v.$_{c1,c2}$ hyos.$_{bg2,k}$ *Ign.*$_{bg2,k}$ *Iod.*$_{bg2,k,*}$ *Ip.*$_{bg2,k,*}$ *Iris* jac-c.$_{a1}$ jac-g.$_{c2}$ kali-ar. *Kali-bi.*$_{bg2,k}$ *Kali-c.*$_{c2,k}$ *Kali-chl. Kali-i.*$_{bg2,k}$ kali-n.$_{a1}$ kali-ox.$_{c2}$ kali-p.$_{a1}$ kali-s. kali-sil.$_{k2}$ *Kalm.*$_{bg2,k}$ kreos.$_{a1,k}$ *Lach.*$_{bg2,k,*}$ *Led.*$_{bg2,k,*}$ lil-t.$_{k2}$ *Lith-c.* **Lyc.**$_{bg2,k,*}$ *Lyss.*$_{a1,k}$ *Mag-c.*$_{c2,k}$ mag-m.$_{a1,k}$ manc.$_{c2}$ med.$_{c1,c2}$ meph. **Merc.**$_{bg2,k,*}$ *Merc.*$_{c2,k}$ *Merc-c.*$_{bg2,k,*}$ *Merc-i-r.*$_{a1,k,*}$ *Merl. Mez.*$_{a1,k}$ morph. mur-ac.$_{a1,h}$ myric.$_{a1}$ nat-ac.$_{c2}$ nat-c.$_{bg2,k,*}$ **Nat-m.**$_{bg2,k,*}$ nat-p. *Nat-s. Nit-ac.*$_{bg2,k,*}$ *Nux-v.*$_{bg2,k,*}$ olnd.$_{a1}$ op.$_{bg2,k}$ oxal-c.$_{jsx1}$ paeon.$_{a1}$ paull.$_{a1}$ *Petr.*$_{bg2,k}$ ph-ac.$_{bg2,k}$ *Phos.*$_{bg2,k}$ phos-pchl.$_{c1}$ *Phyt.*$_{a1,k}$ pic-ac.$_{a1}$ plan.$_{a1}$ plb.$_{bg2,k,*}$ plb-xyz.$_{c2}$ plumbg.$_{a1,c2}$ podo.$_{a1}$ prim-o.$_{c2}$ priva-l.$_{bta1}$ **Psor.**$_{bg2,k,*}$ **Puls.**$_{bg2,k,*}$ ran-b. ran-r.$_{c2}$ rat. **Rhus-t.**$_{bg2,k,*}$ rubd-met.$_{stj2}$ ruth-met.$_{stj2}$ sang. sec.$_{bg2}$ sel.$_{bg2,k}$ **Sep.**$_{bg2,k,*}$ **Sil.**$_{bg2,k,*}$ sol-cp.$_{bta1}$ *Spig.*$_{bg2,k}$ staph.$_{bg2,k}$ still.$_{a1}$ *Stram.*$_{a1,k}$ stront-m.$_{stj2}$ *Sul-ac.*$_{bg2,k,*}$ **Sulph.**$_{bg2,k,*}$ syph. tab.$_{bg2}$ tarax.$_{a1}$ tarent.$_{a1,k}$ tell.$_{c2}$ *Ter.*$_{bg2,k}$ teucr.$_{a1,k}$ *Thuj.*$_{bg2,k,*}$ *Urin.*$_{c1}$ ust.$_{a1}$ valer.$_{bg2}$ verat.$_{bg2,k,*}$ vip.$_{a1}$ xan.$_{c1}$ xime-c.$_{bta1}$ yuc.$_{a1}$ *Zinc.*$_{bg2,k,*}$
  📖 PP: Öftere Augenentzündung.
  70/12: Augen-Entzündungen vieler Art.
  FN 70/12-3: Wohl nie hat die Thränenfistel einen andern Ursprung als Krätz-Siechthum.

– wiederkehrend: ars. bry. **Calc.** *Sulph.*
  📖 70/12: Augen-Entzündungen vieler Art.
  FN 70/12-3: Wohl nie hat die Thränenfistel einen andern Ursprung als Krätz-Siechthum.

– Meibomsche Drüsen: cham. *Colch. Dig.*$_{a1,k}$ *Euphr. Hep.* indg.$_{a1,k}$ kreos. phos. puls. *Staph.* stram. sulph.
  📖 vgl. 70/12 und FN 70/12-3

– Tränendrüsen: acon.$_{mfj}$ *Ant-c.* apis *Cupr.* fl-ac. hep. iod.$_{mfj}$ **Puls.** rhus-t.$_{mfj}$ **Sil.**
  📖 vgl. 70/12 und FN 70/12-3

– Tränenkanal: acon. apis **Calc.** *Fl-ac.* graph.$_{c2}$ hep. kali-bi. *Nat-m.* nit-ac. **Petr. Puls.** *Sil.* **Stann.**
  📖 vgl. 70/12 und FN 70/12-3

– Tränensack: apis arum-t. *Graph.* hep. *Merc.* nat-c. **Petr. Puls.**$_{c2,k}$ **Sil.**
  📖 vgl. 70/12 und FN 70/12-3

Farbe (= Verfärbung):
– gelb: acon. agar. anan. *Ars.* ars-h. ars-i.$_{k,k2}$ bell.$_{h}$ *Canth.* carb-an. *Card-m.*$_{k,k2}$ caust. *Cham.* chel. **Chin.** *Chion.* clem. cocc. con. corn. **Crot-h.** cupr-acc. cur. *Dig. Dios.* elat.$_{hr1}$ *Eup-per.*$_{k}$ *Ferr.* ferr-ar.$_{k,k2}$ ferr-i.$_{k,k2}$ ferr-p.$_{k,k2}$ *Gels.* graph. *Hep. Hydr.* hygroph-s.$_{bnj1}$ *Iod. Ip.* kali-ar.$_{k,k2}$ *Kali-bi.* **Lach.**$_{k,k2}$ lyc. *Mag-m.*$_{k,k2}$ myric. nat-c. nat-p.$_{k,k2}$ *Nat-s.*$_{k,k2}$ nit-ac. **Nux-v.**$_{k,k2}$ op. ph-ac. phel. *Phos.* pic-ac. *Plb. Podo.* quer-r.$_{c1}$ *Sang.* sec. *Sep.* sul-i.$_{k2}$ sulph.$_{c1,h}$ *Verat.* vip.
  📖 70/14: Gilbe des Augenweißes.
  FN 70/14-4: Oder graue Farbe desselben.

Farbe | **Augen** | Schließen

– **grau:**
    70/14: *Gilbe des Augenweißes.*
    FN 70/14-4: Oder graue Farbe desselben.

Fistel:
– **lacrimalis**, Fistula: agar.$_{hr1,k,*}$ *Apis Arg-n.* *Aur-m.*$_{hr1,k}$ **bell.**$_{bg2}$ *Brom.*$_{hr1,k,*}$ **Calc.**$_{bg2,k,*}$ calc-f.$_{mfj}$ chel.$_{bg2,k,*}$ **Fl-ac.**$_{bg2,k,*}$ graph.$_{bg1,bg2}$ hecla$_{mfj}$ *Hep.* kreos.$_{bg1,bg2}$ *Lach.*$_{hr1,k,*}$ *Lyc.*$_{hr1,k}$ merc.$_{mfj}$ mill.$_{hr1,k,*}$ nat-c. *Nat-m.*$_{hr1,k}$ *Nit-ac.*$_{hr1,k,*}$ *Petr.*$_{bg2,k,*}$ phyt.$_{hr1,k}$ **Puls.**$_{bg2,k,*}$ **Sil.**$_{bg2,k,*}$ *Stann.*$_{c2,k}$ *Sulph.*$_{hr1,k}$
    70/12: *Augen-Entzündungen vieler Art.*
    FN 70/12-3: Wohl nie hat die Thränenfistel einen andern Ursprung als Krätz-Siechthum.

Flecken, Punkte etc. auf der Hornhaut: agar. alumn. ant-s-aur.$_{c1,c2}$ **Apis** *Ars.* ars-s-f.$_{k2}$ *Aur.* aur-s.$_{k2}$ bar-c. bell. *Cadm-s.* **Calc.** *Calc-f. Calc-p.* calc-sil.$_{k2}$ cann-s. *Caust. Chel.* cina *Clem.*$_{hr1}$ coch.$_{c2}$ *Colch.* **Con.** cupr. *Euphr. Form. Hep.* kali-ar. *Kali-c.* kali-s. kali-sil.$_{k2}$ lyc. *Merc. Nat-m. Nit-ac.* nux-v. phos. psor. *Puls.* rhus-t. *Ruta Seneg.* sep. *Sil.* spong. *Sulph. Syph.* thuj.
    70/15: *Trübe, undurchsichtige Hornhaut-Flecke.*
    FN 70/15-5: Selbst ohne vorher eine Augen-Entzündung gehabt zu haben.

Gerstenkörner:
– **Lider:**
    70/11: *An den Augenlid-Rändern Entzündung einzelner (Gerstenkorn) oder mehrer Meibomschen Drüsen.*

Kälte: aesc. alum. am-c. ambr. amyg. *Arg-n.* asaf. asar. berb. bufo *Calc. Calc-p.* chlor. *Con.* croc. *Euphr.* eupi. *Fl-ac.* form. graph. *Kali-c.* lachn. lith-c. *Lyc.* med. par. *Phyt. Plat.* plb. raph. seneg. sep. sil. spig. spong. squil. stram. sulph. syph. *Thuj.*
    70/8: *In den Augen Kälte-Empfindung.*

Katarakt: acon.$_{bg2}$ agar.$_{bg2}$ *Am-c.*$_{bg2,k}$ *Am-m.*$_{bg2,k,*}$ anac.$_{bg2}$ anag.$_{c2}$ ang.$_{bg2}$ ant-t.$_{bg2,k,*}$ *Apis* arg-i.$_{c2}$ arn.$_{bg2,k}$ ars.$_{bg2}$ aur.$_{bg2,k2}$ *Bar-c.*$_{bg2,k,*}$ bar-s.$_{k2}$ bell.$_{bg2,k}$ bov.$_{bg2}$ bry.$_{bg2}$ **Calc.**$_{bg2,k,*}$ **Calc-f.**$_{c2,k}$ **CALC-P.**$_{k,nta1}$ calc-s. calc-sil.$_{k2}$ *Cann-s.*$_{hr1,k,*}$ caps.$_{bg2}$ *Carb-an.*$_{hr1,k,*}$ **CAUST.**$_{c2,k,*}$ *Chel.*$_{bg2,k,*}$ chim.$_{hr1,k,*}$ cina.$_{bg2,k}$ cine.$_{br1,c1,*}$ coch.$_{c2}$ *Colch.*$_{hr1,k}$ coloc.$_{c2}$ *Con.*$_{bg2,k}$ croc.$_{bg2}$ dig.$_{bg2,k}$ dulc.$_{bg2}$ *Euph.*$_{bg2,k}$ euphr.$_{bg2,k,*}$ hed.$_{c2}$ hep.$_{bg2,k}$ hyos.$_{bg2,k}$ ign.$_{bg2}$ *Jab.*$_{hr1,k,*}$ *Kali-c.* kali-m.$_{c2}$ kali-s.$_{hr1,k,*}$ kali-sil.$_{k2,st}$ kreos.$_{bg2,c1}$ lac-c.$_{hr1,k}$ lec.$_{br1}$ *Lyc.*$_{bg2,k}$ **Mag-c.**$_{bg2,k,*}$ mang.$_{bg2}$ merc.$_{bg2,k}$ naphtin.$_{c2}$ nat-c.$_{bg2}$ nat-m.$_{bg2,k}$ nat-s.$_{bg1,bg2}$ *Nit-ac.*$_{bg2,k}$ op.$_{bg2}$ *Phos.*$_{bg2,k,*}$ platan.$_{bro1}$ platan-or.$_{c1,c2}$ plb.$_{bg2,k}$ podo.$_{c2}$ psor. *Puls.*$_{bg2,k}$ rhus-t.$_{bg2,k}$ ruta sacch.$_{c2,vh}$ sars.$_{bg2}$ *Sec.*$_{hr1,k,*}$ seneg.$_{bg2,k}$ **SEP.**$_{k,nta1}$ **Sil.**$_{bg2,k}$ spig.$_{bg2,k}$ stann.$_{bg2}$ staph.$_{bg2}$ stram.$_{bg2}$ **Sulph.**$_{bg2,k,*}$ tarax.$_{bg2}$ tell.$_{hr1,k,*}$ valer.$_{bg2}$ verat.$_{bg2}$ *Zinc.*$_{c2,k}$ zinc-p.$_{k2}$
    70/17: *Verdunkelte Krystall-Linse, grauer Staar.*
    71/5: Scharzer Staar; ununterbrochne Trübheit des Gesichts, endlich bis zur Blindheit erhöhet.
    FN 71/5-1: Öfter ohne undurchsichtige Krystal-Linse als zugleich mit derselben.

Kondylom: arund. *Calc.*$_{hr1,k}$ cinnb. *Merc. Nit-ac.*$_{hr1,k}$ phos. staph. **Thuj.**
    92/2: *Warzen im Gesichte, an den Vorderarmen, Händen u.s.w.*
    FN 92/2-2: Besonders in der Jugend. Viele derselben stehen nur kurze Zeit und verschwinden, um einem andern Psora-Symptome Platz zu machen.

Öffnen der Augen, der Lidspalte:
– **schwierig;** ist: *Agar.* alum. ambr. anan. *Arg-met.* arg-n. **Ars.** *Borx.*$_{k,k2}$ caps.$_h$ **Caust.** *Chel. Cina*$_h$ cocc.$_{c1}$ *Con.* cupr. elaps *Ferr.* ferr-ar. *Fl-ac.* **Gels.** granit-m.$_{es1}$ hell.$_h$ hydr-ac. hyos. kali-ar. kali-c. *Lyc. Mag-m. Merc.* merl. *Nat-m.*$_{k1}$ nat-m. *Nit-ac. Nux-v. Phos.* samb. sep. spig. sul-ac.
    70/6: *Augenlider, vorzüglich früh, wie verschlossen, er kann sie (Minuten, ja wohl Stunden lang) nicht aufmachen; die Augenlider sind wie lähmig schwer, oder krampfhaft zugezogen.*

Photophobie: **Acon.**$_{bg2,k}$ aeth. aethyl-s-d.$_{dp1}$ agar.$_{hr1,k}$ *Agn.*$_{hr1,k}$ *Ail.*$_{hr1,k}$ *All-c.* **Alum.**$_{bg2,k,*}$ alum-p.$_{k2}$ alum-sil.$_{k2}$ am-c.$_{bg2,k,*}$ am-m.$_{bg2,k}$ anac.$_{hr1,k}$ *Anan.*$_{hr1,k}$ ant-c.$_{bg2,k,*}$ *Ant-t.* *Apis* **Arg-n.** *Arn.*$_{bg2,k,*}$ **Ars.**$_{bg2,k,*}$ *Arum-t.*$_{hr1,k}$ arund. *Asar.* asc-t.$_{k,k1}$ aster.$_{hr1}$ atis.$_{bnj1}$ atis-r.$_{gsb1}$ *Aur.*$_{hr1,k}$ aur-ar.$_{k2}$ *Aur-m.*$_{hr1,k}$ aur-s. bapt. **Bar-c.**$_{bg2,k,*}$ bar-i.$_{k2}$ *Bar-m.* bar-s.$_{k2}$ **Bell.**$_{bg2,k,*}$ berb.$_{hr1,k}$ borx. brom. *Bry.*$_{bg2,k}$ bufo cact. **Calc.**$_{bg2,k,*}$ *Calc-p.*$_{hr1,k}$ calc-s. calc-sil.$_{k2}$ camph.$_{hr1,k}$ cann-i. carb-ac. **Carbn-s.** carc.$_{sst}$ castm. *Caust.*$_{bg2,k,*}$ cedr.$_{hr1,k}$ cere-b. *Cham.*$_{bg2,k,*}$ *Chel. Chin.*$_{bg2,k,*}$ *Chinin-ar. Chinin-s.* chlf.$_{hr1}$ chlol.$_{c1}$ *Cic.*$_{bg2,k}$ cimic. cina cinnb.$_{hr1,k}$ *Clem.*$_{bg2,k,*}$ *Coff.*$_{bg2,k}$ colch.$_{bg2}$ coloc.$_{hr1,k}$ **Con.**$_{bg2,k,*}$ *Croc.*$_{bg2,k,*}$ *Crot-h.*$_{hr1,k}$ *Crot-t. Dig.*$_{bg2,k,*}$ dirc.$_{a1,c1}$ dros.$_{bg2,k,*}$ elaps ery-a.$_{a1,bn1}$ *Eup-per.*$_{hr1,k}$ *Euph.*$_{hr1}$ **Euphr.**$_{bg2,k,*}$ ferr.$_{br1}$ ferr-i. gal-ac.$_{br1,c1}$ gamb. *Gels.*$_{hr1,k}$ *Glon.*$_{hr1,k}$ **Graph.**$_{hr1,k}$ *Ham.*$_{hr1}$ *Hell.*$_{bg2,k}$ *Hep.*$_{bg2,k}$ hydro-v.$_{a1}$ *Hyos.*$_{bg2,k}$ *Ign.*$_{bg2,k,*}$ ip.$_{hr1,k}$ *Jab.*$_{hr1}$ *Kali-ar. Kali-bi.*$_{bg2,k,*}$ *Kali-c. Kali-chl.*$_{hr1}$ kali-i. kali-m.$_{k2}$ *Kali-n.*$_{bg2,k}$ *Kali-p.*$_{bg2,k}$ kali-s.$_{k2}$ *Lac-ac.* **Lac-c.** *Lac-d.*$_{hr1,k}$ *Lach.*$_{hr1,k}$ laur.$_{bg2}$ *Led. Lil-t.*$_{hr1,k}$ *Lith-c.* luna$_{kg1}$ *Lyc.*$_{bg2,k}$ lyss.$_{hr1,k}$ mag-c. mag-m.$_h$ *Mag-p.*$_{hr1,k}$ mag-s. mang.$_h$ marb-w.$_{es1}$ med.$_{c1}$ **Merc.**$_{bg2,k,*}$ *Merc-c.*$_{hr1,k}$ *Merc-i-f.*$_{hr1,k}$ *Merl.* mosch. mur-ac.$_{h,k,*}$ *Nat-ar. Nat-c.*$_{bg2,k}$ **Nat-m.**$_{bg2,k,*}$ nat-p. **Nat-s.**$_{hr1,k}$ nicc. nit-ac. *Nit-s-d.*$_{hr1}$ nux-m. **Nux-v.**$_{hr1,k}$ **Op.**$_{hr1,k}$ petr. ph-ac.$_{bg2,k,*}$ phel.$_{hr1}$ *Phos.*$_{bg2,k,*}$ phys.$_{br1}$ *Phyt.*$_{hr1}$ plb.$_{hr1}$ psil.$_{ft1}$ *Psor.*$_{hr1,k}$ ptel.$_{c1}$ *Puls.*$_{bg2,k,*}$ ran-b.$_{br1}$ **Rhus-t.**$_{bg2,k,*}$ *Sanic.* sarr.$_{bro1}$ sec.$_{hr1,k}$ seneg.$_{bg2,k,*}$ *Sep.*$_{bg2,k,*}$ *Sil.*$_{bg2,k}$ sol-ni. *Spig.*$_{bg2,k}$ staph. *Stram.*$_{h,k,*}$ sul-ac. **Sulph.**$_{bg2,k,*}$ *Sumb.* syph.$_{k2,xxb}$ *Tab.* tarax.$_{hr1,k}$ *Tarent.* ther.$_{hr1,k,*}$ *Tub. Verat. Zinc.*$_{hr1,k,*}$ ziz.$_{hr1,k}$
    70/7: *Augen höchst empfindlich gegen das Tageslicht; sie schmerzen davon und schließen sich unwillkürlich zu.*
    FN 70/7-2: Gewöhnlich mit mehr oder weniger Entzündung.

Schließen der Augen:
– **krampfhafter** Verschluß: acon. agar. *Alum.* apis

Augen

Schließen

Schließen - krampfhafter Verschluß: ...
arg-met.$_{k2}$ **Ars.** *Bell.* brom. *Calc.* cham. **Coloc.** *Con.* hep. *Hyos.* **Merc.** *Merc-c.* **Nat-m.** nux-v. osm. *Psor. Rhus-t.* sep. sil.$_h$ spong. staph.$_h$ stram.$_h$
- 📖 *70/6: Augenlider, vorzüglich früh, wie verschlossen, er kann sie (Minuten, ja wohl Stunden lang) nicht aufmachen; die Augenlider sind wie lähmig schwer, oder krampfhaft zugezogen.*
– **muß** die Augen schließen:
  • **Schmerzen**; vor:
    • **Augen**; in den: ph-ac.$_h$ plat.$_h$ spig.$_h$
  📖 *70/4: Auf die Augen, Druckschmerz, besonders spät Abends; er muß sie zudrücken.*
– **unwillkürlich**: acon.$_{k,k2}$ alum. androc.$_{srj1}$ bamb-a.$_{stb2}$ bov. **Caust.** chin. **Chinin-s.** chlor. cic. cinnb.$_{k2}$ **Con.** euph. eupi. *Gels.* graph.$_h$ *Grat.* hura mag-s. *Merc.* mez. *Nat-c.* phos. *Rhus-t. Sep.* spong. **Sulph.** viol-t.
  📖 *70/7: Augen höchst empfindlich gegen das Tageslicht; sie schmerzen davon und schließen sich unwillkürlich zu.*
  FN 70/7-2: Gewöhnlich mit mehr oder weniger Entzündung.

Schmerz:

– **drückend**, Druck etc.:
  • **abends**: aloe alum.$_h$ ang. ant-t. **Calc. Calc-s.** camph. carb-an. carbn-s. coloc. con. croc. euphr. graph. hep. *Kalm.* led.$_h$ lycps-v. mag-m. mur-ac. *Nat-m.* nat-s.$_{a1,k}$ nit-ac. *Petr.* rhus-t. sars. *Seneg.* spong.$_h$ **Staph.** *Sulph.* *Zinc.*
  📖 *vgl. 70/7 und FN 70/7-2*
  • **innen**, nach: agar. anac. *Aur.* bamb-a.$_{stb2}$ bapt. bell. borx. **Calc.** caust. cor-r.$_{a1,rb2}$ kali-c.$_h$ ph-ac. zinc.
  📖 *70/4: Auf die Augen, Druckschmerz, besonders spät Abends; er muß sie zudrücken.*
– **Licht**:
  • **Tageslicht**: *Acon.* androc.$_{srj1}$ ant-c. **Ars.** bell. berb. *Bry.* camph. castm. *Caust.* **Chin.** *Cic. Clem. Con. Euphr.* **Graph.** hell. *Hep. Ign.* kali-ar. *Kali-c. Kali-s.* kali-sil.$_{k2}$ lac-c. *Lith-c. Lyc. Merc.* merc-c. merc-sul. *Nat-ar.* nat-c. nit-ac. nux-v. petr. ph-ac. *Phos.* psor. *Sars.* sep. sil. stram. *Sulph. Zinc.*
  📖 *70/7: Augen höchst empfindlich gegen das Tageslicht; sie schmerzen davon und schließen sich unwillkürlich zu.*
  FN 70/7-2: Gewöhnlich mit mehr oder weniger Entzündung.

Schwellung:

– **Lider**:
  • **ödematös**: anac. **Apis** *Arg-n.* **Arn. Ars.** ars-i. bamb-a.$_{stb2}$ colch. *Crot-t. Cycl. Ferr.*$_{hrl}$ *Graph. Iod.* **Kali-ar. Kali-bi. Kali-c. Kali-i.** kali-p. medus.$_{brl}$ *Merc-c. Nat-ar. Phos. Phyt. Psor.* puls. raph. **Rhus-t. Tell.** urt-u. vesp. zinc.
  📖 *93/5: Wässerige Geschwulst theils der Füße allein, oder des einen Fußes, theils der Hände oder des Gesichtes, oder des Bauches oder Hodensacks u.s.w. allein, theils Haut-Geschwulst über den ganzen Körper (Wassersuchten).*

Schweregefühl:

– **Lider**: absin.$_{a1,k}$ acon.$_{a1,k}$ adam.$_{srj5}$ agar. anan. apis arum-t.$_{a1,k}$ arund.$_{a1,k}$ asaf. bamb-a.$_{stb2}$ bar-c.$_{k2}$ bell.$_{a1,k}$ berb.$_{a1,k}$ brom.$_{a1,k}$ bufo caj.$_{a1,k}$ **Calc.** calc-sil.$_{k2}$ cann-i.$_{a1,k}$ carbn-s. *Caul.* **Caust.** cent.$_{a1}$ cham. chel.$_{a1,k}$ chinin-m.$_{c1}$ chlol. choc.$_{srj3}$ cimic.$_{a1,k}$ cina cinnb. *Cocc.* coloc.$_{a1}$ *Con.* corn.$_{a1,k}$ croc.$_{brl}$ crot-c.$_{a1,k}$ cupr. dirc.$_{a1,c1}$ eucal.$_{a1}$ euph.$_{a1,h}$ *Ferr.*$_{a1,k}$ *Form.*$_{a1,k}$ **Gels.**$_{a1,k}$ gins.$_{a1}$ *Graph.*$_{a1,k}$ haem.$_{a1}$ *Hell. Hydr.* jab.$_{a1}$ *Kali-bi.*$_{a1}$ kali-p. *Lac-c.* *Lac-d.* lachn.$_{a1}$ lil-t.$_{bg1,bg2}$ *Lyc.*$_{a1,k}$ mag-m.$_h$ manc.$_{ptk1,ptk2}$ *Merl.*$_{a1,k}$ naja nat-ar. *Nat-c.*$_{a1,k}$ *Nat-m.*$_{a1,k}$ nat-p.$_{a1,k}$ *Nat-s.*$_{a1,k}$ nicot.$_{a1,k}$ *Nux-m.*$_{a1,k}$ *Nux-v.* ol-j.$_{a1}$ onos. op.$_{a1,k}$ oreo.$_{brl}$ peti.$_{a1}$ ph-ac.$_{a1,k}$ phcl. *Phos.* phys.$_{a1,k}$ pic-ac.$_{a1,k}$ plb.$_{a1}$ plumbg.$_{a1}$ psil.$_{ft1}$ **Rhus-t.** *Sep.* sil.$_{a1,k}$ spira.$_{a1}$ spirae.$_{a1}$ *Spong.*$_{a1,k}$ sul-i.$_{a1,k2}$ *Sulph.* tarent.$_{a1,k}$ thuj.$_{a1,k}$ verat.$_{a1}$ *Verat-v.*$_{a1,k}$ viol-o.$_{a1,k}$ *Zinc.*
  📖 *70/6: Augenlider, vorzüglich früh, wie verschlossen, er kann sie (Minuten, ja wohl Stunden lang) nicht aufmachen; die Augenlider sind wie lähmig schwer, oder krampfhaft zugezogen.*

Strabismus, Schielen:

acon.$_{bg2}$ aeth.$_{bg2}$ agar.$_{bg2,k,*}$ *Alum.*$_{bg2,k,*}$ alumn.$_{hrl,k,*}$ androc.$_{srj1}$ ant-t.$_{bg2,k,*}$ **Apis** *Arg-n.*$_{k,st}$ arn.$_{bg2,mfj}$ ars.$_{bg2,k,*}$ **Bell.**$_{bg2,k,*}$ ben-n.$_{c2,k}$ bufo *Calc.*$_{hrl,k}$ calc-p.$_{bg2,k,*}$ cann-i.$_{bg2,k}$ *Canth.* carb-an.$_{c2}$ caust.$_{bg2}$ *Chel.*$_{hrl,k}$ *Chinin-s.* **Cic.**$_{bg2,k}$ *Cina*$_{c2,k}$ *Con.*$_{bg2,k}$ cupr.$_{bg2,mfj}$ cupr-act.$_{c2}$ **Cycl.**$_{bg2,k,*}$ *Dig.*$_{hrl}$ ery-a.$_{c2}$ esin.$_{hrl}$ *Gels.*$_{bg2,k,*}$ *Hell.*$_{hrl}$ *Hyos.*$_{bg2,k,*}$ jab.$_{hrl,k,*}$ *Kali-br.*$_{hrl,k}$ *Kali-c.*$_{hrl,k}$ kali-p.$_{hrl,k}$ *Lyc.* lyss.$_{hrl,k}$ *Mag-p.*$_{bg2,k,*}$ meny.$_{bg2,k,*}$ *Merc.*$_{bg2,k,*}$ *Merc-c.*$_{bg2,k,*}$ morph.$_{a1,k}$ nat-ar. *Nat-m.*$_{bg2,k}$ nat-p.$_{bg2,k,*}$ nat-sal.$_{a1}$ *Nux-v.*$_{hrl,k,*}$ olnd.$_{c2}$ op.$_{bg2,k,*}$ phys.$_{bg2}$ pin-s.$_{c2}$ plb.$_{bg2,k,*}$ podo.$_{c2,k2}$ psor. puls.$_{bg2,k,*}$ rhus-t.$_{bg2}$ ruta$_{k2}$ sapin.$_{c2}$ scor.$_{a1,c1}$ sec.$_{bg2,c2}$ *Seneg.*$_{mfj}$ sil.$_{bg2}$ *Spig.*$_{bg2,k,*}$ *Stram.*$_{bg2,k,*}$ sulph.$_{bg2,k}$ syph.$_{c2}$ *Tab.*$_{bg2,k,*}$ tanac.$_{a1}$ thuj.$_{bg1,bg2}$ tub.$_{hrl,k}$ verat.$_{bg2,k,*}$ *Zinc.*$_{a1}$
📖 *70/18: Schielen.*

Trockenheit:

– **Lider**:
  • **Lidränder**: ars.$_h$ cham.$_h$ sulph.$_h$
  📖 *70/10: Augenlid-Ränder voll trockner Schorfe.*

Trübung:

– **Hornhaut**; der: agn. *Apis* **Arg-n.** *Aur. Aur-m. Aur-s.*$_{k2}$ bar-c. *Bar-i.* bar-s.$_{k2}$ *Cadm-s.*$_{c2,k,*}$ **Calc.** calc-f.$_{c2,k}$ calc-p. calc-sil.$_{k2}$ *Cann-s.*$_{c2,k}$ *Caust.* *Chel. Chin.* cine.$_{brl,c1,*}$ *Cinnb. Cocc. Colch.* **Con.** *Crot-t.* euph. *Euphr. Hep.*$_{c2,k}$ *Hydr.* *Kali-bi.*$_{c2}$ *Kali-bi.*$_{hrl,k}$ kali-sil.$_{k2}$ *Lach. Lyc. Mag-c.*$_{c2,k}$ *Merc.* merc-c. *Merc-i-f. Naphtin.*$_{brol}$ *Nit-ac.* op. puls. rhus-t. sacch.$_{c2}$ *Seneg.*$_{c2,k}$ *Sil.* **Sulph.** *Tarent.*$_{c2,k}$ thiosin.$_{brl}$ tub.$_{a1,c1,*}$ *Zinc. Zinc-s.*$_{c2,ptk1}$
📖 *70/17: Verdunkelte Krystall-Linse, grauer Staar.*
71/5: Scharzer Staar; ununterbrochne Trübheit des Gesichts, - endlich bis zur Blindheit erhöhet.
FN 71/5-1: Öfter ohne undurchsichtige Krystal-Linse als zugleich mit derselben.

Augen / Sehen

Wassersucht:
- 70/16: Wassersucht des Auges.

Zucken: acon.a1,k aesc.a1,k **Agar.**h,k,* alum.a1,k am-m.a1,k apis *Ars.*a1,k bar-c. calc.a1,k carb-ac.a1,k carb-an.a1,k carbn-s. cedr. chin.a1,k *Crot-t.*a1,k gels.a1,k *Glon.*hr1,k hyos.h,k2 iod.h juni-v.c2 kali-n.a1,k kali-p. kalm.a1,k *Lachn.*a1,k lith-c. mag-p.k2 mang.h mez.a1,k nat-m.h,k,* nicc.a1,k petr.a1,k phys.br1 phyt.a1,k plat.k2 puls.k2 rat.a1,k rhus-t.a1,k sel.a1,k *Stann.*hr1,k,* sul-i.k2 ust.hr1,k,* vesp.hr1,k,* xan.c1
- 94/8: Schnelles Zucken einzelner Muskeln und Glieder selbst beim Wachen, z.B. der Zunge, der Lippen, der Gesichtsmuskeln, der Schlundmuskeln, der Augen, der Kiefer, der Hände und Füße.

Sehen

Bewegung:
– **Gegenstände** scheinen sich zu bewegen: bapt. carb-ac. con. euphr. hydr-ac. hydrog.srj2 ign. nux-m. petr.h psor.
- 70/5: Er kann nicht lange auf etwas sehen, sonst flimmert ihm Alles; die Gegenstände scheinen sich zu bewegen.

Diplopie, Doppeltsehen: aeth.hr1,k,* *Agar.*bg2,k,* *Alumn.*bg2,k,* am-c.bg2,k,* apis arag.br1,vh *Arg-n.*hr1,k arn. art-v.hr1,k atro.hr1,k,* **Aur.**hr1,k,* aur-i.k2 aur-s.k2 bamb-a.stb2 bar-c.bg2,k,* bar-i.k2 *Bell.*bg2,k,* bry. calc. calc-s.k2 cann-i.a1,k cann-s. carbn-s. *Caust.*bg2,k,* cham.bg2 *Chel.*hr1,k chlf.a1,k chlol.a1 *Cic.*bg2,k,* cimic.bg2 clem.bg2,k,* *Con.*bg2,k,* crot-h.hr1,k cupr. *Cycl.*hr1,k,* *Daph.*bg2,k,* *Dig.*bg2,k,* eug.hr1,k,* euph.h,k,* *Gels.*bg2,k,* ger.a1,k,* gins.bro1 *Graph.*bg2,k,* **Hyos.**bg2,k,* *Iod.*bg2,k,* iodof.c2 kali-bi.hr1,k kali-c.bg2,k,* *Kali-cy.*hr1,k kali-i.hr1,k kali-m.k2 led.bg2 *Lyc.*bg2,k *Lyss.*hr1,k mag-p.hr1,k med.hr1,k merc.bg2,k *Merc-c.*hr1,k *Morph.*a1,k **Nat-m.**bg2,k,* *Nicc.*hr1,k **Nit-ac.**bg2,k,* nux-m. *Nux-v.*hr1,k *Olnd.*bg2,k,* onos.c2 op.a1,k par.hr1,k petr.bg2,k,* phys.hr1,k,* phyt.hr1,k,* *Plb.*bg2,k,* plb-xyz.k2 pop-c.c1 psor. *Puls.*bg2,k,* raph.a1,k rhus-t. sec.bg2,k,* *Seneg.*bg2,k,* sep. *Spong.*hr1,k,* stann. *Stram.*bg2,k,* stroph-h.c2 sul-i.k2 *Sulph.*bg2,k,* syph.c1,hr1,* tab.bg2,k,* ter.hr1,k ther.hr1,k *Thuj.*hr1,k ust.hr1,k,* *Verat.*bg2,k,* verat-v.c2 zinc.bg2,k,*
- 70/21: Falsches Sehen; er sieht die Gegenstände doppelt oder vielfach oder nur eine Hälfte derselben.

Farben vor den Augen:
– **dunkel**:
- **Streifen**: cic.a1,k *Sulph.*a1,k zinc.a1,k
  - 71/1: Es schweben ihm wie Fliegen, oder schwarze Punkte, oder dunkle Streifen, oder Netze vor den Augen, besonders beim Sehen in's helle Tageslicht.
– **grau**:
- **Nebel**: cic.a1,k
  - 71/2: Die Augen sehen wie durch Flor oder Nebel; das Gesicht wird trübe zu gewissen Zeiten.
– **schwarz**:
- **Aufrichten**; beim:
- **Bücken**; vom: mez.

Farben - schwarz - Aufrichten; beim - **Bücken**; vom: ...
- 68/7: Es wird ihm zuweilen ganz dunkel und schwarz vor den Augen, beim Gehen oder Bücken, oder Wiederaufrichten nach Bücken.

- **Flecken**:
  - **schwebend** (= Mouches volantes): acon. aesc. *Agar.* am-c. anac.c1 anan. ant-t. *Arg-n.* arn. asaf. *Aur. Bar-c. Bell. Calc. Carb-v. Carl. Caust.* chel. **Chin.**c2,k chlf.c2 chlol. cob. **Cocc.** coff. *Con.* Crot-h. cupr-ar. cur.c2 *Cycl. Daph.* dig.br1,k *Gels.* glon. hyos. itu.c2 *Kali-c.* kali-p. kali-s. kali-sil.k2 lact. lact-v.c1,hr1,* *Lil-t. Lyc.* mag-c. *Merc.* mez. morph. nat-c. **Nat-m.**k,kl2 *Nit-ac.*k,kl2,* *Nux-m. Nux-v.*c2,k par. paraf.c2 **Phos.**k,kl2,* **Phys.** *Psor. Rhus-t. Sep.*k,kl2 **Sil.** sol-ni. *Stram.* **Sulph.** *Tab.* ter. thuj.c2,k verat. zinc.
    - 71/1: Es schweben ihm wie Fliegen, oder schwarze Punkte, oder dunkle Streifen, oder Netze vor den Augen, besonders beim Sehen in's helle Tageslicht.
  - **Fliegen** schweben vor den Augen: agar.k2 asaf.k2 bar-s.k2 kali-sil.k2 sulph.a1,k
    - vgl. 71/1

Flimmern, Flackern:
– **Blicken**, beim:
- **lange**: caust.a1,k ph-ac.a1,k psor.
  - 70/5: Er kann nicht lange auf etwas sehen, sonst flimmert ihm Alles; die Gegenstände scheinen sich zu bewegen.

Hemianopsie (= Halbseitenblindheit): *Ars.*hr1,k *Aur.*bg2,k,* aur-ar.k2 aur-m. aur-s.k2 *Bov.* cain. *Calc.*bg2,k calc-s.hr1,k,* cann-s. caust.hr1,k chin.bg1,bg2 chinin-s.c1 chion.br01 cic. *Cocc.* cycl. dig.bg1,k ferr-p.bg2 gels.bg2,k *Glon.* hyos.bg2 iod.bg2 lach.br01 *Lith-c.*c2,k lob.hr1,k *Lyc.*bg2,k morph.a1,k mur-ac.h,k,* nat-ar. nat-c. *Nat-m.*bg2,k onos.bg2 plb.a1,k psor. ran-b.bg1,bg2 rhus-r.a1 rhus-t. *Sep.*bg2,k,* staph. *Stram.*hr1,k sulph. titan.br1 titan-xyz.c2 verat.bg1,bg2 zinc.
- 70/21: Falsches Sehen; er sieht die Gegenstände doppelt oder vielfach oder nur eine Hälfte derselben.

Kurzsichtigkeit: *Agar.*bg2,k,* *Am-c.*bg2,k *Anac.*bg2,k,* androc.srj1 ang.c1,c2 *Ant-t.*bg2 apis arec.c1,c2 *Arg-n.*hr1,k ars.a1,k *Calc.*bg2,k,* *Carb-v.*bg2,k,* carbn-s. *Chin.*bg2,k,* cimic.a1,k coff.a1,k *Con.*bg2,k,* *Cycl.*bg2,k dig.hr1,k euph.bg2,h,* *Euphr.*bg2,k,* form.bg2 *Gels.*hr1,k *Graph.*bg2,k,* grat.hr1,k haliae-lc.srj5 hep.bg2,k *Hyos.*bg2,k,* *Jab.*a1,k *Lach.*bg2,k,* lil-t.br1,bro1 *Lyc.*bg2,k *Mang.*bg2,k,* *Meph.*bg2,k,* mez.h,k,* nat-ar. *Nat-c.*bg2 *Nat-m.*bg2,k,* nat-p. *Nit-ac.*bg2,k,* *Petr.*bg2,k,* *Ph-ac.*bg2,k,* **Phos.**bg2,k,* **Phys.**bg2,k,* *Pic-ac.*hr1,k pilo.c2 plb.bg2,k,* psor. **Puls.**bg2,k,* raph.a1,k *Ruta* sel.bg2,k,* spong.bg2,k,* *Stram.*bg2,k *Sul-ac.*bg2,k,* *Sulph.*bg2,k,* syph.hr1,k *Thuj.*bg2,k,* *Tub. Valer.* verb.bg2,k viol-o.bg2,k,* viol-t.bg2,k
- 70/20: Kurzsichtigkeit; er kann auch sehr kleine Gegenstände deutlich sehen, wenn er sie nahe hält; je ...

Sehen

Kurzsichtigkeit: ...

☞ ... entfernter aber der Gegenstand ist, desto undeutlicher sieht er ihn, in größerer Entfernung gar nicht.

Nebelig: acon.hr1,k,* *Agar.*hr1,k,* all-c.bg1 *Alum.*hr1,k alum-p.k2 alum-sil.k2 am-c.a1,k am-m.hr1,k,* ambr.hr1,k ammc.hr1,k,* ang.c1 Ant-t.hr1,k,* *Apis* aran.hr1,k *Arg-met.* *Arg-n.*hr1,k,* **Ars.**hr1,k *Ars-i.* ars-s-f.k2 arum-t.hr1,k,* arund.hr1,k,* asaf.hr1,k atro.a1,k *Aur.*hr1,k aur-ar.k2 aur-i.k2 *Aur-s.*k2 bamb-a.stb2 *Bar-c.*hr1,k,* bar-i.k2 bar-s.k2 *Bell.*hr1,k,* berb.hr1,k bism.hr1,k bruc.a1,k bry.a1,k bufo cain. calad.bg1 **Calc.**hr1,k,* calc-f.a1,k calc-i.k2 *Calc-p.*hr1,k,* calc-s. calc-sil.k2 *Camph.*hr1,k,* **cann-i.**hr1,k carb-an.hr1,k,* carbn-s. carl.a1,k *Castm.*vh **Caust.**hr1,k,* cedr.hr1,k *Cham.*a1,k *Chel.*hr1,k **Chin.** Chinin-s. *Cina* clem.a1,k *Cocc.*hr1,k coff-t.a1,k coloc.a1,k *Con.*a1,k **Croc.**hr1,k,* crot-t.hr1,k,* cund.hr1,k,* **Cycl.**hr1,k,* dig.a1,k *Dros.*hr1,k,* *Dulc.*hr1,k,* elaps euph.a1,h euphr.hr1,k,* eupi.a1,k form.hr1,k,* gamb.a1,k **Gels.**hr1,k gent-c.a1,k *Glon.*hr1,k *Graph.*hr1,k,* grat.a1,k haem.a1,k *Hep.*hr1,k hydr-ac.hr1,k,* *Hyos.*hr1,k,* *Iod.*hr1,k,* ip.a1,k jab.hr1,k,* kali-ar. *Kali-c.*hr1,k,* *Kali-i.*hr1,k,* kali-n.c1 kali-p. kali-s. kalm.a1,k *Kreos.*hr1,k,* lac-ac.hr1,k,* *Lac-d.*hr1 lach.hr1,k,* lachn.c1 lact.hr1,hr1 *Laur.*hr1,k,* *Lil-t.*a1,k limest-b.es1 *Lith-c.* Lyc.hr1,k,* mag-c.a1,k **Merc.**hr1,k,* merl.hr1,k,* *Mill.*hr1,k,* *Morph.*hr1,k,* mosch.bg1 nat-ar. *Nat-m.*hr1,k,* nat-p.hr1,k,* nit-ac.a1,k nux-m.a1,k ol-an.a1,k op.a1,k osm.a1,k ox-ac.a1,k *Petr.*hr1,k,* *Ph-ac.*a1,k **Phos.**hr1,k,* pic-ac.hr1,k plan.a1,k *Plat.*a1,k *Plb.*hr1,k podo. psor. **Puls.**hr1,k,* *Ran-b.*hr1,k,* raph. *Rhod.*a1,k *Rhus-t.*hr1,k *Ruta* sabad. sabin.c1 sang.a1,k sangin-t.c1 *Sars.*hr1,k,* *Sec.*hr1,k,* *Sep.*hr1,k,* *Sil.*hr1,k,* sol-ni. spig.a1,k staph. *Stram.*hr1,k,* stry.a1,k sul-i.k2 **Sulph.**hr1,k,* tab.hr1,k *Tarent.*a1,k *Ther.*hr1,k,* *Thuj.*hr1,k,* til.a1,k upa.a1,k verb.c1 vinc.bg1 **Zinc.**hr1,k,* zinc-p.k2

☞ 71/2: Die Augen sehen wie durch Flor oder Nebel; das Gesicht wird trübe zu gewissen Zeiten.

Netz vor den Augen: anac.h,kl *Carb-an.*a1,k Chinin-s. hyos.a1,k thuj.a1

☞ 71/1: Es schweben ihm wie Fliegen, oder schwarze Punkte, oder dunkle Streifen, oder Netze vor den Augen, besonders beim Sehen in's helle Tageslicht.

Polyopie: gels.kl iod.h

☞ 70/21: Falsches Sehen; er sieht die Gegenstände doppelt oder vielfach oder nur eine Hälfte derselben.

Schwach, Schwachsichtigkeit:
– **abends**:
  • **Dämmerung**: arg-n.a1,k
    ☞ 71/3: Nachtblindheit; am Tage sieht er wohl, aber in der Dämmerung sieht er nichts.

Trübsichtigkeit, trübes Sehen: absin.hr1,k acon.bg2 aesc-g.hr1 *Agar.*bg2,k,* ail.hr1,k,* alet.hr1 *Alum.*bg2,k,* alum-p.k2 alum-sil.k2 alumn.a1,k *Am-c.*bg2,k,* am-m.bg2 ambr.bg2,h *Ammc.*hr1,k,* amyg.hr1 *Anac.*bg2,k,* ang.bg2,h ant-t.bg2 *Apis* *Arg-met.* *Arg-n.*h,k,* arn.bg2 *Ars.*bg2,k,* *Ars-i.* ars-s-f.k2 *Arum-t.*a1,k arund.bg2,k,* asaf.bg2,k,* *Asar.*a1,k

Trübsichtigkeit

Trübsichtigkeit, trübes Sehen: ...

astac.hr1,k,* atro.hr1,k,* **Aur.**bg2,k,* aur-ar.k2 aur-i.k2 *Aur-m.* aur-s.k2 bamb-a.stb2 bapt-c.c2 *Bar-c.*bg2,k,* bar-i.k2 *Bar-m.* bar-s.k2 **Bell.**bg2,k,* berb.hr1,k bism.bg2,k,* bism-sn.a1 bov.bg2 brach.hr1 bry.bg2,k,* bufo *Cact.*bg2,k,* cadm-s. calad.bg2 **Calc.**bg2,k,* *Calc-f.*bg2,k,* calc-i.k2 calc-s. calc-sil.k2 camph.hr1,k,* cann-i.hr1,k **Cann-s.**bg2,k,* canth.bg2,k,* caps.bg2,k,* carb-ac.a1,k *Carb-an.*bg2,k,* *Carb-v.*bg2,k,* **Carbn-s.** **Caust.**bg2,k,* cedr.hr1,k,* cench.k2 *Cham.*bg2,k,* *Chel.*bg2,k,* **Chin.**bg2,k,* *Chinin-ar.* *Chinin-s.* chlf.a1 *Chlol.*hr1,k,* chlor.hr1 *Cic.*bg2,k,* *Cimic.*a1,k *Cina* Cinnb. *Clem.*bg2,k,* clerod-i.bnj1 cob.st *Cocc.*bg2,k,* coch.hr1 coff.bg2 *Colch.*hr1,k *Coloc.*hr1,k,* *Com.*bg2,k,* **Con.**bg2,k,* cop.hr1 *Croc.*bg2,k,* *Crot-c.* *Crot-h.*bg2,k,* *Crot-t.* cupr.bg2,k,* cupr-ar.hr1,k cupr-s.hr1 **Cycl.**bg2,k,* daph.bg2,hr1 dig.bg2,k,* dros.bg2 *Dulc.*bg2,k,* elae.c2 *Elaps* eucal.hr1 **Euph.**h,k,* euphr.hr1,k,* fago.a1,k ferr.bg2 ferr-ar.k2 *Form.*bg2,k,* **Gels.**bg2,k,* gent-ch.bnj1 gink-b.sbd1 *Glon.*bg2,k,* graph.bg2,k,* guaj.bg2 haem.a1 ham.bg2,hr1 hell.a1,k helon.a1,k **Hep.**bg2,k,* hura *Hydr.*a1,k hydr-ac.hr1 *Hyos.*bg2,k,* hyper. *Ign.*bg2,k,* *Iod.*bg2,k,* *Ip.*bg2,k jab.hr1,k,* *Kali-ar.*a1,k *Kali-bi.*bg2,k,* *Kali-br.*hr1,k,* *Kali-c.*hr1,k,* kali-cy.a1,k *Kali-i.*hr1,k,* kali-m.k2 *Kali-p.* kali-s. kali-sil.k2 **Kalm.**bg2,k,* *Kreos.*bg2,k,* *Lac-c.*hr1,k *Lac-d.*hr1,k **Lach.**bg2,k,* lachn.a1,k lact-v.bg2,k,* *Laur.*bg2,k,* *Led.*bg2,k,* *Lil-t.*hr1,k,* *Lith-c.* lol.bg2 **Lyc.**bg2,k,* lyss.bg2,k,* *Mag-c.*bg2,k,* *Mag-m.*bg2,k,* mag-p.hr1 *Mang.*bg2,k,* med.k2 meny.bg2 meph.a1,k **Merc.**bg2,k,* merc-i-f.k2 *Merl.* mim-h.a1 mosch.bg2,hr1 *Mur-ac.*a1,k *Nat-ar.* *Nat-c.*bg2,k,* *Nat-m.*bg2,k,* nat-p.a1,k *Nat-s.*bg2,k,* nicc.a1,k **Nit-ac.**bg2,k,* nux-m.bg2,k,* *Nux-v.*bg2,k,* oena.a1 ol-an.a1 olnd.a1 onos. **Op.**bg2,k,* osm.a1,k ox-ac.a1,k par.bg2,k,* *Petr.*bg2,k,* *Ph-ac.*bg2,k,* phel.bg2,k,* **Phos.**bg2,k,* *Phys.*hr1,k,* *Phyt.*bg2,k,* pic-ac.hr1,k plat.bg2 *Plb.*bg2,k,* *Psor.* **Puls.**bg2,k,* raph. rat.bg2 rhod.bg2,k,* *Rhus-t.*bg2 rhus-v.a1,k **Ruta** *Sabad.*bg2,k sang.a1,k sangin-t.c1,c2 sarr.hr1 *Sars.*bg2,k,* *Sec.*bg2,k,* sel.a1,k *Seneg.*bg2,k *Sep.*bg2,k,* **Sil.**bg2,k,* sol-ni. *Spig.*bg2,k,* spira.c2 spong.hr1 stann.bg2 *Staph.*bg2,k,* *Stram.*bg2,k,* stry.a1,k *Sul-c.*bg2,k,* sul-i.k2 **Sulph.**bg2,k,* sumb.a1,k tab.a1,k tarax.bg2,k,* *Tarent.*a1,k tax.a1,k *Teucr.* *Ther.* *Thuj.*bg2,k,* til.a1,k upa.a1,k valer.bg2 *Verat.*a1,k *Verat-v.*a1,k verb.bg2,k,* vinc.bg2 viol-o.bg2,k,* viol-t.a1,k vip.a1,k zinc.bg2,k,* zinc-p.k2

☞ 71/2: Die Augen sehen wie durch Flor oder Nebel; das Gesicht wird trübe zu gewissen Zeiten.

– **abends**: alum.hr1,k,* *Ammc.*hr1,k,* anac.h,kl *Apis* asar. aur-m.k2 borx. carbn-s.c1 choc.srj3 *Euphr.*a1,k ind.a1,k *Kalm.* lachn. marb-w.es1 merl. nat-c.hr1 nicc.hr1,k nit-ac. *Puls.*a1,k *Ruta* sulph.a1,k tarent.

☞ 71/3: Nachtblindheit; am Tage sieht er wohl, aber in der Dämmerung sieht er nichts.

– **nachts**:
  • **besser** als tagsüber; nachts: apis
    ☞ 71/4: Tagesblindheit; bloß in der Dämmerung sieht er gut.

– **abwechselnd** mit:
  • **klarem** Sehen: anac.h euphr.h

Trübsichtigkeit — **Augen / Ohren** — Geräusche

- **abwechselnd** mit - **klarem** Sehen: ...
  - 71/4: Tagesblindheit; bloß in der Dämmerung sieht er gut.
- **Aufrichten**, beim: *Verat-v*.hr1,k,*
  - 68/7: Es wird ihm zuweilen ganz dunkel und schwarz vor den Augen, beim Gehen oder Bücken, oder Wiederaufrichten nach Bücken.
- **Aufstehen**, beim:
  - **Bücken**, vom: nat-m.
  - vgl. 68/7
- **Glas** blicken; als würde er durch ein trübes: nat-m.h
  - vgl. 68/7

Verlust des Sehvermögens (= vorübergehende Blindheit):
- **tagsüber**: both.c2 con. ran-b.br1,c1 *Sil.* **Stram.** sulph.
  - vgl. 68/7
- **Bücken**: bell.a1,k *Calc.*hr1 coff.a1,k com. ferr-p.hr1 graph.hr1,k nat-m.h,kl phos.a1,k upa.
  - vgl. 68/7
- **Gehen**, beim: dor. ferr. hell. lachn. nat-m.h sulph. *Verat-v.*
  - vgl. 68/7
- **Vergehen**, Schwinden des Sehvermögens:
  - **Aufrichten**; beim:
    - **Bücken**, vom: *Kali-bi.*
  - vgl. 68/7

Verschwommen:
- **Samenabgang**, nach: *Calc. Chin. Lil-t.*hr1,k **Phos.**
  - 81/1: Nächtlicher Samen-Erguß, wenn auch nicht oft, doch unmittelbar mit üblen Folgen.
  - FN 81/1-1: Düsterheit, Eingenommenheit, Benebelung der Denkkraft, verminderte Lebhaftigkeit der Einbildungskraft, Gedächtnißmangel, Niedergeschlagenheit, Trübsinn; die Sehkraft wird geschwächt, so wie die Verdauung und die Eßlust; der Stuhlgang bleibt zurück, es entsteht Blutdrang nach dem Kopfe, nach dem After u.s.w.

Weitsichtigkeit: acon.a1,k *Aesc.* alum.bg2,k,* alum-sil.k2 am-c.bg2 androc.srj1 ang.bg2 **Arg-n.**a1,k **Bell.**bg2,k,* bry.a1,k **Calc.**bg2,k,* calc-sil.k2 Carb-an.bg2,k,* caust.bg2,k,* chel.a1,k *Chin.* coff.bg2 *Coloc.*hr1,k *Con.*bg2,k,* *Dros.*bg2,k,* grat.a1,k *Hyos.*bg2,k,* jab.c2 *Lil-t.*hr1,k,* *Lyc.*bg2,k,* mag-m.bg2,k,* meph.bg2 mez.h,k,* morph.a1,k *Nat-c.*hr1,k *Nat-m.*bg2,k,* *Nux-v.*bg2,k,* *Onos.* *Petr.*bg2,k,* phos.a1,k phys.a1,k phyt.a1,k psor. raph.a1,k sang. **Sep.**bg2,k **Sil.**bg2,k,* spig.bg2,k,* stram.hr1,k,* sulph.hr1,k,* tab.a1,k valer.a1,*
  - 70/19: Langsichtigkeit; er sieht weit in die Ferne, kann aber kleine Gegenstände, nahe gehalten, nicht deutlich erkennen.

Ohren

Absonderungen:
- **eitrig**: acon.bg1,bg2 aeth.a1,k *All-c.*hr1,k *Alum.*bg2,k,* alum-p.k2 alum-sil.k2 *Alumn.*hr1,k *Am-c.*bg2,k,*

Absonderungen - eitrig: ...
am-m. anan.hr1,k,* arn.hr1,k ars.bg2 *Arund.*hr1,k,* *Asaf.*bg2,k,* *Aur.*bg2,k,* aur-ar.k2 aur-i.k2 aur-s.k2 bar-c.bg2 *Bar-m.*hr1,k bell.bg2,k,* *Borx.* *Bov.*bg2,k,* bry.bg2 bufo **Calc.**bg2,k,* **Calc-s.** calc-sil.k2 cann-s.bg2 *Caps.*bg2,k,* carb-an.bg2,k *Carb-v.*bg2,k,* Carbn-s. Caust.h,k,* cham. Chin.hr1,k *Cist.*hr1,k,* clem.bg2 coc-c.bg2 *Con.*bg2,k cop.a1,k crot-h.bg2 cur.hr1,k ery-a.a1 ferr-p. gels.hr1,k *Graph.*bg2,k,* **Hep.**h,k,* *Hydr.*hr1,k jug-r.a1 **Kali-bi.**hr1,k **Kali-c.**h,k,* kali-chl.bg2 kali-i.a1 *Kali-p.*hr1,k **Kali-s.**bg2,k,* kali-sil.k2 kino *Lach.*bg2,k **Lyc.**h,k,* **Merc.**h,k,* Merc-c.hr1,k *Nat-m.*bg2,k,* nat-s.k2 *Nit-ac.*bg2,k,* Petr.h,k,* phos.bg2,k **Psor.**bg2,k,* **Puls.**h,k,* pyrog.bg2 rhus-t.bg2,k,* rob.a1 sacch. sal-ac.hr1,k **Sep.**h,k,* **Sil.**bg2,k,* sulph.bg2,k,* syph.hr1,k tell.bg2,k,* tep.a1,k thuj.bg2,k,* *Tub. Zinc.*bg2,k,* zinc-p.k2
  - 71/11: Aus dem Ohre, Ausfluß dünnen, gewöhnlich übelriechenden Eiters.

- **übelriechend**: *Ars.*bg2,k,* ars-s-f.k2 asaf.bg2,k,* *Aur.*bg2,k,* aur-ar.k2 aur-s.k2 *Bar-m.*hr1,k *Bov.*bg2,k,* *Calc.*hr1,k calc-s. calc-sil.k2 *Carb-v.*bg2,k,* Carbn-s. Caust.h,k,* *Chin.*hr1,k *Cist.*bg2,k,* con.bg2 crot-h.bg2,k,* elaps ery-a.hr1,k ferr-ar. *Fl-ac.*bg2,k *Graph.*bg2,k,* *Hep.*bg2,k,* *Hydr.*hr1,k hyos.bg2 *Kali-ar. Kali-bi.*bg2,k,* kali-c.h,k,* *Kali-p.*bg2,k,* *Kali-s.*bg2,k,* kali-sil.k2 kreos. lach.bg2 limest-b.es1 **Lyc.**bg2,k,* mang. meph.hr1,k **Merc.**h,k,* *Merc-c.*hr1,k *Nit-ac.*hr1,k,* ol-j.hr1,k **Psor.**hr1,k puls.hr1,k pyrog.bg2 rob.a1 sep.bg2,k,* **Sil.**bg2,k,* sul-ac. **Sulph.**bg2,k,† syph.bg2 *Tell.*bg2,k,* *Thuj.*bg2,k,* *Tub.* zinc.bg2,k,*
  - vgl. 71/11

Erfrieren, leichtes: zinc.a1,k
  - PP: Frostbeulen und Frostbeulen-Schmerz außer der strengen Winterkälte, auch wohl selbst im Sommer.

Geräusche im Ohr, Ohrgeräusche: acon.bg2,k,* acon-c.a1 aconin.c2 act-sp. *Aesc.* agar.bg2,k,* *Agn.*bg2,k,* ail. all-c.hr1,k,* aloe alum. am-c.hr1,k am-m.bg2,k *Ambr.*bg2,k anac.bg2,k anag. anan.hr1 ang. anis. ant-c.h,k,* ant-t. antip.br1,bro1 *Arg-n. Arn.*bg2,k *Ars.*bg2,k,* *Ars-i.* arund.hr1,k asaf.bg2,k,* *Asar.*bg2,k aster. atro. *Aur.*bg2,k,* aur-ar.k2 *Bar-c.*bg2,k,* bar-i.k2 *Bar-m.*c2,k **Bell.**bg2,k,* benz-ac.bg2 berb.a1,k bism. bol-s.a1 *Borx.* bov.bg2,k brom.hr1,k *Bry.*bg2,k,* **Cact.**hr1,k cadm-s. cain. calad.hr1,k **Calc.**bg2,k,* calc-i.k2 calc-p.hr1,k **Calc-s.** calc-sil.k2 camph.hr1,k **Cann-i.**hr1,k cann-s.hr1,k canth.bg2,k,* carb-ac. carb-an.bg2,k *Carb-v.*bg2,k carbn-h. carbn-o. Carbn-s. card-b.a1 *Carl.*a1,k castm. **Caust.**h,k,* *Cedr.* cham.h,k,* *Chel.*h,k,* chen-a.c2 **Chin.**bg2,k,* chin-b.hr1 chinin-ar. **Chinin-s.** chinin-sal.c2 chlf.hr1,hr1 chlor.a1,hr1 *Cic.*bg2,k,* cimic. cinch.a1 *Cinnb.*a1,hr1 cit-v.a1 clem.hr1,k cob.a1,hr1 *Coc-c.*hr1,k,* coca cocc.h,k,* coff.a1,hr1 coff-t.a1,hr1 colch.hr1,k coloc.hr1,k com. *Con.*h,k,* cop.a1,k croc.hr1,k crot-t.a1,k *Cupr.*bg2,k,* cupr-act. cur.hr1,k cycl.hr1,k,* daph.hr1,k *Dig.*hr1,k,* dios.hr1,k dirc. dros.bg2,k,* dulc.bg2,k,* elaps ery-a.hr1,k euon. eup-per.hr1,k *Eup-pur.*hr1,k,* euph.bg2,h euphr.a1,hr1 fago.a1 ferr.h,k,* ferr-ar. ferr-i.hr1,k ferr-p.hr1 ferr-pic.c2 ferr-s.hr1 ferul.a1 fl-ac.hr1,* form.hr1,k gad.a1

Ohren

Geräusche — Geräusche

Geräusche im Ohr, Ohrgeräusche: ...
gamb.hr1,k,* gast.a1 Gels.a1,hr1 Glon.hr1,k,* gran.a1
Graph.h,k,* guar.a1 guare.hr1,k,* ham.a1,hr1 hell.hr1,k,*
hell-v.a1 hep.h,k,* hura hydr.hr1,k,* hydr-ac.hr1,k,*
hydrc.a1 hyos.h,k,* hyper.a1,k iber.a1,hr1 *Ign.*h,k,*
indg.a1,k *Iod.*bg2,k,* jac-c.a1,hr1 jal.a1,hr1 jatr-c. kali-ar.
kali-bi.a1,k kali-br.hr1,k,* *Kali-c.*h,k,* kali-chl.hr1,k,*
Kali-i.hr1,k,* kali-n.h,k,* *Kali-p.*hr1,k *Kali-s.*
kali-sil.k2 kalm.hr1,k,* kiss.a1,c2 *Kreos.*h,k,*
lac-ac.hr1,k,* *Lac-c.*hr1,k,* *Lach.*bg2,k,* lachn.hr1,k,*
lact.a1,k lact-v.c1,c2 laur.a1,k led.h,k,* lepi.a1,k linu-c.a1
lipp.a1 lob-d.c2 lol.a1 **Lyc.**h,k,* *Lyss.* mag-c.h,k,*
mag-m.h,k,* mag-s.a1,k manc.a1,k mang.h,k,* med.hr1
meny.h,k,* *Merc.*h,k,* merc-c.h,k,* merc-cy.a1
merc-d.a1,bg2 merc-i-r.a1 merc-n.a1 mez.bg2,k,*
mill.a1,hr1 mim-h.a1 morph.a1 mosch.h,k,*
mur-ac.h,k,* murx.a1 myric.a1,k naja narcot.a1
nat-ar. nat-c.h,k,* *Nat-m.*h,k,* *Nat-p.*hr1,k,* *Nat-s.*hr1,k,*
*Nat-sal.*c2 nicc.hr1,k,* *Nit-ac.*hr1,k,* nitro-o.a1
nux-m.hr1,k,* *Nux-v.*h,k,* ol-an.a1 olnd.h,k,* *Op.*h,k,*
osm.hr1,k,* paeon.a1,k *Par.*bg2,k,* paull.a1 ped.a1
pen.a1 peti.a1 **Petr.**h,k,* petros.hr1 **Ph-ac.**h,k,* phel.a1,k
*Phos.*h,k,* phys.a1 pic-ac.a1 pimp.c2 pin-s.a1,k,*
plan.a1,k *Plat.*h,k,* *Plb.*h,k,* plb-chr.a1 plect.a1
Psor.hr1,k,* ptel.hr1,k,* **Puls.**h,k,* puls-n.c2 rat.a1,hr1
rheum *Rhod.*bg2,k,* rhus-r.a1 rhus-t.h,k,* ric.a1 ruta
sabad.bg2,k,* sabin.hr1,k,* *Sal-ac.*hr1,k,* salin.a1,c2
Sang.hr1,k,* sangin-n.c2 sarr.hr1,k,* sars.h,k,* *Sec.*
sel.a1 seneg.a1,k *Sep.*h,k,* *Sil.*h,k,* sphing.a1,k,k3
Spig.bg2,k,* spong.bg2,k stann.bg2,k *Staph.*bg2,k,*
stram.bg2,k stront-c. stry.a1,k sul-ac.bg2,k sul-i.c2
sulfon.c2 **Sulph.**h,k,* *Tab.*h,k,* tarax. tarent.a1,k tep.h,k,*
ter.hr1 teucr.a1,k thea ther. thiosin.br1,c2 thuj.bg2,k,*
til. **Tub.** valer.bg2,k verat.h,k,* verat-n.c2 verat-v.a1
viol-o.bg2 xan. zinc.bg2,k,*

✍ 71/13: Im Ohre, vielfaches Geräusch und Getön.
FN 71/13-4: Wie Klingen, Rauschen, Sieden, Brausen, Summen, Zirpen, Läuten, Trommeln, Donnern, Fauchen, Flattern, Murmeln u.s.w.

– **Donnern**: am-m. *Calc.* carbn-o. caust.h chel. *Graph. Lach.* ol-an. petr. *Plat.* rhod. sil.
✍ vgl. 71/13 und FN 71/13-4

– **Flattern**: acon.bg2,k agar. alum.bg2,k alum-p.k2 alum-sil.k2 ant-c.a1,hr1 ars. ars-i. aur.bg2,k,*
aur-s.k2 *Bar-c.*bg2,k bar-i.k2 bar-s.k2 **Bell.**h,k,*
berb.hr1,k,* borx. *Calc.*bg2,k,* calc-sil.k2 *Carbn-s.*
carl.a1,k caust.bg2,k cham.h,k,* chin.bg2,k cocc.bg2,k
con.bg2,k cupr.bg2,k dros.bg2,k dulc.bg2,k *Graph.*h,k,*
hep.bg2,k iod. jac-c.a1,hr1 kali-c.bg2,k kali-i. *Kali-p.*
Kali-s. lach. laur.bg2,k *Lyc.*h,k mag-c.h,k,*
*Mag-m.*h,k,* mang.h,k meny.bg2,k *Merc.*h,k,*
merc-d.a1 mosch.h,k,* nat-m.h,k nat-s.a1 nit-ac.h,k,*
olnd.a1 petr.bg2,k *Ph-ac.*h,k,* phos.h,k,* *Plat.*h,k,*
psil.ft,ft1 *Psor. Puls.*bg2,k rheum rhod.bg2,k sabad.h,k,*
sel.a1,k sep.bg2,k sil.h,k,* **Spig.**bg2,k spong.h,k,*
stann.bg2,k staph. *Sulph.*h,k,* tab.a1 zinc.bg2,k,*
zinc-p.k2
✍ vgl. 71/13 und FN 71/13-4

– **Glockenläuten**, Geläut: ars. arund.c1 chin. *Chinin-s.* clem. crot-h. mang. nat-s. *Petr.* ph-ac. psil.ft,ft1 sars. *Spig.* sul-ac. valer.
✍ vgl. 71/13 und FN 71/13-4

– **Klingeln**: **Acon.**bg2,k,* acon-c.a1 *Aesc.*hr1,k
*Agar.*bg2,k,* agn.bg2,k,* ail.bg2,k,* alco.a1 *All-c.*a1,k aloe
alum.bg2,k,* alum-p.k2 alum-sil.k2 alumn. am-c.bg2,k,*
am-m.bg2,h,* ambr.bg2,k,* anac.h,k1 anan. ang.bg2,k,*
anis. ant-c.bg2,k,* apis apoc.a1,bg2 *Arg-n.*bg2,k,*
arn.bg2,k,* *Ars.*h,k,* ars-i. ars-s-f.k2 arund.hr1,k
asaf.bg2,k,* asar.bg2 atro.hr1,k,* *Aur.*bg2,k,* aur-ar.k2
aur-i.k2 aur-m.hr1,k ars-s.k2 *Bar-c.*h,k,* bar-i.k2
bar-m. bar-s.k2 **Bell.**bg2,k,* berb.a1,k,* *Borx.*
brom.bg2,k,* brucin.a1 bry.bg2,k,* **Cact.**hr1,k *Calc.*h,k,*
calc-i.a1,k **Calc-s.** calc-sil.k2 *Camph.*h,k,*
Cann-i.hr1,k,* cann-s.bg2,k,* *Canth.*bg2,k,*
carb-an.h,k,* **Carb-v.**bg2,k,* *Carbn-o.* *Carbn-s.*
card-b.a1 *Carl.*a1,k **Caust.**hr1,k,* *Cham.*h,k,* *Chel.*h,k,*
chen-a.hr1,k *Chin.*h,k,* chin-b.c1,hr1 chinin-ar.
Chinin-s. chlf.hr1,k,* chlol.a1,k chlor.bg2,k,* cic.h,k,*
cinch.a1 cinnb.hr1 *Cit-d.*hr1,k,* *Clem.*bg2,k,*
coc-c.h,k,* coca *Cocc.*hr1,k cod.a1 coff. coff-t.a1,hr1
colch.bg2,k,* coloc.a1,k com.a1 *Con.*h,k,* corn.hr1
croc.bg2,k,* crot-h. cupr. *Cycl.*bg2,k,* *Dig.*hr1,k,*
dios.bg2,k,* *Dulc.*h,k,* elaps ery-a.hr1,k,* *Euph.*h,k,*
euphr.bg2,k,* fago.a1 *Ferr.*bg2,k,* ferr-ar. ferr-i.
ferr-p.bg2 *Ferr-s.*hr1 *Fl-ac.*hr1,k,* *Form.*hr1,k
gamb.hr1,k gast.a1 *Glon.*bg2,k *Gran.*h,k,* *Graph.*h,k,*
guare.hr1,k *Ham.*hr1,k,* *Hell.*hr1,k,* hell-v.a1 helo-s.c1
hep.bg2,k hura *Hydr.*bg2,k,* hydr-ac.a1,k hydrc.a1,k
*Hydrog.*srj2 hyos.h,k,* *Ign.*h,k,* iod.a1,k *Ip.*hr1,k,* kali-ar.
kali-bi.bg2,k kali-br.hr1 **Kali-c.**h,k,* kali-cy.a1,k
Kali-i.a1,k kali-m.k2 kali-n.h,k,* kali-p. **Kali-s.**
kali-sil.k2 kalm.a1,k kiss.a1 kreos.bg2,k,* lac-c.h,k,*
lach.bg2,k lachn.h,k,* laur.hr1 lec. led.h,k,* **Lyc.**bg2,k
*Mag-c.*h,k,* mag-s.a1,k manc.a1,k mang.h,k,*
*Meny.*h,k,* *Merc.*h,k,* merc-cy.a1 merc-n.a1,c1
*Mez.*bg2,k,* mill.a1 morph.a1,k mur-ac.h,k,*
myric.hr1,k nat-ar. nat-c.h,k,* *Nat-m.*h,k,* nat-p.
*Nat-s.*h,k,* nat-sal.a1 nicc.hr1 nit-ac. *Nux-m.*hr1,k
*Nux-v.*h,k,* ol-an.a1 olnd.a1 op.h,k *Osm.*hr1,k,*
paeon.a1,k *Par.*bg2,k,* pen.a1 **Petr.** petros.hr1
*Ph-ac.*h,k,* phel. *Phos.*h,k,* phys.a1 plan.a1 **Plat.**h,k,*
plb.a1 plb-chr.a1 **Psor.**bg2,k,* *Ptel.*hr1,k,* **Puls.**h,k,*
rat.a1,k *Rhod.*bg2,k,* rhus-t.bg2,h,* rhus-v.a1 rumx.
ruta sabad.bg2,k,* sal-ac. salin.a1 *Sang.*bg2,k,*
sars.h,k,* sel.a1,k **Sep.**h,k,* *Sil.*h,k,* sol-t-ae.a1,k
*Spig.*h,k,* spong.bg2,k *Stann.*h,k,* staph.h,k,*
stram.h,k,* sul-ac.bg2,k sul-i.bg2,k sulo-ac.h,k,* **Sulph.**h,k,*
tab.a1,k tanac.a1 tarax.bg2 tarent.bg2,k,* ter.hr1,k,*
teucr.bg2,k,* thuj.bg2,k,* thymu.br1 til.a1,k valer.bg2,k,*
verat.h,k,* verat-v.a1 vinc.hr1,k,* viol-o.a1
xan.bg2,k,* zinc.bg2,k,* zinc-p.k2
✍ vgl. 71/13 und FN 71/13-4

– **Klingen**: agn. aloe am-c. am-m. ant-c.bg2 atro.a1,k
bar-c. *bell.*a1,k berb. calc.bg2 carb-v. *Caust.*hr1,k
cham. chin. *Con.* croc.bg2 ferr. graph. hippoz.hr1
kali-c. kali-m.k2 lyc. mag-c.h,k meny. mur-ac.hr1
nat-m. nat-s.bg2,k,* nux-v. ol-an. olnd. op. par. petr.
*Puls.*hr1,k sars.h,k,* stann. staph. sulph. ter. valer.
viol-o.
✍ vgl. 71/13 und FN 71/13-4

– **Rauschen**: abrot.a1,k acon.bg2 agar.bg2,k,* alco.a1
alum.bg2 am-c. anac.bg2 ant-t.bg2 *Arn.*bg2,k,*
ars.h,k,* ars-s-f.k2 asar.bg2 aster.a1,k *Aur.*
aur-ar.k2 aur-s.k2 bar-c.bg2,k,* bell.bg2,h,* borx.

| Geräusche | Ohren | Hautausschläge |

– Rauschen: ...
bov.bg2,k brom.a1,k *Bry.*bg2 calc.bg2,k canth.bg2 *Carb-an.*bg2 *Carb-v.*bg2 carbn-s.k2 caust.h,k,* cham.bg2,h,* *Chel.*bg2,k,* chin.bg2 *Chinin-s.* cinnb.a1,k *Cocc.*h,k,* *Coloc.*hr1,k con.h,k,* cupr.bg2 dulc.bg2,k,* euph.h euphr. ferr.bg2,h *Gels.*hr1,k glon.a1,k *Graph.*h,k,* hep.h,k,* hydr-ac. *Hyos.*hr1,k kali-ar. **Kali-c.**h,k,* kali-cy.a1,k kali-n.a1,k *Kali-p.* *Kali-s.* *Lach.*hr1,k *Led.*bg2,k lil-t.hr1,k,* **Lyc.**hr1,k,* lyss.hr1,k,* mag-c.h,k,* mag-s.a1,k mang.hr1,k merc.h,k,* mez.a1,k mosch.h,k,* mur-ac.h nat-ar. nat-c.h,k,* **Nat-m.**h,k,* nat-p.hr1,k,* **Nit-ac.**h,k,* nitro-o.a1 nux-v.bg2,k,* op.bg2 ox-ac. **Petr.**h,k,* **Phos.**bg2,k phyt.a1,k plat.h,k *Puls.*h,k,* rhod.bg2,hr1,* rhus-r.a1 rhus-t.h,k,* sec.bg2 *Sel.* sep.h,k,* sil. spig.bg2,k stann.a1,k staph. *Sul-ac.*bg2,k *Sulph.*bg2,k,* tab.a1,k ther.a1,k verat.bg2,k,* viol-o.hr1,k,* zinc.bg2

☞ *vgl. 71/13 und FN 71/13-4*

– Sausen, Brausen: *Acon.* aconin.a1 agar. *Agn.* all-c. alum. alum-p.k2 alum-sil.k2 am-c. am-m. *Ambr.* *Anac.*bg2,k,* anis. ant-c.bg2,k,* ant-t.bg2,k,* apom.a1 aran.bg2 arg-n. arn.bg2,k,* *Ars.*h,k,* *Ars-i.* *Asar.*bg2,k,* atro.a1,k *Aur.*bg2,k,* aur-ar.k2 aur-i.k2 *Aur-m.*hr1,k aur-s.k2 bapt.hr1,k **Bar-c.**bg2,k,* bar-i.k2 *Bar-m.* bar-s.k2 **Bell.**bg2,k,* benz-ac.bg2 berb.hr1,k bism.a1,k **Borx.** bov.bg2,k,* brom.a1,k *Bry.*bg2,k,* cact. cain. calad.hr1,k,* *Calc.*h,k,* calc-i.k2 *Calc-s.* calc-sil.k2 *Camph.*hr1,k,* canch.a1 cann-s.bg2,k,* *Canth.*bg2,k,* carb-ac.a1,k carb-an.bg2,k **Carb-v.**bg2,k,* *Carbn-s.* **Carbn-s.** card-h.* *Carl.*a1,k castm. *Caust.*h,k,* cedr. *Cham.*h,k,* chel.bg2,k,* chen-a.hr1,k **Chin.**h,k,* *Chinin-ar.* **Chinin-s.** chlf.a1,hr1 chlol.hr1 cic.h,k,* cimic. cinch.a1 *Cinnb.*h,k,* cit-v.a1 clem.a1,k coc-c.hr1,k coca *Cocc.* coff. *Colch.* *Coloc.* *Con.* cop. croc. crot-t. cupr. *Cycl.* daph. dig. dirc. *Dros.* dulc. *Elaps* euon. euph. ferr. ferr-ar. *Ferr-i.* ferr-p. *Gels.*a1,k gran.a1 **Graph.**h,k,* guare.a1 *Hell.*hr1,k,* hell-v.a1 *Hep.*h,k,* hydr.bg2,k,* hydr-ac.hr1,k,* hyos.bg2,k,* hyper-c. iber.a1,hr1 ign.h,k,* indg.a1,k *Iod.*bg2,k,* jatr-c. kali-ar. kali-bi.a1 kali-br.hr1,k,* *Kali-c.*bg2,k,* kali-chl.a1,k kali-i.bg2,k,* kali-m.k2 kali-n.a1,k kali-p.bg2,k,* *Kali-s.* kali-sil.k2 kiss.a1 *Kreos.*bg2,k,* lac-ac.hr1,k,* lac-c. *Lach.*bg2,k,* lact.a1,k *Laur.*bg2,k,* *Led.*h,k,* lepi.a1,hr1 lipp.a1 lol.a1 *Lyc.*h,k,* *Mag-c.*h,k,* *Mag-m.*h,k,* mag-s.a1 manc.a1,k mang.h,k,* mela.a1 meny.h,k,* *Merc.*h,k,* *Merc-c.*a1,k merl. mez.a1,k morph.a1,k mosch.bg2,k mur-ac.bg2,k narcot.a1 nat-ar. nat-c.h,k,* *Nat-m.*h,k,* *Nat-p.* *Nat-s.* nicc.hr1,k,* *Nit-ac.*h,k,* **Nux-v.**h,k,* ol-an.a1,k olnd.bg2,k *Op.*h,k,* paeon.a1,k paull.a1 ped.a1 *Petr.*h,k,* **Ph-ac.**h,k,* *Phos.*h,k,* pimp.a1 pin-s.a1 *Plat.*h,k,* plb.bg2,k,* plect.a1 psor.hr1,k,* ptel.a1,k *Puls.*h,k,* rheum *Rhod.*bg2,k,* rhus-t.h,k,* rumx. *Sal-ac.*bg2,k,* sang.bg2,k,* *Sec.*bg2,k,* seneg.a1,k *Sep.*h,k,* *Sil.*h,k,* sphing.a1 **Spig.**h,k,* spong.bg2,k stann.bg2 *Staph.*bg2,k,* stram.bg2,k,* stront-c. stry.a1,k *Sul-ac.*h,k,* sul-i.k2 **Sulph.**h,k,* tab.bg2,k,* tanac.a1 tarent.a1 tell.hr1 tep.a1,k ter. teucr.bg2,k thea *Ther.*bg2,k,* thuj.bg2,k,* til.a1,k verat.h,k,* *Verat-.*hr1,k,* viol-o.hr1,k wies.a1 zinc.h,k,* zinc-p.k2 zinc-s.a1

☞ *vgl. 71/13 und FN 71/13-4*

Geräusche im Ohr, Ohrgeräusche: ...
– Summen: abrom-a.bnj1 abrot.a1,k achy-a.bnj1 acon.bg2,k,* agar.bg2,k,* alco.a1 all-c.bg2,k,* aloe alum.bg2,k,* alum-p.k2 *Am-c.*bg2,k,* ambr.bg2,k anac.c1 anis.c1 ant-c.bg2,k *Arg-met.* **Arg-n.**hr1,k,* *Arn.*bg2,k,* *Ars.*bg2,k,* *Ars-i.* ars-s-f.k2 *Aur.*k,k2,* aur-ar.k2 aur-i.k2 *Aur-m.*hr1,k,* aur-s.k2 *Bar-c.*h,k,* bar-i.k2 *Bar-m.* bar-s.k2 *Bell.*h,k,* *Berb.* borx. *Cact.*hr1,k,* cain. calad. *Calc.*bg2,k,* calc-i.k2 calc-s. *Camph.*hr1,k canch.a1 **Cann-i.**hr1,k,* carb-ac.a1,hr1 carb-an.bg2,k *Carb-v.*bg2,k,* carbn-s. carl.a1,k castm. *Caust.*bg2,k,* cedr.a1,k chel.bg2,k,* chen-a.a1,c1 **Chin.**bg2,k chinin-ar. **Chinin-s.** chlf.hr1,k choc.srj3 *Cic.*hr1 cimic.hr1,k coc-c. cocc.bg2,k *Coff.*bg2,k,* coff-t.a1 *Con.*bg2,k cop.a1,k croc.bg2,k crot-c.a1,k dig.bg2,k,* dios.hr1,k dros.bg2,k *Dulc.*bg2,k,* *Elaps* *Eup-per.*hr1,k euph.hr1,k fago.a1 ferr.c1 *Ferr-p.*hr1,k ferr-pic. *Form.*hr1,k gamb.a1,k gent-ch.bnj1 glon.hr1,k guare.hr1 *Ham.*hr1,k,* hep.bg2,k hydr-ac.hr1,k,* *Hyos.*bg2,k,* *Iod.*bg2,k,* kali-ar. **Kali-c.**h,k,* kali-i.bg2,k,* kali-m.k2 kali-p.bg2,k kali-s. kalm.a1,k *Kreos.*bg2,k,* *Lac-c.*a1,k *Lach.*bg2,k,* lact. *Laur.*bg2,k **Lyc.**h,k,* lyss.hr1,k,* *Mag-c.*h,k,* mag-m.h,k,* merc.h,k,* merl. *Mur-ac.*bg2,k,* murx.a1,bg2 *Nat-m.*h,k,* nat-s.a1 nicc.a1,k nit-ac.bg2,k,* nitro-o.a1 *Nux-m.*hr1,k,* **Nux-v.**hr1,k,* olnd.bg2,k *Op.*bg2,k *Petr.*bg2,k ph-ac. *Phos.*h,k,* phys.a1 *Pic-ac.*a1,k **Plat.**h,k,* plb.bg2,k,* *Psor.*hr1,k,* puls.hr1,k,* rhod.bg2,k,* rhus-t.a1 sabad.bg2,k,* sabin.hr1,k sal-ac.bg2,k,* sang.a1 sarr.a1,lu1 sars.h scc.bg2,k sel. *Sep.*h,k,* *Spig.*bg2,k stront-c. sul-ac.bg2,k,* *Sul-i.*a1,k *Sulph.*bg2,k,* *Tarent.*a1,k term-a.bnj1 ther.bg2,k thuj.bg2,k,* verat.a1,h zinc.bg2,k zinc-p.k2

☞ *vgl. 71/13 und FN 71/13-4*

– Trommeln: bell.h,k,* borx. canth.bg2,k,* *Cupr.*h,k,* *Dros.*bg2,k,* dulc.bg2,k,* *Lach.*bg2,k,* manc.a1,k rob.a1

☞ *vgl. 71/13 und FN 71/13-4*

– Wasser:
• **kochenden** Wassers; Geräusch: bry. cann-i. chlf.rb2 dig. lyc.rb2 sulph. thuj.

☞ *vgl. 71/13 und FN 71/13-4*

– Zirpen: agar. bry.h,k,* calad.hr1,k,* carb-v.bg2,k,* *Carbn-s.* *Caust.*bg2,k,* cedr.bg2,k euph.h,k,* ferr.h,k,* kali-chl.bg2 kali-s. lach. *Lyc.*h,k meny.h,k,* mur-ac.h,k,* *Nat-s.* nicc.a1,k *Nux-v.*h,k,* *Puls.*h,k,* rat.hr1,k,* *Rhus-t.*h,k,* *Sil.*h,k,* stann.a1 sulph. tarax.bg2,k,* *Tub.*

☞ *vgl. 71/13 und FN 71/13-4*

Hautausschläge:
– eitrig:
• **juckend:** mur-ac.h

☞ *91/3: Ausschläge, theils von Zeit zu Zeit entstehende und wieder vergehende, einzelne, wohllüstig-jückende Eiterbläschen, besonders an den Fingern oder andern Theilen, welche nach Kratzen brennen und mit dem ursprünglichen Krätz-Ausschlage die größte Ähnlichkeit haben; theils Nessel-Ausschlag, wie Quaddeln und Wasserblasen, meist brennenden Schmerzes; theils Blüthen, ohne Schmerz im Gesichte, der Brust, dem Rücken, den Armen und Oberschenkeln; theils ...*

Hautausschläge — Ohren — Schwellung

- **eitrig - juckend**: ...
  > Flechten und Schwinden in feinfrieseligen Körnern, dicht in runde, größere oder kleinere Flecke zusammengedrängt von meist röthlicher Farbe, theils trokken, theils nässend, von ähnlichem Jücken wie der Krätz-Ausschlag, und Brennen nach dem Reiben.
- **Schorfen**, mit: anan.$_{hr1,k}$,* bar-c.$_{bg2,hr1}$ bov.$_{bg2}$ bry. elaps graph.$_{bg2,k}$,* hep.$_{c1}$ *Hydr.*$_{hr1,k}$ iod.$_{bg2,k}$ lach.$_{bg2,k}$,* lyc.$_{bg2,k}$,* mur-ac.$_{h,k}$,* nat-p.$_{hr1,k}$ *Psor.*$_{hr1,k}$,* ptel.$_{a1,hr1}$ *Puls.*$_{h,k}$,* sanic. sarr.$_{a1}$ sars.$_{h,k}$,* sil.$_{h,k}$,* spong.$_{bg2,k}$,* sulph.$_{bg2}$
  > 71/10: Im Ohre, Trockenheit, inwendig trockne Schorfe, ohne Ohrschmalz.

Jucken:
- **äußeres** Ohr: Agar. *Alum.* am-m. ant-c.$_{h,k}$,* apis *Arg-met.* ars-s-f.$_{k2}$ bamb-a.$_{stb2}$ berb.$_{a1,k}$ calc-p.$_{a1,k}$ *Calc-s.* Carb-v. chel.$_{a1}$ *Coloc.* Con.$_{a1,k}$ fago.$_{a1,k}$ *Graph.* hep.$_{a1,c1}$ kali-bi.$_{k2}$ *Kali-c.*$_{h,k}$,* mag-m. manc.$_{a1,k}$ meph.$_{a1}$ mez.$_{a1}$ nat-c.$_{h,k}$,* nat-m.$_{a1,k}$ nat-p.$_{a1}$ ol-an.$_{a1}$ *Petr.* ph-ac. pic-ac.$_{a1,k}$ plat. **Puls.** rhod.$_{a1,k}$ **Rhus-t.**$_{a1,k}$ rhus-v.$_{a1}$ sil.$_{a1,h}$,* spig.$_{a1,bg2}$ spira.$_{a1}$ stry. **Sulph.**$_{a1,k}$ **Tell.** trom. verat. zinc.
  > 71/9: Im Ohre, Kriebeln und Jücken.
- **Gehörgang**: acon. aeth. *Agar.* alum. alum-p.$_{k2}$ alum-sil.$_{k2}$ *Am-c.* am-m. ambr. *Anac.* anag. ant-c. arg-met.$_{k2}$ *Ars.* ars-s-f.$_{k2}$ arund.$_{c1}$ **Aur.** aur-ar.$_{k2}$ bamb-a.$_{stb2}$ **Bar-c.**$_{bg2,k}$,* bar-m. bar-s.$_{k2}$ benz-ac. borx. *Bov.* Calad. Calc. Calc-s. calc-sil.$_{k2}$ *Caps.* Carb-v. Carbn-s. Caust. chel.$_{a1,k}$ cinnb. *Cist.* coc-c. *Colch. Coloc.* crot-h. crot-t. cupr. *Cycl. Elaps* ferr-ar. ferr-p.$_{k2}$ *Fl-ac.* form. *Graph.* grat.$_{k2}$ ham. **Hep.** hyper. *Ign.* Kali-ar. Kali-bi. **Kali-c.** kali-n. *Kali-p. Kali-s.* kali-sil.$_{k2}$ lach. lachn. *Laur. Lyc.* mag-c. mag-m. manc.$_{a1,k}$ **Mang.** med. meny. *Merc.* merc-d.$_{a1}$ merc-i-f. merc-i-r.$_{a1,k}$ *Mez.* mill. mur-ac. nat-ar. nat-c.$_{h,k}$,* nat-m. nat-p. nat-s. nit-ac. **Nux-v.** Petr. ph-ac. *Phos. Psor.* puls.$_{k2}$ rat. rhod. rumx. ruta sabad. samb.$_{h}$ *Sars.* **Sep. Sil.** *Spig.* stann. sul-ac. sul-i. **Sulph.** tab. tarax.$_{h}$ tarent. *Tell.*$_{c1,k}$ tub-a.$_{br1}$ zinc. zinc-p.$_{k2}$
  > 71/9: Im Ohre, Kriebeln und Jücken.

Kribbeln: agar.$_{hr1,k}$ am-c. am-m. ambr. anac.$_{a1,k}$ ant-c.$_{h,k}$,* arg-met.$_{k2}$ arn. ars. ars-s-f.$_{k2}$ ars-s-r.$_{hr1}$ asaf. aur-m-n. bar-c. bar-m. **Bell.**$_{a1,k}$ brach.$_{hr1,k}$,* *Calc.*$_{hr1,k}$ camph. cann-s. carb-ac.$_{hr1}$ carb-an. *Carb-v.* caust. cent.$_{a1}$ cham. chel. *Chin.*$_{hr1}$ *Chinin-s.* cic. *Colch.*$_{hr1,k}$ con.$_{hr1,k}$ dig. dulc. ferr-ma.$_{a1,k}$ *Graph.* ign. kali-ar. kali-c. kali-m.$_{k2}$ kali-n. kalm. lachn.$_{a1,k}$ *Laur.*$_{hr1,k}$ lol.$_{a1}$ lyc. mag-c. mill.$_{a1,k}$ *Mur-ac.*$_{hr1,k}$ nat-m.$_{h,k}$ neon$_{srj5}$ nux-v. plat. puls.$_{a1,k}$ rhus-t. rob. salin.$_{a1}$ sarr.$_{a1,k}$ sars.$_{h,k}$ *Sep.*$_{h,k}$,* stann. stry. sul-ac. sul-i.$_{a1,k}$ *Sulph.*$_{hr1,k}$,* thuj.$_{a1,k}$ verat.
> 71/9: Im Ohre, Kriebeln und Jücken.

Ohrschmalz:
- **fehlend**: aeth. anac.$_{hr1,k}$ *Calc.*$_{bg2,k}$ *Carb-v.*$_{bg2,k}$,* *Cham.*$_{hr1,k}$ *Lach.*$_{hr1,k}$ mur-ac.$_{hr1,k}$ *Petr.*$_{hr1,k}$ psor.$_{a1}$
  > 71/10: Im Ohre, Trockenheit, inwendig trockne Schorfe, ohne Ohrschmalz.

Pulsieren:
acon.$_{bg2}$ aloe alum.$_{bg2,k}$,* alum-p.$_{k2}$ alum-sil.$_{k2}$ alumn. am-c.$_{a1}$ am-m.$_{bg2,k}$,* aml-ns. anac. anan.$_{hr1,k}$,* ars-s-f.$_{k2}$ ars-s-r. atis.$_{bnj1}$ bar-c.$_{bg2,k}$,* bar-m. bar-s.$_{k2}$ **Bell.**$_{bg2,k}$,* benz-ac.$_{hr1,k}$ berb.$_{hr1,k}$,* brom.$_{hr1,k}$ *Cact.*$_{bg2,k}$,* calad.$_{hr1,k}$,* **Calc.**$_{bg2,k}$,* calc-p.$_{hr1,k}$,* *Calc-s.* calc-sil.$_{k2}$ **Cann-i.**$_{hr1,k}$,* cann-s. carb-ac.$_{a1,k}$ carb-an. *Carb-v.*$_{a1,k}$ Carbn-o. carbn-s. *Caust.*$_{bg2,k}$,* cham.$_{bg2}$ chel.$_{a1,k}$ chin.$_{h,k}$,* cob.$_{a1,k}$ coc-c.$_{a1,k}$ coca *Coloc.*$_{hr1,k}$,* *Con.*$_{h,k}$,* crot-h. dig.$_{bg2,k}$,* ferr-m. ferr-ma.$_{a1}$ ferr-p.$_{bg2}$ gamb.$_{a1,k}$ *Glon.*$_{bg2,k}$,* graph.$_{h,k}$,* *Hep.*$_{bg2,k}$,* hydrc.$_{a1,k}$ hydrog.$_{srj1}$ ign.$_{h,k}$,* ind.$_{a1,hr1}$ indg.$_{a1,k}$ kali-bi.$_{bg2,k}$ kali-c.$_{a1,k}$,* kali-i.$_{bg2}$ kali-n.$_{a1,k}$ kali-p. kali-s. kali-sil.$_{k2}$ *Lach.*$_{hr1,k}$,* lec.$_{br1}$ lyc.$_{h,k}$,* *Mag-m.*$_{bg2,k}$,* *Med.*$_{hr1,k}$ *Merc.*$_{bg2,k}$ *Merc-c.*$_{a1,k}$ merc-i-f.$_{a1,k}$,* mez.$_{a1,k}$ *Mur-ac.*$_{hr1,k}$,* nat-c.$_{h,k}$,* *Nat-m.*$_{hr1,k}$ nat-p. **Nit-ac.**$_{h,k}$,* ol-an.$_{a1,k}$ onis.$_{a1}$ op.$_{a1,k}$ **Phos.**$_{h,k}$,* phys.$_{a1,k}$ plan.$_{a1,k}$ psor.$_{a1}$ ptel.$_{a1}$ *Puls.*$_{bg2,k}$ rheum rhod.$_{bg2,k}$,* *Rhus-t.*$_{h,k}$,* rumx. sang.$_{hr1,k}$,* sel.$_{a1,k}$ sep.$_{a1,k}$,* *Sil.*$_{h,k}$,* spig.$_{bg2,k}$,* spong. sulph.$_{bg2,k}$,* *Tell.*$_{bg2,k}$,* thuj.$_{a1,k}$ zinc.$_{a1,k}$ zinc-p.$_{k2}$
> 71/12: Im Ohre, Pulsiren.

Schmerz:
- **Geräusche**, durch: am-c.$_{h,k}$,* arn. *Bell.*$_{hr1,k}$ carb-v. cham.$_{br0l}$ chin.$_{k2}$ **Con.**$_{h,k}$,* gad.$_{a1,k}$ mur-ac.$_{hr1,k}$ *Op. Phos.* plan.$_{br1}$ *Sang.*$_{h,k}$,* *Sil.*$_{h,k}$,* **Sulph.**
  > 71/7: Gehör übertrieben reizbar und empfindlich; sie kann keine Glocke lauten hören, ohne zu zittern; vom Trommelschlage bekommt er Convulsionen u.s.w., mancher Ton macht Schmerz im Ohre.
- **Musik**:
  - **durch**: ambr. cham. kreos. *Ph-ac.* tab.
    > vgl. 71/7
- **stechend**:
  - **außen**, nach: *Alum. Ars. Asaf.* berb. calc.$_{h}$ *Con.* dulc.$_{h}$ kali-c. mang. *Nat-c.* sep. *Sil.* stront-c. tarax.$_{h}$
    > 71/8: Im Ohre sticht's heraus.
    > FN 71/8-3: Vorzüglich beim Gehen im Freien.
  - **Gehen**, beim:
    - **Freien**, im: am-m. bry. con.
    > vgl. 71/8 und FN 71/8-3

Schwellung:
- **hinter dem Ohr**:
  - **Lymphdrüsen**: apis *Bar-c.* dig.$_{h}$ Nit-ac.
    > 92/4: Drüsen-Geschwülste um den Hals, im Schooße, in den Gelenkbiegungen, der Ellbogenbeuge, der Kniekehle, in den Achselgruben,[*] an den Brüsten.
    > FN 92/4-4: Sie gehen zuweilen nach stechenden Schmerzen in eine Art langwieriger Verschwärung über, woraus aber, statt Eiters, nur ein farbloser Schleim abgesondert wird.
- **um das Ohr**:
  - **Drüsen**, der: *Bar-c.* bar-m. *Calc.* carb-an.$_{h}$ con.$_{k2}$ dig.$_{h}$ kali-m.$_{ptk2}$ *Merc. Nit-ac.* tub.$_{xxb}$
    > vgl. 92/4 und FN 92/4-4
- **unter dem Ohr**:
  - **Drüsen**: am-c. **Bar-c.** *Cist.* dig. *Graph.* kali-c.$_{k2}$ Nit-ac. ptel. sars. tell.$_{hr1}$

Schwellung — **Ohren / Hören** — Überempfindliches

- **unter** dem Ohr - **Drüsen**: ...
  ☞ vgl. 92/4 und FN 92/4-4
- **vor** dem Ohr:
  - **Drüsen**: puls.h
  ☞ vgl. 92/4 und FN 92/4-4

Trockenheit: aeth.bg2,k,* arn.hr1,k aur.hr1,k aur-s.k2 berb.a1,k *Calc*.hr1,k *Carb-v*.hr1,k carbn-s. castor-eq. *Cham*.hr1 colch.bg2,k,* fago.bg1 **Graph.**bg2,k,* hydrog.srj2 iodof.bg2,hr1,* kali-s.k2 *Lach*.bg2,k,* mag-c.st1 nit-ac.h,k,* *Nux-v*.hr1,k *Onos. Petr*.bg2,k,* phos.h,k,* podo.bg2 *Puls*.hr1,k *Sulph*.hr1,k
☞ 71/10: Im Ohre, Trockenheit, inwendig trockne Schorfe, ohne Ohrschmalz.

- **Gehörgang**: aeth.bg2 alum.bg2 ferr-pic.bg2 graph.bg2,hr1 iod.bg2 nux-v.hr1 petr.bg2 phos.bg2,hr1 psor.a1 sil.hr1,k verb.bg2,br1,*
  ☞ vgl. 71/10

Tumoren:
- **Atherom**:
  - **hinter** den Ohren: merc-i-r. verb.
  ☞ 92/3: Balg-Geschwülste in der Haut, dem Zellgewebe darunter, oder den Schleimbeuteln der Flechsen (Überbeine) von mancherlei Gestalt und Größe, kalt, ohne Empfindung.
  FN 92/3-3: Der in neuern Zeiten fürchterlich gewordene Blutschwamm hat, wie ich von einigen Fällen schließen zu müssen glaube, keine andre Quelle, als die Psora.
  - **Ohrläppchen**, am: nit-ac.
  ☞ vgl. 92/3 und FN 92/3-3

Hören

Schwerhörig: abrom-a.bnj1 achy-a.bnj1 aeth.a1,k agar.hr1,k,* agn.a1,k alco.a1 alet. *All-c*.hr1,k alum.a1,h alum-p.k2 alum-sil.k2 *Am-c*.hr1,k,* *Am-m*.hr1,k *Ambr*.a1,k *Anac*.hr1,k,* androc.srj1 *Ang*. ant-c.hr1,k *Apis* arg-met. arg-n.a1,k *Arn*.a1,k *Ars*.a1,k ars-i.k2 ars-s-f.k2 asaf.a1,k *Asar*.a1,k aster.a1,k *Aur*.hr1,k,* aur-ar.k2 aur-i.k2 aur-m.hr1,k aur-s.k2 *Bapt*.hr1,k,* **Bar-c.**a1,k bar-i.k2 *Bar-m*. bar-s.k2 **Bell.**a1,k borx. *Bov*.hr1,k,* *Bry*.a1,k bufo bufo cact.hr1,k,* cadm-met.gm1 caj.hr1 calad.hr1,k *Calc*.hr1,k,* calc-i.k2 *Calc-p*.hr1,k calc-sil.k2 cann-i.a1,k caps.hr1,k **Carb-an.**hr1,k,* **Carb-v.** carbn-o. **Carbn-s.** **Caust.**hr1,k,* cedr.hr1,k cham. *Chel*.hr1,k,* *Chen-a*.hr1 **Chin.**hr1,k,* chin-b.hr1 chinin-ar. chinin-s. chlf.hr1,k *Chlor*.hr1 *Cic*.hr1,k cist. cit-v.a1 clem.a1,k coc-c.a1,k *Cocc*.hr1,k,* coff.hr1 colch.a1,k coloc.a1,k com.a1,k *Con*.hr1,k,* conin.a1 cor-r.a1,k croc.hr1,k crot-c. croc-h.hr1,k *Crot-t*.hr1,k **Cupr.**hr1,k *Cycl*.hr1,k,* der.a1 dig.hr1,k,* *Dros*.a1,k,* dulc.hr1,k *Elaps Euphr*.hr1 *Ferr*.hr1,k ferr-ar. *Ferr-i*. ferr-p. *Fl-ac*.hr1,k *Form*.hr1,k,* gad.a1 gamb.a1,k gaul.a1 *Gels*.hr1,k,* *Glon*.hr1,k,* **Graph.**hr1,k,* grat. guaj. guar.a1 guare. *Hep*.h,k,* hippoz.hr1 *Hydr*.hr1,k hydr-ac.hr1,k **Hyos.**hr1,k,* iber.a1,hr1 ign.hr1,k *Iod*.h,k,* iodof.a1,hr1 *Ip*.h,k,* jatr-c. *Kali-bi*.hr1,k *Kali-br*.hr1,k *Kali-c*.hr1,k,* kali-chl.hr1,k kali-i.a1,k kali-m.k2 kali-n. kali-p.hr1,k kara.hr1,c1 lac-c.a1,hr1 lach.hr1,k lachn.hr1,k lam.a1,h laur. led.h,k,* lepi.a1 lob.c2 lob-e.c2 lol.a1 **Lyc.**hr1,k,* *Lyss*. mag-c.c2,k mag-m.h,k,* mag-p.hr1 mang.h,k,* med.hr1,k meny. meph.hr1 merc.hr1,k merc-c.a1,k merc-d.c2 mez.k2 mosch.a1,k nat-c.hr1,k,* nat-m.hr1 nat-p. nat-s. nicc.hr1,k,* nit-ac.hr1,k **Nux-m.**hr1 ol-an. ol-j.hr1 olnd.a1,k peti.a1 petr.h,k,* ph-ac.hr1,k phos.hr1,k pilo.a1 *Plat*.hr1,k plb.hr1,k psor.a1,k,* *Puls*.hr1,k puls-n.c2 raph. rheum.c2,k rhod.hr1,k rhus-t.hr1,k rhus-v.a1 rob.a1 sabad. sal-ac.a1,hr1 salin.a1,c2 sang.c2 sangin-n.c2 sarr.a1,hr1 scroph-xyz.c2 *Sec*.hr1,k,* sep.h,k,* sil. solid.c2 sphing.a1,kk3 **Spig.**a1,k spong. stann.a1,k *Stram*. **Sulph.** syph.c2,k tell.br1 ulm-c.c2 verat. verb.c2 vib-t.c2 vip. visc.c2 zinc.
☞ vgl. 71/14

Schwerhörig: ...
mag-p.hr1,k *Mang*.h,k,* med.hr1,k meny. meph.hr1,k *Merc*.h,k,* *Merc-d*.hr1 merc-i-r.hr1,k,* merl.hr1,k,* mez.h,k,* mosch.hr1,k,* *Mur-ac*.h,k,* nat-ar. *Nat-c*.h,k,* **Nat-m.**h,k,* *Nat-p*. nicc.hr1,k,* nicot.a1 **Nit-ac.**h,k,* nux-m.a1,k *Nux-v*.hr1,k ol-j.hr1 olnd.a1,k onos. op.a1,k par.a1,k peti.a1 **Petr.**hr1,k,* **Ph-ac.**h,k,* **Phos.**h,k,* phys.a1,k phyt.a1 plat.h,k,* *Plb*.hr1,k,* psil.ft1 *Psor*.hr1,k,* **Puls.**h,k,* rheum rhod.hr1,k *Rhus-t*.hr1,k rhus-v.a1 rob.a1 *Ruta Sabad*.hr1,k *Sabin*.a1,k *Sal-ac*.hr1,k,* salin.a1 *Sang*.hr1 sarr.a1,hr1 sars. **Sec.**hr1,k,* sel.a1,k *Sep*.h,k,* **Sil.**h,k,* *Spig*.a1,k *Spong*.a1,k squil. stann. *Staph. Stram*.a1,k *Sul-ac*.a1,k sul-i.k2 **Sulph.**a1,k syph.k2 tab.a1,k tarax. tarent.a1,k *Tell*. tep.a1,k ther.hr1,k thuj.a1,k tub-a.ih valer. *Verat*.a1,k **Verb.** viol-o. wies.a1 zinc. zinc-p.k2
☞ 71/14: Taubhörigkeit von verschiednen Graden bis zur gänzlichen Taubheit, mit oder ohne Geräusch, auch nach der Witterung abwechselnd schlimmer.

- **begleitet** von:
  - **Geräusche** im Ohr: caust.h cocc.h con.h dig.h lyc.h mag-c.h merc.h nit-ac.h petr.h ph-ac.h sep.h sil.h sulph.h
  ☞ vgl. 71/14
- **Wetter**:
  - **Wetterwechsel** agg.: mang. sabin.c1
  ☞ vgl. 71/14

Taubheit, Verlust des Gehörs: acon. aconin.c2 *Agar*.hr1,k agra.c2 all-s.c2 alum. am-c. *Ambr*.c2,k *Anac*. ant-c. ant-t. *Arg-n*. arn. ars. *Ars-i*. asaf.c2 *Asar*. aur. aur-ar.k2 *Aur-m*.hr1,k,* aur-s.k2 bar-c. *Bar-m*.c2,k **Bell.**a1,k borx. bry. caj.c2,hr1 *Calc*.hr1,k calen.c2 cann-s. caps.hr1,k *Carb-v*.hr1,k,* *Carbn-s*. carl. **Caust.**hr1,k,* cham. cheir.c2 *Chel*.hr1 chen-a.hr1 chin.c2 chinin-s. chinin-sal.c1,c2 chlor.hr1,k *Cic*.hr1,k,* coca.c2,k cocc. con.hr1,k croc. crot-t.hr1,k,* cupr. dros. dulc. *Elaps*.c2,k ferr-pic.c2 form.a1,hr1 gal-met.stj2 gels.hr1,k,* *Glon*.hr1,k,* *Graph*.hr1,k,* **Hep.**hr1,k hippoz.hr1 hydr-ac.hr1 *Hyos*.hr1,k iod.hr1 ip.c2 jatr-c. kali-ar.c2,k kali-br.a1 kali-c. *Kali-n*. kali-p.hr1,k kara.hr1,c1 lac-c.a1,hr1 lach. lachn.hr1,k lam.a1,h laur. led.h,k,* lepi.a1 lob.c2 lob-e.c2 lol.a1 **Lyc.**hr1,k,* *Lyss*. mag-c.c2,k mag-m.h,k,* mag-p.hr1 mang.h,k,* med.hr1,k meny. meph.hr1 merc.hr1 merc-c. merc-d.c2 mez.k2 mosch.a1,k nat-c.hr1,k,* nat-m.hr1 nat-p. nat-s. nicc.hr1,k,* nit-ac.hr1 **Nux-v.**hr1 ol-an. ol-j.hr1 olnd.a1,k peti.a1 petr.h,k,* ph-ac.hr1,k phos.hr1,k pilo.a1 *Plat*.hr1,k plb.hr1,k psor.a1,k,* *Puls*.hr1,k puls-n.c2 raph. rheum.c2,k rhod.hr1,k rhus-t.hr1,k rhus-v.a1 rob.a1 sabad. sal-ac.a1,hr1 salin.a1,c2 sang.c2 sangin-n.c2 sarr.a1,hr1 scroph-xyz.c2 *Sec*.hr1,k,* sep.h,k,* sil. solid.c2 sphing.a1,kk3 **Spig.**a1,k spong. stann.a1,k *Stram*. **Sulph.** syph.c2,k tell.br1 ulm-c.c2 verat. verb.c2 vib-t.c2 vip. visc.c2 zinc.
☞ vgl. 71/14

Überempfindliches Gehör: **Acon.**bg2,k adam.srj5 agar.bg2,k,* alco.a1 aloe alum.bg2,k alum-p.k2 alum-sil.k2 am-c.a1,k *Anac*.hr1,k,* ang.hr1,k,* apis arn.bg2,k,* ars.bg2,k,* ars-i. *Asar*. atro.a1,k *Aur*.bg2,k aur-ar.k2 aur-i.k2 aur-s.k2 bar-i.k2 **Bell.**bg2,k,* borx.

Hören / Nase

Überempfindliches Gehör: ...

bry.bg2,k,* bufok2 cact.a1,k calad.a1,k calc.bg2,k calc-i.k2 calc-sil.k2 calen.hr1 Cann-i.hr1,k,* carb-v.hr1,k,* carbn-s. cham.bg2,k Chin.bg2,k,* chinin-ar. choc.srj3 Cic. cimic. Cocc.bg2,k,* Coff.bg2,k,* coff-t.hr1 Colch.bg2,k,* Con.bg2,k,* cop. cupr.bg2,k gink-b.sbd1 Graph.h,k,* Hep.bg2,k hydrog.srj2 Iod.hr1,k kali-ar.k2 Kali-c.bg2,k kali-m.k2 Kali-p. Kali-s. Lach.bg2,k,* Lyc.bg2,k,* lyss.hr1 mag-c.hr1,k,* mand.a1 med.hr1,k,* merc.bg2,k,* mur-ac.h,k,* Nat-ar. Nat-c.hr1,k Nat-m. Nat-p. nitro-o.a1 Nux-m.hr1,k Nux-v.bg2,k,* Op.hr1,k,* petr.bg2,k Ph-ac.h,k,* Phos.h,k,* phys.a1,k phyt.bg2,k,* Plan.a1,k plb.a1,k psor.a1 ptel.hr1,k,* Puls.bg2,k,* sang.hr1,k,* sarr.a1 sec.hr1,k,* seneg.hr1,k,* Sep.h,k,* Sil.h,k,* Spig.bg2,k,* staph.k2 stram.hr1,k,* Stry.a1,k Sulph.bg2,k,* Tab. Ther.a1,k thuj.bg2,k valer.k2 Verat.a1,k viol-o. zing.a1,k

≈ 71/7: Gehör übertrieben reizbar und empfindlich; sie kann keine Glocke lauten hören, ohne zu zittern; vom Trommelschlage bekommt er Convulsionen u.s.w., mancher Ton macht Schmerz im Ohre.

– **Geräusche**, gegen: **Acon.** aloe am-c. apis arn. *Ars.* **Aur.** aur-ar.k2 aur-i.k2 aur-s.k2 bar-c. **Bell.** borx. bry. bufo calad. *Calc.* cann-i.c1 caps. caust. chen-a.c1,k **Chin.**hr1,k *Cic. Cocc.*hr1,k **Coff.**hr1,k **Con.**hr1,k crot-h.hr1,k **Ferr.**hr1,k ferr-p.hr1,k fl-ac.hr1,k *Gels.*hr1,k hydrog.srj2 **Ign.**h,k,* *Iod.*h,k,* *Ip.*h,k,* *Kali-c.* kali-m.k2 *Kali-p.*hr1,k kali-sil.k2 lac-c. **Lach.**hr1,k,* **Lyc.**h,k,* mag-c.hr1,k,* mag-m. mill.hr1,k **Mur-ac.**hr1,k *Nat-ar. Nat-c.*hr1,k *Nat-p.*a1,k *Nat-s.* **Nit-ac.** nux-m. **Nux-v.**hr1,k ol-an.a1,k **Op.**hr1,k,* *Ph-ac.*h,k,* phys.a1 plan.a1 plb.a1,k psil.ft1 psor.a1 ptel.a1,hr1 *Sang.*hr1,k sarr.a1 sec.hr1,k *Sep.*h,k *Sil.*h,k,* *Spig.*a1,k stann. staph.hr1,k sul-i.k2 *Sulph.* tab. **Ther.** *Tub.* **Zinc.**

≈ vgl. 71/7

– **Musik**; gegen: **Acon.** aloe ambr. bufo *Cact.* *Cham. Coff. Lyc. Nat-c.* **Nux-v.** ph-ac. *Sep.* sulph. *Tab.* viol-o.

≈ vgl. 71/7

Nase

Absonderung:

– **Krusten**, Schorfe in der Nase: *Agar.* ail. *Alum.* alum-p.k2 *Alum-sil.*k,k2 *Alumn.* ant-c. apis arg-n. *Ars.* ars-s-f.k2 arund. *Aur.* aur-ar.k2 *Aur-m.* aur-s. bamb-a.stb2 bar-c. bar-s.k2 *Borx.* **Bov. Brom.** bry. cadm-s.c2 *Calc. Calc-s.* calc-sil.k2 *Carb-an.* carbn-s. caust.c2,k cench.k2 chr-ac.br1 cic. coc-c. con. cop. cor-r.rkkb crot-t. culx. daph. *Elaps* fago.c2 *Ferr.* ferr-ar. *Ferr-i.* ferr-p. **Graph.** *Hep. Hippoz.* hydr. hydrog.srj2 hyper. *Iod.* **Kali-bi.**c2,k *Kali-c.* kali-i.k2 kali-p. kali-sil.k2 lac-c. *Lach.* lem-m.br1,c1 lith-c. *Lyc.* mag-c. *Mag-m. Merc. Merc-i-f.* merc-i-r. *Mez. Nat-ar. Nat-c. Nat-m.* nat-p. nat-s. *Nit-ac.* nux-v. petr. *Phos. Phyt.* psor. *Puls.* ran-b. rat. rhod. rhus-r. *Sanic.*c2,k sars. **Sep.** *Sil.* staph. **Stict.** stront-c. *Sulph.* syph.c2,k teucr. **Thuj.** trom. **Tub.** vinc. xan.

≈ 72/9: In der Nase Schorfe, Eiterausfluß oder verhärtete Schleimpropfe.

Nase / Geruch

Absonderung - Krusten, Schorfe: ...

≈ FN 72/9-4: Auch zuweilen Ausfluß scharfen Schleims aus der Nase.

• **elastische** Pfropfen: **Kali-bi.** *Lyc.*

≈ vgl. 72/9 und FN 72/9-4

Erfroren:.

– **leicht**, erfriert: *Zinc.*

≈ PP: Frostbeulen und Frostbeulen-Schmerz außer der strengen Winterkälte, auch wohl selbst im Sommer.

Farbe (= Verfärbung):

– **rot**:

• **Nasenspitze**: agar. alum. *Aur.* **Bell.** borx. *Calc.*bg2,k,* caps.a1,k **Carb-an.**bg2,k *Carb-v.* *Carbn-s.* chel. clem.a1,k con. *Crot-h.* der.a1 *Kali-c.* kali-i.k2 kali-n.br1 **Lach.**bg2,k led. m-aust. merc. nat-m. nicc. *Nit-ac.*bg2,k phos. *Rhus-t.*bg2,k sep. sil.bg2,k **Sulph.**bg2,k vinc.bg1,bg2,*

≈ 72/12: Geschwulst und Röthe der Nase oder Nasenspitze, öfters oder stets.

Geruch, Geruchssinn:

– **überempfindlicher** Geruchssinn: **Acon.**bg2,k,* adam.srj5 *Agar.*bg2,k alum.bg2,k,* alum-sil.k2 *Anac.*bg2,k ant-c.bg2,k aran.bg3 arn.bg2,k *Ars.*bg2,k ars-s-f.k2 asar.bg2,k *Aur.*bg2,k aur-ar.k2 aur-s.* bamb-a.stb2 *Bar-c.*bg2,k,* bar-s.k2 **Bell.**bg2,k,* bry. *Calc.*bg2,k calc-sil.k2 canth.bg2,k caps. carb-ac.bg2,k *Carbn-s. Cham.*bg2,k,* **Chin.**bg2,k,* choc.srj3 cina *Cocc.*bg2,k *Coff.*bg2,k *Colch.*bg2,k *Con.*bg2,k cupr.bg2,k cycl.bg2,k der.a1 dig.a1,bg2 granit-m.es1 **Graph.**h,k,* ham.hr1,k *Hep.*h,k,* hydrog.srj2 hyos.bg2,k *Hyper.*hr1,k **Ign.**bg2,k kali-ar. kali-bi.a1,bg2 kali-c.h,k,* kali-p. kali-s. kali-sil.* *Kalm.*hr1,k,* lac-ac.hr1,k lach. **Lyc.**h,k,* *Lyss.*hr1,k,* mag-c.bg2,k marb-w.es1 merc.bg2,k,* mez.bg2,k nat-ar. nat-m.bg2,k,* nat-p. *Nux-m.*bg2,k,* **Nux-v.**h,k,* **Op.**bg2,k,* petr.bg2,k ph-ac. **Phos.**h,k,* *Plat.*hr1,k *Plb.*bg2,k plumbg.a1 puls.bg2,k sabad.bg2,k sang.bg2,k2 sel.bg2,k senec.a1 **Sep.**bg2,k,* sil.h,k,* spig.bg2 spira.a1 stann. staph.k2 sul-i.a1 *Sulph.*h,k,* tab.bg2,k,* thuj.bg2,k valer. viol-o.bg2,k zinc.bg2,k zinc-p.k2

≈ 72/8: Geruch, allzu heftiger, hohe und höchste Empfindlichkeit selbst für die unmerklichsten Gerüche.
97/6: Überempfindlichkeit.
FN 97/6-3: Alle physische und psychische Eindrücke, selbst die schwächern und schwächsten, erregen krankhaft, oft in hohem Grade. Gemüthliche Ereignisse nicht nur trauriger und ärgerlicher, sondern auch freudiger Art machen oft erstaunenswürdige Beschwerden und Leiden; rührende Erzählungen, ja auch nur das Denken und Erinnern daran, bringen dann die Nerven in Aufruhr, treiben die Angst nach dem Kopfe u.s.w. Schon weniges Lesen gleichgültiger Dinge oder aufmerksames Sehen auf einen Gegenstand, z.B. beim Nähen, aufmerksames Hören auch nur auf gleichgültige Dinge - allzuhelles Licht, lautes Gerede mehrer Menschen zugleich, selbst einzelne Töne auf einem musikalischen Instrumente, Glockengeläute u.s.w. bringen üble Eindrücke zuwege: Zittern, Ermattung, Kopfschmerz, Frost u.s.w. Oft sind auch Geruch und ...

Nase

Geruch

- **überempfindlicher** Geruchssinn: ...
  - ... Geschmack übermäßig empfindlich. Ja es schadet in vielen Fällen selbst mäßige Körperbewegung, oder Sprechen, auch mäßige Wärme, Kälte, freie Luft, Benetzung der Haut mit Wasser u.s.w. Nicht Wenige leiden schon im Zimmer von jählinger Veränderung der Witterung, wo dann die Meisten bei stürmischem und feuchten Wetter klagen, Wenige bei trocknem, heitern Himmel. Auch Vollmond bei Einigen, bei Andern Neumond machen ungünstigen Eindruck.
- **verloren** (= fehlend; Geruchsverlust; Anosmie): ail. *Alum.* alum-p.$_{k2}$ alum-sil.$_{k2}$ *Am-m.*$_{c2,k}$ *Anac. Ant-c.* ant-s-aur.$_{br1}$ *Ant-t.* arg-n.$_{br1}$ *Ars. Ars-i.* ars-s-f.$_{k2}$ arund. aspar. *Aur.* aur-ar.$_{k2}$ aur-i.$_{k2}$ aur-s.$_{k2}$ **Bell.** *Bry.* bufo **Calc.** calc-i.$_{k2}$ **Calc-s.** calc-sil.$_{k2}$ camph. *Caps.* carb-an. *Carbn-s.* card-m. *Caust. Cham.* chlor. cod. *Cupr.* cycl. *Elaps Graph.* **Hep.** *Hyos. Ign. Iod. Ip. Kali-bi. Kali-i.* kali-n.$_{c1,h}$ kali-p. *Kali-s.* kali-sil.$_{k2}$ lach. lem-m.$_{br1}$ *Lyc. Mag-m.* mag-p. mang. med. **Merc.** *Mez. Nat-ar. Nat-c.* **Nat-m.** *Nux-m. Op.* phel. **Phos. Plb.** *Psor.* **Puls.** rhod. *Rhus-t. Sang. Sarr.* sec. **Sep. Sil.** spig. stram. *Sul-ac.* sul-i.$_{k2}$ *Sulph. Teucr.* verat. *Zinc.*
  - 72/5: Nasen-Polypen (gewöhnlich mit Geruchlosigkeit), die auch wohl durch die Choanen bis in den Rachen sich erstrecken.
  - 72/6: Geruch, schwacher, verlorner.
- **vermindert**: *Alum.*$_{bg2,k,*}$ alum-sil.$_{k2}$ **Anac.**$_{bg2,k}$ *Arg-n.*$_{bg2,k,*}$ asaf.$_{bg2,k}$ **Bell.**$_{bg2,k}$ benz-ac.$_{a1,k}$ **Calc.**$_{bg2,k,*}$ calc-sil.$_{k2}$ *Caps.*$_{bg2,k}$ *Cocc.*$_{bg2,k}$ *Coloc.* con.$_{bg2,k}$ *Cycl.*$_{bg2,k,*}$ gink-b.$_{sbd1}$ *Hell.*$_{a1,k}$ *Hep.*$_{bg2,k}$ **Hyos.**$_{bg2,k}$ kali-bi.$_{a1,bg2}$ kali-br.$_{a1,k}$ kali-c. kali-sil.$_{k2}$ laur. *Lyc. Mez.*$_{bg2,k,*}$ mur-ac.$_{h,kl}$ nat-ar. **Nat-m.**$_{bg2,k}$ nit-ac.$_{bg2,k}$ *Nux-v.*$_{bg2,k}$ olnd.$_{bg2,k}$ op.$_{bg2,k,*}$ osm.$_{a1}$ plb.$_{a1,k}$ *Puls.*$_{bg2,k}$ rhod.$_{bg2,k}$ rhus-t.$_{bg2,k}$ ruta sec.$_{bg2,k}$ **Sep.**$_{bg2,k}$ **Sil.**$_{bg2,k}$ sulph.$_{bg2,h,*}$ tab.$_{a1,k}$ zinc.$_{bg2,k}$ zinc-p.$_{k2}$
  - 72/6: Geruch, schwacher, verlorner.

Gerüche; eingebildete und wirkliche:
- **Dung**, nach: anac. bry. *Calc.* mag-c. manc.$_{ptk1}$ puls.$_{k2}$ verat.
  - 72/7: Geruch, falscher.
  - FN 72/7-3: Z.B. Mistgeruch oder andrer, besondrer in der Nase.
- **Hühnermist**: anac.
  - vgl. 72/7 und FN 72/7-3
- **Mäusekot**: haliae-lc.$_{srj1}$
  - vgl. 72/7 und FN 72/7-3
- **Mist**:
  - vgl. 72/7 und FN 72/7-3
- **Taubenmist**, nach: anac.
  - vgl. 72/7 und FN 72/7-3

Geschwüre:
- **Nasenlöcher**: alum.$_{bg2,h,*}$ aur.$_{k2}$ bell.$_{h,k,*}$ borx.$_{c1}$ bufo cadm-s. *Cocc.*$_{hr1,k}$ *Cor-r.*$_{hr1,k}$ kali-c.$_{bg2,k,*}$ *Mag-m.*$_{h,k2,*}$ merc.$_{bg2,k}$ nit-ac.$_{bg2,k,*}$ petr.$_{bg2,h,*}$ phos.$_{bg2,k,*}$ **Sep.**$_{bg2,k,*}$ syph.$_{k2}$
  - PP: Geschwürige Nasenlöcher (böse Nase).
  - 72/11: Nasenlöcher oft geschwürig, mit Blüthen und Schorfen besetzt.

Nasenbluten

- **Nasenbluten**: abrot.$_{bg2,k,*}$ acet-ac.$_{hr1,k}$ **Acon.**$_{bg2,k,*}$ adel.$_{a1}$ *Agar.*$_{bg2,k,*}$ ail.$_{bg2,k,*}$ alco.$_{a1}$ *All-c.*$_{hr1,k}$ aloe alum.$_{bg2,k}$ *Alumn.*$_{hr1,k}$ **Am-c.**$_{h,k,*}$ am-caust.$_{a1}$ am-m.$_{bg2,k}$ **Ambr.**$_{h,k,*}$ ambro.$_{c2}$ anac.$_{bg2,k,*}$ anag.$_{c2,k}$ anan. ang.$_{hr1}$ **Ant-c.**$_{bg2,k,*}$ ant-s-aur.$_{c2,k}$ ant-t.$_{bg2,k,*}$ antip.$_{c2}$ apis aran.$_{hr1,k}$ *Arg-met.* arg-n. **Arn.**$_{bg2,k,*}$ *Ars.*$_{h,k,*}$ *Ars-i.* ars-s-f.$_{k2}$ arum-t.$_{k2}$ asaf. asar.$_{bg2,k,*}$ astac.$_{a1,k}$ aster.$_{a1,k}$ aur.$_{bg2,k,*}$ aur-ar.$_{k2}$ aur-i.$_{k2}$ bals-p.$_{c2}$ bamb-a.$_{stb2}$ *Bapt.*$_{bg2,k,*}$ *Bar-c.*$_{h,k,*}$ *Bar-m.* **Bell.**$_{bg2,k,*}$ benz-ac.$_{hr1,k}$ *Berb.*$_{hr1,k}$ bism.$_{bg2,k}$ blum-o.$_{bnj1}$ borx. **Both. Bov.**$_{bg2,k,*}$ **Brom.**$_{bg2,k,*}$ *Bry.*$_{h,k,*}$ *Bufo* **Cact.**$_{bg2,k,*}$ cadm-s. **Calc.**$_{h,k,*}$ calc-i.$_{k2}$ **Calc-p.**$_{bg2,k,*}$ **Calc-s.**$_{bg2,k,*}$ calc-sil.$_{k2}$ camph.$_{hr1,k}$ *Cann-s.*$_{bg2,k,*}$ canth.$_{bg2,k,*}$ *Caps.*$_{bg2,k,*}$ *Carb-an.*$_{h,k,*}$ *Carb-v.*$_{h,k,*}$ **Carbn-s.** card-m.$_{hr1,k,*}$ *Carl.*$_{a1}$ **Caust.**$_{h,k,*}$ cer-s.$_{a1}$ cere-s.$_{c2}$ *Cham.*$_{bg2,k,*}$ chel.$_{c2}$ **Chin.**$_{bg2,k,*}$ chinin-ar. chinin-m.$_{c1}$ *Chinin-s.* chlf.$_{a1}$ choc.$_{srj3}$ cic.$_{a1,k}$ *Cina* cinch.$_{c2}$ *Cinnb.*$_{hr1,k}$ cinnm.$_{hr1,k}$ clem.$_{bg2,k}$ cocc.$_{bg2,k,*}$ coff.$_{h,k,*}$ coff-t.$_{a1}$ colch.$_{bg2,k}$ coloc.$_{bg2,k}$ *Con.*$_{h,k,*}$ conv.$_{br1}$ *Cop.*$_{hr1,k}$ cor-r.$_{hr1,k,*}$ **Croc.**$_{bg2,k,*}$ crot-c.$_{a1,k,*}$ **Crot-h.**$_{bg2,k,*}$ *Cupr.*$_{bg2,k}$ cycl.$_{a1}$ der.$_{a1}$ *Dig.*$_{bg2,k,*}$ *Dros.*$_{bg2,k,*}$ *Dulc.*$_{bg2,k,*}$ echi. *Elaps*$_{c2,k}$ elat.$_{a1}$ *Erig.*$_{hr1,k}$ euphr.$_{bg2,k}$ eupi.$_{a1,k}$ *Ferr.*$_{h,k,2,*}$ *Ferr-ar.*$_{k,k2}$ ferr-m.$_{k,k1}$ *Ferr-p.*$_{hr1,k1,*}$ **Ferr-pic.**$_{c1,c2,*}$ gal-ac.$_{a1,c1}$ gamb.$_{hr1,k,1}$ gels.$_{k,k1}$ *Glon.*$_{hr1,k,*}$ gran.$_{bg2,k}$ *Graph.*$_{h,k,*}$ **Ham.**$_{bg2,k,*}$ *Hecla* helia.$_{c2}$ hell.$_{a1}$ *Hep.*$_{bg2,k}$ hepat.$_{c2}$ *Hydr.*$_{bg2,k,*}$ hydrc.$_{a1}$ **Hyos.**$_{bg2,k,*}$ ign.$_{bg2,k}$ ind.$_{a1,hr1,*}$ indg.$_{hr1,k}$ *Iod.*$_{bg2,k,*}$ **Ip.**$_{bg2,k,*}$ kali-ar. *Kali-bi. Kali-c.*$_{h,k,*}$ kali-chl.$_{hr1,k}$ **Kali-i.**$_{bg2,k,*}$ kali-m.$_{k2}$ *Kali-n.*$_{hr1,k}$ kali-p.$_{hr1,k}$ kali-s. *Kreos.*$_{bg2,k}$ *Lac-ac.*$_{hr1,k}$ **Lach.**$_{bg2,k}$ lachn.$_{hr1,k}$ lapa.$_{c2}$ *Lac.*$_{bg2,k,*}$ lil-s.$_{a1}$ lil-t. lob.$_{hr1,k,*}$ lol.$_{a1}$ *Lyc.*$_{bg2,k,*}$ *Lyss.*$_{hr1,k}$ **Mag-c.**$_{h,k,*}$ mag-m.$_{bg2,k,*}$ mag-s.$_{a1,k}$ *Med.*$_{bg2,k,*}$ **Meli.** meli-xyz.$_{c2}$ *Meny.*$_{bg1,bg2,*}$ meph.$_{bg2,k,*}$ **Merc.**$_{h,k,*}$ *Merc-c.*$_{bg2,k,*}$ merc-cy.$_{bg1,bg2,*}$ merl.$_{bg1}$ *Mez.*$_{bg2,k,*}$ **Mill.**$_{bg2,k,*}$ morg-g.$_{jl2}$ *Mosch.*$_{bg2,k,*}$ mur-ac.$_{bg2,k,*}$ nat-ar. *Nat-c.*$_{h,k,*}$ nat-hchls. *Nat-m.*$_{h,k,*}$ nat-n.$_{bg2}$ *Nat-p.*$_{a1,k}$ nat-s.$_{hr1,k,*}$ nicc.$_{a1}$ **Nit-ac.**$_{h,k,*}$ *Nux-m.*$_{bg2,k}$ *Nux-v.*$_{h,k,*}$ oena.$_{a1,k}$ onon.$_{c2}$ op.$_{bg2,k}$ orig.$_{a1}$ ox-ac. par.$_{bg2,k,*}$ *Petr.*$_{h,k,*}$ *Ph-ac.*$_{h,k,*}$ **Phos.**$_{h,k,*}$ phys.$_{a1}$ phyt.$_{k2}$ pic-ac.$_{hr1,k}$ *Pimp.*$_{a1,k}$ pin-s.$_{a1}$ plat.$_{bg2,k,*}$ plb.$_{bg2,k,*}$ *Prun.*$_{bg1,bg2,*}$ psil.$_{ft1}$ **Puls.**$_{h,k,*}$ pyrog.$_{bg2,k2}$ ran-b.$_{a1,k}$ raph.$_{c2}$ *Rat.*$_{bg2,k,*}$ *Rhod.*$_{bg2,k,*}$ rhus-g.$_{c2}$ **Rhus-t.**$_{bg2,k,*}$ rob.$_{a1}$ *Rumx.*$_{c2,k}$ ruta$_{c2,k}$ sabad.$_{bg2,k,*}$ **Sabin.**$_{bg2,k}$ samb.$_{bg2,k}$ *Sang.*$_{hr1,k}$ santin.$_{c2}$ sarr.$_{hr1,k}$ *Sars.*$_{bg2,k,*}$ **Sec.**$_{bg2,k,*}$ sel.$_{bg2}$ senec.$_{c2,k}$ seneg.$_{bg2,k,*}$ *Sep.*$_{h,k,*}$ *Sil.*$_{h,k,*}$ sin-n.$_{hr1,k}$ sol-t-ae.$_{c2}$ spig.$_{hr1,k}$ spira.$_{a1}$ *Spong.*$_{bg2,k,*}$ squil.$_{bg2,k}$ *Stann.*$_{hr1,k}$ staph.$_{bg2,k}$ stict.$_{hr1,k}$ stram.$_{bg2,k,*}$ stront-c. *Sul-ac.*$_{bg2,k,*}$ **Sulph.**$_{h,k,*}$ sumb.$_{a1}$ syph.$_{k2}$ tab.$_{a1}$ tarax.$_{bg2,k,*}$ *Tarent.*$_{hr1,k,*}$ tep.$_{a1,c2}$ *Ter.*$_{hr1,k,*}$ teucr.$_{hr1,k}$ *Thuj.*$_{h,k,*}$ til.$_{a1,k,*}$ *Tril-p.* **Tub.**$_{bg2,k}$ *Ust.* vac.$_{hr1,k}$ valer.$_{bg2,k}$ *Verat.*$_{hr1,k,*}$ vinc.$_{hr1,k}$ viol-o.$_{bg2,k}$ vip.$_{a1,k,*}$ wies.$_{c2}$ zinc.$_{bg2,k,*}$
  - 72/2: Nasenbluten mehr oder weniger, öfter oder seltner.
- **Kindern**, bei: abrot.$_{c1,st1}$ bell.$_{hr1,k}$ calc.$_{vh}$ chinin-s. *Croc.*$_{hr1,k}$ **Ferr.** *Ferr-p.*$_{hr1,k}$ ferr-pic.$_{st1}$ *Ham.*$_{hr1,k}$ merc. nat-m.$_{ih}$ nat-n.$_{ih1}$ phos. *Sil.*$_{vh}$ *Ter.*$_{hr1,k}$
  - PP: Nasenbluten bei Mädchen und Jünglingen ...

Nase

Nasenbluten

- **Kindern**, bei: ...
  - 🕮 ... (seltner bei älteren), oft von großer Heftigkeit.
- **reichlich**: cact.$_{br1}$ ham.$_{k2}$
  - 🕮 PP: Nasenbluten bei Mädchen und Jünglingen (seltner bei älteren), oft von großer Heftigkeit.
  - 72/2: Nasenbluten mehr oder weniger, öfter oder seltner.

Ödem: Apis bapt.
  - 🕮 93/5: Wässerige Geschwulst theils der Füße allein, oder des einen Fußes, theils der Hände oder des Gesichtes, oder des Bauches oder Hodensacks u.s.w. allein, theils Haut-Geschwulst über den ganzen Körper (Wassersuchten).

Ozaena: all-s. **Alum.**$_{c2,k}$ Am-c. Arg-n. Ars. **Asaf.**$_{c2,k}$ **Aur.**$_{c2,k}$ aur-ar.$_{k2}$ **Aur-m.**$_{c2,k}$ Aur-m-n. aur-s.$_{k2}$ cadm-s.$_{br1,c1,*}$ Calc. Calc-f.$_{c2,k}$ Calc-p. calc-s.$_k$ calc-sil.$_{k2}$ Carb-ac. Carb-an. Carbn-s. chr-ac.$_{k,kr1}$ Con. crot-h.$_{c2,k}$ Cur.$_{c2,k}$ der.$_{c2}$ Elaps$_{c2,k}$ fl-ac. Graph. Hep. Hippoz.$_{c2,k}$ Hydr.$_{c2,k}$ Hydrin-m.$_{c2}$ Iod.$_{c2}$ **Kali-bi.**$_{c2,k}$ **Kali-i.** Kali-p. kali-perm.$_{c2}$ Kali-s.$_{c2,k}$ Lach. lem-m.$_{c1,c2}$ mag-m.$_{c2,k}$ **Merc.** Merc-c. Merc-i-f.$_{c2,k}$ mez. Myric. Nat-ar. Nat-c.$_{c2,k}$ Nat-m. nat-p. Nat-s. Nit-ac.$_{c2,k}$ ol-j. Petr. Ph-ac. phos.$_{c2}$ Phyt.$_{c2,k}$ Psor.$_{c2}$ **Puls.** Sang. sanic.$_{c2}$ **Sep.**$_{c2}$ **Sil.** skook.$_{c2}$ Stict.$_{c2,k}$ Sulph. Syph.$_{c2,k}$ Teucr. Ther.$_{c2,k}$ thuj.$_{c2,k}$ zing.$_{c2}$
  - 🕮 72/10: Nasen-Gestank.

Polyp: All-c.$_{hr1,k}$ alumn.$_{hr1,k}$ Apis arum-m.$_{hr1,k,*}$ aur.$_{bg2,k}$ aur-s.$_k$ **bell.**$_{bg2,k}$ blum-o.$_{bnj1}$ cadm-s.$_{br1,c1,*}$ **Calc.**$_{bg2,k,*}$ Calc-i. Calc-p.$_{bg2,k,*}$ Calc-s. calc-sil.$_{k2}$ Carbn-s. Con.$_{bg2,k,*}$ form. Graph.$_{bg2,k,*}$ hecla hep. hydr. Kali-bi.$_{bg2,k,*}$ Kali-i.$_{bg1,vh,*}$ Kali-n.$_{bg2,k,*}$ Lem-m.$_{c1,k}$ lyc.$_{c2,k}$ med.$_{c1}$ merc.$_{bg2,k,*}$ merc-c. Merc-i-r.$_{hr1,k}$ merc-k-i.$_{c2}$ nit-ac.$_{bg2,k,*}$ Phos.$_{bg2,k,*}$ Psor. puls.$_{bg2,k}$ **Sang.**$_{bg2,k,*}$ sangin-n.$_{br1}$ Sep.$_{bg2,k,*}$ Sil.$_{bg2,k,*}$ staph.$_{bg2,k,*}$ Sulph.$_{bg2,k,*}$ **Teucr.**$_{bg2,k,*}$ Thuj.$_{bg2,k,*}$ zinc-r.$_{kl,ptk1}$
  - 🕮 72/5: Nasen-Polypen (gewöhnlich mit Geruchlosigkeit), die auch wohl durch die Choanen bis in den Rachen sich erstrecken.
- **Choanen**: Teucr.$_{hr1,k}$
  - 🕮 vgl. 72/5

Schnupfen: Acon.$_{hr1,k,*}$ Aesc.$_{a1,k}$ aeth.$_{a1,k}$ agar.$_{a1,k}$ ail.$_{hr1,k,*}$ **All-c.**$_{a1,k,*}$ all-s.$_{hr1,k}$ aloe alum. alum-sil.$_{k2}$ am-br.$_{c2}$ **Am-c.**$_{a1,k}$ **Am-m.**$_{a1,k}$ **Ambr.**$_{hr1,k,*}$ ammc.$_{hr1,k}$ Anac.$_{hr1,k}$ anan. Androc.$_{srj1}$ anis. ant-c.$_{a1,k}$ ant-t. antho.$_{c2}$ aphis$_{c2,k}$ apis Apoc.$_{hr1,k,*}$ aran.$_{a1,k}$ Arg-met. Arg-n.$_{a1,k}$ arn.$_{a1,k}$ **Ars.**$_{hr1,k}$ Ars-i.$_{hr1,k}$ ars-met.$_{c2}$ arum.$_{c2}$ Arum-t.$_{a1,k}$ **Arund.**$_{a1,k}$ asaf.$_{a1,k}$ Asar.$_{hr1,k}$ asc-t.$_{a1,k}$ Aspar.$_{a1,k}$ astac. **Aur.**$_{a1,k}$ aur-ar.$_{k2}$ **Aur-m.**$_{a1,k}$ aur-s.$_{a1,k}$ aven.$_{br1}$ **Bad.**$_{a1,k,*}$ Bamb-a.$_{stb2}$ bapt. bar-c.$_{hr1,k}$ bar-m. **Bell.**$_{hr1,k,*}$ Benz-ac.$_{a1,k}$ Berb.$_{hr1,k,*}$ Borx. bov.$_{a1,k}$ Brom.$_{a1,k}$ Bry.$_{a1,k}$ bufo Cact.$_{hr1,k}$ cadm-s.$_{k2}$ cain. calad. Calc.$_{hr1,k,*}$ calc-ar. calc-f. calc-p. calc-s.$_{a1,k}$ camph. canth. Caps.$_{k,k2,*}$ Carb-ac. Carb-an. **Carb-v.**$_{hr1,k,*}$ **Carbn-s.** castor-eq. Caust. Cean.$_{hr1,k}$ cench.$_{k2}$ cent.$_{c2}$ Cham.$_{a1,k}$ Chel.$_{a1,k}$ Chin. chin-b.$_{c2}$ chinin-ar. Chlor.$_{a1,k}$ Cic. cimic.$_{a1,k}$ cimx. Cina Cinnb.$_{hr1,k,*}$ cist.$_{k2}$ clem.$_{hr1,k}$ coc-c.$_{hr1,k}$ cocc.$_{a1,k}$ coff. Colch.$_{hr1,k,*}$ coloc. con.$_{hr1,k,*}$ Cor-r. corn. croc. crot-h. crot-t. cupr.$_{a1,k}$ Cycl.$_{hr1,k,*}$ daph. dig.$_{a1,k}$ dros. dulc.$_{a1,k}$ eucal.$_{hr1,k,*}$ eug.$_{c2}$ **Eup-per.** eup-pur. euph. **Euphr.**$_{hr1,k,*}$ **Ferr.**$_{hr1,k,*}$ Ferr-ar. ferr-i.$_{c2,st}$ **Ferr-p.**$_{hr1,k}$ fl-ac.$_{a1,k}$ formal.$_{br1}$ Gels.$_{hr1,k}$ glon. Graph.$_{hr1,k,*}$ guaj. **Hep.**$_{hr1,k,*}$ hom.$_{c2}$ Hydr.$_{hr1,k,*}$ ign.$_{a1,k}$ Iod.$_{c2,k}$ ip. Jab.$_{hr1,k,*}$ jac-c.$_{a1,k}$ jal.$_{c2}$ jug-c.$_{c2}$ Kali-ar. Kali-bi.$_{a1,k}$ Kali-c.$_{a1,k,*}$ **Kali-chl.**$_{hr1,k}$ kali-chls.$_{c2}$ **Kali-i.**$_{hr1,k,*}$ kali-m.$_{k2}$ kali-n. kali-p. Kali-s. kali-sil.$_{k2}$ Kalm.$_{a1,k}$ kreos. lac-ac. Lac-c. Lach.$_{hr1,k,*}$ laur. lob-s.$_{c2}$ Luna$_{kg1}$ Lyc.$_{a1,k}$ lycpr.$_{c2}$ lyss. Mag-c.$_{a1,k}$ Mag-m.$_{a1,k}$ mag-s.$_{c2}$ mang.$_{a1,k}$ med. meph. **Merc.**$_{hr1,k,*}$ Merc-c. Merc-i-f.$_{hr1}$ Merc-i-r.$_{c2}$ merc-sul. Mez.$_{hr1,k,*}$ mur-ac.$_{a1,k}$ myric. myrt-c.$_{c2}$ Naja narc-ps.$_{c2}$ **Nat-ar.**$_{c2,k}$ Nat-c.$_{hr1,k,*}$ nat-c.$_{c2}$ Nat-m.$_{hr1,k,*}$ nat-p. nat-s.$_{a1,k}$ nicc. Nit-ac.$_{hr1,k,*}$ **Nux-v.**$_{hr1,k}$ nymph.$_{c2}$ ol-an.$_{c2}$ ol-j.$_{c2}$ Osm.$_{hr1,k,*}$ ovi-p.$_{c2}$ oxyg.$_{c2}$ par. pen.$_{br1,c2}$ Petr.$_{hr1,k,*}$ **Ph-ac.**$_{hr1,k,*}$ phel.$_{a1}$ **Phos.**$_{a1,k,*}$ Phos-pchl.$_{c2}$ Phyt.$_{hr1,k}$ plat. plb. pop-c.$_{c2}$ psil.$_{ft1}$ psor.$_{a1,k}$ **Puls.**$_{hr1,k,*}$ ran-s.$_{c2}$ rhod.$_{c2,k}$ rhus-r. **Rhus-t.**$_{a1,k}$ rob.$_{c2}$ Rumx.$_{c2,k}$ Sabad.$_{c2,k}$ sal-ac.$_{c2}$ Sang.$_{a1,k}$ sangin-n.$_{c2}$ sanic.$_{c2}$ sars.$_{a1,k}$ sec.$_{a1}$ sel.$_{a1,k}$ Senec.$_{c2}$ seneg.$_{a1,k}$ Sep.$_{a1,k}$ **Sil.**$_{a1,k}$ sin-n.$_{a1,k}$ spig. spira.$_{c2}$ Spong.$_{a1,k}$ Squil.$_{a1,k}$ stann.$_{a1,k}$ **Staph.**$_{hr1,k}$ Stict.$_{hr1,k}$ still. sul-ac.$_{a1,k}$ sul-i.$_{c2}$ **Sulph.**$_{hr1,k,*}$ syph.$_{k2}$ tarent.$_{a1,k}$ tell.$_{a1,k,*}$ ter. Teucr.$_{a1,k}$ thuj.$_{hr1,k}$ til. tub.$_c$ upa.$_{c2}$ vac. verat. verb. vichy-g.$_{a1}$ wye.$_{k2}$ yuc.$_{c2}$ zinc.$_{a1,k}$ zinc-o.$_{c2}$
  - 🕮 PP: Öfter oder langwieriger Stock- oder Fließschnupfen oder Katarrh [*] (oder Unmöglichkeit, einen Schnupfen zu bekommen, selbst bei der stärksten Veranlassung, bei übrigem, steten Übelbefinden solcher Art)
  - FN: Hieher gehören nicht die epidemischen, fast jeden, auch den gesündesten Menschen ergreifenden Schnupfenfieber und Katarrhe (z.B. die Grippe, Influenza).

- **Absonderung**; mit (= Fließschnupfen): Acon. Aesc. aeth. Agar. ail. **All-c.** alum. **Am-c.** Am-m. anac. anan. androc.$_{srj1}$ ant-c. Ant-t. aphis apis **Arg-met. Ars.** Ars-i. ars-s-f.$_{k2}$ Arum-t. asaf. Asc-t. Aspar. aur. aur-ar. aur-met. aur-s.$_{k2}$ bapt. bamb-a.$_{stb2}$ Bar-c. bar-i.$_{c2}$ bar-m. bar-s.$_{k2}$ **Bell.** berb. Borx. Bov. Brom. Bry. bufo cact. cain. calad. **Calc.** Calc-ar. calc-f. calc-i.$_{k2}$ Calc-p. Calc-s. Camph. carb-ac. Carb-an. Carb-v. carbn-s. castm. castor-eq. Caust. Cham. Chel. Chin. chinin-ar. chlor. cimic. cimx. cina cinnb. clem. coc-c. coff. colch. Coloc. Con. cop. Cor-r. cortiso.$_{gse}$ crot-t. Cupr. Cycl. dig. Dros. Dulc. Elaps Eup-per. eup-pur. euph. **Euphr.** ferr. ferr-p.$_{bg3}$ Fl-ac. form. Gels. Glon. graph. guaj. Hep. Hydr. Hydrog.$_{srj2}$ **Ign. Iod.** jac-g. **Kali-ar.** Kali-bi. Kali-c. Kali-chl. **Kali-i.** kali-m.$_{k2}$ kali-n. Kali-p. kali-s. kalm. kreos. Lac-c. Lach. lil-t. Lyc. mag-m. Mag-m. Mag-s. Mang. med. meny. meph. **Merc. Merc-c.** merc-i-r. merc-sul. Mez. mur-ac. naja Nat-ar. **Nat-c. Nat-m.** nat-p. Nat-s. **Nit-ac. Nux-v.** ol-j. Osm. ox-ac. par. Petr. ph-ac. phel.$_{a1}$ phos. Phyt. plat. plb. psil.$_{ft1}$

Schnupfen   **Nase**   Trockenheit

– **Absonderung**; mit (= Fließschnupfen): ...
Puls. *Ran-b.* ran-s. rhus-r. rhus-t. rumx. **Sabad.** *Sang.* sarr. sars. sel. *Sep. Sil.* sin-n. *Spig. Spong.* squil. staph. sul-ac. sul-i.k2 **Sulph.** *Syph.* **Tell. Thuj.** xan. *Zinc.* zinc-p.k2
  ☜ *PP: Öfter oder langwieriger Stock- oder Fließschnupfen oder Katarrh [*] (oder Unmöglichkeit, einen Schnupfen zu bekommen, selbst bei der stärksten Veranlassung, bei übrigem, steten Übelbefinden solcher Art).*
  FN: Hierher gehören nicht die epidemischen, fast jeden, auch den gesündesten Menschen ergreifenden Schnupfenfieber und Katarrhe (z.B. die Grippe, Influenza).
  84/6: Fließschnupfen sehr oft, oder fast stets, auch wohl ununterbrochen.

– **Absonderung**; ohne (= Stockschnupfen): *Acon.* agar. all-c. all-s. alum. alum-p.k2 alum-sil.k2 *Am-c. Am-m.* ambr. *Anac. Ant-c.* apis *Ars.* asar. asc-t. aur. aur-ar.k2 aur-i.k2 aur-s. *Bamb-a.*stb2 *Bell.* bov. *Bry. Cact.* **Calc.** calc-i.k2 calc-s. *Camph. Caps. Carb-an. Carb-v. Carbn-s.* **Caust.** cham. chel. **Chin.** *Chinin-ar.* coff. cor-r. croc. cupr. cycl. dig. dros. *Dulc. Graph.* hep. *Ign. Iod. Ip.* kali-ar. *Kali-c.* kali-chl. kali-m.k2 kali-n. kali-p. kreos. lach. *Lyc. Mag-c.* mag-m. *Mang.* merc. mez. mosch. *Nat-ac. Nat-c. Nat-m.* nat-s. *Nit-ac.* **Nux-v.** ol-an. ol-j. op. *Par.* petr. **Phos. Plat.** psor. *Puls.* rat. sabin. sacch. **Samb.**c2,k sars. *Sep. Sil. Spig. Spong.* squil. stann. **Stict.** *Sul-ac.* **Sulph.** teucr. *Thuj.* uran-met. verb. *Zinc.*
  ☜ *PP: Öfter oder langwieriger Stock- oder Fließschnupfen oder Katarrh [*] (oder Unmöglichkeit, einen Schnupfen zu bekommen, selbst bei der stärksten Veranlassung, bei übrigem, steten Übelbefinden solcher Art).*
  FN: Hierher gehören nicht die epidemischen, fast jeden, auch den gesündesten Menschen ergreifenden Schnupfenfieber und Katarrhe (z.B. die Grippe, Influenza).
  84/4: Stockschnupfen und verstopfte Nase oft, oder fast stets, auch wohl ununterbrochen.

• **warmen** Zimmer; im: *Ars.* calc-p.k2 *Coloc.* hydr. *Iod.* plat. *Puls. Sulph. Thuj.* zing.
  ☜ *84/3: Schnupfen sogleich, wenn sie in die freie Luft kommt; dann gewöhnlich im Zimmer Stockschnupfen.*

– **chronisch**, lang anhaltend: ail. alum. am-c. anac. ant-c.k2 *Apis* ars-i. berb. **Brom.** bry. *Calc.* calc-p. calc-sil.k2 *Canth.* carc.bg2,sp cist. coch. *Colch.* coloc. *Cycl.* eucal. fl-ac. graph. hep.ptk1 hydr. kali-bi.ptk1 kreos. *Lyc.* mang. nat-ar. nat-c. nat-m. ol-j. phos. psor. puls. *Sang.* sars. sep.h *Sil.* spig. spong. sul-i.k2 *Sulph. Teucr. Tub.*
  ☜ *84/4: Stockschnupfen und verstopfte Nase oft, oder fast stets, auch wohl ununterbrochen.*
  84/6: Fließschnupfen sehr oft, oder fast stets, auch wohl ununterbrochen.

– **Erkältung**:
• **durch**: sulph.k2
  ☜ *84/5: Fließschnupfen bei der mindesten Verkältung, daher am meisten in der rauhen Jahreszeit und bei nasser Witterung.*

– **immun** gegen: ...
  ☜ *PP: Öfter oder langwieriger Stock- oder Fließ- ...*

Schnupfen - immun gegen: ...
  ☜ *... schnupfen oder Katarrh (oder Unmöglichkeit, einen Schnupfen zu bekommen, selbst bei der stärksten Veranlassung, bei übrigem, steten Übelbefinden solcher Art).*
  84/7: Unmöglichkeit den Schnupfen zu bekommen, ungeachtet starker Vorzeichen dazu, bei großen andern Übeln von Krätz-Siechthum.

– **kalt**:
• **Abkühlen**; beim: ars-i.k2 benz-ac. graph. *Kali-ar.* kali-i. *Merc.* nat-c.h nux-v. petr.h
  ☜ *84/5: Fließschnupfen bei der mindesten Verkältung, daher am meisten in der rauhen Jahreszeit und bei nasser Witterung.*

Schorfige Nasenlöcher: *Alum.* am-m. *Ant-c.* **Aur.** borx. **Bov.** brom.k2 **Calc.** carb-an. chel. cic. crot-t. ferr. **Graph.** *Hep. Hippoz. Iod.* Kali-bi. *Kali-c.* **Lach.** *Lyc.* mag-m. *Merc. Merc-c. Nat-m. Nat-s. Nit-ac. Petr. Phos.* **Puls.** rat. sars. **Sep. Sil.** *Sulph. Thuj.*
  ☜ *72/9: In der Nase Schorfe, Eiterausfluß oder verhärtete Schleimpfropfe.*
  72/11: Nasenlöcher oft geschwürig, mit Blüthen und Schorfen besetzt.

Schwellung: *Alum.* alum-p.k2 alum-sil.k2 am-c. am-m. anan. anthraci. **Apis Arn. Ars. Ars-i. Ars-met.** ars-s-f.k2 asaf. **Aur.** aur-ar.k2 aur-i.k2 **Aur-m.** aur-s.c2,k *Bapt.* **Bar-c.** bar-i.k2 bar-s.k2 *Bell.* borx. bov. brom. bry. cadm-s. **Calc.** calc-i.k2 *Calc-p. Calc-s.* calc-sil.k2 cann-s. *Canth. Carb-an. Carbn-s.* caust. cham. cist. **Coc-c.** cocc. cor-r. crot-h. **Ferr-i.** fl-ac. *Graph. Guaj.* **Hep.** hippoz. ictod. ign. *Iod. Kali-ar. Kali-bi.* **Kali-c.** kali-chl. *Kali-p.* kali-s. *Kali-sil.*k2 *Lach.* lith-c. **Lyc.** mag-c. *Mag-m.* meph. **Merc.** *Merc-c.* merc-i-r. mez.k2 *Naja* nat-c.c2 *Nat-m.* nicc. nit-ac. petr. *Ph-ac.* **Phos.** *Puls.* ran-b. rat. *Rhus-t. Rhus-v.* sarr. **Sep.**c2,k *Sil.* sol-ni. sul-i.k2 **Sulph.** thuj. *Tub.* urt-u. *Zinc.* zinc-p.k2
  ☜ *72/12: Geschwulst und Röthe der Nase oder Nasenspitze, öfters oder stets.*

– **Nasenspitze**: aur-s.k2 *Bell. Borx. Bry.* calc. **Caust.** *Chel.* clem. *Crot-h. Kali-.* lyc. merc. merc-sul. nicc. ox-ac. *Sep. Sulph.*
  ☜ *vgl. 72/12*

Sommersprossen: lyc.a1 phos.k,kl2 **Sulph.**k,kl2
  ☜ *91/4: Sommersprossen, kleine und runde, braune oder bräunliche Flecke im Gesichte, den Händen und auf der Brust, ohne Empfindung.*

Trockenheit:
– **innen** in der: abrot.hr1,k *Acon.*bg2,k,* aesc.bg2,k,* *Agar.*bg2,k,* agar-ph.a1 agn.a1,bg2 ail.bg2,k,* *All-c.*hr1,k,* aloe alum.bg2,k,* alum-sil.k2 alumn.a1,k am-c.bg2,k,* am-m.bg2,k,* *Ambr.*k,k1,* anac. ant-c.hr1,k *Apis* aq-pet.a1 **Ars.**bg2,k,* **Ars-i.**hr1,k,* ars-s-f.k2 arum-t.a1,k *Arund.*hr1,k atro.hr1,k aur.hr1,k aur-i.k2 aur-s.k2 bamb-a.stb2 **Bar-c.**bg2,k,* bar-i.k2 bar-m. bar-s.k2 **Bell.**bg2,k,* *Berb.*hr1,k,* bism.bg2,k,* bond.a1 borx. brom.a1,k *Bry.*bg2,k bufo *Cact.*hr1,k **Calc.**h,k,* calc-i.k2 *Calc-s.*a1,k calc-sil.k2 *Cann-s.*bg2,k,*

Trockenheit — **Nase / Gesicht** — **Abschälen**

– **innen** in der: ...
canth.a1,bg2 carb-an.bg2,hr1 **Carb-v.**bg2,k **Carbn-s.** *Caust.*hr1,k *Cham.*bg2,k,* *Chel.*bg2,k,* chin.bg2,k chin-b.hr1 chinin-ar. chlor.bg2,k,* cic.bg2,k,* cimic. *Cimx.*hr1,k,* clem.hr1,k cob.hr1,k *Coc-c.*bg2,k,* **Colch.**bg2,k,* coll.a1 coloc.a1,bg2 con.bg2,k,* cop. cor-r.bg2,k,* crot-t.a1,k cund. *Cycl.*bg2,k *Dig.*hr1,k digin.a1 dios.hr1,k dros.bg2,k dulc.bg2,k,* eup-per.hr1,k,* *Euphr.*hr1,k,* fago.a1 ferr-i.hr1,k gamb.hr1,k gink-b.sbd1 gran. **Graph.**bg1,k,* hipp. hydr.a1,k hydr-ac.hr1,k *Hyos.*bg2,k,* hyper.hr1,k,* ign.bg2,k *Iod.*bg2,k,* ip.bg2,k,* jug-c.a1,hr1 kali-ar. **Kali-bi.**bg2,k,* *Kali-c.*bg2,k,* kali-m.k2 kali-n.bg2,k kali-p. *Kali-s.* kali-sil.k2 lac-ac.a1 lac-c. lach. lact.a1,k laur. lil-t.a1,k lith-c. lob-s.a1 **Lyc.**h,k,* mag-c.bg2,k2 *Mag-m.*bg2,k manc.hr1,k *Mang.*hr1,k mang-act.br1 meli.hr1,k menis.a1,bg2 meph.bg2,k *Merc.*a1,k,* merc-c.bg2 *Merc-i-f.*a1,k *Merc-i-r.*a1,k merl.a1 *Mez.*bg2,k,* mur-ac.hr1,k naja.k2 nat-ar. *Nat-c.*h,h2,k **Nat-m.**bg2,k *Nat-s.*hr1 nicc.hr1,k *Nit-ac.*bg2,k **Nux-m.**bg2,k,* *Nux-v.*bg2,k,* ol-an. onos.c2 op.bg2,k,* *Petr.*h,k,* ph-ac.bg2,k,* **Phos.**bg2,k,* pimp.a1 plan.a1 plb.a1,bg2 *Psor.* puls.hr1,k *Quill.*bg1,bg2,* ran-b.a1,bg2 rat.a1,k rhod.bg2,k,* rhus-g.a1 *Rhus-t.*bg2,k rhus-v.a1,k *Rumx.* sabad. **Samb.**bg2,k,* sang.k2 sec.bg2,k2,* senec.hr1,k *Seneg.*bg2,k *Sep.*bg2,k,* **Sil.**bg2,k,* sin-n.bg2,k spig.hr1,k **Spong.**hr1,k **Stict.**hr1,k stram.bg2,k **Sulph.**bg2,k,* sumb.a1 syph.k2 tab.bg2,k tanac.a1 tarent.k2 tell.hr1,k,* tep.a1 *Ther.*hr1,k,* **Thuj.**bg2,k,* til.a1,k trif-p.a1 trom.hr1,k ust.hr1,k,* *Verat.*bg2,k,* vinc.hr1,k *Wye.* xan.hr1,k,* *Zinc.*bg2,k,* zinc-p.k2 zing.bg2,k

 🕮 PP: Lästiges Trockenheitsgefühl in der Nase.
 72/4: Nasen-Trockenheits-Gefühl, lästiges, auch bei gutem Durchgange der Luft.
 92/6: Widriges Trockenheits-Gefühl am ganzen Körper (auch im Gesichte, am und im Munde, im Halse oder in der Nase, obgleich der Athem frei durch sie hindurchgeht).

• **Gefühl** von: anac.bg2,hr1 *Bell.*hr1 cann-s.bg2 con.bg2 iodof.hr1 ip.bg2 kali-bi.bg2 *Lyc.*hr1 mez.bg2,k nat-m.h,hr1,* *Petr.*bg2,k phos.bg2,k sabad.bg2 seneg. **Sil.**bg2,k stram.bg2,hr1 verat.bg2,k zing.hr1

 🕮 vgl. 72/4 und 92/6

Verstopfung: acon.hr1,k aeth.hr1,k,* *Agar.*hr1,k agra.br1 ail.hr1,k **All-c.**hr1,k *Alum.*bg2,k,* alum-sil.k2 am-br.hr1,k *Am-c.*bg2,k,* am-caust. *Am-m.*bg2,k,* *Ambr.*bg2,k,* anac.bg2,k,* androc.srj1 ant-c. apis apoc. argmet. *Arg-n.*bg2,k **Ars.**bg2,k,* **Ars-i.**hr1,k ars-met. ars-s-f.k2 **Arum-t.**hr1,k asaf.hr1,k *Aur.*bg2,k,* aur-ar.k1 aur-i.k2 *Aur-m.*hr1,k aur-s.k2 bad.hr1,k *Bamb-a.*stb2 bapt.hr1,k bar-c. *Bar-m.* bar-s.k2 bell.a1,hr1 *Borx.*k,k2 *Bov.*bg2,k,* brom.bg2,k bry.bg2,k,* bufo cact.hr1,k cadm-s. calad. **Calc.**bg2,k,* calc-i.hr1,k calc-p.a1 *Calc-s.*hr1,k cann-s.hr1,k **Caps.**hr1,k *Carb-ac.*hr1,k *Carb-an.*bg2,k,* **Carb-v.**bg2,k,* **Carbn-s.** castm. *Caust.*bg2,k,* cench.k2 *Cham.*bg2,k,* chel.bg2,k *Chin.* chinin-ar. chlor.hr1,k choc.srj3 cic.hr1,k cimic. cina clem.a1 cob.hr1,k coc-c.hr1,k coff. colch.a1 *Coloc.*a1,k

*Con.*bg2,k cop. cor-r.hr1,k,* crot-t.hr1,k *Cupr.*bg2,k,* *Dig.*hr1,k dios.a1,k dros.hr1,k *Dulc.*hr1,k echi. *Elaps.*c2,k eup-per. ferr-i. ferr-ma.a1 fl-ac.hr1,k gels.hr1,k **Graph.**hr1,k,* grat.bg2,k,* *Ham.* helia.c2 *Hell.* *Hep.*hr1,k *Hydr.*hr1,k *Hydrog.*srj2 ign.hr1,k *Iod.*bg2,k,* *Ip.*bg2,k,* *Kali-ar.* **Kali-bi.**bg2,k,* *Kali-c.*bg2,k,* *Kali-chl.* *Kali-i.*hr1,k kali-m.k2 kali-n.bg2,k *Kali-p.* kali-s. kali-sil.k2 kalm.a1,k kreos. lac-ac. lac-c.hr1,k *Lach.*bg2,k,* laur.bg2,k,* lem-m.hr1 limest-b.es1 luna.kg1 **Lyc.**bg2,k,* mag-c.bg2,k,* *Mag-m.*bg2,k,* *Mang.*hr1,k mang-act.br1 med.hr1,k *Merc.*bg2,k,* *Merc-c.* *Merc-cy.*hr1 *Mez.* mill.hr1,k mosch. *Mur-ac.*hr1,k *Nat-ar.* *Nat-c.*bg2,k,* nat-caust.stj2 **Nat-m.**bg2,k,* nat-p. *Nat-s.*hr1 *Nicc.* *Nit-ac.*bg2,k,* *Nux-m.*bg2,k,* **Nux-v.**bg2,k,* ol-an. op.bg2,k *par.*bg2,k *Petr.*bg2,k ph-ac. phel. **Phos.**bg2,k,* phys.hr1,k *Phyt.*hr1,k pic-ac. plat.hr1,k plb.bg2,k psil.ft1 *Psor.*hr1,k **Puls.**bg2,k,* ran-b.bg2,k,* raph.hr1,k rat. *Rhod.*bg2,k *Rhus-t.*hr1,k *Rumx.* *Sabad.*bg2,k **Samb.**bg2,k,* *Sang.*bg2,k,* sars.bg2,k,* sec. sel.bg2,k,* *Seneg.* *Sep.*bg2,k,* **Sil.**bg2,k,* spig.bg2,k,* *Spong.*hr1,k *Stann.*bg2,k,* staph.bg2,k,* *Stict.*hr1,k stram.hr1,k *Sul-ac.*hr1,k *Sulph.*bg2,k,* *Sumb.*hr1,k syph.hr1,k tab. tell.hr1,k,* **Teucr.**hr1,k thuj.bg2,k,* til-.k1 v-a-b.jl verb.bg2,k,* vinc.hr1,k *Zinc.*bg2,k,* zinc-p.k2 zing.hr1,k

 🕮 PP: Langwierige Verstopfung des einen oder beider Nasenlöcher.
 72/3: Nasenlöcher wie verstopft.
 FN 72/3-2: Entweder das eine oder beide, oder abwechselnd das eine und das andre; oft ist nur das Gefühl von Verstopftheit, während er doch gute Luft hindurch ziehen kann.

– **chronisch**: bry. **Calc.** *Con.*hr1,k fl-ac.hr1,k sars.hr1,k sel.hr1,k *Sil.*hr1,k *Sulph.*hr1,k

 🕮 PP: Langwierige Verstopfung des einen oder beider Nasenlöcher.
 vgl. 72/3 und FN 72/3-2

– **Eiter**, mit: *Calc.* chinin-ar. lach. led. *Lyc.* nat-c. puls. sep. **Sil.**

 🕮 PP: Geschwürige Nasenlöcher (böse Nase).
 PP: Langwierige Verstopfung des einen oder beider Nasenlöcher.
 vgl. 72/3 und FN 72/3-2

– **Gefühl** von: agar. arum-t. **Aur.**hr1,k *Aur-m.*hr1,k bar-c. cann-s. *Cham.*hr1,k cob.hr1,k cop.br1 cupr.hr1,k eucal.hr1,k ferr-i. *Ham.*hr1,k *Hydr.* hydrog.srj2 kali-bi.hr1,k laur.hr1,k mag-m. meny. merc.hr1,k nat-ar. nat-c. nat-s.hr1,k **Nux-v.**hr1,k *Phos.*hr1,k stann. stram.hr1,k thuj. zinc.hr1,k zing.hr1,k

 🕮 vgl. 72/3 und FN 72/3-2

Warzen: *Caust.*bg2,k,* *Nit-ac.*bg2,k,* **Thuj.**bg2,k,*

 🕮 92/2: Warzen im Gesichte, an den Vorderarmen, Händen u.s.w.
 FN 92/2-2: Besonders in der Jugend. Viele derselben stehen nur kurze Zeit und verschwinden, um einem andern Psora-Symptome Platz zu machen.

Gesicht

Abschälen der Lippen: acon. aloe alum. am-m.

Gesicht

Abschälen der Lippen: ...
aphis.$_{c1}$ arum-t. bell.$_h$ berb. camph. canth. caps.$_h$
cham. choc.$_{srj3}$ cob. con. iod. *Kali-c.* kali-chl.
kreos. lac-c. mez. mosch. nat-c.$_{ptk1}$ nat-m. nat-s.
nit-ac.$_{bg1}$ *Nux-v.* plat.$_h$ plb. puls. sep. stram. sul-ac.
sulph.$_h$ thuj. thyr.$_{ptk1}$
☞ 72/15: Das Lippen-Roth ist trocken, schorfig, schälig, springt auf.

Aufgesprungen:
– **Lippen**: act-sp.$_{hr1}$ agar.$_{bg2,k}$,* **Alum.**$_{bg2,k}$,*
am-m.$_{bg2,k}$,* *Ant-t.*$_{bg2,k}$,* apis arn.$_{bg2,k}$,* ars.$_{bg2,k}$
Arum-t.$_{bg2,k}$,* bov.$_{bg2,k}$,* **Calc.**$_{hr1,k}$ **Carb-v.**$_{bg2,k}$,*
cham.$_{bg2,k}$,* chel.$_{hr1,k}$ chin.$_{bg2,k}$ chr-ac.$_{hr1}$
Colch.$_{bg2,k}$,* *Cor-r.*$_{hr1,k}$ fl-ac. *Graph.*$_{bg2,k}$,*
guare.$_{hr1,k}$,* hep.$_{bg2,k}$ hydrog.$_{srj2}$ *Kali-bi.*$_{hr1,k}$
Kali-c.$_{bg2,k}$,* *Kali-chl.*$_{hr1}$ kali-i.$_{hr1,k}$ kreos.$_{bg2,k}$
Mag-m.$_{bg2,k}$,* mono.$_{a1}$ nat-c.$_{h2}$ **Nat-m.**$_{bg2,k}$,*
ol-an.$_{bg2,k}$,* ph-ac.$_{bg2,k}$ *Phos.*$_{bg2,k}$ sel.$_{bg2,k}$ staph.
Sulph.$_{bg2,k}$ tab.$_{bg2,k}$ tarax. zinc.
☞ vgl. 72/15

Erysipel: agn.$_{hr1}$ ail.$_{a1,k}$ anac-oc.$_{hr1,k}$ anan.
Anthraci. **Apis** arn.$_{hr1,k}$,* ars.$_{bg2,k}$ *Astac.* *Aur.*$_{hr1,k}$
aur-ar.$_{k2}$ aur-m. **Bell.**$_{bg2,k}$,* *Borx.* bufo calc.$_{bg2,k}$
Camph.$_{bg2,k}$,* *Canth.*$_{k,k2}$,* *Carb-an.*$_{bg2,k}$,*
Carb-v.$_{hr1,k}$ carbn-s. *Caust.* *Cham.*$_{bg2,k}$,* *Chel.*$_{hr1,k}$
Chin.$_{hr1,k}$ cic.$_{k2}$ cinnb. cist.$_{hr1,k}$,* com. crot-h.$_{bg2,k}$,*
crot-t.$_{hr1,k}$,* *Cupr.*$_{hr1,k}$ dor.$_{hr1,k}$ *Echi.* *Euph.*$_{bg2,k}$,*
gels. **Graph.**$_{h,k}$,* gymno. *Hep.*$_{bg2,k}$,* hippoz.$_{hr1,k}$
Hydr.$_{hr1}$ *Jug-c.*$_{hr1,k}$ kali-ar. kali-c. kali-i.$_{a1,k}$
Lach.$_{bg2,k}$,* *Led.*$_{hr1,k}$ meph. *Mez.*$_{a1,k}$ naja nat-s.$_{hr1,k}$
Nit-ac.$_{hr1,k}$ phos.$_{bg2,k}$,* phyt.$_{k2}$ plb.$_{a1,k}$ *Puls.*$_{bg2,k}$,*
Rhus-t.$_{bg2,k}$,* *Rhus-v.* sarr. sep.$_{bg2,k}$,* sol-t-ae.$_{a1,k}$
stram.$_{bg2,k}$,* *Sul-ac.* *Sulph.*$_{bg2,k}$,* tep.$_{a1,k}$ ter.$_{hr1,k}$
thuj.$_{bg2,k}$,*
☞ 70/3: Rothlauf im Gesichte.

Exkoriation:
– **Lippen**: all-c.$_{k2}$ am-c.$_{k2}$ am-m. ant-t. **Ars.**
Arum-t. calc. canth. *Caust.* cham. cop. cupr.
Graph. ham. *Hell.* *Iod.* kali-c. *Kali-p.* kreos.$_{k2}$
lac-c. **Lach.** lyc. mang. merc. mez. *Mur-ac.* nat-m.
Nit-ac. phos. *Sep.* stram. sulph.$_{k2}$
☞ 72/15: Das Lippen-Roth ist trocken, schorfig, schälig, springt auf.

Farbe (= Verfärbung): choc.$_{srj3}$
– **blaß**: abrot.$_{br1,hr1}$ absin.$_{a1,k}$ *Acet-ac.*$_{hr1,k}$,* acetan.$_{br1}$
Acon.$_{bg2,k}$,* adam.$_{srj5}$ *Aesc.*$_{hr1,k}$,* *Aeth.*$_{bg2,k}$,*
agar.$_{hr1,k}$,* ail.$_{hr1,k}$,* alet.$_{k2}$ all-s.$_{hr1,k}$ aloe alum.$_{bg2,k}$,*
alum-p.$_{k2}$ alumn.$_{hr1,k}$,* *Am-c.*$_{bg2,k}$,* *Am-m.*$_{hr1,k}$,*
ambr.$_{bg2,k}$,* aml-ns. ammc.$_{hr1,k}$,* amyg.$_{hr1,k}$,*
Anac.$_{bg2,k}$,* anan.$_{hr1,k}$ androc.$_{srj1}$ ant-c.$_{a1,k}$
Ant-t.$_{bg2,k}$,* *Apis* apoc.$_{a1,k}$ **Arg-met.** *Arg-n.*$_{bg2,k}$,*
Arn.$_{bg2,k}$,* **Ars.**$_{bg2,k}$,* ars-h.$_{hr1,k}$ *Ars-i.* ars-s-f.$_{k2}$
ars-s-r.$_{hr1}$ arund.$_{hr1}$ *Aspar.*$_{hr1,k}$ *Aster.*$_{hr1,k}$ *Aur.*$_{hr1,k}$
aur-ar.$_{k2}$ aur-i.$_{k2}$ aur-m.$_{bg2,k,2}$,* aur-m-n.$_{hr1,k}$
aur-s.$_{k,k2}$,* *Bad.*$_{hr1,k}$,* bamb-a.$_{stb2}$ *Bar-c.*$_{hr1,k}$
bar-i.$_{k2}$ bar-m.$_{a1,k}$ bar-s.$_{k2}$ *Bell.*$_{bg2,k}$,* ben. ben-n.
Berb.$_{hr1,k}$ bism.$_{bg2,k}$,* boerh.$_{bnj1}$ *Borx.* bov.$_{bg2,k}$,*
brom.$_{hr1,k}$ *Bry.*$_{bg2,k}$,* *Bufo* *Cact.*$_{hr1,k}$,* cadm-s.
caesal-b.$_{bnj1}$ **Calc.**$_{bg2,k}$,* *Calc-ar.*$_{hr1,k}$ calc-i.$_{k2}$
Calc-p.$_{hr1,k}$,* *Calc-s.*$_{hr1,k}$ calc-sil.$_{k2}$ **Camph.**$_{bg2,k}$,*
cann-i.$_{hr1,k}$,* cann-s.$_{bg2,k}$,* *Canth.*$_{bg2,k}$,* caps.$_{bg2,k}$,*
Carb-ac.$_{hr1,k}$,* *Carb-an.*$_{bg2,k}$,* **Carb-v.**$_{bg2,k}$,*
carbn-h. carbn-o. **Carbn-s.** *Caust.*$_{h,k}$,* cedr.$_{hr1,k}$
cench.$_{k2}$ *Cham.*$_{bg2,k}$,* *Chel.*$_{bg2,k}$,* **Chin.**$_{bg2,k}$,*
chinin-ar. **Chinin-s.** chlf.$_{a1,k}$ chlol.$_{a1,k}$ *Chlor.*$_{hr1,k}$
Cic.$_{bg2,k}$,* cimic.$_{hr1,k}$ **Cina** **Clem.**$_{bg2,k}$,* *Cocc.*$_{k,k2}$,*
cod.$_{a1,k}$ coff. coff-t.$_{a1,hr1}$ *Colch.*$_{bg2,k}$,* coleus-a.$_{bnj1}$
Coloc.$_{bg2,k}$,* *Con.*$_{bg2,k}$,* cop.$_{a1,k}$ crat.$_{br1}$ *Croc.*$_{bg2,k}$,*
crot-h.$_{hr1,k}$,* crot-. **Cupr.**$_{bg2,k}$,* cupr-ar.$_{a1,k}$
Cycl.$_{hr1,k}$,* der.$_{a1,k}$ **Dig.**$_{bg2,k}$,* dirc.$_{a1,k}$ dor.$_{a1,k}$
Dros.$_{bg2,k}$,* *Dulc.*$_{bg2,k}$,* emb-r.$_{bnj1}$ *Eup-per.*$_{hr1,k}$
euph.$_{bg2,k}$,* euphr.$_{bg2,k}$,* fago.$_{a1,k}$ **Ferr.**$_{bg2,k}$,* ferr-ar.
Ferr-i. ferr-m.$_{hr1,k}$ ferr-ma.$_{a1}$ **Ferr-p.**$_{bg2,k}$,* fl-ac.$_{hr1,k}$
Gels.$_{hr1,k}$ *Glon.*$_{hr1,k}$,* gran.$_{a1,k}$ granit-m.$_{es1}$
Graph.$_{bg2,k}$,* grat.$_{a1,k}$ haem.$_{a1}$ ham.$_{hr1,k}$ *Hell.*$_{bg2,k}$,*
Hep.$_{bg2,hr1}$ hura *Hydr.*$_{bg2,k}$,* *Hydr-c.*$_{hr1,k}$
Hydrog.$_{srj2}$ hygroph-s.$_{bnj1}$ *Hyos.*$_{bg2,k}$,* *Ign.*$_{bg2,k}$,*
Iod.$_{bg2,k}$,* *Ip.*$_{a1,k}$ jab.$_{a1,k}$ jatr-c. *Kali-ar.*$_{hr1,k}$,*
Kali-bi.$_{bg2,k}$,* kali-br.$_{hr1,k}$,* *Kali-c.*$_{bg2,k}$,*
Kali-chl.$_{a1,k}$ *Kali-i.*$_{hr1,k}$,* kali-m.$_{k2}$ kali-n.$_{bg2,k}$,*
Kali-p.$_{hr1,k}$ kali-s. kali-sil.$_{k2}$ *Kalm.*$_{hr1,k}$,*
Kreos.$_{bg2,k}$,* *Lac-d.*$_{hr1,k}$ *Lach.*$_{bg2,k}$,* lachn. lact.$_{a1,k}$
Laur.$_{bg2,k}$,* lec.$_{hr1,k}$ *Led.*$_{bg2,k}$,* lept.$_{a1,k}$ limest-b.$_{es1}$
Lob.$_{a1,k}$ *Lyc.*$_{bg2,k}$,* lyss.$_{hr1,k}$,* *Mag-c.*$_{hr1,k}$,*
Mag-m.$_{bg2,k}$,* *Mag-p.* mag-s.$_{a1,k}$ manc.$_{hr1,k}$,*
Mang.$_{bg2,k}$,* **Med.**$_{hr1,k}$ meli.$_{a1,k}$ *Merc.*$_{hr1,k}$,*
Merc-c.$_{bg2,k}$,* *Merc-cy.*$_{a1,k}$ *Merc-d.*$_{hr1,k}$,* merc-n.$_{c1}$
Merc-sul.$_{hr1,k}$,* *Mez.*$_{bg2,k}$,* morph.$_{a1,k}$ mosch.$_{bg2,k}$,*
Mur-ac.$_{hr1,k}$,* naja **Nat-ar.** **Nat-c.**$_{bg2,k}$,*
Nat-m.$_{bg2,k}$,* nat-n.$_{a1,k}$ **Nat-p.**$_{bg2,k}$,* nat-s.$_{bg2,k}$,* nicc.
Nit-ac.$_{bg2,k}$,* nuph.$_{hr1,k}$,* *Nux-m.*$_{bg2,k}$,* *Nux-v.*$_{bg2,k}$,*
oena.$_{a1,k}$ ol-an.$_{hr1,k}$,* olnd.$_{hr1,k}$,* **Op.**$_{bg2,k}$,*
Ox-ac.$_{hr1,k}$,* *Par.*$_{bg2,k}$,* *Petr.*$_{bg2,k}$,* **Ph-ac.**$_{hr1,k}$,*
Phos.$_{bg2,k}$,* phys.$_{a1,k}$ *Phyt.*$_{hr1,k}$,* *Plat.*$_{bg2,k}$,*
Plb.$_{bg2,k}$,* podo.$_{hr1,k}$ *Psor.*$_{hr1,k}$,* ptel.$_{hr1,k}$,*
Puls.$_{bg2,k}$,* *Pyrog.* raph.$_{hr1,k}$,* *Rheum* *Rhus-t.*$_{bg2,k}$,*
rhus-v.$_{a1,k}$ rob.$_{hr1}$ sabad.$_{hr1,k}$,* sabin.$_{bg2,k}$,*
Samb.$_{bg2,k}$,* *Sang.*$_{bg2,k}$,* santin. sarr.$_{hr1}$ **Sec.**$_{bg2,k}$,*
sel.$_{bg2,k}$,* senec.$_{hr1,k}$ **Sep.**$_{bg2,k}$,* *Sil.*$_{hr1,k}$,*
Spig.$_{bg2,k}$,* *Spong.*$_{bg2,k}$,* squil.$_{hr1}$ *Stann.*$_{hr1,k}$,*
staph.$_{bg2}$ *Still.*$_{hr1}$ *Stram.*$_{bg2,k}$,* stry.$_{a1,k}$ *Sul-ac.*$_{bg2,k}$,*
Sulph.$_{bg2,k}$,* sumb.$_{a1,k}$ syph.$_{xx5}$ **Tab.**$_{bg2,k}$,*
tarent.$_{hr1,k}$,* tax.$_{a1,k}$ tep.$_{a1,k}$ *Ter.*$_{hr1,k}$,* *Teucr.*$_{bg2,k}$,*
thea ther.$_{hr1,k}$ thuj.$_{hr1,k}$,* til.$_{a1,k}$ *Tub.*$_{hr1,k}$ tub-m.$_{dp,zs}$
tub-r.$_{jl,vn}$,* tub-sp.$_{jl2,vn}$,* urin.$_{c1}$ ust.$_{bg2,hr1}$,* valer.
Verat.$_{bg2,k}$,* verat-v.$_{a1,k}$ verb.$_{hr1,k}$,* vesp.$_{hr1,k}$,*
vinc.$_{hr1,k}$,* vip.$_{bg2,k}$,* **Zinc.**$_{bg2,k}$,* zinc-p.$_{k2}$ ziz.$_{a1,hr1}$
☞ PP: Blässe des Gesichts und Schlaffheit der Muskeln.
 • **Menses**:
  • **abwesend**: lob.$_{ptk1}$
☞ 82/4: Die Monatreinigung zögert zu entstehen nach dem fünfzehnten und spätern Jahren, oder wenn sie schon ein oder mehre Male erfolgt war, bleibt sie aus mehre Monate und Jahre.
FN 82/4-3: Davon erdfahle Blässe und Gedunsenheit des Gesichts, Schwere der Beine, Fußgeschwulst, Frostigkeit, Mattigkeit, Engbrüstigkeit, (Bleichsucht) u.s.w.
 • **Schlaf**:
  • **im**: rheum
☞ 69/14: Gesichtsblässe im ersten Schlafe, mit blauen Rändern um die Augen.

Gesicht

- **blaß**: ...
  - **Lippen**: aeth.k2 ant-t.hr1,k *Apis Aran*.hr1,k **Ars**.hr1,k *Calc*.hr1,k,* carb-ac.hr1,k caust.h,k,* coca *Colch*.hr1,k,* cupr. *Cycl*.hr1,k dig.hr1,k **Ferr**.bg2,k,* *Ferr-ar*. *Ferr-p*. **Hydr-ac**.hr1,k,* ip.hr1,k **Kali-ar**. kali-c.bg2,k,* kali-s.k2 *Lac-d*.hr1,k *Lyc*.bg2,k,* manc.hr1,k,* *Mang*. **Med**. *Merc-c*.hr1,k,* nat-p. *Op*.hr1,k,* ph-ac.hr1,k phos.h,kl pic-ac.hr1,k *Puls*.hr1,k sec.hr1,k,* *Senec*.hr1,k,* sep.k2 spig.bg2,k,* sulph.hr1,k,* thuj.hr1,k valer.bg2,k,* verat.hr1,k,* verat-v.hr1,k xan.hr1,k
  - 72/14: Das Lippen-Roth ist ganz blaß.
- **bläulich**:
  - **Augen**:
    - um die Augen; Ringe: abrot. *Acet-ac*. acon. agar. ail. alum-sil.k2 *Anac*. androc.srj1 ant-t.k,k2 *Aran*. **Ars**. ars-i. ars-s-f.k2 bad. bamb-a.stb2 *Bell*. **Berb**. *Bism*. cadm-s.hr1 *Calc*. *Calc-ar*. calc-p. *Camph*. *Canth*. carb-an. cench.k2 cham. chel. **Chin**. *Cic*. cimic. *Cina* cinnb. *Cocc*. corn. *Crot-h*. *Cupr*. cycl. fago. *Ferr*. ferr-ar. ferr-p. glon.k2 *Graph*. ham. hell. *Hep*. hura hydrog.srj2 *Indg*. *Iod*. **Ip**. *Iris* jatr-c. kali-ar. kali-bi. kali-c. *Kali-i*. kali-p. kreos. lac-d.k2 **Lach**. **Lyc**. mag-c. merc. mez. *Naja* **Nat-ar**. **Nat-c**. *Nat-m*. *Nat-p*. nit-ac.k2 **Nux-m**. **Nux-v**. *Olnd*. op. pall. petr. *Ph-ac*. *Phos*. *Phyt*. plat. plb. psil.ft psor. *Puls*. raph. **Rhus-t**. rhus-v. *Sabad*. sabin. **Sec**. *Sep*. *Stann*. *Staph*. stram. sulph. tab. tarent. ter. upa. *Verat*. zinc. zinc-p.k2
    - 69/14: Gesichtsblässe im ersten Schlafe, mit blauen Rändern um die Augen.
- **braun**:
  - **Flecken**: ambr. anan. ant-c. ars. ars-i. benz-ac. cadm-s. *Calc*. *Carb-an*.hr1,k *Carbn-s*. caul.c1 caust. *Colch*. con. ferr. ferr-p.k2 hyos. iod. *Kali-c*. kali-i. kali-p. *Laur*. *Lyc*. nat-ar. *Nat-c*. nat-p. nat-s.k2 *Nit-ac*. petr. phos. *Sep*. *Sulph*.a1,k sumb. thuj.
  - 91/5: Leberflecke, große bräunliche Flecke, die oft ganze Glieder, die Arme, den Hals, die Brust u.s.w. überziehen, ohne Empfindung oder mit Jücken.
  - **gelblich**: phos. vac.hr1,k
  - 70/1: Gilbliche, gelbe Gesichtsfarbe.
  - 70/2: Erdfahl gilbliche Gesichtsfarbe.
  - 92/1: Gilbe der Haut, gelbe Flecke, gleicher Natur, um die Augen, den Mund, am Halse u.s.w., ohne Empfindung.
  - FN 92/1-1: Nach Fahren im Wagen entsteht Hautgilbe am ehesten, wenn sie noch nicht ständig, sondern nur noch überhingehend ist.
- **erdfahl**: *Aeth*.hr1 *Ant-t*.hr1,k,* *Arn*.hr1,k *Ars*.bg2,k,* ars-h.hr1,k *Ars-i*. ars-met. ars-s-f.hr1,k *Aster*.hr1,k bapt.bg2 bell.a1,k *Berb*.hr1,k bism.bg2,k,* *Borx*. *Brom*.hr1,k *Bry*.bg2,k *Calc*.hr1,k calc-i.bg2 *Calc-p*.hr1,k,* calc-sil.k2 canth.bg2 carb-ac.a1 *Carb-an*.hr1,k,* *Carb-v*. **Chin**.bg2,k,* chinin-ar. *Cic*.bg2,k,* *cimic*. *Cina* cocc.hr1,k con.hr1,k *Croc*.bg2 crot-h.a1 der.a1,k euph.bg2 **Ferr**.bg2,k,* *Ferr-ar*. *Ferr-i*. **Ferr-p**.hr1,k gran.a1,k **Graph**. *Helon*.hr1 hydr-ac.a1,k hyos.bg2,h,* *Ign*.bg2,k,* iod.bg2,k,* ip.bg2,k,* kali-ar.hr1,k kali-bi.bg2,k,* kali-chl.hr1,k kali-p. kreos.bg2,k,* *Lach*.bg2,k,*

- **erdfahl**: ...
  Laur.bg2,k,* *Lyc*.bg2,k,* *Mag-c*.bg2,k,* *Mag-m*.hr1,k mag-s.a1,k *Med*. **Merc**.bg2,k,* *Mez*.bg2,k,* mosch.bg2,k,* nat-ar. nat-c.a1,k *Nat-m*.bg2,k,* nat-p. Nit-ac.bg2,k,* *Nux-v*.bg2,k,* ol-an. *Op*.bg2,k,* pall. *Ph-ac*.hr1,k *Phos*.bg2,k,* plb.bg2,k,* psor.hr1,k *Puls*.hr1,k samb.bg2,k,* sec.bg2,k,* **Sep**.bg2,k,* *Sil*.bg2,k,* spig.bg2 sulph.a1,k tarent.a1,k ter.hr1,k thuj. *Verat*.bg2 vip.a1,k zinc.bg2,k,* zinc-p.k2
  - 70/2: Erdfahl gilbliche Gesichtsfarbe.
- **gelb**: acon.bg2,k aesc. agar.a1,k ail. alumn.hr1,k *Ambr*.bg2,k,* anan.hr1,k ant-ar. ant-c.bg2 apis **Arg-met**. **Arg-n**.hr1,k arn.bg2,k,* **Ars**.bg2,k,* *Ars-h*.hr1,k,* *Ars-i*. ars-s-f.k2 asaf.bg2 asc-t.hr1,k aur.bg2 *Bapt*.hr1,k *Bell*.bg2,k,* blatta-o. *Bry*.bg2,k,* caj.a1,k **Calc**.bg2,k,* calc-i.k2 **Calc-p**.hr1,k cann-s.bg2 *Canth*.bg2,k,* carb-an.hr1,k *Carb-v*.bg2,k,* *Carbn-s*. **Card-m**.hr1,k *Caust*.h,k,* cedr.hr1,k *Cham*.bg2,k,* **Chel**.bg2,k,* *Chin*.bg2,k,* chinin-ar. *Chinin-s*. *Chion*. chlor.hr1,k cimic. cina clem.a1 coc-c. cocc.k,k2,* **Con**.bg2,k,* **Corn**.hr1,k *Croc*.bg2,k,* *Crot-c*. *Crot-h*.bg2,k,* cupr.bg2,k,* *Dig*.bg2,k,* *Dios*.hr1 dol. dulc.bg2,k2 *Elaps* euph.bg2 **Ferr**.bg2,k,* *Ferr-ar*. *Ferr-i*. *Ferr-p*. *Gels*.hr1,k gran. granit-m.es1 *Graph*.bg2,k,* *Hell*.bg2,k,* *Hep*.bg2,k,* hura hydr.hr1,k ign.bg2 *Iod*.bg2,k,* *Ip*.bg2,k,* kali-bi.bg2,k,* kali-br.hr1,k *Kali-i*.h,k,* kali-i.bg2 kali-p. kali-s. kali-sil.k2 kreos.bg2,k2 **Lach**.bg2,k,* lachn.hr1,k laur.bg2,k,* *Lept*. **Lyc**.bg2,k,* lyss.hr1,k *Mag-c*.hr1,k *Mag-m*.bg2,k,* manc.hr1,k mang. *Med*.hr1,k **Merc**.bg2,k,* merc-c.a1,k mez.a1,k *Myric*.hr1,k,* naja nat-ar. nat-c.bg2,k *Nat-m*. nat-p. **Nat-s**.hr1,k **Nit-ac**.h,k,* **Nux-v**.bg2,k,* oena.hr1 *Op*.bg2,k,* ox-ac.a1,k *Petr*.bg2,k,* ph-ac.bg2 *Phos*.bg2,k,* *Phyt*.bg2,k,* pic-ac.bg2 **Plb**.bg2,k,* *Podo*. psor.hr1,k ptel.hr1,k *Puls*.bg2,k,* ran-b.bg2 raph.hr1,k rhus-t.bg2 sabad.bg2 samb.hr1,k *Sars*.hr1,k *Sec*.bg2,k,* **Sep**.bg2,k,* *Sil*.bg2,k,* spig.bg2 stann.bg2,hr1 stram. sul-ac.bg2,k,* sul-i.k2 **Sulph**.bg2,k,* tarax.bg2 tarent.hr1 upa.hr1,k verat.bg2,k,* zinc.hr1
  - 70/1: Gilbliche, gelbe Gesichtsfarbe.
  - **Augen**, um die: coll.bg1,bg3 mag-c.bg1,bg2,* *Nit-ac*. nux-v. spig.
  - 70/13: Gelbheit um die Augen herum.
  - **gelbbraune** Ringe: nit-ac.
  - 70/13: Gelbheit um die Augen herum.
  - 92/1: Gilbe der Haut, gelbe Flecke, gleicher Natur, um die Augen, den Mund, am Halse u.s.w., ohne Empfindung.
  - FN 92/1-1: Nach Fahren im Wagen entsteht Hautgilbe am ehesten, wenn sie noch nicht ständig, sondern noch überhingehend ist.
- **rot**:
  - **rechts**: *Ars*.ptk1 *Calc*.ptk1 cham.h,kl choc.srj3 elaps lachn.ptk1 mag-c.h,kl merc.ptk1 mosch.ptk1 nat-c.ptk1 nicc.hr1 puls. sang.ptk1 sep.hr1 sul-ac.h,kl,* tab.ptk1
  - **links**:
    - **wächsern** gelb: canth.
  - 92/1: Gilbe der Haut, gelbe Flecke, gleicher Natur, um die Augen, den Mund, am Halse u.s.w., ohne Empfindung.

| Farbe | **Gesicht** | Hautausschläge |

– rot:
- **Ängstlichkeit**; mit:
  - ✎ PP: Öftere, fliegende Gesichtshitze und Röthe, nicht selten mit einiger Ängstlichkeit.
  - 69/15: Öftere Gesichts-Röthe und Hitze.
  - FN 69/15-6: Er wird auch wohl ganz schwach und matt dabei, oder ängstlich und schwitzt über den Oberleib; zuweilen werden dabei die Augen trübe, es wird ihm schwarz vor den Augen, das Gemüth traurig; dabei deuchtet auch wohl der Kopf wie zu voll, mit Brennen in den Schläfen.
- **Hitze**:
  - mit: bamb-a.$_{stb2}$ gels.$_{bg2}$
  - ✎ 96/1: Alle Abende Hitze mit Wallung nach dem Kopfe mit rothen Backen, auch wohl mit untermischtem Froste.

Gefühllosigkeit, Taubheit: acon.$_{bg2,k,*}$ agar.$_{bg2}$ anac.$_{bg2}$ ang.$_{bg2}$ *Asaf.*$_{bg2,k,*}$ asar. bamb-a.$_{stb2}$ bapt.$_{bg2,k,*}$ bell.$_{hr1,k,*}$ benz-ac.$_{hr1,k,*}$ caj.$_{a1}$ *Caust.*$_{hr1,k}$ cham.$_{bg2,ptk1}$ chel.$_{bg2}$ cocc. coll.$_{a1}$ coloc.$_{bg2}$ fl-ac.$_{bg2}$ gels.$_{bg2,k,*}$ gran.$_{bg2}$ kalm.$_{ptk1}$ *Mez.*$_{bg2,k}$ Nux-v. olnd.$_{bg2}$ **Plat.**$_{bg2,k,*}$ *Ruta*$_{bg1,bg2,*}$ samb.$_{bg2,k}$ sep.$_{ptk1}$ tab.$_{bg1,bg2}$ thuj.$_{hr1,k}$ urt-u.$_{a1,hr1}$ *Verb.*$_{ptk1}$
- ✎ 76/3: Magendrücken, selbst nüchtern, doch mehr von jeder Speise, oder von besondern Speisen, Obst, grünem Gemüse, schwarzem Brode, essigsäuerlichen Speisen u.s.w.
- FN 76/3-2: Selbst nach dem geringsten Genusse solcher Dinge auch wohl Kolik, Schmerz oder Taubheit der Kinnladen, Reißen in den Zähnen, starke Schleim-Anhäufung im Halse und dgl.

Hautausschläge: agar. ail. *Alum. Am-c. Am-m.* ambr. **Ant-c.** *Ant-s-aur. Ant-t.* apis arg-met. arg-n. arn. *Ars.*$_{c2,k}$ ars-i. ars-s-f.$_{k2}$ asc-t. *Aur.* aur-ar.$_{k2}$ aur-i.$_{k2}$ aur-m. aur-s.$_{k2}$ bamb-a.$_{stb2}$ *Bar-c.* bar-i.$_{k2}$ *Bar-m.* bar-s.$_{k2}$ *Bell.* berb. borx. *Bov.* brom. *Bry.* cadm-s. **Calc.** *Calc-f. Calc-p. Calc-s.* calc-sil.$_{k2}$ canth. caps. carb-an.$_{c2,k}$ *Carb-v.* Carbn-s. **Caust.** cham. chel. chinin-s. *Cic.*$_{c2,k}$ cinnb. *Cist.* clem. coloc. com. *Con.* crot-h.$_{c2,k}$ *Crot-t.* **Dulc.** elaps eug. euph. *Fago.* ferr-ma. *Fl-ac.* gels. *Graph.* guaj. hell. *Hep.* hydr. ip. iod. ip. kali-ar. *Kali-bi.* **Kali-br. Kali-c.** kali-chl. *Kali-i.* kali-m.$_{k2}$ kali-p. *Kali-s.* kali-sil.$_{k2}$ **Kreos.** lac-ac. lac-c. *Lach.* **Led.** Luna$_{kg1}$ *Lyc.*$_{c2,k}$ mag-c. *Mag-m.* mang. med.$_{k,k2}$ **Merc.** merc-c. **Mez.** morph. *Mur-ac. Nat-ar. Nat-c.* **Nat-m.** nat-p. nat-s. nicc. *Nit-ac.* nux-v. pall. par. **Petr.** *Ph-ac.* phenac.$_{c2}$ *Phos.* phyt. pic-ac. plan. **Psor. Puls. Rhus-t.** *Rhus-v.* ruta sang. sars. sel. seneg. **Sep.** *Sil.* spong. **Staph.** sul-ac.$_h$ sul-i.$_{k2}$ **Sulph.** tarent. ter. thuj. urt-u. valer. *Verat. Viol-o.* zinc.
- ✎ 72/19: Gesichts-Ausschläge unzähliger Art.
- FN 72/19-7: Milch-Schorf, Blüthen, Finnen, Kupfer, Flechten und Geschwüre bis zum Nasen-, Lippen- und Gesichts-Freß-Geschwüre (auch Krebs genannt) mit brennendem und stechenden Schmerze.

Hautausschläge: ...
– Akne:
- **jungen** Menschen; bei beleibten:
  - **roher** Lebensweise und bläulichen, roten Pusteln in Gesicht, an Brust und Schultern; mit: kali-br.$_{bro1}$
  - ✎ 91/3: Ausschläge, theils von Zeit zu Zeit entstehende und wieder vergehende, einzelne, wohllüstig-jückende Eiterbläschen, besonders an den Fingern und andern Theilen, welche nach Kratzen brennen und mit dem ursprünglichen Krätz-Ausschlage die größte Ähnlichkeit haben; theils Nessel-Ausschlag, wie Quaddeln und Wasserblasen, meist brennenden Schmerzes; theils Blüthen, ohne Schmerz im Gesichte, der Brust, dem Rücken, den Armen und Oberschenkeln; theils Flechten und Schwinden in feinfrieseligen Körnern, dicht in runde, größere oder kleinere Flecke zusammengedrängt von meist röthlicher Farbe, theils trocken, theils nässend, von ähnlichem Jücken wie der Krätz-Ausschlag, und Brennen nach dem Reiben.

– Bläschen:
- **Lippen:**
  - **Innenseite:** sep.$_{h,kl}$ sil.$_{h,kl}$
  - ✎ 72/17: Das Innere der Lippen ist mit Geschwürchen oder Blasen besetzt.
  - FN 72/17-6: Oft sehr schmerzhaft - kommend und vergehend.

– Ekzem:
- **Bartes**, des: ars-i.$_{ptk1}$
  - ✎ 72/18: Haut-Ausschläge des Bartes und der Wurzeln der Barthaare mit Jücken.

– Herpes: agar. alum.$_{bg2,k,*}$ *Am-c.*$_{bg2,k}$ am-m.$_{a1,k}$ anac.$_{bg2}$ *Anan.* androc.$_{srj1}$ arn.$_{br1}$ *Ars.*$_{a1,k}$ *Bar-c.*$_{bg2,k}$ bar-s.$_{k2}$ bell. *Bov.*$_{bg2,k}$ bry.$_{bg2,k}$ bufo *Calc.*$_{bg2,k}$ calc-f. *Calc-s.* calc-sil.$_{k2}$ caps.$_{bg2,k,*}$ *Carb-an. Carb-v.*$_{bg2,k}$ *Carbn-s.* caust.$_{bg2,k}$ chel.$_{bg2,k}$ *Cic.*$_{bg2,k}$ coloc. *Con.* crot-t. *Dulc.*$_{bg2,k}$ elaps gink-b.$_{sbd1}$ *Graph.*$_{bg2,k}$ *Hep.* kali-ar. *Kali-bi.* *Kali-c. Kali-i.*$_{a1,k}$ kali-s. kali-sil.$_{k2}$ kreos. **Lach.**$_{c2,k}$ **Led.**$_{bg2,k}$ *Lyc. Merc.*$_{bg2,k}$ *Nat-ar. Nat-c.*$_{bg2,k}$ **Nat-m.**$_{bg2,k}$ *Nat-s.* nicc. *Nit-ac.*$_{bg2,k,*}$ petr.$_{bg2,k}$ ph-ac. phos.$_{bg2,k}$ *Psor.* **Rhus-t.**$_{bg2,k}$ sabad.$_{bg2,k,*}$ sarr.$_{a1,k}$ **Sep.**$_{bg2,k}$ *Sil.*$_{bg2,k}$ spong. *Sulph.* tarent.$_{a1,k}$ thuj.
- ✎ 70/3: Rothlauf im Gesichte.
- FN 70/3-1: In einigen Fällen mit vielem Fieber, auch wohl mit brennend-jückend stechenden Wasserblasen im Gesichte, die zu Schorfen werden (Blatterrose).

- **Mund:**
  - ✎ 72/17: Das Innere der Lippen ist mit Geschwürchen oder Blasen besetzt.
  - FN 72/17-6: oft sehr schmerzhaft - kommend und gehend

– kleieartig:
- ✎ 92/5: Dürre der (Ober-) Haut theils am ganzen Körper mit Unfähigkeit, bei Bewegung und Hitze in Schweiß oder merkliche Ausdünstung zu kommen - theils einzelner Theile.
- FN 92/5-5: Vorzüglich an den Händen, der äußern Seite der Arme und Beine, und selbst im Gesichte; die Haut ist trocken, rauh, dürre, riebisch anzufühlen, oft auch kleienartig schuppig.

Hautausschläge   **Gesicht**   Hitze

- **Krusten**, Schorfen; mit:
  - **Lippen**: alum.$_h$ *Apis Ars. Arum-t.*$_{vh,vh/dg}$ berb. bry. *Cinnb. Con.* kali-p. *Merc.* merc-c. *Mur-ac.* nat-c.$_{h2}$ *Nux-v.* petr.$_{k2}$ **Ph-ac.** *Rhus-t.* sep.$_{bg1}$ **Sil.** squil. sulph.$_{k2}$ *Ter.* valer. verat.$_{vh}$
    - 72/13: Unter der Nase oder auf der Oberlippe, langdauernde Schorfe oder jückende Blüthen.
    - 72/15: Das Lippen-Roth ist trocken, schorfig, schälig, springt auf.
  - **Lippen**: alum.$_h$ *Apis Ars. Arum-t.*$_{vh,vh/dg}$ berb. bry. *Cinnb. Con.* kali-p. *Merc.* merc-c. *Mur-ac.* nat-c.$_{h2}$ *Nux-v.* petr.$_{k2}$ **Ph-ac.** *Rhus-t.* sep.$_{bg1}$ **Sil.** squil. sulph.$_{k2}$ *Ter.* valer. verat.$_{vh}$
    - 72/13: Unter der Nase oder auf der Oberlippe, langdauernde Schorfe oder jückende Blüthen.
  - **Nase**: ail. *Alum. Aur.* aur-m-n. aur-s.$_{k2}$ *Calc.* carb-an. carb-v. *Caust.* chin. *Cic.* graph. hyper. *Iod. Led. Lyc. Mag-m.* mang. **Merc.** *Merc-i-r. Nat-m. Nit-ac.* ph-ac. ran-b. rat. sars. *Sep. Sil.* spong. *Staph.* sul-i.$_{k2}$ *Sulph.* syph.
    - 72/19: Gesichts-Ausschläge unzähliger Art.
    - FN 72/19-7: Milch-Schorf, Blüthen, Finnen, Kupfer, Flechten und Geschwüre bis zum Nasen-, Lippen- und Gesichts-Freß-Geschwüre (auch Krebs genannt) mit brennendem und stechenden Schmerze.
- **kupferfarben**: *Ars.* **Ars-i.** *Aur.* aur-ar.$_{k2}$ benz-ac. calc. **Carb-an.**$_{a1,k}$ *Graph. Hydr. Hydrc. Kali-i. Lyc.* merc. *Psor.* rhus-t. ruta syph.$_{k2}$ verat.
  - FN 72/19-7: Milch-Schorf, Blüthen, Finnen, Kupfer, Flechten und Geschwüre bis zum Nasen-, Lippen- und Gesichts-Freß-Geschwüre (auch Krebs genannt) mit brennendem und stechendem Schmerze.
- **Pickel**: agar.$_{bg2,k}$ alum.$_{bg2,k,*}$ alum-p.$_{k2}$ am-m. ambr.$_{h,k,*}$ anac.$_{bg2}$ anan. Ant-c.$_{bg2,k,*}$ apis *Ars.*$_{bg2,k,*}$ **Ars-i.** ars-s-f.$_{k2}$ arum-t. aster. *Aur.*$_{bg2,k,*}$ aur-ar.$_{k2}$ aur-i.$_{k2}$ bamb-a.$_{stb2}$ bar-c.$_{bg2,k,*}$ bar-m. bar-s.$_{k2}$ **Bell.**$_{bg2,k,*}$ berb. borx. *Bov.*$_{bg2}$ **Calc.**$_{bg2,k,*}$ *Calc-p. Calc-s.* calc-sil.$_{k2}$ caps.$_{bg2}$ **Carb-an.**$_{bg2,k,*}$ *Carb-v.*$_{bg2,k,*}$ *Carbn-s. Caust.*$_{h,k,*}$ *Chel.*$_{a1,k}$ *Cic.*$_{bg2,k,*}$ clem.$_{c2,k}$ cocc.$_{bg2}$ coloc. *Con.*$_{bg2}$ crot-h. cub.$_{vh}$ dros.$_{bg2,k,*}$ *Eug.*$_{a1,k}$ gels.$_{a1,k}$ *Glon.* granit-m.$_{es1}$ **Graph.**$_{bg2,k}$ *Hep.*$_{bg2,k}$ hura hydr. *Hydrc.*$_{a1,k}$ indg.$_{a1,k}$ iod.$_{a1,k}$ jug-r. *Kali-ar.*$_{a1,k}$ **Kali-bi.**$_{a1,k}$ kali-chl. kali-m.$_{a1,k}$ *Kali-s.* kali-sil.$_{a1,k}$ **Kreos.** lac-c.$_{c1,kr1}$ lach.$_{bg2,k}$ *Led.*$_{bg2,k}$ **Lyc.**$_{bg2,k,*}$ lyss.$_{a1,k}$ mag-c.$_{bg2}$ *Mag-m.* meny. meph. **Merc.** mosch.$_{a1,k}$ *Mur-ac.*$_{bg2,k}$ nat-ar. *Nat-c.*$_{bg2,k}$ **Nat-m.**$_{bg2,k}$ *Nat-p. Nat-s.* **Nit-ac.**$_{h,k,*}$ *Nux-v.*$_{h,k,*}$ ol-an.$_{hr1}$ pall. par.$_{bg2}$ petr.$_{bg2,k,*}$ *Ph-ac.*$_{bg2,k}$ **Phos.**$_{bg2,k}$ *Psor.* puls.$_{k2}$ *Rhus-t.*$_{bg2,k}$ sabin. sanic. *Sars.*$_{bg2,k,*}$ *Sep.*$_{bg2,k}$ *Sil.*$_{bg2,k}$ sol-t-ae.$_{a1,k}$ stann.$_{bg2}$ *Staph.*$_{bg2,k}$ sul-ac.$_{bg2}$ sul-i.$_{k2}$ **Sulph.**$_{bg2,k}$ syph. tarax. tarent.$_{a1,k}$ tell.$_{c1}$ thuj.$_{bg2,k,*}$ til.$_{a1,k}$ verat.$_{bg2}$ vinc.$_{a1,k}$ zinc.$_{bg2,k,*}$ zinc-p.$_{k2}$
  - 72/13: Unter der Nase oder auf der Oberlippe, langdauernde Schorfe oder jückende Blüthen.
  - **Nase**:
    - **Nasenlöcher**: chin.$_h$ sep.$_h$
      - 72/11: Nasenlöcher oft geschwürig, mit Blüthen und Schorfen besetzt.
- **Pusteln**: am-c.$_{a1,k}$ *Anac.* **Ant-c.** ant-t. arn. *Ars.*$_{a1,k}$ ars-i.$_{k2}$ ars-s-f.$_{k2}$ *Aur.* aur-ar.$_{k2}$ aur-s.$_{k2}$ **Bell.**$_{a1,k}$

Hautausschläge - Pusteln: ... bov. *Calc.* calc-p. calc-s. *Carb-v.* carbn-s. *Caust.*$_{h,k,*}$ chel.$_{a1,k}$ **Cic.** cimic.$_{a1,k}$ clem. *Con.* *Crot-t.*$_{a1,k}$ cund. dros.$_{a1,k}$ dulc. eug. eup-per.$_{a1,k}$ graph. grat.$_{a1,k}$ *Hep. Hydr.* hyos.$_{bg2,k}$ ind. *Iris* jug-c.$_{a1,k}$ *Kali-bi.*$_{a1,k}$ *Kali-br.*$_{a1,k}$ kali-c.$_{h,kl}$ *Kali-i.* kali-n.$_{h,kl}$ kreos. lach.$_{a1,k}$ lyc.$_{a1,k}$ mag-c. mag-m. mag-s. *Merc.*$_{bg2,k}$ *Mez.*$_{a1,k}$ nat-c.$_{h2}$ *Nat-p.*$_{a1,k}$ *Nit-ac.*$_{bg2,k}$ nux-m. pall. ph-ac.$_{a1,k}$ phos.$_{a1,k}$ psor. puls. **Rhus-t.** sars.$_{a1,k}$ sulph. syph.$_{k2}$ tarax. thuj. **Tub.** verat. *Viol-t.*$_{a1,k}$ zinc.
  - 72/13: Unter der Nase oder auf der Oberlippe, langdauernde Schorfe oder jückende Blüthen.
- **rauh**: alum.$_{a1,k}$ anac. bar-c. granit-m.$_{es1}$ kali-c.$_{a1,k}$ kalm.$_{a1,k}$ led. nat-m.$_{a1,k}$ puls. rhus-t.$_{a1,k}$ rhus-v.$_{a1,k}$ sep.$_{a1,k}$ stram.$_{a1,k}$ sulph.$_{a1,k}$ teucr.
  - 92/5: Dürre der (Ober-) Haut theils am ganzen Körper mit Unfähigkeit, bei Bewegung und Hitze in Schweiß oder merkliche Ausdünstung zu kommen - theils einzelner Theile.
  - FN 92/5-5: Vorzüglich an den Händen, der äußeren Seite der Arme und Beine, und selbst im Gesichte; die Haut ist trocken, rauh, dürre, riebisch anzufühlen, oft auch kleienartig schuppig.

Hitze:
- **Angst**, bei: *Acon.*$_{j5}$ arg-n.$_{j5}$ bell.$_{j5}$ **Carb-v.**$_{hr1,k}$ graph.$_{a1,k}$ merc.$_{j5}$ puls.$_{a1}$
  - PP: Öftere, fliegende Gesichtshitze und Röthe, nicht selten mit einiger Ängstlichkeit.
- **Angst**, bei: *Acon.*$_{j5}$ arg-n.$_{j5}$ bell.$_{j5}$ **Carb-v.**$_{hr1,k}$ graph.$_{a1,k}$ merc.$_{j5}$ puls.$_{a1}$
  - 90/2: Öftere fliegende Hitze, besonders im Gesichte, öfterer mit als ohne Röthe; schnelles, heftiges Heißwerden in der Ruhe oder bei geringer Bewegung, oft schon beim Sprechen, mit oder ohne ausbrechenden Schweiß.
- **Gefühl** von: ang. asaf.$_{bg2}$ asar.$_{bg2}$ bar-act.$_h$ *Bell.* calc-s.$_{a1}$ cann-s.$_{bg2}$ canth.$_{bg2}$ chin.$_{bg2}$ cocc.$_{bg2}$ coff.$_{bg2}$ *Croc.*$_{bg2,hr1}$ euphr. helo-s.$_{c1}$ hydrog.$_{srj2}$ hyper. kali-n.$_{bg2}$ laur.$_{bg2}$ lyss.$_{hr1}$ mag-n.$_{h,k,*}$ mang.$_{a1,h,*}$ *Merc.* merc-ac.$_{h,k}$ petr. ph-ac.$_{bg2}$ plat. puls.$_{bg2}$ rhus-t.$_{h,hr1}$ samb.$_{bg2}$ sarr.$_{rb2}$ seneg.$_{bg2}$ stront-c. tarax. thuj.$_{hr1,k}$ valer.$_{bg2}$ ziz.$_{a1,hr1}$
  - 68/9: Hitze im Kopfe (und im Gesichte).
  - FN 68/9-2: Nicht selten mit Kälte der Hände und Füße.
- **Hitzewallungen**: *Acon.* adam.$_{srj5}$ *Aesc.* agar. agn.$_{c1}$ alum. *Ambr. Arg-met.* ars. asaf. bamb-a.$_{stb2}$ bufo *Cact.* calc.$_h$ calc-s. camph. carb-ac. carb-an. **Carbn-s.** carl. caust.$_{ptk1}$ cedr. cench.$_{k2}$ cham. *Chel.* cic. cimic. *Cist.* clem. coc-c. *Cocc.* coff. colch. crot-c. crot-h. cub. dig. dros. dulc.$_{a1}$ ferr. ferr-ac. ferr-p. *Glon.* **Graph.** helo-s.$_{c1}$ helo-s.$_{c1}$ hep. hydr. inul. *Kali-bi.* kali-c. kali-chl. kali-m.$_{k2}$ kali-p. kali-s. kalm.$_{k2}$ *Kreos.* **Lach.** lob. **Lyc.** lyss.$_{c1}$ mang.$_h$ med. meny.$_h$ mez.$_{k2}$ mill.$_{k2}$ nit-ac.$_h$ nux-v. *Petr.* ph-ac. *Phos.* plb. podo. *Psor.* ptel.$_{c1}$ puls.$_{k2}$ ran-s. rhus-t. sabad. sabin. sang.$_{ptk1}$ seneg. **Sep.** *Sil.* spig.$_h$ spong. *Stann.* stront-c. *Sul-ac.* **Sulph.** tarent. tell. *Ter.* teucr. *Thuj.* til. tub.$_{bg}$ valer.
  - vgl. 90/2

Gesicht

Hitze

- **Hitzewallungen**: ...
  - **Frösteln**, mit: ambr.c1 nit-ac. petr. puls.h sulph.h
  - 96/1: Alle Abende Hitze mit Wallung nach dem Kopfe mit rothen Backen, auch wohl mit untermischtem Froste.
  - **plötzlich**: bamb-a.stb2 mang.
  - PP: Öftere, fliegende Gesichtshitze und Röthe, nicht selten mit einiger Ängstlichkeit.
  - 90/2: Öftere fliegende Hitze, besonders im Gesichte, öfterer mit als ohne Röthe; schnelles, heftiges Heißwerden in der Ruhe oder bei geringer Bewegung, oft schon beim Sprechen, mit oder ohne ausbrechenden Schweiß.
- **kalt**:
  - **Füßen**; mit kalten: acon.a1,k ars.h,kl aur.h,kl bell.h,kl caps.a1,h,* ferr.br1 gels.a1,k graph.h,kl ign.a1,k kali-c.h,kl mag-c.h,kl meny.hr1 nat-c.h,h2,* petr.h,kl phos.h,kl sabin.c1,hr1 samb.hr1,k Sep. sil.a1,h,* **Stram.**hr1,k verat.h,kl
  - 68/9: Hitze im Kopfe (und im Gesichte).
  - FN 68/9-2: Nicht selten mit Kälte der Hände und Füße.
  - **Hände**: Arn. ars. asaf.a1,k aur.h,kl camph.h,hr1,* caps.a1,h,* chin.h,k2,* con.a1,k cycl. Dros. euph. euphr.hr1 ferr.br1 graph.h,kl hyos. ign. kali-n.h,kl m-ambo.a12 meny.hr1 nat-c.h,kl nit-ac.h,kl nit-s-d.a1 phos.h,kl plat.h,kl ruta sabin.hr1,k Sep.hr1 sil.a1,h,* spig.h **Stram.**hr1,k sumb.a1,k thuj.a1,k
  - vgl. 68/9 und FN 68/9-2
- **Röte** ohne: adren.st olnd.st
  - 90/2: Öftere fliegende Hitze, besonders im Gesichte, öfterer mit als ohne Röthe; schnelles, heftiges Heißwerden in der Ruhe oder bei geringer Bewegung, oft schon beim Sprechen, mit oder ohne ausbrechenden Schweiß.

Knacken im Kiefergelenk: haliae-lc.srj5
- PP: Knacken einiger oder mehrer Gelenke bei Bewegung.
- 94/4: Das Knarren und Knacken der Gelenke bei einiger Bewegung des Gliedes nimmt zu, mit unangenehmer Empfindung.

Krebs: Ars.bg2,k Aur. Carb-an.hr1,k Con.hr1,k Kali-ar. kali-c.a1,k kali-i.a1,k lach. nit-ac.a1,k Phos. sil. sulph. syph.k2 zinc.
- FN 72/19-7: Milch-Schorf, Blüthen, Finnen, Kupfer, Flechten und Geschwüre bis zum Nasen-, Lippen- und Gesichts-Freß-Geschwüre (auch Krebs genannt) mit brennendem und stechendem Schmerze.

Rauhe Haut: alum.bg2,h,* anac.bg2 ars.bg2 Bar-c.bg2 bell.bg2 berb-a.c2 bov.bg2 Caps.bg2 Graph.bg2 merc.bg2 nit-ac.bg2 Petr.c2 phos.bg2 rhus-t.bg2 sars.bg2 Sep.bg2 sulph.bg2,h
- 92/5 Dürre der (Ober-) Haut theils am ganzen Körper mit Unfähigkeit, bei Bewegung und Hitze in Schweiß oder merkliche Ausdünstung zu kommen - theils einzelner Theile.
- FN 92/5-5: Vorzüglich an den Händen, der äußern Seite der Arme und Beine, und selbst im Gesichte; die Haut ist trocken, rauh, dürre, riebisch anzufühlen, oft auch kleienartig schuppig.

Rissig:
- **Lippen**:
  - **Unterlippe**: anag.bg2,vh apis arag.br1 bry.h cham. cimic. Nat-c. Nit-ac. Phos. Sep. sulph.h zinc.h
  - PP: Unheilsame Haut; jede kleine Verletzung geht in Verschwärung über, rissige Haut der Hände und Unterlippen.

Schmerz: abrot. Acon. Agar. all-c. alum. alum-p.k2 alum-sil.k2 am-c. am-m. ambr. Anac. anan. apis arg-met. *Arg-n. Arn.* **Ars.** *Ars-i. Ars-met.* arund. asaf. asar. **Aur.** aur-ar.k2 aur-i.k2 aur-m. aur-s.k2 bamb-a.stb2 bar-c. bar-1.k2 bar-s.k2 **Bell.** benz-ac. *Berb.* bism. borx. bov. brach. *Bry.* cact. *Cadm-s.* **Calc.** calc-i.k2 *Calc-p.* calc-s. camph. *Caps. Carb-an. Carb-v.* carbn-s. casc. **Caust. Cedr.** *Cham. Chel. Chin.* chinin-ar. *Chinin-s. Chlol. Cimic. Cina* cist. clem. coc-c. *Cocc. Coff. Colch. Coloc. Con.* cor-r. crot-h. *Cupr. Cupr-ar.* desm-g.bnj1 dig. dros. *Dulc.* echi. euon. *Euph.* euphr. ferr-ar. ferr-m. ferr-p. **Gels.** *Glon.* graph. grat. *Guaj.* ham.k2 *Hep.* hura hydrc. *Hyos. Hyper. Ign.* iod. *Iris Kali-ar. Kali-bi. Kali-c.* kali-cy.gm1 *Kali-i.* kali-m.k2 *Kali-p. Kali-s.* kalm. kreos. lac-c. *Lach.* led. lepi. *Lith-c.* lob. *Lyc. Mag-c. Mag-m.* **Mag-p.** mang. *Merc. Merc-c.* merc-i-f. *Mez.* morph. naja nat-ar. *Nat-c.* nat-hchls. **Nat-m.** nat-p. nat-s. nicc. nit-ac. **Nux-v.** ol-an. onos. *Paeon.* ph-ac. **Phos.** *Phyt.* **Plan. Plat.** plb. prun.ptk1 psor. *Puls.* ran-b. ran-s. *Rhod. Rhus-t.* rhus-v. ruta sabad. sabin. sang. sanic. sars. sec. *Sep. Sil.* sol-t-ae. **Spig.** spong. **Stann. Staph. Stram.** stront-c. sul-ac. sul-i.k2 *Sulph.* syph.k2 tarax. ter. *Thuj.* valer. *Verat.* **Verb.** viol-o. zinc.
- 71/6 Schmerzhaftigkeit mehrer Stellen des Gesichts, der Backen, der Backenknochen, des Unterkiefers u.s.w. beim Betasten, beim Sprechen, beim Kauen, wie unterköthig, auch wie Stechen und Zucken; beim Kauen besonders zuckt's, sticht's, spannt's, daß er nicht essen kann.
- FN 71/6-2: Beim Kauen oder Sprechen auch wohl ein ähnliches Zucken an den Seitentheilen des Kopfs, wo dann oft Hervorragungen, wie schmerzhafte Beulen entstehen. Ist der Schmerz noch unerträglicher, auch wohl mit Brennschmerz verbunden, dann führt er den Namen: Fothergilscher Gesichts-Schmerz.
- **Essen**: bry. gels. kali-chl.c1 mag-p. *Mez.* phos. plan. spig. spong. syph.
- 89/1: Unerträglicher [1] Schmerz in der Haut (oder den Muskeln, oder der Beinhaut) eines Körpertheils, bei geringen Bewegungen desselben oder eines entfernten Theils, z.B. vom Schreiben - in der Achsel, oder der Halsseite u.s.w., während Sägen oder andre starke Arbeit mit derselben Hand keinen Schmerz erregt; - ähnlicher Schmerz in nahen Theilen vom Sprechen und Bewegung des Mundes; Lippen- und Backenschmerz bei leisem Berühren.
- FN 89/1-1: Unglaublich verschieden. Oft brennend, zuckend, stechend, oft aber auch unbeschreiblich sind diese, das Gemüth in ähnliche, unleidliche Überempfindlichkeit versetzende Schmerzen, besonders der obern Körpertheile, des Gesichts (tic douloureux), ...

Gesicht

Schmerz

- **Essen**: ...
  - 📖 ... der Haut des Halses u.s.w., bei leiser Berührung, beim Sprechen und Kauen - in der Schulter bei leisem Drucke oder Bewegung der Finger.
- **Kauen**, beim: acon. alum. alum-p.$_{k2}$ alum-sil.$_{k2}$ am-m. anac. arg-n. *Bell. Bism. Bry.* calc. *Cham.* coff. coloc.$_{bg1}$ cur. desm-g.$_{bnj1}$ euphr. graph. hell.$_{ptk1}$ kali-chl.$_{ptk1}$ lach. *Nat-m.* nit-ac. osm. phos. plat. puls. sep. sil. spig. *Staph.* verat. verb.
  - 📖 71/6: Schmerzhaftigkeit mehrer Stellen des Gesichts, der Backen, der Backenknochen, des Unterkiefers u.s.w. beim Betasten, beim Sprechen, beim Kauen, wie unterköthig, auch wie Stechen und Zucken; beim Kauen besonders zuckt's, sticht's, spannt's, daß er nicht essen kann.
  - FN 71/6-2: Beim Kauen oder Sprechen auch wohl ein ähnliches Zucken an den Seitentheilen des Kopfs, wo dann oft Hervorragungen, wie schmerzhafte Beulen entstehen. Ist der Schmerz noch unerträglicher, auch wohl mit Brennschmerz verbunden, dann führt er den Namen: Fothergilscher Gesichts-Schmerz.
- **Öffnen**, beim:
  - **Mundes**, des: alum. ang. cham. **Cocc.** dros. hydrog.$_{srj2}$ mag-p. merc. phos. sabad. spong. thuj. verat.
  - 📖 vgl. 71/6 und FN 71/6-2
- **Sprechen**:
  - **agg.**: *Bry.* chel. euphr. kali-chl.$_{c1}$ mag-c.$_{h,kl}$ *Mez.* phos.$_{hrl,k}$ puls. rhod. spig. squil. verb.
  - 📖 89/1: Unerträglicher [1] Schmerz in der Haut (oder den Muskeln, oder der Beinhaut) eines Körpertheils, bei geringen Bewegungen desselben oder eines entferntern Theils, z.B. vom Schreiben - in der Achsel, oder der Halsseite u.s.w., während Sägen oder andre starke Arbeit mit demselben Hand keinen Schmerz erregt; - ähnlicher Schmerz in nahen Theilen vom Sprechen und Bewegung des Mundes; Lippen- und Backenschmerz bei leisem Berühren.
  - FN 89/1-1: Unglaublich verschieden. Oft brennend, zuckend, stechend, oft aber auch unbeschreiblich sind diese, das Gemüth in ähnliche, unleidliche Überempfindlichkeit versetzende Schmerzen, besonders der obern Körpertheile, des Gesichts (tic douloureux), der Haut des Halses u.s.w., bei leiser Berührung, beim Sprechen und Kauen - in der Schulter bei leisem Drucke oder Bewegung der Finger.
- **Kiefer**:
  - **Unterkiefer**: acon.$_{a1,k}$ agar.$_{a1,k}$ aloe ambr. amph.$_{a1}$ arg-met. *Ars.*$_{a1,k}$ caps.$_{a1,k,*}$ *Carb-v.*$_{a1,k}$ *Caust.*$_{hrl,k,*}$ cham.$_{hrl,k}$ chin. cimic.$_{a1,k}$ coff.$_{k2}$ cupr-ar.$_{a1,k}$ *Dulc.* echi. graph. grat. guaj. iod.$_{a1,k}$ kali-p. *Lach.*$_{hrl,k}$ lyss.$_{hrl,k}$ mang.$_{a1,k}$ *Merc.*$_{hrl,k,*}$ merc-c.$_{a1,k}$ merc-i-r.$_{a1,k}$ *Mez.* nat-p.$_{k2}$ nit-ac.$_{a1,k,*}$ op.$_{a1,k}$ pall.$_{hrl,k}$ ph-ac. *Phos.*$_{a1,k}$ phys.$_{a1,k}$ plan.$_{bro1}$ *Plat.* rhod.$_{a1,k}$ *Rhus-t.* rumx. sep. *Sil.*$_{hrl,k}$ *Spig.*$_{hrl,k}$ stram.$_{hrl,k}$ stry.$_{a1,k}$ sul-ac. sulph.$_{hrl,k,*}$ tarent.$_{hrl,k,*}$ zinc.$_{hrl,k,*}$
  - 📖 vgl. 89/1 und FN 89/1-1
  - **Lippen**: am-c.$_{hrl,k}$ anan.$_{hrl,k}$ ars-met. bry. cic.$_{hrl,k}$ cor-r.$_{hrl,k}$ *Hep.*$_{a1,k}$ *Kali-c.*$_{hrl,k,*}$ mag-s. merc.$_{hrl,k,*}$ mez.$_{hrl,k,*}$ *Mur-ac.*$_{hrl,k}$ plb.$_{hrl,k,*}$ psor.$_{hrl,k}$ sep.$_{a1,k}$

- **Lippen**: ...
  - **Berührung** agg.: bry. *Hep.* merc.$_{hrl,k}$ mez.
  - 📖 vgl. 89/1 und FN 89/1-1
- **Wangenknochen**: *Aur.* calc-caust.$_{c2}$ *Calc-p.* caps. caust. chel. cinnb. guaj.$_{k2}$ *Kali-bi.* kali-c.$_{k2}$ mang.$_h$ polyp-p.$_{c2}$ psor. stry-xyz.$_{c2}$ tub.$_{bg}$ verb.
  - 📖 71/6: Schmerzhaftigkeit mehrer Stellen des Gesichts, der Backen, der Backenknochen, des Unterkiefers u.s.w. beim Betasten, beim Sprechen, beim Kauen, wie unterköthig, auch wie Stechen und Zucken; beim Kauen besonders zuckt's, sticht's, spannt's, daß er nicht essen kann.
  - FN 71/6-2: Beim Kauen oder Sprechen auch wohl ein ähnliches Zucken an den Seitentheilen des Kopfs, wo dann oft Hervorragungen, wie schmerzhafte Beulen entstehen. Ist der Schmerz noch unerträglicher, auch wohl mit Brennschmerz verbunden, dann führt er den Namen: Fothergilscher Gesichts-Schmerz.
- **beißend**:
  - **Lippen**: ip.$_{a1,h,*}$
  - 📖 vgl. 71/6 und FN 71/6-2
- **brennend**:
  - **Lippen**: *Acon.*$_{a1,k}$ agar.$_{h,kl}$ *All-c. Am-c. Am-m.* anac.$_{a1,k}$ ant-t. apis arg-n. arn.$_{a1,k}$ ars. *Arum-t.*$_{a1,k}$ asaf. aur. aur-ar.$_{k2}$ aur-m.$_{k2}$ aur-m-n. aur-s.$_{k2}$ bar-c.$_{h,kl}$ bell.$_{a1,k}$ berb.$_{a1,k}$ borx. bry. caps.$_{a1,k}$ carb-ac.$_{a1,k}$ *Carb-an.* carbn-s. chel.$_{a1,k}$ chin.$_{a1,k}$ chlf. *Cic.* con. *Crot-t. Glon.*$_{a1,k}$ *Ham.* hyos.$_{h,kl}$ kali-c.$_{a1,k}$ lac-c. lach.$_{a1,k}$ lyss. mag-s.$_{a1,k}$ *Merc.*$_{a1,k}$ *Mez.*$_{a1,k}$ *Mur-ac.*$_{a1,k}$ nat-s.$_{a1,k}$ *Nux-m.*$_{a1,k}$ *Ph-ac. Phos.* plat.$_{h,kl}$ *Psor.*$_{a1,k}$ rhod.$_{a1,k}$ *Sabad.*$_{a1,k}$ spig.$_{a1,k}$ *Staph. Sulph.*$_{a1,k}$ tab.$_{a1,k}$ tell.$_{c1}$ thuj.$_{a1,k}$ zinc.
  - 📖 vgl. 71/6 und FN 71/6-2
- **geschwürig**: acon.$_{bg2}$ bamb-a.$_{stb2}$ chin.$_{h,kl}$ mag-c.$_{h,kl}$ mang.$_{h,kl}$ rhus-t.$_{bg2}$ staph.$_{bg2}$
  - 📖 vgl. 71/6 und FN 71/6-2
- **stechend**: *Acon.* aesc.$_{hrl,k}$ aeth.$_{a1,k}$ agar.$_{bg2,k}$ agn.$_{bg2,hrl,*}$ alum.$_{bg2,k}$ alum-p.$_{k2}$ alum-sil.$_{k2}$ am-c.$_{bg2,k}$ am-m. ang.$_{bg2,k}$ ant-c.$_{bg2,k,*}$ apis ars.$_{bg2,k,*}$ arund.$_{hrl,k}$ *Asaf.*$_{bg2,k,*}$ asar.$_{bg2,k,*}$ *Aur.*$_{bg2,k,*}$ aur-ar.$_{k2}$ aur-m.$_{hrl,k}$ aur-s.$_{k2}$ bamb-a.$_{stb2}$ bar-c.$_{bg2,k,*}$ **Bell.**$_{bg2,k,*}$ berb.$_{hrl,k}$ bry.$_{bg2}$ calad.$_{bg2,k,*}$ calc.$_{hrl,k}$ calc-sil.$_{k2}$ camph.$_{hrl,k,*}$ canth.$_{bg2}$ caps.$_{hrl,k}$ *Carb-an.*$_{hrl,k}$ carb-v.$_{hrl,k}$ carbn-s. castor-eq. *Caust.*$_{hrl,k}$ cedr. chel.$_{bg2,k}$ chin.$_{bg2,k,*}$ chinin-s. *Cist.* clem.$_{hrl,k}$ *Cocc. Coloc.* con.$_{bg2,k}$ cupr-ar.$_{hrl,k}$ cycl.$_{bg2,k,*}$ *Dig.*$_{bg2,k}$ dros.$_{bg2,hrl}$ euphr.$_{a1,k}$ ferr-ma.$_{a1,k}$ ferr-p. fl-ac. *Gels.*$_{hrl,k}$ *Graph.*$_{bg2,k}$ *Guaj.*$_{bg2,k}$ *Ham.*$_{a1,k}$ *Ign.*$_{bg2,k}$ indg.$_{hrl,k,*}$ kali-ar. *Kali-bi.*$_{bg2,k}$ *Kali-c.*$_{h2,k}$ kali-chl.$_{hrl,k}$ *Kali-i.*$_{hrl,k}$ kali-m.$_{k2}$ *Kali-n.*$_{bg2,k}$ kali-p. kali-s. kali-sil.$_{k2}$ *Kalm.* lach.$_{hrl,k}$ lyc.$_h$ lyss.$_{hrl,k}$ *Mag-c.*$_{hrl,k}$ mag-m.$_{bg2,h}$ *Mag-p.*$_{hrl,k}$ manc.$_{hrl,k,*}$ *Mang.*$_{bg2,k,*}$ meny.$_{bg2,k,*}$ *Merc.*$_{bg2,k}$ merc-c.$_{hrl,k}$ merc-i-r.$_{hrl,k,*}$ mez.$_{bg2,k,*}$ naja nat-c.$_{h2,k}$ nat-hchls. nat-m.$_{bg2,k}$ nat-p.$_{bg2,k}$ nit-ac.$_{bg2,k}$ nux-v.$_{k2}$ olnd.$_{bg2}$ par.$_{bg2,k,*}$ petr.$_{bg2}$ *Phos.*$_{bg2,k}$ plan.$_{hrl,k}$ *Plat.*$_{bg2,k,*}$ plb.$_{bg2}$ psor. **Puls.**$_{bg2,k}$ *Rhod.*$_{bg2,k}$ *Rhus-t.*$_{bg2,k}$ sabad.$_{bg2}$ sabin.$_{bg2,k}$ *Sang.*$_{hrl,k}$ senec. **Sep.**$_{bg2,k,*}$ *Sil.*$_{bg2,k}$ *Spig.*$_{bg2,k,*}$ spong.$_{bg2,k,*}$ *Stann.*$_{bg2,k}$ *Staph.*$_{bg2,k,*}$

| Schmerz | **Gesicht** | Schwellung |

- **stechend**: ...
  stict.hr1,k still.hr1,k stront-c. *Stry.* sul-ac.bg2,h,*
  *Sulph.*bg2,k,* tarax.bg2,h,* tarent.a1,k thuj.bg2,k
  valer.hr1,k verat.a1,bg2 verb.bg2,k,* vesp.hr1,k,*
  *Zinc.*bg2,k,*
  ☞ vgl. 71/6 und FN 71/6-2
- **Lippen**: ant-c.a1,k,* asaf. bell. bov.a1,k caust.a1,h,*
  clem.h,kl con.a1,k kali-c.a1,h,* nat-c.h,kl nit-ac.a1,k
  ph-ac.a1,h,* phos.a1,h,* sabad. sep. spong. stann.h,kl
  staph. sulph.a1,h,* thuj.a1,h,* zinc.a1,k
  ☞ vgl. 71/6 und FN 71/6-2
  89/1: Unerträglicher [1] Schmerz in der Haut (oder den Muskeln, oder der Beinhaut) eines Körpertheils, bei geringen Bewegungen desselben oder eines entferntern Theils, z.B. vom Schreiben - in der Achsel, oder der Halsseite u.s.w., während Sägen oder andre starke Arbeit mit derselben Hand keinen Schmerz erregt; - ähnlicher Schmerz in nahen Theilen vom Sprechen und Bewegung des Mundes; Lippen- und Backenschmerz bei leisem Berühren.
  FN 89/1-1: Unglaublich verschieden. Oft brennend, zuckend, stechend, oft aber auch unbeschreiblich sind diese, das Gemüth in ähnliche, unleidliche Überempfindlichkeit versetzende Schmerzen, besonders der obern Körpertheile, des Gesichts (tic douloureux), der Haut des Halses u.s.w., bei leiser Berührung, beim Sprechen und Kauen - in der Schulter bei leisem Drukke oder Bewegung der Finger.
- **Parotis**: am-m.k2 asaf. **Bell.**a1,k bry.a1,k calc.
  cham.a1,k chin.a1,k *Dulc.*hr1,k,* ign.a1,k
  *Kali-bi.*hr1,k,* kali-c. kalm.a1,k lyc.hr1,k merc.
  nat-c.a1,k phos.a1,k puls.a1,k *Sep.*hr1,k,* sil.a1,k spong.
  sulph.hr1,k
  ☞ 72/1: Ohrdrüsen-Geschwulst.
  FN 72/1-1: Oft mit stechenden Schmerzen darin.

Schweiß:
- **Bewegung**, bei: psor.hr1 valer.a1,k
  ☞ 84/13: Husten; oft reizt's und kriebelt's in der Kehle; der Husten quält ihn, bis Schweiß im Gesichte (und an den Händen) ausbricht.
- **Erwachen**, beim: bamb-a.stb2 puls.h,kl
  ☞ 93/1: Tägliche Frühschweiße, oft triefend stark, viele Jahre über, oft von saurem, oder beißigsaurem Geruche.
  FN 93/1-1: Dahin gehört auch das Schwitzen psorischer Kinder am Kopfe, Abends nach dem Einschlafen.
- **Husten**, beim: tarent.a1,k
  ☞ 92/7: Allzuleichtes Schwitzen bei geringer Bewegung, ja anfallsweise selbst im Sitzen über und über, oder bloß an einzelnen Theilen, z.B. fast steter Hände- und Fuß-Schweiß, [6] so auch in den Achselgruben [7] und um die Schamtheile starkes Schwitzen.
  FN 92/7-6: Letzterer gewöhnlich von sehr stinkendem Geruche und zuweilen von solcher Heftigkeit, daß Fußsohlen, Fersen und Zehen bei geringem Gehen schon durchweicht und wund werden.
  FN 92/7-7: Nicht selten von rother Farbe, oder von bokkigem, knoblauchartigen Geruche.
- **Schlaf**:
  • **Einschlafen**, beim: sil.
  ☞ 93/1: Tägliche Frühschweiße, oft triefend stark, viele ...

Schweiß - Schlaf - Einschlafen, beim: ...
  ☞ ... Jahre über, oft von saurem, oder beißigsaurem Geruche.
  FN 93/1-1: Dahin gehört auch das Schwitzen psorischer Kinder am Kopfe, Abends nach dem Einschlafen.
- **Sitzen**, im: calc.a1,k nat-s.a1 spong.a1
  ☞ 92/7: Allzuleichtes Schwitzen bei geringer Bewegung, ja anfallsweise selbst im Sitzen über und über, oder bloß an einzelnen Theilen, z.B. fast steter Hände- und Fuß-Schweiß, [6] so auch in den Achselgruben [7] und um die Schamtheile starkes Schwitzen.
  FN 92/7-6: Letzterer gewöhnlich von sehr stinkendem Geruche und zuweilen von solcher Heftigkeit, daß Fußsohlen, Fersen und Zehen bei geringem Gehen schon durchweicht und wund werden.
  FN 92/7-7: Nicht selten von rother Farbe, oder von bokkigem, knoblauchartigen Geruche.

Schwellung:
- **Menses**:
  • **anstatt** der: *Kali-c.*h,kl
  ☞ 82/4: Die Monatreinigung zögert zu entstehen nach dem fünfzehnten und spätern Jahren, oder wenn sie schon ein oder mehre Male erfolgt war, bleibt sie aus mehre Monate und Jahre.
  FN 82/4-3: Davon erdfahle Blässe und Gedunsenheit des Gesichts, Schwere der Beine, Fußgeschwulst, Frostigkeit, Mattigkeit, Engbrüstigkeit, (Bleichsucht) u.s.w.
- **ödematös**: aeth. ant-ar. *Ant-t.* **Apis** *Apoc.* **Ars.**
  ars-h. *Ars-met.* asaf.k2 bry.k2 *Cact.* **Calc.** calc-ar.k2
  carbn-s. *Chel.* *Chin.* chinin-ar.k2 *Colch.* *Crot-h.*
  cupr-ar. *Dig.* *Dulc.* euph. *Ferr.* *Ferr-p.* **Graph.**
  ham. *Hell.* kali-ar. lach.k2 **Lyc.** medus.br1 *Merc.*
  Merc-c. *Nat-ar.* *Nat-c.* *Nat-m.* *Phos.* **Plb.** puls.k2
  Rhus-t. thuj. tub.a1,c1 urt-u.bg1 *Vesp.* *Xan.*
  ☞ 93/5: Wässerige Geschwulst theils der Füße allein, oder des einen Fußes, theils der Hände oder des Gesichtes, oder des Bauches oder Hodensacks u.s.w. allein, theils Haut-Geschwulst über den ganzen Körper (Wassersuchten).
- **Lippen**: acon. ail. alum. alum-p.k2 anan. ant-t.
  Apis arg-met. arg-n. arn. *Ars.* **Arum-t.** asaf. *Aur.*
  aur-ar.k2 *Aur-m.* aur-s.k2 bar-c. **Bell.** *Bov.* brach.
  Bry. cadm-s. calad. *Calc.* canth. *Caps.* *Carb-an.*
  Carb-v. chin. *Clem.* *Cor-r.* *Crot-h.* cub.c1 dig. gels.
  glon. hell. hep.c2,k hydrog.srj2 kali-ar. **Kali-c.**
  kali-chl. kali-m.k2 kali-p. kali-s. kali-sil.k2 *Kalm.*
  Lach. lachn. lyc. med.br1 medus.br1 *Merc.* *Merc-c.*
  mez. mono.a1 *Nat-c.* **Nat-m.** **Nit-ac.**a1,k *Nux-m.* op.
  Par. ph-ac. phel. *Phos.* plb. *Psor.* puls. rhus-t.
  *Rhus-v.*c2 sang. **Sep.** *Sil.* staph. stram. *Sulph.* thuj.
  tub. urt-u. zinc. zinc-p.k2
  ☞ 72/16: Lippen-Geschwulst, besonders der Oberlippe.
  FN 72/16-5: Zuweilen mit brennend beißendem Schmerze.
- **Parotis**: *Ail.* *Am-c.* am-m.k2 anth. apis *Arn.* *Ars.*
  Arum-t. *Aur.* aur-ar.k2 *Aur-m.* aur-s.k2 bapt.k2
  Bar-c. bar-i.k2 *Bar-m.* bar-s.k2 **Bell.** **Brom.**k,k2 *Bry.*
  bufo *Calc.* calc-p.k2 *Calc-s.* calc-sil.k2 *Carb-an.*
  Carb-v. *Carbn-s.* **Cham.** **Chin.** *Chinin-ar.* chlol.
  Cinnb. *Cist.* coc-c. *Cocc.* *Con.* *Crot-h.* dig. *Dulc.*
  fago. *Ferr-p.* *Graph.* *Hep.* hippoz. hyos. *Ign.* *Iris*

| Schwellung | **Gesicht** | Zucken |

– Parotis: ...

jab.$_{bro1}$ kali-ar. *Kali-bi.* *Kali-c.*$_{k,k2}$ *Kali-i.* kali-m.$_{k2}$ kali-p. kali-sil.$_{k2}$ lac-c. *Lach. Lyc. Mang.*$_{hr1}$ **Merc.** *Merc-cy. Merc-i-r.* merc-sul.$_{c1}$ *Mur-ac.* nat-ar. nat-c.$_{k,k2}$ **Nit-ac.** nux-v. petr.$_{k2}$ *Phos. Phyt.* plb. *Psor.* puls. **Rhus-t.** sarr. *Sep. Sil.* staph. stram. *Sul-ac.* sul-i.$_{k2}$ sulph. sumb. vip.
✎ 72/1: Ohrdrüsen-Geschwulst.

– Unterkieferdrüsen: am-c.$_{bg2,k}$ **Am-m.**$_{bg2,k,*}$ ambr.$_{a1,k}$ *Anan. Anthraci. Arg-met.* arn.$_{bg2}$ *Ars.*$_{bg2,k}$ **Ars-i.** ars-s-f.$_{k2}$ *Arum-t.*$_{a1,k}$ asim. aur. aur-ar.$_{k2}$ *Aur-m.*$_{a1,k}$ aur-s.$_{k2}$ **Bar-c.**$_{bg2,k,*}$ bar-i.$_{k2}$ **Bar-m.** bar-s.$_{k2}$ bell.$_{k,k2}$ bov.$_{bg2,k}$ **Brom.** bufo calad.$_{a1,k}$ **Calc.**$_{bg2,k,*}$ calc-i.$_{k2}$ *Calc-p. Calc-s.* calc-sil.$_{k2}$ *Camph.*$_{h,kl}$ *Carb-an.* carbn-s. **Cham.** **Chin.**$_{bg2,k,*}$ chinin-ar. chinin-s. chlol. cic.$_{bg2,k2}$ clem.$_{bg2,k}$ **Cocc.**$_{bg2,k,*}$ *Con.*$_{bg2,k}$ cop.$_{a1}$ *Cor-r.*$_{a1,k}$ *Crot-h.* Crot-t.$_{a1,k}$ der.$_{a1}$ *Dulc.*$_{bg2}$ fago.$_{a1}$ *Ferr-i. Graph.*$_{bg2,k,*}$ *Hep.* hippoz. ign.$_{a1,k}$ *Iod.*$_{bg2,k}$ jab.$_{a1}$ *Jug-c.*$_{a1,k}$ *Kali-ar.* *Kali-c.*$_{k,k2,*}$ **Kali-i.** kali-n.$_{a1,k}$ kali-p. kali-s. kali-sil.$_{k2}$ *Kreos.*$_{bg2}$ *Lac-c. Lach.* led.$_{bg2,k}$ **Lyc.**$_{bg2,k,*}$ mag-m. med. *Merc.*$_{bg2,k,*}$ *Merc-c.*$_{a1,k}$ merc-cy.$_{a1,k}$ *Merc-i-f. Merc-i-r.*$_{a1,k}$ mit.$_{a1}$ *Mur-ac.* **Nat-c.**$_{bg2,k,*}$ *Nat-m.*$_{bg2,k,*}$ nat-p. *Nat-s.* **Nit-ac.**$_{bg2,k}$ *Nux-v. Petr.*$_{bg2,k,*}$ ph-ac.$_{bg2}$ phos.$_{bg2,h,*}$ phys.$_{a1}$ *Phyt.* pin-s.$_{a1,c2}$ *Plb.*$_{bg2,k}$ *Psor.*$_{bg2}$ puls. **Rhus-t.**$_{bg2,k,*}$ *Sep.*$_{bg2,k}$ **Sil.**$_{bg2,k}$ spong.$_{bg2,k}$ stann.$_{bg2,k}$ *Staph.*$_{bg2,k}$ stram. *Sul-ac.*$_{bg2,k}$ sul-i.$_{k2}$ *Sulph.*$_{bg2,k,*}$ syph. tab.$_{a1,k}$ tarent. thuj.$_{bg2}$ verat.$_{bg2,k,*}$ verat-v.$_{a1}$ vesp. vip.$_{a1}$ zinc.$_{a1,k}$
✎ 72/20 Unterkiefer-Drüsen, geschwollen, auch wohl in langwierige Eiterung übergehend.

Sommersprossen: alum.$_{bg2}$ *Am-c.*$_{bg2,k,*}$ *Ant-c.*$_{bg2,k,*}$ ant-t.$_{bg2}$ bry.$_{bg2}$ *Calc.*$_{bg2,k,*}$ carb-v.$_{bg2}$ coch.$_{hr1}$ con.$_{bg2}$ dros.$_{bg2}$ *Dulc.*$_{bg2}$ *Graph.*$_{bg2,k,*}$ hyos.$_{bg2}$ iod.$_{bg2}$ iris-g.$_{br1}$ *Kali-c.*$_{bg2,k}$ lach.$_{bg2}$ laur.$_{bg2}$ **Lyc.**$_{bg2,k,*}$ med.$_{c1,hr1}$ merc.$_{bg2}$ merc-i-r.$_{hr1}$ mez.$_{bg2}$ mur-ac.$_{bg2,k}$ *Nat-c.*$_{bg2,k,*}$ *Nit-ac.*$_{bg2,k,*}$ *Nux-m.*$_{hr1,k}$ **Phos.**$_{bg2,k,*}$ *Puls.*$_{bg2,k}$ *Sep.*$_{bg2,k}$ sil.$_{hr1,k}$ stann.$_{bg2}$ **Sulph.**$_{bg2,k,*}$ tab.$_{br1,st}$ thuj.$_{br1,st}$
✎ 91/4: Sommersprossen, kleine und runde, braune oder bräunliche Flecke im Gesichte, den Händen und auf der Brust, ohne Empfindung.

Trockenheit: abrot.$_{br1}$ *Ars.* bamb-a.$_{stb2}$ choc.$_{srj3}$ cimic. eup-per. hydr-ac. hydrog.$_{srj2}$ *Iod.* jug-c.$_{a1}$ kali-c. limest-b.$_{es1}$ merc-c. sul-i.$_{k2}$ sulph.
✎ 92/5: Dürre der (Ober-) Haut theils am ganzen Körper mit Unfähigkeit, bei Bewegung und Hitze in Schweiß oder merkliche Ausdünstung zu kommen - theils einzelner Theile.
FN 92/5-5: Vorzüglich an den Händen, der äußern Seite der Arme und Beine, und selbst im Gesichte; die Haut ist trocken, rauh, dürre, riebisch anzufühlen, oft auch kleienartig schuppig.

– Lippen: *Acon.*$_{bg2,k,*}$ *aesc.* agar.$_{bg2,k,*}$ all-s. aloe alum.$_{bg2,k,*}$ alum-p.$_{k2}$ *Am-c.*$_{bg2,k}$ *Am-m.*$_{bg2,k,*}$ *Aml-ns.* anac.$_{bg2,k}$ anan. androc.$_{srj1}$ ang.$_{bg2,k,*}$ anis.$_{c1}$ *Ant-c.*$_{a1,k}$ *Ant-t.*$_{bg2,k,*}$ *Apis* apoc.$_{a1}$ *Arg-n.*$_{a1}$ *Ars.*$_{bg2,k,*}$ ars-met. ars-s-f.$_{k2}$ asar. bamb-a.$_{stb2}$ *Bar-c.*$_{bg2,k,*}$ bar-m. bar-s.$_{k2}$ **Bell.**$_{bg2,k,*}$ berb.$_{a1,k}$ brach. **Bry.**$_{bg2,k,*}$ calad.$_{a1}$ **Calc.** *Calc-act.* *Calc-ar.*

Trockenheit - Lippen: ...

calc-sil.$_{k2}$ cann-i.$_{a1,k}$ cann-s.$_{bg2,k,*}$ *Canth.*$_{bg2,k}$ carb-ac.$_{c1}$ carb-an.$_{h,kl}$ carb-v.$_{h,kl}$ *Carbn-s.* card-m. caust.$_{h,kl}$ cench.$_{k2}$ chel. *Chin.*$_{bg2,k,*}$ choc.$_{srj3}$ chr-ac.$_{a1,k}$ cimic.$_{a1,k}$ cocc. con.$_{bg2,k}$ cop.$_{a1}$ *Crot-t.*$_{a1,k}$ cub. cycl.$_{bg2,k,*}$ *Dig.*$_{bg2,k}$ digin.$_{a1}$ dios. dros.$_{bg2,k,*}$ *Ferr.*$_{a1,k}$ ferr-ar. ferr-p.$_{a1}$ *Gels.*$_{a1,k}$ *Graph.*$_{bg2,k,*}$ ham.$_{a1,k}$ *Hell.*$_{a1,k}$ *Helon. Hydr.* hydrog.$_{srj2}$ **Hyos.**$_{bg2,k,*}$ hyper.$_{a1,k}$ *Ign.*$_{bg2,k}$ iodof. iris jal. kali-ar. *Kali-bi.*$_{bg2,k,*}$ *Kali-c.* kali-i.$_{a1,k}$ kali-p. kali-sil.$_{k2}$ *Kalm. Kreos.* Lac-c. *Lach.*$_{bg2,k,*}$ luna$_{kg1}$ *Lyc.*$_{bg2,k,*}$ mag-s.$_{a1,k}$ mang.$_{bg2,k,*}$ meny.$_{h,kl}$ *Merc.*$_{bg2,k,*}$ *Merc-c.*$_{bg2,k,*}$ *Merc-cy.* merc-i-f.$_{a1,k}$ mez.$_{bg2,k,*}$ *Mur-ac.*$_{bg2,k}$ nat-c.$_{h,kl}$ *Nat-m.*$_{bg2,k,*}$ nat-s. *Nit-ac.* **Nux-m.**$_{bg2,k,*}$ *Nux-v.*$_{bg2,k,*}$ olnd.$_{bg2,k}$ ph-ac. *Phos.*$_{bg2,k,*}$ phyt.$_{a1,k}$ plat.$_{bg2,k}$ *Psor.* ptel. **Puls.**$_{bg2,k,*}$ *Rhod.*$_{bg2,k}$ **Rhus-t.**$_{bg2,k,*}$ ruta sabad.$_{a1,k}$ sang.$_{a1,k}$ senec. *Sep.*$_{a1,k}$ *Sil.* spig. *Stram.*$_{bg2,k,*}$ **Sulph.**$_{bg2,k,*}$ sumb.$_{a1}$ tab.$_{a1,k}$ thuj.$_{h,kl}$ tub.$_{a1,c1}$ tub-m.$_{vn,zs}$ v-a-b.$_{jl}$ *Verat.*$_{bg2,k,*}$ **Verat-v.**$_{a1,k}$ vib. vinc.$_{a1,k}$ zinc.$_{bg2,k,*}$ zinc-p.$_{a1}$
✎ 72/15: Das Lippen-Roth ist trocken, schorfig, schälig, springt auf.

Warzen: *Calc.*$_{hr1,k}$ **Caust.**$_{bg2,k,*}$ *Dulc.*$_{bg2,k,*}$ *Kali-c.*$_{bg2,k,*}$ lyc. *Nit-ac.*$_{hr1,k}$ *Sep.*$_{bg2,k,*}$ sulph.$_{hr1,k}$ *Thuj.*$_{hr1,k}$
✎ 92/2: Warzen im Gesichte, an den Vorderarmen, Händen u.s.w.
FN 92/2-2: Besonders in der Jugend. Viele derselben stehen nur kurze Zeit und verschwinden, um einem andern Psora-Symptome Platz zu machen.

Zucken: acon.$_{bg2,k}$ *Agar.*$_{bg2,k}$ am-m. *Ambr.* ant-c. *Ant-t.* arn.$_{bg2,k}$ *Ars. Ars-i.* ars-s-f.$_{k2}$ atro. aur-m. bamb-a.$_{stb2}$ bar-c. bar-s.$_{k2}$ **bell.** brom. bry.$_{bg2}$ bufo calc. calc-i.$_{k2}$ camph. cann-s. canth.$_{bg2}$ carb-ac. carb-v. carc.$_{fb,tp1}$ *Caust. Cham.* chel. chin.$_{bg2}$ chlol. cic. *Cina* cocc. colch.$_{bg2,k}$ *Con.*$_{bg2,k}$ crot-c. cupr-ar. dros.$_{bg2,k}$ euph.$_{bg2}$ gels.$_{bg2,k,*}$ glon. graph. *Hell. Hyos. Ign.*$_{bg2,k}$ *Iod. Ip.* kali-c. kali-ci. *Kali-chl.* kali-i. kali-m.$_{k2}$ kali-n. kali-s. *Laur.* **Lyc.** lyss. mag-m.$_{h,kl}$ mag-p.$_{k2}$ mang.$_{bg2}$ meny. *Mez.*$_{bg2,k}$ *Mygal.* nat-ar. nat-c.$_{h,h2,*}$ *Nat-m.* nit-ac. nux-v. *Oena.* ol-an.$_{bg2}$ olnd. **Op.** ox-ac. *Phos.* plb. puls. ran-s. rhod.$_{bg2}$ rhus-t.$_{bg2}$ sabin.$_{bg2}$ sang. santin. sec. *Sel.*$_{c1,k}$ sep. spig.$_{a1,k}$ stann.$_{bg2}$ stram. *Stront-c.* stry. *Sul-ac.* sul-i.$_{k2}$ sulph. syph. tell.$_{br1}$ thuj. tub.$_{c1}$ valer.$_{a1}$ verat. verat-v. **Zinc.**$_{a1,vh/dg}$ zinc-p.$_{jl}$ ziz.$_{a1}$
✎ 94/8: Schnelles Zucken einzelner Muskeln und Glieder selbst beim Wachen, z.B. der Zunge, der Lippen, der Gesichtsmuskeln, der Schlundmuskeln, der Augen, der Kiefer, der Hände und Füße.

– Kiefer:
  ○ **Unterkiefer**: alum. bell. carb-v. chin. con. kali-chl. lach. mang. merc-i-r. mill. nat-c.$_{a1}$ ol-an. phos.$_{h}$ *Sulph.*
  ✎ vgl. 94/8

– Lippen: bell. *Carb-v. Cham.* dulc. ign.$_{br1}$ ip. lact.$_{a1,k}$ lact-v.$_{hr1}$ ran-b. sep.$_{h,kl}$ sil.$_{a1,k}$ squil. *Sulph.*$_{a1,k}$ **Thuj.**
✎ vgl. 94/8

Zusammenziehung | **Gesicht / Mund** | Farbe

Zusammenziehung: acon. ars. asar.h Bell.
cann-s. *Cham.* choc.srj3 con. gels. kali-i. laur. lyc.
Merc. morph. nit-ac.h phos. phys. phyt. plb. rhus-t.
sars. sec. tab. zinc. zinc-s.
☞ 69/13: Zusammenziehende Empfindung in der Kopf-
und Gesichtshaut.

Mund

Abgelöst; Zahnfleisch ist von den Zähnen:
alumn.k2 *Am-c.* *Ant-c.* arg-met. *Arg-n.*bg2,k,*
Aur-m-n. *Bapt.* bar-c. bar-i.k2 bar-s.k2 bov. brom.
bufo *Calc.* *Camph.* caps. **Carb-v.** *Carbn-s.* caust.
Cist. colch. cupr. *Dulc.* gink-b.sbd1 gran. *Graph.*
hep.vh *Iod.* *Kali-c.* **Kali-p.** *Kreos.* lac-c.
lach. **Merc.** *Merc-c.* mez. nat-c. *Nat-s.* nit-ac.
*Par.*bg1,vh,* *Ph-ac.* *Phos.* plb. psor. rhus-t. sep. **Sil.**vh
Staph. sul-i.k2 *Sulph.* ter. *Zinc.*
☞ 73/6: Zahnfleisch verschwindend, die Vorderzähne und
ihre Wurzel entblößend.

Bläschen
☞ Hautausschläge - Bläschen

Bluten: *Acon.*bg2,k,* ail.bg2 alum-p.k2 alumn.hr1
am-c. am-caust.a1 *Arn.*bg2,k,* *Ars.*a1,k ars-h.a1 ars-i.
Arum-t. bapt.k2 bar-m. *Bell.*bg2,k,* bry.bg2,k2
canth.bg2,k,* *Carb-v.* *Carbn-s.* *Chel.* **Chin.**bg2,k,*
chinin-ar. cina cop.bg2 *Cor-r.*bg2,k,* **Crot-h.**bg2,k,*
cupr. dros.bg2,k,* eug.hr1 *Ferr.*bg2,k,* ferr-ar. ferr-p.
gamb.a1 ham. **Hep.**hr1,k *Hyos.*bg2 *Ip.*bg2,k,*
*Kreos.*hr1,k *Lach.*a1,k led.bg2,k,* lyc.hr1,k mag-m.bg2
manc.a1,k *Merc.*bg2,k,* *Merc-c.*a1,k nat-m.bg2
*Nit-ac.*bg2 nux-m.a1,k *Nux-v.*bg2,k,* **Phos.**bg2,k,*
phyt.c1 plb.bg2 rhus-g.a1 *Rhus-t.*hr1,k *Sec.*bg2,k,*
stram.bg2,k,* *Sul-ac.*bg2,k,* sulph.bg2 ter.hr1,k tril-p.
vario.
☞ 73/19: Bluten, oft starkes, aus dem Munde.

– Zahnfleisch:
• **leicht**: alum.hr1,k *Am-c.*hr1,k ambr.bro1 *Anac.*
*Ant-c.*hr1,k apis arg-met.c1 *Arg-n.*hr1,k,* *Arn.*bro1
ars. ars-h.a1 ars-i.k2 arum-m.hr1,k asc-t.hr1,k
aur.hr1,k aur-ar.k2 bapt.bro1 benz-ac.bro1 berb.hr1,k
borx.bro1 *Bov.*hr1,k calc.bro1 calc-i.k2 *Carb-an.*hr1,k
Carb-v. **Caust.**hr1 *Cist.*hr1,k con.hr1,k **Crot-h.**
echi.bro1 gran. *Ham.*hr1,k **Hep.**hr1,k hippoz.hr1
hydrog.srj2 *Iod.*hr1,k kali-bi.bg2 *Kali-chl.*hr1,k
*Kali-p.*hr1,k **Kreos.**hr1,k *Lach.*hr1,k luna kg1 lyc.
*Mag-m.*hr1,k *Merc.*bg2,k,* **Merc-c.**bg2,k,*
*Merc-i-f.*hr1 nat-c.bg2 **Nat-m.**hr1,k nit-ac.bro1,k2
*Ph-ac.*bg2,k,* **Phos.**bg2,k,* plan.bro1,hr1 plb.bg2
rob.hr1,k ruta scroph-n.c1 *Sep.*hr1,k sil.bro1 staph.bro1
*Sul-ac.*bg2,k,* sulph.bro1 tell.hr1,k tub.xx b *Zinc.*bg2,k,*
☞ 73/2: Zahnfleisch bei geringer Berührung blutend.

Entzündung:
– Zunge: *Acon.*c2,k am-c.k,vk1 anan.a1,k,* ang.k,vk1
Apisc2,k,* apoc.k2 *Arg-n.*k,vk1 *Arn.*k,vk1 *Ars.*a1,k,*
ars-s-f.k2 arum-t.k,vk1 aur-m.k,vk1 bell.hr1,k,*
*Benz-ac.*hr1,k,* brom.a1,k,* calc.k,vk1 *Calc-s.*k,vk1
*Canth.*a1,k,* carb-v.k,vk1 caust.k,vk1 cham.bg2,vk1
chloram.vk1 chlorpr.vk1 cocc.k,vk1 con.k,vk1
Crot-c.k,vk1 **Crot-h.**a1,k,* *Cupr.*k,vk1 *Cupr-act.*k,vk1

Entzündung - Zunge: ...
ferr-p.k,vk1 hep.k,vk1 kali-ar.k,vk1 kali-chl.hr1,*
kali-m.k2,vk1 kreos.c2 **Lach.**hr1,k,* lyc.k,vk1 m-arct.bg1
*Mag-m.*vh mand.vk1 mang.k,vk1 *Merc.*a1,k,*
*Merc-c.*a1,k,* merc-d.a1,k r1,* mez.a1,k,*
Mur-ac.bro1,vk1 nat-ar.k2 *Nat-m.*k,vk1 *Nit-ac.*hr1,k,*
nux-v.hr1,k ox-ac.a1,k,* petr.k,vk1 *Ph-ac.*bg1,vh,*
*Phyt.*c2,k,* *Plb.*a1,k,* *Prun.*bg1,vh,* *Ran-b.*bg2,vk1
ran-s.a1,k sep.k,vk1 *Sil.*hr1,k *Staph.*hr1,k,* *Sul-ac.*hr1,k,*
*Sulph.*k,vk1 **Vip.**bro1,vk1
☞ 73/11: An der Zunge schmerzhafte Blasen und wunde
Stellen.

Farbe (= Verfärbung):
– Zahnfleisch:
• **weiß**: acet-ac.hr1,k ars.a1,k aur-m.hr1,k *Crot-h.*hr1,*
*Ferr.*hr1,k *Kali-bi.*hr1,k kali-s.a1 *Merc.*bg2,k,*
*Nit-ac.*hr1,k nux-v.hr1,k *Ph-ac.*hr1,k spong.hr1,k
*Staph.*bg2,k,* zinc.hr1,k,*
☞ 73/5: Zahnfleisch weißlicht, geschwollen, bei Berüh-
rung schmerzhaft.

– Zunge:
• **blaß**: agar.vk1 *Ail.*hr1,k,* ant-t.hr1,k,* *Ars.*hr1,k,*
boerh-d.bnj1 caesal-b.vk1 *Chel.*hr1,k,* *Cupr.*hr1
emb-r.bnj1 *Ferr.*hr1,k,* hydr.hr1,k,* *Ip.*hr1,k,*
kali-br.k,vk1 *Kali-c.*hr1,k kreos.vk1 *Lyss.*hr1,k,*
*Merc.*hr1,k,* nat-c.a1,k,* *Nat-m.*hr1,k,* ph-ac.hr1,k,2,*
phos.hr1,k,* raph.hr1,k,* rhus-t.hr1 sec.hr1,k,*
*Sep.*hr1,k,* stram.hr1 *Verat.*hr1,k,* xan.hr1,k,*
☞ PP: Weiße, oder doch sehr blasse, noch öfter, rissige
Zunge.
73/13: Zunge blaß, bläulicht-weiß.

• **bläulichweiß**
☞ weiß - bläulichweiß

• **weiß**: *Acon.*bg2,k,* *Aesc.*hr1,k,* aeth.c1 agar.bg2,k,*
*Agn.*hr1,k,* ail.hr1,k alco.a1 all-s.hr1,k,* alum.bg2,k,*
alum-p.k2 alum-sil.k2 am-c.bg2,k,* am-m.hr1,k,*
ambr.bg2,k,* anac.bg2,k,* androg-p.vk1 ang.bg2,k,*
Ant-c.bg2,k,* *Ant-i.*c1 *Ant-t.*bg2,k,* anth.c1 *Apis*k,vk1
apoc.kr1,vk1 aran-ix.vk1 *Arg-n.*bg2,k,* *Arn.*bg2,k,*
Ars.bg2,k,* ars-h.hr1,kr1,* *Ars-i.*k,vk1 *Ars-met.*k,kr1,*
ars-s-f.k2,kr1,* asaf.hr1,k,* asar.bg2,k,* asc-c.k,vk1
atro.k,vk1 *Atro-s.*kr1,vk1 aur-m-n.hr1,k,* *Bapt.*bg2,k,*
bar-c.hr1,k,* bar-m.k,vk1 bar-s.k2 *Bell.*bg2,k,*
berb.hr1,k,* *Bism.*bg2,k,* boerh-d.bnj1 bol-la.k,vk1
borx.bg2,k,* bov.bg2,k,* **Bry.**bg2,k,* cact.k,vk1
caesal-b.bnj1,vk1 cain.k,vk1 caj.a1 **Calc.**bg2,k,*
calc-p.a1,k calc-sil.k2 cann-i.a1,bg2 cann-s.bg2,k,*
*Canth.*bro1,k,* caps.kr1,k,* *Carb-ac.*hr1,k,*
*Carb-v.*k,vk1 carbn-s.k,vk1 **Card-m.**bro1,k,*
caul.hr1,k,* caust.bg2,k,* *Cham.*bg2,k,* *Chel.*bg2,k,*
*Chin.*bg2,k,* chinin-ar.k,vk1 chinin-s.k,vk1
chlol.a1 cic.hr1,k,* *Cimx.*hr1,k,* *Cina*bg2,k,*
cinnb.hr1,k,* clem.a1,k,* clerod-i.bnj1 cob.hr1,k,*
coc-c.a1,k,* *Coca*bro1,vk1 *Cocc.*bg2,k,* coch.hr1,k,*
*Colch.*bg2,k,* coll.hr1,k,* *Coloc.*bg2,k,* cop.hr1,k,*
cor-r.hr1,k,* corn.kr1,k,* croc.bg2,k,* crot-t.hr1,k,*
cub.hr1,kr1,* cupr.bg2,k,* cupr-ar.k,vk1 cupr-s.hr1,kr1,*
cycl.bg2,k,* der.a1 *Dig.*bg2,k,* dios.hr1,k,* dirc.c1
dulc.a1,bg2,* echi.k,vk1 elaps.k,vk1 *Elat.*hr1 equis-h.c2
*Eup-per.*hr1,k,* euph.bg2,k,* *Ferr.*hr1,k,* ferr-ar.k,vk1
ferr-p.bro1,k,* *Fl-ac.*hr1,k,* *Gels.*hr1,k,* gins.hr1,k,*

| Farbe | **Mund** | Geschmack |

- **Zunge - weiß**: ...
  *Glon.*hr1,k,* gnaph.hr1,k,* *Graph.*h,k,* *guaj.*hr1,k,*
  ham.hr1,k,* *Hedeo.*bro1,vk1 hell.bg2,k,* hep.bg2,vk1
  hydr.hr1,k,* hydr-ac.hr1,k,* hydrog.srj2 **Hyos.**bg2,k,*
  *Hyper.*hr1,k,* hypoth.vk1 ign.bg2,k,* iod.bg2,k,*
  ip.bg2,k,* irisk,vk1 jug-r.a1,k,* just.vk1 *Kali-ar.*a1,k,*
  Kali-bi.bg2,k,* kali-br.hr1,k,* kali-c.bg2,k,*
  *Kali-chl.*bg2,k,* *Kali-i.*hr1,k,* *Kali-m.*k2,kr1,*
  *Kali-n.*bg2,k,* *Kali-p.*k,vk1 kali-s.a1 kali-sil.k2
  *Kalm.*hr1,k,* *Kreos.*bg2,k,* kurch.bnj1 lac-ac.hr1,k,*
  lac-c.hr1,k,* *Lac-d.*a1 *Lach.*bg2,k,* lact.hr1,k,*
  lact-v.hr1 lat-m.vk1 laur.bg2,k,* lec.k,vk1 lol.a1
  *Lyc.*hr1,k,* lyss.kr1,vk1 mag-c.bg2,k,* mag-m.bg2,k,*
  manc.hr1,k,* mang.bg2,k,* mangi.vk1 **Merc.**bg2,k,*
  *Merc-c.*hr1,k,* merc-d.a1 *Merc-i-f.*hr1,k,*
  merc-sul.hr1,k,* merl.a1 *Mez.*bg2,k,* mill.kr1,vk1
  *Mur-ac.*bg2,k,* *Myric.*bro1,vk1 myris.a1 najak,kr1,*
  *Nat-ar.*k,kr1,* *Nat-c.*bg2,k,* *Nat-m.*bg2,k,* nat-n.a1,bg2
  *Nat-s.*hr1,k,* **Nit-ac.**bg2,k,* nuph.k,vk1 *Nux-m.*bg2,k,*
  *Nux-v.*bg2,k,* nyct.br1 olnd.bg2,k,* *Op.*bg2,k,*
  osm.kr1,vk1 ox-ac.hr1,k,* par.bg2,k,* *Petr.*bg2,k,*
  *Ph-ac.*bg2,k,* *Phos.*h,k,* phys.a1 phyt.hr1,k,* plan.a1
  *Plb.*bg2,k,* *Podo.*bg2,k,* prun.bg2 *Psor.*hr1,k,*
  ptel.hr1,k,* **Puls.**bg2,k,* ran-b.bg2,k,* ran-s.bg2,k,*
  raph.a1,k,* rheumbg2,vk1 *Rhus-t.*bro1,vk1 rhus-v.a1
  rob.kr1,vk1 *Rumx.*bro1,vk1 rutabg2,vk1 *Sabad.*bg2,k,*
  sabin.h,k,* sang.bg2,k,* sars.bg2,k,* sec.bg2,k,*
  sel.bg2,k,* senec.kr1,vk1 *Seneg.*bg2,k,* *Sep.*bg2,k,*
  *Sil.*bg2,k,* skat.br1 **Spig.**bg2,k,* *Stann.*bg2,k,*
  staph.a1,bg2,* still.hr1,kr1,* stram.bg2,kr1,*
  *Stront-c.*bg2,vk1 sul-ac.a1,k,* **Sulph.**h,k,* sumb.a1
  *Syph.*hr1,k,* tab.a1 tanac.a1 **Tarax.**h,k,*
  tarent.bg2,kr1,* tell.hr1,k,* thuj.a1,bg2,* trios.vk1
  vac.kr1,vk1 valer.k2 verat.bg2,k,* verat-v.hr1,k,*
  verb.k2,kr1,* vib.hr1,kr1,* viol-t.bg2,k,* zinc.bg2,k,*
  zinc-m.a1 zinc-p.k2 ziz.hr1,k,*
  ❧ **PP**: Weiße, oder doch sehr blasse, noch öfter, rissige Zunge.
  73/12: Zunge weiß, weißbelegt oder rauhweiß.
- **blaß**: acon.k,vk1 aloek,vk1 ambr.k,vk1 anac.k,vk1
  ang.k,vk1 ars.k,vk1 berb.k,vk1 kreos.k,vk1 olnd.k,vk1
  phos.k,vk1
  ❧ *73/13: Zunge blaß, bläulicht-weiß.*
- **bläulichweiß**: ars-h.k,vk1 gymno.k,vk1
  ❧ *73/13: Zunge blaß, bläulicht-weiß.*

Geruch:
  ❧ *73/21: Gestank aus dem Munde.*
  74/4: Übler Mundgeruch, in einigen Fällen moderig, in andern Fällen faulig, wie alter Käse, auch wohl wie stinkender Fußschweiß, oder wie fauliger Sauerkohl.
- **faulig**: act-sp. ail.k2 alum. alum-p.k,vk1 ambr. *Anac.*
  Apis Arg-met. Arg-n. **Arn. Ars. Ars-i.** *Arum-t. Aur.*
  aur-ar.k2 aur-i.k2 *Aur-m-n.* aur-s.k2 *Bapt.* bar-c.
  Bar-m. bar-s.k2 borx.br1 bov. brom. bry. bufo
  cadm-s.c1 calc. calc-sil.k2 camph. *Caps.* **Carb-ac.**
  carb-an. **Carb-v.** carbn-s. cedr. **Cham.** chinin-ar.
  chlol. *Chlor.* cina cist. coca *Crot-h.* daph.br1 dig.
  Dulc. gels. gink-b.sbd1 *Graph. Hell. Ign.* iod.
  Kali-bi. kali-br. *Kali-chl.* kali-m.k2 **Kali-p. Kreos.**
  Lac-c. Lach. Lyc. Mang. **Merc.** *Merc-c. Mur-ac.*
  Nat-m. Nit-ac. *Nux-v.* ol-j. petr. *Ph-ac.* phos.k2

Geruch - faulig: ...
Phyt. plan. *Plb.* **Psor.**a12,k2 *Puls.* pulx.br1 pyrog.
Rhus-t. ruta sabin. sang. sec. seneg. **Spig.** stann.
staph. stram. sul-i.k2 sulph. syph.k2 **Tub.**
❧ *73/21: Gestank aus dem Munde.*
74/4: Übler Mundgeruch, in einigen Fällen moderig, in andern Fällen faulig, wie alter Käse, auch wohl wie stinkender Fußschweiß, oder wie fauliger Sauerkohl.
- **Fußschweiß**; wie stinkender:
  ❧ *vgl. 73/21 und 74/4*
- **käsig**: *Aur. Hep. Kali-c.* kali-p. mez.
  ❧ *vgl. 73/21 und 74/4*
- **modrig**: *Alum. Crot-h.* eup-per. nat-c. rhus-t.
  ❧ *vgl. 73/21 und 74/4*
- **sauer**: agar. cham. coc-c. crot-h. *Eup-per. Graph.*
  mag-c. nicc. *Nux-v.* sep. **Sulph.** verat.
  ❧ *vgl. 73/21 und 74/4*
- **übelriechend**: abies-n.br1 acet-ac. acon. *Agar.*
  All-c. aloe alum. alum-p.k2 alum-sil.k2 am-c. *Ambr.*
  Anac. anan. *Anthraci.* apis arg-met. *Arg-n.*hr1,k,*
  Arn. Ars. Ars-i. ars-s-f.k2 *Aur.* aur-ar.k2 aur-s.k2
  bamb-a.stb2 *Bapt.* *Bar-c.* bar-m. bar-s.k2 *Bell.* berb.
  bov. *Bry.* bufo cact. *Calc.* calc-i.k2 calc-s. calc-sil.k2
  Caps. **Carb-ac.** carb-an. **Carb-v.** *Carbn-s. Carl.*
  cas-s.br1 *castm. Caust.* **Cham. Chel.** *Chin.*
  chinin-ar. chinin-m.c1 *Cimic.* cina cist. *Clem.*
  coc-c. coch. cop. *Croc.* cupr-ar. daph. dig.h dros.
  Dulc. Fl-ac. Gels. gink-b.sbd1 *Graph. Hep. Hyos.*
  Iod. ip. kali-bi. **Kali-bi.** *Kali-c. Kali-i.* kali-m.k2
  kali-n. **Kali-p.** kali-s. kali-sil.k2 **Kreos.** *Lac-c.*
  Lac-d. **Lach.** led. *Lyc. Manc.* mang. med.k2 **Merc.**
  Merc-c. *Merc-i-f.* mez. *Mur-ac.* **Nat-m.** *Nat-s.*
  nat-tel.bro1 nicc. **Nit-ac.** *Nux-m. Nux-v. Petr. Ph-ac.*
  phos. *Phyt.* plan. **Plb.** podo. *Puls.* quer-r.c1 rhus-t.
  sabin. sal-ac. sanic. sars. seneg. *Sep.* sil. spig.
  Stann. staph. *Stront-c. Sul-ac.* sul-i.k2 **Sulph.**
  syph.xxb teucr. thea **Tub.** verb. zinc.
  ❧ *vgl. 73/21 und 74/4*

Geschmack:
- **bitter**:
  - **morgens**: alum.a1,h,* am-c.h,k,* *Am-m.*bg2,k,*
    arn.bg2,k,* ars. *Bar-c.*bg2,k *Bry.*bg2,k,* calc.a1,k
    Calc-p. calc-sil.k2 *Carb-an.*bg2,k *Carb-v.* carbn-s.
    castm. **Cham.** chin.h,k,* cinnb. dios.a1,k,* dros.a1,k
    euphr.a1,k *Hep.*a1,k hyos.a1,k,* ip.bg2,k kali-bi.
    kali-c.a1,k kali-i. kali-p. kali-sil.k2 kreos.a1,k lach.
    *Lyc.*h,k,* lyss. *Mag-c.*bg2,k,* mag-m. mag-s.a1,k
    mang.h,k1 merc.bg2,k mur-ac. nat-ar. nat-c.a1,k
    nat-m.a1 nicc. *Nux-v.* petr.h,k1 ph-ac.h,k1 *Phos.*a1
    Puls.bg2,k,* rhus-t.h,k,* rumx. *Sars.*h,k,* sec.a1,k *Sep.*
    *Sil.*bg2,k,* still.a1 stront-c. **Sulph.**bg2,k,* tab.a1,k
    thuj.a1,k zinc.h,k,*
    ❧ *74/1: Geschmack im Munde bitter, am häufigsten früh.*
    FN 74/1-1: Nicht selten, auch stets.
- **fade**: acon.bg2,k,* aesc.a1 aeth.a1 agar.h,k,* ail.
  *Alum.*h,k,* alum-p.k a-m.bg2 ambr.a1,k ammc.
  Anac.bg2,k,* anan.hr1,k,* anders.bnj1 ang.bg2,k
  ant-c.bg2,k,* *Ant-t.*bg2,k,* arg-n.bg2 arn.bg2 ars.bg2,k
  ars-s-f.k2 arund.a1,k asaf.bg2 asar.h,k,* aspar.a1,k
  *Aur.*bg2,k,* aur-m. *Bapt.*bg2,k,* bar-c.bg2,* *bell.*bg2,k,*
  benz-ac. berb. bol-la. borx. *Bry.*bg2,k,* bufo cain.

Mund

Geschmack

– **fade**: ...
calad. calc.a1,k calc-ar. calc-p. cann-s.bg2 canth.a1 *Caps.*bg2,k,* carb-an.bg2 carb-v.h,k2,* card-m.bg2,k2 carl.a1 caust.a1,k cere-b.a1 cham.bg2 chel.bg2,k *Chin.*h,k,* chin-b.kr1 chinin-ar. clem.a1 cob. *Cocc.*bg2,k *Colch.*bg2,k coloc.bg2 con.h,kl cor-r. corn. crot-t.a1,k cupr.bg2 cycl.bg2,k,* dig.bg2,k dios.a1,k dulc.bg2,k,* elaps ery-a.a1 eup-per.a1,k euph.bg2,k euphr.bg2,k,* *Ferr.* ferr-ar. ferr-i.a1,k ferr-m. ferr-p. gnaph. gran.a1 *Guaj.*bg2,k,* ham.a1,k hell.bg2 hep.bg2 hydr. hydrc.a1 hyper. ign.bg2,k,* ind.a1 *Ip.*bg2,k iris jac-c.hr1,k,* kali-ar. kali-bi.a1,k *Kali-c.*bg2,k,* kali-p. kali-s. kalm. kiss.a1 kreos.bg2,k lac-d.k2 lact.a1 laur.a1,k lob.a1 lyc.bg2,k lyss. mag-c.bg2 mag-m.bg2,k mang.bg2,k,* **Merc.**bg2,k merc-sul.a1,k mez.bg2,h,* mosch.a1 mur-ac. naja narcot.a1 *Nat-c.*bg2,k. *Nat-m.*bg2,k nit-ac.a1,k nux-m.bg2,k nux-v.bg2 ol-an.a1 olnd.bg2,k op.bg2,k,* par.bg2,k,* *Petr.*bg2,k ph-ac.bg2,k,* *Phos.*bg2,k plat.bg2 *Psor.*bg2 **Puls.**bg2,k ran-b.bg2 rat. *Rheum* rhod.a1,bg2 rhus-g.a1 rhus-t.h,k,* ruta sabad.a1,bg2 sabin.bg2,k *Sanic.* sapin.a1 sars.bg2,h,* sec.bg2 sel.a1,k seneg.bg2,k,* sep.bg2,k,* spig.bg2,k,* *Stann.*bg2,k *Staph.*bg2,k,* stram.bg2 sul-ac.bg2,k *Sulph.*bg2,k,* sumb.a1 tab. tanac.a1 tep.a1 *Thuj.*bg2,k,* valer.bg2,k,* verat.bg2,k,* verb.bg2,k,* vinc.a1,k zinc-m.a1

☞ PP: Übler Mundgeruch oft, oder fast stets, besonders früh und während des Monatlichen, welcher entweder fade, oder säuerlich, oder wie von verdorbnem Magen, oder moderig, auch faulig gespürt wird.

• **Menses**, während: mag-c.a1,h,*

☞ PP: Übler Mundgeruch oft, oder fast stets, besonders früh und während des Monatlichen, welcher entweder fade, oder säuerlich, oder wie von verdorbnem Magen, oder moderig, auch faulig gespürt wird.

– **faulig**: *Acon.*bg2,k agar.h,k,* am-c. *Anac.*bg2,k ang.bg2,k ant-t.bg2,k *Arn.*bg2,k *Ars.*bg2,k,* *Ars-i.* ars-s-f.k2 asar.bg2 asc-t.a1,k *Aur.*bg2,k aur-ar.k2 aur-i.k2 aur-s.k2 bamb-a.stb2 bapt. bar-m. bell.bg2,k,* berb.a1 bov.bg2,k *Bry.*bg2,k *Calc.*bg2,k calc-p. calc-sil.k2 **Caps.**bg2,k carb-an.bg2 **Carb-v.**bg2,k carbn-s. carc.tp1 *Caust.*bg2,k *Cham.*bg2,k chin.bg2 *Cinnb.* *Cocc.*bg2,k coff.bg2 coloc.bg2 con.bg2,k *Crot-c.*a1,k cupr.bg2,k,* cycl.bg2,k *Dros.*bg2,k euph.bg2,k eupi.a1 *Ferr.*bg2,k *Ferr-ar.* ferr-i. ferr-p. fl-ac.bg2 gels. glon. graph.bg2,k ham.a1,bg2 *Hep.*bg2,k hydr-ac. *Hyos.* *Ign.*bg2,k *Iod.* iris kali-ar. *Kali-bi.* *Kali-c.*bg2,k *Kali-i.* kali-m.k2 kali-p. kali-s. kreos.bg2 lac-ac. *Lac-c.* laur. lil-t. lob-s.a1 lyc.bg2 mag-c.bg2 mag-m.bg2 *Merc.*bg2,k,* merc-c. mosch.bg2,k *Mur-ac.*bg2,k *Nat-m.*bg2 nux-m.a1,bg2 **Nux-v.**bg2,k olnd.bg2 *Petr.*bg2,k *Ph-ac.*bg2,k *Phos.*bg2,k plan.a1,k *Podo.* *Psor.* **Puls.**bg2,k pulx.a1 *Pyrog.* rhod. *Rhus-t.*bg2,k *Sep.*bg2,k sil.a1,k skat.br1 spig.bg2,k stann.bg2,k *Staph.*bg2,k stict. *Sul-ac.*bg2,k sul-i.k2 *Sulph.*bg2,k teucr.bg2 thuj.bg2 tub.xxb valer.bg2,k *Verat.*bg2,k zinc.bg2,k

☞ 74/3: Fauler, stänkeriger Geschmack im Munde.

• **Menses**, während: *Kali-c.*

☞ PP: Übler Mundgeruch oft, oder fast stets, besonders früh und während des Monatlichen, welcher entweder fade, oder säuerlich, oder wie von verdorbnem ...

– **faulig - Menses**, während: ...

☞ ... Magen, oder moderig, auch faulig gespürt wird.

– **geschärfter** Geschmackssinn: anth.a1 *Bell.*bg2,k,* calc. *Camph.*bg2,k,* caps.k2 *Chin.*h,k,* cina.k2 **Coff.**bg2,k,* glon.a1,k gran.a1 kali-bi.a1,k *Lyc.*hr1,k lyss.hr1,k merl.a1 nat-c.a1,k staph.k2

☞ 97/6: Überempfindlichkeit.
FN 97/6-3: Alle physische und psychische Eindrücke, selbst die schwächern und schwächsten, erregen krankhaft, oft in hohem Grade. Gemüthliche Ereignisse nicht nur trauriger und ärgerlicher, sondern auch freudiger Art machen oft erstaunenswürdige Beschwerden und Leiden; rührende Erzählungen, ja auch nur das Denken und Erinnern daran, bringen dann die Nerven in Aufruhr, treiben die Angst nach dem Kopfe u.s.w. Schon weniges Lesen gleichgültiger Dinge oder aufmerksames Sehen auf einen Gegenstand, z.B. beim Nähen, aufmerksames Hören auch nur auf gleichgültige Dinge - allzuhelles Licht, lautes Gerede mehrer Menschen zugleich, selbst einzelne Töne auf einem musikalischen Instrumente, Glockengeläute u.s.w. bringen üble Eindrücke zuwege: Zittern, Ermattung, Kopfschmerz, Frost u.s.w. Oft sind auch Geruch und Geschmack übermäßig empfindlich. Ja es schadet in vielen Fällen selbst mäßige Körperbewegung, oder Sprechen, auch mäßige Wärme, Kälte, freie Luft, Benetzung der Haut mit Wasser u.s.w. Nicht Wenige leiden schon im Zimmer von jählinger Veränderung der Witterung, wo dann die Meisten bei stürmischem und feuchtem Wetter klagen, Wenige bei trocknem, heitern Himmel. Auch Vollmond bei Einigen, bei Andern Neumond machen ungünstigen Eindruck.

– **lätschig**:

☞ 73/27: Lätschig schleimiger Geschmack im Munde.

– **modrig**: bry.bg2 kali-bi.bg2,k,* *Led.*bg2,k *Lyc.*h,k,* ph-ac.a1,bg2 pimp.a1 rhus-t.bg2,h,* tab.bg2 teucr.a1,bg2

☞ PP: Übler Mundgeruch oft, oder fast stets, besonders früh und während des Monatlichen, welcher entweder fade, oder säuerlich, oder wie von verdorbnem Magen, oder moderig, auch faulig gespürt wird.

– **sauer**: abrot.hr1,k acet-ac. acon.a1 aloe *Alum.*h,k,* alum-sil.k2 *Alumn.*hr1,k am-c.h,k,* am-m.bg2,k ambr.bg2 anan.a1 *Ant-c.* ant-t.bg2 **Arg-n.**bg2,k *Ars.*bg2,k *Ars-i.* ars-s-f.k2 asar.bg2,k atro.a1 *Aur.*bg2,k,* aur-ar.k2 aur-i.k2 aur-s.k2 bamb-a.stb2 *Bar-c.*bg2,k bar-i.k2 bar-m. bar-s.k2 bell.bg2,k,* berb.a1,k bism.k2 brom.a1,k bry.bg2 bufo **Calc.**bg2,k calc-ar. calc-i.k2 *Calc-s.* calc-sil.k2 cann-s.bg2 canth.k2 *Caps.*bg2,k *Carb-an.*bg2,k,* carb-v.bg2 *Carbn-s.* card-b.a1 *Caust.*bg2,k cedr.a1 *Cham.*bg2,k *Chel.*a1,k *Chin.*h,k,* chin-b.kr1 *Chinin-ar.* clem.a1,k *Cocc.*bg2,k,* con.bg2,k,* cot.a1 *Croc.*bg2,k *Crot-h.* crot-t.a1,k cupr.bg2,k,* cycl.bg2,k daph. dig.a1,bg2 dirc.a1,c1 dros.bg2 ferr.bg2,k,* ferr-i. fl-ac.a1 *Graph.*bg2,k,* hell.a1,k *Hep.*bg2,k **Ign.**bg2,k iod.bg2,k,* ip.bg2 jac-c.hr1,k kali-ar. kali-bi.bg2,k *Kali-c.*bg2,k,* *Kali-chl.*a1,k kali-i.a1 kali-m.k2 kali-n.bg2,k kali-p. kali-s. kali-sil.k2 *Kalm.*a1,k kreos.bg2,k lac-ac.a1,k lac-d.k2 *Lach.*bg2,k laur.bg2 lec. **Lyc.**h,k,* **Mag-c.**bg2,k,* *Mag-m.*bg2,k,* *Mang.*bg2,k,* *Merc.*bg2,k,* merc-c.a1 merl.a1,k mez.bg2,k,* *Mur-ac.*bg2,k naja **Nat-ar.** *Nat-c.*bg2,k,* *Nat-m.*bg2,k *Nat-p.*bg2,k *Nit-ac.*bg2,k

Mund

Geschmack

– **sauer**: ...
Nux-m..a1,k **Nux-v.**.bg2,k,* ol-an..a1,k olnd..bg2 op..bg2,k,*
opl..a1 *Ox-ac.*.bg2,k,* pall..a1,k par..bg2 *Petr.*.bg2,k,*
Ph-ac..bg2,k,* **Phos.**.bg2,k,* pic-ac..a1,k plb..a1,bg2
podo..bg2,k,* *Puls.*.bg2,k,* ran-b..a1,c1 ran-s..bg2 rheum
rhod..bg2,k,* rhus-t..h,k,* rob..bg2 sabad..bg2 sabin..bg2
Sars..h,k,* sec..bg2 *Sep.*.bg2,k,* *Sil.*.bg2,k,* sin-a..a1
spig..a1,bg2 spira..a1 spong..bg2 squil..a1,bg2 *Stann.*.bg2,k,*
staph..bg2 stram..bg2 sul-ac..bg2 sul-i..k2 *Sulph.*.bg2,k,*
tab..a1,k *Tarax.*.bg2,k,* tep..a1 thuj..bg2,k,* upa..a1
verat..bg2,k,* zinc..bg2

 ☞ PP: Übler Mundgeruch oft, oder fast stets, besonders früh und während des Monatlichen, welcher entweder fade, oder säuerlich, oder wie von verdorbnem Magen, oder modrig, auch faulig gespürt wird.
 PP: Säure-Geschmack im Munde.
 74/2: Geschmack im Munde, säuerlich und sauer, besonders nach dem Essen, obgleich die Speisen richtig schmecken.
 FN 74/2-2: In seltnen Fällen ein widerlich-süßer Geschmack im Munde, außer dem Essen und Trinken.

• **Essen**:
  • **nach**: am-m..bg1 berb..a1,k bry..a1,k *Carb-v.*.a1,k
  chlor. cocc..a1,k con..a1,bg1 eupi..a1 graph..a1,k
  lyc..h,k mag-m..bg1,h2 *Nat-m.* nit-ac..bg1 *Nux-v.*
  Phos. puls..a1,k sabin. sec. *Sep.*.a1,k *Sil.*
  ☞ vgl. 74/2 und FN 74/2-2
• **Speisen** schmecken unverändert:
  ☞ vgl. 74/2 und FN 74/2-2
– **schleimig**: abrot..bg2,k,* acon. aesc..a1 aeth..a1
alum..bg2,h,* *Arn.*.bg2,k,* ars..bg2 ars-h. asaf..a1 atro..a1
bar-c..bg2 bell..bg2,k,* bov..bg2 cact..a1 carb-an. *Carl.*.a1
cedr..a1 *Cham.*.bg2,k,* *Chel.* chim. *Chin.*.h,k,* cob..a1
cocc..a1,bg2 cupr..br1 dig..bg2,k,* ferr..a1 gels..a1
hell..bg2,k,* hep..a1,k kali-bi..bg3 kali-c..a1,k laur..a1,k
lyc..bg2,k,* *Merc.*.bg2,k,*
Merc-c. merc-i-r..a1,k nat-c..bg2,k,* nat-m..a1,k
Nat-s..bg2,k,* *Nux-m.* *Nux-v.*.bg2,k ost..bg2 pall. par..bg2,k,*
Petr..bg2,k,* ph-ac..bg2 phel..a1 *Phos.*.a1,k plat..bg2,k,*
polyp-p..a1 prun..bg2,k *Puls.*.bg2,k,* *Rheum* rhus-t..h,k,*
sabin..bg2 sang..bg2 sars..h,k,* seneg..bg2,k,* *Sep.*.bg2,k,*
sil..bg2,k sulph..a1,bg2 tab..a1,k thuj..bg2 til..a1 ust..a1,k
Valer..bg2,k,* zing..a1,k
 ☞ 73/27: Lästig schleimiger Geschmack im Munde.
– **süßlich**: *Acon.*.bg2,k aesc..a1 aeth..a1 agar..a1,k
All-c..a1,k *Alum.*.bg2,k,* alum-p..k2 *Alumn.*.hr1,*
am-c..h,k,* anac..bg2 anan..hr1,* ant-t..a1 arg-n..bg2,k,*
Ars..bg2,k ars-i. ars-s-f..k2 arund. asar..h,k,* aspar..a1,k
astac..a1,k atro..a1 aur..bg2 aur-ar..k2 aur-i..k2
aur-m-n..a1 aur-s..bg2 bar-c..bg2 bar-m. *Bell.*.bg2,k
bism..a1,k bol-la. bov..bg2 brom..a1,k *Bry.*.bg2,k,* caj..a1
calc..bg2,k calc-i..bg2 calc-p..bg2 calc-s..bg2 canth..bg2
carb-ac..bg2 carb-an..bg2 carbn-s. chel. *Chin.*.h,k,*
chinin-ar. chlf. cob..a1,k *Coc-c.* *Coff.*.bg2,k colch..a1
croc..bg2,k crot-t..a1 **Cupr.**.bg2,k cupr-s. dig..a1,k
dios..a1,k **Dulc.** ferr..bg2,k,* ferr-ar. ferr-i. ferr-p. fl-ac.
gamb. glon..bg2,k,* gnaph..a1 gran..a1 guare..a1 hep..bg2
hydr-ac..a1,k hyos..bg2 iod..h,k,* ip..bg2,k iris.bg1,bg2,*
kali-ar. kali-bi..bg2,k *Kali-c.*.bg2,k *Kali-i.* kali-m..k2
kali-n..a1 kali-s..bg2 kiss..a1 kreos..bg2 lach..bg2,k laur..bg2,k
limest-b..es1 linu-c..a1 *Lyc.*.h,k,* mag-c..bg2,k,*
Merc..bg2,k,* mez..bg2,k,* *Mur-ac.*.bg2,k,* nat-ar.

Geschmack - süßlich: ...
nat-c..bg2,k,* nit-ac..bg2,k nuph..a1,k nux-v..bg2,k op..a1,k
osm. phel. *Phos.*.bg2,k pip-m..a1 plan..a1 *Plat.*.bg2,k
Plb..bg2,k *Podo.*.bg2,k,* polyp-p..a1 **Puls.**.bg2,k,* *Pyrog.*
ran-b..bg2,k,* ran-s..bg2 rhus-t..bg2 *Sabad.*.bg2,k,*
sabin..bg2 samb..bg2 sapin..a1 *Sars.*.h,k,* sel..bg2,br1
seneg..bg2,k,* sep..bg2,k,* spira..a1 *Spong.*.bg2,k,*
Squil..bg2,k *Stann.*.bg2,k,* sul-ac..bg2,k **Sulph.**.bg2,k,*
sumb. *Thuj.*.bg2,k,* til..a1 verat..bg2 verat-v..bl,bl1
Zinc..bg2,k,* zinc-p..k2

 ☞ 73/28: Unerträglich süßer Geschmack im Munde, fast stets.
 FN 74/2-2: In seltnen Fällen ein widerlich-süßer Geschmack im Munde, außer dem Essen und Trinken.

– **verdorbenen** Magen; wie durch: asaf..bg2,hr1
asar..bg2,h,* caust..h,k,l *Ign.*.bg2,h,* nux-v..bg2,k,*
olnd..bg2,h,* petr..a1 puls..bg2,h,* rhus-t..bg2,k,*

 ☞ PP: Übler Mundgeruch oft, oder fast stets, besonders früh und während des Monatlichen, welcher entweder fade, oder säuerlich, oder wie von verdorbnem Magen, oder modrig, auch faulig gespürt wird.

Geschwüre: *Agn.*.c2,k *Alum.* alumn..k2 *Anac.* anan.
Ars. ars-s-f..k2 arum-t. *Bapt.* *Borx.* cadm-s..c1
calc..hr1,k calc-i..k2 calc-s. calc-sil..k2 *Canth.*
Caps..hr1,k,* carb-ac..c1 carb-an. carb-v..k2 carbn-s.
carc..mg1,sp,* caust. chlor. choc..srj3 *Cic.* cinnb..k2 cop.
corn. cory..br1 *Crot-c.* crot-h. cupr-s. *Dulc.* *Fl-ac.*
gamb. gran. *Graph.* hell. hep. hippoz. *Hydr.*
Hydrin-m..c2 hydrog..srj2 **Iod.** *Iris* jatr-c..c2,k kali-ar.
Kali-bi. kali-c..k2 *Kali-chl.* **Kali-i.** kali-m..k2
kreos..k2 *Lach.* *Luna*.kg1 med..k2 *Merc.* *Merc-c.*
Merc-cy. *Merc-d.* mez. *Mur-ac.*.hr1,k,* nat-ar. *Nat-c.*
Nat-m. **Nit-ac.** *Nux-m.* nux-v. op. ox-ac. petr. *Phos.*
Phyt..hr1,k,* pic-ac. plb. *Psor.* rhus-g..c2 rumx..c2,k
sanic. sin-a..c2 sin-n. *Staph.* *Sul-ac.* sul-i..k2
syph..c2,k2 tab. ter. thuj. uran-met. zinc.

 ☞ 73/18: Im Innern der Backen, schmerzhafte Blasen oder Geschwürchen.

Hautausschläge

– **Bläschen**: agar. am-c. am-m. ambr. *Anac.* ant-t.
Ars. ars-s-f..k2 aur. aur-ar..k2 aur-s..k2 *Bar-c.*
borx..bg1,bg2,* *Calc.* calc-s. *Canth.* caps. *Carb-an.*
cham. *Chel.* chim. cinnb. crot-t. cupr. gamb. hell.
iod..h *Kali-ar.* kali-c. kali-m..k2 lac-c. *Mag-c.* manc.
med..br1 *Merc.* mez. nat-ar. *Nat-c.* *Nat-m.* nat-p.
nat-s. nit-ac. nux-v. oena. ox-ac. phos. rhod. rhus-t.
spig. spong. *Staph.* *Sul-ac.* sulph. ter. *Thuj.*

 ☞ 72/17: Das Innere der Lippen ist mit Geschwürchen oder Blasen besetzt.
 FN 72/17-6: Oft sehr schmerzhaft - kommend und vergehend.
 73/18: Im Innern der Backen, schmerzhafte Blasen oder Geschwürchen.

• **Zunge**:
  • **schmerzhaft**: *Ars.*.k,vk1 canth..k,vk1 **Caust.**.k,vk1
  graph..k,vk1 kali-c..k,vk1 mag-c..k,vk1 nux-v..h
  sal-ac..k,vk1 sep..h zinc..k,vk1

 ☞ 73/11: An der Zunge schmerzhafte Blasen und wunde Stellen.

Mund

Jucken:
– **Zahnfleisch**: am-c.$_{h,k}$,* bell. calc. camph. caust.$_{h,k}$,* cimx.$_{hr1,k}$,* graph. kali-c.$_{bg1,h}$,* Merc. Nit-ac. phos. rhod.$_{c2,k}$ zinc.
  ⌨ 73/3: Zahnfleisch, das äußere oder innere, wundschmerzhaft.
  73/4: Am Zahnfleische fressendes Jücken.

Rissig (= aufgesprungen):
– **Zunge**: Ail.$_{hr1,k}$,* alco.$_{a1}$ anan.$_{hr1,k}$,* Apis$_{k,vk1}$ **Ars.**$_{bg2,k}$,* **Ars-i.**$_{k,vk1}$ ars-s-f.$_{k2}$ **Arum-t.**$_{hr1,k}$,* arund.$_{br1,bro1}$,* atro.$_{hr1,k}$,* aur.$_{vk1}$ aur-ar.$_{k2}$ aur-s.$_{k2}$ Bapt.$_{hr1,k}$,* bar-c.$_{bg2,k}$,* bar-i.$_{k2}$ bar-m.$_{vk1}$ bar-s.$_{k2}$ Bell.$_{bg2,k}$,* Benz-ac.$_{hr1,k}$,* bor-ac.$_{bro1,vk1}$ Borx.$_{k,vk1}$ Bry.$_{bg2,k}$,* bufo$_{k,vk1}$ calad.$_{bg2,vk1}$ Calc.$_{bg2,k}$,* calc-f.$_{br1}$ calc-i.$_{k2}$ calc-p.$_{k,vk1}$ calc-s.$_{k,vk1}$ Camph.$_{bg2,k}$,* carb-ac.$_{hr1,k}$,* Carb-v.$_{bg2,k}$,* carbn-s.$_{k,vk1}$ Cham.$_{bg2,k}$,* chel.$_{hr1,k}$,* Chin.$_{bg2,k}$,* chinin-ar.$_{k,vk1}$ chlorpr.$_{vk1}$ cic.$_{bg2,k}$,* clem.$_{bg2,k}$,* cob.$_{hr1,k}$,* Crot-h.$_{k,vk1}$ cupr.$_{bg2,k}$,* cur.$_{hr1,k}$,* der.$_{a1}$ fago.$_{a1}$ **Fl-ac.**$_{bg2,k}$,* hell.$_{bg2,vk1}$ **Hyos.**$_{hr1,k}$,* iod.$_{hr1,k}$,* Kali-bi.$_{bg2,k}$,* kali-c.$_{k2}$ kali-i.$_{bg1,bg2}$,* Lach.$_{bg2,k}$,* Leon.$_{bro1,vk1}$ Lyc.$_{bg2,k}$,* Mag-m.$_{bg2,k}$,* Merc.$_{bg2,k}$,* mez.$_{k,vk1}$ Mur-ac.$_{hr1,k}$,* myris.$_{a1}$ Nat-ar.$_{k,vk1}$ nat-m.$_{bro1,vk1}$ Nit-ac.$_{bg2,k}$,* nux-v.$_{bg2,k}$,* ph-ac.$_{bg2,k}$,* Phos.$_{bg2,k}$,* Phyt.$_{bg2,bro1}$,* pic-ac.$_{hr1}$ plat.$_{k,vk1}$ Plb.$_{bg2,k}$,* plb-act.$_{bro1,vk1}$ Podo.$_{hr1,k}$,* puls.$_{bg2,k}$,* Pyrog.$_{k,vk1}$ raja-s.$_{vk1}$ ran-s.$_{bg2,k}$,* raph.$_{k,vk1}$ Rhus-t.$_{bg2,k}$,* rhus-v.$_{k,vk1}$ sacch.$_{k,vk1}$ sec.$_{bg2,br1}$,* semp.$_{bro1,vk1}$ Sin-n.$_{bg2,vk1}$ sol-t-ae.$_{c2}$ **Spig.**$_{bg2,k}$,* stram.$_{hr1,k}$,* sul-i.$_{k2}$ **Sulph.**$_{bg2,k}$,* syph.$_{c1,k2}$,* Tub.$_{k,vk1}$ Verat.$_{bg2,k}$,* Zinc.$_{hr1,k}$,* zinc-p.$_{k2}$ zinc-s.$_{a1}$
  ⌨ PP: Weiße, oder doch sehr blasse, noch öfter, rissige Zunge.
  73/14: Zunge voll tiefer Furchen hin und her, wie obenher zerrissen.

Schmerz:
– **brennend** (= roh und beißend):
  • **Lippen**:
    • **Innenseite**: calc-s.
  ⌨ 73/3: Zahnfleisch, das äußere oder innere, wundschmerzhaft.
– **wundfressend**, Zahnfleisch: kali-c.$_{h,kl}$ zinc.$_{h,kl}$
  ⌨ 72/17: Das Innere der Lippen ist mit Geschwürchen oder Blasen besetzt.
  FN 72/17-6: Oft sehr schmerzhaft - kommend und vergehend.
– **Zahnfleisch**: Agar.$_{a1,k}$ alum.$_{a1,k}$ alum-p.$_{k2}$ alum-sil.$_{k2}$ ambr.$_{a1,k}$ apis arg-met.$_h$ arg-n.$_{a1,k}$ Arn. **Ars.**$_{a1,k}$ Ars-i. arum-t.$_{k2}$ aur. bamb-a.$_{stb2}$ Bell. bism.$_{a1,k}$ Bov.$_{a1,k}$ bry. Calc. calc-i.$_{k2}$ canth.$_{a1,k}$ Carb-an.$_{a1,k}$ Carb-v. carc.$_{tl,tp1}$ carl.$_{a1}$ Caust.$_{a1,k}$ Cham. chel.$_{a1,k}$ crot-h. Crot-h. Dol.$_{a1,k}$ eupi.$_{a1}$ graph.$_{a1,k}$ Ham. Hep. hyos.$_{a1,k}$ iod.$_{a1,k}$ kali-br.$_{a1,k}$ kali-i.$_{a1,k}$ kali-n.$_{a1,k}$,* Lach.$_{a1,k}$ lyc.$_{a1,k}$ Lyss.$_{a1,k}$ Merc.$_{a1,k}$ merc-c.$_{a1,k}$ phos.$_{a1,k2}$,* plb. ran-s.$_{a1}$ raph.$_{a1,k}$ ruta sep. Sil. sol-t-ae.$_{a1}$ spong. **Staph.** wies.$_{a1}$ zinc.$_{a1,k}$ zinc-p.$_{k2}$
  ⌨ 73/4: Am Zahnfleische fressendes Jücken.

Schwellung:
– **Zahnfleisch**:
  • **schmerzhaft**:
    • **Berührung**; bei: ph-ac.$_{h,kl}$
  ⌨ 73/5: Zahnfleisch weißlicht, geschwollen, bei Berührung schmerzhaft.

Speichelfluß:
– **morgens**: alum.$_{k,vk1}$ aur.$_{k,vk1}$ **Graph.**$_{hr1,k}$,* iod.$_{k,vk1}$ lac-ac.$_{hr1,k}$,* Lyc.$_{k,vk1}$ mag-c.$_{a1,k}$,* mag-m.$_{k,vk1}$ merc-i-f.$_{a1,k}$,* plat.$_{h,kl}$ rhus-t.$_{k,vk1}$ sars.$_{k,vk1}$ stann.$_{k,vk1}$ Sulph.$_{k,vk1}$ verat.$_{hr1,k}$,*
  ⌨ 73/23: Beständiger Speichel-Zufluß, besonders beim Sprechen, vorzüglich früh.
– **reichlich**: abel.$_{vk1}$ ars-s-f.$_{k2}$ but-ac.$_{vk1}$ buth-a.$_{vk1}$ calc-sil.$_{k2}$ carbn-s.$_{k2}$ cyn-d.$_{vk1}$ ferr-ar.$_{k2}$ formal.$_{br1}$ halo.$_{vk1}$ lat-m.$_{vk1}$ mand.$_{vk1}$ merc.$_{k2}$ phos.$_{k2}$ pitu-p.$_{vk1}$ scor.$_{a1,c1}$
  ⌨ 73/23: Beständiger Speichel-Zufluß, besonders beim Sprechen, vorzüglich früh.
  75/7: Oft Nüchternheit und Leerheits-Empfindung im Magen (oder Unterleibe), nicht selten mit vielem Speichel im Munde.
– **Sprechen**, beim: bamb-a.$_{stb2}$ graph.$_{k,st1}$,* Iris$_{k,vk1}$ Lach.$_{k,st1}$,* mang.$_{bg1}$ nat-c.$_{k,vk1}$ sabin.$_{k,vk1}$
  ⌨ vgl. 73/23

Sprache:
– **stotternd**: Acon.$_{hr1,k}$,* agar.$_{ptk1}$ agar-ph.$_{a1}$ alco.$_{a1}$ amyg.$_{a1}$ anac.$_{hr1}$ anan.$_{hr1,k}$ Arg-n.$_{hr1,k}$,* ars.$_{hr1,k}$,* ars-i. atro.$_{a1,c2}$ **Bell.**$_{hr1,k}$,* ben-n. Bov.$_{hr1,k}$,* Bufo$_{c2,k}$ Cann-i.$_{hr1,k}$,* cann-s.$_{hr1,k}$ carb-an.$_{a1}$ Carbn-s. carc.$_{fb}$ **Caust.**$_{hr1,k}$,* cham.$_{a1,k}$ cic.$_{c1,c2}$ cocc.$_{ptk1}$ con. Cupr.$_{hr1,k}$ dig.$_{hr1,k}$ dulc.$_{a1,k}$,* Euphr.$_{hr1,k}$,* gels.$_{bg2}$ Glon. hell.$_{a1,k}$ hyos.$_{c2,k}$ iod.$_{a1,k}$ Kali-br.$_{hr1,k}$,* lac-c.$_{hr1,k}$ Lach.$_{hr1,k}$ lyc.$_{c2}$ Mag-c.$_{hr1,k}$ Mag-p.$_{hr1,k}$ Merc.$_{hr1,k}$,* morph.$_{a1}$ nat-ar. Nat-c.$_{hr1,k}$,* nat-sal.$_{c2}$ nitro-o.$_{a1}$ nux-m.$_{c2}$ Nux-v.$_{k,vh/dg}$ op.$_{hr1,k}$,* ped.$_{c2}$ Phos.$_{hr1,k}$,* phos-h.$_{c2}$ Plat.$_{hr1,k}$ plb.$_{hr1,k}$,* ruta$_{c2}$ Sec.$_{hr1,k}$ Sel.$_{hr1,k}$ sep.$_{hr1,k}$ sol-ni.$_{c2}$ sphing.$_{c2}$ Spig.$_{hr1,k}$ **Stram.**$_{hr1,k}$,* sul-i. Sulph.$_{hr1,k}$ tab.$_{a1}$ thuj.$_{a1}$ verat.$_{hr1,k}$,* vip.$_{bg1,bg2}$,*
  ⌨ 73/17: Stottern, Stammeln - auch wohl jählinge Anfälle von Unfähigkeit zu sprechen.

Trockenheit: Acon. aesc. aeth. agar. agn. all-c. aloe Alum. alum-p.$_{k2}$ alum-sil.$_{k2}$ alumn. Am-c. ambr. anac. androc.$_{srj1}$ ang. Ant-c. Ant-t. anthraco. aphis Apis Arg-met. arg-n. Arn. **Ars.** Ars-h. Ars-i. Ars-met. **Ars-s-f.** Arum-t. asaf. asar.$_{h,kl}$ Atro. aur-m. bamb-a.$_{stb2}$ bapt. **Bar-c. Bar-m.** bar-s.$_{k2}$ **Bell.** berb. **Borx.** bov. brom. **Bry.** cadm-s.$_{k2}$ **Calc.** calc-p. calc-s. calc-sil.$_{k2}$ Camph. **Cann-i.** Cann-s. Canth. **Caps.** carb-an. **Carb-v.** Carbn-s. caul. Caust. cedr. Cench. **Cham. Chel. Chin.** chinin-ar. chlor. chloram.$_{vk1}$ cic.$_{h,kl}$ cimic. cina Cinnb. cist. cob-p.$_{stj2}$ coc-c. **Cocc.** coff. colch. Coloc. com. con. cop. cor-r. Crot-c. Crot-h. Cupr. cur. dios. dub.$_{c2}$ Dulc. echi. euph. euphr. Ferr. Ferr-ar. ferr-i. ferr-p. Gamb. Gels. ger.$_{br1}$ glon. Graph. haliae-lc.$_{srj5}$ ham. hell. helon. hipp. hippoz. Hydrog.$_{srj2}$ **Hyos.** Hyper. Ign. ind. iod. ip.$_{h,kl}$ jab.$_{br1}$ jac-c. jatr-c. Kali-ar. **Kali-bi.** Kali-c. Kali-chl.

Mund

Trockenheit

Trockenheit: ...
Kali-i. Kali-n. Kali-p. kali-s. kali-sil.$_{k2}$ lac-ac. lac-c. lac-d. **Lach.** lact. **Laur.** lec. led. *Lil-t.* lob. luna$_{kg1}$ **Lyc.** lyss. *Mag-c. Mag-m.* mag-s. manc. mang. med. **Merc.** merc-c. merc-i-f. merl. *Mez.* mill. mosch. **Mur-ac.** musa$_{a1}$ *Myric.* **Naja Nat-act. Nat-ar. Nat-c.**$_{a1,h,*}$ **Nat-m.** nat-p. **Nat-s.** nicc. *Nit-ac.* **Nux-m. Nux-v.** oena. ol-an. olnd. onos. *Op.* ox-ac. par. *Petr.* **Ph-ac.** phel. **Phos.** *Phyt.* pic-ac. plat. **Plb.** *Psor.* ptel. **Puls.** ran-s. rat. *Rhod.* **Rhus-t.** rumx. ruta sabad. sabin. sal-ac. samb. sang. sanic. sarr. *Sars.* sec. senec. *Seneg.* **Sep. Sil.** sin-n. sol-ni. *Squil.* staph.$_{h,kl}$ *Stram.* **Stront-c.** sul-ac.$_{h,kl}$ **Sulph.** tab. *Tarent.* tell. term-a.$_{bnj1}$ thea ther. thuj. tub-m.$_{vn,zs}$ **Verat. Verat-v.** wye.$_{kl}$ zinc. zinc-p.$_{k2}$

~ *PP: Die Nacht oder früh, Trockenheit im Munde.*
73/20: Trockenheits-Empfindung des ganzen innern Mundes, oder bloß einzelner Stellen, oder tief im Halse.
FN 73/20-1: Am meisten beim Erwachen in der Nacht und früh, mit oder ohne Durst; bei einem hohen Grade von Trockenheit im Halse oft stichlichter Schmerz beim Schlingen.
92/6: Widriges Trockenheits-Gefühl am ganzen Körper (auch im Gesichte, am und im Munde, im Halse oder in der Nase, obgleich der Athem frei durch sie hindurchgeht).

– **nachts**: acon. am-c. *Ant-c.* ars-i.$_{k2}$ *Arum-t.* bell.$_{h,kl}$ bry. calc. *Carbn-s. Caust. Cench. Cinnb. Cocc.* coff. eupi. gal-ac.$_{a1}$ glon. graph. hydrog.$_{srj2}$ jatr-c. kali-c.$_{h,kl}$ *Lyc.*$_{k,kl2}$ *Mag-c.* mag-m. *Nux-m. Nux-v.*$_{k,kl2}$ phel. phos.$_{k,kl2}$ *Pic-ac. Rhus-t.* rumx. sel. senec. sep.$_{h,kl2}$ sil. *Sulph.*$_{vh}$ tarent. tub.$_{xxb}$

~ *73/20: Trockenheits-Empfindung des ganzen innern Mundes, oder bloß einzelner Stellen, oder tief im Halse*
FN 73/20-1: Am meisten beim Erwachen in der Nacht und früh, mit oder ohne Durst; bei einem hohen Grade von Trockenheit im Halse oft stichlichter Schmerz beim Schlingen.
95/12: Mancherlei unleidliche Schmerzen die Nacht, oder Nachtdurst, Trockenheit des Halses, des Mundes, oder öfteres Nachtharnen.

• **Erwachen**, beim: ambr.$_{a1}$ ars-i. *Carbn-s.* graph.$_{k2}$ *Rat. Rhus-t.*$_{k,kl2}$

~ *vgl. 73/20, FN 73/20-1 und 95/12*

– **Gefühl** von: acon.$_{hr1,k}$ arg-met.$_h$ ars.$_{h,kl}$ asaf. aur.$_{h,kl}$ bamb-a.$_{stb2}$ bell. caul. chin.$_{h,kl}$ cic.$_{h,kl}$ cina *Colch.* dios. dros. kali-c. lyc. nat-c.$_{hr1}$ **Nux-m.** rhus-t.$_{h,kl}$ stram.$_{h,kl}$ stront-c. sul-ac. viol-o. viol-t.

~ *PP: Die Nacht oder früh, Trockenheit im Munde*

• **feuchtem** Mund; bei: acon. hydrog.$_{srj2}$ nux-m.$_{k2}$ sulph. viol-t.

~ *73/16: Trockenheits-Gefühl auf der Zunge bei gehöriger Feuchtigkeit.*
73/20: Trockenheits-Empfindung des ganzen innern Mundes, oder bloß einzelner Stellen, oder tief im Halse
FN 73/20-1: Am meisten beim Erwachen in der Nacht und früh, mit oder ohne Durst; bei einem hohen Grade von Trockenheit im Halse oft stichlichter Schmerz beim Schlingen.
95/12: Mancherlei unleidliche Schmerzen die Nacht, oder Nachtdurst, Trockenheit des Halses, des ...

Trockenheit - Gefühl - feuchtem Mund; bei: ...

~ *... Mundes, oder öfteres Nachtharnen.*

– **Zunge**: abrom-a.$_{bnj1,vk1}$ acet-ac.$_{k,vk1}$ achy-a.$_{vk1}$ **Acon.**$_{k,vk1}$ aeth.$_{k,vk1}$ **Agar.**$_{k,vk1}$ **Ail.**$_{k,kr1,*}$ aloe$_{k,vk1}$ alumn.$_{k,vk1}$ ambr.$_{k,vk1}$ anders.$_{bnj1}$ **Ant-t.**$_{k,vk1}$ **Apis**$_{k,vk1}$ apoc.$_{k,vk1}$ arg-met.$_{k,vk1}$ *Arg-n.*$_{k,vk1}$ *Arn.*$_{k,vk1}$ **Ars.**$_{k,vk1}$ *Ars-h.*$_{k,vk1}$ *Ars-i.*$_{k,vk1}$ *Ars-s-f.*$_{k,vk1}$ art-v.$_{k,vk1}$ *Arum-t.*$_{k,vk1}$ atro.$_{k,vk1}$ atro-s.$_{kr1,vk1}$ aur.$_{k,vk1}$ aur-ar.$_{k,vk1}$ aur-m.$_{k,vk1}$ *Bapt.*$_{k,vk1}$ bar-c.$_{k,vk1}$ bar-i.$_{k2}$ *Bar-m.*$_{k,vk1}$ bar-s.$_{k,vk1}$ **Bell.**$_{k,kr1,*}$ boerh-d.$_{bnj1}$ **Bry.**$_{k,vk1}$ bufo$_{k,vk1}$ cact.$_{k,vk1}$ caesal-b.$_{bnj1}$ cain.$_{k,vk1}$ **Calc.**$_{k,vk1}$ calc-ar.$_{k,vk1}$ calc-i.$_{k2}$ *Calc-p.*$_{k,vk1}$ calc-s.$_{k,vk1}$ **Camph.**$_{k,vk1}$ canth.$_{bg2,vk1}$ carb-ac.$_{c1,kr1,*}$ *Carb-an.*$_{k,vk1}$ *Carb-v.*$_{k,kr1,*}$ *Carbn-s.*$_{k,vk1}$ **Caust.**$_{k,vk1}$ cench.$_{k2}$ cephd-i.$_{bnj1}$ **Cham.**$_{k,vk1}$ *Chel.*$_{bg2,vk1}$ **Chin.**$_{k,vk1}$ chinin-ar.$_{k,vk1}$ chinin-s.$_{bg2,vk1}$ chlor.$_{k,vk1}$ chlorpr.$_{vk1}$ *Cic.*$_{k,vk1}$ *Cist.*$_{k,vk1}$ clem.$_{bg2,vk1}$ coc-c.$_{k,vk1}$ **Cocc.**$_{k,vk1}$ coff.$_{bg2,vk1}$ *Colch.*$_{bro1,vk1}$ com.$_{k,vk1}$ con.$_{k,vk1}$ *Cor.*$_{br1}$ croc.$_{k,vk1}$ *Crot-h.*$_{bg2,vk1}$ *Crot-t.*$_{k,vk1}$ **Cupr.**$_{k,vk1}$ cyt-l.$_{vk1}$ daph.$_{k,vk1}$ dios.$_{k,vk1}$ *Dulc.*$_{k,vk1}$ elaps$_{bg2,vk1}$ emb-r.$_{vk1}$ ery-a.$_{kr1,vk1}$ eup-per.$_{bg2,vk1,*}$ ferr-m.$_{k,vk1}$ *Fl-ac.*$_{k,vk1}$ gels.$_{k,vk1}$ glon.$_{bg2,k2,*}$ graph.$_{k,vk1}$ guare.$_{k,vk1}$ **Hell.**$_{k,vk1}$ helon.$_{k,vk1}$ hippoz.$_{kr1,vk1}$ *Hydr.*$_{k,kr1,*}$ **Hyos.**$_{k,kr1,*}$ *Iod.*$_{k,vk1}$ *Ip.*$_{k,vk1}$ *Kali-ar.*$_{k,vk1}$ *Kali-bi.*$_{k,vk1}$ kali-br.$_{k,vk1}$ kali-c.$_{k,vk1}$ *Kali-i.*$_{k,vk1}$ kali-p.$_{vk1}$ *Kalm.*$_{k,vk1}$ *Kreos.*$_{k,vk1}$ kurch.$_{bnj1}$ *Lac-ac.*$_{k,vk1}$ **Lach.**$_{k,vk1}$ laur.$_{k,vk1}$ *Leon.*$_{k,vk1}$ luf-op.$_{vk1}$ *Lyc.*$_{k,vk1}$ lyss.$_{kr1,vk1}$ *Mag-m.*$_{k,vk1}$ mag-s.$_{vk1}$ manc.$_{k,vk1}$ mand.$_{vk1}$ **Merc.**$_{k,vk1}$ *Merc-c.*$_{k,vk1}$ merc-i-f.$_{k,vk1}$ *Merc-i-r.*$_{k,vk1}$ merc-sul.$_{k,vk1}$ merl.$_{k,vk1}$ mez.$_{k,vk1}$ moni.$_{jl2}$ **Morph.**$_{bro1,vk1}$ **Mur-ac.**$_{k,vk1}$ musa$_{a1}$ mygal.$_{kr1,vk1}$ naja$_{bg2,vk1}$ *Nat-ar.*$_{k,vk1}$ *Nat-c.*$_{k,vk1}$ *Nat-m.*$_{k,vk1}$ nat-p.$_{k2}$ nep.$_{vk1}$ *Nit-ac.*$_{k,vk1}$ **Nux-m.**$_{k,vk1}$ *Nux-v.*$_{k,vk1}$ olnd.$_{k,vk1}$ onos.$_{k,vk1}$ ox-ac.$_{k,vk1}$ pall.$_{c1,kr1,*}$ par.$_{k,vk1}$ petr.$_{bg2,h,*}$ *Ph-ac.*$_{k,vk1}$ **Phos.**$_{k,kr1,*}$ *Phyt.*$_{k,vk1}$ *Pic-ac.*$_{k,vk1}$ plan-mi.$_{mfm}$ *Plb.*$_{k,vk1}$ *Podo.*$_{k,vk1}$ psil.$_{ft1}$ **Psor.**$_{k,vk1}$ ptel.$_{k,vk1}$ **Puls.**$_{k,kr1,*}$ *Pyrog.*$_{bro1,vk1}$ rauw.$_{vk1}$ **Rhus-t.**$_{k,vk1}$ rumx.$_{k,vk1}$ sarr.$_{k,vk1}$ *Sec.*$_{k,vk1}$ seneg.$_{bg2,vk1}$ *Sep.*$_{k,vk1}$ sin-n.$_{k,vk1}$ *Spong.*$_{k,vk1}$ staph.$_{k,vk1}$ stram.$_{k,kr1,*}$ *Stront-c.*$_{k,vk1}$ *Sul-ac.*$_{k,vk1}$ sul-i.$_{k2}$ **Sulph.**$_{k,kr1,*}$ tab.$_{k,vk1}$ tarax.$_{bg2,vk1}$ tarent.$_{k,vk1}$ **Ter.**$_{k,vk1}$ *Tub.*$_{k,vk1}$ vac.$_{k,vk1}$ **Verat.**$_{k,vk1}$ **Verat-v.**$_{k,vk1}$ vib.$_{k,vk1}$ *Vip.*$_{bro1,vk1}$ visc.$_{vk1}$ zinc.$_{h,k2,*}$

~ *73/15: Zunge trocken.*

• **Gefühl** von: arg-met. arn. *Ars.* ars-i.$_{k2}$ bell. brom. *Calc.* cimic. *Cocc.* colch. mang.$_{bg1,h,*}$ **Nat-m. Nux-m.** ph-ac.$_{h,kl}$ puls.

~ *73/16: Trockenheits-Gefühl auf der Zunge bei gehöriger Feuchtigkeit.*
92/6: Widriges Trockenheits-Gefühl am ganzen Körper (auch im Gesichte, am und im Munde, im Halse oder in der Nase, obgleich der Athem frei durch sie hindurchgeht).

• **Zungenspitze**:
  • **Gefühl** von: caps.$_{h,kl}$

~ *vgl. 73/16 und 92/6*

Zucken:

– **Zunge**: agar.$_{k2}$ **Castm.**$_{vk1}$ glon.$_{bg2,k,*}$ sec.$_{bg2,k,*}$ sulph.$_{bg2,k,*}$ vip.$_{bg2,vk1}$

Mund / Zähne

Zunge: ...

🔖 94/8: Schnelles Zucken einzelner Muskeln und Glieder selbst beim Wachen, z.B. der Zunge, der Lippen, der Gesichtsmuskeln, der Schlundmuskeln, der Augen, der Kiefer, der Hände und Füße.

Zähne

Beschwerden:
- **aller** Art, mit oder ohne Schmerzen:
  🔖 73/8: Zahn-Lockerheit und Zahn-Verderbnisse vieler Art, selbst ohne Zahnweh.

Lockerheit der Zähne, lose Zähne: acon.$_{a1}$ Alumn. Am-c. arn. Ars.$_{a1,k}$ Aur.$_{a1,k}$ aur-ar.$_{k2}$ aur-m. Aur-m-n. aur-s.$_{k2}$ bar-c. bar-i.$_{k2}$ bar-m.$_{a1,k}$ Bry.$_{a1,k}$ Bufo calc. Calc-f.$_{bro1}$ calc-sil.$_{k2}$ camph.$_{a1,k}$ **Carb-an. Carb-v.**$_{a1,k}$ Carbn-s. **Caust.**$_{a1,k}$ cham. chel. Chin.$_{a1,k}$ cist.$_{k2}$ cocc. colch.$_{k2}$ com. Con.$_{a1,k}$ cop.$_{a1}$ crot-h. dros.$_{a1,k}$ elaps eupi.$_{a1}$ gels. gran. Hep.$_{a1,k}$ **Hyos.**$_{a1,k}$ ign.$_{a1,k}$ iod. Kali-bi. Kali-c.$_{a1,k}$ kali-n. kali-p. lac-c. lach. Lyc.$_{a1,k}$ Mag-c.$_{a1,k}$ mag-s. **Merc.**$_{a1,k}$ **Merc-c.**$_{a1,k}$ merc-d.$_{a1}$ merl.$_{a1}$ Mur-ac. naja nat-ar. nat-c.$_{a1,k}$ nat-hchls. Nat-m.$_{a1,k}$ nat-p. nat-s. **Nit-ac.**$_{a1,k}$ Nux-m. Nux-v.$_{a1,k}$ olnd.$_{a1,k}$ op.$_{a1,k}$ Ph-ac. Phos.$_{a1,k}$ phyt. plan. Plb.$_{a1,k}$ Psor. puls.$_{a1,k}$ rheum$_h$ Rhod. Rhus-t.$_{a1,k}$ sang.$_{a1,k}$ Sec.$_{a1,k}$ Sep.$_{a1,k}$ **Sil.**$_{a1,k}$ spong. stann.$_{a1,k}$ Staph.$_{a1,k}$ Sulph.$_{a1,k}$ tep.$_{a1}$ thuj.$_{a1,k}$ tub.$_{a1}$ ust.$_{a1,k}$ verat. **Zinc.** zinc-p.$_{k2}$

🔖 73/8: Zahn Lockerheit und Zahn-Verderbnisse vieler Art, selbst ohne Zahnweh.

Schmerz: Acet-ac. **Acon.**$_{c2,k}$ act-sp.$_{c2}$ Agar.$_{c2,k}$ agn.$_{c2}$ Ail. all-c. alum. am-c.$_{c2,k}$ am-m. Ambr. amph.$_{c2}$ anac. anag. ang.$_{c2,k}$ **Ant-c.** ant-t. antip.$_{c2}$ ap-g.$_{c2}$ aphis$_{c2}$ apis Aran.$_{c2,k}$ arg-met. **Arg-n.** arn. Ars. ars-h. Ars-i. asar. asc-t. Aspar. astac.$_{c2}$ aur. aur-ar.$_{k2}$ aur-m. aur-s.$_{k2}$ bamb-a.$_{stb2}$ **Bar-c.** bar-m. **Bell.** Benz-ac. berb. bism.$_{c2,k}$ Borx. bov. **Bry.**$_{c2}$ Bufo caj.$_{c2}$ calad. Calc.$_{c2,k}$ calc-caust.$_{c2}$ calc-f. calc-i.$_{k2}$ calc-p. calo-l.$_{gsb1}$ canth. Carb-ac.$_{c2,k}$ carb-an. **Carb-v.** Carbn-s. carc.$_{tp1}$ Caust. cedr.$_{c2}$ **Cham.** Chel. chen-a. chim.$_{c2}$ chim-m.$_{c2,k}$ **Chin.** chinin-ar. chr-o.$_{c2}$ cissa-t.$_{bta1}$ clem.$_{c2,k}$ coc-c.$_{c2}$ cocc. cocc-s.$_{c2}$ coch.$_{c2}$ **Coff.**$_{c2,k}$ colch. coloc.$_{c2}$ com.$_{c2}$ con. cor-r. croc. cycl. daph.$_{c2}$ dig.$_{c2}$ dios.$_{c2}$ dros. dulc. Echi. Euph.$_{c2,k}$ eupi.$_{c2}$ **Ferr.**$_{c2,k}$ ferr-i. ferr-p. ferr-s.$_{c2}$ Fl-ac.$_{c2,k}$ galv.$_{c2}$ gels.$_{c2}$ **Glon.**$_{c2,k}$ gran.$_{c2}$ Graph. grat. guaj.$_{c2}$ guare. gymno.$_{c2}$ hecla$_{c2}$ Hell. **Hep.** Hydrog.$_{srj2}$ Hyos.$_{c2,k}$ hyper. hypt-p.$_{dbx1}$ ign.$_{c2,k}$ indg.$_{c2}$ inul.$_{c2}$ Iod. ip.$_{c2}$ itu$_{c2}$ Kali-i. **Kali-p.** Kali-c. kali-n. Kali-p. kali-s. Kalm. Kreos.$_{c2}$ **Lach.** laur. led. lob. Lyc. m-ambo.$_{c1,c2}$ m-arct.$_{c2,k}$ m-aust. Mag-c.$_{c2,k}$ Mag-m. mag-p.$_{c2,k}$ Mag-s.$_{c2,k}$ mang. mang-act.$_{br1}$ mang-s.$_{c1,c2}$ **Merc.**$_{c2,k}$ Merc-c. merc-i-f.$_{c2}$ merl. Mez. mur-ac. Nat-ar. **Nat-c.**$_{c2,k}$ nat-hchls.$_{c2}$ Nat-m. Nat-p. Nat-s. nicc.$_{c2}$ Nit-ac.$_{c2}$ Nux-m.$_{c2}$ Nux-v. olnd. onis.$_{c2}$ par. parth.$_{c2}$ Petr.$_{c2,k}$ ph-ac. Phos. Phyt.$_{c2,k}$ pip-m.$_{c2}$ pip-n.$_{c2}$ Plan.$_{c2,k}$ plat. plb. plect.$_{c2}$ prun.$_{c2,k}$ ptel.$_{c1}$ Puls.$_{c2,k}$ ran-s. raph.$_{c2,k}$ rat. rheum **Rhod.**$_{c2,k}$ Rhus-t. ruta sabad.$_{c2,k}$ sabin.$_{c2}$

Schmerz: ... sanic.$_{c2}$ Sars. sass.$_{mfm}$ sel. seneg. **Sep.**$_{c2,k}$ sil. sol-cp.$_{bta1}$ sphing.$_{kk3}$ spig.$_{c2,k,*}$ spong. squil.$_{c2,k}$ **Staph.**$_{c2,k}$ stram.$_{h}$ stront-c. stry. sul-ac. **Sulph.**$_{c2,k}$ tab.$_{c2,k}$ tarax. Tarent. tep.$_{c2}$ teucr. ther.$_{c2,k}$ thuj.$_{c2,k}$ til.$_{c2}$ tong.$_{c2}$ trom.$_{c2}$ Valer.$_{c2}$ verat.$_{c2,k}$ verb. vinc. xan.$_{c1,c2}$ **Zinc.** zinc-act.$_{c2}$ zinc-p.$_{k2}$

🔖 73/9: Zahn-Schmerzen unzähliger Art, mit mancherlei Erregungs-Bedingnissen.

- **Bett**:
  • **treibt** aus dem Bett: mag-c.$_h$ petr.$_h$ spig.$_h$
  🔖 73/10: Vor Zahnweh kann sie nicht die Nacht im Bette bleiben.

- **Gemütsbewegungen**; durch:
  🔖 PP: Oft einseitiges Kopfweh oder Zahnweh schon von mäßigen Gemüthsstörungen.

- **reißend**:
  • **Essen**:
  • **nach**: sep.$_{a1,h,*}$

  🔖 76/3:: Magendrücken, selbst nüchtern, doch mehr von jeder Speise, oder von besondern Speisen, Obst, grünem Gemüse, schwarzem Brode, essigsäuerlichen Speisen u.s.w.
  FN 76/3-2: Selbst nach dem geringsten Genusse solcher Dinge auch wohl Kolik, Schmerz oder Taubheit der Kinnladen, Reißen in den Zähnen, starke Schleim-Anhäufung im Halse und dgl.

Zähneknirschen:

- **Schlaf**, im: Acon. agar.$_{a1,k}$ **Ant-c. Ars.**$_{a1,k}$ asaf. aur-ar.$_{k2}$ aur-s.$_{k2}$ **Bell.**$_{a1,k}$ Bry. calc. Cann-i.$_{k,vh/dg}$ carl.$_{a1,c1}$ caust. **Cina** clerod-i.$_{bnj1}$ **Coff.** colch.$_{a1,k}$ con. Crot-h. emb-r.$_{bnj1}$ gran.$_{a1}$ Hell. Hyos. **Ign.** Kali-br. Kali-c. kali-p. lac-d. Merc.$_{a1,k}$ Mygal. nat-p.$_{k,k2}$ plan.$_{a1,k}$ Plb. Podo. psor. Santin. sep. Stram. sulph.$_{fs}$ thuj. **TUB.**$_{k,vh/dg}$ Verat. **Zinc.** zinc-m.$_{a1}$

🔖 73/7: Zähneknirschen im Schlafe.
68/12: Kopfschmerz, einseitiger in gewissen Zeitperioden (nach 28, 14 oder weniger Tagen), mehr beim Vollmonde oder beim Neumonde, oder nach Gemüths-Erregungen, Verkältungen u.s.w. ein Drücken oder andrer Schmerz oben auf, oder in dem Kopfe, oder ein Bohren über einem Auge.
FN 68/12-4: Dabei oft eine große, innere Unruhe und Ängstlichkeit, besonders im Unterleibe, Mangel an Stuhl, oder öftere, kleine, ängstliche Stuhlgänge, Schwere in den Gliedern. Beben im ganzen Körper. Spannung aller Nerven mit großer Reizbarkeit und Empfindlichkeit; das Auge verträgt kein Licht, es thränt, schwillt auch wohl; die Füße sind kalt; zuweilen dabei Stockschnupfen, oft Frost, bald auch fliegende Hitze; dabei stete Übelkeit, auch wohl Würgen und Erbrechen; sie liegt entweder wie betäubt da, oder wirft sich angstvoll herum - in Anfällen von 12, 24 und mehren Stunden. Nach dem Anfalle entweder große Ermattung mit Traurigkeit, oder Gefühl von Gespanntheit im ganzen Körper. Vor dem Ausbruche oft Glieder-Rucke im Schlafe und Aufschrecken, ängstliche Träume, Zähneknirschen im Schlafe und große Schreckhaftigkeit bei jählingem Geräusche.

Innerer Hals

Belag (= Exsudat, Diphtherie): *Acet-ac.* ail. **Am-c.** ant-t. **Apis** arg-n. **Ars.** ars-i. *Arum-t.* **Bapt.** bar-c. bar-i.k2 bar-s.k2 bell. **Brom.** bry. calc-p. canth. *Caps.* **Carb-ac.** chinin-ar.k2 chr-ac.br1 *Con. Crot-c. Crot-h.* cupr-act. diph.ptk1 *Echi. Elaps* hep. ign. *Iod.* **Kali-bi. Kali-chl.** kali-i.bg3,k2 kali-m.k2 kali-p. kali-perm. *Kreos.* **Lac-c. Lach.** *Lachn.* **Lyc.** manc.ptk2 **Merc.** *Merc-c. Merc-cy. Merc-i-f. Merc-i-r. Mur-ac.* naja *Nat-ar.* **Nat-m.** *Nit-ac.* **Phos. Phyt.**c2,k2 **Rhus-t.** sabad. sal-ac. *Sang. Sec. Sul-ac.* sul-i.k2 **Sulph.** tarent.k2 *Thuj.* tub.c1
🖎 *FN 84/11-1: Die Luftröhr-Entzündung (häutige Bräune) kann bei keinem Kinde sich ereignen, was von latenter Psora frei ist oder durch Heilung frei gemacht worden war.*

Entzündung:
– **Rachen** (= Pharyngitis):
• **chronisch**: alum.k2 bar-m. **Calc.** calc-sil.k2 *Fl-ac.* kali-i. *Lac-c.* lach. naja *Nat-m.* **Petr.** *Phyt. Sep.* **Sil.** sulph.
🖎 *PP: Öftere Halsentzündung, öftere Heiserkeit.*
– **wiederkehrend**:
🖎 *73/26: Öfters, innere Halsentzündung und Geschwulst der zum Schlingen dienenden Theile.*

Krampf:
– **Ösophagus**: arg-n.a1 zinc.h
🖎 *75/5: Krampfhaft verhindertes Schlingen, zuweilen bis zum Hungertode.*

Schleim: acon.a1,k aesc.a1,k agar. ail. *All-c.*hr1,k *Alum.*a1,k alum-sil.k2 *Alumn.* a1. am-m. *Ambr.*hr1,k,* *Anac.*a1,k ant-c. *Ant-t.*hr1,k,* aphis apoc.hr1,k **Arg-met. Arg-n.** arn. ars. *Ars-i.* ars-s-f.k2 arum-d.a1,k *Arum-t.*a1,k asar. aur. aur-ar.k2 aur-i.k2 aur-s.k2 *Bamb-a.*stb2 bapt.hr1,k,* *bar-c.*hr1,k,* bar-m. bell.a1,k benz-ac.a1,k *Berb.*hr1,k bism. borx. bov.a1,k bry.hr1,k,* bufo cact.a1,k *Calc.*hr1,k calc-ar. calc-i.k2 calc-p.a1,k *Calc-s.*a1,k calo.a1,k caps.k2 carb-ac.hr1,k,* *Carb-an.*a1,k *Carb-v.* carbn-s. **Caust.**hr1,k cench.k2 *Cer-s.*a1 *Cere-b.*k,kl chel.a1,k cimic.a1,k *Cinnb.* *Cist.* coc-c.a1,k colch. con. croc.a1,k *Crot-h.* crot-t. cupr. cur. cycl. dros. dulc.hr1,k echi. *Elaps* ery-a.a1,k eupi.a1,k ferr-i.a1,k ferr-p.a1 *Fl-ac.*hr1,k glon. *Graph.*a1,k grat.a1,k guaj. gymno. hep.a1,k hydr.a1,k *Hydrog.*srj2 hyos.h,kl ind.a1,k *Iod.*a1,k jug-r.a1,k kali-ar. **Kali-bi.**a1,k **Kali-c.**hr1,k,* kali-i. kali-m.k2 *Kali-p.* **Kali-s.** kali-sil.k2 kalm.a1,k kiss.a1,k kreos.a1,k lac-ac. **Lach.**hr1,k,* lact. laur.a1,k lob. lob-s.a1,k *Lyc.* lyss.a1,k mag-c.a1,k mag-m. mag-s.a1,k mang.a1,k med.c1 **Merc.** *Merc-c.* **Merc-i-f.**a1,k *Merc-i-r. Mez.*a1,k *Mur-ac.*hr1,k,* myric.hr1,k,* **Nat-ar. Nat-c.**a1,k,* **Nat-m.** *Nat-p.*a1,k *Nat-s. Nit-ac.* nit-s-d.a1 **Nux-v.** ol-an. op.a1,k osm. ox-ac.a1,k par.hr1,k petr.a1,k ph-ac.a1,k phel.a1,k *Phos.*a1,k phys.a1,k *Phyt.*a1,k plan.a1,k *Plat.*a1,k *Plb.*a1,k podo. *Psor.*c2,k ptel.hr1,k **Puls.** *Ran-b.*a1,k raph.a1,k *Rhus-t.*hr1,k *Rumx.* sabad. samb. sang.k2 sars.a1,k *Sel.* **Seneg.**hr1,k **Sep.**a1,k **Sil.**hr1,k,* sol-t-ae.a1,k *Spig.* stann.a1,k stram.a1,k sul-ac.a1,k *Sulph.*a1,k,* sumb.a1,k tab.a1,k tarax. teucr. *Thuj.* til.a1,k trif-p.c2 verat.a1,k viol-t. wildb. xan.br1 *Zinc.*a1,k zinc-p.k2 zing.a1,k
🖎 *PP: Viel Rachenschleim.*
🖎 *73/25: Häufiger Schleim tief unten im Halse (Rachen), den er oft des Tages, besonders früh, herauf rachsen und auswerfen muß.*

– **morgens**: all-s.a1,k *Alum.* am-m. ambr. androc.srj1 apis **Arg-met.** arg-n.a1 ars.h,kl bad. *Bar-c.* bov.a1,k *Calc.* carbn-s. **Caust.** cench.k2 cer-s.a1 cimx. cina.h *Cist.* cob.a1,k cupr. eupi.a1,k fl-ac. gal-ac.br1 *Graph.* hep. **Kali-bi.** *Kali-c.* kali-p.k2 kali-s. kreos. lach.k2 lact. laur. lyc.a1,k mag-c. mag-m.a1,k *Merc-i-f. Nat-c. Nat-m.*a1,k nat-s. nux-v. *Petr.* phos. plat. **Puls.** rhus-t.a1,k sabad. sars. *Sel.* seneg. *Sep.* **Sil.** spig. stram.a1,k sulph.a1,k sumb. tarax. teucr. *Thuj.*
🖎 *73/25: Häufiger Schleim tief unten im Halse (Rachen), den er oft des Tages, besonders früh, herauf rachsen und auswerfen muß.*

– **Essen**:
• **beim**: caust. nux-v.k2 thuj. verat.
🖎 *75/12: Wenn sie essen will, ist's ihr voll in der Brust und schleimig im Halse.*

Schlucken:
– **unmöglich**: acet-ac.a1,k acon.hr1,k,* aeth.hr1,k,* *Alum. Alumn.* amph.a1 amyg.hr1 ant-c.c1 **Ant-t.**hr1,k,* **Apis** *Arum-m.*a1 *Arum-t.*hr1,k atro.hr1 *Bapt.*hr1,k bar-c.hr1,k *Bell.*hr1,k,* bism.a1,k *Camph.*hr1,k cann-i.a1,k carb-ac.a1,k *Carb-v.* cham. chlor.hr1,k *Cic.*a1,k *Cina* cocc.k2 *Crot-c. Crot-h.* cupr. cur.hr1,k dulc. *Gels.*hr1,k,* *Graph.* hydr.hr1,k,* **Hyos.**hr1,k,* *Ign.*a1,k ip.a1,k iris kali-bi.k2 kreos.a1,k **Lac-c.** *Lach.*hr1,k laur.a1,k linu-c.a1 *Lyc.*a1,k lyss.hr1,k,* manc.hr1,k merc-c.hr1,k,* morph.a1 mur-ac.a1,k naja **Nit-ac.**hr1,k,* *Nux-v.*hr1,k,* oena.a1,k *Op.*hr1,k,* *Phos.* phys.a1,k *Plb.* psor.hr1,k *Sabad.* sabin.hr1 spong.hr1,k **Stram.**a1,k stry.a1 sul-ac.a1,hr1 *Sulph.* *Tab.*a1,k tanac.a1 ter.a1 thuj. *Verat.*a1,k visc.a1 zinc-m.a1
🖎 *75/5: Krampfhaft verhindertes Schlingen, zuweilen bis zum Hungertode.*
– **unwillkürlich**: *Cina* con. merc.a1,k **Sep.** *Staph.*
🖎 *75/6: Krampfhaftes, unwillkürliches Schlingen.*

Schlucken; ständige Neigung zu:
– **Würgen**, durch: cina **Graph.** *Lyc.* **Merc-c.** *Sep.*
🖎 *75/6: Krampfhaftes, unwillkürliches Schlingen.*

Schmerz:
– **brennend**: absin. acal.br1 **Acon.**hr1,k,* acon-f.a1 *Aesc.*hr1,k,* *Aeth.*hr1,k,* agar.a1,k alco.a1 aloe.k2 *Alum.*h,k,* alum-p.k2 alum-sil.a1 alumn.a1 *Am-c.*a1,k am-m.a1,k ammc.hr1,k,* anan.a1,k ant-c.a1,k ant-t.a1,k **Apis** arg-met. *Arg-n.*hr1,k,* *Arn.*a1,k **Ars.**hr1,k,* ars-h.hr1,k,* ars-i. ars-s-f.k2 arum-m.hr1 *Arum-t.*a1,k *Asaf.*hr1,k asc-c.a1 aspar.hr1 aster.a1 atro.a1 aur. aur-ar.k2 aur-i.k2 aur-s.k2 bamb-a.stb2 bapt.hr1,k,* bar-c. bar-i.k2 bar-m. bar-s.k2 *Bell.*a1,k berb.a1,k bism.a1,k bol-s.a1 borx. *Bov.*a1,k brom.a1,k cain. *Calad. Calc.*a1,k calc-p.a1,k calc-s. calc-sil.k2 *Camph.*a1,k cann-i.a1,k **Canth.**a1,k **Caps.**

Innerer Hals

Schmerz

Schmerz: ...

*Carb-ac.*al,k *Carb-an.*al,k *Carb-v.*al,k *Carbn-s.* castm. **Caust.**al,k cedr.al,k cham. chel.al,k chin. chin-b.c1 chinin-ar. chinin-s. chlf.al chlol.al *Cimic.* cinch.al cist. clem.al,k *Coc-c.*al,k cocc. colch.al,k coloc.al,k con.hr1,k cop. corn.br1 *Crot-c. Crot-t.*al,k cub.al,c1 cupr. cupr-act. cupr-ar. cupr-s.al cur. cycl. delphin.al dig.h,k,* digox.al dios.hr1,k,* dros.al,k echi. erio.al eucal.al,hr1 eup-per.al,k **Euph.** ferr.al,k ferr-ar. ferr-i. ferr-m. ferr-p. fl-ac. **Gels.**al,k gink-b.sbd1 glon.al,k granit-m.es1 *Graph. Guaj.* helio.al hell.al,k *Hep.*hr1,k *Hura* hura-c.al,c1 hydr.k2 *Hydrog.*srj2 *Hyos.* iod.al,k ip.al,k,* iris.bg3,k jatr-c. jug-c.al,k kali-ar. *Kali-bi.*hr1,k,* *Kali-c.* kali-chl. kali-i.al,k kali-m.k2 kali-n.al,k kali-ox.al kali-p. kali-perm. kali-s.al,k kali-sil.k2 kreos.al,k lac-ac.al,k **Lac-c.** *Lach.*al,k *Laur.*al,k lepi.al,br1 lil-s.al lob.al,k lob-c.al lol.al **Lyc.**hr1,k,* lyss.al,k mag-c. manc.al,k mang. *Merc.* merc-br.al **Merc-c.**al,k *Merc-i-f.*al,k *Merc-i-r.* merl.al,k **Mez.**h,k,* *Mur-ac.*hr1,k,* myric. myris.al nat-ar. nat-c. **Nat-m.**al,k nat-p. *Nit-ac.*al,k nit-m-ac.al nux-v.al olnd.al,k op.al,k *Ox-ac.*al,k paeon. *Par.*al,k *Petr.*al,k ph-ac. *Phos.*al,k *Phyt.*hr1,k,* plb.al,k podo.al,k pop-c.c2 *Psor.*al,k puls. ran-b. ran-s.al,k raph.al,k *Rhod.*al,k *Rhus-t.*al,k rhus-v.al,k ric.al *Sabad.*al,k sal-ac.hr1,k,* **Sang.**hr1,k,* *Sec.*al,k *Seneg.*al,k *Sep.*hr1,k,* sil.al,k spira.al *Spong.*al,k Squil.al,k still.hr1,k,* *Stram.*al,k sul-ac.al,k sul-i.al,k **Sulph.**hr1,k,* *Syph. Tab.*al,k tarax.hr1,k,* tarent.al tart-ac.al tep.al,k ter. thuj.al,k til.al tub.c1 upa.al,k urt-u.al,k *Verat.*al,k verat-v.al,k vesp.al,k vip.al,k zinc.al,k zinc-m.al zinc-p.k2 zinc-s.al

☞ 73/22: Brennen im Halse.

- **Aufstoßen**, nach: alum.h,k,* kali-c.k2 lac-ac.c1 *Sulph.*

☞ 77/2: Blähungen treten wie in die Höhe; es kommt Aufstoßen - dann oft Brennen im Halse, oder Erbrechen, bei Tage und Nacht.

Schwellung: acon.al,k aesc.al,k **Ail.** alum.k2 am-c. am-caust.al am-m.al,k anan. ant-t.hr1,k,* *Apis* arag.br1 arg-met.h arn.al *Ars.*hr1,k,* ars-i. arum.al asim.hr1 atro.al aur.al,k aur-ar.al,k aur-i.k2 aur-s.k2 bapt.al,k **Bell.**al,k benz-ac.al,k berb.al,k *Brom.*al,k bufo *Calc.*hr1,k calc-p.al,k *Calc-s.*al,k *Canth.*al,k caps.k2 carb-ac.hr1 carb-v.al,k carbn-s. carl.al caust.al,k chinin-ar. chlor.al,k cic.hr1,k,* coc-c.al,k crot-h.hr1,k crot-t.al,k cupr-act. dios.al,k dros.hr1 ery-a.al ferr.al gamb.al,k gink-b.sbd1 glon.hr1,k,* *Graph.*al,k hell.al **Hep.**hr1,k hippoz.hr1 iod.hr1,k,* jug-c.al,k kali-ar. *Kali-bi.*hr1 kali-c.al,k kali-m.k2 kali-n. kali-p. kali-perm. kali-s. kali-sil.al,k kalm.al,k **Lach.**hr1,k,* lachn.al,k led.al,k *Lyc.*hr1,k,* *Merc.*hr1,k,* **Merc-c.**al,k *Merc-cy.*hr1,k merc-d.al,k merc-sul.hr1 *Mur-ac.*hr1,k,* nat-ar. *Nat-m. Nit-ac.*al,k *Nux-v.* op. ox-ac.al,k petr.al *Phos.*al,k **Phyt.**hr1,k,* plan.al *Plb.*al,k psor. puls.hr1,k,* *Rhus-t.*hr1,k,* rhus-v.al,k rumx. sabad.al,k samb.al,k sars.al,k sec. *Seneg. Sep.*al,k sil.al,k spig. **Spong.**hr1,k *Stann.*al,k stram. stry.al,k sul-ac.al,k sul-i.al,k *Sulph.*al,k *Thuj.*al,k verat.al,k vesp.al,k vip.al,k *Wye.*al,k xan.al,k zinc.al,k zinc-m.al zinc-p.k2 zinc-s.al

Schwellung

Schwellung: ...

☞ 73/26: Öfters, innere Halsentzündung und Geschwulst der zum Schlingen dienenden Theile.

Spasmen (= spasmodische Zusammenschnürung, Konvulsionen etc.):

– **Ösophagus**: aconin.c2 *Alum.* Alumn. arg-cy.c2 *Arg-n. Ars. Asaf.* **Bapt.** *Bar-c.*c2,k **Bell.** cact.k2 *Calc. Carb-ac.* carb-v. carbn-s. cham. cic. *Cimx.* coc-c. *Cocc.* coloc. *Con. Crot-c. Crot-h.* **Cupr.** *Elaps Gels.* graph. hydr-ac. *Hyos. Ign.* iris kali-ar. kali-bi. kali-c. **Lach. Laur.** *Lyss. Manc.* **Merc-c.** mur-ac.k2 *Naja* Nat-c.hr1 nat-m. nicc. nit-ac. *Nux-v.* ox-ac. *Phos. Plat.* Plb. ran-b. rat. sars. *Stram.*c2,k *Sulph.* verat. *Verat-v.*c2,k zinc.c2,k

☞ 75/5: Krampfhaft verhindertes Schlingen, zuweilen bis zum Hungertode.

Trockenheit

Trockenheit: acet-ac.al *Acon.*al,k adox.al **Aesc.**hr1,k,* aeth.al,k *Agar.*hr1,k,* ail.al,k *All-c.*al,k aloe *Alum.*al,k alum-p.k2 alum-sil.k2 alumn.al am-c.al,k am-m.al,k ambr. *Ammc. Anac.*al,k **Anag.**al,k *Androc.*srj1 ant-c.al,k ant-t.al,hr1 *Apis Arg-n.*hr1,k arn.al *Ars.*hr1,k,* ars-i. ars-s-f.al *Asaf.*hr1,k,* asar. *Atro.*hr1,k,* aur-m.k2 aur-m-n.al,k bamb-a.stb2 bapt.al,k *Bar-c.*al,k bar-m. bar-s.k2 bart.al **Bell.**hr1,k,* berb.hr1,k,* bol-s.al bond.al borx.al both. *Bov.* brach.al brom.al,k *Bry.*hr1,k,* *Bufo* cadm-s. cain. **Calad.**hr1,k,* **Calc.**al,k calc-i.k2 calc-p.al,k calc-s. calc-sil.k2 **Cann-i.**al,k cann-s.al,k **Canth.**al,k carb-ac.hr1,k *Carb-v.*al,k *Carbn-s.* **Caust.**al,k cent.al cephd-i.bnj1 cham. *Chel.*al,k chin.al,k chinin-ar. chinin-s. chlol.al *chlor.*hr1,k,* *Cic. cimic.*hr1,k,* *Cimx. Cinnb.*al,k *Cist.*hr1,k,* clem. cob.al **Coc-c.**al,k coca *Cocc.*hr1,k,* *Colch.*al,k *Coloc. Con.*hr1,k,* cop. *Cor-r.*hr1,k,* *Crot-h.*hr1,k,* crot-t.al,k cub.al cupr. cycl.hr1,k,* der.al dig.h,k,* dios.hr1,k,* *Dros.*hr1 dub.al,c2 dulc. erig.hr1 erio.al ery-m.al,k eug.al,k eup-per.al eupi.al,k fago.al,k ferr.al ferr-i.al franz.al gala.br1 gast.al *Gels.*hr1,k,* gent-l.al gins.al glon.al,k graph. ham.hr1,k,* hell.al,k *Helon.*hr1 *Hep.* hydr. hydrobr-ac.br1 *Hydrog.*srj2 *Hyos.*hr1,k iber.al *Ign.* Iod.al,k *Ip.*hr1,k,* *Iris* jac-c.al,k jatr-c. jug-c.al,hr1 *Kali-ar.* *Kali-bi.*hr1,k,* kali-br. *Kali-c.*hr1,k,* *Kali-chl.*hr1,k,* *Kali-i.*hr1,k kali-m.al,k kali-p. kali-perm. kali-pic.al *Kali-s.* kali-sil.k2 *Kalm.*hr1,k kreos al,k lac-ac.al,k **Lac-c.**hr1,k *Lach.*al,k *Lachn.*al,k laur.al,k lem-m.br1 lil-s.al limest-b.es1 lob.hr1,k,* lob-c.al,k lobin.al *Luna.*kg1 *Lyc.*al,k *Mag-c.*hr1,k,* *Mag-m.*al,k mag-s.al,k *Manc.*al,k mang.al,k med. meny.al,k **Merc.**al,k *Merc-c.*hr1,k,* merc-i-f.al,k merc-n.al merc-sul.hr1,k,* **Mez.**hr1,k,* mill.al morph.al,k mosch.al,k *Mur-ac.*hr1,k,* myric.hr1,k,* *Naja* narc-ps.al narcot.al narz.al *Nat-ar. Nat-c.*hr1,k,* **Nat-m.**al,k *Nat-p. Nat-s.*al,k nicot.al *Nit-ac.*al,k nit-s-d.al **Nux-m.**al,k *Nux-v.* ol-an.al olnd. onos.c2 *Op.*hr1,k,* ox-ac.al,k pall.al,hr1 par.hr1,k,* petr.hr1,k,* ph-ac. phel.al,k **Phos.**al,k *Phyt.*hr1,k,* plan.al *Plat.*al,k plb.al,k *Podo.*hr1,k,* polyp-p.al psil.ft1 *Psor.*hr1,k,* ptel. **Puls.**hr1,k,* raph.al,k **Rhus-t.**al,k rhus-v.al,k rumx. **Sabad.**hr1,k,* *Sabin.*hr1,k,* sal-ac.al,hr1 samb. **Sang.** sanic. *Sars.*hr1,k,* sec.hr1,k sel.al,k *Senec.*hr1,k *Seneg.* *Sep.*hr1,k,*

Innerer / Äußerer Hals

Trockenheit: ...

Sil.hr1,k sol-ni. *Spong.* squil.a1,k *Stann.*a1,k staph. Stict.hr1,k still.hr1,k,* **Stram.**hr1,k stry.a1,k sul-ac.a1,k sul-i.k2 **Sulph.**hr1,k,* sumb.a1,k tab.a1,k tarax.a1,k tell.hr1,k,* *Thuj.*a1,k tub.c,xxb upa.a1 ust.hr1,k,* valer.a1,k *Verat.*hr1,k,* **Verat-v.**a1,k verb. voes.a1 wye.a1,k xan.c1 *Zinc.*hr1,k,* zinc-p.k2 zing.a1,k

≈ *73/20: Trockenheits-Empfindung des ganzen innern Mundes, oder bloß einzelner Stellen, oder tief im Halse. FN 73/20-1: Am meisten beim Erwachen in der Nacht und früh, mit oder ohne Durst; bei einem hohen Grade von Trockenheit im Halse oft stichlichter Schmerz beim Schlingen.*

- **nachts**: acon.a1,k alumn.a1,k arg-n.a1,k ars.a1,k *Calc.* calc-p.a1,k caust.a1,k cimic.a1 *Cinnb.*a1,k *Cist.*a1,k coc-c.a1,k gal-ac.a1,br1 glon.a1,k graph.a1,k hydrog.srj2 kali-c. **Lach.**a1,k lyc.h,kl mag-m.a1,k menis.a1 nat-c.a1,h,* nit-ac.h,kl phel. phos.a1,h,* plat.h,kl *Puls.*a1,k rhus-t. *Senec.*a1,k *Seneg.* sep.a1,k sil. *Sulph.*a1,k *Ust.*

  ≈ *73/20: Trockenheits-Empfindung des ganzen innern Mundes, oder bloß einzelner Stellen, oder tief im Halse. FN 73/20-1: Am meisten beim Erwachen in der Nacht und früh, mit oder ohne Durst; bei einem hohen Grade von Trockenheit im Halse oft stichlichter Schmerz beim Schlingen.*
  95/12: Mancherlei unleidliche Schmerzen die Nacht, oder Nachtdurst, Trockenheit des Halses, des Mundes, oder öfteres Nachtharnen.

- **Erwachen**, beim: *Alum.* alum-p.k2 alum-sil.k2 *Ambr. bov. Cinnb. Cist.* coc-c. *Lac-c.* **Lach.** *Lachn.* lyc. mag-c. *Manc.* morph. naja nat-ar. **Nux-m.** ol-an. par. phos. sars. sel. sep. sil. sulph. zing.
  ≈ vgl. 95/12

Würgen, Zusammenziehen: abies-n.br1 absin. *Acon.*bg2,k *Aesc.* aeth. agar. aloe *Alum.* alum-p.k2 am-c. am-m. ambr. anac.bg2 anan. *Apis* Arg-met.bg2 *Arg-n. Ars.* ars-h. ars-i. ars-s-f.k2 arum-t.hr1,k asaf. asar. asc-t. *Bapt.* Bar-c. **Bell.**bg2,k benz-ac. *Brom.* bry. *Bufo Cact. Calc.*bg2,k *Calc-s.* cann-s.bg2 *Canth. Caps.* carb-ac. carb-an. *Carb-v. Carbn-s.* castm. **Caust.** cedr. *Cham.* chel. chin. chin-b.c1 chinin-ar. chinin-s. chlor. cic. cimic. *Cimx.* cinnb. *Coc-c.* **Cocc.**bg2,k colch. con. cop. cot.br1 *Crot-c. Crot-h. Crot-t. Cupr.* cur. cycl. dig. dios. dros. elaps eup-per. *Ferr.* ferr-ar. ferr-p. *Fl-ac.* gamb. *Gels.*bg2,k gent-c. *Glon. Graph. Hell. Hep.* hura hydrog.srj2 **Hyos.**bg2,k **Ign.**bg2,k indg. *Iod. Ip.* iris.c1 jac-c. kali-ar. kali-bi. *Kali-c.*bg2,k kali-chl. kali-i. kali-m.k2 *Kali-n.*bg2,k kali-p. *Kali-s.* kreos. lac-ac. **Lac-c. Lach.**bg2,k **Laur. Lyc.** lyss. *Mag-p. Manc.* meph.bg2 merc. merc-c. merc-sul.c1 merl. *Mez. Mosch.* myric. **Naja** nat-ar. *Nat-m.*bg2,k nat-s. nicc. nit-ac.k2 nux-m.bg2 *Nux-v.* oena. op.bg2,k ox-ac. petr. ph-ac. phos. phys. *Phyt.* Plat.bg2,k **Plb.** ptel. *Puls.* ran-s. raph. rat.c2,k rheum.h *Rhod.* rhus-t.bg2 sabad. sabin. sars. seneg. *Sep. Sil.*bg1,h,* **Spong.** still. *Stram. Stry.* sul-ac.bg2,k **Sulph.** sumb. syph.bg1 *Tab.* ter.bg1 *Thuj.* tub.c1,xxb vario.jl *Verat.*bg2,k vip. vip-l-f.a1 *Zinc.* zinc-p.k2
  ≈ *75/6: Krampfhaftes, unwillkürliches Schlingen.*

Zucken: *Arg-n.*a1,k chel.a1,k crot-t.a1,k cycl.a1,k sep.a1,k

≈ *94/8: Schnelles Zucken einzelner Muskeln und Glieder selbst beim Wachen, z.B. der Zunge, der Lippen, der Gesichtsmuskeln, der Schlundmuskeln, der Augen, der Kiefer, der Hände und Füße.*

Äußerer Hals

Farbe (= Verfärbung):
- **gelb**: ars.bg1 chel. hydr.bg1

  ≈ *92/1: Gilbe der Haut, gelbe Flecke, gleicher Natur, um die Augen, den Mund, am Halse u.s.w., ohne Empfindung.*
  FN 92/1-1: Nach Fahren im Wagen entsteht Hautgilbe am ehesten, wenn sie noch nicht ständig, sondern nur noch überhingehend ist.

Luft:
- **empfindlich** gegen: ail. *Caust.* crot-t. *Fl-ac. Hep. Merc. Sil.* tub.

  ≈ *PP: Leichtes Verkälten theils des ganzen Körpers, theils bloß des Kopfes, des Halses, der Brust, des Unterleibes, der Füße, z.B. in Zugluft [gewöhnlich bei Neigung dieser Theile zu Schweiße], und mancherlei davon, oft anhaltende Beschwerden.*

Schweiß:
- **Erwachen**, beim: mang. nit-ac.

  ≈ *93/1: Tägliche Frühschweiße, oft triefend stark, viele Jahre über, oft von saurem, oder beißigsaurem Geruche.*
  FN 93/1: Dahin gehört auch das Schwitzen psorischer Kinder am Kopfe, Abends nach dem Einschlafen.

Schwellung:
- **Halsdrüsen**: aesc. aeth.hr1 *Agar. Alum.* alum-sil.k2 *Alumn. Am-c. Am-m.* ant-c. ant-t. *Apis* arn. **Arum-t.** astac.br1 bamb-a.stb2 **Bar-c.** bar-i.k2 **Bar-m.** bar-s.k2 *Bar-sil.* **Bell.** bov. brom.k2 **Calc.** calc-i.k2 calc-p.k2 calc-s. calc-sil.k2 camph. canth. *Carb-an. Carb-v.* carbn-s. *Cham.* cinnb. *Cist. Con.* cupr. dros.tl1 *Dulc.* ferr. ferr-i. glon.k2 **Graph.** *Hell. Hep.* hydrog.srj2 ign. *Iod.* kali-bi. **Kali-c.** *Kali-i.* kali-sil.k2 kreos. *Lach. Lap-a.* led. *Lith-c.* luna.kg1 **Lyc. Mag-m.** marb-w.es1 **Merc.** *Merc-c.* mur-ac. *Nat-c. Nat-m. Nat-s. Nit-ac. Phos. Phyt. Psor. Puls.* **Rhus-t.**k,k2 sel.k2 *Sep.* **Sil.** *Spig. Spong.* **Staph.** stict.c1 sul-ac. sulph.k2 **Sulph.** syph.k2 tarent. tep. *Thuj. Tub.* v-a-b.jl vesp. zinc.

  ≈ *PP: Halsdrüsen-Geschwülste (Skropheln).*
  73/1: Drüsen-Geschwülste an den Seiten des Halses herab.
  92/4: Drüsen-Geschwülste um den Hals, im Schooße, in den Gelenkbiegungen, der Ellbogenbeuge, der Kniekehle, in den Achselgruben, auch in den Brüsten.

Warzen: nit-ac. psil.ft,ft1 sil. thuj.

  ≈ *92/2: Warzen im Gesichte, an den Vorderarmen, Händen u.s.w.*
  FN 92/2-2: Besonders in der Jugend. Viele derselben stehen nur kurze Zeit und verschwinden, um einem andern Psora-Symptome Platz zu machen.

Magen

Appetit:

– **fehlend** (= Appetitlosigkeit): abrot. absin. acet-ac. *Acon.* aegle-f.bnj1 aesc. aeth. *Agar.* ail. *All-c.* aloe *Alum.* alum-p.k2 am-c. am-m. ambr. *Anac.* androc.srj1 ang.c1 *Ant-c.* *Ant-i.*c1 ant-t. *Anthraci.* apis apoc.k2 arg-met. *Arg-n.* *Arn.* **Ars.** ars-h. ars-i. arum-t. **Asar.** asc-t.c1 aster. aur. aur-m. *Bapt.* *Bar-c.* bar-i. *Bar-m.* bar-s.k2 bell. ben. *Berb.* *Bol-la.* *Borx.* *Bov.* brach. *Bry.* *Cact.* calad. **Calc.** *Calc-ar.* calc-i.k2 calc-p. calc-s. calc-sil.k2 camph. canth. caps. *Carb-ac.* *Carb-an.* *Carb-v.* carbn-s. carc.cd *Card-m.* *Caust.* cench.k2 cephd-i.bnj1 **Cham. Chel. Chin.** chinin-ar. chinin-s. *Chlor. Cic.* cimic. *Cina* cinnb. clem.a1 **Cocc.** *Coff. Colch.* coloc. *Con.* cop. cor-r. crot-t. cupr. cupr-ar. **Cycl.** daph. dros. dulc. echi. elat. eup-per. **Ferr.** *Ferr-ar.* *Ferr-i.* ferr-p. *Fl-ac.* gels. glon. gran. *Granit-m.*es1 graph. *Guaj.* gymno. haliae-lc.srj5 *Hep. Hydr.* hydrc. *Hydrog.*srj2 hyos. hyper. *Ign.* ind. indg. *Iod.* *Ip. Iris* jatr-c. jug-c. jug-r. kali-ar. **Kali-bi.** *Kali-br.* kali-c. kali-chl. *Kali-i.* kali-m.k2 kali-p. **Kali-s.** kali-sil.k2 kreos. lac-d.c1,k2 lac-f.c1 lach. lact. laur. *Lec.* led. lil-t. limest-b.es1 lob. **Lyc.** lyss. *Mag-c.* mag-m. mag-s. manc. *Mang.* med. *Meph.* *Merc. Merc-c. Mez. Mur-ac.* murx. myric. naja nat-ar. nat-c. **Nat-m.** nat-p. nat-s. nicc. nit-ac. *Nux-m.* **Nux-v.** olnd. op. osm. ox-ac. *Petr. Ph-ac.* **Phos.** phyt. pic-ac. pip-m. plat. *Plb. Podo. Psor.* ptel. **Puls.** raph. rat. **Rhus-t.** sabad. *Sabin. Sang. Sarr.* sars.h sec. senec. *Seneg.* **Sep. Sil.** sol-t-ae. *Spig.* spong.h squil. stann. stram. stront-c. *Sul-ac.* sul-i.k2 **Sulph.** sumb. *Syph.* tab. tarent. tep. *Ter.* term-a.bnj1 **Thuj.** trom. tub-a.ih,vs tub-m.ih,vn,* upa. urt-u. v-a-b.jl verat. vip. xan. zinc. zing.

   📖 *PP: Bald unersättlicher Hunger, bald Appetitlosigkeit.*
   75/13: Mangel an Eßlust; bloß ein Nagen, Drehen und Winden im Magen nöthigt sie zu essen.

  • **Schmerz** im Magen zwingt zum Essen:
   📖 *75/13: Mangel an Eßlust; bloß ein Nagen, Drehen und Winden im Magen nöthigt sie zu essen.*

– **Heißhunger** (= übermäßiger Appetit): abies-c. abrot. *Agar. All-c. Alum.* alum-p.k2 alum-sil.k2 **Am-c.** *Anac.* anan. **Arg-met.** arn. **Ars. Ars-i.** ars-s-f.k2 asaf. *Aur.* aur-ar.k2 aur-i.k2 aur-s.k2 bamb-a.stb2 bar-c. *Bar-i.* bar-m. bar-s.k2 bell. *Berb.* bov. *Bry.* calad. **Calc.** calc-i.k2 **Calc-p. Calc-s.** calc-sil.k2 camph. **Cann-i.** caps. carb-ac. *Carb-an.* carb-v. **Carbn-s.** card-m. caul. *Caust.* **Chin.** *Chinin-ar.* **Cina** clem.a1 clerod-i.bnj1 *Coc-c. Cocc. Coff. Colch. Coloc. Con.* cop. crot-c. cupr. dros. *Elaps* equis-h. *Eup-per.* **Ferr.** *Ferr-ar. Ferr-i.* ferr-p. *Fl-ac.* gamb. gels. gran. **Graph.** *Guaj.* guare. hell. hep. hura hydrog.srj2 *Hyos. Ign.* ind. **Iod.** jug-c. kali-ar. kali-bi. kali-c. kali-chl. kali-m.k2 *Kali-n.* kali-p. kali-s. kali-sil.k2 kreos. *Lac-ac.* lac-c. lach. lap-a. laur. lil-t. **Lyc.** lyss. mag-c. mag-m. mag-s. marb-w.es1 meny.a1,st *Merc.* **Merc-c.** *Mez. Mur-ac.* myric. *Nat-ar.* *Nat-c.* **Nat-m.** *Nat-p. Nat-s. Nit-ac. Nux-m.* **Nux-v.** *Ol-j.*

Olnd. *Op.* ox-ac. **Petr.** *Ph-ac.* **Phos.** phys. pime.a1 *Plat. Podo.* psil.ft1 **Psor.** ptel. **Puls.** *Rat. Rhus-t.* ruta *Sabad. Sec.* seneg. *Sep.* **Sil.** sphing.kk3 spig. *Spong.* squil. *Stann. Staph.* stront-c. sul-ac. sul-i.k2 **Sulph.** tab. tarent. tep. ter. ther.k2 *Thuj.* ust. valer. **Verat.** zinc. zinc-p.k2

   📖 *PP: Bald unersättlicher Hunger, bald Appetitlosigkeit.*
   75/8: Heißhunger (wilder Hunger) vorzüglich früh; er muß gleich essen, sonst wird es ihm übel, matt und zitterig (muß sich auch wohl stracks auf die Erde legen, wenn er im Freien ist).

  • **Geräuschen** im Abdomen; mit:
   📖 *75/9: Heißhunger mit Kollern und Murksen im Bauche.*

  • **Schwäche**; mit:
   📖 *75/8: Heißhunger (wilder Hunger) vorzüglich früh; er muß gleich essen, sonst wird es ihm übel, matt und zitterig (muß sich auch wohl stracks auf die Erde legen, wenn er im Freien ist).*
   94/1: Beim Gehen im Freien, jählinge Schwäche-Anfälle, besonders in den Beinen.
   FN 94/1-1: Zuweilen scheint dann das Schwäche-Gefühl herauf bis in die Herzgrube zu steigen, wo es zu einem Heißhunger wird, der ihm alle Kräfte plötzlich nimmt; er wird zitterig und muß sich sogleich eine Weile niederlegen.

– **Hunger**:
  • **ohne**:
   📖 *75/10: Appetit ohne Hunger; sie bekommt Lust, allerlei hastig zu verschlingen, ohne ein Bedürfniß dazu im Magen zu spüren.*

– **schnelle** Sättigung: acon-l.a1 agar.hr1,k *Am-c.*hr1,k androc.srj1 ant-t. arg-met. arg-n. arn. ars.hr1,k bar-c.hr1,k bar-s.k2 bry. calad.hr1,k carb-an.h carb-v.h *Carbn-s. Caust. Cetr.*hr1 **Chin.**h,k,* *Cic.*h,k,* cinch.a1 *Clem.*hr1,k coc-c.hr1,k *Colch.* con. croc. *Cycl.*a1,k *Dig.*a1,k dulc.a1,k *Ferr. Ferr-i.* fl-ac.a1,k *Gels.* gink-b.sbd1 guare. hydr. *Ign.* kali-bi.a1,k kali-i. kali-s. led. **Lyc.** mag-c. mag-m.a1,k mag-s. mang. marb-w.es1 meny.h merc. mez.a1,k nat-c.h2 *Nat-m.*a1,k *Nux-m. Nux-v.*a1,k olnd.a1,k *Op.*a1,k petr. petros. ph-ac.h *Phos.*a1,k plan.a1,k *Plat.*a1,k *Podo.* prun.a1,k psor. ptel. *Rheum Rhod.*a1,k rhus-t.a1,k ruta *Sep.* serp. *Sil.* spong. **Sulph.** tarent. thea *Thuj.* tub.xxb vinc.

   📖 *75/11: Eine Art Hunger; aber wenn sie dann auch noch so wenig ißt, wird sie gleich satt und voll.*

– **unstillbar**: androc.srj1 ang.c1 ant-c. **Arg-met.** arg-n.a1 arum-t. asc-t.hr1,k,* aur.a1,k bamb-a.stb2 bar-c.a1,k *Cic.*hr1 *Ferr. Ferr-i.* hydrog.srj2 **Iod.** limest-b.es1 **Lyc.** marb-w.es1 petr.a1,k puls. puls-n. *Sec. Sep. Spong.*a1,k squil.a1,k stann. staph. tub.a1 v-a-b.jl *Zinc.*a1,k

   📖 *PP: Bald unersättlicher Hunger, bald Appetitlosigkeit.*

– **vermehrt** (= Hunger im allgemeinen):
  • **morgens**: act-sp.hr1 agar. ant-c. *Arg-met.* asar.hr1,k,* aur.a1,k borx. bry. calad.a1,k *Calc.*hr1,k carb-an. chel.a1,k chin. cycl.h hyper.a1,k lyc. lyss.a1,k mur-ac. murx. myric.a1,k nat-c.a1,k nat-m.a1,k psor.a1,k ran-b. rhus-t. sabad.a1,k sang. *Sel.* sep.a1,k sil. tet.a1 teucr. zinc.

Appetit | **Magen** | Aufstoßens; Art des

- **vermehrt - morgens**: ...
  - 75/8: Heißhunger (wilder Hunger) vorzüglich früh; er muß gleich essen, sonst wird es ihm übel, matt und zitterig (muß sich auch wohl stracks auf die Erde legen, wenn er im Freien ist).
  - **Schwäche**, mit: lach. merc. *Phos.* **Sulph.** zinc.$_{ptk1}$
  - 75/8: Heißhunger (wilder Hunger) vorzüglich früh; er muß gleich essen, sonst wird es ihm übel, matt und zitterig (muß sich auch wohl stracks auf die Erde legen, wenn er im Freien ist).
  - 94/1: Beim Gehen im Freien, jählinge Schwäche-Anfälle, besonders in den Beinen.
  - FN 94/1-1: Zuweilen scheint dann das Schwäche-Gefühl herauf bis in die Herzgrube zu steigen, wo es zu einem Heißhunger wird, der ihm alle Kräfte plötzlich nimmt; er wird zitterig und muß sich sogleich eine Weile niederlegen.
- **vermindert**:
  - **Pollutionen**:
    - **nach**:
      - 81/1: Nächtlicher Samen-Erguß, wenn auch nicht oft, doch unmittelbar mit üblen Folgen.
      - FN 81/1-1: Düsterheit, Eingenommenheit, Benebelung der Denkkraft, verminderte Lebhaftigkeit der Einbildungskraft, Gedächtnißmangel, Niedergeschlagenheit, Trübsinn; die Sehkraft wird geschwächt, so wie die Verdauung und die Eßlust; der Stuhlgang bleibt zurück, es entsteht Blutdrang nach dem Kopfe, nach dem After u.s.w.

Aufstoßen:
♦ **begleitet** von:
  - **Schwindel**:
    - 67/5: Schwindel mit häufigem Aufstoßen.
- **Essen**:
  - **nach**: acon. aesc.$_{hrl,k}$ agar.$_{hrl,k}$ all-s.$_{hrl,k}$ alum-sil.$_{k2}$ am-m. ambr.$_h$ *Anac.* ang.$_{c1,h}$ apis **Arg-n.**$_{hrl,k}$ ars.$_{k,k2}$ asaf. bamb-a.$_{stb2}$ *Bar-c.*$_{hrl,k}$ bar-m. bar-s.$_{k2}$ bell. berb.$_{hrl,k}$ *Bry.*$_{hrl,k,*}$ bufo calc.$_{a1,k}$ calc-ar.$_{k2}$ calc-s. calc-sil.$_{k2}$ *Camph.*$_{hrl,k}$ carb-an. **Carb-v.**$_{hrl,k,*}$ **Carbn-s.** card-m. *Caust.*$_{hrl,k}$ cham. *Chin.*$_{a1,k}$ chinin-ar. cic. cina *Colch.* coloc.$_{hrl,k,*}$ com.$_{hrl,k}$ con. cop.$_{a1,k}$ cycl.$_{hrl,k,*}$ daph. dig. dulc.$_{hrl,k}$ echi. **Ferr.**$_{hrl,k}$ ferr-ar. ferr-i. ferr-p. grat.$_{a1,k}$ gymno. ham.$_{hrl,k,*}$ *Hep.*$_{hrl,k,*}$ hydr. kali-ar. kali-bi.$_{hrl,k,*}$ *Kali-c.* kali-m.$_{k2}$ kali-p. kali-s. kali-sil.$_{k2}$ *Kreos.*$_{hrl,k}$ *Lach.*$_{hrl,k,*}$ lec. *Lyc.*$_{h,k,*}$ marb-w.$_{es1}$ merc.$_{a1,k}$ mur-ac.$_{a1,k}$ nat-ar. *Nat-c.*$_{a1,k}$ **Nat-m.**$_{a1,k}$ nat-p.$_{a1,k}$ *Nat-s.*$_{hrl,k}$ *Nit-ac.*$_{hrl,k}$ *Nux-m.*$_{hrl,k}$ *Nux-v.*$_{hrl,k,*}$ onos. *Ox-ac.*$_{hrl,k}$ petr.$_{hrl,k}$ ph-ac. *Phos.*$_{hrl,k}$ *Pic-ac.* plat. *Podo.* psil.$_{ft1}$ **Puls.**$_{hrl,k,*}$ *Ran-s.*$_{hrl,k}$ rat. rhus-t.$_{a1}$ ruta sang. *Sars.* *Sep.*$_{a1,k}$ *Sil.*$_{a1,k}$ *Spig.* spirae.$_{a1}$ *Stann.* staph. **Sulph.** tarax. thuj.$_{hrl,k}$ *Verat.* **Zinc.** zinc-p.$_{k2}$
    - 75/4: Schlucksen nach Essen oder Trinken.
    - 74/8: Aufstoßen, saures, theils nüchtern, theils nach Genüssen, besonders Milch.
  - **Trinken**, nach dem: aeth. aloe anac. apis arg-n. ars. bism. canth. *Carb-v.* coloc. crot-t. hyper. *Kali-c.* lyc. merc. mez. *Nat-m.* nux-v. rhus-t. *Sep.*

Aufstoßen - Trinken, nach dem: ...
tarax. zinc.
  - vgl. 75/4 und 74/8
- **vergeblich** und unvollständig: acon.$_{a1,k}$ agar.$_{a1,k}$ alum.$_{a1,k}$ am-c.$_{hrl,k}$ ambr. anac.$_h$ ang.$_{c1,h}$ *Arg-n.*$_{a1,k}$ arn. *Ars.*$_{a1,k}$ arund.$_{a1,k}$ asar.$_h$ bar-c.$_h$ *Bell.*$_{a1,k}$ calad.$_{a1,k}$ canth.$_{a1,k}$ carb-ac. carb-an. carbn-s.$_{k,k2}$ *Carl.*$_{a1,k}$ *Caust.*$_{a1,k}$ chel.$_{a1,k}$ **Chin.**$_{a1,k}$ *Cocc.*$_{a1,k}$ con.$_{a1,k}$ cycl.$_{a1,k}$ ferr. ferr-ar. ferr-m. ferr-ma.$_{a1}$ *Graph.*$_{h,k,*}$ grat.$_{a1,k}$ hyos.$_{a1,k}$ indg.$_{a1,k}$ kali-c.$_{a1,k}$ kali-m.$_{k2}$ kali-p. *Lach.* laur.$_{a1,k}$ *Lyc.*$_{a1,k}$ mag-c.$_h$ *Manc.*$_{a1,k}$ **Med.** mez.$_{a1,k}$ mur-ac.$_{a1,k}$ **Nat-m.**$_{a1,k}$ nux-v. petr.$_{a1,k}$ ph-ac. phel.$_{a1,k}$ *Phos.*$_{a1,k}$ *Phyt.* pic-ac.$_{a1,k}$ plat. plb.$_{a1,k}$ *Puls.* rhus-t. sabad. sars.$_{a1,k}$ spig.$_{a1,k}$ sul-ac.$_{a1,k}$ sulph.$_{a1,k}$ zinc.$_{a1,k}$ zinc-p.$_{k2}$ zing.$_{a1,k}$
  - 74/7: Versagendes Aufstoßen, was bloß krampfhafte Stöße im Schlunde verursacht, ohne aus dem Munde herauszukommen.
- **Verheben**, durch: mang.$_h$
  - 88/1: Steigende Aufgelegtheit sich zu verheben und, wie man sagt, sich Schaden zu thun schon bei sehr geringer Anstrengung der Muskeln, bei kleinen Handarbeiten, beim über sich Reichen und Langen nach etwas Hohem, beim Aufheben nicht schwerer Dinge, schnellem Wenden des Körpers, Schieben u.s.w. Diese oft nur geringe Anspannung oder Ausdehnung der Muskeln bringt dann oft die schwersten Krankenlager zuwege, Ohnmachten, alle Grade hysterischer Beschwerden, [1] Fieber, Blutsputen u.s.w., da doch eine nicht psorische Person solche Lasten hebt, als ihr Muskelkräfte nur irgend vermögen, ohne die mindesten Nachbeschwerden.[2]
  - FN 88/1-1: Oft auch sogleich starker Kopfschmerz im Scheitel - was dann auch äußerlich bei Berührung schmerzt - oder sogleich Kreuzschmerzen, oder Schmerzen in der Bährmutter, nicht selten Stechen in der Brustseite oder zwischen den Schulterblättern, was den Odem hemmt, oder schmerzhafte Steifheit des Genickes oder Rückgrats, oftes lautes Aufstoßen und dergl.
  - FN 88/1-2: Der gemeine Mann, besonders auf dem Lande, sucht sich dann mit einer Art mesmerischem Streichen, und zwar oft mit einigem, doch nicht dauerndem Erfolge zu erleichtern; die Aufgelegtheit sich zu verheben bleibt jedoch. Mit den Daumenspitzen pflegt vorzüglich eine Weibsperson (Streiche-Frau) gewöhnlich über die Schulterblättern nach den Achseln zu, oder den Rückgrat entlang, auch wohl von der Herzgrube aus, unter den Ribben hin (nur meist mit allzuheftigem Aufdrücken) mehrmals hinzustreichen.

Aufstoßens; Art des
- **faulig**:
  - **morgens**: *Nux-v.*
    - 74/11: Aufstoßen, fauliges oder moderiges, früh.
- **Gas**; große Mengen von: *Arg-n.* asaf. bapt. *Carb-v.* dios.$_{a1}$ *Hep.* *Lyc.* *Phos.*
  - 74/6: Aufstoßen, leeres, lautes; von bloßer Luft, unaufhaltbar, oft Stunden lang, auch Nachts nicht selten.
- **häufig**: ambr.$_{c1}$ nat-c.$_{h2}$
  - 74/12: Häufiges Aufstoßen vor Tische, mit einer Art von wildem Hunger.

Aufstoßens; Art des — **Magen** — Aufstoßens; Art des

- **lange** anhaltend: glon. sul-ac.$_h$
  - 74/6: Aufstoßen, leeres, lautes, von bloßer Luft, unaufhaltbar, oft Stunden lang, auch Nachts nicht selten.
- **laut**, geräuschvoll: acon. ambr. ant-c. **Arg-n.** arn. Asaf. *Bism.* borx. calc-p. *Carb-v.* carbn-s. caust. Chin. *Coca Coloc.* com. con. ferr-i. gran. iris jug-r. kali-bi.$_{ptk1}$ kali-c.$_h$ kali-n. lach. lact. manc. merc. *Merc-i-r.* mosch. petr. *Phos.* **Plat.** plb. *Puls. Sil.* sin-n. sulph. sumb. tab. thuj.$_{ptk1}$ til. verat. verb. vib.$_{ptk1}$ zinc.
  - vgl. 74/6
- **leer** (= Aufstoßen von Luft): abies-n. acon. *Aesc. Aeth.* **Agar.** all-c. aloe alum. alum-p.$_{k2}$ alum-sil.$_{k2}$ am-br. **Am-c.** am-m. *Ambr.* anac. anan. androc.$_{srj1}$ **Ant-c.** ant-t. **Arg-n. Arn. Ars. Ars-i.** ars-s-f.$_{k2}$ arund. *Asaf. Asar.* bapt. *Bar-c. Bar-i.* bar-s.$_{k2}$ bell. *Berb.* **Bism.** bov. brom. *Bry.* cain. *Calad. Calc.* calc-i.$_{k2}$ calc-s. calc-sil.$_{k2}$ camph. cann-i. **Cann-s.** canth. **Carb-ac. Carb-an. Carb-v. Carbn-s.** card-m. carl. *Casc.* castm. caul. **Caust.** *Cham. Chel. Chin.* chinin-ar. chinin-s. chlol. cimx. cinnb. cist. clem. cob. coc-c. *Cocc.* coff. *Colch. Coloc. Con.* cop. corn. *Croc.* crot-t.$_{a1,k}$ *Daph. Dios.* dirc.$_{c1}$ dulc. elat. erig. eup-per. euph.$_h$ eupi. fago. *Ferr.* ferr-ar. ferr-i. ferr-p. fl-ac. gamb. gent-c. gins. *Glon.* gran. graph.$_{ptk1}$ grat. *Guaj.* gymno. ham. hell. helon. hep. *Hydr.* hyos. hyper. ign. indg. **Iod. Ip.** *Iris* jatr-c. *Kali-ar.* **Kali-bi.** kali-c. kali-chl. **Kali-i.** kali-m.$_{k2}$ kali-p. kali-s. kali-sil.$_{k2}$ *Kalm.* **Kreos.** *Lac-c.* lac-d.$_{k2,vh}$ *Lach.* lact. laur. *Lec.* led. lob. **Lyc.** mag-c. mag-m. mag-s. manc. mang. med. *Meny.* merc. merc-i-f. *Mez.* mill. mosch. myric. *Nat-ar.* **Nat-c.** nat-m. nat-p. *Nat-s.* nicc. *Nit-ac.* nux-m. ol-an. olnd. ox-ac. pall. petr. ph-ac. *Phos.* phys. phyt. **Pic-ac.** plan. *Plb.* podo. ptel. **Puls.** ran-b. ran-s. raph. rhod. rhus-t. rumx. ruta sabad. sabin. sang. sars. sec. seneg. *Seneg.* sep. sil. sin-a. sol-ni. spig. spong. squil. stann. staph. stront-c. stry. sul-ac. sul-i.$_{k2}$ **Sulph.** sumb. tab. tarax. **Tarent.** thuj. til. *Valer. Verat.* verat-v. verb. vinc. viol-t. xan.$_{c1,k}$ zinc. zinc-p.$_{k2}$ zing.
  - vgl. 74/6
  - • **nachts**: dios. dirc. kali-c.$_h$ mang. mur-ac. phos. phys. sumb. tanac.
    - vgl. 74/6
  - • **unaufhaltbar**:
    - vgl. 74/6
- **modrig**: ign.
  - 74/11: Aufstoßen, fauliges oder moderiges, früh.
- **ranzig**: aeth. alum. **Asaf.** bar-c. cadm-s.$_{k,k2}$ *Calc. Carb-v.* carbn-s. *Chin.*$_{ptk1}$ *Croc. Cycl.* ferr-i. *Graph.* grat. kali-bi. laur. lyc.$_{ptk1}$ merc. mez. nux-m. phos. *Psor. Puls.* ran-s. rhod. sabad. sanic. sep.$_{k2,ptk1}$ sulph. tell.$_{ptk1}$ ter. thuj. *Valer.*
  - 74/10: Aufstoßen, ranziges (besonders nach Fettgenusse).
  - • **gehaltvollen**, fetten Speisen; nach: thuj.
    - vgl. 74/10
- **sauer**:
  - • **Milch**, nach: am-c. *Calc. Carb-v. Chin.* iris *Lyc. Mag-c.* merc. *Nux-v.* phos. *Sulph.* zinc. zinc-p.$_{k2}$

- **sauer - Milch**, nach: ...
  - 74/8: Aufstoßen, saures, theils nüchtern, theils nach Genüssen, besonders Milch.
- **Speisen**; schmeckt nach: aesc. aeth. agar. aloe am-c. am-m. ambr. anan. **Ant-c.** *Apis* arg-n. arn. ars. aur-s. bell. **Bry.** *Calc.* calc-sil.$_{k2}$ camph. **Carb-an.** carb-v. carl. castm. **Caust.** cham. chel. **Chin.** cic. cocc. colch. *Con.* cop. croc. crot-h. cycl. echi. euphr. **Ferr.** *Ferr-ar. Graph. Grat.* ham. hep. ign. *Ip.* kali-bi. kali-c. kali-i. lac-ac. lach. laur. lyc. mag-m. mang. nat-ar. nat-c. **Nat-m.** nux-v. olnd. phel. *Phos.* phyt. plb. psil.$_{ft1}$ **Puls.** *Ran-s.* rat. rhus-t. *Rumx.* ruta sars. sep. *Sil.* sin-a. spig. squil.$_h$ staph. still. *Sulph.* sumb. tab. tell. *Thuj.* til. trom. verat. zinc. zinc-p.$_{k2}$
  - 74/5: Aufstoßen nach dem Geschmacke der Speisen, ein paar Stunden nach dem Essen.
- **Wasser** in den Mund; Hochsteigen von (= Aufschwulken): acet-ac. acon. aesc. alum. alum-p.$_{k2}$ alum-sil.$_{k2}$ *Alumn.* Am-c. Am-m. ambr. anac. ant-c. **Ant-t. Apis** arn. **Ars.** ars-i. asar. **Bar-c.** *Bar-i.* bar-m. bar-s.$_{k2}$ bell. *Bism.* bov. **Bry.**$_{c2,k}$ **Calc.** calc-ar.$_{k2}$ calc-i.$_{k2}$ *Calc-p. Calc-s.* calc-sil.$_{k2}$ cann-s. canth. *Caps. Carb-an.* **Carb-v.** carbn-s. *Caust.* chel. *Chin.* chinin-ar. *Cic. Cina* cob. *Cocc.* colch. con. croc. cupr. cur. cycl. *Daph.* dig. *Dros.* dulc. euph. ferr. ferr-ar. ferr-i. ferr-p. *Graph.* grat. hell. *Hep. Ign.* iod. *Ip.* kali-ar. **Kali-bi.** *Kali-c.* kali-m.$_{k2}$ kali-p. kali-s. kali-sil.$_{k2}$ *Lac-ac.* lach. laur. *Led.* lil-t. *Lob.* **Lyc.**$_{c2,k}$ mag-c. *Mag-m.*$_{c2,k}$ mang. meny. *Merc.* **Mez.** mosch. mur-ac. *Nat-ar. Nat-c. Nat-m.* nat-p. *Nat-s. Nit-ac.* nux-m. **Nux-v.**$_{c2,k}$ olnd. *Par. Petr.* ph-ac. *Phos.* phys. pic-ac. plat. plb. podo. psil.$_{ft1}$ psor. **Puls.** *Ran-b.* ran-s. rat. *Rhod. Rhus-t. Sabad.* sabin. **Sang.** *Sars.* sec. seneg. *Sep.* **Sil.** spig. spong. squil. stann. **Staph.** *Sul-ac.* sul-i.$_{k2}$ **Sulph.** tab. tarax. ter. thea thuj. tub-r.$_{jl}$ valer. **Verat.**$_{c2,k}$ verb. zinc. zinc-p.$_{k2}$
  - 74/14: Würmerbeseigen (Waterkulk), stromweises Auslaufen eines speichelartigen Saftes aus dem Magen, nach vorgängigem, windenden Schmerze um den Magen (der Magendrüse), bei Weichlichkeit (Wabblichkeit), ohnmachtartiger Übelkeit und Zusammenlaufen des Speichels im Munde; selbst Nachts.
  - FN 74/14-3: Es artet auch wohl in Erbrechen von Wasser, Schleim oder Ausschwulken ätzender Säure aus - öfterer nach Genuß von Mehlklößen, blähenden Genüssen, gebackenen Pflaumen u.s.w.
  - • **Essen**, nach dem: am-c. am-m. *Bry. Calc.* chin. con. croc. ferr. *Kali-c.* lyc.$_h$ merc. nat-m. *Nux-v.* phos. sang. *Sep. Sil. Sulph.*
    - vgl. 74/14 und FN 74/14-3
  - • **blähenden** Speisen; von:
    - vgl. 74/14 und FN 74/14-3
  - • **Mehlklößen**; von:
    - vgl. 74/14 und FN 74/14-3
  - • **Pflaumen**; von gebackenen:
    - vgl. 74/14 und FN 74/14-3
  - • **Schmerz** im Magen; nach: nit-ac.$_h$
    - vgl. 74/14 und FN 74/14-3

Magen

Auftreibung

Auftreibung: abies-c.br1 abrot. acet-ac.k2 acon. aesc. aloe alum. alumn. ant-c. ant-t. apis apoc.k2 **Arg-n.** ars.h ars-i. *Asaf.* aur. aur-ar.k2 aur-i.k2 aur-s.k2 bapt.k2 bar-m. *Bell.* berb. *Borx. Bry.* bufo but-ac.br1 calad. **Calc.** *Calc-ar. Calc-s.* cann-i.br1 caps. carb-ac.br1 carb-an. **Carb-v.** carl. cedr. *Cham.* chel. **Chin.** *Chinin-s.* **Cic.** cimic. clem. coc-c. *Cocc.* coff. *Colch. Con. Croc.* cupr. cycl. daph. *Dig.* dios. *Dulc.* echi. elaps eup-pur. ferr. ferr-ar. ferr-i. ferr-m. ferr-p. *Gels.* gent-l. gins. gran. *Graph.* grat. *Hell. Hep. Hydr.* hydr-ac. hydrc. hyos.k2 *Ign.* indg.br1 iod. kali-ar. kali-bi. **Kali-c.** kali-p. kali-s. *Lac-d. Lach.* laur. lec. led. lil-t. **Lyc.** mag-c. *Manc.* mang.h *Med.*st *Merc. Merc-c.* merl. mez. mosch. nat-ar. nat-c. *Nat-m. Nat-p.*k2,vh,* *Nat-s.* **Nux-m.** *Nux-v.* ol-an. op. petr. *Phos.* phys. phyt. plat.h plb. *Prun.* psor. *Puls.* raph. **Rat.**c2,k rob. sabad. sabin. sang. sanic.vh sec. sep. stann.h *Stram.* sul-ac. sul-i.k2 **Sulph.** tarent. thuj. zinc.h

≫ *75/16: In der Herzgrube, wie geschwollen und beim Befühlen schmerzhaft.*

– **Magengrube**, schmerzhaft: arg-n.br1
≫ *vgl. 75/16*

Durst:

– **nachts:** **Acon.**a1,k acon-l.a1 aloe ambr.h *Ant-c.*a1,k ant-t.a1,k aphisc1 apis arn.a1,k *Ars.*a1,k ars-s-f.k2 bamb-a.stb2 bell.h borx.h bry.a1,k cadm-s. **Calc.** calc-sil.k2 canth.a1,k carb-an.a1,k carb-v.h cedr.a1,k cham.a1,k chinin-s. cinch.a1 cinnb. *Coff.*hr1,k,* cur. *Cycl.*a1,k dros.h elaps eug.a1 *Eup-per.* fago.a1,k fl-ac.a1,k gamb.a1,k gink-b.sbd1 glon.a1,k graph.h *Hep.*a1,k *Kali-c.*h *Lach.* led.h *Lyc.*a1,k *Mag-c.*a1,k mag-m.a1,k mang.a1,k *Merc.* mez.h mur-ac.a1,k nat-ar. nat-c.a1,k nat-m.a1,k nat-s.a1,k nicc.a1,k nit-ac.a1,k nux-v.a1,k op.a1,k orig.a1 *Phos.*a1,k plan.a1,k psil.fl1 puls. *Rhus-t.*a1,k sep.h **Sil.**a1,k *Spong. Sulph.*a1,k tab. *Thuj.* tub.c1 wies.a1 zing.a1,k

≫ *95/12: Mancherlei unleidliche Schmerzen die Nacht, oder Nachtdurst, Trockenheit des Halses, des Mundes, oder öfteres Nachtharnen.*

– **unstillbar:** *Acet-ac.*hr1,k **Acon.** aeth. agar.a1 aloe am-c. anac.h anan. androc.srj1 **Apis Ars.** ars-i. ars-s-f.a1 **Bar-s.** bar-i. bar-s.a1 *Bell. Bry.* **Calc.** calc-i.a1 *Camph. Carbn-s.* cent.a1 cham.a1,k *Crot-h.* cupr-act. cycl.a1,k dig.a1,k *Dulc.*a1,k **Eup-per.** *Ferr. Hyos.*a1,k iod.a1,k kali-n. *Kali-p. Lach.* med.k2 *Merc.* merc-c. merc-i-r.a1,k nat-ar. nat-c. *Nat-m.*a1,k nicc. *Op.*a1,k petr.a1,k ph-ac. **Phos.**a1,k psil.fl1 *Rhus-t.* ruta sec. sol-ni. stram.a1,k sul-i.k2 *Sulph. Tarent. Verat.* zing.

≫ *75/15: Früh, gleich Durst, steter Durst.*

• **Polyurie**, mit:
≫ *80/2: Weißlicher, süßlich riechender und schmeckender Harn geht in übermäßiger Menge ab, unter Sinken der Kräfte, Magerkeit und unauslöschlichem Durste (Diabetes).*

Erbrechen:

– **morgens:**
• **Aufstehen**, beim: *Cocc.* ferr-p.k2 mosch.a1,k verat. verat-v.a1,k

– **Erbrechen - morgens - Aufstehen**, beim: ...
≫ *75/1: Übelkeit, auch bis zum Erbrechen, früh gleich nach dem Aufstehen aus dem Bette, die sich bei Bewegung mindert.*

– **Aufstehen:**
• **Bett**; vom: *Lac-d.* sang. verat-v.
≫ *vgl. 75/1*

• **Bewegung** amel.:
≫ *vgl. 75/1*

– **Aufstoßen**; durch:
≫ *74/9: Aufstoßen, was zum Erbrechen reizt.*
77/2: Blähungen treten wie in die Höhe; es kommt Aufstoßen - dann oft Brennen im Halse, oder Erbrechen, bei Tage und Nacht.

– **Essen:**
• **nach:** acet-ac.hr1,k,* alum-sil.k2 alumn. *Am-c.* anac.a1,k *Ant-c. Ant-t.*a1,k apoc.a1 **Ars.**a1,k ars-i.k2 ars-s-f.k2 aur-s. bell.a1,k brom.k2 **Bry.** bufo *Calc.* calc-ar.k2 calc-i.k2 calc-s. calc-sil.k2 carb-an. *Carb-v. Carbn-s.* cham. *Chel.* **Chin.** *Chinin-ar.* chinin-s. *Cina* coloc. crot-h. crot-t. cuc-c.c1 *Cupr.* dig. *Dros.* **Ferr.** *Ferr-ar.* ferr-i. ferr-m. *Ferr-p. Gamb. Graph. Hydr. Hyos. Ign. Iod.*a1,k **Ip.** *Iris* kali-ar. *Kali-bi. Kali-br.* kali-c.a1,k kali-p. kali-s. kali-sil.k2 *Kreos.* lach. lob. *Lyc.*a1,k mag-c. **Meph.** merc. nat-ar. *Nat-m. Nat-s. Nit-ac. Nux-v.* olnd.a1,k *Op.*a1,k *Ph-ac.* **Phos.** plb. psor.a1,k *Puls.*a1,k ruta *Sanic.* sec. **Sep. Sil.**a1,k *Stann.* stram. sul-ac.a1,k sul-i.k2 **Sulph.** tab.a1,k *Tarent.*a1,k **Verat.** *Verat-v.* **Zinc.** zinc-p.a1,k

≫ *76/8: Gleich nach dem Essen, Erbrechen.*

– **Schwangerschaft**; während der: acet-ac.hr1,k acon. alet.c2,k alst.c2 anac.c2,k *Ant-c.* **Apis** apom.c1,c2 *Ars. Asar. Bry.*c2,k *Cadm-s.* **Calc.** calc-p.k2 *Canth. Caps. Carb-ac.* card-m. castm.c2,k cer-ox.c2,st *Chel. Cic.*hr1,k *Cimic.*c2 cinnm.c2 cocc.bg1 cod.hr1,k,* *Colch.*hr1,k *Con.* conv.c2 cuc-p.br1,c1,* cupr-ar. cycl.c2 dios. *Ferr.* ferr-ar. *Ferr-p.* gins.st goss.c2,vh,* hep.c2 ing.br1,bro1,* **Ip.** *Iris Jatr-c. Kali-bi. Kali-br.*c1,k kali-c. kali-s. **Kreos.** **Lac-ac.** lac-c. lac-d.k2 *Lach. Lil-t.* lob.c2,k *Lyc. Mag-m.* med.br1 merc-i-f.c2,k *Nat-m.* nat-p. **Nat-s. Nux-m. Nux-v.** onos.c2 *Op. Ox-ac.* **Petr.**c2,k *Ph-ac.* **Phos.**c2,k plat. plb. *Podo. Psor.* **Puls.**c2 sanic.c2 **Sep.**c2,k *Sil. Sul-ac.*c2,k *Sulph.* sym-r.k,k2,* symph. **Tab.**c2,k tarent. ther.c2 *Verat. Verat-v.* zinc. zinc-p.k2

≫ *84/2: In Schwangerschaften große Mattigkeit, Übelkeiten, öfteres Erbrechen, Ohnmachten, schmerzhafte Venen-Geschwülste (Wehadern, Krampfadern, Aderkröpfe an den Ober- oder Unter-Schenkeln, auch wohl an den Schamlefzen), hysterische Übel mancherlei Art u.s.w.*

Erbrochenen; Art des:

– **Blut:** acet-ac. **Acon.** aeth. agar. aloe alum. alum-p.k2 alumn. *Am-c.* anan. ant-c. ant-t. arg-n. **Arn.**c2,k *Ars.* ars-h. ars-i. aur-m. bar-m. bell. brom. *Bry.* bufo **Cact.** cadm-s.br1,k2 *Calc.* calc-i.k2 calc-s. camph. cann-s. *Canth.* carb-ac. **Carb-v.** carbn-s. card-m.c2,k *Caust.* cham. **Chin.** *Chinin-ar. Cic.*c1,k clem.a1 colch. coloc. con. **Crot-h.** *Cupr.* *Cycl.* dig. dros. *Erig.* **Ferr.** *Ferr-ar.* ferr-i. *Ferr-p.*c2,k

Magen

– Blut: ...
ger.brol guaj. **Ham.**c2,k hep. *Hyos.* ign. iod. **Ip.**c2,k kali-bi. kali-chl. kali-i. kali-m.k2 kali-n. kali-p. *Kreos. Lach.* lath.c1 led. lob. lyc. merc. *Merc-c.* mez. *Mill.*c2,k mosch.k2 *Nat-ar.* nat-m. nat-s. *Nit-ac.* *Nux-v.* olnd. op. opun-f.bnj1 ox-ac. *Petr.* **Phos.** *Phyt.* Plb. *Podo.* psor.k2 **Puls.** pyrog. rat. rhus-t. ruta **Sabin.** samb. *Sang. Sec. Sep. Sil. Stann.*c2,k stram. sul-ac. sul-i.k2 *Sulph.* tab. *Ter.* tril-p.c1 uran-met. ust. *Verat. Verat-v.* vip. *Zinc.* zinc-m.c2
≫ *75/3: Blut-Erbrechen.*

Kälte: abrot. absin.a1,k acon. agar.a1,k alum.a1,k alum-p.k2 *Am-br.*a1,k am-c.a1,k *Ambr.*h amph.a1 arg-n.a1,k **Ars.**a1,k ars-s-f.k2 arund.a1,k bar-c.a1,k bar-s.k2 *Bell.*a1,k berb.a1,k bol-la. bov.a1,k cadm-s. cain. *Calc.* calc-sil.c2 **Camph.**a1,k cann-i.a1 cann-s.h,k **Caps.**a1,k *Carb-an. Carb-v.* carbn-s. *Castm.* cham.a1,k chel.a1,k **Chin.**a1,k chinin-ar. chinin-s.vh *Cist.*a1,k clem.a1,k coc-c.a1,k *Colch.*hr1,k,* coloc.a1,k con.a1,k crot-c.a1,k crot-h. elaps germ-met.srj5 graph.a1,k grat.a1,k helon.a1,k *Hipp.*a1,k ign.a1,k kali-ar. *Kali-bi.*a1,k kali-c.a1,k kali-i.a1,k kali-n.a1,k kali-p. kali-s. kali-sil.k2 *Kreos. Lach.*a1,k *Lact.*a1,k laur. lepi.a1 lyss. mag-c.a1,k mag-m.h mag-s.a1,k *Nat-m.*a1,k nit-ac.a1,k ol-an.a1,k op.a1,k *Petr.* ph-ac.a1,k *Phos.*a1,k phyt.a1,k rhus-t. sabad.a1,k sec.a1,k sep.a1,k *Sil.* spig.a1,k spong.a1,k *Sul-ac.*a1,k sulph.a1,k tab.a1,k *Tarax.* verat. verin.a1 vesp.a1,k
≫ *75/17: Kälte-Gefühl in der Herzgrube.*

Klumpens; Gefühl eines: acon.pd *Agar.* anan. *Ant-c.* bamb-a.stb2 bar-c. *Bry.* calc.h chel.pd con.pd cupr.pd dirc. *Graph.* Hep. Hydr. hydr-ac. *Kali-bi. Kali-c. Lach.*pd *Lec.* lil-t. *Lob.* manc. med. naja nat-c. nat-m. *Nux-v. Puls. Rhus-t.* rumx. **Sanic.** *Sep.* sil. spig. sulph.
≫ *75/18: Drücken im Magen oder in der Herzgrube, wie von einem Steine, oder wie Klammschmerz (crampus).*
FN 75/18-2: In einigen Fällen auch nüchtern und selbst Nachts aus dem Schlafe weckend, es beklemmt auch wohl den Athem.

Langsame Verdauung
☞ *Verdauung - langsam*

Leeregefühl (= Schwächegefühl, Ohnmachtsgefühl, vergehendes Gefühl, Hungergefühl): abies-c.br1,c1 abrot. acon. adon.bro1 *Aesc. Agar.* ail. *All-c.* all-s. aloe alum. alum-sil.k2 alumn. am-c. am-m. *Ambr.* anac. ang. **Ant-c.** ant-t. apoc. *Aran. Arg-met. Arg-n.* arn. *Ars. Ars-i.* ars-s-f.k2 *Asaf.* aster. atro. aur. aur-ar.k2 aur-i.k2 aur-m. aur-s.k2 bamb-a.stb2 *Bapt. Bar-c.* bar-m. bar-s.k2 bell. beryl-m.stj2 *Brom.* bry. *Bufo* cact. *Calad. Calc. Calc-p.* calc-s. calc-sil.k2 *Camph.* cann-s. canth. *Caps.* carb-ac. *Carb-an.* carb-v. carbn-s. card-m. *Carl.* castm. *Caust.* chel. *Chin.* chinin-ar. chinin-s. chlol. choc.srj3 *Cimic. Cina* cinnb. clem. coc-c. coca **Cocc.** coff. colch. *Coloc.* con. cop. corn. *Croc. Crot-h. Crot-t.* cupr. cupr-ar. **Dig.**br1,k dios.br1,k *Elaps* ery-a. euphr. fago. ferr. *Fl-ac.* *Gamb. Gels.* gent-l. *Glon. Graph. Grat.* **Hell.** hep. *Hipp.* **Hydr.** *Hydr-ac. Hyos.* **Ign.** ind. indg. *Iod.* ip.

Leeregefühl: ...
jatr-c. *Kali-ar.* kali-bi. *Kali-c. Kali-chl. Kali-fcy.* kali-i. kali-m.k2 kali-n. *Kali-p. Kali-s.* kalm. lac-ac. **Lac-c.** *Lach.* lat-m.pd *Laur.* lil-t. *Lob. Lyc.* lyss. *Mag-c.* manc. marb-w.es1 med.k2 meph. **Merc.** merc-i-f. merc-i-r. merl. mez. *Mosch.*k,vh/dg,* *Mur-ac.* **Murx.** myric. naja nat-ar. *Nat-c. Nat-m. Nat-p. Nat-s.* nicc. nit-ac. **Nux-v.** *Olnd. Op.* ox-ac. *Petr. Phos.* phys. phyt. plan. plat.h plb. *Podo.* psil.ft1 ptel. **Puls.** raph. rheum.h *Rhus-t.* rumx. ruta sabad. *Sang.* sarr. sars. sec. seneg. **Sep.** sil. spig.h squil. **Stann.** staph. stram. *Sul-i.* **Sulph.** sumb. **Tab.** *Tarent.* tell. *Teucr.* thea thuj. til. tril-p. *Tub.* ust. valer. **Verat.** verb. vinc. xan.c1 **Zinc.** zinc-p.k2
≫ *PP: Leerheits-Empfindung im Magen.*
75/7: Oft Nüchternheit und Leerheits-Empfindung im Magen (oder Unterleibe), nicht selten mit vielem Speichel im Munde.
77/8: Im Unterleibe Wüstheit, Ödigkeit, unangenehme Leerheits-Empfindung, selbst, wenn er eben erst gegessen hatte, war's ihm, als hätte er nichts gegessen.
94/1: Beim Gehen im Freien, jählinge Schwäche-Anfälle, besonders in den Beinen.
FN 94/1-1: Zuweilen scheint dann das Schwäche-Gefühl herauf bis in die Herzgrube zu steigen, wo es zu einem Heißhunger wird, der ihm alle Kräfte plötzlich nimmt; er wird zitterig und muß sich sogleich eine Weile niederlegen.

– Essen:
  • **amel.:**
    • **nicht** amel.: agar. alum. alum-p.k2 alum-sil.k2 *Ant-c. Arg-met. Ars.* asc-t. aur. calc. calc-p. calc-sil.k2 cann-i. *Carb-an.* castor-eq. cic. **Cina** coc-c. coloc.h dig. *Hydr.* **Ign.** kali-bi. kali-c.k2 kali-i. kali-m.k2 **Lac-c.**k,vh,* **Lach.** **Lyc.** mag-m. med.k2 **Merc. Mur-ac.** nat-m. *Nux-m.* olnd. op.k2 par. **Phos.** phyt. sang. sars. **Sep.**k,k2 sil. *Staph.* stront-c. *Teucr.* **Verat.**
   ≫ *77/8: Im Unterleibe Wüstheit, Ödigkeit, unangenehme Leerheits-Empfindung, selbst, wenn er eben erst gegessen hatte, war's ihm, als hätte er nichts gegessen.*
   FN 77/8-3: In einigen Fällen mit Zusammenzieh-Schmerz im Unterleibe abwechselnd.

– Speichelfluß; mit vermehrtem:.
   ≫ *75/7: Oft Nüchternheit und Leerheits-Empfindung im Magen (oder Unterleibe), nicht selten mit vielem Speichel im Munde.*

Pulsieren: Acon. agar. alumn.a1,k *Ant-c.* **Ant-t.** *Arg-n.*a1,k ars. ars-i. ars-s-f.k2 *Asaf.* asar.gm1 *Bell.*a1,k bov. bry.pd *Cact.*a1,k calad. **Calc.** calc-i.k2 calc-s. calc-sil.k2 cann-s. carb-v. carbn-s. cench.k2 chel. **Chin.** chinin-ar. **Cic.** coloc. cop. *Corn.*a1,k croc. crot-h. cupr. *Dig.* dros. **Ferr.** ferr-ar. *Ferr-i.* gamb.a1,k gins.a1,k **Glon.** *Graph.*h,k,* *Ham.*a1,k hura *Hydr.* hydr-ac. hyos. *Iod.* ip. jac-c. kali-ar. **Kali-c.** kali-i.a1,k kali-n. kali-s. *Lac-c.* lach. lachn. laur. lyc. *Mag-m.*a1,k med. *Meny.* mez.h mosch. mur-ac.h naja nat-ar. *Nat-c. Nat-m.* nat-s. *Nit-ac.* **Nux-v.** olnd. op.a1,k **Phos.** plat. plb. **Puls.**a1,k rheum *Rhus-t.* sel. **Sep.**a1,k **Sil. Stann.** sul-i.k2 *Sulph.* tab. thuj.

Magen

Pulsieren | Sodbrennen

Pulsieren: ...
- 75/19: *Im Magen, Klopfen und Pulsiren, selbst nüchtern.*

Schmerz:
- **Erbrechen**:
  - **amel.**: sep.hr1,k2
  - 76/1: *Magen-Raffen, ein schmerzhaftes Greifen im Magen;[1] es rappt ihm den Magen zusammen, besonders auf kaltes Trinken.*
  - FN 76/1-1: *Nicht selten, mit Erbrechen von Schleim und Wasser, ohne welches sich in diesem Falle das Magenraffen nicht lindert.*
- **brennend**:
  - **Essen**:
    - **nach**: arg-n.bg1 ars. bufo *Calc.* calc-s.k2 *Caps. Carb-an. Carb-v. Daph.* dios. euph. graph.h,k,* kali-ar. kali-bi.a1,bg1 *Kali-c.* kali-i. kreos. *Lach.* mez.bg1 nit-ac.k2 tarent.
  - 76/9: *Nach dem Essen, Drücken und Brennen im Magen oder im Oberbauche, fast wie Sodbrennen.*
- **drückend**:
  - **Essen**:
    - **nach**: acon-f.a1 agar.a1,k alum.h alum-sil.k2 **Am-c.** ambr. **Anac.**a1,k ant-t. ars. ars-s-f.k2 *Asaf.* bar-c.a1,k bar-m. bar-s.k2 *Bell.*a1,k berb. *Bism.*a1,k borx. bov.a1,k *Bry.* calc.a1 calc-s. calc-sil.k2 *Canth.* caps. carb-ac.h,k carb-an.a1,k *Carb-v.*a1,k carbn-s. *Cham.*a1,k **Chin.**a1,k *Chinin-s.* cic. *Cina* coc-c.a1,k cocc.a1,k colch.a1,k coloc.h con.a1,k dig. equis-h. euph.a1,k *Ferr.*a1,k ferr-ar. ferr-i. ferr-p. fl-ac.a1,k graph.h grat. *Hep.*a1,k hura hyper.a1,k iod.h kali-ar. *Kali-bi. Kali-c.*a1,k kali-p. kali-sil.k2 *Lach.*a1,k led. *Lob.* **Lyc.**a1,k *Lyss.* merc.a1,k mez.a1,k nat-ar.k2 *Nat-c. Nat-m.*a1,k *Nat-p.* nit-ac.a1,k **Nux-v.**a1,k op.a1,k *Ph-ac.*a1,k **Phos.**a1,k plat. plb. plect.a1 *Ptel. Puls.* rhod. rhus-t.h rumx. *Sang.* sec. *Sep.*a1,k *Sil.*a1,k staph. *Stront-c. Sulph.* *Tarent.* ter. thuj.a1,k til.a1,k verat.a1,k voes.a1 zinc.h
  - 76/3: *Magendrücken, selbst nüchtern, doch mehr von jeder Speise, oder von besondern Speisen, Obst, grünem Gemüse, schwarzem Brode, essigsäuerlichen Speisen u.s.w.*
  - 76/9: *Nach dem Essen, Drücken und Brennen im Magen oder im Oberbauche, fast wie Sodbrennen.*
  - **Kleinigkeit**; nach dem Essen einer: cham. **Chin.** *Chinin-s. Ferr. Hep.* hyper. laur. **Lyc.**
  - 76/9: *Nach dem Essen, Drücken und Brennen im Magen oder im Oberbauche, fast wie Sodbrennen.*
- **krampfartig** (= kneifend, zusammenschnürend): abrot. acon. act-sp. aesc. aesc-g.c2 *Aeth.* agar. agn. *Alum.* alum-p.k2 alum-sil.k2 alumn. am-c. ambr. anac. anan. ang.c1 *Ant-c.* ant-t. apis aran. *Arg-n. Arn.* **Ars.** ars-i. arum-m. arum-t. asaf. asar. asc-t. *Aur-m.* bamb-a.stb2 bapt. *Bar-c.* bar-i. bar-m. bar-s.k2 *Bell.* **Bism.** borx. brom. *Bry.* bufo but-ac.br1 *Cadm-s.* calad. **Calc.** calc-i. *Calc-p.* calc-s. calc-sil.k2 camph. cann-i. cann-s. canth. *Carb-an.* **Carb-v.** carbn-h. **Carbn-s.** card-m. castm. *Caul.* **Caust.** cench.k2 *Cham. Chel. Chin.* chinin-ar. *Cina* coc-c. **Cocc.** coff. *Colch.* coll.

Schmerz - krampfartig: ...
Coloc. **Con.** crot-t. **Cupr.** cupr-ar. daph. dig. *Dios. Dros.* dulc. eup-pur. *Euph. Ferr.* ferr-ar. ferr-i.k2 ferr-p. fl-ac. *Gels.* gink-b.sbd1 **Graph.**c2,k grat. guaj. ham. hell.h *Helon.* hydr-ac. hydrc. *Hyos.* ign. iod. **Ip.** *Iris Jatr-c.* kali-ar. kali-bi. kali-br. *Kali-c. Kali-n.* kali-p. kali-s. *Kalm. Lac-d. Lach.* lact. laur. *Lob.* **Lyc.** *Mag-c.* **Mag-p.** mang. marb-w.es1 med. meny. merc. merc-c. merc-i-f. mill. mur-ac. naja *Nat-ar. Nat-c.* **Nat-m.** *Nat-p.* nat-s. nicc. nit-ac. nux-m. **Nux-v.** ol-an. *Op.* ox-ac. *Par.* petr. *Ph-ac. Phos.* phyt. *Pic-ac.* plat. *Plb.* **Podo.** psor. *Ptel. Puls.* ran-s. *Rat.* rhod. rhus-t. sang. sarr. sars. sec. sel. seneg. *Sep.* **Sil. Stann.** staph. *Sul-ac.* sul-i.k2 *Sulph.* tab. tarent. teucr. thuj. tub.c1 valer. **Verat.** verat-v. zinc. zinc-p.k2
- 75/18: *Drücken im Magen oder in der Herzgrube, wie von einem Steine, oder wie Klammschmerz (crampus).*
- FN 75/18-2: *In einigen Fällen auch nüchtern und selbst Nachts aus dem Schlafe weckend, es beklemmt auch wohl den Athem.*
- 75/20: *Magenkrampf; in der Herzgrube Schmerz wie zusammengezogen.*
- FN 75/20-3: *Gewöhnlich eine kurze Zeit nach dem Essen.*
  - **Trinken**, nach dem: bell. nat-c.a1,k *Nux-v.*
  - 76/1: *Magen-Raffen, ein schmerzhaftes Greifen im Magen;[1] es rappt ihm den Magen zusammen, besonders auf kaltes Trinken.*
  - FN 76/1-1: *Nicht selten, mit Erbrechen von Schleim und Wasser, ohne welches sich in diesem Falle das Magenraffen nicht lindert.*
- **stechend**:
  - **Blähungen**:
    - **versetzte**; durch:
    - 76/17: *Blähungen gehen nicht fort, versetzen sich und erregen eine Menge Beschwerden des Körpers [6] und Geistes.*
    - FN 76/17-6: *Zuweilen, ziehende Schmerzen in den Gliedmaßen, besonders den untern, oder Stiche in der Herzgrube oder in der Unterleibs-Seite u.s.w.*
- **wund** schmerzend (= wie zerschlagen, empfindlich etc.):
  - **Essen**:
    - **nach**: bar-c. *Calc-p.*a1,k cocc. crot-h.a1,k marb-w.es1 nat-m.h *Sang.*
  - 76/2: *Magenschmerz, wie wund, beim Genusse selbst der unschuldigsten Speisen.*

Sodbrennen:
- **morgens**:
  - **Frühstück**; nach dem:
  - 74/13: *Soodbrennen, mehr oder weniger häufiges, es brennt die Brust heran, besonders nach dem Frühstücke, oder bei Bewegung des Körpers.*
- **Bewegung** agg.:
  - vgl. 74/13
- **Essen**, nach dem: *Aesc.*hr1,k agar.hr1,k *Am-c.*hr1,k anac.hr1,k *Calc.*hr1,k *Calc-p.*hr1,* carl.a1,k *Chin.*hr1,k coc-c.hr1,k con. croc. *Graph.*h,k,* *Iod.*hr1,k lyc.a1,k marb-w.es1 merc. *Nat-m.*hr1,k *Nit-ac.*a1,k *Nux-v.*hr1,k sep. sil.a1,k

Sodbrennen | **Magen** | Völlegefühl

– **Essen**, nach dem: ...
  👉 *76/10: Nach dem Essen, Brennen im Schlunde herauf.*

Steines; Gefühl eines: abies-n. acon. *Aesc.* agar. all-s. alum-sil.k2 arn. **Ars.** ars-s-f.k2 **Bar-c.** *Brom.* **Bry.** cact. **Calc.** calc-s. calc-sil.k2 carb-an. cedr. *Cham.* coc-c. colch. coloc. dig.a1,bg1 *dios.* elaps eup-per.bg1 fl-ac. gent-c. *Grat.* ign. kali-ar. *Kali-bi.* kali-c. kali-p. lach.bg1 lyc.bg1 mang.bg1,h *Merc.* mez. mill.a1,bg1 naja nat-ar. *Nat-c.* nat-m. **Nux-v.** olnd.bg1 op. osm. ox-ac.a1,bg1 par. *Ph-ac.* phos.a1,bg1 *Ptel.* puls. ran-b.bg1 *Rhus-t.* sec. sep. sil. spong. squil. staph. sul-ac. zing.
  👉 *75/18: Drücken im Magen oder in der Herzgrube, wie von einem Steine, oder wie Klammschmerz (crampus).*
  FN 75/18-2: In einigen Fällen auch nüchtern und selbst Nachts aus dem Schlafe weckend, es beklemmt auch wohl den Athem.

Übelkeit:
– **morgens**: absin. acon. agar.a1,k *Alum.* alum-p.k2 alum-sil.k2 alumn.a1,k am-c.a1,k *Anac.* androc.srj1 ang.c1 ant-t. apoc.a1,k *Arn.*a1,k ars-met. aur-m.k2 bamb-a.stb2 bar-c.a1,k bar-s.k2 benz-ac.a1,k berb. borx. *Bov.*a1,k bry. bufo *Cact.*a1,k calad.a1,k **Calc.**a1,k calc-sil.k2 camph.a1,k caps.h *Carb-ac.* **Carb-v.**a1,k carbn-s. caust. *Cham.*a1,k *Cic.*a1,k cocc. *Con.*a1,k crot-h. cupr-act. *Cur.* cycl.h *Dig.*a1,k digin.a1 dios.a1,k elaps euph.a1,k fago.a1,k form.a1,k gink-b.sbd1 granit-m.es1 *Graph.*h,k,* hep. hyos.h hyper.a1,k inul.a1,k *Kali-bi.*a1,k *Kalm.* kreos. *Lac-ac.* *Lac-c. Lac-d. Lach.* laur.a1,k led.h lob. luna kg1 lyc.a1,k *Mag-c.*a1,k mag-m. mang. *Med.*vh merc.a1,k *Mez.* mosch.a1,k nat-c.a1,k *Nat-m.*a1,k nat-p. nicc.a1,k **Nux-v.**a1,k onos. ox-ac.a1,k *Petr.*a1,k phos.a1,k plat.a1,k podo.a1,k *Psor.* **Puls.** ran-s.a1,k rhus-t.a1,k rumx. sabad. sars.a1,k senec. **Sep.**a1,k *Sil.*a1,k spig. staph. sul-ac.h *Sulph.*a1,k ter.a1,k ther. thuj.a1,k *Tub.* verat. zinc.a1,k zinc-p.k2 zing.a1,k
  👉 *PP + 74/16: Früh-Übelkeit.*
  FN 74/16-4: Oft sehr plötzlich entstehend.

– **Aufstehen**:
  • **nach**:
    • **Bewegung** amel.:
  👉 *75/1: Übelkeit, auch bis zum Erbrechen, früh gleich nach dem Aufstehen aus dem Bette, die sich bei Bewegung mindert.*

– **fetten** Speisen; nach Essen von: ip. kali-m.k2 lyss.a1,k nit-ac. puls. sep.h tarax.c1
  👉 *75/2: Übelkeit jedesmal nach Fettigem oder nach Milch.*

– **Heben** einer Last; nach:
  👉 *PP: Leichtes Verheben, oft schon vom Tragen oder Aufheben eines kleinen Gewichts, oft schon vom über sich Langen und Ausstrecken der Arme nach hohen Gegenständen [und eine Menge von dieser oft mäßigen Streckung der Muskeln erfolgender Beschwerden: Kopfschmerz, Übelkeit, Sinken der Kräfte, Spannschmerz in den Genick- und Rückenmuskeln u.s.w.]*

– **Milch**, nach: ant-t.c21 **Calc.**a1,k crot-t.a1,k lac-d.k2 lach.a1,k nat-m.h **Nit-ac.** *Puls.*a1,k
  👉 *75/2: Übelkeit jedesmal nach Fettigem oder nach Milch.*

Übelkeit: ...
– **plötzlich**: agar. bamb-a.stb2 bol-s.a1 chinin-ar. coloc.a1,k cupr.a1,k ferr-p. ind.a1,k ip.k2 *Kali-bi.*a1,k *Lyc.*bg1,vh,* mosch. narcot.a1 petr.h sul-ac.a1,k sulph.
  👉 *74/16: Früh-Übelkeit.*
  FN 74/16-4: Oft sehr plötzlich entstehend.

– **Schwangerschaft**:
  • **während**: acet-ac.br1,bro1 acon. ail. alet. anac. *Ant-c. Ant-t. Ars. Asar. Bry.* cadm-s.c1 carb-ac. *Carb-an.* carb-v.k2 castm. cimic. cod. *Colch. Con. Cupr-ar.* ferr. ferr-ar. ferr-p. *Hell.* hydrog.srj2 *Ip. Iris Jatr-c.* kali-ar. k.kr1,* *Kali-c.*hr1,k kali-p. **Kreos. Lac-ac.** *Lac-c. Lac-d.* lac-v-c.c2 *Lach.* laur. *Lil-t.* lob. *Lyc. Mag-c.*c2,k *Mag-m.*c2,k merc.k2 *Merc-i-f. Nat-m. Nux-m.* **Nux-v.** *Ox-ac. Petr.* ph-ac.c2 *Phos.* pilo.c2 plat. plb. *Podo. Psor. Puls.* **Sep. Sil.** staph.c2,k *Sul-ac.* sulph. *Sym-r.* **Tab.** tarent. verat.
  👉 *84/2: In Schwangerschaften große Mattigkeit, Übelkeiten, öfteres Erbrechen, Ohnmachten, schmerzhafte Venen-Geschwülste (Wehadern, Krampfadern, Aderkröpfe an den Ober- oder Unter-Schenkeln, auch wohl an den Schamlefzen), hysterische Übel mancherlei Art u.s.w.*

Verdauung:
– **langsam**: alum.h aur-m.k2,st aur-s.k2 bar-s.k2 berb.st calc.k2 calc-sil.k2 **Chin.**st1 *Corn.*st1 corn-f.st1 cycl.st1 eucal.st ferul.c2 haliae-lc.srj5 *Lyc.*st nit-m-ac.c2 *Nuph.*st1 *Nux-v.*st *Op.*st *Par.*c2,st podo.k2 puls.k2 *Sabin.*st sanic.c2 *Sep.*st *Sil.*st1 **Tarent.**st1
  👉 *81/1: Nächtlicher Samen-Erguß, wenn auch nicht oft, doch unmittelbar mit üblen Folgen.*
  FN 81/1-1: Düsterheit, Eingenommenheit, Benebelung der Denkkraft, verminderte Lebhaftigkeit der Einbildungskraft, Gedächtnißmangel, Niedergeschlagenheit, Trübsinn; die Sehkraft wird geschwächt, so wie die Verdauung und die Eßlust; der Stuhlgang bleibt zurück, es entsteht Blutdrang nach dem Kopfe, nach dem After u.s.w.

Völlegefühl:
– **Essen**:
  • **nach**: aesc. agar. alum. alum-sil.k2 **Am-c.** *Ambr. Anac.* ant-c. *Apoc. Arg-n.* arn. **Ars.** ars-s-f.k2 aspar. aur. aur-m. bamb-a.stb2 *Bar-c.* bar-m.k2 *Bism. Borx. Bry. Calad. Calc.* calc-ar.k2 calc-s. calc-sil.k2 carb-ac. carb-an. **Carb-v.** carbn-s. cham. **Chin.** chinin-ar.k2 *Chinin-s.* cimic. **Colch.** *Cop.* dig.br1,k **Ferr.** *Ferr-i.* ferr-p. *Grat. Hep. Hydr.* kali-ar. kali-bi. *Kali-c.* kali-s. *Lac-ac. Lach.* lil-t. **Lyc.** mez. mosch. myric. nat-ar. nat-c. *Nat-m.* nat-p. *Nat-s.* nicc. *Nit-ac. Nux-m.* **Nux-v.** petr. ph-ac. *Phos. Pic-ac.* plb. *Ptel. Puls.* rheum *Rhus-t.* sep. *Sil. Spong.* **Stann.** sul-ac. *Sulph.* tab. verat. zinc. zinc-p.k2
  👉 *76/3: Magendrücken, selbst nüchtern, doch mehr von jeder Speise, oder von besonderen Speisen, Obst, grünem Gemüse, schwarzem Brode, essigsäuerlichen Speisen u.s.w.*

Abdomen

Angst im Abdomen: acon.bg2 acon-f.a1 agar.bg2,k,* aloe am-m.bg2,k,* androc.srj1 **Ant-t.**bg2 arg-n.bg2,hr1 **Ars.**bg2,k,* ars-s-f.k2 *Aur.*bg2,ptkl *Bar-c.*bg2,k bell.bg2 **Bry.**gl1,ptk1 calc.bg2,k,* carb-an.bg2 carb-v.bg2,k,* carl.a1 cham.bg2,k,* *Chin.*gl1 colch.bg2 con.bg2 **Cupr.**bg2,ptk1 euph.bg2,k euphr.bg2 germ-met.srj5 gran.bg2,j5,* *Graph.*gl1 ign.bg2,hr1 inul. *Kali-c.*ptk1 laur.bg2 lyc.bg2 merc.bg2,k,* *Mez.*bg2,ptk1 *Mosch.*bg2,j5 mur-ac.a1 nat-m.a1,h nat-p.a1,bg2 nit-ac.h,k,* *Nux-v.*bg2,gl1 olnd. phel.bg2 phos.ptk1 plat.bg2,k,* rhus-t.bg2 seneg.bg2 sep.bg2,k,* **Staph.**gl1 stram.bg2,k,* sul-ac.bg2,k,* *Sulph.*bg2,k,* *Tarent.*a1,k tub.k2 *Verat.*gl1,ptk1 vesp.hr1

📖 79/3: Nach erfolgtem Stuhlgange, besonders nach einem weichern, ergiebigeren, große, jählinge Entkräftung.

FN 79/3-2: Vorzüglich Entkräftung in der Herzgrube, Ängstlichkeit, Unruhe, auch wohl Frost am Unterleibe, oder im Kreuze u.s.w.

Auftreibung: abies-c.br1 *Abrot.*hr1,k absin.br1 acal.br1 acet-ac.a1,k **Acon.**a1,k acon-c.a1 aesc.a1,k *Aeth.* **Agar.**a1,k *All-c.*a1,k **Aloe** *Alum.*a1,k alum-sil.k2 alumn. am-c.a1,k am-m. ambr.a1,k *Anac.* anac. androc.srj1 *Ant-c.*a1,k *Ant-t.*a1,k *Apis Apoc.* *Arg-met.* **Arg-n.**a1,k **Arn.**a1,k **Ars.**a1,k ars-i.a1,k ars-s-f.k2 *Asaf.*a1,k asar. aur.a1,k aur-ar.k2 aur-m.a1,k aur-s.k2 *Bapt.*a1,k *Bar-c.* *Bar-i.* *Bar-m.* bar-s.k2 bell.a1,k *Berb.* bism. borx. *Bov.*a1,k *Brom.*a1,k *Bry.*a1,k bufo cact.a1 cain. calad.a1,k **Calc.** calc-ar.k2 calc-i.a1,k calc-p.a1,k calc-s. cann-i.k2 *Canth.*a1,k *Caps.*a1,k *Carb-ac.*a1,k *Carb-an.*a1,k **Carb-v.**a1,k **Carbn-s.** card-m.a1 *Carl.*a1 castm. *Caust.*a1,k cedr.a1,k *Cham.*a1,k *Chel.*a1,k **Chin.**a1,k *Chinin-ar.* *Chinin-s.* **Cic.**a1,k cimic. *Cina.*c2,k cinnb.a1,k *Cist.* clem.a1,k coc-c.a1,k **Cocc.**a1,k coff. coff-t.a1 **Colch.**a1,k coll. **Coloc.**a1,k *Con.*a1,k cop. *Corn.*a1,k *Croc.*a1,k *Crot-h.*a1,k *Crot-t.*a1,k *Cupr.*a1,k *Cycl.*a1,k *Dig.* *Dios.*c2 dol.br1 dulc.a1,k *Eup-per.* euph.h fago.a1,k ferr.a1,k ferr-ar. ferr-i. ferr-p. fil.c2 *Gamb.*a1,k gink-b.sbd1 gins.a1,k gran.a1,k **Graph.**a1,k grat.a1,k *Hell.*a1,k **Hep.** hydr.k2 *Hyos.*a1,k hyper.a1,k ictod. ign.a1,k,* *Iod.*a1,k ip.a1,k jal.br1 *Jatr.*c2 jug-r.a1,k *Kali-ar.*a1,k *Kali-bi.*a1,k **Kali-c.**a1,k kali-chl.a1,k *Kali-i.*a1,k *Kali-n.*a1,k *Kali-p.* *Kali-s.*a1,k *Kreos.*a1,k *Lac-c. Lac-d.*k2,vh **Lach.**a1,k lact.a1,k laur.a1,k led.a1,k *Lil-t.*a1,k limest-b.es1 lob.a1,k luna.kg1 **Lyc.**a1,k,* **Mag-c.**a1,k *Mag-m.*a1,k mag-p.k2,vh mag-s.a1,k manc.a1,k mang.a1,k *Meny.*a1,k **Merc.**a1,k *Merc-c.*a1,k *Merc-d.*a1,k *Mez.*a1,k mill.a1,k mosch.a1,k *Mur-ac.*a1,k *Murx.*a1,k nat-ar. **Nat-c.**a1,k **Nat-m.**a1,k **Nat-p.** *Nat-s.* nicc.a1,k *Nit-ac.*a1,k nux-m.a1,k *Nux-v.*a1,k ol-an.a1,k *Op.*a1,k ox-ac.a1,k pall. paraf.c2 *Petr.*a1,k **Ph-ac.**a1,k **Phos.**a1,k plan.a1,hr1 *Plat.*a1,k plb.a1,k podo.a1,k prun.a1,k psil.ft1 *Psor.*a1,k ptel.a1,k *Puls.*a1,k pulx.br1 pyrog. **Raph.**a1,k rein.a1 rheum *Rhod.*a1,k *Rhus-t.*a1,k rhus-v.a1,k rob.a1,k sabin.a1,k samb.a1,k sang. sars.a1,k *Sec.*a1,k *Sep.*a1,k *Sil.*a1,k,* sphing.a1,kk3 spig.k,kk3 spong. squil.a1,k *Stann.*a1,k **Staph.**a1,k *Stram.*a1,k *Stront-c.* sul-ac.a1,k **Sulph.**a1,k sumb.a1,k

Auftreibung: ...
tab.a1,k tarent.a1,k **Ter.**a1,k *Thuj.*a1,k,* *Til.*a1,k uran-met. *Valer.*a1,k *Verat.*a1,k verb.a1,k vip.a1,k *Zinc.*a1,k zing.a1,k

📖 77/1: Blähungen treiben den Leib auf,[1] der Unterleib ist wie voll, besonders nach Essen.

FN 77/1-1: Oft steigen die Blähungen aufwärts; in seltnern Fällen gehen, vorzüglich früh, eine ungeheure Menge Blähungen fort, ohne Geruch und ohne Erleichterung der übrigen Beschwerden; in andern Fällen, eine große Menge abgehender, ungemein stinkender Blähungen.

- **Essen**:
  - **nach**: agar. *Agn.*hr1 aloe alum. alum-sil.k2 ambr.a1,k anac. *Ant-c.* ars.a1,k ars-s-f.k2 asaf.a1,k *Borx. Bry.*a1,k calc.a1,k calc-s. calc-sil.k2 caps.a1,k carb-ac.a1,k *Carb-an.*a1,k **Carb-v.**a1,k carbn-s. caust.a1,k *Cham.*a1,k **Chin.**a1,k chinin-ar. *Colch.* con. cortiso.gse dig.c1 dulc.a1,k ferr-i.k2 ign.a1,k jug-r.a1,k kali-ar. **Kali-c.** kali-m.k2 kali-p. kali-s. kali-sil.k2 *Kreos. Lil-t.* **Lyc.**a1,k mag-c.a1,k mag-m.h2 mag-s. mand.sp1 marb-w.es1 mur-ac.a1,k nat-ar. *Nat-c. Nat-m.*a1,k nat-p. *Nux-m.* **Nux-v.**a1,k petr. phos.a1,k plb.a1,k psor.a1,k *Puls.*a1,k raph.a1,k rheum *Rhus-t.*a1,k *Sep.*a1,k *Sil.* sin-a.a1 **Sulph.** tarent. ter.a1,k *Thuj.*a1,k *Zinc.*a1,k zinc-p.k2

📖 76/11: Nach dem Essen, Leibauftreiben.

FN 76/11-4: Dabei auch wohl Mattigkeit in Armen und Beinen.

77/1: Blähungen treiben den Leib auf,[1] der Unterleib ist wie voll, besonders nach Essen.

FN 77/1-1: Oft steigen die Blähungen aufwärts; in seltnern Fällen gehen, vorzüglich früh, eine ungeheure Menge Blähungen fort, ohne Geruch und ohne Erleichterung der übrigen Beschwerden; in andern Fällen, eine große Menge abgehender, ungemein stinkender Blähungen.

- **tympanitisch**: acet-ac.br1 aeth. agar. ail. alum-p.k2 ambr.c2 anan. ant-c. *Ant-t.* apis.k2 **Arg-n. Arn.**bg2 **Ars.** ars-i. ars-s-f.k2 asaf.c2 aur-m.k2 bapt.k2 bell.bg2 *Brom.*bg2,k *Bry.*bg2,k cadm-s.br1 *Calc.* calc-ar. calc-i.k2 calc-p. calc-sil.k2 *Canth.* **Carb-v.**bg2,k,* carbn-s. **Cham. Chin.**bg2,* *Chinin-ar.* **Cocc.**c2,k **Colch.** *Coloc.*bg2,k crot-h. crot-t. *Cupr. Eup-per.* euph. fago. ferr.a1 *Graph.* **Hyos.** iod. ip.k2 kali-ar.k2 *Kali-bi. Kali-p.* kali-s. kreos. **Lach.** laur. **Lyc.**bg2,k mang. *Merc.* merc-c.bg2,k mez. *Morph.*c2,k mosch.k2 *Mur-ac.* *Nat-s. Op.*bg2,k,* *Ph-ac.* **Phos.** *Podo.* rham-cath.c2 rhus-t.bg2,k sabin.c1 *Sec.* sep. sil. sol-ni.c2 *Stram.* sul-i.k2 *Sulph.*bg2,k *Sumb.* **Ter.** *Thuj.* til. tub.k2 xan.br1,c1

📖 vgl. 77/1 und FN 77/1-1

- **Hypogastrium**: aloe alum. bell.a1,k brom. cann-s. *Carb-v.* caust. chel. grat. *Hyos. Ign.* **Kali-c.**a1,k kali-i. lact. laur. mos-ac. nat-m. *Nat-s.* nit-ac. phos. plb.a1,k ptel. *Raph.* sil. sul-ac. tarent. thuj.h

📖 PP: Oft aufgetriebner Unterleib.

Eiterung der Leistendrüsen: ars. aur. bar-m. bufo *Carb-an.* chel. crot-h. **Hep. Iod.** *Kali-i.* **Lach. Merc. Nit-ac.** phos. *Sil.* sul-i.k2 sulph. thuj.

Abdomen

Eiterung der Leistendrüsen: ...
  ☞ 78/9: Geschwollene Drüsen im Schooße, die auch zuweilen in Eiterung übergehen.

Entzündung (= Peritonitis, Enteritis):
– **Leber** (= Hepatitis): **Acon.**$_{bg2,k}$,* act-sp.$_{c2}$ adlu.$_{jl}$ anan. ant-c.$_{k2}$ apis $Arn.$$_{k,k2}$ **Ars.**$_{bg2,k}$ ars-i. astac.$_{kr1}$ $Aur.$$_{k2,kr1}$ aur-m.$_{k2}$ bapt.$_{k2}$ **Bell.**$_{bg2,k}$,* $Bry.$$_{bg2,k}$ cael.$_{jl}$ $Calc.$$_{bg2,k}$ calc-f.$_{jl,mg1}$ $Camph.$ $Card-m.$ $Cham.$$_{bg2,k}$ **Chel.**$_{bg2,k}$ $Chin.$$_{bg2,k}$ cocc.$_{bg2,k}$ $Corn.$ crot-h. cupr. $Diosm.$$_{bro1}$ eup-per.$_{k2}$ flor-p.$_{mg1}$ $Hep.$$_{bg2,k}$ $Hippoz.$ ign.$_{bg2,k}$ iod.$_{bg2,k}$,* kali-ar.$_{k2}$ $Kali$-$c.$$_{bg2,k}$,* kali-p. $Lach.$$_{bg2,k}$ **Lyc.**$_{bg2,k}$ Mag-$m.$$_{bg2,k}$ mand.$_{mg1}$ mang. mang-s.$_{c2}$ $Merc.$$_{bg2,k}$ morg.$_{awy1}$ nat-ar. nat-c.$_{bg2,k}$ Nat-$m.$$_{bg2,k}$ **Nat-s.** **Nit-ac.** **Nux-v.**$_{bg2,k}$ $Phos.$ phyt.$_{k,kr1}$ $Podo.$$_{k,kr1}$ $Psor.$ $Ptel.$$_{k,kr1}$ puls.$_{bg2,k}$ ran-s. scroph-xyz.$_{c2}$ sec.$_{bg2,k}$ sel. sep.$_{k2}$ $Sil.$$_{kr1}$ stann.$_{jl,mg1}$ staph. stel.$_{c2}$ $Sulph.$ tab. vip-a.$_{jl}$
  ☞ 77/14: Leber-Entzündung.

Farbe (= Verfärbung):
– **gelb**:
  • **Flecken**: ars. berb. canth. carb-v. $Kali$-$c.$$_{a1,k}$ $Lach.$ $Phos.$ sabad. sep. $Thuj.$
  ☞ 92/1: Gilbe der Haut, gelbe Flecke, gleicher Natur, um die Augen, den Mund, am Halse u.s.w., ohne Empfindung.
  FN 92/1-1: Nach Fahren im Wagen entsteht Hautgilbe am ehesten, wenn sie noch nicht ständig, sondern nur noch überhingehend ist.

Flatulenz:
– **aufsteigend**:
  ☞ 77/2: Blähungen treten wie in die Höhe; es kommt Aufstoßen - dann oft Brennen im Halse, oder Erbrechen, bei Tage und Nacht.
  77/5: Leibschneiden wie von versetzen Blähungen; dabei der Unterleib immer wie voll - die Blähungen steigen aufwärts.
– **eingeklemmte** Blähungen: agar. agn.$_{hr1}$ all-c.$_{k2}$ aloe $Alum.$ alum-sil.$_{k2}$ ambr. anac.$_{h}$ ang.$_{h}$ ant-c. ant-t. **Arg-n.** arn. $Ars.$ Ars-$i.$ asar. **Aur.**$_{a1,k}$ aur-i.$_{k2}$ aur-m.$_{k2}$ aur-s.$_{k2}$ bamb-a.$_{stb2}$ $Calc.$ calc-f.$_{k2}$ camph.$_{h}$ canth.$_{a1,k}$ caps.$_{h}$ $Carb$-$an.$ carb-v. carbn-s. $Caust.$ $Cham.$ **Chin.** $Cocc.$ coff.$_{a1,k}$ **Colch.**$_{a1,k}$ $Coloc.$$_{a1,k}$ $Con.$ dulc.$_{h}$ euph.$_{h}$ $Graph.$$_{a1,k}$ guaj. hep. ign.$_{c2,k}$ $Iod.$$_{a1,k}$ $Kali$-$ar.$ $Kali$-$c.$$_{a1,k}$ $Kali$-$n.$ $Kali$-$p.$ kali-s. kali-sil.$_{k2}$ kalm.$_{a1,k}$ $Lach.$$_{a1,k}$ $Lyc.$$_{a1,k}$ mag-m.$_{a1}$ meny.$_{h}$ mez.$_{h}$ mosch. nat-c.$_{a1,k}$ Nat-$m.$$_{a1,k}$ nat-p. Nat-$s.$$_{a1,k}$ **Nit-ac.**$_{a1,k}$ nux-v. ox-ac. Ph-$ac.$ phel.$_{a1,k}$ $Phos.$$_{a1,k}$ $Plat.$ plb. prun.$_{ft1}$ psil.$_{ft1}$ **Puls.**$_{a1,k}$ **Raph.**$_{a1,k}$ rheum rhod.$_{a1,k}$ rhus-t.$_{h}$ sars.$_{h}$ sep. $Sil.$$_{h}$ spig.$_{h}$ squil. stann. staph.$_{a1,k}$ stry. $Sulph.$$_{a1,k}$ **Tarent.**$_{a1,k}$ teucr. til. $Verat.$ $Zinc.$$_{a1,k}$ zinc-p.$_{k2}$
  ☞ 77/1: Blähungen treiben den Leib auf,[1] der Unterleib ist wie voll, besonders nach Essen.
  FN 77/1-1: Oft steigen die Blähungen aufwärts; in seltnern Fällen gehen, vorzüglich früh, eine ungeheure Menge Blähungen fort, ohne Geruch und ohne Erleichterung der übrigen Beschwerden; in andern Fällen, eine große Menge abgehender, ungemein stinkender Blähungen.

Flatulenz: ...
– **schmerzhaft**: asc-t.$_{c1}$ iris$_{br1}$
  ☞ 77/5: Leibschneiden wie von versetzen Blähungen; dabei der Unterleib immer wie voll - die Blähungen steigen aufwärts.

Gluckern; Gurgeln: acon.$_{a1,k}$ acon-f.$_{a1}$ $Agar.$$_{a1,k}$ **Aloe** am-c.$_{h}$ ang.$_{a1,k}$ ant-t.$_{a1,k}$ arg-n.$_{a1,k}$ $Ars.$$_{a1,k}$ ars-s-f.$_{k2}$ asar.$_{bg1}$ bamb-a.$_{stb2}$ bov.$_{a1,k}$ bry.$_{a1,k}$ canth.$_{a1,k}$ carb-an.$_{a1,k}$ carbn-s. chel.$_{a1,k}$ coc-c.$_{a1,k}$ $Cocc.$ coloc.$_{a1,k}$ con.$_{a1,k}$ **Crot-t.**$_{a1,k}$ dig.$_{a1,k}$ dios.$_{a1}$ dros. eupi.$_{a1,k}$ ferr.$_{a1,k}$ ferr-ar. ferr-p. franz.$_{a1}$ $Gamb.$ gent.$_{a1}$ graph. $Hell.$ hell-v.$_{a1}$ hyos.$_{a1,k}$ ign.$_{a1,k}$ jatr-c.$_{bro1}$ kali-bi.$_{a1,k}$ kali-i.$_{a1,k}$ lach.$_{a1,k}$ laur.$_{k2}$ $Lyc.$$_{a1,k}$ mag-c.$_{a1,k}$ merc.$_{a1,k}$ mur-ac.$_{a1,k}$ nat-ar. nat-c.$_{a1,k}$ Nat-$m.$$_{a1,k}$ nat-p. nat-s.$_{k2}$ Nux-$m.$$_{a1}$ Nux-$v.$ **Olnd.** op.$_{a1,k}$ par.$_{a1,k}$ Ph-$ac.$ phel.$_{a1}$ $Phos.$$_{a1,k}$ phys.$_{a1,k}$ pimp.$_{a1}$ plat. **Podo.** $Psor.$$_{a1,k}$ **Puls.**$_{a1,k}$ $Raph.$ rhod.$_{a1,k}$ rhus-t.$_{a1,k}$ ruta $Sil.$$_{a1,k}$ sin-a.$_{a1}$ spig.$_{a1,k}$ squil.$_{a1,k}$ staph.$_{a1,k}$ stront-c. sul-ac.$_{a1,k}$ **Sulph.**$_{a1,k}$ sumb.$_{a1}$ tab. tarent.$_{a1,k}$ thuj.$_{a1,k}$ til.$_{a1}$ valer.$_{a1}$ verb.$_{hr1,k}$,* vinc.$_{a1}$ zinc.$_{a1}$ zinc-p.$_{k2}$
  ☞ 78/5: Gluckern, Kulkern, hörbares Kollern und Murksen im Unterleibe.
  FN 78/5-2: Zuweilen bloß in der linken Bauchseite aufwärts gehend beim Einathmen und abwärts beim Ausathmen.
– **Bewegung**:
  • **Atmen**; durch die Bewegung beim: sul-ac.$_{h}$
  ☞ 78/5: Gluckern, Kulkern, hörbares Kollern und Murksen im Unterleibe.
  FN 78/5-2: Zuweilen bloß in der linken Bauchseite aufwärts gehend beim Einathmen und abwärts beim Ausathmen.
– **Einatmen**, beim: mag-m.$_{a1,k}$ sul-ac. tab.$_{a1,k}$
  ☞ 78/5: Gluckern, Kulkern, hörbares Kollern und Murksen im Unterleibe.
  FN 78/5-2: Zuweilen bloß in der linken Bauchseite aufwärts gehend beim Einathmen und abwärts beim Ausathmen.

Hart (= Härte, Verhärtung, Induration):
– **Hypogastrium**: clem. graph. mang.$_{h}$ sep.
  ☞ 78/2: Härte des Unterbauchs.

Hernie: $Aesc$-$c.$$_{c2}$ all-c.$_{c2}$ alum.$_{c2}$ amph.$_{c2}$ bry.$_{c2}$ $Calc.$$_{c2}$ calc-p.$_{c2}$ caps.$_{c2}$ carbn-s.$_{c2}$ castm.$_{c2}$ cham.$_{c2}$ cocc.$_{c2}$ coff.$_{c2}$ cub.$_{c2}$ eug.$_{c2}$ gent-c.$_{c2}$ guaj.$_{c2}$ guare.$_{c2}$ hell.$_{c2}$ iris-foe.$_{c2}$ itu$_{c2}$ lach.$_{c2}$ lam.$_{c2}$ lith-c.$_{c2}$ lyc.$_{c2}$ m-arct.$_{c2}$ m-aust.$_{c2}$ mag-c.$_{c2}$ mag-s.$_{c2}$ mez.$_{c2}$ nat-m.$_{c2}$ Nux-$v.$$_{c2}$ osm.$_{c2}$ ox-ac.$_{c2}$ phase-xyz.$_{c2}$ prun.$_{c2}$ psor.$_{c2}$ raph.$_{c2}$ rhus-t.$_{c2}$ sars.$_{c2}$ $Sil.$$_{c2}$ spong.$_{c2}$ symph.$_{c2}$ tab.$_{c2}$ ter.$_{c2}$ thuj.$_{c2}$ verat.$_{c2}$
  ☞ 78/8: Leistenbrüche; oft beim Sprechen und Singen schmerzhaft.
  FN 78/8-4: Leistenbrüche entstehen in der Regel bloß von innerer Psora, die wenigen Fälle ausgenommen, wo diese Theile von großer, äußerer Gewalt beschädigt worden, oder der Bruch von übermenschlicher Anstrengung des Körpers durch Heben oder Schieben in großer Angst jählung entstanden war.
– **Leistenhernie**: aesc. All-$c.$ $Alum.$ am-c. $Apis$ $Asar.$ $Aur.$ berb. $Calc.$ calc-ar. caps.$_{h}$ $Carb$-$an.$

Abdomen

Hernie
- **Leistenhernie**: ...
  Carb-v. Cocc. coloc.h gran.c2 guaj.bg2 ip. iris-fa.bro1 lach. **Lyc.** *Mag-c. Mur-ac. Nit-ac.* **Nux-v.** *Op.* petr. phos. prun. psor. *Rhus-t.* sars. *Sil. Spig.*c2,k staph. *Sul-ac.*c2,k *Sulph.* ter. thuj. *Verat.* wies.c2 *Zinc.*c2,k
  ≋ vgl. 78/8 und FN 78/8-4
  - **schmerzhaft**: *Alum.* amph.a1 aur.h cic. cocc. phos.h *Sil.*
  ≋ vgl. 78/8 und FN 78/8-4

Kälte
- **erkältet** sich leicht am Abdomen: caust.h
  ≋ PP: Leichtes Verkälten theils des ganzen Körpers, theils bloß des Kopfes, des Halses, der Brust, des Unterleibes, der Füße, z.B. in Zugluft [gewöhnlich bei Neigung dieser Theile zu Schweiße], und mancherlei davon, oft anhaltende Beschwerden.

Kälte im Abdomen:
- **Hypogastrium**: plb.
  ≋ 79/3: Nach erfolgtem Stuhlgange, besonders nach einem weichern, ergiebigeren, große, jählinge Entkräftung.
  79/3-2: Vorzüglich Entkräftung in der Herzgrube, Ängstlichkeit, Unruhe, auch wohl Frost am Unterleibe, oder im Kreuze u.s.w.
- **Magengrube**:
  ≋ 75/17: Kälte-Gefühl in der Herzgrube.
- **Seite**:
  - **einseitig**, nur: *Ambr.*
  ≋ 78/4: Bei Kolik, Kälte der einen Bauchseite.

Leeregefühl: *Agar.*bg2,k,* ambr.k2 ant-c.bg2,k,* **Arg-n.**bg2,k,* arn.bg2,k arum-m.a1,k *Calc-p.*bg2,k *Carb-v.*bg2,k,* caust.bg2,k,* *Cham.*bg2,k,* *Cina* cob. **Cocc.**bg2,k,* *Coloc.*bg2,k,* croc.bg2,k,* *Crot-t.*bg2,k,* *Dig. Dulc.*bg2,k,* euph.bg2,k,* euphr.a1,k fl-ac.bg2,k,* *Gamb.*a1,k gels.bg2,k,* guaj.bg2,k hep.bg2,k,* jab.a1,k *Kali-c.*bg2,k kali-m.k2 kali-p. *Lach.*bg2,k,* lil-t.a1,k *Merc.*bg2,k mez.a1,k *Mur-ac.*bg2,k,* naja *Nat-p.*a1,k nicc.a1,k *Olnd.*bg2,k,* *Petr.*bg2,k,* *Ph-ac.* **Phos.**bg2,k,* phys.a1,k plan.bg2,k,* *Podo.*bg2,k,* *Psor.*bg2,k,* ptel.a1,k **Puls.**bg2,k,* ruta *Sars.*bg2,k,* seneg. **Sep.**bg2,k,* squil.bg2,k,* **Stann.**bg2,k,* *Sul-ac.*bg2,k,* **Tab.** tril-p.c1 tub.k2 *Verat.* zinc.bg2,k,*
≋ 77/8: Im Unterleibe Wüstheit, Ödigkeit, unangenehme Leerheits-Empfindung,[3] selbst, wenn er eben erst gegessen hatte, war's ihm, als hätte er nichts gegessen.
FN 87/8-3: In einigen Fällen mit Zusammenzieh-Schmerz im Unterleibe abwechselnd.
- **abwechselnd mit**:
  - **Schmerz** im unteren Abdomen; zusammenziehendem:
  ≋ vgl. 77/8 und FN 87/8-3

Rumoren, Kollern: acal.br1 acet-ac.a1,k *Acon.*a1,k aesc.hr1,k,* **Agar.**hr1,k,* agn.hr1 ail.hr1,k,* all-c.hr1,k,* *Aloe Alum.*a1,k alum-p.k2 alum-sil.k2 alumn. am-c.a1,k am-m.a1,k ambr.a1,k ammc.hr1,k,* **Anac.**a1,k anag.hr1 androc.srj1 ang.h,hr1,* anis.c1 ant-c.hr1,k,* *Ant-t.*hr1,k,* apis apoc.hr1 *Arg-met. Arg-n.*bg1,k *Arn.*a1,k *Ars.*hr1,k,* ars-i. ars-s-f.k2 arum-d.a1,hr1 arund.hr1,k,* asaf.a1,k asar.hr1,k,* asc-t.hr1,k,* asim.hr1

Rumoren, Kollern: ...
aur.a1,k aur-ar.k2 aur-i.a1 aur-m.a1,k aur-s.k2 *Bamb-a.*stb2 bapt.hr1,k,* bar-c.hr1,k,* bar-i. bar-m.hr1,k,* bar-s.k2 **Bell.**a1,k berb.hr1,k,* **Bism.**hr1,k,* borx. bov.hr1,k,* brom.a1,k *Bry.*hr1,k,* bufo cact. cain. *Calc.*hr1,k,* calc-i.k2 calc-p.a1,k calc-s. calc-sil.k2 cann-s.a1,k *Canth.*a1,k caps.hr1,k *Carb-ac.*hr1,k,* *Carb-an.*hr1,k,* *Carb-v.*hr1,k,* carbn-s. card-m.hr1,k carl.a1,k casc.a1,hr1 castm. *Castn-v.* **Caust.**a1,k cedr. *Cham.*a1,k *Chel.*hr1,k,* **Chin.**hr1,k,* *Chinin-ar.* chinin-s. choc.srj3 chr-ac.hr1 *Cic.*hr1,k,* cimic.hr1,k,* *Cina*c2 cinnb. clem.a1,k cob.hr1,k,* coc-c.a1,k *Cocc.*hr1,k,* *Colch.*hr1,k,* coll.hr1,k,* *Coloc.*hr1,k,* con.hr1,k,* cop.hr1,k,* *Corn.*hr1,k,* croc. *Crot-c.*hr1,k,* *Crot-t.*hr1,k,* cub.c1 cupr.hr1 cupr-ar.hr1 *Cycl.*hr1,k,* dig.a1,k **Dios.**hr1,k,* *Dirc.*a1,k dor.hr1,k,* *Dulc.*hr1,k,* echi. elaps elat.hr1,k,* erig.a1,k eug.hr1 eup-pur.a1,k euph.a1,k euphr. eupi.a1,k *Ferr.*hr1,k,* ferr-ar. ferr-i.a1,k ferr-ma.a1,k ferr-p. fl-ac.hr1,k,* form. **Gamb.**hr1,k,* *Gels.*hr1,k,* *Glon.*hr1,k,* gnaph.hr1,k,* *Graph.*hr1,k,* grat.hr1,k,* guaj.hr1,k,* **Hell.**hr1,k,* **Hep.**hr1,k,* **Hydr.**hr1,k,* hydr-ac.a1,k hydrc.hr1,k,* hyos.a1,k *Ign.*hr1,k,* ind.a1,k indg.a1,k iod.hr1,k,* iodof.hr1 ip.hr1,k,* *Iris* jal.hr1 *Jatr-c.*c2,k jug-r.a1,k *Kali-bi.*a1,k kali-br.hr1,k,* kali-c.hr1,k kali-i.a1,k kali-n.a1,k kali-p. kali-s. kali-sil.k2 lach.hr1,k,* lachn.hr1,k,* lact.a1,k laur.hr1,k,* led.a1,k *Lept.*a1,hr1 lil-t.a1,k lob.hr1,k lob-s.c2 **Lyc.**hr1,k,* *Mag-c.*hr1,k,* *Mag-m.*hr1,k,* mag-s.hr1,k,* *Manc.*hr1,k,* mang. mang-m.a1,k meny.h *Merc.*hr1,k,* merc-c.a1,k merc-i-f.a1,k merc-i-r.a1,k *Mez.*a1,k mur-ac.a1,k musa.a1 myric.hr1 naja nat-ar. *Nat-c.*hr1,k,* *Nat-m.*bg1,k *Nat-p.* **Nat-s.**hr1,k,* nicc.hr1 *Nit-ac.*hr1,k,* nit-s-d.a1,hr1 *Nux-m.*h,k **Nux-v.**h,k,* ol-an.a1 *Olnd.*hr1,k,* onos. *Op.*hr1,k,* osm.hr1,k,* ox-ac.a1,k paeon.a1,k par.hr1,k,* *Petr.*hr1,k,* **Ph-ac.**hr1,k,* phel.a1,k **Phos.**hr1,k,* *Phyt.*hr1,k,* pic-ac.hr1,k,* plan.hr1,k,* plat.hr1,k,* plat-m.a1 plat-m-n.c1 *Plb.*hr1,k,* *Podo.*hr1,k,* *Psor.*a1,k ptel.a1,k **Puls.**hr1,k,* pyrog.k2 *Ran-b.*hr1,k *Ran-s.*a1,k raph.a1,k rheum.h rhod.hr1,k,* rhus-t.hr1,k,* rhus-v.a1,k rob.a1,k *Rumx.*c2,k ruta *Sabad.*hr1,k,* samb.a1,k sang.a1,k sangin-n.c2 sanic.c2 sarr.a1,k *Sars.*hr1,k,* sec.hr1,k,* *Senec.*hr1,k,* *Seneg.*a1 *Sep.*hr1,k,* **Sil.**hr1,k,* sin-n.a1,k *Spig.*a1,hr1 spong.hr1,k,* *Squil.*hr1,k,* stann.a1,k *Staph.*a1,k stram.a1,k stry.hr1,k,* sul-ac.a1,k sul-i.k2 **Sulph.**hr1,k,* sumb.hr1,k,* tab.hr1,k,* tarax.h *Tarent.*hr1,k,* ter.hr1,k,* *Thuj.*hr1,k,* tub.a1 valer.hr1,k,* *Verat.*hr1,k,* verb.h vib.hr1,k,* vinc.a1,hr1 viol-t.a1,k xan.hr1,k,* *Zinc.*hr1,k,* zinc-p.a1
≋ 78/5: Gluckern, Kulkern, hörbares Kollern und Murksen im Unterleibe.
FN 78/5-2: Zuweilen bloß in der linken Bauchseite aufwärts gehend beim Einathmen und abwärts beim Ausathmen.

Schmerz:
- **Hochlangen**, beim: alum.bg2,k *Rhus-t.*
  ≋ 88/1: Steigende Aufgelegtheit sich zu verheben und, wie man sagt, sich Schaden zu thun schon bei sehr geringer Anstrengung der Muskeln, bei kleinen Handarbeiten, beim über sich Reichen und Langen nach etwas Hohem, beim Aufheben nicht schwerer Dinge, schnellem Wenden des Körpers, Schieben u.s.w. Diese oft ...

Abdomen

Schmerz

- **Hochlangen**, beim: ...
  - ... nur geringe Anspannung oder Ausdehnung der Muskeln bringt dann oft die schwersten Krankenlager zuwege, Ohnmachten, alle Grade hysterischer Beschwerden,[1] Fieber, Blutspeien u.s.w., da doch eine nicht psorische Person solche Lasten hebt, als ihr Muskelkräfte nur irgend vermögen, ohne die mindesten Nachbeschwerden.[2]
  FN 88/1-1: Oft auch sogleich starker Kopfschmerz im Scheitel - was dann auch äußerlich bei Berührung schmerzt - oder sogleich Kreuzschmerzen, oder Schmerzen in der Bährmutter, nicht selten Stechen in der Brustseite oder zwischen den Schulterblättern, was den Odem hemmt, oder schmerzhafte Steifheit des Genicks oder Rückgrats, oftes lautes Aufstoßen und dergl.
  FN 88/1-2: Der gemeine Mann, besonders auf dem Lande, sucht sich dann mit einer Art mesmerischem Streichen, und zwar oft mit einigem, doch nicht dauerndem Erfolge zu erleichtern; die Aufgelegtheit sich zu verheben bleibt jedoch. Mit den Daumenspitzen pflegt vorzüglich eine Weibsperson (Streiche-Frau) gewöhnlich über den Schulterblättern nach den Achseln zu, oder den Rückgrat entlang, auch wohl von der Herzgrube aus, unter den Ribben hin (nur meist mit allzuheftigem Aufdrücken) mehrmals hinzustreichen.
  - **Stein**; wie durch einen: bell. *Cupr. Merc.* op. **Puls.**bg1,bg2 thuj.h
    - 78/1: Drücken im Unterbauche wie ein Stein.
    FN 78/1-1: Was oft herauf in die Herzgrube tritt, wo es wühlt und Brechen erregt.
- **Hypochondrien**: abrot.a1,k acon. aesc.a1,k aeth. *Agar.*bg2,k,* *Aloe* alum.k2 am-c. am-m. ambr. arg-met. *Arg-n.*a1,k arn.bg2,k,* *Ars.*a1,k ars-i. asaf.bg2,k asc-t.a1 aur. aur-s.k2 bapt.a1,k bar-c. bar-i. bar-m. **Bell.**bg2,k berb. borx.c1 bov.bg2,k,* brom.a1,k *Bry.*k,k2 bufo calc. calc-i.k2 *Calc-s.* camph. *Canth.* carb-ac. carb-an.a1,k *Carb-v.*bg2,k,* carbn-s. caul. cench.k2 *Chel.*bg2,k,* *Chin.*bg2,k,* cimic.a1,k *Cinnb.*a1,k cist.a1,k clem.a1,k coc-c.a1,k coff. coff-t.a1 coloc. *Con.*bg2,k cop.a1,k crot-t. cupr.bg2,k,* *Dig. Dios.*a1,k dros.bg2,k,* elaps ferr. ferr-ar. ferr-i. ferr-p. gels. glon.a1,k *Graph.*bg2,k grat.a1,k *Hep. Hyos.* ign. indg.a1,k *Iod.*a1,k *Ip. Iris* jatr-c. jug-c.a1 *Kali-ar.* kali-bi.bg2,k *Kali-c.*a1,k kali-i. kali-m.a1,k kalm.a1 kreos. lact.a1,k laur.a1,k lil-s.a1 lil-t. **Lyc.**a1,k lyss.a1,k mag-c. mag-m. manc.a1,k meph.a1,k **Merc.**bg2,k,* merc-i-f.a1,k merc-i-r.a1,k mur-ac.a1,k nat-ar. *Nat-c.*bg2,k *Nat-m.*a1,k nat-p. **Nat-s.** nit-ac. nux-v.bg2,k op.bg2,k,* ox-ac.a1,k petr. phos.a1,k phyt. plan.a1,k plb.bg2,k,* prun. *Ptel.*a1,k *Puls.*bg2,k **Ran-b.**bg2,k,* rhod.bg2,k *Rhus-t. Rumx.* sang.a1,k seneg. sep. sil. *Stann.*bg2,k stram.a1,k *Sulph.*bg2,k tarent. thuj. trom.a1,k verat.bg2,k,* *Zinc.*a1,k zinc-p.k2
    - 77/3: Schmerz in den Hypochondern beim Befühlen und Bewegen, oder auch in Ruhe.
  - **Bewegung**, durch: aur. bar-c. cimic. dios.a1,k *Iris* plan. ptel. pyrog.k2 ran-b. sil.
    - vgl. 77/3
  - **Druck**:
    - **durch**: brom.a1,k bry.k2 clem.a1,k mez.h nat-c.a1 phos.a1,k rutah zinc.a1,k

- **Hypochondrien - Druck - durch**: ...
  - 77/3: Schmerz in den Hypochondern beim Befühlen und Bewegen, oder auch in Ruhe.
- **Leber**: Acon.bg2,k Aesc. aeth. agar.a1,k *Aloe* alum.bg2,k alum-p.k2 alum-sil.k2 am-c. *Ambr.*bg2,k anan. ant-c.k2 *Arg-n.* arn. *Ars.*bg2,k,* *Ars-i.* ars-s-f.k2 arund.c1 asar. bamb-a.stb2 *Bapt.*a1,k **Bell.**a1,k *Berb.* brom.a1,k *Bry.*bg2,k bufo *Cact.* cadm-met.gm1 cain. *Calc.*a1,k calc-f. calc-i.k2 *Calc-p. Calc-s.* calc-sil.k2 camph. *Carb-ac. Carb-an.*a1,k carb-v.bg2,k,* *Carbn-s. Card-m. Castm.*a1,k caust. **Chel. Chin.**bg2,k *Chinin-ar. Chinin-s.* cimic. *Cimx.* colch.bg2,k *Con.*bg2,k,* *Crot-c. Crot-h. Crot-t.*bg2 dig.br1,k2 dios.a1,k,* eup-per.k2 euphr. fago. ferr.a1,k ferr-ar. ferr-i.k2 *Ferr-p. Form.* graph. grin.c2 hell. hom.c2 hyos. ign.a1,k *Iod.*bg2,k,* iris *Kali-ar. Kali-bi. Kali-br. Kali-c.*a1,k kali-p. *Kali-s.* kali-sil.a1,k kalm. kreos. **Lach.** lact. *Laur.*bg2,k,* *Lec.* **Led. Lept.** *Lith-c.* **Lyc.**bg2,k,* **Mag-m.**bg2,k,* mang. *Med.* meph.a1 **Merc.**bg2,k *Merc-c. Merc-i-f.* merl.a1,k mill. mur-ac.k2 *Nat-m.*bg2,k,* **Nat-s. Nit-ac.** nux-m.a1,k **Nux-v.**bg2,k pall.a1,k parth.c2 *Phos.*a1,k phyt. plb.bg2,k,* **Podo.**bg2,k prim-o.c2 *Prun.* psor. *Ptel.*bg2,k,* puls-n.c2 ran-b.c1,k2,* ran-s.c2,k rhus-t.k2 ruta sabad. sabin.c1 sang.k2 scroph-xyz.c2 sec.c2 sel.bg2,k **Sep.**bg2,k *Sil.* stram. sul-i.k2 *Sulph.*bg2,k *Tarax.* tarent. trom.c2 trychs.br1 tub.c1 ust.a1,k valer.k2
    - 77/10: Leberschmerz beim Befühlen der rechten Bauchseite.
- **Seiten**:
  - **rechts**:
    - **Berührung**; bei:
      - vgl. 77/10
    - **Blähungen**:
      - **versetzte**; durch:
        - 76/17: Blähungen gehen nicht fort, versetzen sich und erregen eine Menge Beschwerden des Körpers [6] und Geistes.
        FN 76/17-6: Zuweilen, ziehende Schmerzen in den Gliedmaßen, besonders den untern, oder Stiche in der Herzgrube oder in der Unterleibs-Seite u.s.w.
    - **abwärtsdrängend**, zerrend:
      - **erstreckt** sich auf:
        - **Genitalien**: graph.h
        - vgl. 78/7 und FN 78/7-3
    - **drückend**:
      - **Hypochondrien**:
        - **rechts**: acon.a1,k agar.a1,k all-c. aloe anac.a1,k arn.a1,k aur-i.k2 bar-c. bell.h brom.a1,k *Calc.*a1,k *Calc-p.* carb-v.h *Card-m. Chel.*a1,k *Chin.*a1,k *Cocc. Con.* elaps ferr.a1,k hep.a1,k iod.a1,k kali-m. *Laur.* lil-t.a1,k **Lyc.**a1,k *Lyss.* **Mag-m.** merc. mez.h *Nat-m.*a1,k nit-ac.a1,k ph-ac.h plb.a1,k rhus-t.a1,k sars.a1,k sep. *Sil.*a1,k staph.h sul-ac.h sulph.a1,k *Tarent.* thuj. zinc.h
        - 77/11: Leberschmerz, ein Drücken und Spannen - ein Spannen unter den rechten Ribben.
      - **Leber**: *Acon.* aesc. agar.a1,k all-c. *Aloe* alum-sil.k2 am-c. *Ambr.* anac. arg-n. arn. *Ars.*a1,k ars-i.k2 *Asaf.* berb. *Bry.* cain. *Calc. Calc-p.* calc-s. *Carb-an.*a1,k carb-v. carbn-s. *Card-m.* **Chel.**a1,k

Schmerz · **Abdomen** · Schmerz

- **drückend - Leber**: ...
  Chin. Cocc. Con. dig. *Graph.* kali-ar. *Kali-c.*
  kali-s. kali-sil.$_{k2}$ kreos. lact. *Laur.* lith-c. *Lyc.*
  Mag-m. *Merc.* mur-ac.$_{k2}$ nat-c.$_h$ *Nat-m.* **Nat-s.**
  Nux-m.$_{a1,k}$ **Nux-v.** ol-an. petr. ph-ac. *Phos.* plb.
  Prun. ran-s. raph. *Ruta* sabad. sabin. **Sep.**$_{a1,k}$ *Sil.*
  Stann. sul-i.$_{k2}$ *Sulph.*$_{a1,k}$ tab. ter. thuj. *Zinc.*
  zinc-p.$_{k2}$
  ✎ 77/11: Leberschmerz, ein Drücken und Spannen - ein Spannen unter den rechten Rippen.
- **geschwürig**: hep.$_{c1}$
  ✎ 83/1: Die Periode fließt allzustark, wochenlang, oder kommt fast täglich wieder (Blutgang).
  FN 83/1-1: Darauf oft Geschwulst des Gesichts, der Hände und Füße, schmerzhafte Brust- und Bauchkrämpfe, unzählige Übel von Nervenschwäche, Überempfindlichkeit, sowohl allgemeine als auch einiger Sinnorgane u.s.w., und vor dem Eintritte des Blutganges ängstliche Träume, öfteres Erwachen unter Blutwallungen, Herzklopfen, Unruhe u.s.w. Bei stärkerm Bährmutter-Blutflusse, oft schneidende Schmerzen in der einen Bauchseite und im Schooße; das Schneiden geht auch wohl nach dem Mastdarme und in den Oberschenkel herab; dann kann sie auch oft keinen Harn lassen, oder vor Schmerz nicht sitzen; nach diesen Schmerzen thut der Bauch wie unterköthig weh.
- **krallend**: alum. ars. *Bell.*$_{a1,k}$ carb-an. coloc. hep.
  Ip. lyc. mosch. nux-v.$_{a1}$ petr.$_{a1}$ sep. zinc.
  ✎ 76/6: Nach dem Essen, Ängstlichkeit mit Angstschweiße.
  FN 76/6-3: Auch wohl hie und da sich erneuernde Schmerzen, z.B. Stiche in den Lippen, Greifen und Wühlen im Unterleibe, Drücken in der Brust, Schwere im Rücken und Kreuze, bis zur Übelkeit; da dann bloß ein mit Fleiß erregtes Erbrechen lindert. Bei einigen Personen erhöhet sich auf's Essen die Angst bis zum Triebe sich das Leben zu nehmen durch Erdrosseln.
- **krampfartig**, kneifend (= Kolik): *Abrot.*$_{hr1,k}$
  acal.$_{br1}$ acet-ac.$_{a1,k}$ *Acon.*$_{a1,k}$ aesc.$_{a1,k}$ aeth.
  Agar.$_{a1,k}$ ail.$_{a1,k}$ all-c. **Aloe** *Alum.*$_{a1,k}$ alum-p.$_{k2}$
  alum-sil.$_{k2}$ *Alumn.* *Am-c.*$_{a1,k}$ **Am-m.**$_{a1,k}$ ambr.$_{a1,k}$
  ammc.$_{a1}$ *Anac.*$_{a1,k}$ anan. ang.$_{c1,h}$ *Ango.*$_{c1}$ *Ant-c.*
  Ant-t.$_{a1,k}$ *Apis* aran. arg-met. *Arg-n.* arn. *Ars.*$_{a1,k}$
  ars-i. ars-s-f.$_{k2}$ ars-s-r.$_{a1}$ *Asaf.*$_{k,k2,l}$ *Asar.* *Aur.*$_{a1,k}$
  aur-ar.$_{k2}$ aur-i.$_{k2}$ aur-m.$_{stb2}$ aur-s.$_{k2}$ bamb-a.$_{stb2}$
  bar-c.$_{a1,k}$ bar-i. *Bar-m.* bar-s.$_{k2}$ **Bell.**$_{a1,k}$ *Berb.*$_{a1}$
  Bism.$_{a1,k}$ *Borx.* *Bov.* brom.$_{a1,k}$ *Bry.*$_{a1,k}$ bufo cact.
  calad. **Calc.**$_{a1,k}$ calc-i.$_{k2}$ *Calc-p.*$_{a1}$ calc-s.
  calc-sil.$_{k2}$ camph.$_{a1,k}$ cann-s.$_{a1,k}$ canth.$_{a1,k}$ caps.
  Carb-ac. *Carb-an.*$_{a1,k}$ **Carb-v.**$_{a1,k}$ **Carbn-s.**
  carc.$_{az1}$ card-b.$_{a1}$ card-m.$_{hr1,k}$ carl.$_{a1}$ caul.
  Caust.$_{a1,k}$ cedr. cere-b.$_{a1}$ *Cham.*$_{a1,k}$ **Chel.**$_{a1,k}$
  chen-v.$_{a1}$ *Chin.*$_{a1,k}$ chinin-ar. *Cic.* *Cina* cinch.$_{a1}$
  cinnb.$_{a1,k}$ clem.$_{a1,k}$ cob. coc-c.$_{a1,k}$ **Cocc.**$_{a1,k}$ *Coff.*$_{a1,k}$
  Colch.$_{a1,k}$ *Coloc.*$_{a1,k}$ colocin.$_{a1}$ *Con.*$_{a1,k}$ conv.$_{br1}$
  Cop.$_{a1,k}$ corn.$_{a1,k}$ croc.$_{a1,k}$ *Crot-t.*$_{a1,k}$ cub.$_{a1,k}$
  Cupr.$_{a1,k}$ *Cupr-ar.*$_{a1,k}$ *Cycl.*$_{a1,k}$ *Dig.*$_{a1,k}$ **Dios.**$_{a1,k,*}$
  dros.$_{a1,k}$ **Dulc.**$_{a1,k}$ echi.$_{a1,k}$ echt.$_{a1}$ elaps *Elat.*$_{a1,k}$
  erech.$_{a1}$ erig.$_{a1,k}$ eryt-j.$_{a1,k}$ *Eup-per.*$_{hr1,k}$ eup-pur.$_{a1}$
  Euph. *Euphr.*$_{a1,k}$ eupi.$_{a1,k}$ *Ferr.*$_{a1,k}$ ferr-ar.$_{a1,k}$ ferr-p.$_{a1,k}$
  gamb.$_{a1,k}$ *Gels.*$_{a1,k}$ gent-c. gink-b.$_{sbd1}$ glon.$_{a1,k}$
  gnaph.$_{a1,k}$ *Gran.*$_{a1,k}$ granit-m.$_{es1}$ **Graph.**$_{a1,k}$

- **krampfartig**, kneifend (= Kolik): ...
  Grat.$_{a1,k}$ guaj.$_{a1,k}$ *Ham.* *Hell.*$_{a1,k}$ *Hep.*$_{a1,k}$ *Hydr.*$_{a1,k}$
  hydrc.$_{a1,k}$ *Hyos.*$_{a1,k}$ hyper.$_{a1,k}$ **Ign.**$_{a1,k}$ iod.$_{a1,k}$ **Ip.**$_{a1,k}$
  Iris jab.$_{a1,k}$ *Jal.*$_{br1}$ jatr-c. jug-r.$_{a1,k}$ kali-ar.
  Kali-bi.$_{a1,k}$ *Kali-br.* *Kali-c.*$_{a1,k}$ kali-i.$_{a1,k}$ kali-m.$_{k2}$
  kali-n.$_{a1,k}$ kali-p. *Kali-pic.*$_{a1,c1}$ *Kali-s.*$_{a1,k}$ kali-sil.$_{k2}$
  Kreos.$_{a1,k}$ *Lac-c.* *Lach.*$_{a1,k}$ lact.$_{a1,k}$ *Laur.*$_{a1,k}$ lec.
  Led. liat.$_{br1}$ *Lil-t.* lob. **Lyc.**$_{a1,k}$ lycps-v. lyss.
  Mag-c.$_{a1,k}$ **Mag-m.**$_{a1,k}$ **Mag-p.**$_{a1,k}$ mag-s. manc.$_{a1,k}$
  mang.$_{a1,k}$ meny. *Merc.*$_{a1,k}$ merc-c.$_{a1,k}$ merl.$_{a1,k}$
  Mez.$_{a1,k}$ *Mosch.*$_{a1,k}$ *Mur-ac.*$_{a1,k}$ naja *Nat-ar.*
  Nat-c.$_{a1,k}$ *Nat-m.*$_{a1,k}$ nat-p.$_{a1,k}$ *Nat-s.*$_{a1,k}$ *Nit-ac.*$_{a1,k}$
  Nux-m.$_{a1,k}$ **Nux-v.**$_{a1,k}$ ol-j. olnd.$_{a1,k}$ onos. **Op.**$_{a1,k}$
  ox-ac.$_{a1,k}$ paeon. pall. *Par.* *Petr.*$_{a1,k}$ **Ph-ac.**$_{a1,k}$
  phel.$_{a1,k}$ phos.$_{a1,k}$ *Phyt.*$_{a1,k}$ *Pic-ac.*$_{a1,k}$ plan.$_{hr1,k,*}$
  Plat. **Plb.**$_{a1,k}$ *Podo.*$_{a1,k}$ prun.$_{a1,k}$ psor.$_{a1,k}$ ptel.$_{a1,k}$
  Puls.$_{a1,k}$ pyrog.$_{k2}$ *Ran-b.*$_{a1,k}$ ran-s.$_{a1,k}$ *Raph.*$_{a1,k}$ rat.$_{a1,k}$
  Rheum rhod.$_{a1,k}$ *Rhus-t.*$_{a1,k}$ rhus-v.$_{a1,k}$ *Rumx.* ruta
  sabad.$_{a1,k}$ sabin. samb.$_{a1,k}$ sars.$_{a1,k}$ *Sec.* senec.$_{a1,k}$
  seneg.$_{a1,k}$ **Senn.**$_{a1,k}$ *Sep.*$_{a1,k}$ **Sil.**$_{a1,k}$ *Spig.*$_{a1,k}$
  Spong.$_{a1,k}$ squil.$_{a1,k}$ **Stann.**$_{a1,k}$ *Staph.*$_{a1,k}$ *Stram.*$_{a1,k}$
  Stront-c. **Stry.**$_{a1,k}$ *Sul-ac.*$_{a1,k}$ **Sulph.**$_{a1,k}$ sumb.$_{a1,k}$
  tab.$_{a1,k}$ tarax.$_{a1,k}$ *Tarent.*$_{a1,k}$ tell. *Ter.*$_{a1,k}$ teucr.$_{a1,k}$
  Thuj.$_{a1,k}$ trom.$_{a1,k}$ tub.$_{c1}$ v-a-b.$_{jl}$ *Valer.* **Verat.**$_{a1,k}$
  verb.$_{a1,k}$ vib. viol-t.$_{a1,k}$ vip.$_{a1,k}$ *Zinc.*$_{a1,k}$ zinc-fcy.$_{a1}$
  zinc-p.$_{k2}$ **Zing.**
  ✎ 78/3: Krampfkolik, ein Klammschmerz der Gedärme.
- **morgens**: agar. am-c. calc.$_{a1,k}$ carbn-s. **Caust.**
  coc-c.$_{a1,k}$ colch.$_{a1,k}$ coloc.$_{a1,k}$ con. cupr.$_{a1,k}$
  Dios.$_{a1,k}$ dulc.$_{a1,k}$ euphr. graph. hep. kali-bi.$_{a1,k}$
  kali-c. kali-n.$_h$ lact.$_{a1,k}$ lob. *Lyc.*$_{a1,k}$ mag-m.$_{a1,k}$
  mang.$_{a1,k}$ nat-c.$_{a1,k}$ nat-m.$_{a1,k}$ nat-s.$_{k2}$ nit-ac.$_{a1,k}$
  Nux-v.$_{a1,k}$ phos.$_{a1,k}$ plan.$_{a1,k}$ psor.$_{a1,k}$ *Puls.*$_{a1,k}$ rat.$_{a1,k}$
  ruta sabin.$_{a1,k}$ sars.$_h$ sep.$_{a1,k}$ staph. sulph.$_{a1,k}$
  tarent.$_{a1,k}$ xan.$_{a1,k}$ zinc.$_{a1,k}$ zinc-p.$_{k2}$
  ✎ 77/6: Leibschneiden fast täglich, vorzüglich bei Kindern, früh öfterer, als zu andrer Tageszeit, in einigen Fällen, Tag und Nacht, ohne Durchfall.
- **Babies**, Kolik bei: aeth.$_{br01}$ all-c.$_{br01}$ *Anis.*$_{br01}$
  Arg-n.$_{br01}$ asaf.$_{br01}$ bell.$_{br01}$ calc-p.$_{br01}$ catar.$_{br01}$
  Cham.$_{br01}$ *Cina*$_{br01}$ coloc.$_{br01}$ jal.$_{br01}$ kali-br.$_{br01}$
  Lyc.$_{br01}$ *Mag-p.*$_{br01}$ menth.$_{br01}$ nepet.$_{br01}$
  nux-v.$_{br01,pd}$ rheum$_{br01}$ senn.$_{br01}$ staph.$_{br01}$
  ✎ vgl. 77/6
- **Kindern**; bei:
  ✎ vgl. 77/6
- **Hypochondrien**: aesc.$_{a1,k}$ aloe am-m.$_{a1,k}$
  androc.$_{srj1}$ arg-met. aur-s.$_{k2}$ bar-c.$_h$ bell.$_{bg2,k}$
  bry.$_{a1,k}$ bufo calc.$_{bg2,k,*}$ *Calc-s.*$_{a1,k}$ camph. caust.$_h$
  choc.$_{srj3}$ cupr. dios.$_{a1,k}$ hep.$_{bg1}$ ign.$_{bg2,k,*}$ iod.
  Ip.$_{bg2,k,*}$ kali-bi.$_{bg2,k}$ *Kali-c.*$_{bg2,k}$ kali-i.$_{a1,k}$
  Lact.$_{a1,k}$ *Lyc.*$_{bg2,k,*}$ mag-c.$_h$ *Mur-ac.*$_{bg2,k}$ nat-c.$_{h2}$
  nat-m.$_{bg2,k,*}$ nit-ac.$_h$ nux-v.$_{bg1,bg2}$ ph-ac.$_{bg2,h}$
  phos.$_{bg2,k,*}$ plan.$_{hr1}$ rhod.$_{bg2}$ sep.$_{a1,k}$ sil.$_{a1,k}$
  stann.$_{bg2,k,*}$ sulph. *Zinc.*$_{bg2,k}$
  ✎ 77/4: Im Oberbauche, dicht unter den Rippen, zusammenziehender Schmerz.
- **Hypogastrium**: *Acon.* *Agar.* aloe am-c. am-m.$_h$
  Ars. aur. aur-s.$_{k2}$ *Bell.*$_{a1,k}$ bism.$_h$ *Bry.*$_{a1,k}$ but-ac.$_{br1}$
  calc.$_{a1,k}$ carb-an.$_h$ *Carb-v.*$_{a1,k}$ carbn-s. *Chel.*$_{a1,k}$
  chin.$_h$ cimic. *Cocc.* *Coll.* coloc.$_{a1,k}$ *Con.*$_{a1,k}$
  Cupr-ar. cycl.$_h$ dig.$_{a1,k}$ *Dios.*$_{a1,k}$ *Gels.* granit-m.$_{es1}$

Schmerz — **Abdomen** — Schmerz

- **krampfartig**, kneifend - **Hypogastrium**: ...
  guaj.$_h$ helon. kali-c.$_h$ kali-p.$_{k2}$ kreos. lil-t.$_{a1,k}$ lyc.$_h$ mag-c.$_h$ mag-m.$_{a1}$ meny.$_h$ mez.$_h$ *Nat-c.*$_{a1,k}$ nat-m.$_h$ nit-ac.$_h$ *Nux-v.*$_{a1,k}$ *Prun.* psor.$_{a1,k}$ ran-b.$_{a1,k}$ rhus-t.$_h$ ruta sep.$_h$ *Sil.*$_{a1,k}$ spig.$_h$ spong.$_h$ squil.$_h$ stann. *Stry.*$_{a1,k}$ sul-ac.$_h$ **Sulph.**$_{a1,k}$ zinc.
  ☞ vgl. 77/4
  - **Seiten**:
    - **Kälte**; mit: stram.
    ☞ *78/4: Bei Kolik, Kälte der einen Bauchseite.*
- **schneidend**: Acon. aeth.$_{a1,k}$ *Agar.*$_{a1,k}$ agn. all-c.$_{k2}$ **Aloe** *Alum.*$_{a1,k}$ alum-p.$_{k2}$ alum-sil.$_{k2}$ am-c.$_{a1,k}$ am-m. *Ambr.*$_{a1,k}$ anac.$_{a1,k}$ *Ant-c.*$_{a1,k}$ *Ant-t.*$_{a1,k}$ *Apis* arg-met. *Arg-n.*$_{a1,k}$ arn.$_{a1,k}$ **Ars.**$_{a1,k}$ *Ars-i.*$_{a1,k}$ ars-s-f.$_{k2}$ arum-t.$_{a1,k}$ asaf.$_{a1,k}$ asar.$_h$ asc-t.$_{a1,k}$ aur.$_{a1,k}$ aur-ar.$_{k2}$ aur-s.$_{k2}$ bapt. *Bar-c.* bar-i. *Bar-m.* bar-s.$_{k2}$ bell.$_{a1,k}$ berb.$_{a1,k}$ *Bol-la. Borx. Bov.*$_{a1,k}$ *Bry.*$_{a1,k}$ bufo cact. cadm-s.$_{c1}$ cain. calad. *Calc.* calc-i.$_{a1,k}$ calc-p.$_{a1,k}$ calc-s. calc-sil.$_{a1,k}$ camph. cann-s.$_{a1,k}$ **Canth.**$_{a1,k}$ *Caps.* Carb-an.$_{a1,k}$ carb-v.$_{a1,k}$ carbn-s. card-m.$_{a1,k}$ *Carl.*$_{a1,k}$ castm. caust.$_{a1,k}$ *Cham.*$_{a1,k}$ *Chel.*$_{a1,k}$ **Chin.**$_{a1,k}$ chinin-ar. chinin-s. chion. cic. cimic. *Cina* clem.$_{a1,k}$ coc-c.$_{a1,k}$ *Cocc. Colch.*$_{a1,k}$ **Coloc.**$_{a1,k}$ *Con.*$_{a1,k}$ crot-t.$_{a1,k}$ cub. *Cupr.*$_{a1,k}$ cupr-ar.$_{a1,k}$ cycl. *Dig.*$_{a1,k}$ **Dios.**$_{a1,k}$ dros.$_{a1,k}$ *Dulc.*$_{a1,k}$ echi. elaps *Elat.*$_{a1,k}$ euon.$_{a1,k}$ eupi.$_{a1,k}$ glon. graph.$_{a1,k}$ grat.$_{a1,k}$ hell.$_{a1,k}$ *Hep.*$_{a1,k}$ hydr.$_{a1,k}$ hydrog.$_{srj2}$ **Hyos.**$_{a1,k}$ hyper. *Ign.*$_{a1,k}$ indg.$_{a1,k}$ *Iod.*$_{a1,k}$ **Ip.** *Iris* jatr-c. *Kali-ar. Kali-bi.*$_{a1,k}$ **Kali-c.**$_{a1,k}$ kali-i. kali-m.$_{k2}$ *Kali-n.*$_{a1,k}$ kali-p. **Kali-s.** kali-sil.$_{k2}$ kreos. *Lach.*$_{a1,k}$ lact.$_{a1,k}$ *Laur.*$_{a1,k}$ **Led.**$_{a1,k}$ lept.$_{a1,k}$ lil-t.$_{a1,k}$ lob. *Lyc.*$_{a1,k}$ **Mag-c.**$_{a1,k}$ *Mag-m.*$_{a1,k}$ *Manc.* mang. *Merc. Merc-c.*$_{a1,k}$ merc-i-f.$_{a1,k}$ merc-pr-r. mez.$_{a1,k}$ *Mur-ac.*$_{a1,k}$ murx. naja *Nat-ar. Nat-c.*$_{a1,k}$ *Nat-m.*$_{a1,k}$ nat-p. **Nat-s.** nicc.$_{a1,k}$ **Nit-ac.**$_{a1,k}$ nux-m.$_{a1,k}$ **Nux-v.**$_{a1,k}$ *Ol-an.*$_{a1,k}$ **Op.**$_{a1,k}$ *Ox-ac.*$_{a1,k}$ paeon.$_{a1,k}$ par.$_{a1,k}$ *Petr.*$_{a1,k}$ ph-ac.$_{a1,k}$ phel.$_{a1,k}$ *Phos.*$_{a1,k}$ phyt.$_{a1,k}$ plat. plb.$_{a1,k}$ psor.$_{a1,k}$ ptel. **Puls.**$_{a1,k}$ pyrog.$_{k2}$ ran-s. *Rheum Rhus-t.*$_{a1,k}$ rob.$_{a1,k}$ rumx. ruta *Sabad.* sabin.$_{a1,k}$ *Sars.*$_{a1,k}$ *Sec.*$_{a1,k}$ *Sel. Seneg. Sep.*$_{a1,k}$ *Sil.*$_{a1,k}$ **Spig.**$_{a1,k}$ squil. stann. *Staph.*$_{a1,k}$ *Stront-c. Stry.*$_{a1,k}$ *Sul-ac.* **Sulph.**$_{a1,k}$ sumb.$_{a1,k}$ ter.thuj. valer.$_{a1,k}$ **Verat.**$_{a1,k}$ verat-v. verb. *Viol-t.*$_{a1,k}$ vip.$_{a1,k}$ zinc.
  ☞ *PP: Leibschneiden oft, oder täglich (besonders bei Kindern), mehr früh.*
  - **morgens**: alum.$_h$ ambr.$_{a1,k}$ bov. calc.$_{a1,k}$ caust.$_{a1,k}$ con.$_{a1,k}$ *Dios.*$_{a1,k}$ dulc.$_{a1,k}$ graph.$_{a1,k}$ kali-n.$_{a1,k}$ lyc. mag-m. nat-c.$_{a1,k}$ nat-m.$_{a1,k}$ nicc.$_{a1,k}$ **Nit-ac.**$_{a1,k}$ nux-v. ox-ac.$_{a1,k}$ *Petr.*$_{a1,k}$ puls.$_{a1,k}$ sep.$_{a1,k}$ spong.$_{a1,k}$ stry.$_{a1,k}$ zinc.$_h$
  ☞ *PP: Leibschneiden oft, oder täglich (besonders bei Kindern), mehr früh.*
  - **Diarrhoe**:
    - **während**: ambr.$_{c1}$ ars.$_h$ kali-c.$_h$ kali-n.$_h$ mag-c.$_h$ mag-m.$_h$ nit-ac.$_h$ petr.$_h$ sep.$_h$ sulph.$_h$
    ☞ *79/2: Oft wiederkehrender mehrtägiger Durchfall mit Leibschneiden.*
  - **Flatus**:
    - **wie** durch: hydrog.$_{srj2}$ sep.$_h$
    ☞ *77/5: Leibschneiden wie von versetzten Blähungen; dabei der Unterleib immer wie voll - die Blähungen ...*
- **schneidend - Flatus - wie** durch: ...
  ☞ *... steigen aufwärts.*
  - **Kindern**; bei:
    ☞ *PP: Leibschneiden oft, oder täglich (besonders bei Kindern), mehr früh.*
    77/6: Leibschneiden fast täglich, vorzüglich bei Kindern, früh öfterer, als zu andrer Tageszeit, in einigen Fällen, Tag und Nacht, ohne Durchfall.
  - **Menses**:
    - **während**: alum.$_h$ am-c. ars.$_h$ bar-c.$_{a1,k}$ *Calc.* carb-v. *Caust.* **Cocc.** *Eupi.*$_{a1,k}$ ferr.$_{a1,k}$ graph. iod. ip. **Kali-c.**$_{a1,k}$ *Kreos.* **Lach.** *Lyc.* mag-c.$_{a1,k}$ nicc. *Ol-an. Phos. Senec.* **Sulph.** zinc.$_{a1,k}$
    ☞ *83/1: Die Periode fließt allzustark, wochenlang, oder kommt fast täglich wieder (Blutgang).*
    FN 83/1-1: Darauf oft Geschwulst des Gesichts, der Hände und Füße, schmerzhafte Brust- und Bauchkrämpfe, unzählige Übel von Nervenschwäche, Überempfindlichkeit, sowohl allgemeine als auch einiger Sinnorgane u.s.w., und vor dem Eintritte des Blutganges ängstliche Träume, öfteres Erwachen unter Blutwallungen, Herzklopfen, Unruhe u.s.w. Bei stärkerm Bährmutter-Blutflusse, oft schneidende Schmerzen in der einen Bauchseite und im Schooße; das Schneiden geht auch wohl nach dem Mastdarme und in den Oberschenkel herab; dann kann sie auch oft keinen Harn lassen, oder vor Schmerz nicht sitzen; nach diesen Schmerzen thut der Bauch wie unterköthig weh.
    83/4: Periode mit vielen Beschwerden, Ohnmachten oder (meist stechenden) Kopfschmerzen oder zusammenziehend krampfhaften, schneidenden Bauch- und Kreuzschmerzen; sie muß sich legen, sich erbrechen u.s.w.
  - **erstreckt** sich zu:
    - **Genitalien**:
      - **Menses**; während:
      ☞ *vgl. 83/1 und FN 83/1-1*
    - **Oberschenkel**: *Coloc.* ter.
      ☞ *vgl. 83/1 und FN 83/1-1*
    - **Seiten**:
      - **einseitig**:
        ☞ *77/7: Leibschneiden besonders in der einen Bauch- oder Schooßseite.*
        FN 77/7-2: Der schneidende Schmerz geht auch wohl in den Mastdarm und den Oberschenkel herab.
      - **Menses**, während: ars.$_{a1,k}$
        ☞ *vgl. 83/1 und FN 83/1-1*
    - **Flanke**, in der: ang.$_h$ sulph.
      ☞ *vgl. 77/7, FN 77/7-2, 83/1 und FN 83/1-1*
- **stechend** (= scharf, schießend etc.):
  - **Leber**:
    - **Bücken**:
      - **beim**: calc.$_{c1,h}$
      ☞ *77/13: Leberschmerz, Stiche - am meisten beim schnellen Bücken.*
  - **Seiten**:
    - **Husten**, beim: alum.$_h$ arn. ars.$_{a1,k}$ bell. borx. carb-an.$_{a1,k}$ sep.$_{a1,k}$ stann.$_{a1,k}$ *Sulph.*
    ☞ *85/8: Husten, welcher Wundheitsschmerz in der Brust oder zuweilen Stiche in der Brust- oder Bauchseite zuwege bringt.*

| Schmerz | **Abdomen** | Unruhe |

- **wühlend**, grabend: agar.$_{a1,k}$ calad.$_{a1}$ calc.$_h$ dig. digin.$_{a1}$ dulc.$_{h,k,*}$ graph.$_{a1,k}$ hell.$_{a1,k}$ mag-m.$_{a1,k}$ olnd.$_{a1}$ spig.$_{a1,k}$ sulph.$_{a1,k}$
  - 76/6: Nach dem Essen, Ängstlichkeit mit Angstschweiße.
  - FN 76/6-3: Auch wohl hie und da sich erneuernde Schmerzen, z.B. Stiche in den Lippen, Greifen und Wühlen im Unterleibe, Drücken in der Brust, Schwere im Rücken und Kreuze, bis zur Übelkeit; da dann bloß ein mit Fleiß erregtes Erbrechen lindert. Bei einigen Personen erhöhet sich auf's Essen die Angst bis zum Triebe sich das Leben zu nehmen durch Erdrosseln.
- **zusammenziehend**: calc.$_h$ zinc.$_h$
  • **Oberbauch**, muß gebeugt gehen: calc.$_h$
  - 77/4: Im Oberbauche, dicht unter den Ribben, zusammenziehender Schmerz.

Schwächegefühl:
abrot.$_{hr1}$ acon.$_{bg2}$ *Aloe* alum.$_{a1,k}$ alum-p.$_{k2}$ alumn. ambr.$_{k2}$ apoc.$_{bg2,k,*}$ **Arg-n.** ars.$_{bg2}$ bell.$_{bg2}$ borx. cadm-s.$_{br1}$ *Calc-p.*$_{bg2,k,*}$ *Carb-an.*$_{bg2}$ chlor.$_{bg2}$ colch.$_{bg2,k,*}$ dig.$_{k2}$ ferr.$_{bg2}$ ferr-p.$_{br2}$ gels.$_{a1,k}$ **Ign.**$_{bg2,k}$ *Ip.*$_{bg2}$ kali-c.$_{a1,k}$ led.$_{bg2,k,*}$ lil-t.$_{hr1,k,*}$ mag-m.$_{bg2,k,*}$ myric.$_{a1,hr1}$ *Nat-m.*$_{hr1,k}$ olnd.$_{bg2,k,*}$ ox-ac.$_{a1,k}$ *Petr.*$_{hr1,k}$ **Phos.**$_{bg2,k,*}$ phyt.$_{bg2,k,*}$ *Plat.*$_{bg2,k,*}$ *Podo.* *Psor.*$_{hr1,k}$ ptel.$_{a1}$ rhod.$_{bg2,k,*}$ sapin.$_{a1}$ *Sep.*$_{bg2,k}$ spong.$_{a1,k}$ stann.$_{bg2}$ *Staph.*$_{bg2,k,*}$ **Sul-ac.**$_{hr1,k,*}$ sulph.$_{bg2}$ *Verat.*$_{bg2,k}$ zinc.$_{bg2,k}$
  - 79/3: Nach erfolgtem Stuhlgange, besonders nach einem weicheren, ergiebigeren, große, jählinge Entkräftung.
  - 79/3-2: Vorzüglich Entkräftung in der Herzgrube, Ängstlichkeit, Unruhe, auch wohl Frost am Unterleibe, oder im Kreuze u.s.w.

Schweiß:
- **Hypogastrium**, im Sitzen: *Sel.*
  - 92/7: Allzuleichtes Schwitzen bei geringer Bewegung, ja anfallsweise selbst im Sitzen über und über, oder bloß an einzelnen Theilen, z.B. fast steter Hände- und Fuß-Schweiß,[6] so auch in den Achselgruben [7] und um die Schamtheile starkes Schwitzen.
  - FN 92/7-6: Letzterer gewöhnlich von sehr stinkendem Geruche und zuweilen mit solcher Heftigkeit, daß Fußsohlen, Fersen und Zehen bei geringem Gehen schon durchweicht und wund werden.
  - FN 92/7-7: Nicht selten von rother Farbe, oder von bokkigem, knoblauchartigen Geruche.

Schwellung:
- **Leistengegend**:
  • **Leistendrüsen**; der: alum. am-c. anan. ant-c. Apis ars. Aur. aur-m.$_{k2}$ aur-s.$_{k2}$ **Bad.** bapt. *Bar-c.* *Bar-m.* **Bell.** brom. *Bufo* **Calc.** calc-ar. *Calc-p.* *Carb-an.* carb-v. caust. *Chel.* *Clem.* cocc. cop. crot-h. *Cupr.* **Dulc.** elaps eupi. *Ferr.* gels. *Graph.* **Hep.** *Hippoz.* *Iod.* *Kali-c.* *Kali-i.* lac-c. **Lach.** lyc. *Lyss.* med.$_{k2}$ **Merc.** **Merc-c.** *Merc-i-f.* *Merc-i-r.* nat-ar. *Nat-c.* nat-m. **Nit-ac.** ph-ac. phos. *Phyt.* *Puls.* *Rhus-t.* sep. *Sil.* sin-n. spong. stann. *Staph.* stram. sul-i.$_{k2}$ **Sulph.** sumb. *Syph.* tarent. tep. *Thuj.* *Tub.* zinc.

Schwellung - Leistengegend - Leistendrüsen; der: ...
  - 78/9: Geschwollene Drüsen im Schooße, die auch zuweilen in Eiterung übergehen.
  - 92/4: Drüsen-Geschwülste um den Hals, im Schooße, in den Gelenkbiegungen, der Ellbogenbeuge, der Kniekehle, in den Achselgruben, auch in den Brüsten.

Schwere (= wie eine Last, ein Gewicht):
- **Stein**; wie durch einen: lac-d.$_{c1}$ op. *Puls.* verb.$_{c1}$
  - 78/1: Drücken im Unterbauche wie ein Stein.
  - FN 78/1-1: Was oft herauf in die Herzgrube tritt, wo es wühlt und Brechen erregt.

Spannung:
- **Hochlangen**, durch: alum.
  - 88/1: Steigende Aufgelegtheit sich zu verheben und, wie man sagt, sich Schaden zu thun schon bei sehr geringer Anstrengung der Muskeln, bei kleinen Handarbeiten, beim über sich Reichen und Langen nach etwas Hohem, beim Aufheben nicht schwerer Dinge, schnellem Wenden des Körpers, Schieben u.s.w. Diese oft nur geringe Anspannung oder Ausdehnung der Muskeln bringt dann oft die schwersten Krankenlager zuwege, Ohnmachten, alle Grade hysterischer Beschwerden,[1] Fieber, Blutspeien u.s.w., da doch eine nicht psorische Person solche Lasten hebt, als ihr Muskelkräfte nur irgend vermögen, ohne die mindesten Nachbeschwerden.[2]
  - FN 88/1-1: Oft auch sogleich starker Kopfschmerz im Scheitel - was dann auch äußerlich bei Berührung schmerzt - oder sogleich Kreuzschmerzen, oder Schmerzen in der Bährmutter, nicht selten Stechen in der Brustseite oder zwischen den Schulterblättern, was den Odem hemmt, oder schmerzhafte Steifheit des Genicks oder Rückgrats, oftes lautes Aufstoßen und dergl.
  - FN 88/1-2: Der gemeine Mann, besonders auf dem Lande, sucht sich dann mit einer Art mesmerischem Streichen, und zwar oft mit einigem, doch nicht dauerndem Erfolge zu erleichtern; die Aufgelegtheit sich zu verheben bleibt jedoch. Mit den Daumenspitzen pflegt vorzüglich eine Weibsperson (Streiche-Frau) gewöhnlich über die Schulterblättern nach den Achseln zu, oder den Rückgrat entlang, auch wohl von der Herzgrube aus, unter den Ribben hin (nur meist mit allzuheftigem Aufdrücken) mehrmals hinzustreichen.
- **Hypochondrien**: *Acon.*$_{a1,k}$ agar.$_h$ *Aloe* ant-t.$_{a1,k}$ ars.$_{hr1,k,*}$ bell. borx. *Bry.*$_{a1,k}$ *Calc.* *Carb-v.*$_{a1,k}$ caust. cham. *Chinin-s.* cimx. coc-c.$_{a1,k}$ coff.$_{a1,k}$ colch.$_{a1,k}$ con. dig.$_{a1,k}$ eup-per.$_{a1,k}$ *Graph.*$_{a1,k}$ hyper.$_{a1,k}$ lact.$_{a1,k}$ *Lyc.*$_{a1,k}$ mang. mang-m. mosch. mur-ac.$_{a1,k}$ murx.$_{a1,k}$ nat-ar. nat-c. *Nat-m.* *Nat-s.* nit-ac.$_{a1,k}$ *Nux-v.* puls. sep. staph. stry.$_{a1,k}$ *Sulph.*$_{a1,k}$ verat.$_{a1,k}$ vip.$_{a1,k}$
  - 77/12: Unter den letzten Ribben (in den Hypochondern) herüber, Spannung und Druck, wovon der Athem gehemmt und das Gemüth ängstlich und bekümmert wird.

Unruhe, Ruhelosigkeit, Unbehagen etc.:
agar. agn.$_{a1}$ alum.$_h$ am-c.$_h$ **Ant-t.** apis apoc. **Arg-n.** **Ars.** *Ars-i.* *Asaf.* asc-t. aur. **Bell.** bry. **Calc.** carb-an. cinnb. cist. colch. com. corn. crot-t. cycl. dirc.

Abdomen / Rektum

Unruhe, Ruhelosigkeit, Unbehagen etc.: ...
Dulc. euph. fago. ferr-ar. ferr-ma. gran. grat. gymno. hell. iod. **Ip.** jatr-c. kali-ar. *Kali-c.* merc-i-r. mez. *Mur-ac.* nat-ar. nat-c. *Nat-m. Nat-s. Nit-ac.* par. **Phos.** plan. plat.$_h$ *Podo. Puls.* **Sep.** vesp. *Zinc.* zinc-p.$_{k2}$
- 79/3: Nach erfolgtem Stuhlgange, besonders nach einem weichern, ergiebigeren, große, jählinge Entkräftung.
- FN 79/3-2: Vorzüglich Entkräftung in der Herzgrube, Ängstlichkeit, Unruhe, auch wohl Frost am Unterleibe, oder im Kreuze u.s.w.

Völlegefühl:
– **Flatus** amel.; Abgang von: alum.$_h$ grat. hell. rhod. sulph.
- 77/1: Blähungen treiben den Leib auf,[1] der Unterleib ist wie voll, besonders nach Essen.
- FN 77/1-1: Oft steigen die Blähungen aufwärts; in seltnern Fällen gehen, vorzüglich früh, eine ungeheure Menge Blähungen fort, ohne Geruch und ohne Erleichterung der übrigen Beschwerden; in andern Fällen, eine große Menge abgehender, ungemein stinkender Blähungen.
– **unteres** Abdomen:
- 77/5: Leibschneiden wie von versetzen Blähungen; dabei der Unterleib immer wie voll - die Blähungen steigen aufwärts.

Wassersucht:
– **Ödem**: anan. *Apis Ars. Graph.* tarent. thuj.
- 93/5: Wässerige Geschwulst theils der Füße allein, oder des einen Fußes, theils der Hände oder des Gesichtes, oder des Bauches oder Hodensacks u.s.w. allein, theils Haut-Geschwulst über den ganzen Körper (Wassersuchten).

Rektum

Blutandrang: neg.$_{br1}$ sep.$_{h,hr1}$,* sul-ac.$_{h,kl}$
- 81/1: Nächtlicher Samen-Erguß, wenn auch nicht oft, doch unmittelbar mit üblen Folgen.
- FN 81/1-1: Düsterheit, Eingenommenheit, Benebelung der Denkkraft, verminderte Lebhaftigkeit der Einbildungskraft, Gedächtnißmangel, Niedergeschlagenheit, Trübsinn; die Sehkraft wird geschwächt, so wie die Verdauung und die Eßlust; der Stuhlgang bleibt zurück, es entsteht Blutdrang nach dem Kopfe, nach dem After u.s.w.
– **Pollutionen**:
• **nach**:
- vgl. 81/1 und FN 81/1-1

Blutung aus dem Anus: acal.$_{br1}$ acet-ac. **Acon.** *Aesc.* agar. all-c.$_{k2}$ *Aloe* alum. alum-p.$_{k2}$ alum-sil.$_{k2}$ *Alumn. Am-c.* am-m. ambr. anac. *Ant-c. Apis* arn.$_{k2}$ **Ars.** asar. aur. aur-ar.$_{k2}$ aur-m. aur-s.$_{k2}$ bapt. **Bar-c.** bar-m. bar-s.$_{k2}$ **Bell.** berb. *Bism. Borx.* bufo **Cact.** cadm-met.$_{gm1}$ **Calc.** calc-f.$_{k2}$ *Calc-p. Calc-s.* calc-sil.$_{k2}$ camph. *Canth. Caps.* carb-an. *Carb-v. Carbn-s.* carc.$_{az1}$ card-m. carl. **Casc.**$_{c2,k}$ caust.$_h$ *Cham. Chin.* chinin-ar. chinin-s. chlor. cob. *Cocc.* colch.$_{k2}$ **Coll.** coloc. crat.$_{br1}$ **Crot-h.** cupr.$_h$ *Cycl.*

Diarrhoe

Blutung aus dem Anus: ...
dios. elaps *Erig. Eug. Ferr.* ferr-ar. ferr-m. ferr-p. *Fl-ac. Graph.* **Ham.** *Hep. Hir.*$_{c2}$ hydr. *Hyos. Ign. Ip. Kali-ar. Kali-bi. Kali-c. Kali-chl.* kali-i. kali-m.$_{k2}$ kali-n. kali-p. *Kali-s.* kali-sil.$_{k2}$ kreos.$_{bg1,k2}$ **Lach.** led. *Lept.* lob. **Lyc.** lyss. manc. med. *Merc. Merc-c. Mill. Mur-ac.* musa$_{a1,c1}$ **Nat-m.** *Nat-s.* **Nit-ac.** *Nux-m.* **Nux-v.** paeon. ph-ac. **Phos.** *Phyt.* plat. *Podo. Psor. Puls.* pyrog. *Rat.* rhus-t. rhus-v. *Ruta* sabin. scroph-n.$_{k2}$ sec.$_{k2}$ *Sep.* sil. stram. sul-ac.$_{k2}$ **Sulph.** syph.$_{k2}$ thuj. tub.$_{hr}$ valer. verat. zinc. zinc-p.$_{k2}$
- 79/6: Blutende Aderknoten am After oder im Mastdarme [4] (fließende Hämorrhoiden) vorzüglich beim Stuhlgange, worauf die Knoten oft lange heftig schmerzen.
- FN 79/6-4: Wohl nie haben die Mastdarmfisteln einen andern Ursprung als aus diesem Siechthum, vorzüglich wenn eine reizende Diät, viel geistige Getränke, fleißige Abführungsmittel, sitzende Lebensart und Mißbrauch des Geschlechtstriebs hinzukommen.

– **Hämorrhoiden**:
- vgl. 79/6 und FN 79/6-4
– **Stuhlgang**:
• **während**: *Alum.* alumn. **Am-c.** am-m. *Ambr.* asar.$_{st}$ aur. aur-m. bufo *Calc-p.* calc-sil.$_{k2}$ *Carb-an. Carb-v.* caust.$_h$ con.$_h$ gink-b.$_{sbd1}$ **Ham.** *Hep.* ign. *Kali-c.* lyc. mur-ac.$_h$ *Nat-c.*$_{hr1}$ **Nat-m.** *Nit-ac.* nux-v. **Phos.** plan. *Puls.* rheum ruta$_h$ sep.$_h$ sulph.$_{k2}$ tarent.$_{k2}$ *Tub.*
- vgl. 79/6 und FN 79/6-4

Diarrhoe: acal.$_{c2}$ *Acet-ac.* **Acon.**$_{c2,k}$ acon-l.$_{c2}$ *Aesc.* aeth.$_{c2,k}$ **Agar.** agar-ph.$_{c2}$ agra.$_{c2}$ alet. all-c.$_{c2}$ all-s.$_{c2,k}$ **Aloe**$_{c2,k}$ alst.$_{c2}$ *Alum.* alum-sil.$_{c2}$ alumn.$_{c2}$ am-c.$_{c2}$ ammc. anan. ang.$_{c2,k}$ *Ango.*$_{c1}$ *Anis.* ant-ar. **Ant-c.**$_{c2,k}$ ant-met.$_{stj2}$ ant-s-aur.$_{c2}$ **Ant-t.** anthraci. aphis$_{c2}$ **Apis**$_{c2,k}$ apoc.$_{c2}$ apoc-a.$_{c2}$ aral.$_{c2}$ *Aran.* arg-met. *Arg-n.* **Arn.**$_{c2,k}$ **Ars.**$_{c2,k}$ ars-i. ars-met.$_{c2}$ ars-s-f.$_{c2,k2}$ ars-s-r.$_{c2}$ arum-m. arum-t.$_{k2}$ arund.$_{c2}$ asaf.$_{c2}$ *Asar.*$_{c2,k}$ asc-t. asim.$_{c2}$ astac.$_{c2,k}$ aster. aur. aur-m. aur-s.$_{c2}$ aza.$_{c2}$ **Bamb-a.**$_{stb2}$ **Bapt. Bar-c.** bar-i.$_{c2}$ bar-m. bar-s.$_{c2}$ **Bell.**$_{c2,k}$ **Benz-ac.**$_{c2,k}$ berb. bism.$_{c2,k}$ bol-la.$_{c2}$ *Borx. Bov.*$_{c2,k}$ brach. *Brom.* **Bry.**$_{c2,k}$ bufo cact. **Calc.**$_{c2,k}$ *Calc-ar.* calc-f.$_{k2}$ calc-i.$_{k2}$ *Calc-p.* calc-s. calc-sil.$_{k2}$ **Canth.** *Caps.*$_{c2,k}$ carb-ac.$_{c2,k}$ **Carb-v.**$_{c2,k}$ *Carbn-s.* carc.$_{jl2}$ card-b.$_{c2}$ cardios-h.$_{bta1}$ caru.$_{a1}$ *Casc.*$_{c2,k}$ castm. castn-v.$_{c2}$ *Caust.* cean.$_{c2,k}$ cench.$_{c2}$ cent.$_{c2}$ cerev-lg.$_{sna1}$ cetr.$_{c2}$ **Cham.**$_{c2,k}$ chap.$_{c2}$ chel.$_{c2}$ chim. chim-m.$_{c2}$ **Chin.**$_{c2,k}$ *Chinin-ar.*$_{c2,k}$ chinin-s.$_{c2,k}$ choc.$_{srj3}$ chr-o.$_{c2}$ cic. cimic.$_{k2}$ *Cina*$_{c2,k}$ cinch.$_{c2}$ cinnm.$_{c2,k}$ *Cist.*$_{c2,k}$ cit-l.$_{c2}$ clem. cob. *Cocc. Coff.*$_{c2,k}$ *Colch.*$_{c2,k}$ colchin.$_{c2}$ *Coll.*$_{c2,k}$ *Coloc.*$_{c2}$ colocin.$_{c2}$ colos.$_{c2}$ *Con.* conv.$_{c2}$ convo-a.$_{c2}$ *Cop.* **Corn.**$_{c2,k}$ *Coto*$_{c1,c2}$ crass-r.$_{bta1}$ *Crot-h.* **Crot-t.**$_{c2,k}$ cub.$_{c2}$ cucum-m.$_{fr1}$ *Cupr.* cupr-act.$_{c2}$ cupr-ar.$_{c2}$ cupr-s.$_{c2}$ cycl. der.$_{c2}$ *Dig.* digin.$_{c2}$ dios.$_{c2}$ dirc.$_{a1,c1}$,* diss-i.$_{bta1}$ dor.$_{c2}$ dros.$_h$ **Dulc.**$_{c2,k}$ *Echi.* elae.$_{c2}$ elaeo-b.$_{bta1}$ elat.$_{c2}$ eleph-b.$_{bta1}$ enteroc.$_{jl2}$ epiph.$_{c2}$ erech.$_{c2}$ ery-a.$_{c2}$ eucal.$_{c2}$ eug.$_{c2}$ euon.$_{c2}$ euonin.$_{c2}$ eup-per.$_{c2,k2}$ euph.$_h$ euph-a.$_{c2}$ euph-c.$_{c2}$

Rektum

Diarrhoe: ...
euph-hi.$_{jsx1}$ euph-l.$_{c2}$ fago.$_{c2}$ fel$_{c2}$ **Ferr.**$_{c2,k}$ **Ferr-ar.**
Ferr-i. *Ferr-m.*$_{c2}$ ferr-ma.$_{c2}$ *Ferr-p.*$_{c2,k}$
Ferr-pern.$_{c1,c2}$ *Ferr-s.*$_{c2,k}$ ferul.$_{c2}$ **Fl-ac.** foen-an.$_{a1}$
form.$_{c2}$ franz.$_{c2}$ galv.$_{c2}$ **Gamb.**$_{c2,k}$ gast.$_{c2}$ gels.$_{c2,k}$
genist.$_{c2}$ gent-c.$_{c2}$ gent-l.$_{c2}$ ger.$_{c2}$ gnaph.$_{c2}$ *Gran.*
Granit-m.$_{es1}$ *Graph.* *Grat.*$_{c2,k}$ gua.$_{c2}$ guaj.$_{c2,k}$
guar.$_{c2}$ haem.$_{c2}$ ham. haru-ma.$_{jsx1}$ **Hell.**$_{c2,k}$ hell-o.$_{c2}$
hell-v.$_{c2}$ **Hep.**$_{c2,k}$ heuch.$_{bwa3}$ hura-c.$_{c1,c2}$ *Hydr.*
hydrog.$_{srj2}$ hymen-ac.$_{jsx1}$ *Hyos.*$_{c2,k}$ hyper.$_{c2}$ *Ign.*
ilx-a.$_{c2}$ ind. indg.$_{c2}$ **Iod.**$_{c2,k}$ **Ip.**$_{c2,k}$ **Iris**$_{c2,k}$ iris-fl.$_{c2}$
iris-g.$_{c2}$ jab.$_{c2}$ jac-g.$_{c2}$ jal.$_{br1,c2}$ *Jatr.*$_{c2,k}$ jug-c.
kali-act.$_{c2}$ *Kali-ar.*$_{c2,k}$ **Kali-bi.** *Kali-c.* kali-chl.
Kali-i. kali-m.$_{c2,k2}$ kali-n. kali-p. *Kali-pic.*$_{a1,c1}$
Kali-s. kiss.$_{c2}$ kreos.$_{c2,k}$ lac-ac. *Lac-c.* *Lac-d.* *Lach.*
lact-ac.$_{c1,c2}$ lath.$_{c1}$ laur.$_{c2,k}$ lec. led. *Lept.*$_{c2,k}$ liat.$_{br1,c2}$
Lil-t.$_{c2}$ lim.$_{c2}$ limest-b.$_{es1}$ lina.$_{c2}$ linu-c.$_{c2}$ lipp.$_{c2}$
lith-c. lob.$_{c2}$ luf-am.$_{gsb1}$ luna$_{kg1}$ **Lyc.** lycpr.$_{c2}$
lyss.$_{c2,k}$ *Mag-c.*$_{c2}$ *Mag-m.*$_{c2}$ *Mag-p.* mag-s.$_{c2}$
maland.$_{vh}$ malar.$_{c2}$ manc. mang.$_{k2}$ mang-o.$_{c2}$
manz.$_{bro1}$ med. mela.$_{c2}$ meli. meph.$_{a1}$ **Merc.**$_{c2,k}$
Merc-c.$_{c2,k}$ merc-d.$_{c2}$ merc-sul. mez. mill.$_{c2}$
morph. morph-s.$_{hr1}$ mur-ac. naja naphtin.$_{c2}$
narc-ps.$_{c2}$ *Nat-ar.* *Nat-c.* **Nat-m.** *Nat-p.* **Nat-s.**
nat-sulo.$_{c2}$ nicc. **Nit-ac.** nit-s-d.$_{c2}$ *Nuph.*$_{c2,k}$ *Nux-m.*
Nux-v.$_{c2}$ nymph.$_{c2}$ oci-c$_{c2}$ ol-an. *Ol-j.*$_{c2}$
Olnd. onos.$_{c2}$ op. opun-f.$_{br1}$ opun-xyz.$_{c2}$ ox-ac.
pall.$_{c1}$ pancr.$_{c1,c2}$ par. paull.$_{c2}$ ped.$_{c2}$ pen.$_{c2}$ *Petr.*$_{c2}$
Ph-ac.$_{c2,k}$ phel. **Phos.**$_{c2,k}$ phos-h.$_{c2}$ phys.$_{c2}$ phyt.$_{c2}$
pic-ac. pilios-t.$_{jsx1}$ pin-s.$_{c2}$ pix$_{c2}$ plan.$_{c2,k}$ *Plb.*
plb-chr.$_{c2}$ plect.$_{c2}$ **Podo.**$_{c2,k}$ polyg-xyz.$_{c2}$ pot-t.$_{hta}$
prin.$_{c1,c2}$ prun. psid.$_{jsx1}$ *Psor.*$_{c2,k}$ *Ptel.* **Puls.**$_{c2,k}$
puls-n.$_{c2}$ pyrog.$_{c2}$ quer-r.$_{c1,c2}$ ran-b.$_{c2,k2}$ raph.$_{c2,k}$
rat. rham-cath.$_{c2}$ rham-f.$_{c2}$ **Rheum**$_{c2,k}$ rhod.$_{c2,k}$
rhus-g.$_{c2}$ rhus-t.$_{c2,k}$ rhus-v.$_{c2}$ ric.$_{c2}$ rubu-f.$_{bta1}$
rumx.$_{c2}$ sabad. sal-ac.$_{c2}$ sal-n.$_{c2}$ sal-p.$_{c2}$ *Salol.*$_{c1,c2}$
samb. *Sang.* *Sanic.*$_{c2}$ santin.$_{c2}$ sap-o.$_{bta1}$ sapin.$_{c2}$
sarr.$_{c2}$ sars. scam.$_{c2}$ schin.$_{c2}$ schot-b.$_{bta1}$ *Sec.*$_{c2,k}$ sel.
seneg. *Sep.* **Sil.** *Sima.*$_{c1}$ sin-n.$_{c2}$ slag$_{c2}$ spong.$_{h}$
squil. *Stann.* staph. stict.$_{c2}$ stram. stront-c.$_{c2}$ stry.
Sul-ac.$_{c2}$ sul-ac-ar.$_{bwa3}$ **Sulph.**$_{c2,k}$ sumb.$_{c2,k}$
tab.$_{c2,k}$ tarax. *Tarent.* *Ter.* thev.$_{c2}$ thom-h.$_{jsx1}$
Thuj.$_{c2,k}$ thyr.$_{c2}$ titan-s.$_{stj2}$ trom.$_{c2}$ tub.$_{a1,c,*}$
typh.$_{br1}$ uran-met. *Vacc-c.*$_{c1}$ *Valer.* vang-l.$_{bta1}$
Verat.$_{c2,k}$ verin.$_{c2}$ wede-n.$_{bta1}$ wies.$_{c2}$ wye.$_{c2}$
xan.$_{br1,c2}$ xyma-m.$_{jsx1}$ yuc.$_{c2}$ **Zinc.** zinc-act.$_{c2}$
zinc-fcy.$_{a1}$ zinc-p.$_{k2}$ zinc-val.$_{c2}$ *Zing.*$_{c2,k}$

> PP: Harter, gewöhnlich über einen Tag zögernder Stuhl in Knoten, oft mit Schleim überzogen (oder fast steter weicher, durchfälliger, gähriger Stuhlgang.
> 79/1: Stuhlgang durchfällig, mehre Wochen, Monate, Jahre.
> FN 79/1-1: Gewöhnlich vorher Kollern oder Gährung im Unterleibe, am meisten früh.

- **morgens**:
  • Kollern im Abdomen; nach:
  > vgl. 79/1 und FN 79/1-1
- **chronisch**: acet-ac.$_{k2}$ **Ars.**$_{bg1,bg2}$ **Calc.**$_{bg1,bg2}$ carbn-s.$_{k2}$ chin.$_{k2}$ cist.$_{k2}$ *Coto*$_{c1}$ *Ferr.*$_{bg1,bg2}$ hydr.$_{k2}$ kali-c.$_{k2}$ lac-d.$_{k2}$ nat-m.$_{bg2,k2,*}$ nat-s.$_{k2}$ parat-b.$_{gmm1}$ petr.$_{bg2,k2,*}$ ph-ac.$_{bg2,k2}$ **Phos.**$_{bg1,bg2}$ psor.$_{bg2,k2,*}$ puls.$_{bg2}$ rhus-a.$_{k2}$ **Rhus-t.**$_{bg2}$ sec.$_{k2}$ sep.$_{bg2}$

Diarrhoe - chronisch: ...
sil.$_{bg2,ptk1}$ sul-ac.$_{k2}$ **Sulph.**$_{bg2,k2,*}$ *Tub.*$_{bg2,k2,*}$
> vgl. 79/1 und FN 79/1-1

- **Schmerz**; durch: coloc.$_{k2}$
  > 79/2: Oft wiederkehrender mehrtägiger Durchfall mit Leibschneiden.
- **Wind**:
  • **Ostwind**, durch: psor.
  > PP: Die meisten Beschwerden sind des Nachts und erneuern oder erhöhen sich bei tiefem Barometerstande, bei Nord- und Nordostwinde, im Winter und gegen den Frühling zu.

Flatus:
- **geruchlos**: Agar. ambr.$_{h,kl}$ arg-n. *Bell.* carb-v. lyc. mang.$_{h,kl}$ nicc. *Phos.* *Plat.* **Sulph.** *Thuj.* yuc.$_{c2}$ zinc.$_{h,kl}$
  > 77/1: Blähungen treiben den Leib auf,[1] der Unterleib ist wie voll, besonders nach Essen.
  > FN 77/1-1: Oft steigen die Blähungen aufwärts; in seltnern Fällen gehen, vorzüglich früh, eine ungeheure Menge Blähungen fort, ohne Geruch und ohne Erleichterung der übrigen Beschwerden; in andern Fällen, eine große Menge abgehender, ungemein stinkender Blähungen.
- **übelriechend**: *Aesc.*$_{a1,k}$ agar.$_{a1,k}$ *All-c.*$_{a1,k}$ **Aloe** alum.$_{a1,k}$ alum-p.$_{k2}$ alum-sil.$_{k2}$ am-m.$_{h,kl}$ ammc.$_{a1,k}$ ang.$_{a1,h,*}$ ant-c.$_{a1,k}$ **Arn.** **Ars.**$_{a1,k}$ ars-i. ars-s-f.$_{k2}$ **Asaf.**$_{a1,k}$ asc-t.$_{a1}$ *Aur.* aur-ar.$_{a1}$ aur-s.$_{k2}$ bamb-a.$_{stb2}$ bar-c.$_{a1}$ bar-m. bar-s.$_{k2}$ *Borx.* *Bov.*$_{a1,k}$ **Bry.**$_{a1,k}$ calad.$_{a1}$ *Calc.* *Calc-p.* calc-sil.$_{k2}$ camph.$_{a1,k}$ carb-ac. *Carb-an.*$_{a1,k}$ **Carb-v.** **Carbn-s.** **Caust.**$_{a1,k}$ cedr.$_{a1,k}$ cer-s.$_{a1}$ *Chin.* chinin-ar. choc.$_{srj3}$ *Cocc.* *Coff.* *Colch.*$_{a1,k}$ *Coloc.*$_{a1,k}$ con. *Corn.*$_{a1,k}$ crot-t.$_{a1,k}$ *Dios.*$_{a1,k}$ dirc.$_{a1,k}$ *Dulc.* ferr-ma. form.$_{a1,k}$ gent-l.$_{a1}$ glon.$_{a1,k}$ *Graph.* hell.$_{a1,k}$ hipp.$_{a1,k}$ *Hydr.* hydrog.$_{srj2}$ *Ign.*$_{a1,k}$ iris$_{c1}$ kali-c.$_{h,h2,k,*}$ kali-n.$_{a1,k}$ *Kali-p.* kali-s. *Lach.* lact.$_{a1,k}$ lec. limest-b.$_{es1}$ lipp.$_{a1}$ lith-c. lyc.$_{a1,k}$ mag-c.$_{a1,k}$ marb-w.$_{es1}$ merc.$_{a1,k}$ *Mez.*$_{a1,k}$ mill.$_{a1}$ mur-ac. nat-ar.$_{k2}$ *Nat-c.*$_{a1,k}$ **Nat-m.**$_{a1,k}$ **Nat-s.**$_{a1,k}$ nicc.$_{a1,k}$ **Nit-ac.** nux-m.$_{a1,k}$ *Nux-v.*$_{a1,k}$ *Olnd.*$_{a1,k}$ oxyt-ac.$_{a1,k}$ petr.$_{a1,k}$ *Ph-ac.* *Phos.*$_{a1,k}$ phys.$_{a1}$ *Plb.*$_{a1,k}$ *Podo.* *Psor.*$_{a1,k}$ **Puls.** ran-b.$_{c1}$ rhod.$_{a1,k}$ rumx.$_{a1}$ ruta sang.$_{a1,k}$ *Sanic.* sarr.$_{a1,k}$ sars.$_{h,kl}$ sep.$_{h,k,*}$ **Sil.**$_{a1,k}$ squil.$_{a1,k}$ stann.$_{a1,k}$ **Staph.**$_{a1,k}$ *Stram.* **Sulph.**$_{a1,k}$ sumb. tell.$_{a1,k}$ *Teucr.*$_{a1,k}$ til.$_{a1}$ *Valer.*$_{a1,k}$ wies.$_{a1}$ *Zinc.*$_{a1,k}$ zinc-p.$_{k2}$
  > vgl. 77/1 und FN 77/1-1

Hämorrhoiden: abrot. acet-ac. acon.$_{c2,k}$ **Aesc.**$_{c2,k}$
aesc-g.$_{c2}$ aeth. **Agar.** agn. alet.$_{c2}$ **Aloe**$_{c2,k}$ alum.
alum-p.$_{k2}$ alumn. am-br.$_{a1,k}$ *Am-c.*$_{c2,k}$ am-m.$_{c2}$
ambro.$_{c2}$ anac.$_{c2}$ anag.$_{c2}$ anan. androc.$_{srj1}$ ang.
Ant-c.$_{c2,k}$ ant-t. *Apis* apoc. aral.$_{c2}$ arg-n. arn. **Ars.**
Ars-i. ars-met.$_{c2}$ arum.$_{c1}$ arund.$_{c2}$ asc.$_{c2,k}$ aur.$_{c2}$
aur-m-n.$_{c2}$ bad.$_{c2}$ bapt. *Bar-c.*$_{c2,k}$ bar-s.$_{c2}$ **Bell.**$_{c2,k}$
berb. borx. bov. *Brom.* bry. *Bufo* *Cact.* *Calc.*
calc-caust.$_{c1}$ calc-f.$_{c1,k2}$ calc-i.$_{k2}$ *Calc-p.* *Calc-s.*
cann-s. canth. *Caps.*$_{c2,k}$ carb-ac. **Carb-an.**$_{c2,k}$
Carb-v.$_{c2,k}$ carbn-s. *Card-m.*$_{c2}$ carl. cas-s.$_{br1}$ casc.
Caust.$_{c2,k}$ cham. *Chel.*$_{c2}$ chim. chin.$_{c2,k}$ chinin-ar.
chr-ac. chr-o.$_{c2}$ cic. cimic. *Cimx.*$_{c2,k}$ clem.
cnic-ar.$_{vs1}$ *Coca*$_{c2,k}$ cocc.$_{c2,k}$ *Coff.* colch. **Coll.**$_{c2,k}$

Rektum

Hämorrhoiden: ...

Coloc. con. cop.$_{br1,c2}$ croc. crot-h. cycl. *Dios.*$_{c2,k}$ dol.$_{br1}$ dulc.$_{c2}$ elaps *Erig.*$_{c2,k}$ ery-a.$_{c2}$ *Eug.* euph-a.$_{c2}$ euphr. *Ferr. Ferr-ar.* ferr-m. ferr-p. ferul.$_{c2}$ *Fl-ac.*$_{c2,k}$ galv.$_{c2}$ gast.$_{c2}$ gels. **Graph.**$_{c2,k}$ grat.$_{c2,k}$ **Ham.**$_{c2,k}$ helia.$_{c2}$ *Hell. Hep.*$_{c2,k}$ *Hydr.*$_{c2,k}$ *Hyos.*$_{st}$ hyper.$_{bro1,c1,*}$ *Ign.*$_{c2,k}$ *Iod.*$_{c2,k}$ *Ip.*$_{c2,k}$ kali-act.$_{c2}$ **Kali-ar.** *Kali-bi.* kali-br.$_{c2}$ **Kali-c.**$_{c2,k}$ kali-chl.$_{c2}$ kali-m.$_{c2,k2}$ kali-n. kali-p. **Kali-s.** kiss.$_{c2}$ kreos. **Lach.**$_{c2,k}$ lact. lam.$_{c2}$ laps.$_{c1,c2}$ *Lept.* lil-t. lim.$_{c2}$ lina.$_{c2}$ linu-c.$_{c2}$ lipp.$_{c2}$ lob. **Lyc.**$_{c2,k}$ mag-c.$_h$ *Mag-m.*$_{c2,k}$ mag-p.$_{k2}$ manc. med. *Merc.* **Merc-i-r.**$_{c2,k}$ mez. mill. mosch. muc-u.$_{c1,c2}$ **Mur-ac.**$_{c2,k}$ musa$_{c2}$ *Nat-m. Nat-s.* **Nit-ac.** **Nux-v.**$_{c2,k}$ **Paeon.**$_{c2,k}$ pen.$_{c2}$ *Petr.*$_{c2,k}$ ph-ac. **Phos.** phys.$_{c2,k}$ *Phyt.*$_{c2,k}$ pin-s.$_{c2}$ pip-n.$_{c2}$ plan.$_{c2,k}$ plat.$_{c2,k}$ plb. plb-xyz.$_{c2}$ *Podo.*$_{c2,k}$ polyg-xyz.$_{c2}$ polyp-p.$_{c2}$ *Psor.*$_{c2,k}$ **Puls.**$_{c2,k}$ ran-fi.$_{c1,c2}$ ran-s.$_{c2}$ *Rat.*$_{c2,k}$ rein.$_{c2}$ rhodi-o-n.$_{c2}$ *Rhus-t.*$_{c2,k}$ rhus-v.$_{c2}$ rumx. rusc-a.$_{vs1}$ *Ruta Sabin. Sang.* sars.$_{k2}$ saxon.$_{br1}$ *Scroph-n.*$_{br01}$ sec. **Sep.** *Sil.* sin-n.$_{c2}$ slag$_{c2}$ stann. *Staph.* still.$_{c2}$ stront-c.$_{c2,k}$ *Sul-ac.* sul-i.$_{k2}$ **Sulph.**$_{c2,k}$ sumb. syph. tep.$_{c2}$ *Ter.*$_{c2,k}$ ther. *Thuj.*$_{c2,k}$ *Tub.* ulm-c.$_{c2}$ verat. verat-v. verb.$_{c1,c2}$ wies.$_{c2}$ wye.$_{c2}$ zinc. zinc-val.$_{c2}$ *Zing.*

  🕮 PP: Blutader-Knoten am After, Blutabgang mit dem Stuhle.

  79/6: Blutende Aderknoten am After oder im Mastdarme [4] (fließende Hämorrhoiden) vorzüglich beim Stuhlgange, worauf die Knoten oft lange heftig schmerzen.

  FN 79/6-4: Wohl nie haben die Mastdarmfisteln einen andern Ursprung als aus diesem Siechthum, vorzüglich wenn eine reizende Diät, viel geistige Getränke, fleißige Abführungsmittel, sitzende Lebensart und Mißbrauch des Geschlechtstriebs hinzukommen.

- **Abführmitteln**; nach: aloe *Nux-v.*

  🕮 vgl. FN 79/6-4

- **blind**: **Aesc.** anac.$_{gsy1}$ ant-c. *Arg-n.*$_{hr1}$ ars. asc-t.$_{a1}$ brom. *Calc-p.* caps. cham. **Coll.** coloc.$_h$ ferr. grat. *Ign.* nit-ac. *Nux-v.* podo. *Puls. Rhus-t. Sulph.* verat.

  🕮 79/5: Unschmerzhafte und schmerzhafte Blutaderknoten [3] am After, im Mastdarme (blinde Hämorrhoiden). FN 79/5-3: Welche nicht selten schleimige Feuchtigkeit aussiepern.

- **Schwangerschaft**; während der: *Aesc. Am-m.* ant-c. ars.$_{j5}$ *Caps.* carb-v.$_{j5}$ *Coll.* ham.$_{k2}$ *Lach. Lyc.* mur-ac.$_{h,ptk1}$ *Nat-m. Nux-v.* puls.$_{j5}$ sep.$_{k,ptk1}$ *Sulph.*

  🕮 84/2: In Schwangerschaften große Mattigkeit, Übelkeiten, öfteres Erbrechen, Ohnmachten, schmerzhafte Venen-Geschwülste (Wehadern, Krampfadern, Aderkröpfe an den Ober- oder Unter-Schenkeln, auch wohl an den Schamlefzen), hysterische Übel mancherlei Art u.s.w.

Jucken: acon.$_{bg2,k,*}$ acon-l.$_{a1}$ **Aesc.**$_{a1,k}$ **Agar.**$_{bg2,k,*}$ agn. *All-c.* **Aloe** *Alum.*$_{h,k}$ alum-p.$_{k2}$ alum-sil.$_{k2}$ alumn.$_{a1,k}$ **Am-c.**$_{bg2,k,*}$ *Am-m. Ambr.*$_{bg2,k,*}$ anac.$_{h,k,*}$ anag.$_{a1}$ anan. androc.$_{sr j1}$ ang.$_{bg2,h,*}$ *Ant-c.*$_{bg2,k,*}$ apis apoc.$_{a1,k}$ arg-met. *Arg-n.*$_{bg2,k,*}$ *Ars.*$_{bg2,k,*}$ *Ars-i.* ars-s-f.$_{a1}$ aur.$_{bg2}$ aur-s.$_{a1}$ bar-c.$_{bg2,k,*}$ bar-i.$_{k2}$ bar-m. bar-s.$_{k2}$ *Bell.*$_{bg2,k,*}$ *Berb.*$_{a1,k}$ borx. bov.$_{a1,k}$ brom.

Jucken: ...

bry.$_{bg2,k,*}$ bufo cact.$_{a1,k}$ cadm-i.$_{br o1}$ cain. **Calc.**$_{bg2,k,*}$ *Calc-ar.* calc-f.$_{k2}$ *Calc-i.*$_{k2}$ *Calc-p.*$_{a1,k}$ **Calc-s.** calc-sil.$_{k2}$ cann-s.$_{a1}$ *Caps.*$_{bg2,k,*}$ carb-ac.$_{a1,k}$ **Carb-v.**$_{bg2,k,*}$ **Carbn-s.** card-m. *Carl.*$_{a1,k}$ **Caust.**$_{bg2,k,*}$ cench.$_{k2}$ cham.$_{bg2,k,*}$ *Chel.*$_{bg2,k,*}$ chin.$_{bg2,k,*}$ chinin-ar. chinin-s. *Cic.*$_{bg2,k}$ *Cina* cinnb. cist. *Clem.*$_{a1,k}$ coc-c.$_{a1,k}$ cocc.$_{bg2,k,*}$ coff. *Colch.*$_{bg2,k,*}$ *Coll.* coloc.$_{bg2,k,*}$ con.$_{bg2,k,*}$ cop.$_{br1}$ *Croc.*$_{bg2,k,*}$ crot-t.$_{a1,k}$ cub.$_{a1}$ cupr.$_{bg2,k,*}$ del.$_{a1}$ dict.$_{a1}$ dios.$_{a1,k}$ · *Dulc.* elaps elat.$_{hr1}$ *Euph.*$_{bg2,k,*}$ eupi.$_{a1}$ ferr.$_{bg2,k,*}$ ferr-ar. ferr-i.$_{k2}$ ferr-m.$_{hr1,k}$ ferr-ma.$_{a1,k}$ ferr-p. ferul.$_{a1}$ **Fl-ac.**$_{bg2,k,*}$ gink-b.$_{sbd1}$ *Gran.*$_{bg2,k,*}$ **Graph.**$_{bg2,k,*}$ grat.$_{bg2,k,*}$ *Ham.*$_{a1,k}$ hep. hydrc.$_{a1,k}$ *Ign.*$_{bg2,k,*}$ *Iod.*$_{bg2,k,*}$ *Ip.* jac-c.$_{a1,k}$ jug-r.$_{a1,k}$ *Kali-ar.* kali-bi.$_{bg2,k,*}$ **Kali-c.**$_{bg2,k,*}$ kali-m.$_{k2}$ kali-n.$_{a1,k}$ kali-p. **Kali-s.** *Lach.* laur.$_{a1,bg2}$ led. lil-t. lipp.$_{a1}$ lith-c. **Lyc.**$_{bg2,k,*}$ mag-c. *Mag-m.* med. meny.$_{bg2,k,*}$ *Merc.*$_{bg2,k,*}$ merc-c.$_{a1,bg2}$ merl.$_{a1}$ *Mez.*$_{bg2,k,*}$ *Mill.* morph.$_{a1,k}$ *Mur-ac.*$_{bg2,k,*}$ naja *Nat-ar.* **Nat-c.**$_{bg2,k,*}$ *Nat-m.*$_{bg2,k,*}$ *Nat-p.*$_{a1,k}$ nat-s.$_{a1,k}$ **Nit-ac.**$_{bg2,k,*}$ **Nux-v.**$_{bg2,k,*}$ op.$_{bg2,k,*}$ ox-ac.$_{a1,k}$ *Paeon. Petr.*$_{bg2,k,*}$ ph-ac.$_{bg2,k}$ phel.$_{a1,k}$ phos.$_{a1,k}$ pin-s.$_{a1}$ *Plat.*$_{bg2,k,*}$ plb.$_{bg2,k}$ prun.$_{a1,k}$ psor.$_{bg2,k,*}$ **Puls.**$_{bg2,k}$ ran-s.$_{bg2,k,*}$ *Rat.* rhodi.$_{a1}$ rhus-t.$_{bg2,k,*}$ *Rhus-v.*$_{a1,k}$ *Rumx. Ruta Sabad.*$_{bg2,k,*}$ sabin. sapin.$_{a1}$ *Sars.*$_{bg2,k,*}$ seneg.$_{bg2}$ *Sep.*$_{bg2,k}$ serp.$_{a1,k}$ *Sil.*$_{bg2,k,*}$ sin-a.$_{a1,k}$ *Spig.*$_{bg2,k,*}$ spira.$_{a1}$ *Spong.*$_{bg2,k}$ squil.$_{bg2,k,*}$ *Stann.*$_{bg2,k,*}$ *Staph.*$_{bg2,k,*}$ *Sul-ac.*$_{bg2,k}$ *Sul-i.*$_{k,k2,*}$ **Sulph.**$_{bg2,k,*}$ syph. tab.$_{bg2,k,*}$ tell.$_{a1}$ *Teucr.*$_{bg2,k,*}$ *Thuj.*$_{bg2,k,*}$ *Tub.* uran-n.$_{c2}$ urt-u.$_{a1,k}$ valer.$_{bg2}$ verb.$_{c1}$ wye.$_{a1,k}$ *Zinc.*$_{bg2,k,*}$ zing.

  🕮 PP: Jücken am After.
  PP: Meist bei Kindern: öfterer Abgang von Spulwürmern und Maden, unleidliches Kribbeln von letztern im Mastdarm.

- **Askariden**, durch: anth.$_{c1}$ *Calc.* calc-f. chin. *Ferr.*$_{hr1,k}$ graph.$_{h,kl}$ ign. indg.$_{c1}$ laur.$_{c1}$ mez.$_{c1}$ *Nat-p.* nit-ac.$_{h,kl}$ *Sabad.* sin-a. sulph.$_{h,kl}$ *Teucr. Urt-u.*

  🕮 79/8: Kribbeln und jückendes Kribbeln im Mastdarme mit oder ohne Abgang von Madenwürmern.

- **Anus**; um den: agn. bamb-a.$_{stb2}$ *Berb.* bry. bufo-s. calc-act.$_{c2}$ cop.$_{c2}$ cortiso.$_{gse}$ euph.$_h$ *Fl-ac.* lyc. *Mez.* nat-s. *Nux-v.* op. pen.$_{br o1}$ **Petr.** phos.$_{c2}$ pin-s.$_{c2}$ psor.$_{c2}$ ran-s.$_{c2}$ rham-f.$_{c2}$ rhodi-o-n.$_{c2}$ serp. sin-a.$_{c2}$ slag$_{c2}$ staph.$_{c2}$ **Sulph.** tarax. *Teucr.*$_{c2}$ uran-n.$_{c2}$ *Verb.*$_{c2}$

  🕮 PP: Jücken am After.
  79/9: Jücken und Fressen im After und dem Mittelfleische.

- **Perineum**: agar.$_{a1}$ agn.$_{a1}$ *Alum.*$_{a1,k}$ ang. ars. bell.$_{a1,k}$ cann-s.$_{a1,k}$ canth.$_{a1,k}$ carb-v.$_{a1,k}$ *Chel.* cina con.$_{a1,k}$ *Fl-ac.*$_{a1,k}$ gran.$_{a1,k}$ ign.$_{a1,k}$ kali-c.$_{a1,k}$ mur-ac.$_{a1,k}$ nat-c.$_{a1,k}$ *Nat-s.*$_{a1,k}$ nux-v.$_{a1,k}$ *Petr.* plb.$_{a1,k}$ *Sars.*$_{a1,k}$ seneg. **Sulph.**$_{a1,k}$ tarax.$_{a1,h,*}$ tep.$_{a1,k}$ thuj.$_{a1,k}$

  🕮 vgl. 79/9

Kribbeln: ambr.$_{c1}$ *Carb-v. Colch.* ferr-ma. plat. rhus-t.$_{c1}$ sabin.$_{c1}$ ter.

  🕮 PP: Meist bei Kindern: öfterer Abgang von Spulwürmern und Maden, unleidliches Kribbeln von letztern ...

Rektum

Kribbeln

Kribbeln: ...
- ... im Mastdarm.
 79/8: Kriebeln und jückendes Kriebeln im Mastdarme mit oder ohne Abgang von Madenwürmern.
 79/9: Jücken und Fressen im After und dem Mittelfleische.

Obstipation (= Verstopfung): abies-n.$_{hr1,k}$ Abrot. acet-ac.$_{k2}$ **Aesc.** *Aeth. Agar. Agn.* alet. *Aloe* **Alum.** alum-p.$_{k2}$ alum-sil.$_{k2}$ **Alumn.** *Am-c. Am-m. Ambr.* ammc. amph.$_{a1}$ **Anac.** anan. anders.$_{bnj1}$ androc.$_{srj1}$ *Ang.* ant-c. **Apis** *Arg-met. Arg-n.* arn. **Ars.** *Ars-i.* arund. asaf. asc-c. asc-t. aster. *Aur.* aur-ar.$_{k2}$ aur-i.$_{k2}$ aur-m. aur-s.$_{k2}$ **bar-c.** *Bar-c.* bar-i.$_{k2}$ *Bar-m.* bar-s.$_{k2}$ bell.$_{h}$ *Berb.* bol-la. borx. bov. brach. **Bry.** *Cact.* calad. **Calc.** calc-f.$_{gm1,k2}$ calc-i.$_{k2}$ *Calc-p. Calc-s.* calc-sil.$_{k2}$ camph. cann-s. caps.$_{h}$ *Carb-ac. Carb-an. Carb-v.* **Carbn-s.** carc.$_{j12,tp1,*}$ *Card-m.* cas-s.$_{br1,c1}$ casc. caul. **Caust.** *Chel. Chim. Chin.* chinin-ar. chinin-s. chr-ac. cic.$_{c1}$ cimx. cina **Clem.** *Coca* **Cocc. Coff.** colch. **Coll.** *Coloc.* **Con.** *Cop.* cor-r. cortiso.$_{gse}$ *Croc. Crot-c. Crot-h.* crot-t. cub. cupr. cycl. *Daph. Dig. Dios.* dol.$_{hr1,br01}$ *Dulc. Elaps* ery-a. euon. eup-per.$_{k2}$ euph.$_{h}$ *Ferr. Ferr-ar. Ferr-i.* ferr-p. *Fl-ac. Form.* gal-ac.$_{c1}$ *Gamb.* granit-m.$_{es1}$ **Graph.** *Guaj.* ham.$_{k2}$ *Hell.* hep. hippoz. *Hydr. Hydrc.* hydrog.$_{srj1}$ hyos. *Hyper. Ign. Iod. Iris* jab. jac-c. *Jatr-c. Kali-ar. Kali-bi. Kali-br. Kali-c. Kali-chl. Kali-i.* kali-m.$_{k2}$ kali-n.$_{h}$ kali-p. *Kali-s.* kali-sil.$_{k2}$ *Kreos.* **Lac-d. Lach.** lact-v.$_{c1}$ *Laur.* led. *Lept. Lil-t.* limest-b.$_{es1}$ luna$_{kg1}$ **Lyc.** lycps-v. *Mag-c.* **Mag-m.** mag-s. *Manc.* magh-w.$_{es1}$ med. meli. *Meny.* **Merc.** merc-c. *Merc-i-f.* **Mez.** mom-f.$_{jsx1}$ *Mosch. Mur-ac.* murx. musa$_{a1,c1}$ myric. naja *Nat-ar. Nat-c.* **Nat-m.** nat-p. nat-s. nicc. **Nit-ac. Nux-m. Nux-v.** nyct.$_{br1}$ *Oena.* olnd. **Op.** osm. *Ox-ac.* paeon. pall. petr. ph-ac. **Phos.** *Phyt.* **Plat. Plb.** *Podo. Psor. Ptel.* **Puls.** *Pyrog.* quer-r.$_{c1}$ ran-b.$_{c1}$ *Raph. Rat.* rhus-t. rob. **Ruta** *Sabad. Sabin.* sang. **Sanic.** *Sars.* sec. secret.$_{bwa3}$ *Sel. Seneg.* **Sep. Sil.** sol$_{c1}$ spig.$_{h}$ *Spong.* squil. **Stann. Staph. Stram. Stry. Sul-ac.** sul-i.$_{k2}$ **Sulph.** sumb. syph.$_{c1,k2}$ *Tab.* *Tarent.* tell. *Ter.* thal-s.$_{c1}$ *Ther.* **Thuj.** tril-p. *Tub.*$_{k2}$ tub-m.$_{vn,zs,*}$ urt-u. ust. v-a-b.$_{j1}$ vario. **Verat. Verb.** vesp. *Vib.* viol-o. **Zinc.** zinc-fcy.$_{a1}$ zinc-p.$_{k2}$
- 78/10: Leibverstopfung; oft mehre Tage zögernder Stuhlgang, nicht selten mit öfterem, vergeblichen Drange dazu.

– **morgens**
- **Abendessen**; durch das mindeste:
 76/5: Nach dem mindesten Abendessen, Nachthitze im Bette (und früh Leibverstopfung und ungemeine Mattigkeit).

– **Pollutionen**:
- **nach**:
 81/1: Nächtlicher Samen-Erguß, wenn auch nicht oft, doch unmittelbar mit üblen Folgen.
 FN 81/1-1: Düsterheit, Eingenommenheit, Benebelung der Denkkraft, verminderte Lebhaftigkeit der Einbildungskraft, Gedächtnißmangel, Niedergeschlagenheit, Trübsinn; die Sehkraft wird geschwächt, so wie die Verdauung und die Eßlust; der Stuhlgang bleibt ...

Schmerz

Obstipation - Pollutionen - nach: ...
- ... zurück, es entsteht Blutdrang nach dem Kopfe, nach dem After u.s.w.

– **vergeblicher** Stuhldrang und vergebliches Pressen: acon.$_{bg2,k,*}$ *Aesc.*$_{hr1,k,*}$ agar.$_{bg2,k,*}$ *All-c.*$_{hr1,k,*}$ aloe *Alum.*$_{hr1,k}$ alum-p.$_{k2}$ alum-sil.$_{k2}$ alumn.$_{k2}$ am-m.$_{bg2}$ **Ambr.**$_{bg2,k,*}$ **Anac.**$_{bg2,k}$ androc.$_{srj1}$ ant-c.$_{a1,k}$ ant-t.$_{hr1,k,*}$ arg-met. *Arn.*$_{bg2,k,*}$ *Ars.*$_{bg2,k,*}$ ars-i.$_{bg2,k}$ asaf.$_{bg2,k,*}$ aster.$_{hr1,k,*}$ bamb-a.$_{stb2}$ *Bar-c.*$_{hr1,k}$ bar-s.$_{k2}$ **Bell.**$_{bg2,k,*}$ benz-ac.$_{hr1,k}$ berb.$_{hr1,k}$ bism.$_{bg2,k,*}$ *Bry.*$_{bg2,k,*}$ brach.$_{hr1,k,*}$ *Bry.*$_{bg2,k,*}$ *Cact.* cain. *Calc.*$_{hr1,k,*}$ calc-i.$_{k2}$ *Calc-s.* calc-sil.$_{k2}$ cann-i.$_{a1,k}$ *Cann-s.*$_{hr1,k}$ canth.$_{bg2,k,*}$ *Caps.*$_{bg2,k,*}$ carb-ac.$_{hr1,k}$ *Carb-an.*$_{bg2,k,*}$ *Carb-v.*$_{bg2,k,*}$ carbn-s. carc.$_{jb}$ *Card-m.*$_{hr1}$ carl.$_{a1,k}$ cass.$_{a1}$ **Caust.**$_{bg2,k,*}$ cedr.$_{a1,k}$ cench.$_{k2}$ cere-b.$_{a1}$ chel.$_{a1,k}$ *Chim.*$_{hr1,k}$ chin. chinin-ar. chinin-s. cic-m.$_{a1}$ cimx.$_{a1,k}$ clem.$_{a1,k}$ coc-c.$_{hr1,k,*}$ *Cocc.*$_{bg2,k,*}$ colch.$_{a1,k}$ *Coloc.*$_{a1,k}$ **Con.**$_{a1,k}$ corn.$_{hr1,k,*}$ *Crot-h.*$_{hr1}$ crot-t.$_{a1,k}$ cycl.$_{a1,k}$ dios.$_{a1}$ dirc.$_{a1,k}$ dros.$_{h,k,*}$ dulc.$_{a1,k}$ elat.$_{a1,k}$ eucal.$_{a1}$ eup-pur.$_{a1,k}$ euph.$_{bg2}$ eupi.$_{a1,k}$ fago.$_{a1,k}$ *Ferr.*$_{hr1,k,*}$ ferr-ar. ferr-i.$_{a1,k}$ *Ferr-ma.*$_{a1}$ ferr-p. fil.$_{hr1}$ fl-ac.$_{a1,k}$ form. franz.$_{a1}$ ger.$_{c2}$ glon. gran.$_{a1,k}$ *Graph.*$_{bg2}$ grat.$_{bg2,k,*}$ ham.$_{bg2,k,*}$ hell.$_{bg2,k,*}$ hep.$_{bg2,k}$ hura **Hydr.** hydrog.$_{srj2}$ hyper.$_{a1,k}$ *Ign.*$_{bg2,k,*}$ *Iod.*$_{hr1,k,*}$ ip.$_{bg2}$ kali-ar. kali-bi.$_{bg2,k,*}$ *Kali-c.*$_{bg2,k,*}$ kali-n.$_{bg2,k,*}$ *Kali-s.* kali-sil.$_{k2}$ *Kalm.* kiss.$_{a1}$ kreos.$_{bg2,k,*}$ *Lac-c. Lac-d.*$_{hr1,k}$ **Lach.**$_{bg2,k,*}$ lachn.$_{a1,k}$ laur.$_{a1,k}$ *Lil-t.*$_{hr1,k}$ lipp.$_{a1}$ lob-s.$_{a1,k}$ **Lyc.**$_{bg2,k,*}$ *Mag-c.*$_{bg2,k,*}$ **Mag-m.**$_{bg2,k,*}$ mag-s.$_{a1,k}$ **Merc.**$_{bg2,k,*}$ merc-c.$_{bg2,k,*}$ mez.$_{bg2}$ mosch.$_{a1,k}$ murx.$_{bg2}$ myric.$_{a1,k}$ nat-ar. *Nat-c.* **Nat-m.**$_{bg2,k,*}$ *Nat-p.* nicc.$_{hr1,k,*}$ **Nit-ac.**$_{hr1,k,*}$ **Nux-v.**$_{hr1,k,*}$ *Oena.* ol-an.$_{a1}$ olnd.$_{h,hr1,*}$ **Op.**$_{hr1,k,*}$ ox-ac.$_{a1,k}$ par.$_{hr1,k,*}$ petr.$_{hr1,k}$ ph-ac.$_{a1,k}$ phel.$_{a1,k}$ *Phos.*$_{hr1,k,*}$ phys.$_{a1,k}$ phyt. pic-ac.$_{a1,k}$ **Plat.**$_{hr1,k}$ plb.$_{a1,k}$ podo.$_{a1,k}$ psor.$_{a1,k}$ ptel.$_{hr1,k}$ **Puls.**$_{bg2,k,*}$ ran-b.$_{bg2}$ *Rat.*$_{hr1,k,*}$ rheum rhod.$_{a1,k}$ rhodi.$_{a1}$ rhus-t.$_{a1,k,*}$ rob.$_{hr1,k,*}$ *Ruta* sabad.$_{bg2,k,*}$ *Sang.*$_{bg2,k,*}$ *Sanic.* **Sars.**$_{bg2,k,*}$ sec.$_{a1,k}$ **Sel. Sep.**$_{bg2,k,*}$ **Sil.**$_{bg2,k,*}$ sin-n.$_{a1}$ sol-ni. spig.$_{bg2,k,*}$ spira.$_{a1}$ spong.$_{bg2}$ stann.$_{bg2,k,*}$ *Staph.*$_{bg2,k,*}$ stict.$_{c1}$ stram.$_{bg2,k,*}$ sul-ac.$_{bg2,k,*}$ sul-i.$_{k2}$ **Sulph.**$_{bg2,k,*}$ sumb.$_{a1,k}$ tab.$_{a1,k}$ tarax.$_{hr1}$ **Tarent.**$_{a1,k}$ ter.$_{hr1,k,*}$ **Thuj.**$_{bg2,k,*}$ til.$_{a1,k}$ *Verat.*$_{bg2,k,*}$ vichy-g.$_{a1}$ viol-o.$_{bg2,k,*}$ wies.$_{a1}$ *Zinc.*$_{bg2,k,*}$ zinc-p.$_{k2}$
- vgl. 78/10

Polypen: am-m. calc. *Calc-p.*$_{hr1,k}$ kali-br.$_{hr1,k,*}$ **Nit-ac.**$_{hr1,k}$ nux-v. **Phos.**$_{hr1,k}$ ruta sang. teucr.
 79/10: Polypen im Mastdarme.

Schmerz

– **schneidend**:
- **Stuhlgang**:
  - **während**: agar. all-c. alum.$_{a1,k}$ alum-p.$_{k2}$ am-c. ant-t. ars. ars-s-f.$_{k2}$ asar.$_{h,k,l}$ canth. carb-an.$_{h,kl}$ carb-v.$_{a1,k}$ caust.$_{h,kl}$ dios. hell.$_{h,kl}$ mag-c.$_{h,kl}$ mang.$_{h,kl}$ *Mur-ac.*$_{k,k2,*}$ nat-ar. nat-c.$_{a1,k}$ *Nat-m.* nat-p. **Nit-ac.**$_{a1,k}$ *Phos.*$_{a1,k}$ *Pic-ac.*$_{a1,k}$ *Plat.* plb.$_{a1,k}$ *Puls. Sars.* sep. stann. staph.$_{h,kl}$ **Sulph.** sumb.$_{a1,k}$ vib.
 78/21: Beim Stuhlgange, Schneiden im Mastdarme.

Rektum / Stuhl

Würmer:

– **Beschwerden** durch Würmer (= Wurmleiden):
acon. ager-c.$_{jsx1}$ all-c. all-s.$_{c2,vh}$ am-c.$_{st}$ ambro.$_{c2}$ apoc.$_{vh}$ apoc-a.$_{c2}$ arg-n.$_{vh}$ *Ars.*$_{c2,k}$ art-v.$_{c2}$ *Bapt.*$_{c2}$ bar-m.$_{k2}$ calad.$_{c2,sf1}$ **Calc.**$_{c2,k,*}$ cara-p.$_{jsx1}$ carb-v. carbn-s.$_{k2}$ cassia-o.$_{jsx1}$ celo-t.$_{jsx1}$ chelo.$_{c2}$ chim. *Cic.*$_{c2,k}$ *Cina*$_{c1,k,*}$ claus-an.$_{jsx1}$ cuc-m.$_{jsx1}$ cupr-o.$_{sf1}$ diph-t-tpt.$_{jsx1}$ dol. dryop-i.$_{jsx1}$ dryop-p.$_{jsx1}$ emb-sc.$_{jsx1}$ erlan-c.$_{jsx1}$ eucal.$_{c2}$ *Ferr.* ferr-i.$_{k2}$ *Ferr-m.*$_{c2}$ ferr-s.$_{c2}$ fil. graph.$_{c2,k}$ haru-ma.$_{jsx1}$ helm.$_{sf1}$ ign. indg.$_{c2}$ iod.$_{c2}$ jab.$_{c2}$ jatr-c.$_{c2}$ lipp.$_{c2}$ luna$_{c2}$ *Lyc.*$_{c2}$ mag-m.$_{k2}$ med.$_{vh}$ *Merc.*$_{k,vh/dg,*}$ naphtin.$_{br1,c2}$ *Nat-m.*$_{c2,k}$ *Nat-p.*$_{c2,k}$ *Nux-m.*$_{c2,k}$ nux-v.$_{c2,k}$ peti-a.$_{lsr3}$ petr. ph-ac.$_{c2}$ physal-an.$_{jsx1}$ plan.$_{c2,kr1}$ podo.$_{c2,vh}$ ptel.$_{c2}$ puls.$_{vh}$ quas.$_{c2,sf1}$ rat.$_{c2}$ ruta sabad.$_{c1,k,*}$ santin.$_{c2,sf1}$ *Scir.*$_{c1,c2}$ sec. *Sil.*$_{c2,k}$ sin-a.$_{c2}$ *Sin-n.* **Spig.**$_{c2,k}$ spong.$_{c2,k}$ squil.$_{c2}$ *Stann.*$_{c2,k}$ **Sulph.**$_{c2,k}$ sumb.$_{c2}$ tell.$_{c2}$ teph-v.$_{jsx1}$ **Ter.**$_{k,vh,*}$ teucr.$_{c2,k,*}$ thom-h.$_{jsx1}$ trem-or.$_{jsx1}$ urt-u.$_{c2}$ *Valer.*$_{k2,vh}$ verat. vern-am.$_{jsx1}$ *Viol-t.*$_{vh}$ zinc.$_{c2}$

☞ *PP: Meist bei Kindern: öfterer Abgang von Spulwürmern und Maden, unleidliches Kriebeln von letztern im Mastdarm.*
78/13: Abgang von Spulwürmern durch den After.

• **Bandwürmer** (= Taeniae, = alte Rubrik Taeniae): agri.$_{bta1}$ *Ail.* arec.$_{c1,c2}$ arg-met.$_{bro1}$ *Arg-n.*$_{hr1,k}$ **Calc.**$_{c2,k}$ calc-caust.$_{c2}$ callil-l.$_{bta1}$ *Carb-an. Carb-v.* carbn-s. carli-a.$_{lsr4}$ chin. cinnb.$_{c2}$ claus-in.$_{bta1}$ clerod-g.$_{bta1}$ cuc-c.$_{bro1}$ cuc-p.$_{br1,c1,*}$ cupr. cupr-act.$_{bro1,c2}$ cupr-o.$_{bro1}$ emb-k.$_{bta1}$ *Fil.*$_{c2,k}$ *Form.* frag.$_{c2,k}$ geb-k.$_{bta1}$ gran.$_{bro1,c2}$ *Graph.* grat. kali-c. kali-i.$_{bro1}$ kam.$_{bro1,c2}$ kou.$_{c2}$ *Mag-m.*$_{hr1,k}$ merc. *Nat-c.* nat-s.$_{hr1}$ nux-v. othon-n.$_{bta1}$ pann.$_{br1}$ pellin.$_{bro1}$ petr. phos. *Plat.*$_{c2,k}$ *Puls.*$_{c2,k}$ *Sabad.*$_{c2}$ sabin.$_{bro1}$ sal-ac.$_{c2}$ santin.$_{bro1}$ *Sep. Sil. Stann.*$_{c2,k}$ stry.$_{gm1}$ strych-b.$_{bta1}$ sulph. ter. thuj. valer.$_{bro1}$

☞ *78/14: Abgang von Bandwurm-Stücken.*

• **Kindern**; bei: cic.$_{vh}$ *Cina*$_{vh}$ *Gaert.*$_{vh}$ *Ign.*$_{vh}$ *Nux-m.*$_{vh}$ *Ruta*$_{vh}$ **Spig.**$_{vh}$

☞ *PP: Meist bei Kindern: öfterer Abgang von Spulwürmern und Maden, unleidliches Kriebeln von letztern im Mastdarm.*

• **Madenwürmer** (= Oxyuris, Enterobius vermicularis; alte Rubrik Askariden): abrot. acet-ac. acon. aesc.$_{bro1}$ agn. ant-c.$_{bro1}$ ant-t. aq-calc.$_{br1}$ *Ars.* asar. asc-t.$_{c1}$ *Bapt.*$_{c2}$ **Bar-c.** bar-m. bar-s.$_{k2}$ *Calc.* carb-v.$_{hr1}$ carbn-s. chel.$_{bro1}$ chin. cina$_{c2,k}$ clerod-g.$_{bta1}$ crot-t. cupr. dig.$_{hr1}$ dol.$_{st}$ *Ferr.* ferr-m. *Gran.*$_{bro1}$ graph. grat. helm.$_{bro1}$ hyos.$_h$ *Ign.* indg. kali-chl.$_{bro1}$ lyc.$_{bro1}$ mag-c. *Mag-s.* merc. merc-d.$_{bro1}$ mill.$_{c1}$ napht.$_{bro1}$ **Nat-m.** *Nat-p.*$_{c2,k}$ nux-v. petr.$_h$ phos. pin-s.$_{bro1}$ plat. *Ptel.*$_{vh}$ *Rat.* *Sabad.* santin.$_{bro1}$ *Scir.*$_{c2,vh}$ *Sep.* sil. sin-a.$_{c2}$ *Sin-n.* **Spig.**$_{c2,k}$ *Spong.* squil. stann.$_{bro1}$ *Sulph.* tell. **Ter.** *Teucr.* thuj. urt-u. *Valer.* vern-a.$_{gsb1}$

☞ *PP: Meist bei Kindern: öfterer Abgang von Spulwürmern und Maden, unleidliches Kriebeln von letztern im Mastdarm.*

• **Spulwürmer** (= Rundwürmer, Ascaris lumbricoides; alte Rubrik Lumbricoides): acon. *Agn.*$_{hr1}$ all-s. anac. arg-n.$_{a1}$ *Ars.* asar. bapt.$_{bro1}$ bar-c. bell. borx.$_h$ calc. carbn-s. cham. *Chel. Chen-a.*$_{c2}$ chin.$_{c1}$ cic. **Cina**$_{c2,k}$ clerod-g.$_{bta1}$ *Ferr-s. Gran.* graph. hyos. ign.$_{bro1}$ indg.$_{bro1}$ kali-c. lyc. mag-c. merc. merc-d.$_{bro1}$ merc-sul.$_{bro1}$ nat-m. nat-p.$_{bro1}$ nux-v. petr.$_h$ pin-s.$_{c2}$ plect.$_{c2}$ rat.$_{bro1}$ rhus-t. ruta *Sabad.* santin.$_{bro1,c2}$ sec. *Sil.* sin-n.$_{bro1}$ **Spig.** stann. staph.$_{c1}$ **Sulph.** ter. teucr.$_{bro1}$ valer.$_{bro1}$

☞ *PP: Meist bei Kindern: öfterer Abgang von Spulwürmern und Maden, unleidliches Kriebeln von letztern im Mastdarm.*
78/13: Abgang von Spulwürmern durch den After.

Stuhl

Blutig: abrot.$_{a1,br1}$ acet-ac.$_{a1,k2}$ *Acon.*$_{bg2,k,*}$ aesc. aeth.$_{hr1,k}$ agar.$_{a1,k}$ agar-ph.$_{a1}$ ail.$_{bg2,k}$ alco.$_{a1}$ all-c.$_{a1}$ *Aloe* **Alum.**$_{bg2,k,*}$ alum-p.$_{a1,k2}$ alum-sil.$_{k2}$ *Alumn.*$_{hr1,k}$ am-c.$_{a1,bg2}$ am-caust.$_{a1}$ *Am-m.*$_{bg2,k,*}$ ambr.$_{a1,bg2}$ anac.$_{bg2,k,*}$ anan.$_{hr1,k}$ ant-c.$_{a1,bg2}$ ant-t.$_{bg2,k,*}$ *Apis* apoc.$_{a1}$ **Arg-n.**$_{hr1,k}$ *Arn.*$_{bg2,k,*}$ **Ars.**$_{bg2,k,*}$ ars-h.$_{a1}$ ars-i. ars-s-f.$_{k2}$ arund.$_{hr1,k,*}$ asar.$_{bg2,k,*}$ *Bapt.*$_{bg2,k}$ bar-c.$_{bg2}$ *Bar-m.*$_{hr1,k}$ bart.$_{a1}$ *Bell.*$_{bg2,k,*}$ benz-ac.$_{hr1,k,*}$ bol-la. bol-s.$_{a1}$ *Bry.*$_{bg2,k,*}$ *Bufo* cadm-s.$_{br1}$ calad.$_{hr1,k,*}$ *Calc.*$_{bg2,k,*}$ calc-i.$_{k2}$ calc-p.$_{a1,bg2}$ calc-s. calc-sil.$_{k2}$ **Canth.**$_{bg2,k,*}$ **Caps.**$_{bg2,k,*}$ *Carb-ac.*$_{hr1,k}$ carb-an.$_{bg2,k,*}$ carb-v.$_{a1,k}$ carbn-s. *Casc.*$_{a1}$ *Caust.*$_{bg2,k,*}$ *Cham.*$_{bg2,k,*}$ chel.$_{a1,k}$ chim.$_{hr1}$ *Chin.*$_{bg2,k,*}$ chinin-ar. chlf.$_{a1,hr1}$ cina cinnb. cinnm.$_{a1}$ clem.$_{a1}$ *Cob.*$_{hr1}$ coff-t.$_{a1}$ **Colch.**$_{bg2,k,*}$ *Coll.*$_{hr1,k,*}$ *Coloc.*$_{bg2,k,*}$ *Con.*$_{bg2,k,*}$ cop.$_{hr1,k,*}$ croc.$_{bg2,hr1,*}$ *Crot-c. Crot-h.*$_{bg2,k,*}$ cub.$_{hr1,k}$ cupr.$_{hr1,k}$ *cupr-ar.*$_{a1}$ cupr-s.$_{a1}$ cycl.$_{a1}$ der.$_{a1}$ dor.$_{a1,hr1}$ dros.$_{bg2,k,*}$ *Dulc.*$_{bg2,k,*}$ elaps elat.$_{hr1,k}$ erig.$_{hr1}$ eucal.$_{a1,k2}$ euon.$_{a1}$ euph. euph-l.$_{a1}$ eupi.$_{a1}$ ferr.$_{bg2,k,*}$ ferr-ar.$_{a1}$ ferr-i.$_{a1,k}$ ferr-m.$_{a1,hr1}$ *Ferr-p.*$_{hr1,k}$ *Gamb.*$_{hr1}$ gast.$_{a1}$ genist.$_{a1}$ gink-b.$_{sbd1}$ *Graph.*$_{bg2,k}$ **Ham.**$_{bg2,k,*}$ hep.$_{bg2,k,*}$ hipp.$_{hr1,k}$ *Hydr.*$_{hr1,k,*}$ hyos.$_{bg2,k2}$ ign.$_{bg2,k,*}$ ind.$_{a1}$ iod.$_{bg2,k,*}$ *Ip.*$_{bg2,k,*}$ iris jal.$_{hr1,k}$ jug-c.$_{a1}$ *Kali-ar. Kali-bi.*$_{bg2,k,*}$ kali-br.$_{hr1,k}$ *Kali-c.*$_{bg2,k,*}$ *Kali-chl.*$_{hr1,k,*}$ kali-chr.$_{a1,k}$ kali-i.$_{hr1,k,*}$ kali-m.$_{k2}$ kali-n.$_{a1}$ *Kali-p.* kali-s. kali-sil.$_{a1}$ kiss.$_{a1}$ *Kreos.*$_{bg2,k,*}$ *Lac-d.*$_{hr1,k}$ lach.$_{bg2,k,*}$ laur.$_{a1,hr1}$ led.$_{bg2,k}$ *Lept.* lil-t.$_{hr1,k2,*}$ lipp.$_{a1}$ lob.$_{a1}$ lon-x.$_{a1}$ *Lyc.*$_{bg2,k,*}$ lyss.$_{hr1,k}$ mag-c.$_{hr1,k}$ *Mag-m.*$_{bg2,k,*}$ *Manc.*$_{hr1,k,*}$ *Med.*$_{hr1,k}$ merc.$_{bg3,k2}$ **Merc-c.**$_{bg2,k,*}$ merc-cy.$_{a1}$ **Merc-d.**$_{a1,hr1}$ *Merc-i-f.* merc-i-r.$_{a1}$ merc-n.$_{a1}$ merc-sul.$_{a1}$ mez.$_{a1,bg2}$ mill.$_{hr1,k}$ *Mur-ac.*$_{bg2,k,*}$ *Nat-ar. Nat-c.*$_{bg2,k,*}$ nat-m.$_{bg2,k,*}$ nat-p. nat-s.$_{hr1,k}$ *Nit-ac.*$_{bg2,k,*}$ *Nux-m.*$_{bg2,k,*}$ **Nux-v.**$_{bg2,k,*}$ olnd.$_{a1}$ osm.$_{a1}$ ox-ac.$_{hr1,k}$ petr.$_{bg2,k,*}$ ph-ac.$_{bg2}$ **Phos.**$_{bg2,k,*}$ *Phyt.*$_{bg2,k,*}$ pic-ac.$_{a1,bg2}$ plan.$_{a1}$ plat.$_{bg2,k,*}$ *Plb.*$_{bg2,k,*}$ *Podo.*$_{hr1,k}$ psor.$_{hr1,k}$ *Puls.*$_{bg2,k,*}$ pyre-p.$_{a1}$ pyrog.$_{a1}$ raph.$_{hr1,k}$ rat.$_{hr1,k,*}$ rein.$_{a1}$ *Rhus-t.*$_{bg2,k,*}$ ric.$_{a1}$ *Ruta* sabad.$_{bg2,k,*}$ sabin.$_{bg2,k,*}$ sarr.$_{a1,k}$ *Sars.*$_{bg2,k,*}$ sec.$_{bg2,k,*}$ sel.$_{bg2}$ senec.$_{hr1,k,*}$ *Sep.*$_{bg2,k,*}$ *Sil.*$_{bg2,k,*}$ sin-a.$_{a1,hr1}$ squil.$_{a1,bg2}$ stann.$_{a1,bg2}$ staph.$_{hr1,k}$ stram.$_{a1,bg2}$ *Sul-ac.*$_{bg2,k,*}$ **Sulph.**$_{bg2,k,*}$ tab.$_{a1,bg2}$ tarax.$_{bg2}$ tarent.$_{hr1,k}$ tell.$_{a1}$ tep.$_{a1}$ **Ter.**$_{hr1,k}$ thal.$_{a1}$ *Thuj.*$_{bg2,k,*}$ tril-p.$_{a1}$ trom.$_{hr1,k}$ urt-u.$_{hr1,k}$ valer.$_{bg2,k,*}$

Blutig: …
vario.hr1 Verat.bg2,k,* Verat-v.hr1 vip.a1 wies.a1 zinc.bg2,k,* zinc-p.k2 Zinc-s.a1
🔖 **PP:** Blutader-Knoten am After, Blutabgang mit dem Stuhle.
79/6: Blutende Aderknoten am After oder im Mastdarme [4] (fließende Hämorrhoiden) vorzüglich beim Stuhlgange, worauf die Knoten oft lange heftig schmerzen.
FN 79/6-4: Wohl nie haben die Mastdarmfisteln einen andern Ursprung als aus diesem Siechthum, vorzüglich wenn eine reizende Diät, viel geistige Getränke, fleißige Abführungsmittel, sitzende Lebensart und Mißbrauch des Geschlechtstriebs hinzukommen.

Gegoren: ant-t.bg2,hr1,* Arn.h,k,* borx. Calc.hr1 dirc.a1 euph.h Gels.hr1 Ip.k,kl2 lac-c.bg2 Merc.hr1 mez.bg2,k,* nat-sulo.c1 plan.hr1,k,* rheum rhod.bg2,k,* sabad. sul-ac.a1,bg2
🔖 **PP:** Harter, gewöhnlich über einen Tag zögernder Stuhl in Knoten, oft mit Schleim überzogen (oder fast steter weicher, durchfälliger, gähriger Stuhlgang).

Geruch:
– **faulig:** acet-ac. agar. alum-sil.k2 Alumn.hr1 Apis arn.br1 **Ars.**bg2,k,* **Asaf.** bamb-a.stb2 **Bapt.** **Benz-ac.**a1,k bism.bg2 Borx. brom.bg2 Bry.hr1,k calc. calc-sil.k2 Carb-ac. **Carb-v.**bg2,k,* cham. Chin.hr1,k cic.tl1 cocc.bg2,k,* colch.bg2 Coloc.hr1,k crot-h.k2 elat. graph.k2 ip.hr1,k **Kali-p.**hr1,k Lach.bg2,k,* Mag-c. Merc-c.bg2,k,* merc-cy.hr1,k mur-ac.k2 Nat-s. nit-ac.hr1,k nux-m.hr1,k Olnd. par.bg2,k,* **Podo.**hr1,k **Psor.**hr1,k ptel. puls. pulx. Pyrog. rhus-t. rhus-v.a1 sanic. sep.bg2,k,* **Sil.**bg2,k,* Stram.bg2,k,* **Sulph.**pc tarent.k2 **Tub.**
🔖 78/20: Stuhlgang von faulig sauerm Geruche.

– **sauer:** aeth.bg2,k,* arg-n.hr1 Arn.bg2,k,* bamb-a.stb2 bell.bg2,k,* **Calc.**bg2,k,* calc-sil.k2 camph.bg2,k,* carbn-s. cham.bg2,k,* colch.bg2 Coloc.bg2,k,* Colos. con.hr1,k cop.a1,k del.a1 Dulc.bg2,k,* Graph.bg2,k,* **Hep.**bg2,k,* iris Jal.hr1,k,* lyc. Mag-c.bg2,k,* **Merc.**bg2,k,* mez.bg2,k,* Nat-c.bg2,k,* Nat-p.bg2,k,* Nit-ac.bg2,k,* Nuph.hr1 olnd.hr1,k petr.bg2 Phos.bg2,k,* phys.a1 podo.hr1,k **Rheum** rob.hr1,k sal-ac.hr1 sep.bg2,k,* sil. sin-a.a1 spirae.a1 **Sulph.**bg2,k,* ter.hr1 verat.
🔖 78/20: Stuhlgang von faulig sauerm Geruche.

Grau: acon.bg2 alco.a1 aloe am-m.bg2 arn.bg2 **Ars.**bg2,k,* asar.bg2,k,* Aur.bg2,k,* aur-m.k2 aur-s.k2 bapt. bell.bg2 benz-ac.a1 Calc.bg2,k,* Carb-v.bg2,k,* caust.bg2 cench. cham.bg2 Chel.bg2,k,* chim. chim-m.hr1 chin.hr1,k cist.hr1,k cocc.bg2 colch.bg2 crot-h.bg2,k,* cupr.bg2,k,* Dig.bg2,k,* dros.bg2 dulc.bg2,h,* hep.bg2 Hydr.hr1,k ign.bg2 iod.bg2 kali-bi.bg2 Kali-c.hr1,k kreos.hr1,k Lach.hr1,k lycps-v. mag-m.hr1,k **Merc.**bg2,k,* merc-sul.bg2 mez.bg2 myric. Nat-m.bg2,k,* nat-s.hr1,k nux-m.bg2 nux-v.bg2 **Op.**bg2,k,* **Ph-ac.**bg2,k,* **Phos.**bg2,k,* pic-ac. plb.bg2,k,* psor. ptel.hr1 puls.bg2 rheum rhus-t.bg2 sec.bg2,k,* sep.bg2,k,* spig.bg2 Spong.bg2 still.bg2 sul-ac.bg2 sulph. thuj.bg2 verat.bg2 wies.a1
🔖 78/17: Grauer Stuhl.

Grün: Acon.bg2,k,* aesc. Aeth.hr1,k,* Agar.hr1,k,* aloe alum. alum-p.k2 Am-m.bg2,k,* ant-t.bg2,k,* Apis **Arg-n.**bg2,k,* **Ars.**bg2,k,* ars-s-f.hr1 arund.hr1,k,* Asaf.hr1,k asc-t.hr1 aur.hr1,k,* aur-ar.k2 bar-m.hr1,k Bell.bg2,k,* bond.a1 Borx. brom.bg2,k,* bry.hr1,k,* Calc.hr1,k **Calc-p.**hr1,k Canth.bg2,k,* Caps.hr1,k carb-an.bg2 carb-v. cass.a1 **Cham.**bg2,k,* chel.hr1,k Chin.hr1,k Chion. cinnb.k2 colch.hr1,k **Coloc.**bg2,k,* Con.hr1,k Cop.hr1,k Corn.hr1,k **Crot-t.**hr1,k Cupr.bg2,k,* cyt-l.a1 dig.hr1 Dulc.bg2,k,* Elat.hr1,k Eup-per.hr1,k,* ferr.a1,k **Gamb.**hr1,k,* gast.a1 gels.hr1,k glon.a1,k Grat.bg2,k,* guar. Hep.bg2,k,* Hydr.hr1,k Ip.bg2,k,* Iris Kali-ar. kali-bi.a1,hr1 **Kali-br.**hr1,k kali-chl.a1 kali-i.hr1 kali-m.k2 kreos.bg2,k,* lac-ac. lac-c.bg1 Laur.hr1,k,* Lept.hr1,k Lyc.bg2,k,* **Mag-c.**bg2,k,* Mag-m.bg2,k,* manc.hr1,k,* **Merc.**bg2,k,* **Merc-c.**bg2,k,* merc-cy.a1 Merc-d.hr1,k merc-i-f.a1,k Mur-ac.hr1,k naja **Nat-m.**hr1,k Nat-p.hr1,k **Nat-s.**hr1,k Nit-ac.bg2,k,* Nux-v.bg2,k,* ox-ac.a1 petr.hr1,k Ph-ac.bg2,k,* **Phos.**bg2,k,* phyt.a1 **Plb.**bg2,k,* **Podo.**hr1,k **Psor.**hr1,k **Puls.**bg2,k,* Raph.hr1 rheum Rhus-t.hr1,k,* rob.hr1,k sal-ac.hr1 Sanic. Sec.bg2,k,* Sep.bg2,k,* sin-a.hr1 Stann.bg2,k,* Sul-ac.bg2,k,* **Sulph.**bg2,k,* tab.bg2,k,* Ter.hr1,k valer.bg2 Verat.bg2,k,* wies.a1 zinc. zinc-m.bg2 zinc-p.k2
🔖 78/18: Grüne Stühle.

Hart: abies-n. acon.a1,bg2 Aesc.hr1,k aesc-g.a1,hr1 aeth.a1,k Agar.hr1,k,* Agn.bg2,k,* alco.a1 alet.k2 **Alum.**bg2,k,* alum-sil.k2 **Alumn.**hr1 **Am-c.**bg2,k,* am-caust.a1 **Am-m.**bg2,k,* ammc.a1 anac.a1 anan.hr1,k androc.srj1 ang.hr1,k,* Ango.c1 anis. **Ant-c.**bg2,k,* ant-t.a1 Apis arg-met. Arg-n.a1,k arn.a1,k **Ars.**bg2,k,* ars-i. ars-s-f.k2 arund.hr1,k,* asaf.hr1,k asar. aspar.a1 Aur.bg2,k,* aur-ar.k2 auri-s.k2 Aur-m-n.hr1,k aur-s.k2 bamb-a.stb2 Bar-c.bg2,k,* bar-i.k2 **Bar-m.** bar-s.k2 bart.a1 Bell.bg2,k,* berb.a1,k bond.a1 borx.h Bov.bg2,k,* brach.a1 brom.bg2,k,* **Bry.**bg2,k,* bufo cact.a1,k **Calc.**bg2,k,* calc-i.bg2 Calc-p.a1,k Calc-s.a1,k calc-sil.k2 camph.bg2,h,* cann-s.a1,bg2 canth.a1,bg2 Carb-an.bg2,k,* Carb-v.bg2,k,* **Carbn-s.** carc.sp **Card-m.**bg2,k,* carl.a1 caul.a1 **Caust.**bg2,k,* cere-b.a1 **Chel.**bg2,k,* chin.hr1,k chinin-s. choc.srj3 cimic.a1 **Cimx.**hr1,k Cina cinnb.a1 Clem.hr1,k cob.a1 coc-c.a1 Cocc.bg2,k,* coff.a1 colch.a1,k **Coll.**hr1,k Coloc.bg2,k,* Con.bg2,k,* cop. corn.hr1,k cortiso.gse crot-h.a1,k crot-t.a1 Cycl.bg2,k,* daph.bg2 digin.a1 dios.a1,k dros.a1 dulc.a1 erig.a1 ery-a.a1 eug.hr1,k euph.bg2,k,* euph-a.a1 euph-m.a1 euphr.a1,k eupi.a1,k Ferr.a1,k ferr-ar. Ferr-i.a1,k ferr-p. fl-ac.a1 form.a1,k Gamb.a1 gast.a1 gent-l.a1 gins.a1 glon.a1 granit-m.es1 **Graph.**bg2,k,* **Grat.**bg2,k,* **Guaj.**hr1,k Ham.a1 hell.hr1,k Hep.bg2,k,* hipp.a1,k **Hydr.**hr1,k hydrog.srj2 hyos.a1,h hyper.a1 **Ign.**bg2,k,* ind.a1 indg.a1 inul.a1 **Iod.**bg2,k,* jab.a1 jug-c.a1 jug-r.a1 Kali-ar. Kali-bi.bg2,k,* **Kali-br.**hr1,k Kali-c.bg2,k,* kali-chl. Kali-i.hr1,k kali-m.k2 Kali-n.bg2,k,* Kali-p. Kali-s. kali-sil.k2 Kalm.hr1,k kreos.bg2,k,* Lac-ac. **Lac-d.**hr1,k Lach.hr1,k lact.a1,k lam.br1 Laur.bg2,k,* led.a1,bg2 lil-t.a1 lim.hr1 linu-c.a1 Lipp.a1

Stuhl

Hart: ...

Lyc.bg2,k,* lycps-v. *Mag-c.*bg2,k,* **Mag-m.**bg2,k,* mag-p.bg2 mag-s.a1,k med.c1,k2 meny.bg2,h,* *Merc.*bg2,k,* merc-c.a1,k merc-cy.a1 merc-i-f.hr1,k,* merc-sul.hr1,k,* **Mez.**a1,k mill.a1 mit.a1 mosch.a1 mur-ac.a1,k nabal.a1 naja nat-ar. nat-c.bg2,k,* **Nat-m.**bg2,k,* nat-p. *Nat-s.*hr1,k,* nicc.hr1,k,* **Nit-ac.**bg2,k,* nux-m.a1 **Nux-v.**bg2,k,* *Oena.* ol-an.a1 olnd.bg2,k,* **Op.**bg2,k,* ox-ac.a1,k pall.c1 par.a1 ped.a1 peti.a1 *Petr.*bg2,k,* *Ph-ac.*bg2,k,* phel.a1 **Phos.**bg2,k,* phys.a1 phyt.hr1,k,* pic-ac. pip-m.a1 *Plat.*bg2,k,* **Plb.**bg2,k,* plumbg.a1 *Podo.*hr1,k,* polyp-p.a1 prun.bg2,k,* ptel.c1 *Puls.*hr1,k,* pyrog. ran-b.bg2,c1 raph.a1 *Rat.*a1,k rhod.a1 rhus-g.a1 rhus-t.bg2,k,* rhus-v.a1,k rumx *Ruta* sabad.a1,bg2 *Sabin.*bg2,k,* sal-ac.hr1,k sang.a1,k *Sanic.*bg2,k sapin.a1 sarr.hr1,k,* sars.bg2,k,* **Sel.**bg2,k,* *Seneg.*bg2,k,* **Sep.**bg2,k,* serp.a1 **Sil.**bg2,k,* sin-a.hr1 sol-ni. sol-t-ae.a1 spig.bg2,k,* spirae.a1 spong.bg2,h,* squil.bg2,h,* *Stann.*bg2,k,* staph.bg2,k,* stram. *Stront-c.* sul-ac.h,k,* sul-i.bg2,k2 **Sulph.**bg2,k,* sumb.a1,k tab.a1,k *Tarent.*a1,k tax.a1 tep.a1 ter.hr1,k,* thuj.bg2,k,* tong.a1 tril-p. *Tub.* tub-m.vn,zs **Verat.**bg2,k,* **Verb.**bg2,k,* vib.hr1,k viol-t.a1,bg2 wies.a1 **Zinc.**bg2,k,* zinc-p.k2 zinc-s.a1

📖 *PP: Harter, gewöhnlich über einen Tag zögernder Stuhl in Knoten, oft mit Schleim überzogen (oder fast steter weicher, durchfälliger, gähriger Stuhlgang).*
78/11: Stuhlgang hart, wie verbrannt, in kleinen Knoten, wie Schaflorbern, oft mit Schleime, auch wohl zugleich mit Blutäderchen umzogen.

- **Blut**, mit: lam.br1
  📖 *vgl. 78/11*

- **gefolgt** von:
  - **weicher** Stuhl: aeth. alumn. am-m.h berb. carb-an. carb-v.h caust. chin-b.kr1 graph.h kali-c.h mag-c.h mag-m.a1,h mez.h mur-ac.h nat-c.h2 ph-ac.h sars.h sep.h spong.h staph.h sul-ac.h zinc.h
  📖 *78/15: Stuhlgang, dessen erster Theil gewöhnlich sehr hart ist und mühsam abgeht, der folgende aber durchfällig ist.*

- **verbrannt**, wie: **Bry.** *Plat.*a1,k plb. sul-ac.a1,h,* **Sulph.**a1,k
  📖 *vgl. 78/11*

Kalkbrocken; wie: ars-s-f.k2 **bell. Calc.** dig. hep. lach. med.k2 **Podo.**k,k2 **Sanic.** spong.
📖 *78/16: Sehr blasser, weißlicher Stuhl.*

Knotig, klumpig:
- **Schleim** bedeckt, mit: *Alum.* caust. *Graph.* **Mag-m.** nux-v. *Plb.* sep. *Spig.*
  📖 *PP: Harter, gewöhnlich über einen Tag zögernder Stuhl in Knoten, oft mit Schleim überzogen (oder fast steter weicher, durchfälliger, gähriger Stuhlgang).*
  78/11: Stuhlgang hart, wie verbrannt, in kleinen Knoten, wie Schaflorbern, oft mit Schleime, auch wohl zugleich mit Blutäderchen umzogen.

Lehmfarben: aur-m-n. bell. *Berb.* **Card-m.** *Chel.* chinin-ar. *Chion.* cop. *Dig. Gels. Hep.* hydrog.srj2 *Iod.* **Kali-bi.** kali-m.k2 kali-p. *Lach.* lept. mag-c.h *Merc.* myric. **Nat-s.** *Nit-ac.* petros. *Ph-ac. Podo.* sep. tab.

Lehmfarben: ...
📖 *78/19: Lehmfarbiger Stuhl.*

Schafskot, wie: **Alum. Alumn.** am-m. anth. bapt. *Bar-c. Berb.* borx. brom. *Carb-an.* carbn-s. *Caust.* **Chel.** chinin-s. cob. *Coll.* cop. *Graph.* hydr. **Kali-c.** kali-n. *Kali-s. Lach.* **Mag-m. Merc.** nat-c. **Nat-m.** *Nat-s.* **Nit-ac. Nux-v. Op.** plat. **Plb.** ruta *Sep. Sil.*bg2,vh,* *Spig.* stront-c. *Sul-ac.* **Sulph.** tab. *Verat. Verb.*
📖 *vgl. 78/11*

Schleimig: acon. aesc. *Aeth.* agar. aloe alum.h am-m.h *Am-m.* ang. ant-c.br1,c1 ant-t. **Apis Arg-n.** *Arn. Ars.* ars-i. *Asar.* asc-t.a1 *Bapt.* **Bell.** *Berb. Borx. Brom. Bry.* cact. cadm-s.br1,c1 calc.h *Calc-p. Canth.* **Caps.** *Carb-ac.* carb-an. *Carb-v.* carbn-s. *Caust. Cham.* **Chel.** cic. cimic. cina cinnb.k2 *Cocc.* **Colch. Coll.** *Coloc. Corn.* cortiso.gse *Crot-c. Crot-t.* dig. dios. dirc.a1 dros. *Dulc.* elat. ferr. ferr-ar. ferr-i. ferr-p. gal-ac.br1 **Gamb.** geo.a1 *Graph.* guaj.h ham.k2 *Hell. Hep.* hydr.k2 hydrog.srj2 *Hyos.* ign. *Iod. Ip.* **Kali-bi.** *Kali-c. Kali-chl.* kali-i. kali-m.bg3,k2 kali-n.h **Kali-s.** kali-sil.k2 lach. led.h lil-t.br1,k2 lyc.h *Mag-c.* mag-m.a1,h **Merc. Merc-c.** *Mur-ac.* naja nat-ar. nat-c. nat-m.h nat-p.k2 *Nat-s.* nicc. *Nit-ac.* nux-m. **Nux-v.** ox-ac. petr. *Ph-ac.* **Phos.** *Phyt. Plb. Podo. Psor.* **Puls.** raph. *Rheum Rhus-t. Ruta* sabad. *Sec.* sel.c1 sep. *Sil. Squil. Stann.* staph. stict. *Sul-ac.* **Sulph.** tab. ter. trom. tub.c1 urt-u. vario. **Verat.**
📖 *PP: Harter, gewöhnlich über einen Tag zögernder Stuhl in Knoten, oft mit Schleim überzogen (oder fast steter weicher, durchfälliger, gähriger Stuhlgang).*
78/11: Stuhlgang hart, wie verbrannt, in kleinen Knoten, wie Schaflorbern, oft mit Schleime, auch wohl zugleich mit Blutäderchen umzogen.
78/12: Stühle bloßen Schleims (Schleim-Hämorrhoiden).

- **bedeckt** von Schleim: *Alum. Am-m.*bg2,k,* ars.bg2 bar-m.hr1,k bell.bg2 calc-p.bg2 calen.a1 caps.bg2 *Carb-v.*bg2,k,* caust.bg2,k cham.bg2,h,* coc-c.bg2 con.bg2 cop.br1 *Crot-t.*hr1 cycl.hr1 dig.bg2 *Graph.*bg1,bg2 *Ham.*bg2,k,* *Hydr.*bg1,bg2,* hyos.bg2 ip.bg2,h,* kali-c.bg2 kali-n.bg2 led.bg2 mag-c.bg2 *Mag-m.*bg2,k,* merc.bg2 merc-i-r.hr1 nit-ac.bg2,h,* nux-v.bg2 petr.bg2 phos.bg2,h,* *Plb.*hr1,k podo.bg2 ptel.c1 puls.bg2 rhus-t.bg2 sarr.hr1 sep.bg2,k,* sil.hr1 *Spig.*bg2,k,* sulph.bg2 tell.bg1 thuj.bg2 verat.bg2
📖 *PP: Harter, gewöhnlich über einen Tag zögernder Stuhl in Knoten, oft mit Schleim überzogen (oder fast steter weicher, durchfälliger, gähriger Stuhlgang).*
78/11: Stuhlgang hart, wie verbrannt, in kleinen Knoten, wie Schaflorbern, oft mit Schleime, auch wohl zugleich mit Blutäderchen umzogen.

Weich: abrot.a1 acon.bg2,k,* aesc.a1,k aeth.a1,k agar.a1,k *Agn.*bg2,k ail.a1,k all-c.a1 all-s.a1,k *Aloe* **Alum.**bg2,k,* alum-p.k2 alum-sil.k2 am-c.bg2,h,* **Am-m.**bg2,k,* ambr.bg2,k,* ammc.a1 *Anac.*bg2,k,* anag.hr1 ang.a1,k ant-c.bg2 ant-t.a1,k anth.a1 *Apis* apoc.a1,k aral.a1 *Arg-met.* arg-n.a1,k arist-m.a1 arn.a1 *Ars.*hr1,k ars-i.hr1,k,* arum-i.a1 arum-t.hr1,k,*

Stuhl / Blase

Weich

Weich: ...

asaf.$_{bg2}$ asar.$_{a1,k}$ asc-c.$_{hr1,k,*}$ asc-t.$_{hr1,k,*}$ asim.$_{a1}$ astac.$_{a1}$ aster.$_{hr1,k,*}$ aur.$_{hr1,k,*}$ bamb-a.$_{stb2}$ *Bapt.*$_{hr1,k,*}$ *Bar-c.*$_{bg2,k,*}$ bar-m. bart.$_{a1}$ bell.$_{a1}$ ben. berb.$_{hr1,k,*}$ bism. borx. bov.$_{a1,k}$ brach.$_{a1}$ brom.$_{a1,k}$ bry.$_{bg2,k,*}$ bufo cact.$_{a1,k}$ cain. *Calad.*$_{hr1,k,*}$ *Calc.*$_{bg2,k,*}$ *Calc-p.*$_{hr1,k,*}$ calc-s. calc-sil.$_{k2}$ camph.$_{bg2}$ canth.$_{a1,k}$ caps.$_{a1}$ carb-an.$_{bg2,k,*}$ *Carb-v.*$_{bg2,k,*}$ carl.$_{a1}$ *Castn-v.* caul.$_{hr1,k}$ caust.$_{bg2,k,*}$ chel.$_{a1,k}$ chen-v.$_{hr1}$ *Chin.*$_{bg2,k,*}$ *Chinin-ar.* chlol.$_{a1,k}$ choc.$_{srj2}$ chr-ac.$_{hr1}$ cic.$_{a1,k}$ cimx.$_{a1,k}$ cinch.$_{a1}$ cinnb.$_{hr1,k,*}$ cob.$_{hr1,k,*}$ coc-c.$_{a1,k}$ coca *Cocc.*$_{bg2,k,*}$ coff.$_{bg2,k,*}$ colch.$_{a1,k}$ *Coloc.*$_{hr1,k,*}$ con.$_{a1,k}$ cop.$_{a1,k}$ crot-t.$_{a1,k}$ cupr.$_{a1,k}$ cycl.$_{a1,k}$ delphin.$_{a1}$ dema.$_{a1}$ *Dig.*$_{bg2,k,*}$ digin.$_{a1}$ dios.$_{hr1,k,*}$ dros.$_{bg2,k,*}$ dulc.$_{a1,k}$ erig.$_{a1,k}$ *Euph.*$_{bg2,k,*}$ euphr.$_{a1}$ fago.$_{a1,k}$ ferr-i.$_{a1,k}$ ferr-ma.$_{a1}$ ferr-p.$_{a1,k}$ fl-ac.$_{hr1,k,*}$ form.$_{a1,k}$ gad.$_{a1}$ gamb.$_{a1,k}$ gels.$_{a1,k}$ genist.$_{a1}$ gent-l.$_{a1,k}$ gink-b.$_{sbd1}$ gins.$_{a1,k}$ glon.$_{a1,k}$ gran.$_{a1,k}$ *Graph.*$_{bg2,k,*}$ grat.$_{a1,k}$ *Guaj.*$_{a1,k}$ haem.$_{a1}$ ham.$_{a1}$ helia.$_{a1}$ hell.$_{a1,k}$ **Hep.**$_{bg2,k,*}$ hipp.$_{hr1,k,*}$ hydr.$_{hr1,k}$ hydrog.$_{srj2}$ hyos.$_{bg2,k,*}$ hyper.$_{a1,k}$ iber.$_{a1}$ ictod. *Ign.*$_{bg2,k,*}$ indg.$_{a1,k}$ inul.$_{a1}$ iod.$_{bg2,k,*}$ ip.$_{a1,k}$ iris jac-c.$_{a1}$ jatr-c. jug-c.$_{a1,k}$ jug-r.$_{a1}$ kali-bi.$_{a1,k}$ kali-br.$_{a1,k}$ kali-c.$_{bg2,k,*}$ kali-chl.$_{a1,k}$ kali-i.$_{a1,k}$ *Kali-n.*$_{hr1,k,*}$ kali-s.$_{a1,k}$ kalm.$_{a1,k}$ kreos.$_{a1,k}$ lac-ac.$_{a1,k}$ *Lac-c. Lac-d.* *Lach.*$_{bg2,k,*}$ lact. laur.$_{a1,k}$ lept.$_{a1,k}$ lim.$_{a1}$ linu-c.$_{a1}$ lipp.$_{a1}$ lith-c. lob.$_{a1,k}$ lup.$_{a1,k}$ lyc.$_{bg2,k,*}$ lyss.$_{a1,k}$ mag-c.$_{a1,k}$ mag-m.$_{a1,k}$ mag-s.$_{hr1,k,*}$ mang.$_{a1,k}$ **Merc.**$_{bg2,k,*}$ *Merc-c.*$_{a1,k}$ merc-cy.$_{a1}$ merc-i-f.$_{a1,k}$ merc-i-r.$_{a1}$ merc-sul.$_{a1,k}$ merl.$_{a1,k}$ *Mez.*$_{bg2,k,*}$ mill.$_{a1,k}$ morph. mosch.$_{hr1,k,*}$ mur-ac.$_{bg2,k,*}$ muru.$_{a1}$ myric.$_{a1}$ nat-ar. nat-c.$_{bg2,k,*}$ nat-m.$_{bg2,k,*}$ *Nat-s.*$_{bg2,k,*}$ nicc.$_{a1,k}$ **Nit-ac.**$_{bg2,k,*}$ nuph.$_{hr1,k,*}$ *Nux-m.*$_{a1,k,*}$ nux-v.$_{a1,k}$ ol-an.$_{a1}$ *Olnd.*$_{bg2,k,*}$ op.$_{a1,k}$ opun-v.$_{a1}$ osm.$_{a1,k}$ ost.$_{a1}$ paeon.$_{a1,k}$ pall.$_{hr1,k}$ par.$_{hr1,k}$ ped.$_{a1}$ petr.$_{a1,k}$ *Ph-ac.*$_{bg2,k,*}$ phel.$_{a1,k}$ **Phos.**$_{bg2,k,*}$ phys.$_{a1,k}$ phyt.$_{a1,k}$ pic-ac.$_{a1}$ pip-m.$_{a1}$ *Plat.*$_{bg2,k,*}$ *Psor.*$_{hr1,k,*}$ ptel.$_{a1,k}$ *Puls.*$_{bg2,k,*}$ *Ran-s.*$_{a1,k}$ raph.$_{a1,k}$ *Rat.*$_{a1,k}$ *Rheum* *Rhod.*$_{bg2,k,*}$ rhus-v.$_{hr1,k,*}$ ruta sabin.$_{a1,k}$ sang.$_{a1,k}$ sapin.$_{a1}$ sars.$_{a1,k}$ sel.$_{a1,k}$ *Sep.*$_{bg2,k,*}$ serp.$_{a1,k}$ sil.$_{a1,k}$ sin-a.$_{a1}$ spong.$_{a1,k}$ stann.$_{a1,k}$ staph.$_{bg2,k,*}$ stront-c. **Sul-ac.**$_{bg2,k,*}$ **Sulph.**$_{bg2,k,*}$ sumb.$_{a1,k}$ tab.$_{a1,k}$ tanac.$_{a1}$ tarent.$_{a1,k}$ tax.$_{a1}$ tell.$_{a1}$ tet.$_{a1}$ *Thuj.*$_{bg2,k,*}$ til. tong.$_{a1}$ trom.$_{hr1,k,*}$ tus-p.$_{a1}$ upa.$_{a1}$ ust.$_{a1,k}$ verat.$_{bg2,k,*}$ verat-v.$_{a1,k}$ verin.$_{a1,k}$ vichy-g.$_{a1}$ *Viol-t.*$_{bg2,k,*}$ wye.$_{a1,k}$ zinc.$_{h,k,*}$ zing.$_{hr1,k,*}$

⚞ *PP: Harter, gewöhnlich über einen Tag zögernder Stuhl in Knoten, oft mit Schleim überzogen (oder fast steter weicher, durchfälliger, gähriger Stuhlgang).*

Weiß: acon.$_{bg2,k,*}$ acon-l.$_{a1}$ aesc.$_{a1,k}$ *Agar-ph.* am-m.$_{hr1,k,*}$ anan.$_{hr1}$ ang.$_{hr1,k,*}$ *Ant-c.*$_{bg2,k,*}$ anth.$_{a1,vh}$ anthraci. *Apis* *Arg-n.*$_{hr1,k,*}$ arn.$_{a1,bg2}$ ars.$_{bg2,k,*}$ *Ars-i.* asar.$_{bg2}$ asc-t.$_{c1}$ astac.$_{a1}$ aur.$_{bg2}$ aur-m.$_{a1}$ *Aur-m-n.* bar-m.$_{hr1,k}$ *Bell.*$_{hr1,k,*}$ **Benz-ac.**$_{hr1,k,*}$ berb.$_{k2}$ *Borx.* bufo *Calc.*$_{bg2,k,*}$ calc-i.$_{k2}$ calc-p.$_{hr1,k,*}$ calc-s. **Canth.**$_{bg2,k,*}$ carbn-s. *Castm.* caul.$_{hr1,k,*}$ *Caust.*$_{bg2,k,*}$ cedr.$_{hr1,k,*}$ *Cham.*$_{bg2,k,*}$ *Chel.*$_{bg2,k,*}$ chin.$_{bg2,k,*}$ *Cimx.*$_{hr1}$ *Cina* cocc. *Colch.*$_{bg2,k,*}$ coloc.$_{hr1}$ *Cop.*$_{hr1,k,*}$ *Crot-h.*$_{bg2,k,*}$ *Cub.*$_{hr1}$ der.$_{a1}$ *Dig.*$_{bg2,k,*}$ dios.$_{a1,k,*}$ dol.$_{br1}$ dros.$_{bg2,k,*}$ *Dulc.*$_{bg2,k,*}$

Weiß (Fortsetzung)

elat. eup-per.$_{k2}$ *Ferr-i.*$_{hr1}$ *Ferr-p.*$_{hr1}$ *Form.*$_{hr1,k,*}$ gels. *Graph.*$_{bg2,k,*}$ *Hell.*$_{bg2,k,*}$ *Hep.*$_{bg2,k,*}$ hydr.$_{hr1,k}$ iber.$_{hr1,k}$ ign.$_{bg2,k,*}$ *Iod.*$_{bg2,k,*}$ ip.$_{hr1}$ *Kali-ar.*$_{hr1,k,*}$ *Kali-bi.*$_{hr1,st}$ *Kali-c.* *Kali-chl.*$_{hr1,k}$ kreos.$_{hr1,k}$ lac-c.$_{hr1,k}$ lach.$_{bg2,k}$ lob.$_{a1}$ lyc. mag-c.$_{h,k2,*}$ mag-m.$_{a1,k2}$ manc. mand.$_{a1}$ mang. med.$_{hr1,k}$ merc.$_{bg2,k,*}$ naja nat-m.$_{hr1,k}$ nat-p.$_{hr1}$ nat-s. nicc.$_{a1}$ **Nux-m.**$_{hr1,k}$ *Nux-v.*$_{bg2,k,*}$ op.$_{hr1,k,*}$ pall.$_{bg2,k,*}$ petr.$_{bg2,k,*}$ petros.$_{hr1}$ **Ph-ac.**$_{hr1,k,*}$ *Phos.*$_{bg2,k,*}$ plb.$_{bg2,k,*}$ podo.$_{bg2,k,*}$ **Puls.** ran-d.$_{a1}$ *Rheum* *Rhus-t.*$_{bg2,k,*}$ rhus-v.$_{a1,k,*}$ rob.$_{hr1,k}$ *Sang.*$_{hr1}$ *Sanic.* sapin.$_{a1}$ sec.$_{hr1,k}$ *Sep.*$_{bg2,k,*}$ spig.$_{bg2,k,*}$ *Spong.*$_{bg2,k,*}$ still.$_{a1,hr1}$ sul-ac.$_{bg2}$ sul-i.$_{k2}$ sulph.$_{bg2,k,*}$ tab.$_{hr1}$ thuj.$_{hr1,k,*}$ urt-u.$_{hr1,k,*}$ verat.$_{bg2,k,*}$ wies.$_{a1}$

⚞ *78/16: Sehr blasser, weißlicher Stuhl.*

Blase

Blutung

am-c.$_{k2}$ ars.$_{k2}$ bell.$_{k2}$ cact.$_{br1}$ carb-v.$_{k2}$ crot-h. *Erig.* *Ferr-p.* *Ham.* lyc. mill.$_{k2}$ *Phos.* rhus-a.$_{c2}$ sabin.$_{k2}$ *Sec.* senec.$_{k2}$

⚞ *80/15: Harn mit Bluttheilen, auch wohl völliges Blutharnen.*

Entzündung

– **Harnröhre**; durch Verengung der:

⚞ *79/16: Die Harnröhre ist an mehren Stellen verengert, vorzüglich früh.*
FN 79/16-6: Der Harnstrahl ist oft so dünn als ein Faden; der Harnstrahl spreizt sich aus einander; der Urin geht nur in einzelnen Sprüngen ab, oft von langen Pausen unterbrochen - welches letztere jedoch auch oft von einem mit der Blase selbst antagonisirenden Krampfe des Blasenhalses herrührt und aus demselben Siechthum entspringt. Eben so ist die Blasen-Entzündung von verengerten Stellen der Harnröhre, und die davon erfolgende Harnfistel bloß psorischen Ursprungs, obgleich in seltnen Fällen die Sycosis (der Feigwarzen-Tripper) mit der Psora komplicirt seyn kann.

Harndrang

Harndrang (= krankhafter Drang): *Acon.* aesc. agar. aloe alum. *Alumn.* *Am-c.* am-m. anac. androc.$_{srj1}$ ant-c. *Ant-t.* **Apis** arg-met. **Arg-n.** *Arn.* ars. ars-i. ars-s-f.$_{k2}$ aspar. *Aur-m.* *Bar-c.* bar-m. bar-s.$_{k2}$ **Bell.** *Benz-ac.* **Berb.** borx. bov. **Bry.** **Cact.** *Calc.* calc-p.$_{k2}$ calc-sil.$_{k2}$ **Camph.** **Cann-i.** **Cann-s.** **Canth.** *Caps.* carb-an. carb-v. carbn-s. *Card-m.* *Carl.*$_{c2}$ castm. **Caust.** *Cham.* chel. **Chim.** *Chin.* chinin-ar. chinin-s. cimic. cina *Clem.* *Coc-c.* coch. coff. *Colch.* *Coloc.* *Con.* *Cop.* cortiso.$_{gse}$ croc. crot-t. *Cub.* cupr. cycl. *Dig.* *Dros.* *Dulc.* equis-h. ery-a. *Eup-pur.* euph. *Ferr.* ferr-p. *Graph.* *Guaj.* ham. *Hell.* hep. hydr. *Hyos.* *Ig.* *Ip.* kali-ar. *Kali-bi.* **Kali-c.** *Kali-chl.* kali-i. iod.$_{k2}$ *Kali-n.* kali-p. kali-s. kali-sil.$_{k2}$ *Kreos.* lac-c.$_{k2}$ lach. laur. led. **Lil-t.** *Lyc.* *Lyss.* mag-c. mag-m. mang. meny. meph. *Merc.* **Merc-c.** mez. mit.$_{c2,k}$ morph. *Mur-ac.* nat-c. **Nat-m.** nat-p. nat-s. *Nit-ac.* **Nux-v.** olnd. par. petr. **Ph-ac.** *Phos.* *Plan.* plb. *Podo.* prun. **Puls.** *Rhus-t.* ruta sabad. **Sabin.** samb. sarr. **Sars.** *Sec.* sel. *Senec.* *Seneg.* **Sep.** sil. *Spig.*

Blase

Harndrang

Harndrang (= krankhafter Drang): ...
spong. **Squil.** stann. **Staph.** stram. stront-c. **Sulph.** tarax. **Thuj.** valer. verat. verb. *Vesp.* vib. *Viol-t.* Zinc. zinc-p.$_{k2}$

☞ 80/3: Öfteres Nachtharnen; er muß Nachts vielmal dazu aufstehen.

– **nachts**: agar.$_{a1,k}$ *Alum.*$_{bg2,k}$ alum-sil.$_{k2}$ am-c.$_{bg2,k}$ am-m.$_{bg2}$ anac.$_{bg2,k}$ androc.$_{srj1}$ ant-c.$_{h,kl}$ ant-t.$_{bg2,k}$ apis arg-n.$_{a1,bg2}$ *Arn.*$_{bg2,k}$ *Ars.*$_{bg2,k}$ *Ars-i.* ars-s-f.$_{k2}$ *Aur-m.*$_{hr1,k}$ bar-c.$_{bg2}$ *Bell.*$_{bg2,k}$ *Borx.* bov.$_{bg2}$ bry.$_{bg2,k}$ *Calc.*$_{bg2,k}$ calc-i.$_{k2}$ calc-p.$_{bg2}$ calc-sil.$_{k2}$ carb-an.$_{bg2}$ carb-v.$_{bg2,k,*}$ carbn-s. caust.$_{bg2,k,*}$ cench.$_{k2}$ chim. cina clem.$_{a1,k}$ coff.$_{bg2}$ *Con.*$_{bg2,k}$ croc.$_{a1,k}$ cupr.$_{bg2,k}$ daph.$_{bg2}$ *Dig.*$_{bg2,k,*}$ dros.$_{bg2}$ equis-h. *Ery-a.* euphr.$_{a1,k}$ gink-b.$_{sbd1}$ *Graph.*$_{bg2,k}$ hep.$_{bg2,k,*}$ hyper.$_{a1,k}$ iod.$_{bg2,k}$ kali-ar. *Kali-bi.* kali-c. kali-i.$_{k2}$ kali-p. kali-s. kali-sil.$_{k2}$ *Kreos.*$_{bg2,k}$ lac-c.$_{bg2}$ *Lach.*$_{bg2,k,*}$ **Lyc.** mag-c.$_{bg2,k,*}$ *Mag-m.*$_{bg2,k,*}$ med. meph.$_{bg2,k}$ *Merc.*$_{bg2,k,*}$ mez. mur-ac.$_{a1,k}$ nat-ar. nat-c.$_{bg2,k}$ *Nat-m.*$_{bg2,k,*}$ nat-p.$_{a1,k}$ nicc.$_{a1,k}$ *Nit-ac.*$_{a1,k}$ nux-m. *Nux-v.*$_{bg2,k}$ op.$_{bg2}$ petr.$_{bg2,k}$ ph-ac.$_{bg2,k}$ *Phos.* puls.$_{bg2,k}$ *Rhus-t.*$_{bg2,k}$ sabin.$_{bg2,k}$ *Samb.*$_{bg2,k}$ sang.$_{bg2}$ sars.$_{bg2}$ sec.$_{a1,k}$ sep.$_{bg2,k,*}$ *Sil.*$_{bg2,k,*}$ spig.$_{bg2,k}$ squil.$_{bg2,k}$ stram.$_{bg2,k,*}$ stry.$_{a1}$ sul-ac.$_{bg2,k}$ sul-i.$_{k2}$ **Sulph.**$_{bg2,k}$ syph. tab. *Thuj.*$_{bg2,k}$ wies.$_{a1}$ zinc. zinc-p.$_{k}$

☞ 80/3: Öfteres Nachtharnen; er muß Nachts vielmal dazu aufstehen.
95/12: Mancherlei unleidliche Schmerzen die Nacht, oder Nachtdurst, Trockenheit des Halses, des Mundes, oder öfteres Nachtharnen.

– **Durst**, mit: ant-c.$_{bg2,k}$ castm. caust.$_{bg2,k}$ ph-ac.$_{bg2,k}$ verat.$_{bg2,k}$

☞ 80/6: Weißlicher, süßlicht riechender und schmeckender Harn geht in übermäßiger Menge ab, unter Sinken der Kräfte, Magerkeit und unauslöschlichem Durste (Diabetes).

– **häufig**:
  • **nachts**: lina.$_{st}$ mag-s.$_{a1}$ nat-c.$_{a1,h}$ nat-m.$_{a1,h}$ wies.$_{a1}$

☞ vgl. 95/12

– **Trinken**, nach dem: bamb-a.$_{stb2}$ podo.

☞ 80/1: Drücken auf die Blase, wie Nöthigung zum Harnen, gleich nach dem Trinken.

Harnverhaltung

– **Aufteibung** durch Blähungen; durch:

☞ 79/15: Zuweilen kann sie wegen Aufblähung keinen Harn lassen.

– **Frost**, bei: apis arn. canth. hyos. lyc. op. puls. stram.

☞ 79/14: Wenn er Frost hat (durch und durch kalt ist), kann er sein Wasser nicht lassen.

– **kalt**:
  • **Auskühlung**; durch:

☞ 79/14: Wenn er Frost hat (durch und durch kalt ist), kann er sein Wasser nicht lassen.

– **Kindern**, bei:
  • **weint** die ganze Nacht wegen Harnverhaltung; das Kind: acon.$_{hr1,k1}$

☞ 79/13: Schmerzhafte Harnverhaltung (bei Kindern und im Alter).

Schmerz

Harndrang (= krankhafter Drang): ...
– **Menses**, während: ham. kali-bi.

☞ 83/1: Die Periode fließt allzustark, wochenlang, oder kommt fast täglich wieder (Blutgang).
FN 83/1-1: Darauf oft Geschwulst des Gesichts, der Hände und Füße, schmerzhafte Brust- und Bauchkrämpfe, unzählige Übel von Nervenschwäche, Überempfindlichkeit, sowohl allgemeine als auch einiger Sinnorgane u.s.w., und vor dem Eintritte des Blutganges ängstliche Träume, öfteres Erwachen unter Blutwallungen, Herzklopfen, Unruhe u.s.w. Bei stärkerm Bährmutter-Blutflusse, oft schneidende Schmerzen in der einen Bauchseite und im Schooße; das Schneiden geht auch wohl nach dem Mastdarme und in den Oberschenkel herab; dann kann sie auch oft keinen Harn lassen, oder vor Schmerz nicht sitzen; nach diesen Schmerzen thut der Bauch wie unterköthig weh.

– **schmerzhaft**: acon.$_{bg2,k}$ *Arn.*$_{bg2,k}$ ars. *Aur.*$_{bg2,k,*}$ bell. borx. calc-p. **Canth.**$_{bg2,k,*}$ caps. **Caust.** cop. crot-h. cupr.$_{a1,k}$ *Dulc.*$_{a1,k}$ *Lyc. Nit-ac.* **Nux-v.** *Op. Pareir. Puls.*$_{bg2,k}$ sabin. *Sars.* sul-ac. *Ter.*

☞ 79/13: Schmerzhafte Harnverhaltung (bei Kindern und im Alter).

Krampf:
– **Urinieren**:
  • **beim**: carbn-s.

☞ 79/16: Die Harnröhre ist an mehren Stellen verengert, vorzüglich früh.
FN 79/16-6: Der Harnstrahl ist oft so dünn als ein Faden; der Harnstrahl spreizt sich aus einander; der Urin geht nur in einzelnen Sprüngen ab, oft von langen Pausen unterbrochen – welches letztere jedoch auch oft von einem mit der Blase selbst antagonisirenden Krampfe des Blasenhalses herrührt und aus demselben Siechthum entspringt. Eben so ist die Blasen-Entzündung von verengerten Stellen der Harnröhre, und die davon erfolgende Harnfistel bloß psorischen Ursprungs, obgleich in seltnen Fällen die Sycosis (der Feigwarzen-Tripper) mit der Psora komplicirt seyn kann.

Schmerz:
– **brennend**:
  • **Blasenhals**:
    • **Urinieren**:
      • **beim**: acon.$_{hr1,k}$ *Aloe Apis* berb. **Canth.** *Cham.*$_{hr1,k,*}$ chin.$_{bg2}$ *Cop.* **Nux-v.**$_{bg2,k,*}$ petr.$_{bg2,k,*}$ ph-ac. prun. puls. *Ran-b.*$_{hr1,k}$ staph.$_{h,kl}$ sul-ac. thuj.$_{bg2,k,*}$

☞ 80/7: Beim Harnen brennende, auch ritzende Schmerzen in der Harnröhre und im Blasenhalse.

– **schneidend**: acon.$_{k2}$ *Aeth.*$_{hr1,k}$ am-c.$_{bg2,k,*}$ *Berb.*$_{hr1,k}$ calc-p.$_{bg2}$ *Canth.*$_{bg2,k,*}$ caps.$_{bg2,k,*}$ coc-c.$_{hr1,k}$ *Coloc.*$_{hr1,k}$ con.$_{bg2,k2}$ dig.$_{h,kl}$ eup-pur.$_{hr1,k,*}$ *Kali-c.*$_{bg2,k,*}$ lach.$_{bg2,k}$ *Lyc.*$_{bg2,k}$ mang.$_{bg2,k,*}$ mez.$_{bg2}$ nat-c.$_{bg2}$ nux-m.$_{a1,bg2}$ nux-v.$_{bg2,k}$ op.$_{bg2}$ pall.$_{ptk1}$ petr.$_{bg2}$ phos.$_{bg2}$ *Puls.*$_{bg2}$ **Ter.**$_{bg2,k,*}$ thuj.$_{bg2,k,*}$

☞ 80/7: Beim Harnen brennende, auch ritzende Schmerzen in der Harnröhre und im Blasenhalse.

Urinieren:
- **dünner** Strahl: agar. apis bell.al,k *Camph.*hr1,k,* *Canth.*hr1,k chim.hr1,k chin. **Clem.**hr1,k,* **Cop.** eup-pur. gins.al,k *Graph.*hr1,k,* gymno. hedy.al hell. *Merc.*hr1,k *Nit-ac.*hr1,k,* *Petr.* prun.al,k *Puls.*al,k samb.al,k *Sars.*hr1,k,* *Spong.*hr1,k *Staph.*al,k stram. *Sulph.*al,k,* tax. *Thuj.*al,k *Zinc.*hr1,k,*
  - 79/16: Die Harnröhre ist an mehren Stellen verengert, vorzüglich früh.
  - FN 79/16-6: Der Harnstrahl ist oft so dünn als ein Faden; der Harnstrahl spreizt sich aus einander; der Urin geht nur in einzelnen Sprüngen ab, oft von langen Pausen unterbrochen - welches letztere jedoch auch oft von einem mit der Blase selbst antagonisirenden Krampfe des Blasenhalses herrührt und aus demselben Siechthum entspringt. Eben so ist die Blasen-Entzündung von verengerten Stellen der Harnröhre, und die davon erfolgende Harnfistel bloß psorischen Ursprungs, obgleich in seltnen Fällen die Sycosis (der Feigwarzen-Tripper) mit der Psora komplicirt seyn kann.
- **gegabelter** Strahl: anag.bro1,hr1 arg-n.bg2,k,* *Cann-s.*h,k,* *Canth.* *Caust.* chim.hr1,k chin-b.hr1,kr1 clem.hr1,k *Merc.*hr1,k **Merc-c.** petr.bg2,k,* prun.bg2,k,* *Rhus-t.*h,k,* **Thuj.**bg2,k,*
  - vgl. 79/16 und FN 79/16-6
- **häufig:**
  - **nachts:** agn. ail. aloe *Alum.*bg2,k alum-p.k2 alum-sil.k2 *Alumn.* *Am-c.*bg2,k,* *Am-m.*bg2,k,* ambr.hr1,k *Anac.*bg2,k androc.srj1 ant-c. ant-t.bg2 anth. *Apis* *Arg-met.* arg-n. arn. ars.bg2,k,* ars-i. atro.hr1,k aur-m.k2 **Bar-c.**bg2,k bar-i.k2 *Bar-m.* bar-s.k2 **Bell.**bg2,k,* **Borx.** bov.bg2 bry.bg2,k,* bufo *Cact.* **Calc.**bg2,k,* *Calc-f.* calc-i.k2 calc-p.k2 calc-sil.k2 calen.hr1 cann-i. *Canth.* *Carb-ac.* **Carb-an.**bg2,k,* carb-v.bg2,k,* *Carbn-s.* *Caust.*bg2,k,* chin. chlol. cinnb. clem.bg2,k,* cob. coca coff.bg2,k,* coloc.bg2,k,* *Con.*h,k,* cop.bg2,k,* **Cupr.**bg2,k **Cycl.** daph.bg2,k dig.bg2,k dros.bg2,k *Equis-h.* *Eug.*al fl-ac. gink-b.sbd1 *Glon.* *Graph.*bg2,k,* hell. hep.bg2,k *Hyos.* hyper.al,bg2 iod.bg2,k,* kali-ar. *Kali-bi.* *Kali-c.* kali-m.k2 kali-p. kali-s. kali-sil.k2 **Kreos.**bg2,k,* *Lac-c.* *Lach.*bg2,k lil-t.bg2,k,* *Lith-c.* **Lyc.**bg2,k,* *Meph.*bg2,k,* mag-c.bg2,k mag-p. **Med.**hr1,k *Meph.*bg2,k,* **Merc.**bg2,k,* mur-ac. **Murx.** nat-ar. *Nat-c.*bg2,k *Nat-m.* *Nat-p.* *Nat-s.*bg2,k,* nicc.bg2,k,* *Nit-ac.*bg2,k,* *Nux-v.*bg2,k op.bg2,k petr.bg2,k,* *Ph-ac.*bg2,k,* phos.bg2,k,* plan. plb. *Podo.* prun.bg2,k,* psor. *Puls.*bg2,k ran-b.bg2,k,* *Rhus-t.*bg2,k,* *Rumx.* ruta sabin.bg2 *Sang.* *Sars.*bg2,k sel. *Senec.*bg2,k,* *Sep.*bg2,k,* *Sil.*bg2,k spig.bg2,k,* *Squil.*bg2,k,* stann. staph.h,kl stict.c1 *Stram.*bg,kl sul-ac.bg2,k sul-i.k2 **Sulph.**bg2,k,* tab.bg2,k,* **Ter.**bg2,k,* ther. *Thuj.*bg2,k tub. *Uran-met.* vinc.bg2 zinc.h,k,* zinc-p.k2
    - 80/3: Öfteres Nachtharnen; er muß Nachts vielmal dazu aufstehen.
- **schwacher** Strahl (= langsam): agar. **Alum.** alum-p.k2 alum-sil.k2 alumn. am-m. *Apis* apoc. **Arg-n.** **Arn.** atro. *Bell.* *Berb.* *Calc-p.* *Camph.* cann-i. carb-v. carbn-s. *Caust.* cham. chim. chin. chinin-s. **Clem.** coc-c. cop. *Dig.* dulc.hl *Gels.*
- **schwacher** Strahl (= langsam): ... graph. **Hell.** **Hep.** hipp. hura iris al,c1 *Kali-bi.* *Kali-c.* kali-m.k2 kali-n. *Kali-p.* kali-sil.k2 kreos. lath.mg *Laur.* lyc. *Med.* **Merc.** **Merc-c.** **Mur-ac.** nat-m. *Nit-ac.* olnd. **Op.** *Petr.* *Ph-ac.* phos.h plat. plb. *Prun.* psor. puls. raph. *Rhus-t.* *Sars.* sec. sel. *Sep.* sil. spong. staph. *Stram.* **Sulph.** syph. thuj. zinc. zinc-p.k2
  - vgl. 79/16 und FN 79/16-6
- **tröpfelnd** (= tropfenweise, Harntröpfeln):
  - **Urinieren:**
    - **nach:** agar. ant-c. apoc. arg-n. bar-c. brom. bry. calc. calc-p.hr1 **Cann-i.** cann-s. *Caust.* *Chinin-s.* **Clem.** *Con.* dig. *Graph.* *Helon.* **Hep.** *Kali-c.* kali-p. lac-d.k2 *Lach.* lyc. nat-c. *Nat-m.* *Petr.* *Petros.* phos. pic-ac. psor. ran-s. rhod. *Sel.* *Sep.* sil. *Staph.* stram. *Thuj.* verb. zing.
      - 80/5: Nach dem Harnen tröpfelt der Urin noch lange nach.
- **unterbrochen** (= intermittierend, aussetzend): *Agar.* aloe ammc. ant-c. ant-t. arg-n. bell. bov. cann-i. cann-s. caps. *Carb-an.* *Caust.* chinin-s. **Clem.** *Con.* *Dulc.* gamb. *Gels.* *Graph.* hydrog.srj2 *Iod.* *Kali-c.* kali-p. *Led.* *Lyc.* mag-s. med. meph. *Op.* pareir. *Ph-ac.* phos. *Puls.* rhus-t. sars. *Sulph.* *Thuj.* vesp. zinc. zinc-p.k2
  - vgl. 79/16 und FN 79/16-6
- **unwillkürlich:** acet-ac.al,k *Acon.*bg2,k,* **Ail.** alco.al *Alum.*hr1,k alum-sil.k2 alumn.al,k am-c.bg2,k,* am-m.hr1 anac.hr1 anan.hr1,k ant-c.hr1,k ant-t.bg2 antip.c2 **Apis** apoc.c2,k2 arbin.hsa1 **Arg-n.**hr1,k *Arn.*bg2,k,* **Ars.**bg2,k,* **Ars-i.** atro.hr1,k,* aur-m. aur-s.c2 bamb-a.stb2 bapt.k2 *Bar-act.* *Bar-c.*hr1,k bar-i.k2 bar-m.bg2,k,* *Bell.*bg2,k,* benz-ac.c2 brach.c2 *Bry.*bg2,k,* *Bufo* cact.hr1,k calc.bg2,k,* calc-i.k2 *Calc-p.*bg2,k,* calc-sil.c2 *Camph.*hr1,k cann-i. cann-s.hr1,k2 *Canth.*bg2,k,* carb-v.bg2,k,* carbn-s. carc.zzh casc.hr1 **Caust.**bg2,k,* *Cedr.* cere-s.c2 cham.c2 chen-a.c1 chen-v.c2 *Chin.*hr1,k chinin-ar. chlol.c2,k *Cic.*hr1,k *Cimx.*hr1,k *Cina* cocc.bg2 *Colch.*al,k *Con.*h,k,* crot-h. cub.c2 cupr. dam.c2 daph.al der.al *Dig.*bg2,k,* dros. **Dulc.**bg2,k,* *Echi.* *Equis-h.*c2,k ery-a.c2 eucal.hr1 *Eup-pur.*bg2,k,* ferr.bg2,k,* ferr-ar. ferr-i. *Ferr-p.*bg2,k,* *Fl-ac.* *Gels.*bg2,k,* graph.bg2,k,* grat.hr1 *Hell.*hr1,k *Hep.*bg2,k,* *Hydr.*hr1,k *Hydr-ac.*al,k hydrang.c2 *Hyos.*bg2,k,* *Ign.*bg2,k,* *Iod.*hr1,k,* kali-ar. kali-br.hr1,k,* kali-cy.al kali-m.k2 kali-n.c2 *Kali-p.*hr1,k,* *Kreos.*bg2,k,* lac-d.hr1,k *Lach.*bg2,k,* lath.c2 *Laur.*hr1,k led.hr1,k lina.c2 **Lyc.**bg2,k,* mag-c.bg2,k,* mag-m.hr1,k mag-s.c2 *Merc.*bg2,k,* merc-c.hr1,k mill.hr1,k *Mosch.*hr1,k *Mur-ac.*hr1,k *Nat-ar.* *Nat-c.*al,k **Nat-m.**bg2,k,* nat-p.hr1,k nat-s.c2 *Nit-ac.* *Nit-ac.*hr1,k nitro-c. **Nux-m.**hr1,k *Nux-v.*hr1,k oena.hr1 ol-j.hr1,k *Olnd.*hr1,k *Op.*hr1,k ox-ac.al,k,* *Petr.*bg2,k,* *Ph-ac.*bg2,k,* **Phos.**bg2,k,* phys. pic-ac.hr1,k,* pix.c2 *Plan.*c2,k plb.hr1,k,* *Podo.*hr1,k *Psor.*c2,k **Puls.**bg2,k,* pyrog.k2 rat.hr1,k rhus-a.c2 *Rhus-t.*bg2,k,* rumx. russ.c2 *Ruta*c2,k sabal.c2 sang.hr1,k *Sanic.*c2,k santin.c2 sars.c2 scroph-xyz.c2 *Sec.*hr1,k *Sel.*c2,k senec-j.c2 seneg.bg2,k *Sep.*bg2,k,* sil.bg2,k,* *Spig.*bg2,k,* *Spong.*bg2,k,* *Squil.*bg2,k,* **Staph.**hr1,k

Urinieren — **Blase / Harnröhre** — Schmerz

– **unwillkürlich**: ...
still.hr1 *Stram.*bg2,k,* stront-c.c2 stry.a1 stry-xyz.c2
sul-i.k2 *Sulph.*bg2,k,* tab.hr1,k,* *Tarax.*bg2 tarent.
*Ter.*a1,k *Thuj.*hr1,k,* thyr.c2 til.c2 tritic.c2 tub.c2
uran-n.c2 ust. *Verat.*bg2,k,* **Verb.**c2,k **vesp.**hr1,k,*
vesp-xyz.c2 vib.hr1,k viol-t.c2 zinc.bg2,k,* zinc-p.k2
☙ 80/2: *Er kann den Urin nicht lange halten (es drückt auf die Blase); er verliert ihn beim Gehen, Niesen, Husten, Lachen.*
80/4: *Der Harn entgeht ihm unwillkürlich im Schlafe.*

• **nachts** (= Bettnässen, Incontinentia urinae):
acon. *Aeth.* alet.k2 *Am-c.* anac. anan. **Apis** *Apoc.*
*Arg-met.*c2,k **Arg-n.** **Arn.** **Ars.** ars-s-f.k2 *Aur.*
aur-ar.k2 aur-m. aur-s. bar-c. bar-m. bar-s.k2 **Bell.**
Benz-ac. bry. cact. *Calc.* calc-sil.k2 canth.
Carb-v. Carbn-s. **Caust.** *Cham.* chin. chinin-ar.k2
Chlol. cimx. *Cina* coca con. *Crot-h.* cub. cupr.
dulc. *Equis-h. Eup-pur.* **Ferr.** *Ferr-ar.* ferr-i.
ferr-p. *Fl-ac.* **Graph.** *Hep.* hyos. ign. kali-c.
kali-m.k2 *Kali-p.* kali-sil.k2 **Kreos. Lac-c.** lac-d.
lyc. mag-c. *Mag-m.* **Mag-p.** mag-s. *Med. Merc.*
mur-ac. *Nat-ar.* *Nat-c.* **Nat-m.** *Nat-p.* **Nit-ac.**
nux-v. *Op.* ox-ac. *Petr.* ph-ac. *Phos. Plan. Podo.*
Psor. **Puls. Rhus-t.** *Ruta Sanic. Sars.* sel.c1
Seneg. Sep. Sil. sil-met.stj2 spig. squil. staph.
Stram. **Sulph.** *Syc.*vh tab. ter. *Thuj. Thyr.*vh
tritic.br1 *Tub. Uran-met.* uran-n.c2 verat. *Verb.*
Viol-t. zinc. zinc-p.k2
☙ 80/4: *Der Harn entgeht ihm unwillkürlich im Schlafe.*

• **Gehen**:
• **beim**: alet. alum-sil. anan. *Arg-n.* arn. bell. *Bry.*
Calc. Caust. **Ferr.** ferr-p. kali-s. *Lac-d. Mag-c.*
mag-m. **Nat-m.** *Ph-ac.* phos. **Puls.** ruta sapin.c2
Sel. sep. stram. tarent. thuj. vib.ptk1 *Zinc.*
☙ vgl. 80/2

• **Husten**, beim: *Alet.*k2,vh *Alum.* alum-p.k2 anan.
Ant-c. **Apis** *Bell.* **Bry.** *Calc.*vh *Caps.* carb-an.
Caust.k,kl2 *Cench.* *Colch.* dulc. ferr. *Ferr-p.*
gink-b.sbd1 hydrog.srj2 hyos. ign. kali-c.ptk1 *Kreos.*
lach. laur. *Lyc.* mag-c. mur-ac.ptk1 murx.
Nat-m.k,kl2 nit-ac. *Nux-v.*k,kl2 *Ph-ac.* **Phos.** psor.
Puls.k,kl2 rhod. rhus-t. *Rumx.* seneg. *Sep.*k,kl2
Spong. **Squil.** staph. sulph. tarent. tarent-b.bro1
Thuj. Verat. verb.ptk1 vib. *Zinc.* zinc-p.k2
☙ vgl. 80/2

• **Lachen**, beim: **Caust.**k,kl2 *Nat-m.*k,kl2 *Nux-v.*k,kl2
*Puls.*k,kl2 sabal.pd **Sep.**k,kl2 tarent.hr1,k
☙ vgl. 80/2

• **Niesen**, beim: alet.bg2,k bamb-a.stb2 **Caust.**bg2,k,*
colch.bg2,k *Lac-c.* *Nat-m.*bg2,k,* *Nux-v.*hr1,k orig.vh
petr. *Ph-ac.*hr1,k phos.bg2,k *Puls.*bg2,k sep. zinc.bg2,k
☙ vgl. 80/2

Zusammenschnürung:
– **Blasenhals**: ant-c.a1,k *Cact.*bg2,k,* canth.bg2,k
caps.bg2,k,* colch.hr1,k,* con. elaps kali-i.a1,k mag-p.
Op. paeon.a1,k petr.a1,k phos. plb.bg2,k,* puls.bg2 *Ruta*
sulph.
☙ 79/16: *Die Harnröhre ist an mehren Stellen verengert, vorzüglich früh.*
FN 79/16-6: *Der Harnstrahl ist oft so dünn wie ein Faden; der Harnstrahl spreizt sich aus einander; der ...*

Zusammenschnürung - Blasenhals: ...
☙ ... *Urin geht nur in einzelnen Sprüngen ab, oft von langen Pausen unterbrochen - welches letztere jedoch auch oft von einem mit der Blase selbst antagonisirenden Krampfe des Blasenhalses herrührt und aus demselben Siechthum entspringt. Eben so ist die Blasen-Entzündung von verengerten Stellen der Harnröhre, und die davon erfolgende Harnfistel bloß psorischen Ursprungs, obgleich in seltnen Fällen die Sycosis (der Feigwarzen-Tripper) mit der Psora komplicirt seyn kann.*

Nieren

keine Symptome

Prostata

Abgang von Prostatasekret:
– **Stuhlgang**:
• **schwierigem** Stuhl, mit: *Agn.* alum. am-c.
anac. arn. cann-i. *Carb-v.* con. gels. *Hep. Nat-c.*
Nit-ac. Ph-ac. *Phos.* psor. *Sep.* **Sil. Staph. Sulph.**
zinc. zinc-p.k2
☙ 80/16: *Abgang des Vorsteher-Drüsen-Saftes nach Harnen, vorzüglich nach etwas härterm Stuhlgange (auch wohl fast stetes Abträufeln desselben).*
FN 80/16-1: *Auch wohl Auszehrung von dem steten Abgange des Vorsteher-Drüsen-Saftes.*

– **Urinieren**:
• **beim**: agn.c1 anac. hep. nat-c. nit-ac. sep. sulph.
☙ vgl. 80/16 und FN 80/16-1

Härte: *Con. Cop.* iod. med. plb. senec. *Sil. Thuj.*
☙ 81/11: *Verhärtung und Vergrößerung der Vorsteher-Drüse.*

Schwellung: aloe alum. alum-p.k2 alum-sil.k2
Am-m. **Apis** asar. aspar. *Aur-m.* **Bar-c.** bar-i.k2
Benz-ac. Berb. cact. **Calc.** calc-sil.k2 cann-s. canth.
chel. **Chim.** cic. clem. **Con.** cop. cub. **Dig.**br1
*Dulc.*k,vh,* *Fab.*c1 **Ferr-m.** ferr-pic.bg1 hipp.
hydrang.bg1 *Hyos.* **Iod.** *Kali-i.* kali-p. lith-c. *Lyc.*
Med. Merc. merc-d. *Nat-c.* nat-p. *Nat-s. Nit-ac.*
nux-v. *Pareir.* **Phos.** polytr-c.br1 *Psor.* **Puls. Sec.**
Sel. senec. sep. *Sil.* solid.bg1 *Spong.* **Staph.** sul-ac.
sul-i.k2 *Sulph.* ther.k2 *Thuj.* tritic.br1 uva
☙ vgl. 81/11

Verhärtung: *Con. Cop. Iod.* plb. *Psor. Sel.* senec.
Sil. Sulph. **Thuj.**
☙ vgl. 81/11

Harnröhre

Schmerz:
– **brennend**:
• **Urinieren**:
• **beim**: *Acon.*hr1,k,* *Aesc.*hr1,k,* *Agar.*a1,k aloe
alum.hr1,k alum-p.k2 alum-sil.k2 *Ambr.*hr1,k
anag.hr1,k,* *Ant-c.*hr1,k,* *Ant-t.*a1 anth.a1,k aphis
apis apoc.a1,k **Arg-n.**a1,k ars.hr1,k,* ars-s-f.k2
arum-d.a1,hr1 asc-c.hr1,k aur-m.a1,k aur-s.a1,k
bamb-a.stb2 *Bapt.*a1,k *Bar-c.*hr1,k,* bart.a1 **Bell.**

Schmerz — **Harnröhre / Urin** — Farbe

– **brennend - Urinieren - beim**: ...
benz-ac. *Berb.*hr1,k,* bov.a1,k *Bry.* cact. cain.br1 calad.hr1,k **Calc.**a1,k calc-f. *Calc-p.*hr1,k,* calc-s. calc-sil.k2 **Camph.**a1,k **Cann-i.**hr1,k,* **Cann-s.**a1,k **Canth.**a1,k *Caps.*hr1,k *Carb-an.*hr1,k,* *Carb-v.*a1,k carbn-s. **Caust.**hr1,k,* cedr. *Cham.*hr1,k *Chel.*a1,k *Chim.* chin.a1,k chinin-s. **Clem.**hr1,k,* cob. coc-c.hr1,k,* *Colch.*hr1,k *Con.*h,k,* **Cop.**a1,k crot-t.hr1,k,* **Cub.**hr1,k cupr. cupr-ar. cur. dig.a1,k dulc. *Echi.* *Equis-h.* *Ery-a.*hr1,k eug.a1,k *Eup-pur.*hr1,k,* *Ferr.*hr1,k,* ferr-ar. ferr-i. ferr-p. fl-ac.a1,k *Gels.*hr1,k glon.a1,k graph. grat.hr1,k hell.a1,k helon.a1,k *Hep.* hydr-ac.a1,k *Ign.*a1,k *Ip.*hr1,k kali-ar. kali-bi.hr1,k,* *Kali-c.*hr1,k,* kali-m.k2 *Kali-n.*hr1,k,* kali-p. kali-s. kali-sil.k2 kalm.a1 lach.a1,k lact.a1 laur.a1,k **Lil-t.**a1,k lob.a1,k lup.a1 *Lyc.*hr1,k,* *Mag-c.*a1,k mag-m.h,kl *Mang.* med. *Merc.*a1,k **Merc-c.**a1,k mez. mur-ac. *Nat-ar.* **Nat-c.**hr1,k,* *Nat-m.*a1,k nat-p.hr1,k *Nat-s.*a1,k **Nit-ac.**a1,k *Nux-m.*a1,k **Nux-v.**hr1,k,* ol-an.a1 op. ox-ac.a1,k par.a1,k pareir. pen.a1 petr. *Petros.*hr1,k ph-ac.a1,k,* **Phos.**hr1,k pic-ac.a1 pin-s.a1 pip-m.a1 plb.a1 *Psor.*hr1,k ptel.hr1,k,* **Puls.**hr1,k raph.a1,k rat.hr1,k rham-f.a1 rheumh rhod.a1,k rhus-t.a1,k sabad.hr1,k sabin.a1,k sapin.a1 *Sars.*a1,k sec.a1,k *Sel.* *Seneg.*hr1,k,* *Sep.*hr1,k,* *Sil.*hr1,k,* *Staph.*hr1,k,* *Sul-ac.* **Sulph.**hr1,k,* tab.a1,k tarent.a1,k tep.a1 **Ter.**hr1,k,* **Thuj.**hr1,k,* *Uran-met.* *Uva* verat.a1,k viol-t. yuc.a1 zinc.hr1,k,* zinc-p.a1

☙ 80/7: Beim Harnen brennende, auch ritzende Schmerzen in der Harnröhre und im Blasenhalse.

– **schneidend**: alum.a1,bg2 anac. ant-c.bg2,k arg-n.a1,k arn.bg2 asc-t. aspar.hr1,k,* *Berb.*bg2,k,* bry.bg2,k bufo **Calc.**bg2,k **Calc-p.**hr1,k,* cann-s.a1 **Canth.**bg2,k,* *Caps.*bg2,k,* carb-v.bg2 caust.a1,k *Chel.*bg2,k,* colch.bg2,k,* **Con.**h,k,* cupr.bg2 *Dig.*bg2,k *Equis-h.* eup-pur.a1,k fago.a1,k gran.a1 graph.bg2 guaj.a1,k hura iod.bg2 *Ip.*hr1,k *Kali-c.*hr1,k,* kali-s. *Lach.*bg2,k *Lyc.*bg2 mang.bg2 *Merc.*bg2,k,* mur-ac. nat-m.bg2,k *Nit-ac.*hr1,k,* nux-m.a1 nux-v.a1,k *Onis.*a1 *Op.*bg2,k,* ph-ac.a1,k *Phos.*bg2 psor. puls.hr1,k sars.bg2,k *Sep.*a1,k staph.bg2 **Sulph.**a1,k,* ter. thuj.hr1,k zinc-p.k2

☙ vgl. 80/7

• **Urinieren**:

• **beim**: alum.a1,k alum-p.k2 alum-sil.k2 ant-c.hr1,k arg-n.a1,k borx. bry.hr1,k calc.a1 calc-sil.k2 **Cann-s.**a1,k **Canth.**a1,k caps. carb-v.a1,k carbn-s. caust. chel.hr1,k,* colch. **Con.**h,k,* cub. cupr.hr1,k graph. *Guaj.*hr1,k hell. hep.a1,k iris kali-m.k2 led. lipp.a1 *Merc.* mur-ac. *Nat-m.*hr1,k nat-s.a1,k *Nux-m.*a1,k op.a1,k ph-ac. *Phos.*a1,k *Psor.*a1,k **Puls.**hr1,k rhus-t.a1,k sars. sil.a1,k *Staph.*hr1,k,* sul-ac. **Sulph.** *Thuj.*hr1,k,* tril-p.

☙ vgl. 80/7

Zusammenziehung: am-m.hr1 asar. camph.a1,bg2 *Canth.*bg2,k,* carb-an. carb-v.a1,k *Chin.*bg2,k,* *Clem.*bg2,k,* *Cop.*hr1,k dig. indg.hr1,k nux-v.hr1,k petr.hr1,k phos. **Puls.**a1,k stram.a1,k verat. zinc.

Zusammenziehung:
– **morgens**: carb-v.a1,k

☙ 79/16: Die Harnröhre ist an mehren Stellen verengert, vorzüglich früh.
FN 79/16-6: Der Harnstrahl ist oft so dünn als ein Faden; der Harnstrahl spreizt sich aus einander; der Urin geht nur in einzelnen Sprüngen ab, oft von langen Pausen unterbrochen - welches letztere jedoch auch oft von einem mit der Blase selbst antagonisirenden Krampfe des Blasenhalses herrührt und aus demselben Siechthum entspringt. Eben so ist die Blasen-Entzündung von verengerten Stellen der Harnröhre, und die davon erfolgende Harnfistel bloß psorischen Ursprungs, obgleich in seltnen Fällen die Sycosis (der Feigwarzen-Tripper) mit der Psora komplicirt seyn kann..

– **Gonorrhoe**, unterdrückte: **Puls.**

☙ vg. 79/16 und FN 79/16-6

Urin

Blutig: abrot.k2 *Acoan.*bg2,k,* alco.a1 aloe alumn.hr1,k am-c.bg2,k2,* ambr.bg2,k,* ant-c.bg2,k,* **Ant-t.**bg2,k,* **Apis** **Arg-n.**bg2,k,* **Arn.**bg2,k,* **Ars.**bg2,k,* ars-h.a1,hr1,* ars-s-f.k2 asc-t.hr1 aspar.bg2,k *Aur.*hr1,k aur-ar.k2 aur-s.k2 *Bell.*bg2,k,* benz-ac.bg2,k,* *Berb.*hr1,k **Both.**a1,k **Cact.**hr1,k cadm-met.gm1 cadm-s.br1,c1 **Calc.**bg2,k,* *Camph.*bg2,k,* **Cann-s.**bg2,k,* **Canth.**bg2,k,* *Caps.*bg2,k,* *Carb-v.*hr1,k carbn-s. carc.jl2 *Caust.*bg2,k,* chel.bg2 *Chim.*hr1,k chin.bg2,k *Chinin-ar.* chinin-s. cimic.hr1,k **Coc-c.**hr1,k coch.hr1 *Colch.*hr1,k coloc.bg2,k *Con.*bg2,k,* *Cop.*hr1,k,* crot-c. **Crot-h.**hr1,k cub.hr1,k cupr.hr1,k cupr-s.hr1,k dig.bg2 dulc.bg2,k,* equis-h. *Erig.*hr1,k euph.bg2 ferr.a1,k *Ferr-ar.* ferr-m.hr1,k ferr-p. gal-ac.bro1 **Ham.**bg2,k,* *Hell.*bg2,k,* hep.bg2,k,* *Hyper.*hr1,k *Ip.*h,k,* jatr-c. *Kali-ar.* kali-bi.k2 *Kali-chl.*bg2,k,* kali-i.bg2,k,* kali-m. kali-n. kalm. *Kreos.*hr1,k *Lach.*bg2,k,* led.k2 *Lyc.*bg2,k,* *Merc.*bg2,k,* **Merc-c.**bg2,k,* *Mez.*bg2,k,* **Mill.**bg2,k,* murx. *Nat-m.*bg2,k,* **Nit-ac.**bg2,k,* *Nux-v.*bg2,k,* *Op.*bg2,k,* opun-v.a1 ox-ac.a1,k pall.hr1,k pareir.hr1,k petr.bg2,k,* *Ph-ac.*bg2,k,* **Phos.**bg2,k,* pic-ac.c2 *Plb.*bg2,k,* psor. **Puls.**bg2,k,* rhod. *Rhus-a.* *Rhus-t.*hr1,k sabad.bg2,k,* *Sabin.*a1,k *Sars.*bg2,k,* **Sec.**bg2,k,* *Senec.*hr1,k,* *Sep.*bg2,k,* **Squil.**bg2,k,* *Sul-ac.*bg2,k,* *Sulph.*bg2,k,* tab.hr1,k tarent.a1,k **Ter.**bg2,k,* thuj.bg2,k,* tril-p.c1 tub.c1 uva vesp.hr1,k *Zinc.*bg2,k,* zinc-p.k2

☙ 80/15: Harn mit Bluttheilen, auch wohl völliges Blutharnen.

Farbe:
– **braun**: *Acon.*bg2,k,* alum. alumn. *Ambr.*bg2,k,* ant-c.bg2,k,* ant-t.bg2 apis **Arn.**bg2,k,* **Ars.**bg2,k,* ars-h.hr1 *Asaf.*bg2,k,* atro.a1 bar-c.bg2,k,* bell.bg2,k **Benz-ac.**bg2,k,* brom. *Bry.*bg2,k,* bufo calc.bg2,k,* camph.bg2,k,* *Carb-ac.*bg2,k,* *Card-m.*hr1,k,* carl.a1 *Caust.*bg2 cere-b.a1 *Chel.* *Chin.*bg2 *Cimx.*hr1,k,* coc-c.a1,k *Colch.* coloc. *Con.*hr1,k cupr. *Dig.*bg2,k,* digin.a1 dros.bg2,k frax.a1 graph. *Hell.* hep. ip. kali-bi.a1,k kali-i.a1,k *Kreos.*bg2,k,*

Farbe | **Urin** | Reichlich

Farbe:

– **braun**: ...
lach.bg2,k lact.a1,k lil-t. lyc.a1,k lyss.a1 *Manc*.hr1,k med.hr1 merc.bg2,k,* **Merc-c**.bg2,k,* *Myric*.hr1,k,* nat-m. *Nit-ac*.bg2,k,* olnd.hr1,k op.a1,k osm.a1 petr.bg2,k,* *Phos*.bg2,k,* plb.bg2,k,* prun.bg2,k,* Puls.bg2,k,* rhod.bg2 sal-ac.hr1 *Sec*.hr1,k sep.bg2,k,* serp.a1 squil.bg2,k,* stann.hr1 stram. sul-ac.bg2,k,* sulph.bg2,k,* tarent.hr1,k,* thuj.bg2 valer.bg2,k,* zinc.hr1,k
  ✎ *80/13: Brauner Harn.*

– **dunkel**: **Acon**.bg2,k,* acon-f.a1 *Aesc*.hr1,k,* agar.a1,k agn.a1,k all-s.hr1,k,* aloe alum.hr1,k,* alum-p.k2 am-caust.a1,k anag.hr1,k ang.a1,k anil.a1 *Ant-c*.bg2,k,* **Ant-t**.bg2,k,* **Apis** apoc. aran.hr1 arg-mur.a1 arg-n.a1,k *Arn*.bg2,k,* *Ars*.bg2,k,* *Ars-i*. arum-d.a1 asaf.bg2,k,* asc-t.hr1,k astac.a1 atro.a1 bad.a1 bamb-a.stb2 bapt.a1,k **Bell**.bg2,k,* *Benz-ac*.bg2,k,* berb.hr1,k,* bov.a1,k brach.hr1,k,* brom.hr1,k,* **Bry**.bg2,k,* **Calc**.bg2,k,* calc-f.a1,k calc-i.k2 *Calc-p*.bg2,k,* cann-i.bg2,k,* *Canth*.bg2,k,* caps.bg2,k,* *Carb-ac*.bg2,k,* *Carb-v*.bg2,k,* carbn-s. card-m. carl.a1 caust.bg2 cedr.a1,k cer-s.a1 cere-b.a1 **Chel**.bg2,k,* chim.hr1,k *Chin*.bg2,k,* *Chinin-ar*. chinin-s. chlf.a1 chlol.a1 cic.a1,k cimic.a1,k cinch.a1 clem.a1 cob.a1,k coc-c.hr1,k,* **Colch**.bg2,k,* coll.a1 con.a1,k conch.a1 conv. cop.a1,k **Crot-h**.hr1,k,* crot-t.hr1,k,* cub.a1,hr1 cund.a1 cupr. cur. cycl.a1,k *Dig*.bg2,k,* digin.a1 dirc.a1 dros.bg2 echi. *Elat*.hr1,k,* **Equis-h**. erig.hr1,k,* ery-a.a1,k eug.a1,k *Eup-per*.hr1,k,* ferr.a1,k ferr-ar. ferr-i.a1,k ferr-p. form.a1 fuc.a1 gast.a1 gcls.a1,k get.a1 gins.a1 glon.a1,k graph.bg2,k,* **Hell**.bg2,k,* *Hep*.bg2,k,* **Hydr**.hr1,k hyos.a1,k hyper.a1,k ign.a1,hr1 *Iod*.bg2,k,* **Ip**.bg2,k,* iris *Jab*.hr1,k,* kali-ar.a1,k kali-bi.a1,k kali-br.a1 kali-c.bg2,k,* *Kali-i*.hr1,k,* kali-m.k2 kali-n.a1,k kali-p. **Lac-ac**.a1,k *Lac-d*.hr1,k,* **Lach**.bg2,k,* lepi.a1 *Lil-t*.hr1,k,* lina.a1 *Lith-c*. *Lyc*.bg2,k,* lyss.hr1 marb-w.es1 med.hr1,k2 menis.a1 **Merc**.bg2,k,* **Merc-c**.hr1,k,* *Merc-i-f*.a1,k *Merc-i-r*.hr1,k,* merc-n.a1 mez.a1,k mill.a1,k mit.a1 morph.a1 *Mur-ac*.hr1,k *Myric*.hr1,k,* *Nat-ar*. *Nat-c*.a1,k *Nat-m*.hr1,k,* nat-p.hr1,k,* nat-s.a1,k nit-ac.bg2,k,* *Nux-m*. *Nux-v*.bg2,k oena.a1 op.bg2,k,* osm.a1 pall.hr1,k par.bg2,k,* petr.bg2,k,* ph-ac.bg2,k,* *Phos*.bg2,k,* pic-ac.a1,k **Plb**.bg2,k,* plect.a1 *Podo*.hr1,k,* polyp-p.a1 **Ptel**.hr1,k,* **Puls**.bg2,k,* rhod.bg2 rhus-g.a1 *Rhus-t*.hr1,k,* ric.a1 sabad. sabin.a1,k samb.a1,k sang.a1,k sapin.a1 sars.a1,k *Sec*.hr1,k,* **Sel**.k,k2,* senec.hr1,k,* seneg.hr1,k,* **Sep**.bg2,k,* serp.a1 sin-a.a1 sin-n.hr1 sol-t-ae.a1 spig.hr1,k squil.bg2 stach.a1 stann. **Staph**.bg2,k,* still.a1 stram.a1,k stront-c.a1 sul-ac.bg2,k,* sul-i.a1 **Sulph**.bg2,k,* tab.a1,k tanac.a1 tarax.a1,k tell.a1,k **Ter**.bg2,k,* thuj.hr1,k,* trif-p.a1 uran-met. ust.a1 vac.a1 valer.a1,k **Verat**.bg2,k,* *Verat-v*.hr1,k,* vip.a1,k wies.a1 xan.a1,k zinc.hr1,k,* zinc-p.k2 zing.
  ✎ *PP: Dunkler Harn*

– **gelb**:
  • **dunkel**: absin.br1 *Aesc*. agar. am-caust.a1 *Arg-n*.a1,k *Ars*. berb. *Cedr*. **Chel**.a1,k clem.a1 *Con*. ferr.a1 *Hep*.h,k,* Kali-c.hr1,k *Nat-c*. petr.h,k1 *Sang*. staph.a1,k
  ✎ *80/12: Dunkelgelber Harn.*

Farbe: ...

– **schwärzlich**: kali-c.hr1,k
  ✎ *80/14: Schwärzlicher Harn.*

– **weiß**: *All-s*.hr1,k,* alum.h,k,* alumn.a1,k am-c.bg2,k,* ambr.a1,k ang.bg2,k,* arn.bg2,k,* aur.bg2 bapt.a1,k bell.bg2,k,* berb. bry.hr1,k cann-s.bg2,k,* canth.bg2,k,* carb-v.bg2 *Caust*.bg2,k,* cham. **Chel**.hr1,k,* Chin.bg2,k,* cina *Coloc*.hr1,k con.bg2,k,* cycl.bg2,k,* *Dulc*.bg2,k,* elae.a1 ferr. ferr-i.a1 hep.bg2 iod.bg2 lac-ac.a1,k lepi.a1 lyc.a1,k *Manc*.a1,hr1 marb-w.es1 merc.bg2,k,* mur-ac.bg2 nat-m.bg2,k,* nit-ac.bg2 *Nux-v*.hr1 **Ph-ac**.bg2,hr1 phos.bg2,k,* plan.a1,k *Psor*.hr1 *Rhus-t*.bg2,k,* sars.bg2 sec.bg2,k *Spong*.hr1,k *Sulph*.bg2,k,*
  ✎ *80/6: Weißlicher, süßlich riechender und schmeckender Harn geht in übermäßiger Menge ab, unter Sinken der Kräfte, Magerkeit und unauslöschlichem Durste (Diabetes).*

Geruch:

– **scharf**, beißend: am-c. *Asaf*. benz-ac.k2 **Borx**. cain.bro1 *Calc*. calc-f. camph. cann-s. caust. clem. *Cob*. cop.br1 *Fl-ac*. graph. hep. *Lyc*. merc. nit-ac. par. rhod. *Rhus-t*. sep.h stram. thuj.
  ✎ *80/8: Harn von durchdringend scharfem Geruche.*

– **süßlich**: aeth.bg2,k,* *Arg-met*. arg-n. ferr-i.bg2,k,* hyper.bg2,k,* kali-act. *Lact*.bg2,k *Nux-m*.bg2,k,* **Ter**.bg2,k,*
  ✎ *80/6: Weißlicher, süßlich riechender und schmeckender Harn geht in übermäßiger Menge ab, unter Sinken der Kräfte, Magerkeit und unauslöschlichem Durste (Diabetes).*

Molke; wie: agar.hr1,k,* ambr.bg2 *Arg-met*. card-m.a1,hr1 hyos. hyosin.a1 nat-s.hr1,k op. *Ph-ac*.hr1,k
  ✎ *80/10: Der Harn geht gleich molkig trübe ab.*

Reichlich (= vermehrt): **Acet-ac**. *Acon*. aesc. *Aeth*. *Agar*. agn. all-c. all-s. **Aloe** *Alum*. alum-p.k2 alum-sil.k2 alumn. am-c. **Am-m**. am-n.a1 *Ambr*. anac. androc.srj1 ang. **Ant-c**. ant-t. *Anthraci*. Apis *Apoc*. **Arg-met**. **Arg-n**. arn. *Ars*. ars-i. ars-s-f.k2 *Arum-t*. asc-c.a1 **Aspar**. aster. atro. *Aur*. aur-i.k2 *Aur-m*. *Aur-m-n*. aur-s.k2 bamb-a.stb2 *Bar-c*. bar-i.k2 bar-m. **Bell**. benz-ac. berb. *Bism*. bov. brach. brom. bry. bufo *Cact*. *Cain*. *Calc*. calc-f. calc-i.k2 *Calc-p*. calc-sil.k2 *Camph*. **Cann-i**. cann-s. *Canth*. caps. carb-ac. *Carb-an*. carb-v.h carbn-s. card-m.k2 caru.a1 caust.h cench.k2 *Chel*. *Chim*. *Chin*. chinin-ar. chinin-s. *Chlol*. cic. *Cimic*. *Cina* cinnb. *Clem*. cob. coc-c. cocc. *Coff*. *Colch*. *Coloc*. *Con*. conv. cop. *Crot-c*. *Crot-h*. crot-t. cub. *Cupr*. cur. *Cycl*. *Daph*. *Dig*. dros. dulc. *Echi*. elaps elat. *Equis-h*. erig. ery-a.h eup-per. *Eup-pur*. euphr. eupi. fago. *Ferr*. ferr-ar. ferr-i. ferr-ma. ferr-p. *Fl-ac*. foen-an.a1 form. gal-ac.c1 gamb. **Gels**. gink-b.sbd1 gins. glon. gnaph. graph. grat. guaj. ham. hell. *Helon*. hep. hyos. *Ign*. *Iod*. *Iris* jatr-c. kali-ar. *Kali-c*.c2,k kali-chl. *Kali-i*. *Kali-n*. *Kali-p*. *Kali-s*. kali-sil.k2 *Kalm*. **Kreos**. **Lac-c**. *Lac-d*.k2,vh *Lach*. lact. laur. *Lec*. **Led**. *Lil-t*.c2,k *Lith-c*. lob. *Lyc*. *Lycps-v*. lyss. *Mag-c*. mag-p. *Mag-s*. mang.

Urin

Reichlich (= vermehrt): ...
marb-w.es1 med.k2 *Meli.* **Merc.** *Merc-c.* merc-i-f. *Merc-i-r.* mez. morph. **Mosch. Mur-ac.** *Murx.* mygal. *Nat-ar.* **Nat-c.** nat-m.h *Nat-p.* **Nat-s.** nicc. nit-ac. nux-m. *Nux-v.*c2,k *Ol-an.* olnd. op. *Ox-ac.* pall. par. petr. *Petros.* **Ph-ac.** *Phos.* **Phyt.** pic-ac. pin-s.c2 *Plan.* **Plb.** *Podo. Prun.* psor. ptel.c1 **Puls.** *Raph.* rat. rheumh *Rhod.* **Rhus-r. Rhus-t.** *Ros-ca.*c1 rumx. ruta sabad. *Sabin.* samb. sang. santin.c2 sarr. *Sars.* sec. sel. *Senec. Seneg.* sil. **Spig.** spong. **Squil.**k,k2,* stann. *Staph.* stict.c1 stram. stront-c. sul-ac. sul-i.k2 **Sulph.** tab. *Tarax. Tarent.* tax. tell.c1 *Ter. Teucr.* **Ther.** thiosin.c1 *Thuj. Thyroiod.*c1,c2 tril-p. **Uran-met.** valer. *Verat.* verat-v. **Verb.** *Viol-t.* vip. zinc. zinc-p.k2 zing.

    80/6: *Weißlicher, süßlicht riechender und schmeckender Harn geht in übermäßiger Menge ab, unter Sinken der Kräfte, Magerkeit und unauslöschlichem Durste (Diabetes).*

– **nachts**: agar.a1,k aloe am-c. *Am-m.*hr1,k,* ambr.c1 *Ant-c.*a1,k ant-t. *Apis Arg-met.* arg-n.a1,k ars.a1,k *Bapt.*hr1,k bar-c. bar-s.k2 **Bell.**a1,k bov. bry.a1,k *Cact.* calc.h,k1 **Calc-f.**hr1,k,* *Carb-ac.*a1,k *Carb-an.*a1,k caust.a1,k chim.a1 chin. chinin-ar. chlol. coloc. cop. cupr. cycl.a1,k *Dig.* euphr.a1,k *Gels.* gink-b.sbd1 hyper.a1,k kali-chl.a1,k kali-m.k2 kali-n.a1,k kali-p. *Kreos.* Lac-c.hr1,k *Led.*hr1,k *Lith-c.* **Lyc.**a1,k mag-c. mag-p. *Med. Merc.*a1,k mez.a1,k *Murx.* nat-ar. nat-c.a1,k *Nat-m.*a1,k nat-p. *Nat-s.*a1,k nicc.a1,k op.a1,k paeon.a1 petr. *Ph-ac.* phos.a1 phys.a1 phyt.hr1,k,k plan.hr1,k plect.a1 prun.a1,k rhus-r. ruta *Sang.*hr1,k *Sars. Sil.* sin-n.hr1 **Spig.**a1,k *Stram.*hr1,k **Sulph.**a1,k ther. *Thuj.*a1,k **Uran-met.** vichy-g.a1 zinc.h,kl

    80/3: *Öfteres Nachttharnen; er muß Nachts vielmal dazu aufstehen.*

– **Durst**; mit: verat.
    vgl. 80/6

– **Erschöpfung**; begleitet von: acet-ac. benz-ac. *Calc-p.* carb-ac. chinin-s. *Cimic.* dig. ferr. lyc. med.

    80/6: *Weißlicher, süßlicht riechender und schmeckender Harn geht in übermäßiger Menge ab, unter Sinken der Kräfte, Magerkeit und unauslöschlichem Durste (Diabetes).*

    79/12: *Zuweilen geht zuviel Harn ab und es erfolgt dann eine plötzliche Ermattung.*

    FN 79/12-5: *Die so gewöhnlich bei allöopathischen Mitteln tödtlichen Harnruhren haben wohl nie eine andere Quelle als dieses Siechthum.*

Sediment: *Acon.*bg2,k,* aesc.a1,k agar.a1,k alco.a1 alum.h,k,* am-c.bg2 am-caust.a1,k *Am-m.*bg2,k,* ambr.bg2,k arund.c2 astac.a1,k bar-c.bg2 bell.a1,k *Benz-ac.* *Berb.* betu.1sr3 bry.bg2,k calad. calc. *Camph.*bg2 cann-s.bg2 **Canth.**bg2,k,* caps.bg2 carb-an.bg2 carb-v.bg2,k,* carbn-s. card-m.a1,hr1 caust.bg2,k cedr.a1,k cham.bg2,k *Chim.*bg2 chin.bg2,k chinin-ar. chinin-s. cimx. cina cinch.c1 *Colch.*bg2 **Coloc.**bg2,k con.bg2,k conch.a1,k *Cop.*a1,k cupr. cycl.a1 daph.bg2 dig.bg2,* dulc.bg2 elem.br1 euph.bg2 ferr.bg2 ferr-p. gast.a1 gins.a1 graph.bg2 grat.a1 hyos.bg2 iod.bg2

Sediment: ...
ip.bg2,k *Kali-ar. Kali-bi.*bg2 kali-c.bg2,k,* kali-i.a1,k kali-n.bg2,k,* *Kali-p.* kali-s. kreos.bg2 *Lach.*bg2 laur.a1,k led. **Lyc.**bg2,k *Mang.*bg2,k **Merc.**bg2,k *Mez.*bg2,k *Naja* nat-ar. nat-m.bg2,k *Nit-ac.*bg2,k nux-m.bg2,k nux-v.bg2 ol-an.a1 olnd.bg2 op.bg2,k,* par.bg2,k pareir.bg2 *Petr.*bg2 **Ph-ac.**bg2,k bg3,* phal.a1 *Phos.*bg2,k plb.a1,k **Puls.**bg2,k rhus-t.bg2,k sal-ac. *Sars.*bg2,k,* sec.bg2 sel.bg2 *Seneg.*bg2 **Sep.**bg2,k *Sil.*bg2,k,* spirae.c2 spong.bg2,k **Squil.**bg2,k **Staph.** sul-ac.bg2 *Sulph.*bg2,k,* sumb.a1 *Tarent.* ter. thuj.bg2,k tong.a1 **Valer.**bg2,k wies.a1 *Zinc.*bg2,k,*

    80/9: *Der Harn setzt schnell einen Bodensatz ab.*

– **rot**: *Acon.*bg2,k,* agar.hr1,k,* *Alum.*h,k,* alum-p.k2 alum-sil.k2 am-c.hr1,k am-m.bg2 ambr.h,k,2,* *Ant-c.*bg2,k,* ant-t.bg2 *Apis Arg-n.*hr1,k *Arn.*bg2,k,* ars. ars-h.hr1,k arund.br1 aspar.hr1,k astac.hr1,k aur-m.hr1,k2 bapt.hr1 *Bell.*bg2,k,* *Berb.*k,* borx.hr1 bov.bg2,k bry.bg1 *Cact.* calc. calc-sil.k2 camph.hr1,k cann-s.bg2 *Canth.*bg2,k,* carb-v.bg2,k cham. *Chel.*hr1,k chim.hr1 *Chin.*bg2,k chinin-ar. *Chinin-s.* cimx.hr1,k cob.hr1,k,* coc-c. coch. *Coloc.*bg2 con.a1 *Cop.*hr1 cupr.hr1,k *Daph.*hr1,k,* **Dig.**bg2 dirc.a1 dulc.bg2,k,* *Elaps* gal-ac.c1 gast.a1 get.a1 gins.a1 *Glon.*hr1 *Graph.*bg2,k hydr-ac. iod. ip.bg2,k kali-ar. kali-c.bg2,k kali-p. kali-s. kreos.bg2,k,* lac-ac. *Lac-c.*hr1,k *Lach.*bg2,k *Laur.*bg2,k led.a1,k lil-t.a1 *Lith-c.* *Lob.*hr1,k,* *Lyc.*bg2,k,* lyss.hr1,k mag-s.hr1,k mang.bg2 **Merc-c.**bg2 *Mez.*bg2,k,* naja **Nat-m.**bg2,k nat-s.hr1,k *Nit-ac.*bg2,k nux-m.bg2 *Nux-v.*hr1,k op.hr1,k pall.hr1,k par.bg2,k *Petr.*bg2,k ph-ac.bg2,k phos.bg2,k plat.bg2,k,* plb.bg2 *Psor.*bg2,k,* ptel.a1,k **Puls.**bg2,k pyrog.k2 rhod.bg2 sang.a1 sars.bg2 *Sec.*bg2,k,* sel.bg2,k,* seneg.bg2 **Sep.**bg2,k sil.bg2,k spira.a1 squil.bg2 stann. stry.a1 sul-ac.bg2 sul-i.k2 sulph.bg2,k,* *Ter.*a1 tep.a1 thuj.bg2,k **Valer.**bg2,k,* verat-v.hr1,k zinc.bg2,k,*

    80/11: *Mit dem Harne geht von Zeit zu Zeit rother Sand (Nierengries) ab.*

• **ziegelfarben**: acon.bg2 *Arn.*bg2 bell.k2 carl.a1 *Chin.*bg2 dig.br1 ip.bg2 *Lyc.*bg2 merc-c.a1,k nat-s.a1,k op.bg2 pall.c1 petr.a1,k phos.a1,k puls.bg2,k,*

    vgl. 80/11

Trübe: bell. carb-ac. chim. chin. cina coc-c. dig. dulc. elat. eup-per. **Gels.** hydr. iris kali-i. merc. plan. sarr. thuj.

    80/10: *Der Harn geht gleich molkig trübe ab.*

Zucker (= Diabetes): *Acet-ac.*hr1,k *Alf.*st all-s.hr1,k,* alumn.hr1,k am-c.hr1,k aml-ns. ant-t.brb,brg anthraco.c1 *Arg-met.*bg2 ars. aur.bg2 bar-c.bg2,brg,* benz-ac. berb.hr1 bov. calc. calc-p. calc-sil.k2 camph.hr1,k *Carb-ac.*hr1,k *Carb-v.*a1,k carc.jl2 *Chel.*hr1,k *Chin.*bg2,k,* chinin-ar. chlol.hr1 *Cod.*hr1 coff. coff-t.hr1 *Colch.*hr1,k *Coloc.*hr1 con.hr1 conv. cop.hr1 crat.br1 cupr.bg2,k *Cur.*bg2,k,* *Elaps* ferr.hr1 ferr-i.hr1,k2 *Ferr-m.*hr1,k ferr-p.hr1 *Helon.*bg2,k,* *Hep.*hr1,k *Hydr.*hr1 ign.rb2 *Iris* kali-br.hr1 *Kali-chl.*bg2,k kali-m.k,k2,* kali-n.a1,hr1 *Kali-p.*hr1,k *Kreos.*bg2,k,* *Lac-ac.*hr1,k *Lac-d.*hr1,k *Lach.*hr1,k *Lec.* led.bg2 lith-c. **Lyc.**bg2,k,* *lycpr.*c1 *Lycps-v.* lyss.hr1,k

Urin / Männliche Genitalien

Zucker

Zucker (= Diabetes): ...

mag-s.hrl,k *Med.*hrl,k,* meph.bg2 merc.bg2 morph.a1,k mosch.hrl,k mur-ac.bg1,bg2 nat-m.hrl *Nat-s.*bg2,k,* *Nit-ac.*bg2,k,* *Nux-v.*hrl op.hrl,k petr.a1,k **Ph-ac.**bg2,k,* *Phlor.*c1 **Phos.**bg2,k,* *Pic-ac.*bg2,k,* **Plb.**bg2,k,* *Podo.*hrl,k ran-b.bg2 *Rat.*hrl,k sal-ac.hrl,k sec.bg2,k,* sep.bg2,rg *Sil.*hrl,k squil.k2 *Sul-ac.*hrl,k **Sulph.**bg2,k,* **Syzyg.**bro1,c1 tarax.bg2,hrl **Tarent.**hrl,k,* **Ter.**hrl,k,* *Thuj.*bg2,k,* **Uran-met.** vinc-r.vs1 zinc.bg2,k zinc-p.k2

≫ 80/6: Weißlicher, süßlich riechender und schmeckender Harn geht in übermäßiger Menge ab, unter Sinken der Kräfte, Magerkeit und unauslöschlichem Durste (Diabetes).

Männliche Genitalien

Atrophie:

– **Hoden**: ant-c.br1 ant-o. *Aur.*bg2,k,* aur-i.k2 bar-c.hr1,k bufo *Caps.*bg2,k,* *Carb-an.*hr1,k carbn-s. chim.hr1,k con.bg2 *Gels.*hr1,k *Iod.*bg2,k,* **Kali-i.**bg2,k,* *Lyss.*hr1,k meph.hr1,k plb. sabalc1,c2 staph.bg2,k,* testisbwa3 zinc.hr1,k

≫ 81/10: Verzehrung, Verkleinerung, Verschwinden des einen oder beider Hoden.

Ejakulation:

– **abwesend**: agar.k2

≫ 81/4: Der Samen geht selbst in langfortgesetztem Beischlafe, und bei gehöriger Erektion, dennoch nicht ab, wohl aber darauf in nächtlichen Pollutionen oder mit dem Urine.
FN 81/4-2: Die Hoden sind dabei nie straff an den Bauch herangezogen, sondern hangen herab mehr oder weniger.

– **versagt** beim Koitus: agn. bar-c. bufo *Calad.* calc. carbn-s. coff.bg *Eug.* gast.a1 **Graph.** hydr. kali-c. kali-i. *Lach.*bg,j5 lim.a1 *Lyc. Lyss.* mill. nat-m. nux-v.bg ph-ac. *Psor.* zinc.

≫ vgl. 81/4 und FN 81/4-2

Entzündung:

– **Lymphdrüsen**: alum-p.k2 merc.bg2,k

≫ 92/4: Drüsen-Geschwülste um den Hals, im Schooße, in den Gelenkbiegungen, der Ellbogenbeuge, der Kniekehle, in den Achselgruben, auch in den Brüsten.
FN 92/4-4: Sie gehen zuweilen nach stechenden Schmerzen in eine Art langwieriger Verschwärung über, woraus aber, statt Eiters, nur ein farbeloser Schleim abgesondert wird.

Erektionen:

– **anhaltend** (= Priapismus): agar. agn.a1 *Am-c.*j5 ambr.kr1 anthraco.c1,kr1,* apis arg-n. arn. bell. camph.c2,k *Cann-i. Cann-s.*bg2,kr1,* **Canth.** *Caps.*kr1 carb-v. carbn-s. caust.c2 cinnb.c1,c2 clem. *Coloc.* dig. *Dios.*bg2,sfl euph.j5 fl-ac.a1 *Gins.*bg2,sfl *Graph.*c2,k hyos. ign.bg2 iod. *Kali-br.* kali-c.bg2 kali-chl.j5 lach.bg2 lat-m.sp1 *Laur.*sfl led.c2,k lyss.br1,mg1 *Med.*c1,kr1,* merc.sfl mur-ac.h mygal.kr1 *Nat-c.*c2,k nat-hchls.c1,c2 *Nat-m.* nat-p. nit-ac.bg2,j5 nux-v. oena.c1,c2 op.bg2,kr1 opun-v.c1 ped.a1 *Petros.*c1,kr1,* ph-ac.bg2 *Phos. Pic-ac.*c2,k pip-n.c1,c2 *Plat. Puls.*c2,k raph.c1,c2 rhod.j5,kr1 *Rhus-t.*sfl sabin.

Erektionen - anhaltend (= Priapismus): ...

sel.c1,c2,* sep. sil. sin-n.c1,c2 spirae.a1 staph.bg2 *Stram.*kr1 tarax. *Thuj.*bg2,j5,* verat.bg2 visc.jl yohim.c1,c2 zinc. zinc-pic.c1,c2 zinc-val.c1,c2

≫ 81/3: Ruthe-Steifheit sehr oft, lang anhaltend, sehr schmerzhaft, ohne Pollution.

• **schmerzhaft** (Chorda): acon.kr1 **Arg-n.** aur-m. bry. *Camph. Cann-i.* **Cann-s. Canth. Caps.** chlol. *Colch.* con. cop. *Cub.* cur. dig. ery-a. fl-ac. hep. jac-c.kr1 kali-br. **Kali-chl.** kali-i. *Kali-m.*kr1 *Merc.* merc-c. *Mygal.* nat-c. *Nit-ac. Nux-v. Petros.* phos. pip-n. **Puls.** sabad. sep. still.kr1 **Ter.** *Thuj.* zing.

≫ vgl. 81/3

– **fehlend**: *Agar.* **Agn.** alco.a1 *Alum.* alum-p.k2 am-c. amgd-p.c1 *Anac.*bro1 anil.a1 *Ant-c.* ant-o.a1 arg-met. *Arg-n. Arn.*c1 ars. ars-i. arum-d.c1,sfl aur. aur-i.k1 aur-s. aven.br1,bro1 **Bar-c.** bar-i.c2 bar-s.k2 bart.a1 bell-p.c1 ben-d.c1 berb.kr1,sfl borx. *Bufo* buth-a.jl,sp1 **Calad. Calc.** calc-i.k2 **Calc-s.** *Camph.* cann-i.kr1 cann-s. caps. carb-ac.kr1 carb-an.bg2,j5,* carb-v.bg2,sfl carbn-s. carc.fb,tp1 *Caust.* cere-s.c1 **Chin.** chinin-s. chlf.a1 chlol.kr1 chlor.c1 cinnm.kr1 **Cob.** *Coc-c.* coch. cod.a1 coff.k1 coloc. **Con.** corn. cortico.jl cot.a1 crot-h.a1 crot-t. dam.c1,sfl dig. dios. dol.kr1 *Dulc.*hr1,k elaps ery-a.c1,sfl ery-m.c1 eug. eup-pur.c1 euph.bg2 c1 *Ferr.* ferr-i. ferr-m.bg2 ferr-p.k2 *Fl-ac.* gast.c1 gels. gins.sfl glyc.bro1 *Graph.* halo.jl *Ham. Hell.* helon. *Hep.*j5,kr1,* hydrc.c1 hyos. *Hyper.*c1 ign. *Iod.* kali-bi.a1 *Kali-br.* kali-c. kali-i.bro1 kali-p. kali-s. kreos. *Lach.* lact.sfl lappac1 lath.c1 *Lec.* **Lyc.** m-aust.j5 *Mag-c.* **Med.** meny.bg2 *Merc.* merc-ns.a1 morph.a1 *Mosch.* mur-ac. nat-c. *Nat-m. Nat-p. Nit-ac. Nuph. Nux-m.* **Nux-v.** oci-sa.jl,sp1 *Onos. Op.* orch.c1 ox-ac.k2 oxyt.c1 pall.kr1 perh.jl petr.j5,kr1 *Ph-ac.* phase.c1 **Phos.** *Phyt. Pic-ac.*bg2,k2,* plan.c1,sfl *Plb.* polyg-h.kr1 *Psor.* **Puls.** rhod. rhodi.a1 rhodi-o-n.c1 rutabg2 sabad.k1 *Sabal*c1 sabin.bg2 *Sal-n.*c1,sfl saroth.jl sec.c1 **Sel. Sep.** sil. spong. *Stann.* **Staph.** stram. *Stry.*bro1 sul-ac.bg2,c1 sul-i.k2 **Sulph.** sumb. *Syph.*kr1 tab. teucr. thal.jl thala.jl ther. *Thuj.* trib.bro1 tus-p. *Uran-n.* ust. *Yohim.*c1 zinc.bg2,sfl zinc-p.c1,sfl

≫ 82/2: Unfruchtbarkeit, Zeugungs-Unvermögen, ohne ursprünglichen organischen Fehler der Geschlechtstheile.
FN 82/2-2: Allzu ofter Beischlaf aus impotenter Geilheit mit allzuschnellem Abgange eines unreifen, wässerigen Samens, oder Mangel an Erektion, oder Mangel an Abgang des Samens, oder Mangel an Begattungstriebe - allzustarker monatlicher Blutfluß, steter Blutgang, wässerige oder anhaltende Menstruation, starker Schleimfluß aus der Scheide (Weißfluß), verhärtete Eierstöcke, geschwundene oder knotige Brüste, Unempfindlichkeit, oder bloß schmerzhafte Empfindlichkeit der Geschlechtstheile sind nur die nächsten gewöhnliche Symptome der Unfruchtbarkeit bei dem einen und dem andern Geschlechte.

– **häufig**: acon.a1 agar.bg2,k,* **Agn.**a1,k alum.hr1,k,* alum-p.k13,k2 alumn. am-m.hr1,k anth.a1,k anthraco. apis arund.hr1,k,* aster.hr1,kr1 *Aur.*bg2,sfl,* *Aur-m.* aur-s.c1 bell.a1,k berb.a1,j5 cann-i.a1,k cann-s.h,k

Männliche Genitalien

Erektionen

- **häufig**: ...
Canth.bg2,j5,* Caps.j5,sf1,* carb-v.h,k,* caust.a1,k cham.a1 Chel.hr1,k,* chin.h,k,* cic.a1,k cimx.hr1,k clem.a1,k Coc-c.hr1,k,* cod.a1 coloc.a1 corn.hr1,k,* cyna.j1 cyt-l.sp1 Dig.bg2,j5,* Dios.hr1,kr1,* erig.mg,mg1 Ferr.j5,sf1,* graph.j5 ham.a1,k helon.hr1,kr1 jug-r.a1 kali-c.h,j5,* kali-n.c1,h kalm.a1,k lach.sf,sf1 lat-m.sp1 Laur.bg2,sf1,* lyc.a1,k Mag-m.hr1,k,* Med.hr1,kr1 merc.hr1,kr1 merc-c.sf,sf1 mez.a1,k mur-ac.a1,j5 nat-c.a1,k Nat-m.hr1,k,* nat-p. nit-ac.hr1,kr1 nux-v.a1,k onis.a1,j5 petr.a1,h ph-ac.a1,k Phos.h,k,* pic-ac.sf,sf1 plb.a1 Puls.h,k,* ran-b.a1,j5,* rhus-t.j5 sabad.a1,k sabin.a1,j5,* sec.k sep.sf,sf1 sil.h,k,* sin-n.a1 Spig.k sumb.a1,k Tab.j5 ther.sf,sf1 ust.a1,k valer.a1,j5 visc.sp1 zinc.sf,sf1
  - vgl. 81/3

- **heftig**: agn. Alum. alum-p.k2 am-c. ambr. anac. Anan. anis.a1 arn. aur.bg2 bar-c.j5 camph.h,j5,* cann-i. cann-s.sf1 Canth. carbn-s. caust.h Cham. chin. cinnb. Clem. coloc.h con. cop. eug. **Fl-ac.** Gels. Graph. Hyos. ign. iod.a1 Kali-br. kali-c. Kali-chl. Kali-m.k2,kr1 kali-sil.k2 led.j5 lyss.mg1 m-arct.j5 med. merc-c.k1 Mez. mygal.k1 Nat-c. nat-m. nat-p. nat-sil.k2 Nit-ac. Op. osm. ph-ac.j5 **Phos. Pic-ac. Plat.** Plb. psor. rhus-t.a1,j5 sabin. sel. Sep.j5,sf1 Sil. sin-n.kr1 staph.j5 Stram. verat. zinc. zinc-p.k2
  - vgl. 81/3

- **schmerzhaft**: acon.bro1 Agav-a.bro1 agn. alum. alum-p.k2 alum-sil.k2 Anac.bro1 ant-c. anthraco. **Arg-n.** aur. bell. berb.bro1 borx.bg2,j5 bry. cact. Calad. calc-p. Camph. Camph-br.bro1 Cann-i. **Cann-s. Canth. Caps.** chin.bg2 clem.bro1 Colch. con. cop. crot-t. Cub. cur. Dig. erig.mg1 ery-a. eug. ferr-i. fl-ac. gels.bro1 graph.bg2 grat. hep.a1,k hyos.bro1 ign. jac-c.kr1 Kali-br. kali-c. Kali-chl. kali-i. kali-p. kali-sil.k2 lact. Lup.bro1 lupin.hsa1 lyc. lyss.kr1 mag-m.bg2 merc. merc-c. mosch.bg2 mur-ac.h mygal. nat-c. nat-m. nat-p. nat-sil.k2 Nit-ac. Nux-v. oena.bro1 ol-sant.bro1 Petros. Phos. Pic-ac.bro1 pip-m.bro1 plb.bg2 Puls. sabad. sal-n.bro1 sel.c1 seneg. sep. Sil. Stram.kr1 sulph.bg2 sumb. tab. **Ter. Thuj.** tus-p.bro1 yohim.bro1 zinc. zinc-pic.bro1 zing.
  - vgl. 81/3

- **schwierig**: canth.a1 pers.j1 tere-ch.j1,j13
  - vgl. 82/2 und FN 82/2-2

- **selten**: achy.j1,j13 ars.a1,k carbn-s. kali-br.a1 lyc.a1,h merc-c.a1,k nat-m. Nuph.hr1,k sil.a1 sumb.a1
  - vgl. 82/2 und FN 82/2-2

- **unvollständig**: achy.j1,j13 Agar. agav-t.j1,j13 **Agn.**a1,k aq-mar.j1,j13 aran-ix.j1,j13 arg-n.hr1,k ars.a1 ars-i. Bar-c. berb.a1 Calad.bg2,k,* **Calc.**bg2,k,* Camph. carb-v.sf,sf1 caust.h,k,* chen-v.hr1,k chinin-ar. Cob.hr1,k coc-c.a1,k **Con.**bg2,k,* cub.a1 ferr-p. form.hr1,k,* **Graph.**hr1,k Hep.h,k,* ign.bg2,k ind.j1,j13 iod.a1,k kali-ar. kali-br.a1 kali-fcy.a1 kali-i.hr1,k lach. lact-sa.hsa1 laur.bg2 linu-c.a1 **Lyc.**hr1,k lyss.a1,k mang. merc. merc-cy.a1,k moly-met.j1 morph.a1 mur-ac.a1,k naja.j1 nat-ar. Nat-c.h,k,* Nat-m. Nat-p. nit-ac.j5 Nuph.a1,k Nux-m.bg2,k,* Nux-v.bg2,j5,* oena.a1 pall.c1 pers.j1

- **Erektionen - unvollständig**: ...
Petr.hr1,k Ph-ac.a1,k Phos.hr1,k,* pic-ac.sf,sf1 plb.bg2 rhod.h,k rhodi.a1 sars.hr1,k,* Sel.bg2,k,* **Sep.**bg2,k,* stann.j1 sul-i.k13,k2 **Sulph.**a1,k tarent.hr1,k,* ther.a1,k zinc.sf,sf1
  - 81/6: Die Ruthe wird nie ganz steif, auch bei der wollüstigsten Anreizung.

- **vergeblich**: aur.kr1 con.bg,bg2 gins.bg,bg2 Phos.hr1 plat.bg,bg2 Sep.hr1
  - vgl. 82/2 und FN 82/2-2

Erregbarkeit der Genitalien:

- **Verlust** der Erregbarkeit: **Agn.**bg2
  - 81/14: Mangel an Geschlechtstriebe bei beiden Geschlechtern, oft oder stets.
  - FN 81/14-3: Oft Jahre, ja viele Jahre lang. Dann sind die männlichen und die weiblichen Geschlechtstheile zu keiner angenehmen oder wollüstigen Empfindung zu erregen - der Körper der männlichen Ruthe hängt schlaff herab, ist dünner als die Eichel, welche kalt anzufühlen und von bläulicher oder weißer Farbe ist; bei den weiblichen - die Wasserlefzen der Scham unerregbar, schlaff und klein, die Muttterscheide fast taub und gefühllos und gewöhnlich trocken; zuweilen Ausfallen der Schaamhaare oder gänzliche Kahlheit der weiblichen Geschlechts-Theile.

Farbe (= Verfärbung):

- **blau**:
  - **Penis**:
    - **Eichel**: apis.hr1 ars.hr1,k
      - vgl. 81/14 und FN 81/14-3

Gefühllosigkeit, Taubheit: ambr. bar-c.a1,k dig. form.a1,k Graph.
  - vgl. 81/14 und FN 81/14-3

Hautausschläge:

- **juckend**: agar. ambr.hr1,k arn. bry. calad. crot-t. graph. hep. lach. nat-m.hr1 Nit-ac. **Petr. Rhus-t.**a1,k sabin. Sep.h,k,* Sil.hr1,k spong. sulph.k2 Til.
  - 81/8: Jückender, auch wohl mit Blüthen und Schorfen besetzter Hodensack.

- **Skrotum**:
  - **juckend**: ars. Calad.hr1,k Crot-t.hr1,k **Graph.** nat-m. Nat-s. Petr.hr1,k Rhus-t.
    - vgl. 81/8
  - **Pickel**: Calc-p.a1,k kali-ar.a1 ph-ac.a1,k sars.a1,k Thuj.bg2,k,* zinc.bg2,k,*
    - vgl. 81/8
  - **Schorfe**:
    - vgl. 81/8

Hydrozele

Hydrozele: abrot.bg2,k,* ambro.c2 ammc.c2 ampe-qu.br1,c1,* **Apis** Arn.bg2,k,* ars.hr1,k ars-i. aur.bg2 aur-i. Bry.c2 Calc.bg2,* calc-f.bg2 Calc-p.hr1,k,* calc-sil.k13,k2 canth.bg2 Carbn-s. clem.hr1,k con.hr1,k Dig.bg2,k,* **Fl-ac.**bg2,k,* **Graph.**bg2,k,* Hell.hr1,k Hep.hr1,k **Iod.**bg2,k,* Lyc.bg2 Lyss.hr1,k Merl. Nat-m.hr1,k Nux-v.hr1,k phos.hr1,k Psor.hr1,k,* **Puls.**bg2,k,* ran-b.c1,c2 **Rhod.**bg2,k,* rhus-t.c1,c2 samb.c2 Sel.bg2,k,* Sil.bg2,k,* Spong.bg2,k,* squil.bg2 sul-ac.hr1,k sul-i.bg2,k2 Sulph.bg2,k,*

Männliche Genitalien

Hydrozele: ...
🔖 *81/5: Wasser-Anhäufung in der Scheiden-Haut des Hodens (Wasserbruch).*

Pollutionen:
– **nachts**: iris.c2 mag-m.c2 thuj.c2

🔖 *81/1: Nächtlicher Samen-Erguß, wenn auch nicht oft, doch unmittelbar mit üblen Folgen.*

FN 81/1-1: Düsterheit, Eingenommenheit, Benebelung der Denkkraft, verminderte Lebhaftigkeit der Einbildungskraft, Gedächtnißmangel, Niedergeschlagenheit, Trübsinn; die Sehkraft wird geschwächt, so wie die Verdauung und die Eßlust; der Stuhlgang bleibt zurück, es entsteht Blutdrang nach dem Kopfe, nach dem After u.s.w.

- **mehrere Nächte**: *Agar*.j5,kr1 alum.j5 am-c.j5 ang.j5,kr1 aur.j5 bov.j5 *Calc*.j5 calc-p.j5,kr1 carb-an.j5 caust.j5 con.j5 *Dig*.j5,kr1 *Graph*.j5 ind.j5,kr1 kali-c.j5 lac-ac.j5,kr1 m-aust.j5 plb.j5 sars.j5 *Staph*.j5,kr1 *Sulph*.j5 zinc.j5 ziz.j5,kr1

🔖 *80/17: Nächtlicher Samen-Erguß allzu oft, die Woche ein, zwei, drei Mal, auch wohl alle Nächte.*

FN 80/17-2: Bei gesunden, keuschen Jünglingen erfolgt er naturgemäß nur alle 12, 14 Tage, ohne Beschwerde, und hat Munterkeit, Kraft und Heiterkeit zur Folge.

– **Erektionen**:
- **ohne**: abrot.sf1 absin. agar.bro1 *Agn*.sf1 arg-met. *Arg-n*.sf1 *Bar-c*.sf1 bell. bism. bov.bg2 calad. *Calc*.sf1 canth.kr1 carb-an. caust.bro1 *Chin*. **Cob**. coff.sf1 coloc.h con. cor-r.j5 dig.sf1 *Dios*. *Ery-a*. ferr.sf1 fl-ac. *Gels*. gins.j5 goss.st **Graph**. ham. hep.bro1 ign.j5 kali-br.sf1 *Kali-c*.sf1 kali-p. lup.sf1 *Lyc*.sf1 m-arct.j5 mag-c.bro1 mosch. *Nat-c*. nat-m. *Nat-p*.k1 nit-ac.bro1 *Nuph*. nux-v. op. *Ph-ac*. phos. pic-ac.k2 plan.sf1 plat.j5 plb.j5 puls.j5 sabad. sal-n.st *Sars*. *Sel*. sep.sf1 sil.sf1 spig. stann.h sul-ac.sf1 sulph. trios.a1 visc.sp1 zinc.bro1 zinc-pic.sf1

🔖 *81/2: Der Samen entgeht fast unwillkührlich am Tage bei geringer Aufreizung, selbst oft ohne Ruthe-Steifigkeit.*

- **häufig**: acon.a1 *Alum*. alum-sil.k2 *Am-c*. ang.bg2 arg-met. arg-n.bg2 arn.bg2,j5 aur.k2 bar-m. *Borx*. bov.bg2,j5 *Calc*. calc-act.a1 canth.bg2,j5 carb-an. carb-v. caust. *Chin*.bg2 cic.bg2,j5 cob. *Con*. cor-r.j5 dig. ferr. *Graph*.j5 *Kali-c*. kali-p. lach. lact.j5 lyc. lyss.c1,mg1 m-aust.j5 mag-c.bg2,h mag-m. *Nat-c*. nat-m. *Nat-p*. nit-ac. **Nux-v**. op. petr. **Ph-ac**. phos. *Plb*. *Puls*. sacch. sars. sel.k2 *Sep*. sil.bg2,j5 stann. **Staph**. sulph. tarax.bg2 zinc.j5

🔖 *vgl. 80/17 und FN 80/17-2*

- **leicht, zu schnell; zu**: arn.bg2 calad.bg2 *Chin*.bg2 *Con*.bg2,kr1,* *Ery-a*.bg2,kr1,* ol-an.bg2 *Ph-ac*.kr1 *Plb*.kr1 *Sars*.bg2,kr1 sel.bg2

🔖 *vgl. 81/2*

– **Urinieren**:
- **beim**: *Ery-a*.st gels.bg,bg2,* *Nuph*.st *Viol-t*.kr1,st

🔖 *81/4: Der Samen geht selbst in langfortgesetztem Beischlafe, und bei gehöriger Erektion, dennoch nicht ab, wohl aber darauf in nächtlichen Pollutionen oder mit dem Urine.*

FN 81/4-2: Die Hoden sind dabei nie straff an den ...

Pollutionen - Urinieren - beim: ...
🔖 *... Bauch herangezogen, sondern hangen herab mehr oder weniger.*

Sarkozele: **Aur**. *Merc-i-r*. *Puls*.
🔖 *81/9: Ein Hode oder beide langwierig geschwollen, oder knotig verhärtet (Sarcocele).*

Schlaff, entspannt:
– **Skrotum**: acet-ac.vh aloe am-c.hr1,k,* arn.hr1,k,* astac.hr1,k bell.a1,k cain. calad. *Calc*.bg2,k,* calc-p. camph.a1,k caps. carb-ac. carb-an.a1,k carb-v.k2 carbn-s. chin.a1,k chinin-s. **Clem**.bg2,k,* *Coff*.hr1,k,* *Dios*.a1,k *Ferr*. ferr-i. *Gels*. *Hell*.a1,k hep.a1,k hydr.k2 hydrc.a1,k iod. iris lach.a1,k *Lec*. **Lyc**.hr1,k,* mag-c. *Mag-m*.hr1,k *Nat-m*.hr1,k,* nit-ac. *Nuph*.hr1,k ol-an.a1,k op. *Ph-ac*. phos.k2 pic-ac.k2 *Psor*.k,* **Puls**.h,k,* *Rhus-t*.hr1,k,* *Sil*.a1,k **Staph**. sul-ac.a1,k sul-i.k2 **Sulph**.bg2,k,* sumb. tab. tarent.a1,k *Tub*. *Uran-met*.vh ust.hr1,k,*

🔖 *vgl. 81/4 und FN 81/4-2*

Schlaff, weich: acet-ac.k2 **Agn**. ant-t. asc-t. *Calad*. camph. carb-ac. carb-an. carbn-s. coff. crot-h. cyd.br1 dig. *Dios*. *Gels*. hell. lyc. phos. sil. staph. sumb. tab. ust.

🔖 *81/14: Mangel an Geschlechtstriebe bei beiden Geschlechtern, oft oder stets.*

FN 81/14-3: Oft Jahre, ja viele Jahre lang. Dann sind die männlichen und die weiblichen Geschlechtstheile zu keiner angenehmen oder wohllüstigen Empfindung zu erregen - der Körper der männlichen Ruthe hängt schlaff herab, ist dünner als die Eichel, welche kalt anzufühlen und von bläulicher oder weißer Farbe ist; bei den weiblichen - die Wasserlefzen der Scham unerregbar, schlaff und klein, die Mutterscheide fast taub und gefühllos und gewöhnlich trocken; zuweilen Ausfallen der Schaamhaare oder gänzliche Kahlheit der weiblichen Geschlechts-Theile.

Schmerz:
– **quetschend**, Hoden: pall.c1 puls.k2 *Sil*. **Spong**. staph.h,kl *Thuj*.k2,vh

🔖 *81/13: Quetschungs-Schmerz im Hoden.*

– **ziehend**:
- **Hoden**: acon.hr1,k,* aesc.a1,k agar.bg2,k,* am-c.hr1,k,* ammc.a1,k apis **Aur**. *Aur-m*. bapt.a1,k bell.hr1,k,* berb.a1,k cain.br1 calc-act. calc-s.a1,k canth. carbn-s. card-m.hr1,k *Chel*.bg2,k,* *Chin*.bg2,k,* *Clem*.bg2,k,* coc-c.a1 *Cocc*.h,k,* coloc.h,k,* *Con*. cop.hr1,k,* graph.a1,k *Ham*.bg2,k,* hipp.hr1,k,* hyos. ip.bg2,k,* kali-c. kali-m.k2 kali-n. kali-s. mang.bg2,k *Merc*.bg2,k,* mur-ac. *Nat-c*.bg2,k,* nat-m.bg2,k nat-p.a1,k nit-ac.k,* *Nux-v*.hr1,k ol-an.a1,k op.a1,k ox-ac. ph-ac.bg2,k phos.bg2,k,* plb.bg2,k psor.bg2,k *Puls*.bg2,k *Rhod*.hr1,k,* rhus-t.bg2,k,* sabad. sep.bg2,k sil.h,kl *Staph*.bg2,k,* *Sulph*. ter.bg2,k,* *Thuj*.bg2,k tus-p.a1,k verat.bg2,k,* *Zinc*.a1,k,* zinc-p.k2

🔖 *81/12: Ziehender Schmerz im Hoden und dem Samenstrange.*

- **Samenstränge**: *Agar*.bg2,k,* agn.bg2,k,* *All-c*.a1,k alum. am-c.a1,k ammc.a1,k anag.hr1,k ang.bg2,k,* ant-c.bg2,k,* arg-met. aur-m.hr1,k,* **Bell**.k,k1,* *Berb*.a1,k bry. cain.br1 calc-s.a1,bg1 cann-s.

Schmerz **Männliche / Weibliche Genitalien** Abort

– **ziehend - Samenstränge**: ...
canth.bg2,k caps.bg1,bg2 *Chel.*bg2,k,* cimic.a1,k *Clem.*bg2,k,* *Con.*bg2,k,* crot-t.a1,k *Ham.*bg2,k,* hydr. hydrc.a1 Ind. lact.a1,k *Mang.*bg2,k,* med. *Merc.*bg2,k,* mez.a1,k nat-c.a1,k,* nat-m.bg2,k,* nat-p.a1,k nit-ac.bg2,k nux-m.a1,bg2 *Nux-v.*bg2,k,* *Ol-an.*k,k1 Ox-ac. ph-ac. *Phos.* plb.a1,k psor.hr1,k *Puls.*bg2,k,* rhod.bg2,k,* sabad.bg2,hr1 sabin.a1,bg2 sec. spong.hr1,k *Staph.*bg2,k,* sulph.bg2,k *Tarent.* tep.a1,k ter.a1,k *Zinc.*bg2,k

📖 *81/12: Ziehender Schmerz im Hoden und dem Samenstrange.*

– **zuckend**:
  • **Penis**:

📖 *81/7: Schmerzhaftes Zucken in den Muskeln der Ruthe.*

Schweiß: acet-ac. agn. alum. alum-p.k2 am-c. ars. ars-i. ars-s-f.k2 asc-t.hr1,k,* **Aur.**hr1,k aur-ar.hr1 aur-i.k2 aur-s.k2 bar-c. **Bell.**hr1,k,* *Calad.*hr1,k *Calc.*hr1,k *Canth.*hr1,k,* carb-an. *Carb-v.* carbn-s. carl.a1,k con.hr1,k,* *Cor-r.*hr1,k,* **Fl-ac.**hr1,k *Gels.*hr1,k hep. *Hydr.*hr1,k ign. iod. lachn. lyc. mag-m. *Merc.*hr1,k,* merc-i-f.a1,k mez. *Petr.*hr1,k ph-ac.a1,k *Puls.* **Sel.**hr1,k **Sep.**a1,k sil. staph. *Sulph.*hr1,k **Thuj.**hr1,k,*

📖 *92/7: Allzuleichtes Schwitzen bei geringer Bewegung, ja anfallsweise selbst im Sitzen über und über, oder bloß an einzelnen Theilen, z.B. fast steter Hände- und Fuß-Schweiß,[6] so auch in den Achselgruben [7] und um die Schamtheile starkes Schwitzen.*

FN 92/7-6: Letzterer gewöhnlich von sehr stinkendem Geruche und zuweilen von solcher Heftigkeit, daß Fußsohlen, Fersen und Zehen bei geringem Gehen schon durchweicht und wund werden.

FN 92/7-7: Nicht selten von rother Farbe, oder von bokkigem, knoblauchartigen Geruche.

– **übelriechend**: aloe ars-met. calc-sil.k2 fago.a1,k **Fl-ac.**hr1,k *Hydr.*hr1,k,* *Iod.*hr1,k *Nat-m.* psor.k2 *Sars. Sep.* **Sulph.**hr1,k

📖 *vgl. 92/7, FN 92/7-6 und FN 92/7-7*

Schwellung:
– **Skrotum**:
  • **ödematös**: anan. **Apis** *Apoc. Arg-met.* **Ars.** calad. *Canth. Colch. Dig.* ferr.hr1 ferr-s. **Graph.** *Kali-c. Lach. Lyc. Nat-m. Nat-s. Phos.* **Rhus-t.** zinc.

📖 *93/5: Wässerige Geschwulst theils der Füße allein, oder des einen Fußes, theils der Hände oder des Gesichtes, oder des Bauches oder Hodensacks u.s.w. allein, theils Haut-Geschwulst über den ganzen Körper (Wassersuchten).*

Sexuelles Verlangen:
– **exzessiv**: **Agar.**k,kr1 agn.bg2 *Alum.* androc.srj1 bov.kr1 **Calc.**k,kr1 *Calc-p.*c1 camph.bg2,sfl **Cann-i.**k1,st **Canth.**j5,kr1,* *Carb-v.*kr1 caust.gl1 colch. coloc. con.bg,bg2,* dig.bg2 *Ery-a.*kr1 ferr.bg2 *Fl-ac.*c1,kr1 *Gels.*c1 *Graph.*bg2,j5,* grat.kr1 ham. *Hyos. Kali-br. Kali-c. Lach. Lyc.* lyss.kr1 **Merc.**bg2,kr1 mosch. *Nat-c. Nat-m.* nit-ac. **Nux-v.**bg2,kr1,* op.bg2,h *Orig.*c1 **Phos.**k,kr1 phys. Pic-ac.k2,kr1,* *Plat. Plb.* psor. *Puls.*bg2 *Rhus-t.*kr1

Sexuelles Verlangen - **exzessiv**: ...
sabin.bg2,j5 sal-n.c1,st seneg.bg2 sep.bg2 *Sil.* spig.bg2 **Staph.**bg2,gl1,* **Stram.** sulph.bg2,kr1 *Tarent.* ther. *Tub. Ust. Verat.*bg2,kr1,* **Zinc.** zinc-pic.c1

📖 *82/1: Unbändige, unersättliche Geilheit,bei mißfarbigem Ansehn und kränklichem Körper.*

FN 82/1-1: Die Mutterwuth und Nymphomanie ist gleichen Ursprungs.

– **fehlend**: achy.j1 aeth.a1 **Agn.** alco.a1 aloekr1 alum. am-c.a1 amgd-p.a1 anac. anan. *Anh.*j1,mg1,* ant-o.a1 *Arg-met.*a1 *Asgr.*a1 arum-d.a1 *Arn.*a1 ant-act.a1 bar-c.a1,k2 bar-s.k2 bart.a1 *bell. Berb.* borx.j5,k2,* brom.kr1 *Bufo*a1,st caj.a1 calad. calc. calc-f.j1 *Camph.* cann-i.kr1 canth.a1 *Caps.* carb-ac. carb-an.a1,k *Carb-v.* **Carbn-s.** carl.a1 caust.a1 cench.k2 chen-v.a1 chlf.a1 chlol.a1 chlor.a1 cinnb.a1 cob-n.j1,sp1 coff.a1 *con.*h,j5,* cop. cortico.j1 cub.a1 dig.a1 dios.a1 elaps.a1 equis-h.a1 ery-a. ery-m.a1 ferr. ferr-ma. ferr-p. fl-ac.a1 franz.a1 gast.a1 get.a1 granit.mes1 *Graph.*a1 *Hell.*a1,k hep.a1 hydr.a1 hydrog.srj2 *Ign.*a1,k indg.a1 *Iod.*a1,k jac-c.a1 **Kali-bi.**a1,k **Kali-br.**kr1 *Kali-c.*a1,k kali-chl.a1 kali-p. kali-s. kali-sil.k2 lach.a1,k lec.bro1 lil-s.a1 *Lyc.*a1,k lyss. mag-c.a1 meph.a1 *Merc.*kr1 *Merc-c.*a1 morph.a1 mur-ac. myric.a1,k napht.a1 *Nat-m.* nat-p. *Nit-ac. Nuph.*a1,k nux-m. *Onos.*c2,k op.a1,h osm.a1 oxyt.bro1 pen.a1 pers.j1 *Ph-ac.* phos.a1,k *Plb.*a1,k *Psor.* ptel.a1,kr1 rhod.a1,k rumx.a1 sabad.a1 *Sabal*bg2 saroth.j1 sel. sep.a1,k2 sil. spira.a1 spong. *Stann.*h,j5,* staph.a1,j5 sul-i.k2 *Sulph.*a1,k *Sumb.*a1,k tab.a1,k teucr.a1 ther.a1 thuj.a1,k upa.a1 ust.a1 v-a-b.j1,srb2 x-raybro1

📖 *81/14: Mangel an Geschlechtstriebe bei beiden Geschlechtern, oft oder stets.*

FN 81/14-3: Oft Jahre, ja viele Jahre lang. Dann sind die männlichen und die weiblichen Geschlechtstheile zu keiner angenehmen oder wohllüstigen Empfindung zu erregen - der Körper der männlichen Ruthe hängt schlaff herab, ist dünner als die Eichel, welche kalt anzufühlen und von bläulicher oder weißer Farbe ist; bei den weiblichen - die Wasserlefzen der Scham unerregbar, schlaff und klein, die Mutterscheide fast taub und gefühllos und gewöhnlich trocken; zuweilen Ausfallen der Schaamhaare oder gänzliche Kahlheit der weiblichen Geschlechts-Theile.

Weibliche Genitalien

Abort: abrot.a1 absin.st acon.bg2,k,* *Alet.*hr1,k,* aloea1,st ambr.hr1,k,* anac.hr1 ant-c.bg2,k **Apis**k,k2,* arg-n.bg2,k,* arist-cl.sp1 *Arn.*bg2,k,* ars.a1,st art-v.hr1,kr1,* asaf.hr1 *Asar.*bg2,k,* asc-c.c1,c2 aur.hr1,kr1,* *Bapt.*c1,kr1,* **Bell.**k,k2,* borx.bg2 *Bry.*bg2,k,* buni-o.j1,kr1 *Calc.*k,k2,* calc-s. camph.hr1,* **Cann-i.**k2,k *Cann-s.*k,k2,* *Canth.*bg2,k,* caps.a1,* carb-an.bg2,k carb-v.bg2,k carbn-s.a1,k *Caul.*hr1,k,* *Caust.*kr1,st cedr.hr1,k **Cham.**bg2,k,* *Chin.*bg2,k,* chinin-s.j5 *Cimic.*hr1,k,* cina.bg2,kr1 *Cinnm.*kl,kr1,* *Cocc.*bg2,k,* coff.bg2,k,* *Coloc.*hr1,k,* con.bg2,k,* **Croc.**bg2,k,* crot-h.hr1,k cupr.bg2,k cycl.bg2,k dig.hr1,kr1,* dulc.hr1,k **Erig.**hr1,k,* *Eup-per.*k2,vh *Eup-pur.*kr1,st *Ferr.*bg2,k,* *Ferr-i.* ferr-m.kr1 ferr-p.

Weibliche Genitalien

Abort: ...
fil.hr1,kr1,* **Gels.**hr1,k,* goss.hr1,kr1,* *Ham.*k,kr1,*
*Helon.*hr1,k,* *Hep.* hippoz.hr1,k **Hyos.**bg2,k,* *Ign.*
iod.hr1,k **Ip.**bg2,k,* *Iris Kali-c.*bg2,k,* *Kali-m.*kr1,st
kali-p. kali-s. kou.a1,c1,* kreos.bg2,k,* lach.bg2 lip.jl
*Lyc.*bg2,k,* maesa-l.jsx1 *Merc.*bg2,k,* merc-c.c1,c2
*Mill.*hr1,k,* morph.a1,st murx.c1,c2 nat-c.bg2,k
nit-ac.bg2,k,* **Nux-m.**bg2,k,* *Nux-v.*bg2,k,* *Op.*bg2,k1,*
parth.c1,c2 *Phos.*bg2,k1,* phyt.c1,kr1,* *Pin-l.*a1,c1,*
*Plat.*k,k2,* *Plb.*bg2,k,* podo. **Puls.**bg2,k,* pyrog.bro1,sf1
*Rat.*c1,kr1,* *Rhus-t.*bg2,k,* rosm.a1,c1,* rumx.c1,c2
ruta bg2,k,* **Sabin.**bg2,k,* sang.kr1 sars. *Sec.*bg2,k,*
Sep.k,k2,* *Sil.*bg2,k1,* *Stram.*bg2,k1,* sul-ac.a1 sul-i.st
*Sulph.*bg2,k,* *Syph.*kr1,vh,* tanac.a1,k1 tarent.k2 *Ter.*vh,vh/dg,* thuj.c1,c2 *Tril-p.*k1,kr1,* *Ust.*hr1,k,* *Verat.*k,kr1
*Vib.*bg2,k,* vib-p.c1,kr1,* wies.c1 zinc.bg2,k,*
☞ 84/1: Unzeitige Geburten.

– **Anstrengung**, durch: bry.k13,k2 **Erig.** helon.hr1,k
mill. nit-ac. *Rhus-t.*hr1,k

☞ 88/1: Steigende Aufgelegtheit sich zu verheben und, wie man sagt, sich Schaden zu thun schon bei sehr geringer Anstrengung der Muskeln, bei kleinen Handarbeiten, beim über sich Reichen und Langen nach etwas Hohem, beim Aufheben nicht schwerer Dinge, schnellem Wenden des Körpers, Schieben u.s.w. Diese oft nur geringe Anspannung oder Ausdehnung der Muskeln bringt dann oft die schwersten Krankenlager zuwege, Ohnmachten, alle Grade hysterischer Beschwerden, Fieber, Blutspeien u.s.w., da doch eine nicht psorische Person solche Lasten hebt, als ihr Muskelkräfte nur irgend vermögen, ohne die mindesten Nachbeschwerden.
FN 88/1-1: Oft auch sogleich starker Kopfschmerz im Scheitel - was dann auch äußerlich bei Berührung schmerzt - oder sogleich Kreuzschmerzen, oder Schmerzen in der Bährmutter, nicht selten Stechen in der Brustseite oder zwischen den Schulterblättern, was den Odem hemmt, oder schmerzhafte Steifheit des Genicks oder Rückgrats, oftes lautes Aufstoßen und dergl.

Empfindlichkeit: *Aur-m.* bamb-a.stb2 **Bell.** *Canth.*
chin. coc-c. *Coff.* con. merc. *Mur-ac.* nux-v. **Plat.**
Sep. **Staph.** sulph. syph.c1 tarent.k2 ust.bg1 *Zinc.*

☞ 82/2: Unfruchtbarkeit, Zeugungs-Unvermögen, ohne ursprünglichen organischen Fehler der Geschlechtstheile.
FN 82/2-2: Allzu öfter Beischlaf aus impotenter Geilheit mit allzuschnellem Abgange eines unreifen, wässerigen Samens, oder Mangel an Erektion, oder Mangel an Abgang des Samens, oder Mangel an Begattungstriebe - allzustarker monatlicher Blutfluß, steter Blutgang, wässerige oder allzugeringe, oder fehlende Menstruation, starker Schleimfluß aus der Scheide (Weißfluß), verhärtete Eierstöcke, geschwundene oder knotige Brüste, Unempfindlichkeit, oder bloß schmerzhafte Empfindlichkeit der Geschlechtstheile sind nur die nächsten gewöhnliche Symptome der Unfruchtbarkeit bei dem einen und dem andern Geschlechte..

Empfindungslosigkeit der Vagina: alum.
Berb. *Brom.* cann-s. *Ferr.* *Ferr-m.* kali-br. *Phos.*
*Sep.*k,kl2

Empfindungslosigkeit der Vagina: ...
☞ 81/14: Mangel an Geschlechtstriebe bei beiden Geschlechtern, oft oder stets.
FN 81/14-3: Oft Jahre, ja viele Jahre lang. Dann sind die männlichen und die weiblichen Geschlechtstheile zu keiner angenehmen oder wohllüstigen Empfindung zu erregen - der Körper der männlichen Ruthe hängt schlaff herab, ist dünner als die Eichel, welche kalt anzufühlen und von bläulicher oder weißer Farbe ist; bei den weiblichen - die Wasserlefzen der Scham unerregbar, schlaff und klein, die Mutterscheide fast taub und gefühllos und gewöhnlich trocken; zuweilen Ausfallen der Schaamhaare oder gänzliche Kahlheit der weiblichen Geschlechts-Theile.

Fluor: acon.j5,kr1 acon-l.a1 adren.c1,c2 *Aesc.* agar.
agn.c2,k *Alet.*c2,k allox.sp1 aln.c1,c2 aloe kr1 alst.c1,c2
Alum.c2,k alum-p.k2 alumn.c2,k **Am-c.**bg2,k1,* *Am-m.*
ambr. anac. ant-c. *Ant-t.*j5,kr1,* apis aral.c1,c2 *Arg-n.*
*Arist-cl.*mg1,sp1 **Ars.**c2,k **Ars-i.** *Ars-s-f.*k2 arund.a1,kr1
asaf. asc-i.br1,bwa3 asper.bro1 *aur.*c2,k aur-ar.k2 aur-i.k2
Aur-m. aur-m-n. aur-s.k2 bad. bamb-a.stb2 *Bar-c.*
*Bar-m.*c2,k *Bar-s.*k2 baros.c1,c2 bell.j5,kr1 bell-p.sp1
berb.c2,k berb-a.c1,c2 bond.a1 *Borx.* *Bov.* bry.
but-ac.sp1 **Calc.**c2,k *Calc-f.*sp1 calc-i.k2 calc-o-t.c1,c2
*Calc-p.*c2,k **Calc-s.** cann-s. canth. caps. *Carb-ac.*kr1
Carb-an.c2,k *Carb-v.* **Carbn-s.** card-m. carl.a1
*Castm.*j5 caul.c2,k **Caust.**c2,k cean.c1,kr1,* cedr.
cench.c1,c2 cham. chel. chen-a.c1,c2 chim.kr1
Chin.c2,k chinin-ar. chlol.c1,c2 *Cimic.* *Cina*c1,c2
Cinnb. cinnm.c1,c2 coc-c.a1,k2 *Cocc.* coch.c1,kr1,*
coff. *Coll.*kr1 *Con.*bg2,k1 *Cop.*j5,kr1 *Corn.*kr1
croc.c1,kr1,* crot-c. cub. cur. cycl. cyt-l.mg1 dam.c1,c2
der.a1 *Dict.*c1 dig. dros. dulc. erig.kr1 *Ery-a.*c1,c2
*Eucal.*kr1 eup-pur.a1,kr1 euph-pi.c1,c2 *Eupi.*c1,c2
fago.a1 *Ferr.* ferr-ar. ferr-br.c1,c2 *Ferr-i.*k2,kr1,*
ferr-p. *Ferr-s.*kr1 *Frax.*bro1 gamb.a1,kr1 **Gels.**kl,vh
ger.c1,c2 gink-b.jl,sbd1 gran.c1,j5,* **Graph.**c2,k grat.k2
gua.c1,c2 guaj. guat.sp1 ham.c2,k hed.sp1 hedeo.c1,c2
helin.bro1 helio.c1,c2 helon.c2,k *Hep.*c2,k hir.mg1 hura
*Hydr.*c2,k hydrc.c1,c2 hydrog.srj2 hyper.a1,kr1
ign.j5,kr1,* inul.c1,c2 *Iod.*c2,k *Ip.*k1 iris.kr1,vh jab.c1,c2
jac-c.a1 jac-g.c1,c2 joan.bro1 **Kali-ar.** *Kali-bi.*
Kali-c.c2,k *Kali-chl.* kali-fcy.a1,kr1,* *Kali-i.*
kali-m.c1,k2,* kali-n.bg2,br1 *Kali-p.* *Kali-s.* kali-sil.k2
kalm.c1,c2 **Kreos.**c2,k *Lac-ac.* *Lac-c.*c2,k lac-d.c1,c2
lac-v-f.c1,c2 *Lach.* *Lam.*c2,j5 *Lap-a.*c1,kr1,* lapa.c1,c2
lappa c1,c2 laur. lil-t. lipp.a1,c1,* *Lyc.* lycpr.c1,c2
*Lyss.*c2,k mag-c. *Mag-m.*c2,k mag-s.c2,k mand.mg1,sp1
mang. **Med.** meli.c1 *Meli-xyz.*c2 **Merc.**c2,k *Merc-c.*
merc-i-f.c2,k merc-i-r. merc-pr-r.bro1 mez.c2,k
mill.j5,kr1,* mom-b.c1,c2 **Mur-ac.** murx.c1,c2
myric.c1,c2 naja.a1 *Nat-ar.* *Nat-c.* nat-hchls.
Nat-m.c2,k *Nat-p.*c2,k nat-s. nicc.a1,j5 **Nit-ac.**
Nux-m. nux-v. *Oci-sa.*sp1 ol-an.j5 *Ol-j.*kr1 *Op.*
*Orig.*c2,k orig-d.c2 ovi-p.c1,c2 *Pall.*c2,k paraf.c1,c2
pareir.c1,c2 ped.a1 penic.jl *Petr.* *Ph-ac.* *Phos.*
*Phys.*c2,k *Phyt.*c2,k pic-ac.bro1 **Plat.** plb. *Podo.*
prun.c2,k *Psor.*c2,k pulm-a.srb2 **Puls.**c2,k puls-n.a1
pulx.bro1 ran-b. rat. rhus-t. ruta *Sabin.*c2,k sang.
sanic.c1,c2 sapin.c1,c2 sarr. *Sars.* sec. senec. seneg.
Sep.c2,k *Sil.* sol-o.c1,c2,* solid.c1,c2 spira.bro1 squil.

Weibliche Genitalien

Fluor: ...
Stann. stront-c.$_{c2,k}$ *Sul-ac.* sulfonam.$_{jl}$ **Sulph.**$_{c2,k}$ syph.$_{c2,k}$ tab.$_{j5}$ *Tarent.* tep.$_{c1,c2}$ thlas.$_{c1,c2,*}$ *Thuj. Thymol.*$_{sp1}$ til.$_{c2,k}$ *Tong.*$_{j5}$ tril-p.$_{kr1}$ *Tub.*$_{c1,c2,*}$ urt-u.$_{c1,c2}$ ust. vib.$_{kr1}$ viol-t.$_{c2,k}$ voes.$_{a1}$ wies.$_{a1}$ wye.$_{a1}$ xan.$_{kr1}$ *Zinc.* Zinc-p.$_{k2}$ zing.$_{c1}$ ziz.$_{a1}$

> 82/2: Unfruchtbarkeit, Zeugungs-Unvermögen, ohne ursprünglichen organischen Fehler der Geschlechtstheile.
> FN 82/2-2: Allzu ofter Beischlaf aus impotenter Geilheit mit allzuschnellem Abgange eines unreifen, wässerigen Samens, oder Mangel an Erektion, oder Mangel an Abgang des Samens, oder Mangel an Begattungstriebe - allzustarker monatlicher Blutfluß, steter Blutgang, wässerige oder allzugeringe, oder fehlende Menstruation, starker Schleimfluß aus der Scheide (Weißfluß), verhärtete Eierstöcke, geschwundene oder knotige Brüste, Unempfindlichkeit, oder bloß schmerzhafte Empfindlichkeit der Geschlechtstheile sind nur die nächsten gewöhnliche Symptome der Unfruchtbarkeit bei den einen und dem andern Geschlechte.

– **dünn**, wäßrig: abrom-a-r.$_{bnj1}$ *Acal.*$_{kr1}$ alum. alum-p.$_{k2}$ alum-sil.$_{k2}$ am-c. ambr. anan. *Ant-c. Ant-t. Arg-met.* arist-cl.$_{jl}$ *Ars. Ars-i. Asaf.* bapt.$_{bg2}$ bell.$_{bro1}$ bond.$_{a1}$ *Bufo* but-ac.$_{sp1}$ *Calc.*$_{bg2,j5,*}$ *Calen.*$_{kr1}$ *Carb-an. Carb-v.* carbn-s. castm. cham. chin. chinin-ar. *Cocc. Ferr.* ferr-ar. ferr-i. ferr-p. fl-ac.$_{sf1}$ frax.$_{st}$ gels.$_{sf1}$ **Graph.** helon. *Hydr.*$_{kr1}$ iod. *Kali-i.* kali-n. kali-s. *Kreos. Lac-c.* lept.$_{bg2}$ *Lil-t. Lob. Lyc. Mag-c. Mag-m.* mang.$_{bg2}$ med.$_{br1,st}$ merc. merc-c. mez. *Murx.* naja$_{bro1}$ nat-c.$_{bg2}$ *Nat-m. Nat-p.* nicc. **Nit-ac.** *Ol-an. Ph-ac. Phos.* plat.$_{kr1}$ prun.$_{sf1}$ **Puls.** *Rhus-t.*$_{kr1}$ sabin. sarr. *Sec. Sep. Sil.* stann. sul-ac. sul-i.$_{k2}$ *Sulph.* syph. tab.$_{kr1}$ *Tarent.*$_{kr1}$ thymol.$_{jl,sp1}$ vib.

> 83/6: Weißfluß aus der Mutterscheide, einige oder mehre Tage vor, öfter bald nach dem monatlichen Blutabgange, oder in der ganzen Zeit von einer Periode zur andern, unter Verminderung des Monatlichen, oder an seiner Statt einzig fortdauernd, als Abgang wie Milch, wie weißer oder gelber Schleim, oder wie scharfes, auch wohl übelriechendes Wasser.
> FN 83/6-2: Den Weißfluß, vorzüglich der schlimmern Art, begleiten eine unzählbare Menge Übel. Der kleinern nicht zu gedenken, (nämlich des Jückens an der Scham und in der Scheide, mit Wundheit an der Außenseite der Scham und dem an sie gränzenden Theile des Oberschenkels, besonders beim Gehen) folgen den hohen Graden dieses lästigen Abgangs nicht selten hysterische Zustände aller Art, auch Gemüths- und Geistesstörungen, Melancholie, Wahnsinn, Fallsucht u.s.w. Oft kommt er anfallweise und dann geht morgen oft Wühlen in der einen Bauchseite, oder Brennen im Magen, im Unterbauche, in der Mutterscheide, oder Stiche in der Mutterscheide und dem Bährmuttermunde, oder Klemmschmerz in der Bährmutter und Pressen nach der Scheide zu, als wenn alles herausfallen wollte, auch wohl vorher Schmerzen der empfindlichsten Art im Kreuze; die Blähungen versetzen sich schmerzhaft u.s.w. Hat der sogenannte Mutterkrebs einen andern Ursprung als jenes (Psora-) Siechthum?

– **Menses**:
  • **zwischen** den Perioden:
    • **von** einer Periode bis zur nächsten: *Calc-p.*$_{kr1}$ *Thuj.*$_{kr1}$
    > vgl. 83/6 und FN 83/6-2
  • **anstatt** der: alum. **Ars.** bov.$_{bg1}$ calc-p. *Cedr. Chen-a. Chin. Cocc. Ferr. Graph. Iod.*$_{bro1}$ lac-c. mang.$_{k2}$ nat-m.$_{k2}$ *Nux-m. Phos.* psor.$_{st}$ puls.$_{sf1,st}$ senec.$_{bg1,bg2,*}$ *Sep. Sil. Xan.*$_{bro1,kr1,*}$ *Zinc.*
  > vgl. 83/6 und FN 83/6-2

– **milchig**: *Am-c.* anan. ang. ange-s.$_{jl}$ aur.$_{bro1}$ bar-c.$_{sf1}$ bell.$_{a1}$ *Borx.* **Calc.** calc-f.$_{jl}$ *Calc-p.* calc-o-t.$_{bro1}$ *Calc-p.* calc-sil.$_{k2}$ canth.$_{bro1}$ *Carb-v.* carbn-s. chel. coff. *Con.* cop. *Euph.*$_{kr1}$ *Ferr.* ferr-m.$_{bro1}$ ferr-p. graph. haem.$_{bro1}$ *Ign.*$_{kr1}$ iod.$_{kr1}$ *Kali-chl.* kali-i. **Kali-m.**$_{k2}$ *Kreos. Lach.* lyc. naja$_{bro1}$ nat-m. paraf.$_{bro1}$ *Phos. Phys.* psor.$_{st}$ **Puls.** sabin. sarr. *Sep. Sil. Stann.*$_{jl}$ *Sul-ac. Sulph. Sumb.* xan.$_{c1}$
  > vgl. 83/6 und FN 83/6-2

– **scharf**, wundfressend: aesc. *Agar.* **Alum.** *Alum-p.*$_{k2}$ alum-sil.$_{k2}$ alumn.$_{a1}$ *Am-c.* am-m. amor-r.$_{jl}$ anac. ange-s.$_{jl}$ ant-c. apis aral. *Arg-met. Arg-n.* **Ars.** *Ars-i. Ars-s-f.*$_{k2}$ aur. aur-ar.$_{k2}$ aur-i.$_{k2}$ *Aur-m.* aur-m-n.$_{kr1}$ aur-s.$_{k2}$ bapt. bar-s.$_{k2}$ *Bell-p.*$_{jl,mg1,*}$ berb. **Borx.** *Bov.* buni-o.$_{jl}$ *Calc.* calc-ar.$_{k2}$ calc-p. *Calc-s.* calc-sil.$_{k2}$ canth. carb-ac. *Carb-an. Carb-v.* **Carbn-s.** *Caul.*$_{k2,kr1}$ *Caust. Cham. Chel.* chin.$_{bg2,k1}$ chinin-ar.$_{k1}$ *Clem.*$_{hr1,kr1}$ *Con.* cop. cub. *Dig.*$_{kr1}$ eucal.$_{bro1}$ eup-pur.$_{sf1}$ **Ferr. Ferr-ar.** ferr-br.$_{bro1}$ *Ferr-i. Ferr-p.* **Fl-ac. Graph.** gua.$_{bro1}$ guat.$_{jl,sp1}$ *Hed.*$_{jl,mg1,*}$ helin.$_{bro1}$ helon.$_{bg1}$ *Hep.* hyper.$_{kr1}$ ign. *Iod.* kali-ar. kali-bi.$_{sf1}$ *Kali-c.* kali-chl. *Kali-i. Kali-m.*$_{k2,kr1}$ *Kali-p.* kali-s. *Kali-sil.*$_{k2}$ *Kreos. Lac-c.*$_{kr1}$ *Lach. Lam.* laur. *Lil-t.* lipp.$_{a1}$ *Lob.* **Lyc.** *Mag-c.* mag-m.$_{bg2}$ mag-s. med.$_{br1,vh,*}$ **Merc.** *Merc-c.* merc-i-f. mez. *Murx.*$_{bg1,k1}$ *Myric. Nat-m. Nat-p.* nat-s. **Nit-ac.** nux-m. *Onos. Petr.* ph-ac. **Phos.** phyt. *Polyg.*$_{kr1}$ prun. psor.$_{vh,vh/dg,*}$ **Puls.** ran-b. rhus-t. rob.$_{kr1}$ ruta *Sabin.* sang. *Sep. Sil. Sul-ac.* sul-i.$_{k2}$ *Sulph.* syph.$_{k2}$ thuj. *Tub.*$_{vh,vh/dg,*}$ urt-u. vib.$_{kr1,st}$ zinc. zinc-p.$_{k2}$ ziz.$_{bro1}$
  > vgl. 83/6 und FN 83/6-2

– **übelriechend**: am-m. amor-r.$_{jl}$ anan. *Aral. Arg-met. Ars.*$_{k,k2}$ asaf. bamb-a.$_{stb2}$ bapt. bufo buni-o.$_{jl}$ calc. calc-ar.$_{k2}$ calc-p. calen.$_{c2}$ caps. **Carb-ac.** carb-an. *Carb-v.*$_{bg2,sf1}$ caust.$_{bg2}$ *Chin.* chinin-ar. cimic.$_{bg1,bg2}$ *Coloc. Con.*$_{bg2,k1,*}$ cop.$_{sf1}$ crot-h. cub. cur. *Eucal.*$_{kr1}$ graph.$_{k2}$ gua.$_{bro1}$ *Guare.* helon. *Hep.*$_{k2,kr1}$ hist.$_{jl}$ hydr. **Kali-ar.** kali-i. **Kali-p.** *Kreos.* lach. lam. *Lil-t.* lyss.$_{kr1}$ mag-c.$_{mg1}$ mand.$_{mg1,sp1}$ med.$_{bro1}$ *Merc.*$_{bro1}$ merc-c.$_{bg2}$ *Myric.*$_{kr1}$ *Nat-ar. Nat-c.* **Nit-ac. Nux-v.** oci-sa.$_{sp1}$ onos. *Op.* pulx.$_{bro1}$ *Pyrog.* *Rhus-t.*$_{kr1}$ rob.$_{kr1}$ *Sabin. Sang. Sanic.* sarr. **Sec. Sep. Sil. Sulph.** *Syph.*$_{kr1,st}$ ter.$_{kr1}$ *Thlas.*$_{kr1,st}$ *Thymol.*$_{jl,sp1}$ tril-p. tub.$_{st}$ *Ust.*
  > vgl. 83/6 und FN 83/6-2

– **weiß**: aloe$_{a1}$ **Alum.** alum-sil.$_{k2}$ am-c. *Am-m.* ambr. anac.$_{jl}$ anan. *Ant-t. Arg-met.* arist-cl.$_{sp1}$ *Ars. Aur.* aur-ar.$_{k2}$ *Aur.*$_{kr1}$ bamb-a.$_{stb2}$ bar-c. **Bell.**$_{kr1}$ berb.$_{k1}$

Weibliche Genitalien

– **weiß**: ...
Borx. *Bov.* bufo *Calc.* calc-f.sp1 *Calc-p.* calc-sil.k2 canth. *Carb-v.* carbn-s. cench.k2 cent.a1 chel. coc-c.k2 *Con.* dict.a1 elaps.a1 *Ferr.* ferr-ar. ferr-p. *Gels.* goss.st **Graph.** guat.sp1 haem.a1 hydr.k2 kali-c.jl *Kali-chl. Kali-i. Kali-m.*k2,kr1 kali-n. *Kreos.* lac-c. lapa.a1 lil-t. lyc.bg2 *Lyss. Mag-c.*k1,st mag-s.sp1 mand.sp1 *Merc.* merc-c. *Mez.* mom-b.a1 nabal.a1 *Naja*kr1 **Nat-m.** *Nux-v.*kr1 oci-sa.sp1 ol-an. pall. penic.srb2 *Petr.* phos. *Plat. Podo.* prun.j5 *Psor.*vh,vh/dg,* **Puls.** rob.kr1 sabin. sarr. sars. **Sep.** sil. *Stann.* stram. *Sul-ac.* sulph. sumb.kr1 syph. *Tarent.*kr1 ust. vib. *Zinc.* zinc-p.k2
☞ vgl. 83/6 und FN 83/6-2

Gefühllosigkeit, Taubheit: eup-pur.hr1,k mosch. *Plat.*
☞ 81/14: Mangel an Geschlechtstriebe bei beiden Geschlechtern, oft oder stets.
FN 81/14-3: Dann sind die männlichen und die weiblichen Geschlechtstheile zu keiner angenehmen oder wohllüstigen Empfindung zu erregen - der Körper der männlichen Ruthe hängt schlaff herab, ist dünner als die Eichel, welche kalt anzufühlen und von bläulicher oder weißer Farbe ist; bei den weiblichen - die Wasserlefzen der Scham unerregbar, schlaff und klein, die Mutterscheide fast taub und gefühllos und gewöhnlich trocken; zuweilen Ausfallen der Schaamhaare oder gänzliche Kahlheit der weiblichen Geschlechts-Theile.

– **Vagina**: phos.k2
☞ vgl. 81/14 und FN 81/14-3

Haarausfall: alum.k2 hell.hr1,k **Nat-m.**k,kl2,* *Nit-ac.*bg2,k rhus-t. *Sel.* sulph. *Zinc.*hr1,k
☞ vgl. 81/14 und FN 81/14-3

Koitus:
– **schmerzhaft**: alumn. ange-s.jl apis.kr1 **Arg-n.** bell. *Berb.* borx.bg2,sfl calc.bg2,sfl *Calc-p.* coff. *Ferr. Ferr-m. Ferr-p.* ham. *Hep. Hydr.*k1,st ign. *Kali-bi. Kali-c. Kreos. Lyc.*k2,kr1 **Lyss.** merc.bg2 **Nat-m. Plat.**k1,st *Rhus-t. Sabin.*k1,st **Sep.** sil. *Staph. Sulph. Thuj.*
☞ 82/2: Unfruchtbarkeit, Zeugungs-Unvermögen, ohne ursprünglichen organischen Fehler der Geschlechtstheile.
FN 82/2-2: Allzu ofter Beischlaf aus impotenter Geilheit mit allzuschnellem Abgange eines unreifen, wässerigen Samens, oder Mangel an Erektion, oder Mangel an Abgang des Samens, oder Mangel an Begattungstriebe - allzustarker monatlicher Blutfluß, steter Blutgang, wässerige oder allzugeringe, oder fehlende Menstruation, starker Schleimfluß aus der Scheide (Weißfluß), verhärtete Eierstöcke, geschwundene oder knotige Brüste, Unempfindlichkeit, oder bloß schmerzhafte Empfindlichkeit der Geschlechtstheile sind nur die nächsten gewöhnliche Symptome der Unfruchtbarkeit bei dem einen und dem andern Geschlechte.

Krampfadern: ambr. bell-p.kr1 *Calc.*hr1,k calc-f.sp1 calc-sil.k2 *Carb-v.*bg2,k,* fl-ac.bg2 *Ham.*bg2,k,* *Lyc.*k,kl2 nux-v.bg2,k,* *Thuj. Zinc.*bg2,k,*
☞ 84/2: In Schwangerschaften große Mattigkeit, Übelkeiten, öfteres Erbrechen, Ohnmachten, schmerzhafte ...

Krampfadern: ...
☞ ... Venen-Geschwülste (Wehadern, Krampfadern, Aderkröpfe an den Ober- oder Unter-Schenkeln, auch wohl an den Schamlefzen), hysterische Übel mancherlei Art u.s.w. Schnupfen sogleich, wenn sie in die freie Luft kommt; dann gewöhnlich im Zimmer Stockschnupfen.

Menses:
☞ PP: Mangel der Regeln, Unordnungen in der Monatreinigung, zu viel, zu wenig, zu zeitig [zu spät], zu lange anhaltend, zu wässerig, mit mancherlei Körperbeschwerden verbunden.

– **dünn**: acet-ac.k13,k2 aeth.a1,k *Alum.*a1,k alumn.hr1,k ant-t.bg2,j5 apoc.hr1 ars.bg2,k,* ars-met.kr1 bamb-a.stb2 *Bell.*bg2,k,* *Berb.*bg2,k,* *Bov.*bg2,k,* *Bry.*bg2,k *Calc.*bg2 *Carb-v.*a1,bg2,* *Berb.*bg2,k,* cocc.bg2,h con.bg2 *Calc.*bg2 erig.k,k1 eupi.a1 *Ferr.*bg2,k,* ferr-act.bro1 *Ferr-m.*bro1 *Ferr-p.* ferul.a1 gast.a1 goss.bg2,hr1,* *Graph.*bg2,k,* haem.bg2,sfl1 ham.bg2 hell.bg2 kali-c.bg2 kali-p.hr1,k kreos.a1,j5 lac-d.k13,k2 lach.hr1,kr1 *Laur.*hr1,k,* **Lyc.**bg2 m-aust.j5 *Mag-m.*h,j5,* mang. mill.bg2,sfl,* nat-c.bg2,j5,* **Nat-m.**bg2,k,* nat-p.bro1 nat-s.a1,j5 *Nit-ac.*bg2,k2,* nux-m.bg2 *Nux-v.*bg2 *Phos.*bg2,k *Plat.*bg2,hr1,* plb.bg2 prun.a1,bg2 **Puls.**bg2,* *Sabin.*bg2,k,* *Sec.*bg2,k,* sep.bg2 spig.bg2 stram.bg2,k,* stront-c.bg2,j5 sul-ac. sulph.bg2,k,* tub. *Ust.*bg2,k vib.hr1,k
☞ 83/2: Periode wässerigen Blutes oder brauner Blutstücke.

– **fehlend** (= Amenorrhoe): *Acon.* aesc. agar. agn. alet. all-c.kr1 aln.c1,c2 *Am-c.* am-m. ammc.kr1 *Anac.*kr1 *Ant-c. Apis Apoc.* arg-n. *Arist-cl.*jl,mg1,* *Ars.*c2,k *Ars-i.* asar.bg2,sfl asar-c.br1 *Aur.*c2,k aur-ar.k2 aur-i.k2 aur-s.k2 aven.br1,bro1 *Bar-c. Bell.* bell-p.sp1 benz-ac. berb. borx. *Borx.* brom.bg2,sfl *Bry.*c2,k *Calc.* calc-i.k2 calc-o-t.c2 calc-p.bg2,k calc-s. calc-sil.k2 cann-s.bro1 canth. carb-v. **Carbn-s.** card-m. *Caul. Caust. Cham.* chel. *Chin.* chinin-ar. chlorpr.jl cic. cimic. cina *Coca*kr1 *Cocc.* Coch.kr1 colch. *Coll. Coloc.* **Con.** cortico.mg1 cortiso.mg1,sp1 croc. crot-t. *Cupr. Cupr-act.*kr1 *Cycl. Cypr.*c1,kr1 dam.c1,c2 dig. *Dros.* **Dulc.** euphr. eupi.c1,c2 **Ferr.** *Ferr-ar. Ferr-i.*c2 ferr-m.bro1 *Ferr-p.* ferr-r.bro1 gast.c1,c2 gels. gins.bg2 *Glon.*bg2,k,* goss.c2,k **Graph.**c2,k *Guaj. Ham.* hedeo.c1,c2 *Hell.*c2,k helon.c2,k hoit.jl *Hyos.* hyper.bg2,sfl ictod.kr1 *Ign.* indg.c1,j5,* *Iod.* joan.bro1 *Kali-ar.* **Kali-c.**c2,k kali-i. *Kali-n. Kali-p.* kreos.c1,c2 lac-d.bg2,sfl *Lach.* lil-t. linu-c.c1,c2 lob.c1,c2 **Lyc.** m-arct.c1,c2 *Mag-c. Mag-m.* mag-s.j5 mand.sp1 mang.bro1 *Merc. Merl.*bro1 mill. *Mit.*kr1 nat-c. *Nat-m.* nat-p. nat-s.bg2 nat-sil.k2 nep.jl,mg1,* *Nux-m. Nux-v.* ol-an.bg2,sfl *Ol-j.*c1,kr1,* op.bro1 ovi-p.c1,c2 parth.c1,c2 ph-ac. *Phos. Phyt.*kr1 pin-l.c1,c2 pitu.jl *Plat.*c2,k plb.bg2,sfl podo.c2,k polyg-pe.c1 polyg-xyz.c2 polytr.c1,lsr3 **Puls.**c2,k puls-n.c1,c2 rhod.c1,c2 *Rhus-t.*c2,k rub-t.sfl *Sabad.* sabin. sang. sanic.c1,c2 sec. *Senec.*c2,k **Sep.**c2,k sieg.mg1 *Sil. Sin-n.*c1,kr1,* spong.kr1 *Staph.* stram. sul-i.k2 **Sulph.**c2,k symph.c1 tanac.bro1 tep.c1,k thiop.jl *Thuj.*kr1 thyr.c1,c2 **Tub.** urt-u.bg2,sfl ust.bro1 *Valer.* verat. verat-v.c2,k vib.kr1 wies.c1,c2 wye.c1,c2 x-ray.sp1 xan. *Zinc.* zinc-p.k2

Weibliche Genitalien

Menses

- **fehlend** (= Amenorrhoe): ...
  - $\textit{PP}$: Mangel der Regeln, Unordnungen in der Monatreinigung, zu viel, zu wenig, zu zeitig [zu spät], zu lange anhaltend, zu wässerig, mit mancherlei Körperbeschwerden verbunden.
  - **Mädchen**, bei: cortico.$_{jl}$ cortiso.$_{jl}$ nep.$_{jl}$ thala.$_{jl}$ x-ray$_{jl}$
  - $\textit{82/4}$: Die Monatreinigung zögert zu entstehen nach dem fünfzehnten und spätern Jahren, oder wenn sie schon ein oder mehre Male erfolgt war, bleibt sie aus mehre Monate und Jahre.
  - $\textit{FN 82/4-3}$: Davon erdfahle Blässe und Gedunsenheit des Gesichts, Schwere der Beine, Fußgeschwulst, Frostigkeit, Mattigkeit, Engbrüstigkeit, (Bleichsucht) u.s.w.
- **geronnen**:
  - **dunkle** Klumpen: aloe$_{sf1}$ am-c. ambr.$_{st}$ apis$_{kr1}$ arund.$_{c1}$ **Bell.** bov. calc-p.$_{k2}$ cench.$_{k2}$ *Cham.* *Chin.* cimic. coc-c. *Cocc.* coff.$_{sf1}$ **Croc.** culx.$_{k2}$ *Cycl.* **Ferr.** ham.$_{k2}$ hydrog.$_{srj1}$ ign. kali-chl. kali-m.$_{kr1}$ kali-n. *Lyc.* mag-c.$_{k1}$ med.$_{kr1}$ nux-m.$_{sf1}$ *Plat.* **Puls. Sabin.** *Sec.* staph.$_{k2}$ *Ust.* vip-a.$_{jl}$ zing.
  - $\textit{83/2}$: Periode wässerigen Blutes oder brauner Blutstücke.
- **häufig**, zu: acon.$_{bg2}$ adlu.$_{jl}$ *Agar. Alet.* all-c.$_{a1}$ all-s. aloe alum. alum-p.$_{k2}$ alum-sil.$_{k2}$ **Am-c.** am-caust.$_{j5}$ *Am-m.* **Ambr.** *Anac.* anan. androc.$_{srj1}$ ant-c. *Ant-t.*$_{j5,kr1}$ anthraco.$_{kr1}$ apis *Apoc. Aran.* aran-ix.$_{jl,sp1}$ *Arg-n. Arist-cl.*$_{mg1}$ arn. **Ars.** ars-i. **Ars-met.**$_{kr1}$ ars-s-f.$_{k2}$ arund. asaf. asar.$_{j5,kr1,*}$ aur. aur-ar.$_{k2}$ aur-m. aur-s.$_{k2}$ bamb-a.$_{stb2}$ bapt. bar-c. bar-i.$_{k2}$ bar-m. bar-s.$_{k2}$ **Bell.** benz-ac. **Borx. Bov.** brom. **Bry.** *Bufo* buth-a.$_{mg1}$ **Cact. Calc.** calc-ar.$_{k2}$ calc-i.$_{k2}$ *Calc-p. Calc-s.* calc-sil.$_{k2}$ *Cann-i.*$_{a1,k2}$ cann-s.$_{bg2}$ *Canth.* **Carb-an. Carb-v.** carbn-s.$_{k2}$ carc.$_{sst}$ castm. caul. *Caust.* cean.$_{bro1}$ **Cham.** chel. *Chin. Chinin-ar. Chinin-s.*$_{k1}$ choc.$_{srj3}$ *Cimic. Cina Cinnm.* **Clem.** coc-c. **Cocc. Coff. Colch.** coll.$_{bro1}$ *Coloc. Con. Cop. Croc.* crot-h. cub. culx.$_{k2}$ cur. **Cycl.** cyna.$_{jl}$ daph. dicha.$_{jl}$ dig.$_{bg2,sf1}$ digin.$_{a1}$ dulc.$_{a1,bg2}$ elaps *Erig.*$_{kr1}$ eupi. fago.$_{a1}$ **Ferr.** ferr-act.$_{bro1}$ ferr-ar. ferr-i. ferr-m.$_{bro1}$ *Ferr-p. Fl-ac.* flav.$_{jl}$ form. *Gamb.*$_{kr1}$ gent-c. *Ger.*$_{bro1}$ gink-b.$_{jl,sbd1}$ glyc.$_{bro1}$ goss.$_{st}$ granit-m.$_{es1}$ *Graph.*$_{h,j5,*}$ grat. ham.$_{bro1}$ hell.$_{bg2}$ *Helon.* hep.$_{a1,bg2}$ hipp. hir.$_{jl,mg1}$ hist.$_{jl,mg1}$ hura hydr.$_{bro1}$ hydrc. hydrog.$_{srj2}$ hyos.$_{bg2,j5}$ hyper. *Ign.* ind. indg. inul.$_{a1,kr1}$ iod. **Ip.** joan.$_{bro1}$ **Kali-ar.** *Kali-bi.* **Kali-c.** *Kali-fcy.* kali-i. **Kali-m.**$_{k2,kr1}$ kali-n. *Kali-p. Kali-s. Kali-sil.*$_{k2}$ **Kalm. Kreos. Lac-c.** lach. lachn. *Lact.*$_{j5}$ *Lam.*$_{c1,j5}$ *Laur.* **Led.** lept.$_{bg2,sf1}$ lil-t. lipp.$_{a1}$ lob. lob-e.$_{c1}$ lyc. *Lyss.*$_{k,k1}$ *Mag-c.* **Mag-m.** *Mag-p.*$_{bro1}$ *Mag-s.* mand.$_{jl,mg1}$ **Mang.** meph.$_{jl}$ merc. merc-act.$_{j5}$ *Merc-c. Mez. Mill.*$_{bro1}$ *Mosch. Mur-ac. Murx.* naja$_{jl}$ nat-ar. *Nat-c. Nat-hchls. Nat-m.* nat-p. nat-sil.$_{k2}$ nep.$_{jl,mg1,*}$ nicc. *Nit-ac.* **Nux-m. Nux-v.** ol-an. *Ol-j.*$_{kr1}$ onos. op. *Ov.*$_{st}$ pall.$_{bro1}$ palo.$_{jl}$ par. paraf.$_{bro1}$ *Petr.* **Ph-ac. Phel. Phos.** phyt. pic-ac.$_{a1}$ **Plat.** *Plb.*$_{bg2}$ pneu.$_{jl}$ prun. puls. raph.$_{bro1}$ **Rat.** rauw.$_{jl}$ **Rhod. Rhus-t.** rhus-v.$_{a1}$ rosm.$_{a1,c1}$ *Ruta* **Sabin.** sang. sanguiso.$_{sf1}$ sars. *Sec.*$_{k1}$ sed-ac.$_{bro1}$ sel.$_{jl}$ **Senec.** seneg. *Sep.* sieg.$_{mg1}$ *Sil.* sin-n.$_{kr1}$ sol-t-ae.$_{a1}$

- **häufig**, zu: ...
  spig.$_{bg2}$ *Spong. Stann.* staph. stram. stront-c. *Sul-ac.* sul-i.$_{k2}$ *Sulph. Sumb.*$_{a1,kr1}$ tarent. tell.$_{a1,kr1}$ **Thlas.**$_{kr1}$ *Thuj.* thyr.$_{jl}$ tong.$_{j5}$ *Tril-p. Tub. Ust.* vac. *Verat.* verb.$_{kr1}$ vinc.$_{bro1}$ visc.$_{jl,sp1}$ voes.$_{a1}$ wies.$_{a1}$ wildb.$_{a1}$ *Xan.* **Zinc.** zinc-p.$_{k2}$ zing.
  - $\textit{PP}$: Mangel der Regeln, Unordnungen in der Monatreinigung, zu viel, zu wenig, zu zeitig [zu spät], zu lange anhaltend, zu wässerig, mit mancherlei Körperbeschwerden verbunden.
  - **Woche**:
  - **zwei** Wochen; alle: bov.$_{kr1}$ brom.$_{kr1}$ calc.$_{bg1,kr1}$ calc-p.$_{bg1,kr1}$ *Cann-i.*$_{c1,kr1}$ *Cean.*$_{kr1}$ *Cocc.*$_{kr1}$ elaps$_{hr1,kr1}$ ferr-p.$_{bg2,kr1}$ ind.$_{kr1}$ *Ip.*$_{kr1}$ lac-c.$_{kr1}$ *Lil-t.*$_{kr1}$ lyc.$_{kr1}$ lyss.$_{kr1}$ mag-c.$_{kr1}$ *Merc.*$_{kr1}$ *Murx.*$_{kr1}$ *Nux-v.*$_{kr1}$ *Ph-ac.*$_{kr1}$ phos.$_{kr1}$ *Plat.*$_{kr1}$ puls.$_{kr1}$ sang.$_{bg1,bg2,*}$ sec.$_{kr1}$ syph.$_{kr1}$ thuj.$_{kr1}$ *Tril-p.*$_{c1,kr1}$
  - $\textit{82/5}$: Die Periode hält ihre richtige Zeit nicht, kommt um mehre Tage zu zeitig, auch wohl alle drei Wochen oder nach 14 Tagen schon wieder.
  - $\textit{FN 82/5-4}$: Selten kommt sie einige Tage zu spät und fließt dann in allzugroßer Menge unter hinfälliger Ermattung und vielen andern Beschwerden.
  - **drei** Wochen:
    - **alle**: berb.$_{k1,kr1}$ *Bufo*$_{kr1}$ elaps$_{hr1}$
  - vgl. 82/5 und FN 82/5-4
- **Sterilität**, bei: *Canth.*$_{kr1}$ *Sulph.*$_{kr1}$
  - $\textit{82/2}$: Unfruchtbarkeit, Zeugungs-Unvermögen, ohne ursprünglichen organischen Fehler der Geschlechtsheile.
  - $\textit{FN 82/2-2}$: Allzu öfterer Beischlaf aus impotenter Geilheit mit allzuschnellem Abgange eines unreifen, wässerigen Samens, oder Mangel an Erektion, oder Mangel an Abgang des Samens, oder Mangel an Begattungstriebe - allzustarker monatlicher Blutfluß, steter Blutgang, wässerige oder allzugeringe, oder fehlende Menstruation, starker Schleimfluß aus der Scheide (Weißfluß), verhärtete Eierstöcke, geschwundene oder knotige Brüste, Unempfindlichkeit, oder bloß schmerzhafte Empfindlichkeit der Geschlechtstheile sind nur die nächsten gewöhnliche Symptome der Unfruchtbarkeit bei dem einen und dem andern Geschlechte.
- **intermittierend**:
  - **spärlich**:
  - $\textit{82/6}$: Die Periode geht nur einen Tag, nur etliche Stunden, oder unmerkbar wenig ab.
  - $\textit{82/7}$: Die Periode geht 5, 6, 8 und mehre Tage, aber es kommt nur etwas aller 6, 12, 24 Stunden, und steht so halbe und ganze Tage still, ehe wieder etwas davon kommt.
- **kurz**, zu: *Alum.* alum-p.$_{k2}$ **Am-c.** androc.$_{srj1}$ *Ant-t.*$_{a1,kr1}$ arist-cl.$_{jl,sp1}$ ars. ars-i. *Asaf.* aur-m. bamb-a.$_{stb2}$ *Bar-c.* bar-i.$_{k2}$ *Berb.* bov. carb-an.$_{h,j5,*}$ carbn-o.$_{a1}$ *Carbn-s.* clem. *Cocc.* colch. *Con.* dirc.$_{a1}$ *Dulc.* erig.$_{zr}$ euphr. fl-ac.$_{a1}$ gast.$_{a1}$ gink-b.$_{a1}$ glon.$_{a1}$ gran.$_{j5}$ *Graph.* hed.$_{jl,mg1,*}$ hydrog.$_{srj2}$ iod. *Ip.*$_{bg2,kr1}$ kali-c. kali-p. kali-sil.$_{k2}$ *Kreos.* **Lach.** lith-c.$_{a1}$ luna$_{kg1}$ lyc. mag-c. mag-m. mag-s. *Mang. Merc.* merl.$_{kr1}$ mosch. *Nat-m.* nat-s. nicc. *Nux-v.* oci-sa.$_{jl,sp1}$ oena. *Ov.*$_{st}$ phel.$_{a1}$ *Phos.* **Plat.** pneu.$_{jl}$ *Psor.* **Puls.** rhod. ruta sabad. sars. senec.$_{zr}$ *Sep.* sil.

Weibliche Genitalien

Menses

— **kurz**, zu: ...
stront-c. sul-i.$_{k2}$ **Sulph.** sumb.$_{a1}$ *Thuj.* til. vib. vip-a.$_{jl}$ zinc. ziz.$_{a1}$
☞ *vgl. 82/6*

— **lange** sich hinziehend: *Acon.* agar.$_{bg2}$ agn. *Aloe* am-c. amor-r.$_{jl}$ apoc. aran. *Arg-n.* **Ars. Ars-met.**$_{kr1}$ ars-s-f.$_{k2}$ arund.$_{k1}$ asar.$_{k1}$ aspar.$_{j5,kr1}$ bar-act.$_{a1}$ *Bar-c.*$_{k1,vh}$ bar-s.$_{k2}$ bell. *Borx.* bov.$_{k,zr}$ *Bry.* **Calc.** calc-ar.$_{k2}$ calc-i.$_{bro1}$ *Calc-s.*$_{k1,vh}$ calc-sil.$_{k2}$ cann-i.$_{kr1}$ *Canth.* **Carb-an. Carb-v.** carl.$_{a1}$ caust. chel. *Chin.* chinin-ar. choc.$_{srj3}$ cina$_{bg2}$ cinnm. coc-c. *Cocc.*$_{k2,sf1}$ *Coff.* *Coloc.*$_{kr1}$ *Con.*$_{bro1}$ *Croc.* *Crot-h.* **Cupr.** cur. cycl. daph. *Dig.*$_{kr1}$ dulc. *Erig.* **Ferr.** ferr-act.$_{bro1}$ *Ferr-ar.* ferr-m.$_{bro1}$ *Ferr-p.* *Fl-ac.* foll.$_{jl}$ glyc.$_{bro1}$ graph.$_{bro1}$ grat. ham.$_{bg1,bg2,*}$ hip-ac.$_{jl,sp1}$ hydrog.$_{srj2}$ hyos. *Ign.* ind.$_{jl}$ iod.$_{bro1}$ ip. *Kali-ar.* **Kali-c.** kali-chl. kali-m.$_{kr1}$ kali-n. kali-p. kali-s. *Kreos. Lach.* laur. led. luna$_{kg1}$ **Lyc.** *Lyss.* m-aust.$_{j5}$ **mag-c.** *Mag-m.*$_{h2,j5,*}$ mag-s. *Merc.* merc-c.$_{bg2}$ *Mez.* **Mill.** *Murx. Nat-ar. Nat-c.* **Nat-m.** *Nat-p. Nat-s.* nat-sil.$_{k2}$ *Nux-m.* **Nux-v.** onos. *Ph-ac. Phos.* **Plat.** prot.$_{jl}$ psor.$_{k2}$ **Puls.** raph. **Rat. Rhus-t.** ruta *Sabad.*$_{bg2,kr1}$ **Sabin.** sang.$_{a1}$ sanguiso.$_{bro1}$ saroth.$_{jl,mg1}$ *Sec.* **Senec.** *Sep. Sil.* stann. *Staph.*$_{kr1}$ *Stram.* sul-ac. **Sulph.** tarent. thal.$_{jl}$ *Thlas.*$_{kr1}$ thuj. thymol.$_{jl,sp1}$ *Tril-p.*$_{sp1}$ trios.$_{jl}$ *Tub. Ust.* vanil.$_{br1}$ verat-n.$_{c1,c2}$ visc.$_{sp1}$ *Xan.*$_{kr1}$ zinc. zinc-p.$_{k2}$

☞ PP: Mangel der Regeln, Unordnungen in der Monatreinigung, zu viel, zu wenig, zu zeitig [zu spät], zu lange anhaltend, zu wässerig, mit mancherlei Körperbeschwerden verbunden.

83/1: Die Periode fließt allzustark, wochenlang, oder kommt fast täglich wieder (Blutgang).

FN 83/1-1: Darauf oft Geschwulst des Gesichts, der Hände und Füße, schmerzhafte Brust- und Bauchkrämpfe, unzählige Übel von Nervenschwäche, Überempfindlichkeit, sowohl allgemeine als auch einiger Sinnorgane u.s.w., und vor dem Eintritte des Blutganges ängstliche Träume, öfteres Erwachen unter Blutwallungen, Herzklopfen, Unruhe u.s.w. Bei stärkerm Bährmutter-Blutflusse, oft schneidende Schmerzen in der einen Bauchseite und im Schooße; das Schneiden geht auch wohl nach dem Mastdarme und in den Oberschenkel herab; dann kann sie auch oft keinen Harn lassen, oder vor Schmerz nicht sitzen; nach diesen Schmerzen thut der Bauch wie unterköthig weh.

• **bis** zur nächsten Periode:
  • **nicht** völlig auf bis zur nächsten Periode; hören: *Ust.*$_{kr1}$

☞ *vgl. 83/1 und FN 83/1-1*

— **reichlich**: acet-ac.$_{k2}$ *Acon. Agar.* ail. alet.$_{c2,k}$ all-s.$_{c1,c2}$ aloe alum.$_{h,j5,*}$ alumn.$_{a1}$ *Am-c.* am-caust.$_{k2}$ *Ambr.* anac.$_{jl}$ anan. ant-c. ant-t. *Apis* **Apoc.**$_{c2,k}$ aran. arg-met.$_{bg2,k}$ *Arg-n.*$_{hr1,k}$ arist-cl.$_{mg1,sp1}$ *Arn.* **Ars. Ars-i.** ars-met.$_{kr1}$ ars-s-f.$_{k2}$ arum-m.$_{kr1}$ arund. asar.$_{bg2,sf1,*}$ asc-t.$_{kr1}$ aur. aur-ar.$_{k2}$ aur-i.$_{k2}$ aur-m.$_{k2}$ aur-s.$_{k2}$ bamb-a.$_{stb2}$ bapt. bar-c. bar-i.$_{k2}$ bar-m. bart.$_{a1}$ **Bell.** bell-p.$_{mg1}$ benz-ac.$_{bg2,sf1}$ *Borx.* **Bov.** brom. *Bry.* bufo buni-o.$_{jl}$ cact. **Calc.** calc-act.$_{sf1}$ calc-ar.$_{k2}$ *Calc-i.*$_{k2}$ **Calc-p.** *Calc-s.*$_{k1}$ calc-sil.$_{k2}$ *Calen.*$_{kr1,sf1}$ camph. *Cann-i.*$_{c2,k}$ cann-s. *Canth.* caps.$_{bg2}$ *Carb-ac. Carb-an. Carb-v.*

— **reichlich**: ...
carbn-s. *Card-m. Castm. Caul.*$_{bg2,sf1,*}$ *Caust.* cean.$_{bro1}$ cench.$_{c2,k}$ *Cham. Chel.* **Chin.** *Chinin-ar. Chinin-s.*$_{k1,vh}$ choc.$_{srj3}$ *Cimic. Cina Cinnm.*$_{c2,k}$ *Cit-v.*$_{kr1}$ clem. coc-c.$_{c2,k}$ **Cocc.** *Coff. Coll. Coloc. Con.* cop. cortiso.$_{jl,sp1}$ *Croc.*$_{c2,k}$ crot-h.$_{k1}$ culx.$_{k2}$ cupr.$_{bg2}$ cupr-act.$_{j5}$ cur. **Cycl.** *Dig.* digin.$_{a1}$ dulc. elaps ergot.$_{jl}$ **Erig.** eupi.$_{c2,k}$ fago.$_{a1}$ **Ferr.** *Ferr-ar. Ferr-i.* ferr-m.$_{bro1}$ ferr-p. ferr-r.$_{bro1}$ ferr-s.$_{c1,kr1,*}$ fic-r.$_{c1,mg1,*}$ *Fl-ac.* flor-p.$_{jl}$ frax.$_{sf1}$ *Gamb.*$_{kr1}$ *Gels.*$_{bg2,kr1,*}$ *Ger.*$_{bro1}$ gink-b.$_{sbd1}$ glon.$_{a1}$ glyc.$_{bro1}$ *Goss.*$_{bg2,sf1,*}$ gran.$_{a1,j5}$ grat. guare. hall$_{a1}$ *Ham.* **Helon.**$_{c2,k}$ *Hep.*$_{c2,k}$ hir.$_{jl,mg1}$ hoit.$_{jl}$ hura *Hydr.*$_{c2,k}$ hydrc.$_{sf1}$ *Hydrog.*$_{srj2}$ hydroph.$_{jl}$ *Hyos.* hyper. *Ign. Iod.* **Ip.** iris joan.$_{bro1}$ jug-r.$_{a1,c1,*}$ kali-ar. *Kali-bi.*$_{kr1}$ *Kali-br.* **Kali-c.**$_{c2,k}$ *Kali-fcy.*$_{c2,k}$ *Kali-i.* **Kali-m.**$_{kr1}$ *Kali-n.*$_{c1,kr1}$ *Kali-p. Kali-s.* kalis.$_{a1}$ *Kreos.* lac-ac.$_{c1}$ *Lac-c.* lac-v-f.$_{c1,c2}$ *Lach.* lachn.$_{kr1}$ *Laur.*$_{bg2,kr1}$ *Led.* lil-t.$_{bro1}$ limest-b.$_{es1}$ lipp.$_{a1,c1,*}$ lob. luna$_{kg1}$ *Lyc. Lyss.* m-arct.$_{j5}$ m-aust.$_{c1,c2}$ *Mag-c.*$_{jl}$ *Mag-m.* mag-s.$_{c2,k}$ *Manc.*$_{kr1}$ mand.$_{sp1}$ *Mang.*$_{kr1}$ *Med.* **Merc.**$_{k1,st}$ *Merc-c.* mez. **Mill.** mit.$_{kr1,vh/dg,*}$ mom-b.$_{c1,c2}$ mosch. mur-ac. **Murx.**$_{c2,k}$ *Nat-ar.* nat-c. **Nat-m.** nat-p. nat-s. nat-sil.$_{k2}$ nep.$_{jl,mg1,*}$ nicc.$_{sf1}$ *Nit-ac.*$_{kr1}$ **Nux-m.**$_{c2,k}$ **Nux-v.** oci-sa.$_{jl,sp1}$ *Ol-j.*$_{kr1}$ onos. op. *Ov.*$_{st}$ ovar.$_{bwa3}$ *pall.*$_{bg2,br1,*}$ paraf.$_{c1,c2}$ penic.$_{jl}$ *Petr.*$_{kr1}$ ph-ac. phel.$_{a1,c1}$ **Phos.**$_{c2,k}$ *Phyt.* **Plat.**$_{c2,k}$ plb. *Polyg-h.*$_{kr1}$ *Prun.*$_{c2,k}$ **Puls.** raph.$_{c2,k}$ **Rat.** rhod. **Rhus-t.**$_{c2,k}$ rhus-v.$_{c1,c2}$ *Ruta* sabad.$_{bg2,j5}$ **Sabin.**$_{c2,k}$ *Samb.* sang. *Sanguiso.*$_{sf1}$ *Sec.*$_{c2,k}$ sed-ac.$_{bro1}$ sel. **Senec.**$_{c2,k}$ *Sep.* sieg.$_{mg1}$ *Sil.* solid.$_{bg2,sf1}$ spong. *Stann.* staph. **Stram.** stront-c.$_{bg2,j5}$ *Sul-ac.*$_{c2,k}$ *Sul-i.*$_{c2,k}$ **Sulph.** syph.$_{kr1}$ tab.$_{c2,k}$ tanac.$_{a1}$ *Tarent.* tep.$_{a1}$ ter.$_{kr1}$ tere-ch.$_{jl}$ thiop.$_{jl}$ *Thlas.*$_{kr1,sf1}$ *Thuj.* *Tril-p.*$_{c2,k}$ *Tub.* **Urt-u.**$_{c2,k}$ *Ust.*$_{c2,k}$ *Vac.*$_{kr1}$ *Verat. Vib.* vib-p.$_{c1,c2}$ vinc. visc.$_{bg2,sf1,*}$ voes.$_{a1}$ wies.$_{a1}$ x-ray$_{jl,sp1}$ xan. *Zinc.* zinc-p.$_{k2}$ zing. ziz.$_{kr1}$

☞ PP: Mangel der Regeln, Unordnungen in der Monatreinigung, zu viel, zu wenig, zu zeitig [zu spät], zu lange anhaltend, zu wässerig, mit mancherlei Körperbeschwerden verbunden.

• **Sterilität**, bei: *Canth.*$_{hr1,kr1}$ *Mill.*$_{hr1,kr1}$ *Phos.*$_{hr1,kr1}$ *Sulph.*$_{hr1,kr1}$

☞ *82/2: Unfruchtbarkeit, Zeugungs-Unvermögen, ohne ursprünglichen organischen Fehler der Geschlechtstheile.*

FN 82/2-2: Allzu ofter Beischlaf aus impotenter Geilheit mit allzuschnellem Abgange eines unreifen, wässerigen Samens, oder Mangel an Erektion, oder Mangel an Abgang des Samens, oder Mangel an Begattungstriebe - allzustarker monatlicher Blutfluß, steter Blutgang, wässerige oder allzugeringe, oder fehlende Menstruation, starker Schleimfluß aus der Scheide (Weißfluß), verhärtete Eierstöcke, geschwundene oder knotige Brüste, Unempfindlichkeit, oder bloß schmerzhafte Empfindlichkeit der Geschlechtstheile sind nur die nächsten gewöhnliche Symptome der Unfruchtbarkeit bei dem einen und dem andern Geschlechte.

— **schmerzhaft**:
  • **Sterilität**, bei: *Phyt.*$_{hr1,kr1}$

☞ *vgl. 82/2 und FN 82/2-2*

Weibliche Genitalien

– spärlich: acet-ac.k13,k2 acon.bg2,k agav-t.jl,jl3 agn.bg2 alet.sf,sf1 *Alum.*bg2,k,* alum-p.k13,k2 alum-sil.k13,k2 alumn.hr1,k **Am-c.**bg2,k,* anac. ange-s.jl ant-t.hr1,kr1,* *Apis* **Arg-n.**hr1,k,* *Arist-cl.*mg,mg1,* arn.bg2 *Ars.*a1,k **Ars-met.**kr1 *Art-v.*hr1,k *Asaf.*bg2,k,* *Atro.*hr1,kr1 *Aur.*bg2,k,* aur-ar.k2 aur-s.k13,k2 bamb-a.stb2 *Bar-c.*bg2,k,* *Bar-s.*k13,k2 *Berb.*hr1,k,* *Borx.*j5 *Bov.*bg2,k,* bry.bg2 *Bufo* buni-o.jl,jl3 *Buth-a.*mg,mg1 *Cact.*hr1,k,* cael.jl calc.bg2,k,* *Calc-ar.*hr1,k calc-f.sp1 calc-s. calc-sil.k13,k2 cann-i.hr1,k canth.bg2 *Carb-an.*bg2,k,* *Carb-v.*bg2,k,* **Carbn-s.** carl.a1 *Caul.*hr1,k *Caust.*bg2,k,* chel.bg2 chin.c1 cic.bg2 *Cimic.*hr1,k *Cocc.*bg2,k,* colch.bg2,hr1,* *Coloc.*hr1,kr1 **Con.**bg2,k,* croc.bg2 *Crot-h.*bg2,k,* crot-t.hr1,k cub.hr1,k cupr.bg2,k cur. *Cycl.*hr1,k des-ac.jl dig.bg2,k,* dros.bg2,k,* **Dulc.**bg2,k,* *Elaps*kr1 erig.hr1,k euphr.hr1,k,* eupi.c1 *Ferr.*bg2,k,* *Ferr-ar.* ferr-i.hr1 *Ferr-p.* form.hr1,k gels.br01 gink-b.sbd1 goss.hr1,k **Graph.**bg2,k,* guaj.bg2 hed.mg,mg1,* helon.hr1,k *Hep.*bg2,k,* hip-ac.jl,jl3,* hir.mg,mg1,* hist.jl,jl3 hura.a1 hydrog.srj2 hyos.bg2 *Ign.*bg2,k,* iod.bg2 *Ip.*bg2,k,* iris.a1 *Kali-ar.* *Kali-bi.*hr1,kr1 kali-br.hr1 **Kali-c.**bg2,k,* *Kali-i.*hr1,j5,* kali-n.a1 *Kali-p.*hr1 *Kali-s.*hr1,k kali-sil.k13,k2 kalm.a1,k lac-ac.hr1,k,* lac-d.hr1,k lac-d.hr1,k **Lach.**hr1,k lam. laur.bg2 lept.bg2,sf1,* *Lil-t.*hr1,k,* lith-c.kr1 lob. *Lyc.*bg2,k,* *Mag-c.*bg2,k,* mag-m.hr1,bg2,* mag-s.jl,j5 **Mang.**bg2,k,* meli.br01 *Merc.*bg2,k,* merc-i-f.hr1,k,* merl.br01 mez.hr1,k mill.a1 mosch.bg2 *Murx.*hr1 naja *Nat-ar.* *Nat-c.*hr1,k,* **Nat-m.**h,k,* nat-s.hr1,k,* nat-sil.k2 nicc.hr1,k,* *Nit-ac.*hr1,k nit-s-d.j5 *Nux-m.*bg2,k,* *Nux-v.*bg2,k oena.hr1,k ol-an.bg2,k,* *Petr.*bg2,k,* phel.j5 **Phos.**bg2,k,* pip-n.c1,c2,* pitu.jl,jl3 *Plat.*bg2,k1 *Plb.*hr1,k pneu.hr1 psor.h,k,* **Puls.**bg2,k,* rat-js rhod.bg2 rhus-t.hr1,k ruta *Sabad.*bg2,k,* sabin.bg2 sacch. sang.hr1,k *Sars.*bg2,k,* sel.jl,jl3 **Senec.**bg2,hr1,* **Seneg.**h,k **Sep.**h,k *Sil.*bg2,k,* *Stann.*hr1,kr1 **Staph.**bg2,k stram.bg2,k stront-c. stront-n.c1,c2,* **Sulph.**bg2,k,* *Syph.*hr1,kr1 tarent.a1 tell.a1 ter.hr1,k thuj.bg2,k,* thymol.jl,jl3,* thyreotr.jl,jl3 til.c1 tong.a1,j5 trios.jl ust.hr1,k valer.bg2,k verat.bg2,k,* verat-v.hr1 *Vib.*bg2,k,* visc.sp1 wye.a1 *Xan.*bg2,k **Zinc.**bg2,k zinc-p.k13,k2

> PP: Mangel der Regeln, Unordnungen in der Monatreinigung, zu viel, zu wenig, zu zeitig [zu spät], zu lange anhaltend, zu wässerig, mit mancherlei Körperbeschwerden verbunden.

• **Sterilität**, bei: *Canth.*hr1,kr1
> vgl. 82/2 und FN 82/2-2

– spät, zu: absin.a1 *Acon. Agn.* alet.br01 alum. alum-p.k2 alum-sil.k2 am-c. ang.a1,kr1 ange-s.jl *Apis* arg-n. aur-i.k2 aur-s.k2 bamb-a.stb2 *Bell.* benz-ac.hr1 borx.a1,bg2 bov. bry.bg2 calc. *Calc-p.* calc-s. canth. *Carb-ac.* carb-an.h,j5,* carb-v.a1 **Carbn-s.** castm. caul. **Caust.** cench.k2 cham. *Chel.* chin. cic. *Cimic.* cinnb. coca.a1 *Cocc.* colch.bg2 coloc.bg2 **Con.** croc.bg2 *Crot-h.* cub. **Cupr.**k1 cur. *Cycl.* daph. des-ac.jl dig. *Dros.* **Dulc.** euphr. *Ferr.* ferr-i. *Ferr-p.* flor-p.jl gast.a1 gels. gink-b.sbd1 glon. goss. **Graph.** guaj.bg2 ham. *Hed.*jl,mg1,* hell.bg2 *Hep.* hir.jl,mg1 hist.jl,mg1 *Hydr.*kr1 hydrog.srj2 hyos. hyper.

– spät, zu: ...
Ign. inul.a1 *Iod. iris*a1 joan.br01 **Kali-c.** kali-chl. *Kali-fcy.*a1,kr1 *Kali-i.* kali-m.k2,kr1 kali-n. *Kali-p. Kali-s. Kali-sil.*k2 kalm. *Lac-c.*kr1 lac-d. *Lach.*k,kr1 lec. *Lept.* lil-t.bg2 lith-c. lol.sf1 luna.kg1 **Lyc. Mag-c.**c2,k mag-m. mag-s. manc.kr1 mand.jl,mg1 mang.bg2,sf1 *Merc.* merl.c1,kr1 *Mit.*kr1 nat-c. **Nat-m.** *Nat-p. Nat-s.* nat-sil.k2 nicc. nit-ac. **Nux-m.** nux-v.bg2 *Oci-sa.*jl,sp1 *Ov.*st penic.jl *Petr. Ph-ac. Phos. Pitu.*jl *Plat.* pneu.jl *Podo.*bg2,kr1,* *Polyg-h.*kr1 *Psor.* pulm-a.srb2 **Puls.**c2,k puls-n.c2 pulx.br1,br01 rad-br.br01 rhod.bg2 rhus-t.bg2 rob.kr1 ruta.bg2 sabad. sabal.c2 *Sabin.* sang.bg2,sf1 sapin.a1 saroth.jl,mg1 **Sars.**k1,st sec.bg2 *Sel. Senec.*c2,k **Sep. Sil.** spig.bg2 *Staph.* stram.bg2 stront-c. *Sul-ac.* **SULPH.**k1,st tab. tarent.a1 tell.hr1 ter. *Thlas.*kr1 thuj.hr1 til. tub. *Valer.* verat. verat-v. *Vib.*bg2 voes.a1 xan. Zinc. zinc-p.k1 ziz.br01

> PP: Mangel der Regeln, Unordnungen in der Monatreinigung, zu viel, zu wenig, zu zeitig [zu spät], zu lange anhaltend, zu wässerig, mit mancherlei Körperbeschwerden verbunden.

• **reichlich**, und: bell.h *Carb-ac. Caust.* chel. cur. dulc. ferr. *Kali-c. Kali-i.* lach. nit-ac. *Phos. Sil.* staph. vib.

> 82/5: Die Periode hält ihre richtige Zeit nicht, kommt um mehre Tage zu zeitig, auch wohl alle drei Wochen oder nach 14 Tagen schon wieder.
>
> FN 82/5-4: Selten kommt sie einige Tage zu spät und fließt dann in allzugroßer Menge unter hinfälliger Ermattung und vielen andern Beschwerden.

– unregelmäßig: alco.a1 alum-p.k13,k2 am-c.br01 *Ambr.*c1,c2,* ammc.hr1,kr1 *Apis* apoc. aran.hr1,k,* **Arg-n.**hr1,k,* *Art-v.*hr1,k aur-m-n.hr1,k,* aur-s.a1,k4,* *Bell.*br01 *Benz-ac.*hr1,k bry.br01 buni-o.jl,jl3 *Calc.*hr1,kr1 calc-i.k13,k2 calc-p. calc-s. calc-sil.k13,k2 *Carb-ac.*hr1,k carbn-s. caul. *Caust.*hr1,k chel.hr1,k *Chlol.*hr1,kr1 *Cimic.*hr1,k *Cinnm.*hr1,kr1 *Cocc.*hr1,k *Con.*hr1,k cortico.mg,mg1,* cortiso.mg,mg1 crot-h.hr1,kr1 cur.hr1,k cycl.hr1,k *Dig.*hr1,k ferr. ferr-p. flav.jl,jl3 *Graph.*hr1,k2,* guaj.br01 ham.hr1,k hyos.hr1,k hypoth.jl,jl3 *Ign.*hr1,k inul.br01 *Iod.*hr1,k,* *Ip.*hr1,k *Iris* joan.br01 *Kali-ar.*hr1,k kali-bi.hr1,k kali-p. *Kreos.*hr1,k *Lac-d.*hr1,k *Lach.*hr1,k lil-t.hr1,k *Lyc.*hr1,k mag-c. mag-m. mag-s.br01 *Manc.*hr1,k,* merc.hr1,k,* mosch.a1 *Murx.*hr1,k *Nat-c.*hr1,kr1 nat-m.a1 nicc.sf,sf1 *Nit-ac.* nit-s-d.j5 **Nux-m.**hr1,k,* *Nux-v.*hr1,k oena.hr1,k *Ol-j.*hr1,kr1 op.hr1,k ovi-p.c1,c2,* phos. *Phys.*hr1,kr1,* pip-n.c1,c2,* pisc.br01 plat.bg2 plb.a1,k puls.hr1,k rad-br.br01 ruta sabad.a1,k *Sec.*hr1,k *Senec.*hr1,k *Sep.*hr1,k *Sil.*hr1,k *Staph.*hr1,k *Sul-i.*k13,k2 *Sulph.*hr1,k tab.hr1,k *Ter.*hr1,kr1 thuj.sf,sf1 trios.jl *Tub.*bg2 ust.hr1,k verat.hr1,k vesp.hr1 xan.hr1,k

> 82/3: Unordnung der Monatreinigung; sie kommt nicht regelmäßig am acht und zwanzigsten Tage nach dem Erscheinen der vorherige, tritt nicht ohne Befindensbeschwerden und nicht jählings ein, geht nicht in mäßiger Menge gutfarbigen, milden Blutes drei, vier Tage unabgesetzt fort, bis sie am vierten Tage unvermerkt ihre Endschaft erreicht, ohne Nachtheil des Befindens am Körper und Geiste; ihre Dauer geht auch nicht bis zum 48sten, 50sten Lebensjahre fort, und verschwindet ...

| Menses | **Weibliche Genitalien** | Sexuelles Verlangen |

– **unregelmäßig**: ...
  ☞ ... dann auch nicht allmählig und ohne Beschwerde.
– **verzögerte** Menarche: acon.bg2,k,* agn.bg2,k alet. am-c.bg2,k ant-c.hr1,kr1 apis *Aur.*bg2,k,* aur-s.k13,k2 *Bar-c.* bry.bg2,k *Calc.*bg2,k *Calc-p.*bg2,k calc-s. Carbn-s. castm. caul. **Caust.**bg2,k chel.bg2,k cic.bg2,k cimic. cocc.bg2,k *Con.*bg2,k croc.bg2,k cupr.bg2,k dam.bro1 dig.bg2,k,* dros.bg2,k dulc.bg2,k *Ferr.*bg2,k **Graph.**bg2,k,* guaj.bg2,k *Ham.* helon. hyos.bg2,k **Kali-c.**bg2,k,* *Kali-p.* kali-perm.bro1 lach.bg2,k *Lyc.*bg2,k,* *Mag-c.*bg2,k mag-m.bg2,k *Mang.* merc.bg2,k **Nat-m.**bg2,k *Petr.*bg2,k phos.bg2,k polyg-h.bro1 **Puls.**bg2,k sabad.bg2,k *Sabin.*bg2,k sang.bg,bg2,* sars.bg2,k **Senec.**bg2,k *Sep.*bg2,k,* sil.bg2,k spig.bg2,k staph.bg2,k stram.bg2,k stront-c. *Sulph.*bg2,k *Tub.* valer.bg2,k verat.bg2,k vib.bg,bg2,* *Zinc.*bg2,k
  ☞ 82/4: Die Monatreinigung zögert zu entstehen nach dem fünfzehnten und spätern Jahren, oder wenn sie schon ein oder mehre Male erfolgt war, bleibt sie aus mehre Monate und Jahre.
  FN 82/4-3: Davon erdfahle Blässe und Gedunsenheit des Gesichts, Schwere der Beine, Fußgeschwulst, Frostigkeit, Mattigkeit, Engbrüstigkeit, (Bleichsucht) u.s.w.
– **übelriechend**: acon.a1 acon-l.a1,st alum. alum-sil.k13,k2 aral. ars.bg2,k bapt.bg2 bart.a1 **Bell.**bg2,k,* **Bry.**bg2,k,* calc-ar. calc-p. *Carb-an.*bg2,k,* **Carb-v.**bg2,k,* carbn-s. carl.a1 *Caust.*bg2,k,* *Cham.*bg2,k,* chin.hr1,k chinin-ar. cimic. *Coloc.*hr1,kr1 cop.bro1 *Croc.*bg2,k,* *Crot-h.*hr1,kr1 cyna.jl graph.k2 helon.bg2,k,* hist.mg,mg1,* *Ign.*bg2,k,* *Kali-ar.* *Kali-c.*bg2,k,* **Kali-p.** kali-s. *Kali-sil.*k13,k2 **Kreos.**bg2,k,* lac-c.hr1,k lach.bg2,k,* *Lil-t.* lyss. mag-c.bro1 *Manc.*hr1,kr1 *Med.*br1,bro1 merc.bg2,k nit-ac. nux-v.hr1,k petr.hr1,kr1 phos.bg2,k,* *Plat.*bg2,k *Polyg-h.*kr1 *Psor.*bg2,k puls.bg2,k pyrog.bg2,sf1,* raja-s.jl,jl3 rheum **Sabin.**bg2,k,* *Sang.*bg2,k,* *Sec.*bg2,k sep.bg2 *Sil.*bg2,k,* sol-t-ae.a1 spig.bg2,k *Stram.*bg2,sf1,* sulph.bg2,k,* ust.hr1,k vib.hr1,k voes.a1
  ☞ 83/3: Periode sehr übelriechenden Blutes.

Metrorrhagie:
– **Frauen**; bei:
  • **sterilen** Frauen; bei: *Arg-n.*hr1,kr1,*
  ☞ 82/2: Unfruchtbarkeit, Zeugungs-Unvermögen, ohne ursprünglichen organischen Fehler der Geschlechtstheile.
  FN 82/2-2: Allzu ofter Beischlaf aus impotenter Geilheit mit allzuschnellem Abgange eines unreifen, wässerigen Samens, oder Mangel an Erektion, oder Mangel an Abgang des Samens, oder Mangel an Begattungstriebe - allzustarker monatlicher Blutfluß, steter Blutgang, wässerige oder allzugeringe, oder fehlende Menstruation, starker Schleimfluß aus der Scheide (Weißfluß), verhärtete Eierstöcke, geschwundene oder knotige Brüste, Unempfindlichkeit, oder bloß schmerzhafte Empfindlichkeit der Geschlechtstheile sind nur die nächsten gewöhnliche Symptome der Unfruchtbarkeit bei dem einen und dem andern Geschlechte.

Polyp: lyc.
– **Vagina**: **Calc.**hr1,k merc. petr. ph-ac. psor. *Puls.*hr1,k staph. *Teucr.*hr1,k
  ☞ 83/5: Polypen in der Mutterscheide.

Schmerz:
– **krampfartig**:
  • **Uterus**:
    • **Hochlangen**: *Rhus-t.*
    ☞ 88/1: Steigende Aufgelegtheit sich zu verheben und, wie man sagt, sich Schaden zu thun schon bei sehr geringer Anstrengung der Muskeln, bei kleinen Handarbeiten, beim über sich Reichen und Langen nach etwas Hohem, beim Aufheben nicht schwerer Dinge, schnellem Wenden des Körpers, Schieben u.s.w. Diese oft nur geringe Anspannung oder Ausdehnung der Muskeln bringt dann oft die schwersten Krankenlager zuwege, Ohnmachten, alle Grade hysterischer Beschwerden, Fieber, Blutspeien u.s.w., da doch eine nicht psorische Person solche Lasten hebt, als ihr Muskelkräfte nur irgend vermögen, ohne die mindesten Nachbeschwerden.
    FN 88/1-1: Oft auch sogleich starker Kopfschmerz im Scheitel - was dann auch äußerlich bei Berührung schmerzt - oder sogleich Kreuzschmerzen, oder Schmerzen in der Bährmutter, nicht selten Stechen in der Brustseite oder zwischen den Schulterblättern, was den Odem hemmt, oder schmerzhafte Steifheit des Genicks oder Rückgrats, oftes lautes Aufstoßen und dergl.
– **wehenartig**:
  • **Auftreibung** des Abdomens; mit:
    ☞ 78/6: Sogenannte Mutter-Krämpfe, wehenartige, klammartige, oft zum Liegen nöthigend, den Bauch oft schnell, ohne Blähungen, auftreibend.
– **Uterus**:
  • **Hochlangen** mit den Armen; beim: *Graph.*hr1,k
  ☞ vgl. 88/1 und FN 88/1-1
– **Vagina**:
  • **Koitus**, beim: alumn. apisbro1,kr1 **Arg-n.**k,k2 bell. *Berb.*k,k2,* borx.bg calc.bg,bg2,* *Calc-p.* choc.srj3 coff. *Ferr.*hr1,k,* *Ferr-m.* *Ferr-p.*hr1,k ham. *Hep.* hydr. ign. *Kali-bi.* *Kali-c.*hr1,k,* *Kreos.*hr1,k lyc.k2,kr1,* **Lyss.** merc.bg,bg2 **Nat-m.**k,kl2 *Plat. Rhus-t.* sabin. *Sep.*k,kl2 sil. *Staph. Sulph.*a1,k *Thuj.*hr1,k
  ☞ vgl. 82/2 und FN 82/2-2

Schwellung:
– **ödematös**: apis apoc.k2 *Graph. Merc. Nit-ac. Phos. Urt-u.*
  ☞ 93/5: Wässerige Geschwulst theils der Füße allein, oder des einen Fußes, theils der Hände oder des Gesichtes, oder des Bauches oder Hodensacks u.s.w. allein, theils Haut-Geschwulst über den ganzen Körper (Wassersuchten).

Sekretion:
– **nachts**:
  • **Träumen**; mit wollüstigen:
    ☞ 80/18: Nächtlicher Abgang des genitalen Saftes beim Weibe unter wohllüstigen Träumen.

Sexuelles Verlangen:
– **fehlend**: adam.srj5 aethera1 agar.a1,sf1 alco.a1 am-c.a1,sf1 anh.gl1,st,* arg-met.a1 arum-d.a1 bar-act.a1 bar-c. bar-s.gl1,k2,* bell. borx.gl1,k2,* calad.a1 carb-an.a1 carl.a1 **Caust.**a1,gl1,* chlf.a1 chlor.a1 cob-n.gl1,st,* coff.a1 dig.a1 dios.a1 elapsa1 ery-m.a1

Sexuelles Verlangen **Weibliche Gen. / Kehlkopf u. Trachea** Katarrh

– fehlend: ...
fl-ac.a1 franz.a1 gast.a1 get.a1 gink-b.sbd1
Granit-m.es1 graph.a1 hell.a1 *Helon.*gl1,kr1,* hep.a1
hydrc.a1 hydrog.srj2 *Ign.*a1 indg.a1 iod.a1 jac-c.a1
kali-bi.a1 kali-c.a1 kali-chl.a1 lach.a1 lil-s.a1
*Lyc.*a1,gl1,* merc-c.a1 morph.a1 myric.a1 napht.a1
nuph.a1 onos.c1,gl1,* op.a1 osm.a1 pen.a1 phos.a1
plb.a1 rhod.a1 rumx.a1 sabad.a1 sep.a1,k2 staph.a1,sf1
*Sulph.*a1,gl1,* sumb.a1 tab.a1 teucr.a1 ther.a1 thuj.a1
upa.a1 ust.a1 v-a-b.gl1,st,*

📖 *81/14: Mangel an Geschlechtstriebe bei beiden Geschlechtern, oft oder stets.*

FN 81/14-3: Oft Jahre, ja viele Jahre lang. Dann sind die männlichen und die weiblichen Geschlechtstheile zu keiner angenehmen oder wohllüstigen Empfindung zu erregen - der Körper der männlichen Ruthe hängt schlaff herab, ist dünner als die Eichel, welche kalt anzufühlen und von bläulicher oder weißer Farbe ist; bei den weiblichen - die Wasserlefzen der Scham unerregbar, schlaff und klein, die Muttterscheide fast taub und gefühllos und gewöhnlich trocken; zuweilen Ausfallen der Schaamhaare oder gänzliche Kahlheit der weiblichen Geschlechts-Theile.

Sterilität: agn.bg2,k,* *Alet.*bg2,k,* alum.bg2,sf1,*
Am-c.bg2,k,* anag.hr1,k anan.c1 apis **Aur.**bg2,k,*
*Aur-i.*k13,k2 aur-m.c1,hr1,* bar-c.k13,k2,* *Bar-m.*hr1,k
bers-l.bta1 **Borx.**c2,k brom.hr1,k *Calc.*bg2,k,*
calc-i.k13,k2 cann-i.a1,br1 cann-s.bg2,k,* *Canth.*bg2,k1,*
caps.bg2 carbn-s. carc.sst *Caul.*hr1,k,* caust.bg2,k,*
cic.bg2,k cissu-c.bta1 cocc.bta1 *Coff. Con.*k,k2,* croc.bg2
dam.c1,c2,* dulc.bg2,k erios-co.bta1 *Eup-pur.*hr1,kr1,*
*Ferr.*bg2,k,* *Ferr-p.* *Fil.*hr1,j5,* form.c1,c2,*
*Goss.*bg2,k1,* *Graph.*bg2,k grew-oc.bta1 gunn-p.bta1
helon.bg2,k,* *Hyos.*bg2,k *Iod.*bg2,k,* *Kali-bi. Kali-br.*hr1
kali-c.bg2,sf1,* *Kreos.*hr1,k *Lach.*hr1,k lappa.c1,c2
lec.br01 lil-t.bg2,sf1,* mand.jl,jl3 med.bg2,k,*
*Merc.*c1,c2,* mill.c1,c2,* mit.sf,sf1 **Nat-c.**c1,c2,*
Nat-m.bg2,k,* nat-p.bg2,k,* *Nux-m.*bg2,k1,* nux-v.bg2
*Orig.*hr1,k *Ov.*st *Phos.*bg2,k,* physala-p.c1 phyt.hr1,k
*Plat.*bg2,k,* plb.bg2,sf1,* *Puls.*bg2,sf1 pyren-sc.bta1
roye-l.bta1 rub-c.bta1 ruta *Sabal.*c1,c2 *Sabin.*bg2
sec.a1,k2,* *Senec.* *Sep.*bg2,k,* *Sil.*hr1,k sol-so.bta1
*Sul-ac.*bg2,k,* sulph.bg2,k,* *Syph.*st ther.c1,c2,*
trium-r.bta1 vern-co.bta1 vib.bg2,sf1,* wies.c1,c2,*
x-ray.sp1 *Zinc.*

📖 *82/2: Unfruchtbarkeit, Zeugungs-Unvermögen, ohne ursprünglichen organischen Fehler der Geschlechtstheile.*

FN 82/2-2: Allzu öfter Beischlaf aus impotenter Geilheit mit allzuschnellem Abgange eines unreifen, wässerigen Samens, oder Mangel an Erektion, oder Mangel an Abgang des Samens, oder Mangel an Begattungstriebe - allzustarker monatlicher Blutfluß, steter Blutgang, wässerige oder allzugeringe, oder fehlende Menstruation, starker Schleimfluß aus der Scheide (Weißfluß), verhärtete Eierstöcke, geschwundene oder knotige Brüste, Unempfindlichkeit, oder bloß schmerzhafte Empfindlichkeit der Geschlechtstheile sind nur die nächsten gewöhnliche Symptome der Unfruchtbarkeit bei dem einen und dem andern Geschlechte.

Sterilität: ...

– Menses:
• **reichlichen** Menstruationsfluß, durch: *Calc.*
merc. mill. *Nat-m.* phos. sul-ac. *Sulph.*

📖 *vgl. 82/2 und FN 82/2-2*

Trockenheit:

○ **Vagina:** *Acon.*hr1,k,* *Ars.*hr1,k *Bell.*bg2,k,* *Berb.*
cent.a1 *Ferr.*hr1,k ferr-p.bg2 *Graph.*hr1,k iod.bg2
*Lyc.*k,kl2 lycps-v. **Nat-m.**k,kl2 puls.hr1,k *Sep.*k,kl2
spira.a1,k

📖 *vgl. 81/14 und FN 81/14-3*

Verhärtung:

– Ovarien: alum. alumn. am-br. *Apis* *Arg-met.*
ars.hr1,k *Ars-i.* *Aur.*hr1,k aur-i.k2 aur-m-n. *Bar-i.*
*Bar-m.*hr1,k bell.hr1,k *Brom.* carb-an. **Con.**hr1,k
*Graph.*hr1,k iod. kreos. *Lach.*hr1,k *Pall.*hr1,k plat.hr1,k
*Psor.*hr1,k *Sep.*hr1,k spong.hr1,k staph.k2 tarent. ust.
zinc.

📖 *vgl. 82/2 und FN 82/2-2*

Kehlkopf und Trachea

Entzündung:

– Kehlkopf (= Laryngitis): **Acon.**c2,k *Aesc.*
*All-c.*c2,k am-m.k2 *Ant-c.* ant-s-aur.c2 *Ant-t.*c2,k
*Apis*c2,k *Arg-met.*c2,k **Arg-n.** *Ars.* ars-i.c,k aur-m.
Bell. *Brom.* bry. *Bufo* calad. *Calc.* calc-p.c2 calc-s.
carb-ac. carb-an. *Carb-v.*c2,k carbn-s. *Caust.*c2,k
Cham. Chel. Chlor. Crot-c. Crot-h. **Dros.**c2,k *Dulc.*
ery-a.c2 ferr-p. *Gels. Guaj. Hep.*c2,k hydr-ac.
*Iod.*c2,k **Ip.** **Kali-bi.** kali-i.c2,k kali-m.k2 *Lach.*c2,k
linu-c.c2 *Mang.*c2,k *Merc.* merc-i-r.c2,k *Naja* nat-i.c2
Nat-m. Nit-ac. Nux-v. ph-ac. **Phos.**c2,k polyg-xyz.c2
Puls. Rhus-t. **Rumx.** sabad.k2 *Sang.* sangin-n.c2 sel.
seneg. *Spong.*c2,k stict.c2 *Still.* sul-i.c2,k *Sulph.*c2,k tab.

📖 *84/11: Kehlkopf- und Luftröhr-Eiterung (Kehl-Luftröhr-Schwindsucht).*

FN 84/11-1: Die Luftröhr-Entzündung (häutige Bräune) kann bei keinem Kinde sich ereignen, was von latenter Psora frei ist oder durch Heilung frei gemacht worden war.

• **wiederkehrend:** *Brom. Calc.*

📖 *73/26: Öfters, innere Halsentzündung und Geschwulst der zum Schlingen dienenden Theile.*

– Trachea (= Luftröhrenentzündung, Tracheitis):
Acon. Ant-t. ars. ars-i. *Bell. Brom.* bry. canth.
Carb-v. cham. chin. dig. dros. *Dulc. Hep. Iod.* ip.
Kali-bi. lob. *Mang. Nat-m.* nux-v. *Puls. Rumx.*
sabad.k2 *Samb. Sang. Spong.* sul-i.k2 verat.

📖 *vgl. 84/11 und FN 84/11-1*

Katarrh: acon. *All-s.* alum. alum-p.k2 alum-sil.k2
Am-c. Am-m. **Ant-t.** arn. **Ars.** ars-s-f.k2 *Bad. Bar-c.*
bar-m. bell. *Brom.* **Calc.** *Calc-p.* **Calc-s.** camph.
cann-s. canth. carb-an. **Carb-v.** *Carbn-s. Caust.*
Cham. Chin. chinin-ar. *Coc-c. Coff. Colch.* con.
cot.br1 crot-t. dros. *Dulc.* ferr. ferr-ar. *Ferr-p.* gels.
graph. *Hep. Hippoz. Hydr.* hyos. ign. ip. **Kali-ar.**
Kali-bi. *Kali-br.* **Kali-c.** kali-i.c2 kali-p. *Kali-s.*
kali-sil.k2 kreos. lob. *Lyc.* **Mang.** med.k2 meph.
Merc. *Nat-ar. Nat-m.* **Nux-m. Nux-v.** *Ph-ac.* phel.

Katarrh | **Kehlkopf u. Trachea / Atmung** | Asthma

Katarrh: ...
Phos. Rhod. Rumx. **Sang. Seneg.** *Sil.* spig. *Spong.*
Stann. Sulph. verat. verb.
  ≫ 84/12: Heiserkeit und Katarrh sehr oft, oder fast stets; es liegt ihm immer auf der Brust.

Schleim:
– **Luftwegen**, in den: acon. aeth. *Alum.* am-c.
Ambr. ang. ant-t. *Arg-met. Arg-n.* arn. *Ars.* arum-t.
Aur. Bar-c. bell. bov. *Brom.* bry. calc. calc-i.$_{k2}$
Calc-s. *Camph.* cann-s. caps. carb-v. carbn-s.
Caust. cham. chin. cina *Coc-c.* cocc. croc. crot-t.
Cupr. dig. *Dulc. Euphr. Ferr.* ferr-ar. ferr-p. *Hep.*
hydr.$_{k2}$ **Hyos. Iod.** kali-ar. **Kali-bi.** *Kali-c.* kali-p.
kali-s. kali-sil.$_{k2}$ kreos. lach. laur. **Lyc.** mag-m.
Mang. med. **Nat-m.** nit-ac.$_h$ *Nux-v.* olnd. osm.
ox-ac. par. phel. phos.$_{bg3}$ plb. *Puls. Rumx.* samb.
Seneg. *Sil. Spong.* **Stann.** staph. sul-ac. *Sulph.*
  ≫ 73/25: Häufiger Schleim tief unten im Halse (Rachen), den er oft des Tages, besonders früh, herauf rachsen und auswerfen muß.

Schwellung:
– **Kehlkopf**: anan. arn. **Bell.** calad. chel. coc-c. *Hep.*
Iod. kali-i. lac-c. *Lach.* ox-ac. sil.$_h$ spong. sulph.
tub.$_{c1}$
  ≫ 73/26: Öfters, innere Halsentzündung und Geschwulst der zum Schlingen dienenden Theile.

Stimme:
– **heiser**, Heiserkeit:
  • **chronisch**: arg-n.$_{br1}$ caps.$_{k2}$ helx.$_{gm1}$ kali-bi.$_{k2}$
    ≫ 84/10: Stete, Jahre lange Heiserkeit und Tonlosigkeit; er kann kein lautes Wort sprechen.
    84/12: Heiserkeit und Katarrh sehr oft, oder fast stets; es liegt ihm immer auf der Brust.
  • **Erkältung**; während:
    ≫ 84/9: Heiserkeit, auch wohl Tonlosigkeit (sie kann nicht laut, muß heimlich reden), nach geringer Verkältung.
  • **Räuspern** amel.:
    ≫ 84/8: Heiserkeit nach dem mindesten Sprechen; sie muß kotzen, um den Ton wieder rein zu machen.
  • **Sprechen**:
    • **agg.**: *Alum.* alum-p.$_{k2}$ alumn. am-c. ant-t.
    Arg-met. Arg-n. arn. **Arum-t.** *Calc.* **Caps.**
    Carb-v. **Caust.** *Coc-c. Ferr. Kali-bi.* lach.
    Mang. morph. naja *Nat-m. Nit-ac. Ph-ac. Phos.*
    psor. **Rhus-t.** sel. *Stann.* staph. stram.
      ≫ vgl. 84/8
  • **wiederkehrend**:
    ≫ PP: Öftere Halsentzündung, öftere Heiserkeit.
    84/12: Heiserkeit und Katarrh sehr oft, oder fast stets; es liegt ihm immer auf der Brust.
– **leise**: alumn. am-caust. ang. ant-c.$_{c2,k}$ *Arn. Ars.*
bell.$_{sf1}$ *Cact. Calc.* camph.$_h$ cann-i. *Canth.*
carb-an.$_{sf1}$ cham. chin. crot-t. gels.$_{vh}$ hep.
hydrog.$_{srj2}$ *Ign.* lyc. nux-v.$_{sf1}$ osm. ox-ac. puls. sec.
Spong. staph. sul-ac. tab. verat.
  ≫ vgl. 84/9
– **schwach**: abrot. absin. acon. alum.$_{k2}$ am-caust.
ang.$_{c1}$ *Ant-c.* **Ant-t.** *Arg-n.* ars. ars-i. ars-s-f.$_{k2}$
bar-c. bar-i.$_{k2}$ bar-m. bar-s.$_{k2}$ *Bell. Brom. Calc.*
Calc-s. Camph. **Canth.** *Carb-v. Caust. Cham.*

Stimme - schwach: ...
Chin. clem. coc-c. coca$_{bro1,c2}$ *Coll. Crot-h.* cupr.
Cycl. daph. dig. *Ferr. Ferr-p. Gels.* **Hep.**
hydrog.$_{srj2}$ *Ign.* iod. kali-i. lach. laur. *Lyc.* lyss.$_{c1}$
menth.$_{c2}$ *Naja* nat-ar. nat-c. *Nat-m.* nit-ac. *Nux-v.*
op. osm. ox-ac. par. petr. *Ph-ac. Phos.* plb.
pop-c.$_{bro1}$ prun. psor. *Puls.* pyrog.$_{k2}$ *Rhus-t. Sec.*
sel.$_{k2}$ *Spong.* **Stann.** *Staph. Stram.* stry. sul-ac.
sul-i.$_{k2}$ *Sulph.* tab. thuj. **Verat.** zinc. zinc-p.$_{k2}$
  ≫ 84/10: Stete, Jahre lange Heiserkeit und Tonlosigkeit; er kann kein lautes Wort sprechen.
– **verloren** (= Verlust der Stimme):
  • **chronisch**: phyt.$_{ptk1}$
    ≫ vgl. 84/10
  • **Erkältung**:
  • **akuter**, bei: *Pop-c.*$_{bro1}$
    ≫ vgl. 84/9

Tuberkulose:
– **Kehlkopf**: *Agar.* anan. ant-c. *Arg-met.* ars. ars-i.
ars-s-f.$_{c2}$ bufo *Calc.* calc-i.$_{k2}$ calc-p.$_{k2}$ calc-s.$_{k2}$
calc-sil.$_{k2}$ *Carb-an. Carb-v. Carbn-s. Caust.*
chr-o.$_{c2}$ *Dros.* elaps *Hep.* inul.$_{br1}$ *Iod. Kali-bi.*
Kali-i. kreos. *Lach.* led. lob-e.$_{c1}$ **Mang.**$_{c2,k}$ merc.
Merc-i-r. nat-sel.$_{c1,c2}$ *Nit-ac. Phos. Sel.*$_{k,k2}$
Seneg.$_{k,k2}$ *Sil. Spong.* **Stann.** sul-i.$_{k2}$ sulph. tub.
  ≫ 84/11: Kehlkopf- und Luftröhr-Eiterung (Kehl-Luftröhr-Schwindsucht).
  FN 84/11-1: Die Luftröhr-Entzündung (häutige Bräune) kann bei keinem Kinde sich ereignen, was von latenter Psora frei ist oder durch Heilung frei gemacht worden war.
– **Trachea**: *Ars. Calc. Carb-an. Carb-v.* caust. chin.
coloc. con. *Dros.* hep. iod. kali-n. lyc. mang. nit-ac.
seneg. spong. *Stann.*
  ≫ vgl. 84/11 und FN 84/11-1

Atmung

Angehalten, versetzt, unterbrochen:
– **Schlaf**:
  • **im**: am-c. cadm-s. *Carb-v.* **Cench.** dig. **Grin.**
  guaj. *Kali-c. Lac-c.* **Lach.** lyc. **Op.** samb. *Sulph.*
    ≫ 95/11: Erstickungsanfälle im Schlaf (Alpdrücken).

Asthma, asthmatische Atmung: acet-ac.$_{a1}$
acetan.$_{c2}$ *Acon.*$_{bg2,k,*}$ *Agar.*$_{a1,k}$ alco.$_{a1}$ all-c.$_{hr1,k}$ aloe
alum. alum-p.$_{k2}$ alum-sil.$_{k2}$ *Am-c.*$_{bg2,k,*}$
Ambr.$_{bg2,k,*}$ ammc.$_{c2}$ amyg.$_{c2}$ anac.$_{a1,k}$ ant-c.$_{h,k,*}$
ant-i.$_{c1,c2}$ *Ant-t.*$_{bg2,k,*}$ *Apis*$_{c2,k}$ aral.$_{a1,c2,*}$ arg-cy.$_{c2}$
Arg-n.$_{hr1,k}$ arn.$_{hr1,k,*}$ **Ars.**$_{bg2,k,*}$ **Ars-i.** arum-d.$_{c2}$
arum-m.$_{c2}$ arum-t.$_{hr1,k}$ *Asaf.*$_{hr1,k,*}$ asar. asc-c.$_{hr1}$
asc-t.$_{a1,c2}$ *Aur.*$_{bg2,k,*}$ aur-i.$_{c2}$ aur-m.$_{c2}$ aur-s.$_{c2}$
Bar-c.$_{bg2,k,*}$ bar-i.$_{k2}$ bar-m.$_{c2,k}$ bar-s.$_{k2}$ **Bell.**$_{bg2,k,*}$
benz-ac.$_{c2,k2}$ *Blatta-a.*$_{c2,k}$ blatta-o.$_{c2}$ *Bov.*$_{hr1,k}$
Brom.$_{hr1,k,*}$ *Bry.*$_{bg2,k,*}$ *Cact.*$_{hr1,k,*}$ *Calad.*$_{hr1,k,*}$
Calc.$_{bg2,k,*}$ calc-ar.$_{c2}$ calc-hp.$_{c2}$ calc-i.$_{k2}$ calc-ln.$_{c1}$
calc-s.$_{k2}$ calc-sil.$_{gm1,k2}$ camph.$_{bg2,k,*}$ *Cann-s.*$_{hr1,k,*}$
Caps.$_{hr1,k,*}$ carb-an. *Carb-v.*$_{bg2,k,*}$ carbn-s.
card-m.$_{hr1,k}$ caust.$_{bg2,k,*}$ cham.$_{bg2,k,*}$ chel.$_{a1,k}$
chen-a.$_{c2}$ *Chin.*$_{bg2,k,*}$ *Chinin-ar.*$_{c2,k}$ chinin-s.$_{c2}$
Chlol.$_{hr1,k,*}$ *Chlor.*$_{c2}$ *Cic.* cina$_{c2,k}$ cist.$_{hr1,k,*}$ coc-c.$_{c2,k}$
coca$_{c2}$ cocc.$_{bg2,k,*}$ coch.$_{c2}$ *Coff.*$_{bg2,k,*}$ *Colch.*$_{hr1,k,*}$

Atmung

Asthma

Asthma, asthmatische Atmung: ...

coloc. *Con.*bg2,k,* croc. *Crot-h.*hr1,k crot-t.hr1,k cumin.hsa1 **Cupr.**bg2,k,* daph. der.c2 *Dig.*hr1,k,* digin.c2 *Dros.*c2,k *Dulc.*bg2,k,* erio.a1,c2 eucal.c2 eup-per.hr1,k *Euph.*hr1,k euph-hi.jsx1 euph-pi.c2 fel.c2 *Ferr.*bg2,k,* *Ferr-ar.* ferr-i. ferr-p. gad.c2 gal-ac.c1,c2 galv.c2 *Gels.*hr1,k *Graph.*bg2,k,* grat. grin.hr1,k,* *Hep.*bg2,k,* *Hippoz.* hydr.c2 hydr-ac.hr1,k,* hyos.bg2,k,* hyper.c2 iber.c2 ictod.c2 *Ign.*bg2,k,* *Iod.* **Ip.**bg2,k,* junc-e.c2 **Kali-ar.** kali-bi.c2 *Kali-br.*hr1,k,* **Kali-c.**bg2,k,* *Kali-chl.*hr1,k,* kali-chls.c2 kali-cy.c2 *Kali-i.*hr1,k kali-m.k2 **Kali-n.**c2,k *Kali-p.*hr1,k,* *Kali-s.*c2,k kali-sil.k2 lac-d.c2 *Lach.*bg2,k,* lact.hr1,k lact-v.c1,c2 *Laur.*c2,k *Led.*a1,k,* lem-m.c2 linu-u.c2 lith-p.stj2 **Lob.**hr1,k,* lob-s.c2 *Lyc.*bg2,k,* magn-gl.c2 manc.hr1,k mang.c2 *Med.*c2,k meny. *Meph.*hr1,k,* merc.bg2,k,* merc-d.a1 merc-i-r.c2 mez.hr1,k mill.c2 *Mosch.*bg2,k,* *Naja.*c2,k naphtin.c2 nat-ar. nat-c. *Nat-m.* nat-p. *Nat-s.*hr1,k *Nit-ac.*bg2,k,* nux-m.bg2,k,* *Nux-v.*bg2,k,* ol-an.c2,k ol-j.a1,c2 *Op.*bg2,k,* osm.c2 par. pect.c2 petr. ph-ac.c2 phel.hr1,k *Phos.*bg2,k,* phos-pchl.c1 *Phyt.*hr1,k,* plat. plb.a1,k plb-xyz.c2 podo. pop-c.c2 *Psor.*hr1,k,* ptel.br1,c2 pulm-v.c2 **Puls.**bg2,k,* queb.c1,c2 ran-s. raph. rhod. rumx.c2,k *Ruta* sabad.a1 sabin. **Samb.**bg2,k,* samb-c.c2 *Sang.*hr1,k sangin-n.c2 *Sep.*c2 sars.hr1,k sec.a1,k sel. *Seneg.*bg2,k,* **Sil.**bg2,k,* silphu.c2 sin-n.hr1,k spig. **Spong.**hr1,k,* squil.hr1,k,* *Stann.*bg2,k,* stict.c2 *Still.*hr1,k **Stram.**bg2,k,* stront-c. stry-xyz.c2 succ.c2 *Sul-ac.* sul-h.c2 sul-i.k2 **Sulph.**bg2,k,* sumb.c2 syph.a1,k2,* tab.c2 ter.c2 *Thuj.*a1,k,* thymu.bro1 trach-xyz.c2 trios.c2 tub.bg,c2 vario.a12,c2 *Verat.*bg2,k,* verat-v.hr1,k verb.br1 viol-o. viol-t. wye.c2 xan.c1,c2 zinc.bg2,k,* zinc-p.k2 zinc-val.c2 zing.c2 ziz.a1,hr1,*

🕮 *PP: Öftere Engbrüstigkeitsanfälle im Schlaf.*

Atemnot

Atemnot, Dyspnoe, erschwertes Atmen:

abies-n. abrot. absin. acet-ac. *Acon. Aeth. Agar. Agn.* ail. all-s. aloe alum. alum-sil.k2 alumn. *Am-c.* am-m. *Ambr.* **Anac.** *Ant-ar. Ant-c.* **Ant-t. Apis** apoc. *Aral.* arg-met. *Arg-n. Arn.* **Ars.** *Ars-i.* ars-s-f.k2 arum-t. arund. *Asaf. Asar. Asc-t.* aspar. astac. *Aur.* aur-ar.k2 aur-i.k2 aur-m. aur-m-n. aur-s.k,k2 *Bad.* bar-c. bar-i.k2 *Bar-m. Bell. Benz-ac.* bism. *Blatta-o.* borx. *Bov.* **Brom. Bry.** bufo **Cact.** cain. calad. *Calc. Calc-ar. Calc-f.* calc-i.k2 *Calc-p. Calc-s.* calc-sil.k2 *Camph.* cann-i.c1,k cann-s. canth. *Caps.* carb-ac. carb-an. **Carb-v.** *Carbn-o. Carbn-s. Carl.* castm. **Caust.** *Cedr. Cench. Cham.* **Chel.** chen-a. **Chin.** *Chinin-a. Chinin-s.* chlol. **Chlor.** *Cic.*c1,k cimic. *Cimx.* **Cina** cist. *Coc-c. Coca Cocc.* coff. *Colch.* coll. *Coloc. Con.* conv.br1 cop. cor-r. cot.br1 croc. *Crot-c. Crot-h.* **Crot-t.** *Cub.* **Cupr. Cupr-ar.** cupr-s. cur. *Cycl. Dig.*br1,k dirc. *Dros. Dulc.* equis-h. ery-a. eup-per. euph. euphr. **Ferr.** *Ferr-ar. Ferr-i. Ferr-p. Fl-ac. Gels.* gins. *Glon. Graph. Grin. Guaj.* ham. *Hell.* **Hep.** hippoz. hura hura-c.a1 hydr. hydr-ac. hydrc. hydrog.srj2 hyos. hyper. *Ign.* indg. *Iod.* **Ip.** *Iris* jab. jatr-c. jug-c. **Kali-ar.** *Kali-bi.* **Kali-c.** *Kali-chl.* **Kali-i.** kali-m.k2 kali-n. *Kali-p. Kali-s.* kali-sil.k2 *Kalm.*k,k2 kreos. lac-c. **Lach.** *Lact. Lat-m. Laur.* lec.br1 led. *Lil-t.* limest-b.es1 *Lith-c.* **Lob.** lob-e.c1 luna.kg1 **Lyc.** *Lycps-v. Lyss.* mag-c. mag-m. mag-s. manc. mang. *Med.* meli. meny. **Meph. Merc. Merc-c.** *Merc-sul.* merl. *Mez.* morph. *Mosch. Mur-ac.* murx. mygal. **Naja** nat-ar. *Nat-c. Nat-m.* nat-p. **Nat-s.** nicc. *Nit-ac.* **Nux-m.** *Nux-v.* oena. ol-j. **Op.** osm. *Ox-ac.* par. petr. *Ph-ac.* phel. **Phos.** *Phos-pchl.*c1 *Phys. Phyt. Plat. Plb.* podo. *Prun. Psor.* ptel. **Puls.** *Ran-b.* ran-s. raph. rat. rheum rhod. *Rhus-t.* rumx. ruta sabad. sabin. *Samb. Sang.* sarr. sars. *Sec.* **Sel.** *Seneg. Sep.* **Sil. Spig. Spong. Squil. Stann.** staph. *Stram.* **Stry.** sul-ac. sul-i.k2 **Sulph.** syph.k2 *Tab.* **Tarent.** tax. **Ter.** thuj. tril-p.c1 *Tub.* tub-r.jl valer. **Verat.** verat-v. vesp. viol-o. vip. xan.c1 *Zinc.* zinc-p.k2 zing.

🕮 *86/6: Engbrüstigkeit; lautes, schweres, auch wohl pfeifendes Athmen.*

86/7: Kurzäthmigkeit.

86/8: Engbrüstigkeit bei Bewegung, mit oder ohne Husten.

86/9: Engbrüstigkeit am meisten beim Sitzen.

86/11: Engbrüstigkeit in Anfällen von mehren Wochen.

– **nachts**:
  • **Mitternacht**:
    • **nach**: *Ars. Dros.* ferr. *Graph.* lyc. **Samb.** *Spong.*

🕮 *86/4: Erstickungsanfälle vorzüglich nach Mitternacht; der Kranke muß sich aufsetzen, muß auch wohl aus dem Bette, muß gebückt stehend sich mit den Händen aufstützen, die Fenster öffnen oder muß hinaus in die freie Luft u.s.w., das Herz klopft; es erfolgt dann Aufstoßen oder Gähnen und der Krampf löset sich mit oder ohne Husten und Auswurf.*

– **Aufstoßen**:
  • **amel.**: *Aur.* **Carb-v.** *Nux-v.*

🕮 *vgl. 86/4*

– **Bewegung**, bei:
  • **Arme**, der: *Am-m.* berb.pd **Lach.** nat-m. *Nit-ac.*st *Sil.*st spig. sulph. tarent.pd

🕮 *86/3: Engbrüstigkeit bloß bei Bewegung der Arme, nicht beim Gehen.*

– **Blutungen**:
  • **Rektum**; aus dem:

🕮 *79/7: Bei Blutabgang aus dem After, Blutwallung durch den Körper und kurzer Odem.*

– **Gähnen** amel.: croc.a1,k

🕮 *vgl. 86/4*

– **Luft**:
  • **Freien**, im: *Borx.* caust. crot-c. phys. plat. **Psor.** rhus-t. sel. seneg. sulph.

🕮 *86/10: Engbrüstigkeit, krampfhafte; wenn sie an die freie Luft kommt, so benimmt es ihr den Athem.*

– **offen**:
  • **Fenster** sitzen; muß am offenen: *Cann-s. Chel.*

🕮 *vgl. 86/4*

– **Sitzen**, beim: alum. alumn.a1 anac. calc. carb-v.a1,k caust.a1,k cedr. dig. digin.a1 dros. euphr. **Ferr.** gins.a1,k indg. *Lach.*hr1,k *Laur.* led. *Lyc.*hr1,k mag-c.hr,kl mez.h,kl nat-s.hr1,k nicc. petr.a1,k *Phos.*a1,k

Atemnot — **Atmung / Husten** — Morgens

— **Sitzen**, beim: ...
Psor.hr1,k rhus-t. sep.hr1,k sulph.h,kl verat.
🔍 *86/9: Engbrüstigkeit am meisten beim Sitzen.*
• **amel.**: *Ant-t.*a1,k *Apis* apoc. asaf. aspar.a1,k bar-m.k2 cann-s.a1,k *Crot-t.* hep. ip.a1,k *Kali-c.* nat-sal.a1 *Verat.*
🔍 *vgl. 86/4*

— **Stehen**, muß aufrecht: cedr.
🔍 *vgl. 86/4*

— **Steigen**, beim: acet-ac.hr1,k agn. aloe *Am-c.*hr1,k ang. *Apis Arg-n.* **Ars.**hr1,k *Ars-i.* ars-s-f.k2 arund.hr1,k,* aspar.hr1,k aur. aur-ar.k2 aur-i.k2 *Aur-m.* aur-s.k2 bar-c.hr1,k bar-i.k2 bar-m.k2 bar-s.k2 berb.hr1,k *Borx. Brom.* bufo *Cact.*hr1,k,* **Calc. Calc-ar.** calc-i.k2 calc-p.k2 calc-s. calc-sil.k2 cann-i. canth. **Caps. Carb-ac.**hr1,k carbn-s. carl.a1,k castm. chinin-ar.bro1 cist. *Clem.*hr1,k coc-c.k2 **Coca** crot-t.hr1,k,* cupr. dirc.a1,k *Elaps* ferr.k2 glon.k2 graph.a1,k grat. helx.gm1 hyos. iber.c1,hr1 *Iod.* **Ip.** kali-ar.k2 kali-c.k2 kali-n.a1,k *Kali-p.*hr1,k led.a1,k lil-t. *Lob.*hr1,k *Lyc. Lycps-v.* mag-m.h,h2,* **Merc.**hr1,k nat-ar. **Nat-m.**hr1,k,* *Nat-s.* **Nit-ac.**hr1,k nux-v. ol-an. petr.a1,k *Pic-ac. Plb.*hr1,k puls. ran-b. rat. *Rhus-t.*hr1,k *Ruta Sars.*hr1,k *Seneg.*hr1,k sep. spig.a1,k *Spong.* squil.hr1,k *Stann.*hr1,k,* sul-i.k2 sulph. tab.a1,k ter.hr1 ther.hr1,k thuj.a1,k til.a1,k zinc.
🔍 *86/2: Athemversetzung mit Stichschmerz in der Brust beim mindesten Gehen; er kann keinen Schritt weiter (Brustbräune).*
FN 86/2-2: Vorzüglich beim Steigen nach einer Anhöhe zu.

Aussetzend, ungleich, intermittierend:
— **Schlaf**, im: *Ant-t.* bell.h op.
🔍 *95/11: Erstickungsanfälle im Schlaf (Alpdrücken).*

Behindert, gehemmt:
— **nachts**:
• **Schlaf**, im: *Guaj.*
🔍 *95/11: Erstickungsanfälle im Schlaf (Alpdrücken).*
— **Schmerz**, bei:
• **Hypochondrien**, in den:
🔍 *77/12: Unter den letzten Rippen (in den Hypochondern) herüber, Spannung und Druck, wovon der Athem gehemmt und das Gemüth ängstlich und bekümmert wird.*
• **nimmt** den Atem: berb. **Bry.** dios.
🔍 *88/1: Steigende Aufgelegtheit sich zu verheben und, wie man sagt, sich Schaden zu thun schon bei sehr geringer Anstrengung der Muskeln, bei kleinen Handarbeiten, beim über sich Reichen und Langen nach etwas Hohem, beim Aufheben nicht schwerer Dinge, schnellem Wenden des Körpers, Schieben u.s.w. Diese oft nur geringe Anspannung oder Ausdehnung der Muskeln bringt dann oft die schwersten Krankenlager zuwege, Ohnmachten, alle Grade hysterischer Beschwerden, Fieber, Blutspeien u.s.w., da doch eine nicht psorische Person solche Lasten hebt, als ihr Muskelkräfte nur irgend vermögen, ohne die mindesten Nachbeschwerden.*
FN 88/1-1: Oft auch sogleich starker Kopfschmerz im Scheitel - was dann auch äußerlich bei Berührung schmerzt - oder sogleich Kreuzschmerzen, oder ...

Behindert - Schmerz, bei - **nimmt** den Atem: ...
🔍 *... Schmerzen in der Bährmutter, nicht selten Stechen in der Brustseite oder zwischen den Schulterblättern, was den Odem hemmt, oder schmerzhafte Steifheit des Genicks oder Rückgrats, oftes lautes Aufstoßen und dergl.*

— **Stiche**, durch:
• **Schulterblätter**:
• **zwischen** den: nit-ac.h
🔍 *vgl. 88/1 und FN 88/1-1*

Laut, geräuschvoll: acon.bg2,k,* agar.hr1,k,* alum.bg2,k am-c.hr1,k,* ambr.bg2 ant-t.bg2,k *Arn.*bg2,k,* ars.bg2,k,* asar.bg2 bell.bg2 bov.a1,k *Brom.*hr1,k bry.bg2 calad.bg2 **Calc.**bg2,k,* camph.bg2 cann-s.bg2 caps.bg2 *Carb-v.*hr1,k,* carbn-s. **Cham.**bg2,k,* **Chin.**bg2,k,* chinin-s. **Chlor.** *Cina Cocc.*bg2 *Colch.*hr1,k coloc.bg2 con.a1,k *Cor-r.* cub.c1 cupr. dros.bg2 dulc.bg2 ferr.bg2,k,* ferr-m.a1,k gamb.a1,k graph.bg2 guare.a1,k *Hep.*bg2,k,* hydr-ac.hr1,k,* *Hyos.*bg2,k *Ign.*bg2,k iod.bg2 **Kali-bi.**hr1,k *Kali-c.*bg2,k kali-cy.a1 *Kalm.*hr1,k,* **Lach.** laur.bg2 lyc.bg2 mag-m.bg2 merc. morph.a1 mur-ac.bg2 nat-m.bg2,k *Nat-s.* nat-sal.a1 nit-ac.hr1,k nux-v.bg2,k,* *Op.*bg2,k petr.bg2 **Phos.**bg2,k,* plb.bg2 *Puls.*bg2 *Rhus-t.*bg2 sabad.bg2 sabin.bg2 **Samb.**bg2,k,* *Seneg.* sep.bg2 sil.bg2 **Spong.**bg2,k,* squil.bg2,k stann.bg2 *Stram.*bg2 sul-ac.bg2,k **Sulph.**bg2,k,* **Verat.**bg2,k,*
🔍 *86/6: Engbrüstigkeit; lautes, schweres, auch wohl pfeifendes Athmen.*

Stockend:
— **Schlaf**, im: lyc.a1,k
🔍 *95/11: Erstickungsanfälle im Schlaf (Alpdrücken).*

Pfeifend: acet-ac. acon.hr1,k aeth.hr1,k aloe alum. *Ambr.*hr1,k *Ant-t.* arg-n.bg2,k,* *Ars.*hr1,k arund.hr1,k,* asar.hr1 bell.a1,k benz-ac.a1,k brom.hr1,k bufo calc. cann-s.a1,k *Carb-v.*hr1,k,* carbn-s. card-b.a1 *Cham.* **Chin.**a1,k chinin-ar. coloc. cupr.hr1,k graph.a1,k *Hep.*hr1,k *Iod.* ip.bro1 kali-ar. *Kali-c.* kali-s. kali-sil.k2 kreos. laur. led.bg2 *Lyc.*hr1,k mag-m.h,kl *Manc.*hr1,k nat-m. nit-ac. nux-v.hr1,k,* osm.a1,k ph-ac. phos. sabad. *Samb.*hr1,k sang. sep.h,kl *Sil.*hr1,k *Spong.*hr1,k stann. sul-ac.a1,k sul-i.a1,k *Sulph.*hr1,k thuj.hr1,k
🔍 *86/6: Engbrüstigkeit; lautes, schweres, auch wohl pfeifendes Athmen.*

Husten

Morgens (6 - 9 h):
— **Aufstehen**, nach dem: ail. all-s. alum.h,k,* alumn.a1,k am-br.a1,k ang. ant-c.hr1,k arg-met. arn.a1,k *Ars.* bar-c. bar-s.k2 borx. bov. bry. calc.hr1,k calc-sil.k2 canth. carb-an. carb-v.hr1,k *Chel.* chin. chinin-s. **Cina** coc-c. dig. *Euphr.*hr1,k **Ferr.**a1,k ferr-ar. ferr-p. grat. *Hep.*hr1 indg.a1,k lach. *Nat-m.* nat-s. nit-ac. nux-v. osm.hr1,k par. **Phos.**hr1,k plb. psil.ft1 sep. *Sil.*a1,k *Spong.* staph. sulph. thuj.hr1,k
🔍 *85/5: Husten früh nach dem Erwachen am ärgsten.*
— **Erwachen**, beim: agar. ail.a1,k am-br.vh ambr.br1 arn. aur. calc-sil.k2 carb-v.hr1,k,* *Caust.*hr1,k,* *Chel.*

Husten

Morgens (6 - 9 h) **- Erwachen, beim:** ...
*Coc-c.*hr1,k cod.a1,k ferr.a1,k hep.h,kl hydrog.srj2 *Ign.*
Kali-bi.hr1,k limest-b.es1 mag-s. **Nux-v.** phos.
plb.hr1,k *Psor.*hr1,k rhus-t. **Rumx. Sil.**hr1,k* sul-ac.h,kl
sulph.a1,k tarent.a1,k thuj.
🕮 85/5: Husten früh nach dem Erwachen am ärgsten.

Abends (18 - 22 h):
– **Bett**, im: acon. agn.bg2,k,* **Alum.**a1,k *Am-c.*bg2,k,*
am-m. anac.bg2,k ant-t. **Ars.**bg2,k,* ars-s-f.k2 bell.bg2,k
borx. *Calc.*bg2,k,* calc-sil.k2 *Caps.*a1,k carb-an.bg2,k
*Carb-v.*bg2,k *Caust.*hr1,k coca cocc. coff.bg2,k,*
Con.bg2,k,* dol. *Dros.*bg2,k,* ferr.bg2,k,* ferr-ar.
graph.a1,k *Hep.*bg2,k,* hyos. *Ign.* indg. ip.bg2,k,*
kali-ar. *Kali-c.*bg2,k,* kali-p. *Kali-s.* *Kreos.*bg2,k,*
*Lach.*bg2,k,* lact. *Lyc.*bg2,k,* mag-c. mag-s.a1,k
Merc.bg2,k,* *Mez.*hr1 naja nat-c. **Nat-m.**bg2,k,* nat-p.
nicc. *Nit-ac.*bg2,k *Nux-m.* *Nux-v.*bg2,k par. petr.bg2,k
ph-ac. *Phos.*bg2,k,* phyt. **Puls.**bg2,k,* rhus-t.bg2,k,*
ruta *Sep.*hr1,k,* *Sil.*a1,k *Stann.*bg2,k staph.bg2,k,* still.
Sulph.hr1,k,* teucr.bg2,k thuj.hr1,k verat. verb.bg2,k
🕮 85/2: Husten meist Abends nach dem Niederlegen und bei jedem Tiefliegen mit dem Kopfe.

Nachts (22 - 6 h):
acal.br1,hr1,* acet-ac.hr1
Acon.bg2,k,* aeth. *Agar.*hr1,k,* alum.bg2,k,* alum-p.k2
alum-sil.k2 **Am-br.** **Am-c.**bg2,k,* *Am-m.*bg2,k,*
*Ambr.*bg2,k,* **Anac.**bg2,k,* anan. ant-t.bg2,k,* apis
apoc.hr1,k aq-pet.a1 aral. *Arg-n.*bg2,k,* arn.bg2,k,*
Ars.bg2,k,* ars-s-f.k2 *Arum-d.*hr1,k,* *Asaf.* asar.
*Aur.*bg2,k,* aur-ar.k2 aur-m.hr1,k,* aur-s.a1,k bad.
bamb-a.stb2 *Bar-c.*bg2,k,* bar-m. bar-s.k2 **Bell.**bg2,k,*
bism.bg2,k,* borx. bry.bg2,k cact. calad.bg2,k,*
Calc.bg2,k,* calc-f. calc-s. calc-sil.k2 *Caps.*bg2,k,*
*Carb-an.*bg2,k,* carb-v.bg2,k **Carbn-s.** carc.tp1
card-m.hr1,k castm. *Caust.*bg2,k,* cench.
Cham.bg2,k,* *Chel.*hr1,k,* *Chin.*bg2,k,* *Chinin-ar.*
chinin-s. chr-ac.hr1 cimic.bg2,k,* cina *Coc-c.*hr1,k,*
cocc.bg2,k,* cod.hr1,k coff.bg2,k,* *Colch.*bg2,k,*
coloc.bg2,k,* com.a1,k *Con.*bg2,k,* cor-r.bg2,k,*
crot-t.hr1,k *Cupr.*bg2,k,* cur. *Cycl.*bg2,k,* dig.bg2,k,*
*Dros.*bg2,k,* dulc.bg2,k erig. eug.hr1,k eup-per.hr1,k
ferr.bg2,k,* ferr-ar. *Ferr-p.*bg2,k *Form.*hr1 gamb.bg2,k,*
gels. **Graph.**bg2,k,* *Grat.*bg2,k guaj. *Hep.*bg2,k,*
hydrog.srj2 **Hyos.**bg2,k,* *Ign.*bg2,k indg.a1,k *Ip.*bg2,k,*
iris-foe. **Kali-bi.**bg2,k,* kali-bi. kali-br.bg2,k,*
Kali-c.bg2,k,* kali-chl.hr1 kali-i.bg2 kali-n.hr1,k
kali-p. **Kali-s.** kali-sil.k2 kalm. *Kreos.*bg2,k lac-ac.
Lach.bg2,k,* lachn.hr1,k laur.bg2,hr1 led.bg2,k,* lepi.hr1,k
linu-c.a1 **Lyc.**bg2,k,* *M-arct.* m-aust. *Mag-c.*bg2,k,*
*Mag-m.*bg2,k,* mag-p. mag-s.a1 *Manc.*hr1,k,*
med.hr1,k2 meph.bg2,k,* **Merc.**bg2,k,* merc-c.a1,k
*Merc-i-f.*hr1 *Mez.*bg2,k,* mur-ac. naja *Nat-ar.*
nat-c.hr1,k *Nat-m.*bg2,k,* nat-p. nat-s. nicc.a1,k,hr1
*Nit-ac.*bg2,k,* nux-v.bg2,k,* oena. ol-an. ol-j.hr1,k
op.bg2,k,* par.bg2,k,* *Petr.*bg2,k,* phel.hr1,k phos.bg2,k,*
*Phyt.*hr1,k psor.hr1,k **Puls.**bg2,k,* rhod.bg2,k,*
*Rhus-t.*bg2,k,* *Rumx.* ruta *Sabad.*bg2,k,* samb.hr1,k
*Sang.*bg2,k,* senec.hr1,k seneg.bg2,k *Sep.*bg2,k,*
Sil.bg2,k,* sol-t-ae.a1,k spig.bg2,k,* spong.bg2,k,*
squil.bg2,k stann.bg2,k staph.bg2,k,* stict.hr1,k
stront-c. sul-ac. **Sulph.**bg2,k,* *Syph.*bg2,k tab.a1,k
tarent.a1,k ther.hr1,k thuj.bg2,k,* tub.hr1 *Verat.*bg2,k,*

Nachts (22 - 6 h): ...
*Verb.*bg2,k vib. vichy-g.a1 vinc. *Zinc.*bg2,k,* zinc-p.k2
zing.hr1,k,* ziz.
🕮 85/4: Husten besonders die Nacht.

Anfallsweise:
– **Erstickungsgefühl** beim Schlucken, plötzlich: Brom.
🕮 85/12: Krampfhusten-Anfälle.
FN 85/12-2: Es treibt sie jählich zum Husten, sie kann aber nicht, da ihr der Odem plötzlich entgeht bis zum Ersticken, bei dunkelrothem, aufgetriebnen Gesichte; gewöhnlich ist dann auch der Schlund zugezogen, so daß kein Tropfen Wasser niedergeschluckt werden kann; nach 8, 10 Minuten erfolgt dann gemeiniglich Aufstoßen aus dem Magen und der Krampf löset sich.

Atmen:
– **tiefes** Atmen: *Acon.*bg2,k,* *Aesc.* am-c. am-m.a1,k
apis arn.bg2,k ars.bg2,k asar. **Bell.**bg2,k,* bism.bg2,k
*Brom.*bg2,k,* **Bry.**bg2,k,* calc.bg2 carb-an.bg2,k chin.
chinin-a. cina coc-c. **Con.**bg2,k,* *Cor-r.*a1,k croc.bg2
crot-h. cupr.bg2,k dig. dros. *Dulc.*bg2,k,* euphr.bg2,k,*
Ferr. ferr-ar. ferr-p. graph.bg2,k,* *Hep.*bg2,k,* *Iod.*
ip.bg2,k,* kali-ar. *Kali-bi.*bg2,k,* **Kali-c.**bg2,k,* kali-m.k2
kali-n.hr1,k kali-p. *Lac-c.*hr1,k lach.hr1,k lec. *Lyc.*bg2,k,*
mag-m.bg2,k,* mang.hr1,k meny.bg2,k,* *Merc.* mez.bg2,k,*
mur-ac.bg2,k naja nat-ar. nat-m.bg2,k nit-ac.bg2,k,*
olnd.bg2 ph-ac. phos. plb.a1,k *Puls.*bg2,k *Rhus-t.*
Rumx. sabad. samb. seneg.bg2,k sep.bg2,k,* serp.
sil.bg2,k *Squil.*bg2,k,* stann. stict.ptk1 stram.bg2,k
*Sulph.*hr1,k verb.bg2 zinc. ziz.
🕮 85/7: Husten sogleich bei jedem Tiefathmen.

Erbrechen:
– **amel.**: mez.ptk1
🕮 84/14: Husten, der nicht nachläßt, bis Würgen und Erbrechen kommt – meist früh oder Abends.

Erstickend:
acon.bg2,k,* adam.srj5 *Agar.* **Alum.**
alum-sil.hr1,k am-c.bg2 am-m.hr1,k ambr.h,kl anac.a1,k
anan.hr1,k *Ant-t.*bg2,k,* *Apis* ars-s-f.hr1,k aq-pet.a1
*Arg-n.*bg2,k,* *Ars.*bg2,k,* ars-i. ars-s-f.k2 bar-c.bg2,k,*
bar-i.k2 bar-s.k2 bell.bg2,k,* *Brom.*bg2,k,* *Bry.*bg2,k,*
calc.bg2 *Carb-an.*bg2,k,* **Carb-v.**bg2,k,* carbn-s.
*Caust.*bg2,k *Cham.*bg2,k chel. **Chin.**bg2,k,* *Chinin-ar.*
Cina coc-c.hr1,k cocc. coloc.bg2 *Con.*bg2,k,*
cor-r.br1 crot-h.bg2,k *Cupr.*bg2,k *Cycl.*hr1,k del.a1
der.a1,k **Dros.**bg2,k,* euphr. eupi.a1,k guaj.bg2
guare.hr1,k *Hep.*bg2,k,* hydr-ac.bg2 **Hyos.**bg2,k,* ign.
indg.hr1,k *Iod.* **Ip.**bg2,k,* kali-ar. kali-bi.hr1,k
*Kali-c.*bg2,k,* kali-i. kali-n.bg2,k kali-s. kali-sil.
kreos.bg2,k *Lach.*bg2,k,* lact.hr1,k *Led.*bg2,k lyc.
mag-p. mang. meph.bg2,k,* *Merc.*bg2,k,* merc-c.bg2
nat-m.bg2,k nit-ac.bg2 *Nux-m.*bg2,k,* **Nux-v.**bg2,k,*
*Op.*bg2,k,* petr. phel.hr1,k psor.bg2 *Puls.*bg2,k,* ruta
*Samb.*bg2,k,* *Sep.*bg2,k,* sil.bg2,k,* spig.bg2,k,*
*Spong.*bg2,k squil.bg2,k,* stram.bg2,k,* sul-i.k2
Sulph.bg2,k,* *Tab.*bg2,k tarent.k2 tep.a1,k thuj. *Tub.*
verat.bg2,k,* zinc.bg2,k,*
🕮 vgl. 85/12 und FN 85/12-2

Essen:
– **durch**: acon.hr1,k aeth. agar.bg2,k,* all-s.hr1,k,*

Essen | **Husten** | Schlaf

– **durch**: ...
alum-sil.$_{k2}$ am-m.$_{bg2,gsy1}$ ambr.$_{hr1,k}$ Anac.$_{bg2,k,*}$ ant-ar.$_{c1}$ Ant-t.$_{bg2,k,*}$ arg-n.$_{bg2}$ arn. Ars.$_{bg2,k,*}$ ars-s-f.$_{k2}$ bar-c. bell.$_{bg2,k,*}$ brom. Bry.$_{bg2,k,*}$ bufo Calc.$_{bg2,k,*}$ calc-f. caps. Carb-v.$_{bg2,k,*}$ carbn-s. carc.$_{tp1}$ caust.$_{bg2,k,*}$ cham.$_{bg2,k,*}$ Chin.$_{bg2,k,*}$ Coc-c. Cocc.$_{bg2}$ cor-r. Cupr.$_{bg2,k}$ Cur.$_{hr1,k}$ dig.$_{bg2,k,*}$ dros. euphr. Ferr.$_{bg2,k}$ ferr-ar. ferr-ma. ferr-p. Hep.$_{bg2,k}$ hyos.$_{bg2,k,*}$ Ip.$_{bg2}$ **Kali-bi.**$_{bg2,k,*}$ kali-c.$_{bg2,k,*}$ kali-m.$_{k2}$ kali-p. kali-s. kali-sil.$_{k2}$ lac-c. lach.$_{bg2,k}$ laur.$_{bg2,k}$ lyc. mag-c.$_{bg2,k}$ mag-m.$_{bg2,k,*}$ med.$_{hr1,k}$ Mez. mosch.$_{bg2,k}$ myos-a.$_{hr1,k}$ nat-m. nit-ac. nux-m.$_{bg2,k}$ **Nux-v.**$_{bg2,k,*}$ op.$_{bg2}$ ph-ac. phos.$_{bg2,k,*}$ puls.$_{bg2,k,*}$ rhus-t.$_{bg2,k}$ Rumx. ruta sang.$_{hr1,k}$ Sep.$_{bg2,k,*}$ sil.$_{bg2,k,*}$ squil.$_{hr1,k}$ staph.$_{bg2,k,*}$ sulph.$_{bg2,k,*}$ tarax.$_{hr1,k}$ ter.$_{bg2,k,*}$ Thuj.$_{bg2,k,*}$ verat. zinc.$_{bg2,k,*}$
✎ 85/6: Husten nach dem Essen am meisten.

Hüsteln:
– **morgens**: all-c.$_{a1,k}$ ant-t.$_{a1,k}$ arg-met. arn.$_{a1,k}$ Ars.$_{hr1,k}$ calc.$_{a1,k}$ Calc-p.$_{hr1}$ cina con.$_{a1,k}$ iris kali-c.$_{a1,k}$ kali-i.$_{a1,k}$ laur.$_{a1,k}$ mang.$_{a1,k}$ mit.$_{a1}$ nit-ac.$_{a1,k}$ ol-an.$_{a1,k}$ par.$_{a1,k}$ phos. sel.$_{k2}$ sil.$_{a1,k}$ sumb.$_{a1,k}$ thuj.
✎ PP: Kurzes Frühhüsteln.

Kitzeln; durch:
– **Kehlkopf**, im: Acon. Aesc. Agar. **All-c.** alum. alum-sil.$_{k2}$ Alumn. am-br. Am-c. Am-m. Ambr. anac. Anan. ang. ant-t. anth. apis Arg-met. Arg-n. Arn. **Ars.** ars-i.$_{k2}$ Asaf. aspar. astac. aur-m. Bad. bar-c. bar-i.$_{k2}$ bar-s.$_{k2}$ **Bell.** borx. bov. Brom. Bry. bufo cact. cadm-s. cain. calad. Calc. **Calc-f.** calc-i.$_{k2}$ Caps. Carb-ac. Carb-an. Carb-v. Carbn-s. carl. Caust. Cham. Chel. chlor. cimic. cimx. cinnb. Cist. Coc-c. cocc. coff.$_{bg1,bg2}$ colch. coloc. **Con.** cop. **Crot-c.** crot-h. cupr-ar. Cupr. Cycl. dig. dios. **Dros.** Dulc. euph. Euphr. eupi. ferr-ar. glon. graph. Hep. hydr. hydr-ac. hydrog.$_{srj2}$ Hyos. Ign. **Iod. Ip.** Iris Iris-foe. Kali-bi. Kali-c. kali-n. kali-p. kali-s. kali-sil.$_{k2}$ kreos. Lac-c. **Lach.** lact. laur. led. limest-b.$_{es1}$ lob. lob-s. **Lyc.** mag-c. mag-m. mang. merc. merc-c. mez. mur-ac. naja nat-ar. nat-c. **Nat-m.** nat-p. nat-s. nicc. Nit-ac. **Nux-v.** olnd. onos. op. osm. ox-ac. par. Ph-ac. **Phos.** Phyt. plan. Prun. Psor. **Puls.** rat. rhus-t. Rumx. Sabin. Sang. sars. Seneg. Sep. Sil. sol-ni. spira. **Spong.** Squil. stann. **Staph.** Stict. sulph. sumb. tab. tarent. tep. thuj. til. verb. Vinc. zinc. zing.
✎ 84/13: Husten; oft reizt's und kriebelt's in der Kehle; der Husten quält ihn, bis Schweiß im Gesichte (und an den Händen) ausbricht.
• **Schweiß** amel.:
✎ vgl. 84/13

Krampfhaft, spasmodisch: acon. **Agar.** All-c. am-br. am-caust. **Ambr.** anac. Anan. apis Arg-n. arn.$_{k2}$ Ars. ars-i. ars-s-f.$_{k2}$ arum-t. asc-t. aur. aur-s.$_{k2}$ Bad. bar-c. bar-i.$_{k2}$ bar-s.$_{k2}$ **Bell.** bov. brom. **Bry. Cact.** Calc. calc-f. calc-i.$_{k2}$ calc-s. calc-sil.$_{k2}$ Caps. carb-ac.$_{br1,c1}$ Carb-an. **Carb-v.**

Krampfhaft, spasmodisch: ...
carbn-s. castm. Caust. Chel. Chin. chinin-ar. chlf. Chlol. Chlor. cimic. **Cina** Coc-c. **Cocc.** coff. coll. coloc. Con. **Cor-r.** corn. Crot-c. **Cupr.** cur. Dig. **Dros.** Dulc. euph. **Ferr.** ferr-ar. ferr-i. ferr-m. ferr-p. Gels. Hep. hydr-ac. **Hyos.** Ign. indg. Iod. **Ip.** kali-ar. kali-bi. **Kali-br. Kali-c. Kali-chl.** kali-p. kali-sil.$_{k2}$ Kreos. **Lac-ac.** lach. Lact. laur. Led. Lob. lyc. Mag-c. Mag-m. mag-p. meli. Meph.$_{gm1,k}$ Merc. merc-c. mez. mosch. nat-ar. Nat-m. nit-ac. **Nux-v.** oena. op. osm.$_{c2,k}$ pert.$_{br1}$ petr. ph-ac. Phos. Plb. Psor. **Puls.** Rhus-t. **Rumx.** sal-ac. Samb. Sang. Sep. sil. **Spong.** Squil. staph. still. stram. stry. sul-ac. sul-i.$_{k2}$ Sulph. tab. Tarent. Thuj. Verat. verat-v. verb. vinc. viol-o.$_{c2}$ xan.$_{c1}$ Zinc. zinc-p.$_{k2}$
✎ 85/12: Krampfhusten-Anfälle.
FN 85/12-2: Es treibt sie jählings zum Husten, sie kann aber nicht, da ihr der Odem plötzlich entgeht bis zum Ersticken, bei dunkelrothem, aufgetriebnen Gesichte; gewöhnlich ist dann auch der Schlund zugezogen, so daß kein Tropfen Wasser niedergeschluckt werden kann; nach 8, 10 Minuten erfolgt dann gemeiniglich Aufstoßen aus dem Magen und der Krampf löset sich.

Liegen, beim:
– **Bett**, im:
• **agg.**: agn. Alumn. am-c. am-m. anac. ant-t. aral. arg-n. Ars. bry. cact. calc. Caps. cham. coc-c. coca coff. **Con.** Crot-t. dol. Dros. euphr. ferr-ar. ferr-p. hep. Hyos. ign. indg. iod. ip. Kali-c. kali-n. kali-s. kreos. lach. lachn. lact. lyc. mag-c. mag-m. mag-s. meph. mez. nat-m. nat-n. nit-ac. nux-v. **Phos.** psor. **Puls.** Rhus-t. sabad. samb. sang. Sep. Sil. squil. Still. **Sulph.** verb.
✎ 85/2: Husten meist Abends nach dem Niederlegen und bei jedem Tiefliegen mit dem Kopfe.
– **Hinlegen**; beim ersten: arg-n. Ars. caps. con.$_{a1,k}$ Dros. hyos. laur. phyt. puls. sabad. sang.
✎ vgl. 85/2
– **Kopf**:
• **tief** liegendem Kopf; mit: am-m. Bry. carb-v. Chin. hyos. puls. rumx. samb. sang. spong.
✎ vgl. 85/2

Niesen:
– **endet** in Niesen: Agar.$_{hr1,k}$ Arg-n. bad.$_{hr1,k}$ Bell.$_{hr1,k}$ bry. caps.$_{h,k13,*}$ Carb-v.$_{k,st}$ hep. just.$_{pd}$ lyc.$_{h,k,*}$ psor. seneg.$_{hr1,k}$ Squil. Sulph.
✎ 85/1: Husten, der sich jedesmal mit Niesen endigt.

Pleuritis, bei: acon. Ars. bry. ip. Lyc. Sulph.
✎ 85/19: Hitziges Seitenstechen; bei großer Hitze des Körpers fast unmögliches Einathmen vor Stichen in der Brust, mit Bluthusten und Kopfschmerz; er liegt danieder.

Schlaf:
– **Einschlafen**, beim: Agar. agn. arn. brom. Carb-v. Con. guare. Hep. ign. Kali-c. **Lach. Lyc.** med. merc. nit-ac. Phos. sep. **Sulph.**
✎ 85/3: Husten nach dem ersten kurzen Schlafe aufweckend.
– **weckt** aus dem Schlaf: acon.$_{hr1,k}$ Agar. alum.$_{a1,k}$ Apis Aral. arn. Ars.$_{hr1,k}$ bell.$_{hr1,k}$ calc. carb-v.$_{k2}$

Husten / Auswurf

Schlaf · **Blutig**

— **weckt** aus dem Schlaf: ...
carbn-s. **Caust.**hr1,k cham. *Coc-c.*hr1,k cocc. coff. con.hr1,k daph. dros. graph. hep. hipp. *Hyos.*bg2,k kali-c. kali-n. *Lach.*hr1,k mag-m. med. merc. nit-ac. op. *Petr.* **Phos.**hr1,k rhod. *Rhus-t.*hr1,k ruta kr1 *Sang.*hr1,k *Sep.*hr1,k *Sil.*hr1,k sol-t-ae. squil. **Sulph.**hr1,k verb. zinc.hr1,k zing.

≈ 85/3: Husten nach dem ersten kurzen Schlafe aufweckend.

Trocken (= ohne Auswurf): acal.hr1,k,* acet-ac.hr1,k,* achy-a.bnj1 **Acon.**bg2,k,* aesc.hr1,k,* *Agar.*bg2,k,* ail.hr1,k alco.a1 all-s.hr1,k,* aloe **Alum.**bg2,k,* Alumn.a1,k am-br. *Am-c.*bg2,k,* *Am-m.*bg2,k,* *Ambr.*bg2,k,* anac.bg2,k anag.hr1,k anan.hr1,k androc.srj1 ang.hr1,k,* ant-c.hr1,k,* ant-t.hr1,k,* anth. aphis apis apoc.hr1,k,* aq-pet.a1 arg-cy. arg-met. arg-n.bg2,k,* *Arn.*hr1,k,* **Ars.**bg2,k,* **Ars-i.**bg2,k,* ars-s-r.hr1 arum-i.a1 arum-t.hr1,k,* asaf.bg2,k,* asar.bg2,k *Asc-t.*hr1,k,* asim.hr1,k,* atro.hr1,k aur.bg2,k,* aur-i.k2 aur-m. aur-m-n.a1,k aur-s. bamb-a.stb2 *Bar-c.*bg2,k,* *Bar-m.*hr1,k **Bell.**bg2,k,* ben. benz-ac.hr1,k berb.a1,k bond.a1 borx. bov.bg2,k,* **Brom.**bg2,k,* **Bry.**bg2,k,* *Bufo* cact.hr1,k calad.bg2,k,* **Calc.**bg2,k,* *Calc-i.*k2 calc-p.bg2,k,* **Calc-s.**a1,k camph.bg2,k,* cann-i.hr1,k,* cann-s.hr1,k,* *Canth.*bg2,k,* *Caps.*hr1,k,* *Carb-ac.*hr1,k **Carb-an.**bg2,k,* *Carb-v.*bg2,k,* *Carbn-s.* card-b.a1 card-m.hr1,k casc.a1,k castm. *Caust.*bg2,k,* *Cedr.*hr1 cench. cent.a1 *Cham.*bg2,k,* *Chel.*bg2,k,* **Chin.**hr1,k,* chin-b.hr1 chinin-ar. chlf.hr1 chlor.hr1,k choc.srj3 chr-ac.hr1,k cimic.bg2,k,* cimx.hr1,k,* *Cina* cinnb. clem.bg2,k,* *Coc-c.*hr1,k,* cocc.bg2,k,* cod. *Coff.*bg2,k,* colch.bg2,k,* coloc.bg2,k,* colocin.bg2,k *Con.*bg2,k,* cop.hr1,k,* cor-r.br1 corn.hr1,k *Croc.*bg2,k,* *Crot-c.* crot-h.hr1,k *Cupr.*bg2,k,* cur.bg2,k,* cycl.bg2,k,* der.hr1,k dig.bg2,k,* dios.a1 dros.bg2,k,* *Dulc.*bg2,k,* elaps eucal.bg2 eup-per.bg2,k,* euph.bg2,k,* euphr.bg2,k eupi.a1 *Ferr.*bg2,k,* *Ferr-ar.* *Ferr-i.* *Ferr-p.*hr1,k ferul.a1 fl-ac.hr1,k **Form.**hr1,k gamb.hr1,k gels.bg2,k,* gink-b.sbd1 gins.a1 gran.a1 graph.bg2,k grat.bg2,k,* *Guaj.*bg2,k,* guare.a1,k gymno. ham.hr1,k,* *Hell.*bg2,k,* helx.c,gm1 *Hep.*bg2,k,* hera.a1 hura hydr.hr1,k,* hydr-ac.hr1 hydrog.srj2 **Hyos.**bg2,k,* hyosin.a1 *Hyper.*hr1,k,* **Ign.**bg2,k,* *Indg.*hr1,k inul.hr1,k **Iod.**bg2,k,* *Ip.*bg2,k,* iris iris-foe. jac-c.a1 *Kali-ar.* *Kali-bi.*bg2,k,* *Kali-br.*bg2,k,* **Kali-c.**bg2,k,* *Kali-i.*bg2,k,* kali-m.k2 *Kali-n.* **Kali-p.**bg2,k,* kali-s. kreos.bg2,k,* lac-ac.hr1,k,* lac-c. lac-d.hr1,k **Lach.**bg2,k,* *Lachn.*hr1,k lact.hr1,k laur.bg2,k,* lec. led.bg2,k,* lepi.a1 lil-t.a1,k limest-b.es1 linu-c.a1 lipp.a1 lob.hr1,k lob-s.hr1 *Lyc.*bg2,k,* mag-c.bg2,k,* mag-m.bg2,k,* mag-s.hr1,k,* *Manc.*hr1 **Mang.**bg2,k,* med.hr1,k,* meli.hr1,k *Menth.*c2 meph.bg2 *Merc.*bg2,k,* merc-c.bg2,k,* *Merc-cy.*hr1 *Mez.*bg2,k,* mosch.bg2,k,* mur-ac.bg2,k,* murx.hr1,k *Myrt-c.*hr1,k naja **Nat-ar.** *Nat-c.*bg2,k,* **Nat-m.**bg2,k,* nat-p.a1,k nat-s.hr1,k nicc.hr1,k,* *Nit-ac.*bg2,k,* nit-s-d.a1,hr1 **Nux-m.**bg2,k,* **Nux-v.**bg2,k,* ol-an.a1,k *Ol-j.*hr1 olnd.bg2,k **Op.**bg2,k,* osm.hr1,k,* *Ox-ac.*hr1,k *Par.*bg2,k paull.a1 ped.a1 *Petr.*bg2,k,* **Ph-ac.**bg2,k,* phal.a1 phel.hr1 **Phos.**bg2,k,* *Phyt.*bg2,k,* pic-ac.a1,k pin-s.a1 plan.a1 *Plat.*bg2,k,* *Plb.*bg2,k,* podo.hr1,k

polyg-h. psil.ft1 *Psor.*bg2,k,* ptel.a1,k **Puls.**bg2,k,* pyrus ran-s.bg2,k,* rat.hr1,k rheum *Rhod.*bg2,k,* rhus-r. *Rhus-t.*bg2,k,* *Rhus-v.*a1,hr1 **Rumx.** ruta sabad.bg2,k,* sabin.bg2,k,* sal-ac.hr1,k *Samb.*bg2,k *Sang.*bg2,k,* *Sapin.*a1 sarr. sars.bg2,k,* sel.bg2,k,* senec.k2 *Seneg.*bg2,k,* *Sep.*bg2,k,* *Sil.*bg2,k,* sol-t-ae.a1,k spig.bg2,k,* spira.a1 **Spong.**bg2,k,* squil.bg2,k,* *Stann.*bg2,k,* *Staph.*bg2,k stict.bg2,k,* still.hr1,k stram.bg2,k,* stront-c. stry.hr1,k,* sul-ac.bg2,k,* **Sulph.**bg2,k,* sumb.bg2,k,* syph.hr1,k tab.hr1,k,* tarax.bg2,k,* *Tarent.*hr1,k tep.a1,k ter.bg2,k,* teucr.bg2,k,* thea *Thuj.*hr1,k til. trif-p.a1 tril-p. **Tub.**hr1,k tub-r.jl *Ust.*hr1 v-a-b.jl valer.a1 verat.bg2,k,* verat-v.bg2,k,* verb.bg2,k viol-o.hr1,k voes.a1 wye. *Zinc.*bg2,k,* zing.hr1,k,* ziz.a1,hr1

≈ 85/9: Trockner Husten.

Unfähigkeit zu husten: ant-t.a1,k bar-c.hr1 *Dros.*h,k,* *Iod.*hr1 nat-s.a1,k ox-ac.a1,k sulph.a1,k

— **Schmerzen**, vor: dros.h nat-s.

≈ 85/13: Heftige, zuweilen unerträgliche Stiche in der Brust bei jedem Athemzuge, Husten unmöglich vor Schmerz, ohne Entzündungs-Fieber (unächtes Seitenstechen).

Wind, bei:

— **Ostwind**, bei: **Acon.** cham. cupr. **Hep.** samb. sep. spong.

≈ PP: Die meisten Beschwerden sind des Nachts und erneuern oder erhöhen sich bei tiefem Barometerstande, bei Nord- und Nordostwinde, im Winter und gegen den Frühling zu.

Würgen:

— **amel.** den Husten; Würgen:

≈ 84/14: Husten, der nicht nachläßt, bis Würgen und Erbrechen kommt - meist früh oder Abends.

Auswurf

Blutig: *Acal.* acet-ac. **Acon.** aesc. agn. ail. all-s. aloe alum. alum-p.k2 alum-sil.k2 alumn.k2 am-br. **Am-c.** am-m. ambr. anac. *Anan.* anis. ant-s-ur. *Apis Aran.* **Arg-n. Arn. Ars.** ars-i.k2 ars-s-f.k2 arum-t. asar. aspar. aur. aur-ar. aur-s.c1,k2 bad. bamb-a.stb2 *Bell.* bism. *Borx.* brom. *Bry.* bufo *Cact. Calc.* calc-i.k2 calc-p.k2 calc-s. calc-sil.k2 **Cann-s.** *Canth.* capp-g.bta1 caps. carb-an. *Carb-v.* carbn-h. carbn-o. *Carbn-s.* *Card-m.* casc. *Cench. Cham. Chin.* chinin-ar. chlor. cina cist. cob. coc-c. coll. *Con.* cop. cor-r.br1 *Croc.* **Crot-h.** *Crot-t. Cupr.* cur. daph. der. *Dig.*br1,k dios. *Dros. Dulc.* elaps erig. eug. euphr. **Ferr.** *Ferr-ar. Ferr-i.* **Ferr-p.** fl-ac. gamb. gels. graph. *guaj. Ham.* hell. helx.gm1 hep. hippoz. hydr-ac. *Hyos.* ind. iod. **Ip.** jug-c. just-r.gsb1 kali-ar. *Kali-bi.* kali-c. kali-i. kali-m.k2 kali-n. kali-p. kali-perm. kali-s. kali-sil.k2 *Kreos.* lach. lachn. lam.br1 **Laur.** *Led. Lyc.* lycps-v. *Mag-c.* mag-m. manc. *Mang. Merc.* merc-c. *Mez. Mill.* mur-ac. *Nat-ar.* nat-c. *Nat-m.* nat-p. nat-s.k2 **Nit-ac.** nux-m. nux-v. oena. *Op.* ph-ac. **Phos. Plb.** psor. **Puls.** pyrog.k2 *Rhus-t.*

Auswurf / Brust

Blutig: ...
ruta sabad. *Sabin.* sal-ac. sang. sarr. **Sec.** sel. senec.k2 *Sep. Sil.* sol-mm. squil. **Stann.** staph. *Sul-ac.* sul-i.k2 **Sulph.** tarax. *Ter.* thuj. tril-p.br1 tub.al2 vario.br1 verat. *Zinc.*

→ 85/10: Husten mit gelbem eiterigen Auswurfe, mit oder ohne Blutauswurfe.

FN 85/10-1: Die geschwürigen Lungensuchten haben wohl selten einen andern Grund als dieses Siechthum, selbst wenn Quecksilber- oder Arsenikdämpfe dergleichen zuwege gebracht zu haben scheinen; wenigstens entstehen die meisten eiterigen Lungensuchten von mit Aderlässen mißhandelten Brust-Entzündungen, welche stets als Auflodérungen latenter Psora anzusehen sind.

Eitrig: acet-ac. acon.bg2,k agar. ail.al,k all-s.al,k am-c.bg2,k ammc.k2 *Anac.*bg2,k,* anan. anis. *Ant-t.* arg-met. *Arn. Ars.*bg2,k,* ars-i. ars-s-f.k2 asaf.bg2,k aur.bg2,k aur-ar.k2 aur-s.k2 bar-c. bar-i.k2 bar-s.k2 bell.bg2,k brom. bry.bg2,k bufo **Calc.**bg2,k calc-i.k2 *Calc-s.* calc-sil.k2 *Carb-an.*bg2,k,* carb-v.bg2,k *Carbn-s.* cham.bg2,k **Chin.**bg2,k *Chinin-ar.* cic.k2 *Cimx.* cina cocc.bg2,k *Cod.*al,k *Con.*bg2,k cop. cupr.al,k *Dig. Dros.*bg2,k,* dulc.bg2,k *Ferr.*bg2,k,* ferr-ar. ferr-i. ferr-p. gels. graph.bg2,k grin.k2 guaj.bg2,k hep.bg2,k hyos.bg2,k ign. iod. ip.bg2,k kali-ar. kali-bi.bg2,k,* **Kali-c.**bg2,k kali-i.al,k *Kali-n.*bg2,k *Kali-p. Kali-s.* kali-sil.k2 kalm. *Kreos.*bg2,k lach.bg2,k led.bg2,k,* **Lyc.**bg2,k,* mag-c.bg2,k,* mag-m.bg2,k *Merc.*bg2,k **Nat-ar.** *Nat-c.*bg2,k,* nat-m.bg2,k nat-p. nat-s. *Nit-ac.*bg2,k nux-m.bg2,k nux-v.bg2,k oena.al,k op. *Ph-ac.*bg2,k,* **Phos.**bg2,k,* *Plb.*bg2,k psor. ptel. *Puls.*bg2,k pyrog.k2 *Rhus-t.*bg2,k ruta sabin.bg2,k samb.bg2,k sang. sec.k2 **Sep.**bg2,k,* **Sil.**bg2,k,* *Stann.*bg2,k *Staph.*bg2,k sul-i.k2 *Sulph.*bg2 syph. tril-p. verat. vichy-g.al zinc.bg2,k zinc-s.al,k

→ vgl. 85/10 und FN 85/10-1

Gelb: *Acon.*bg2,k ail. aloe alum.bg2,k alum-p.k2 alum-sil.k2 alumn.k2 am-c.bg2,k *Am-m.*bg2,k ambr.bg2,k ammc.k2 anac.bg2,k anan. *Ang.*bg2,k,* ant-c.bg2,k,* *Ant-i.*c1 arg-met. *Arg-n. Ars.*bg2,k,* *Ars-i.* ars-s-f. arum-t. asc-t. astac. aur.bg2,k,* aur-ar.k2 aur-i.k2 aur-s. *Bad.*hr1,k bar-c.bg2,k bar-i.k2 bar-m. bar-s. bell.bg2,k bism.bg2,k borx. bov.bg2,k brom.al,k *Bry.*bg2,k,* bufo *Cact.* **Calc.**bg2,k,* calc-i.k2 **Calc-p. Calc-s.**al,k calc-sil.k2 cann-s.al,k *Canth.* carb-an.bg2,k *Carb-v.*bg2,k carbn-s. caust.bg2,k cench. cham.bg2,k chlol. chlor.bg2 cic.bg2,k cist. *Coc-c.*al,k coca coloc.al,k con.bg2,k,* cop. cub. cupr.al,k cur. daph. dig.bg2,k digin.k2 *Dros.*bg2,k eug.al,k eupi.al,k ferr.al,k ferr-ar. ferr-i. *Ferr-p.* ferul.al gels.al graph.al,k grin.k2 ham. **Hep.**bg2,k hura **Hydr.** hydr-ac. hydrog.srj2 *Ign.*bg2,k iod.bg2,k,* ip.bg2,k kali-ar. *Kali-bi.*bg2,k,* *Kali-c.*bg2,k *Kali-chl. Kali-i.*bg2 kali-m.k2 *Kali-p. Kali-s.* kali-sil.k2 *Kreos.*bg2,k lac-ac. lach. linu-c.al,k **Lyc.**bg2,k,* mag-c.bg2,k,* mag-m.bg2,k *Mang.*hr1,k med. *Merc.*bg2,k merc-i-f. *Merc-i-r.*al,k mez.bg2,k mur-ac.bg2,k **Nat-ar.** *Nat-c.*bg2,k nat-m.bg2,k *Nat-p.* nat-s.k2 *Nit-ac.*h,k,*

Brust

Gelb: ...
nux-v.bg2,k oena.al,k *Ol-j.*bg2,k op.bg2,k ox-ac. par.bg2,k paull.al *Petr.*al,k *Ph-ac.*bg2,k,* **Phos.**bg2,k phyt. plb.bg2,k,* *Psor.*al,k **Puls.**bg2,k,* pyrog. rumx. *Ruta* sabad.bg2,k sabin.bg2 sacch. samb. sang. *Sanic.* sel.bg2,k senec. seneg.bg2,k **Sep.**h,k,* **Sil.**bg2,k,* spig.bg2,k *Spong.*bg2,k **Stann.**bg2,k *Staph.*bg2,k,* sul-ac.bg2,k sul-i.k2 *Sulph.*bg2,k,* syph. tarent.al,k *Thuj.*bg2,k **Tub.** verat.bg2,k *Zinc.*bg2,k zinc-p.k2

→ vgl. 85/10 und FN 85/10-1

Reichlich: acet-ac.br1 agar. ail. alum.bg2,k alum-p.k2 alum-sil.k2 *Alumn.* am-c.bg2,k ambr.k2 **Ammc.**hr1,k,* ant-c.hr1,k ant-t.hr1,k,* **Ars.**hr1,k,* ars-i.hr1,k ars-s-f.k2 asar.bg2,k aspar.hr1,k bar-m. *Bism.*hr1,k bry.hr1,k *Cact.*hr1,k *Calc.*hr1,k calc-p. **Calc-s.**al,k calc-sil.k2 carb-ac. *Carb-v.*hr1,k carbn-s. *Caust.*bg2,k *Chel.*hr1,k *Chin.* chinin-ar. cic.bg2,k cina cob.hr1,k,* *Coc-c.*hr1,k,* cod.hr1,k,* cop.hr1,k cupr. cupr-n.al cycl.al,k daph.hr1,k dig.al,k dios.hr1,k *Dros.*bg2,k *Dulc.*hr1,k eup-per.al,k euph.hr1,k,* **Euphr.**bg2,k,* *Ferr.*bg2,k *Ferr-ar. Ferr-i.* ferr-p. gal-ac.br1,c1 gast.al graph.hr1,k,* guaj.hr1,k **Hep.**hr1,k hippoz.hr1,k hydr.hr1,k indg. inul.br1 *Iod.* jab.br1 kali-ar. *Kali-bi.*bg2,k *Kali-c.*hr1,k kali-i.hr1,k kali-sil.k2 kreos.hr1,k lach.hr1,k *Laur.*hr1,k,* led.bg2,k lob. **Lyc.**bg2,k,* merc.k2 merc-i-f.hr1,k merc-i-r. myric.hr1,k nat-s.k2 oena.hr1,k ol-car.xyz66 petr.al,k *Ph-ac.*hr1,k,* **Phos.**hr1,k,* phyt.hr1,k plb.hr1,k psil.ft1 *Psor.* **Puls.**bg2,k *Rumx.* ruta *Samb.* sanic. sel.br1 *Senec. Seneg.*hr1,k **Sep.**bg2,k,* *Sil.*bg2,k,* *Squil.*bg2,k *Stann.*hr1,k,* stict. sul-ac.al,k sul-i.k2 *Sulph.*bg2,k ter. *Thuj.* trif-p.al,k tril-p. *Uran-met.* verat. viol-o.hr1,k wies.al,k zinc.hr1,k zing.hr1,k

→ 85/11: Husten mit ungemein viel Schleimauswurfe und sinkenden Kräften (Schleimschwindsucht).

Schwächend:

→ vgl. 85/11

Brust

Abmagerung:
– **Mammae**: ars-i.ptk1 cench.k2 **Coff.** *Con.*k2 iod.k2 lac-d.k2 nat-m.k2,ptk1 *Nux-m. Onos.*c1,st sec.k2

→ 82/2: Unfruchtbarkeit, Zeugungs-Unvermögen, ohne ursprünglichen organischen Fehler der Geschlechtstheile.

FN 82/2-2: Allzu ofter Beischlaf aus impotenter Geilheit mit allzuschnellem Abgange eines unreifen, wässerigen Samens, oder Mangel an Erektion, oder Mangel an Abgang des Samens, oder Mangel an Begattungstriebe - allzustarker monatlicher Blutfluß, steter Blutgang, wässerige oder allzugeringe, oder fehlende Menstruation, starker Schleimfluß aus der Scheide (Weißfluß), verhärtete Eierstöcke, geschwundene oder knotige Brüste, Unempfindlichkeit, oder bloß schmerzhafte Empfindlichkeit der Geschlechtstheile sind nur die nächsten gewöhnliche Symptome der Unfruchtbarkeit bei dem einen und dem andern Geschlechte.

Atrophie:
– **Mammae**: anan. ars. bar-c. cham.bg1,bg2

Atrophie — **Brust** — Entzündung

– **Mammae**: ...

*Chim.*bro1,k,* chin.bg1,bg2 **Con.**bro1,k fago.bg1 ferr.bg1,bg2 **Iod.**bro1,k **Kali-i.**bro1,k *Kreos.* lac-d. *Nat-m.*k,kl2 *Nit-ac.*bro1,k *Nux-m.* onos.bg1,bro1,* plb. sabalbg3,bro1,k* sacch. sars. *Sec.* sil.bg1,bg2 **Staph.**gl1

🕮 82/2: Unfruchtbarkeit, Zeugungs-Unvermögen, ohne ursprünglichen organischen Fehler der Geschlechtstheile.
FN 82/2-2: Allzu ofter Beischlaf aus impotenter Geilheit mit allzuschnellem Abgange eines unreifen, wässerigen Samens, oder Mangel an Erektion, oder Mangel an Abgang des Samens, oder Mangel an Begattungstriebe - allzustarker monatlicher Blutfluß, steter Blutgang, wässerige oder allzugeringe, oder fehlende Menstruation, starker Schleimfluß aus der Scheide (Weißfluß), verhärtete Eierstöcke, geschwundene oder knotige Brüste, Unempfindlichkeit, oder bloß schmerzhafte Empfindlichkeit der Geschlechtstheile sind nur die nächsten gewöhnliche Symptome der Unfruchtbarkeit bei dem einen und dem andern Geschlechte.
86/12: Verschwinden der Brüste, oder übermäßige Vergrößerung derselben, mit eingefallenen Brustwarzen.

Beklemmung: *Absin.* **Acon.** act-sp.bro1 adon.bro1 *Aesc.* aeth. *Agar. Ail. All-c. Alum.* alum-sil.k2 *Alumn.* **Am-c.** *Am-m. Ambr. Anac.* androc.srj1 *Ang. Ant-c. Ant-t.* **Apis Apoc.** arag.br1 *Arg-n. Arn.* **Ars. Ars-i.** ars-s-f.k2 *Asaf.* asar. asc-t. aspar. **Aur.** aur-ar.k2 aur-i.k2 aur-m. aur-s.k2 *Bapt.* bapt-c.c1 bar-c. bar-i.k2 bar-m. bar-s.k2 **Bell.** benz-ac. berb. bism. bix.bg2 borx. *Bov.* brach. brom. **Bry.** bufo **Cact.** cadm-s. cain. *Calad.* **Calc.** *Calc-ar.* calc-i.k2 *Calc-s.* calc-sil.k13,k2 calen.oss *Camph.* cann-i. Cann-s. canth. carb-ac. carb-an. **Carb-v. Carbn-s.** carc.jl2 *Carl.* caul. *Caust. Cedr. Cham.* chel. *Chin. Chinin-ar.* **Chinin-s.** chlf. chlol. chlor. *Cic. Cimx. Cina* cinnb. *Clem.* coc-c. *Cocc. Coff.* **Colch.** *Coloc. Con.* cop. cor-r. cot.br1 croc.a1,k **Crot-c.**a1,k *Crot-h. Crot-t.* **Cupr.** *Cupr-ar. Cupr-s. Cycl. Dig.*br1,k dor. *Dros. Dulc. Elaps* euon. *Eup-per.* **Ferr. Ferr-ar.** ferr-i. ferr-p. *Fl-ac.* gamb. *Gels. Glon.* gran. *Graph.* grat. *Ham. Hep.* hura hydr-ac. hydrc. hydrog.srj2 hyos. **Ign.** *Iod.* **Ip.** jab. jug-c. jug-r. **Kali-ar. Kali-bi.** kali-br. **Kali-c.** kali-chl. *Kali-i.* kali-m.k2 **Kali-n.** kali-p. *Kali-s.* kali-sil.k2 *Kalm. Kreos.* lac-d.k2 *Lach.* lachn. *Lact.* laur. led. lil-t. limest-b.es1 *Lob. Lyc.* lyss. *Mag-c. Mag-m.* mag-s. *Manc.* med. meli. meny. *Merc.* merc-c. merc-i-f. *Mez.* mill. mosch. mur-ac. *Mygal. Naja* nat-ar. nat-c. *Nat-m.* nat-p. **Nat-s.** *Nicc. Nit-ac.* **Nux-m. Nux-v.** ol-j. olnd. onos. *Op.* ox-ac. par. *Petr.* ph-ac. **Phos. Phyt. Plat.** plb. podo. *Prun.* **Psor. Puls.** pyrog.k2 *Ran-b.* raph. rheum rhod. *Rhus-t.* ruta sabad. sabin. *Samb.*c2,k *Sang.* sanic. sars. sec. **Sel. Seneg. Sep.** *Sil. Spig.* **Spong.** squil. **Stann.** staph. stict. *Stram.* stront-c.vh stry. sul-ac. sul-i.k2 **Sulph.** sumb. syph. *Tab. Tarent.* teucr. **Thuj.** til. **Tub.** valer. **Verat.** verat-v. verb. vesp. viol-o. viol-t.a1,k vip. xan.br1 *Zinc.* zinc-p.k2

🕮 75/18: Drücken im Magen oder in der Herzgrube, wie von einem Steine, oder wie Klammschmerz (crampus).

Beklemmung: ...

🕮 FN 75/18-2: In einigen Fällen auch nüchtern und selbst Nachts aus dem Schlafe weckend, es beklemmt auch wohl den Athem.
76/6: Nach dem Essen, Ängstlichkeit mit Angstschweiße.
FN 76/6-3: Auch wohl hie und da sich erneuernde Schmerzen, z.B. Stiche in den Lippen, Greifen und Wühlen im Unterleibe, Drücken in der Brust, Schwere im Rücken und Kreuze, bis zur Übelkeit; da dann bloß ein mit Fleiß erregtes Erbrechen lindert; Bei einigen Personen erhöht sich auf's Essen die Angst bis zum Triebe sich das Leben zu nehmen durch Erdrosseln.

– **Menses**:
  • **anstatt**:

🕮 82/4: Die Monatreinigung zögert zu entstehen nach dem fünfzehnten und spätern Jahren, oder wenn sie schon ein oder mehre Male erfolgt war, bleibt sie aus mehre Monate und Jahre.
FN 82/4-3: Davon erdfahle Blässe und Gedunsenheit des Gesichts, Schwere der Beine, Fußgeschwulst, Frostigkeit, Mattigkeit, Engbrüstigkeit, (Bleichsucht) u.s.w.

Blutandrang zur Brust (= Hyperämie der Brust; Kongestion): **Acon.** aloe alum. alum-sil.k2 ammc. **Apis Arn. Aur.** aur-i.k2 aur-s.k2 **Bell.** borx.c1 brom. **Bry. Cact. Calc. Camph.** *Carb-v.* carbn-s. *Chin.* chlor. cimic. *Coc-c.* cocc.c1 conv.br1 *Cupr.* cycl. **Dig.**br1,k ferr. ferr-i. ferr-p. *Gels. Glon. Graph. Iod.* **Ip.** *Kali-c.* kali-chl. kali-m.k2 kali-n. **Lach.** lact. limest-b.es1 *Lyc.* mag-m. *Merc.* merl. *Mill.* najak2 *Nit-ac.* **Nux-v.** ol-an. *Op.* **Phos.** *Puls.* rat. rhod. **Rhus-t.** sarr. sec. *Seneg.* **Sep. Sil. Spong.** squil. **Sulph. Ter.** *Thuj. Verat-v.*

🕮 90/6: Blutdrang nach der Brust.

Einstülpung der Brustwarzen: apisgsy1 graph.bg3 nat-s.bg3 phyt.bg3 sars.bg3

🕮 86/12: Verschwinden der Brüste, oder übermäßige Vergrößerung derselben, mit eingefallenen Brustwarzen.

Einziehung der Brustwarzen: ars-i.pd cadm-met.gm1 carb-an. con.hr1,k crot-t.bg2 cund.hr1,k graph.ptk1 hydr.bro1,hr1 lach.hr1,ptk1 nat-s.hr1,ptk1 *Nux-m.*hr1,k phyt.ptk1 **Sars.**bg2,k,* scir.gm1 *Sil.*bg2,k,* thuj.bg3,ptk1

🕮 vgl. 86/12

Entzündung:

– **Lungen** (= Pneumonie):
  • **Pleuropneumonie**: *Ant-t. Asaf.* **Bry.** *Calc. Camph. Caps.*c2,k *Chin. Dulc.* **Ferr. Hep.** *Iod. Kali-i. Lach.* **Phos.** *Ran-b.*bg1 *Rhus-t. Seneg. Sulph.* tub.bg,c1,* tub-a.c1,vs

🕮 85/19: Hitziges Seitenstechen; bei großer Hitze des Körpers fast unmögliches Einathmen vor Stichen in der Brust, mit Bluthusten und Kopfschmerz; er liegt darnieder.

– **Rippenfell** (= Pleuritis, Rippenfellentzündung): abrot. **Acon.**c2,k act-sp.c2 ant-ar.c2 ant-t. *Apis*c2,k *Arg-n. Arn.* **Ars.**c2,k ars-i. ars-s-f.k2 arum-t. asc-c.c1,c2 asc-t.c2 bad. *Bell.*k,k2,* *Borx.*c2,k **Bry.**c2,k **Cact.** *Calc.* calc-i.k2 *Cann-s.*c2,k *Canth.*c2,k

Entzündung — **Brust** — Katarrh

- **Rippenfell**: ...
  Carb-an.c2,k *Carb-v. Carbn-s.* card-m.c2,k *Chel.* chin.c2,k chlor.c2 *Colch. Dig. Dulc.* eucl-n.bta1 *Ferr-m.*c2 *Ferr-p.*c2,k guaj.c2 *Hep.*c2,k *Iod. Kali-ar. Kali-c.*c2,k *Kali-chl. Kali-i.*c2 kali-m.k2 kali-n.c2 kali-p. *Kali-s. Laur.* lob.c2 *Merc.* methyl.c2 *Mur-ac.* nat-m. *Nit-ac.* phase-xyz.c2 *Phos.* puls.k2 *Ran-b.* rat.c2 rhus-t.c2,k sabad. sang. **Seneg.**c2,k sep.c2,k *Sil.*c2 *Squil.*c2,k *Stann.* sul-ac. sul-i.k2 **Sulph.**c2,k tub.c2,gk v-a-b.jl verat-v. ziz.c2
  ☞ vgl. 85/19

- **Zwerchfell**: bry. cact. dulc. ham.hr1 *Hep.* lyc. *Nux-m. Nux-v. Ran-b. Stram. Verat.*
  ☞ vgl. 85/19

Erysipel der Mammae: anan. **Apis** arn. *Bell.* cadm-s. *Carb-an. Carb-v.*c2,k *Carbn-s. Cham.* coll. graph. *Phos.* plan.hr1,k *Sulph.*
  ☞ 86/13: Rothlauf an einer der Brüste (besonders beim Kindersäugen).
  90/8: Rothlauf, theils im Gesichte (mit Fieber), theils an den Gliedmaßen, theils an der kindsäugenden Brust, besonders an einer verwundeten Stelle (mit Nadelstechen und Brennschmerz).

Farbe (= Verfärbung):
- **Flecken**:
  • **Leberflecken**: **Lyc.**
  ☞ 91/5: Leberflecke, große bräunliche Flecke, die oft ganze Glieder, die Arme, den Hals, die Brust u.s.w. überziehen, ohne Empfindung oder mit Jücken.
  • **Sommersprossen**: nit-ac.
  ☞ 91/4: Sommersprossen, kleine und runde, braune oder bräunliche Flecke im Gesichte, den Händen und auf der Brust, ohne Empfindung.

Fistelmund:
- **Achselhöhlen**, in den: *Calc. Sulph.*
  ☞ 92/4: Drüsen-Geschwülste um den Hals, im Schooße, in den Gelenkbiegungen, der Ellbogenbeuge, der Kniekehle, in den Achselgruben, auch in den Brüsten.
  FN 92/4-4: Sie gehen anfangs nach stechenden Schmerzen in eine Art langwieriger Verschwärung über, woraus aber, statt Eiters, nur ein farbeloser Schleim abgesondert wird.

Hautausschläge:
- **Pickel**: am-m. *Ant-c.* arg-n. *Ars.* berb. borx. bov. calc. cann-s. canth. chin. cinnb. *Cist.* cocc. con. dulc. fl-ac. *Graph. Hep.* hura hyper. iod. kali-ar. *Kali-c. Lach.* led. mag-m. mang.a1 mez. nat-ar. nat-c. nat-p. ph-ac. plb. puls. *Rhus-t.* squil. staph. stront-c. tab. valer. verat. zinc. zinc-p.k2
  ☞ 91/3: Ausschläge, theils von Zeit zu Zeit entstehende und wieder vergehende, einzelne, wohllüstig-jückende Eiterbläschen, besonders an den Fingern oder andern Theilen, welche nach Kratzen brennen und mit dem ursprünglichen Krätz-Ausschlage die größte Ähnlichkeit haben; theils Nessel-Ausschlag, wie Quaddeln und Wasserblasen, meist brennenden Schmerzes; theils Blüthen, ohne Schmerz im Gesichte, der Brust, dem Rücken, den Armen und Oberschenkeln; theils Flechten und Schwinden in feinfrieseligen Körnern, dicht in runde, größere oder kleinere Flecke zusammen- ...

Hautausschläge - Pickel: ...
  ☞ ... gedrängt von meist röthlicher Farbe, theils trocken, theils nässend, von ähnlichem Jücken wie der Krätz-Ausschlag, und Brennen nach dem Reiben.
- **Pusteln**: agar. *Ant-t. Ars.* arund. asar. aur. bar-c. bar-s.k2 *Calc.* chel. chlor. cocc. euon. fl-ac. graph. *Hep.* hydr. *Hydrc.* kali-bi. kali-s. mag-m. merc-c. petr. *Psor. Rhus-t. Sil.* stront-c.
  ☞ vgl. 91/3
- **Achselhöhle**:
  • **Pusteln**: crot-c.a1,k viol-t.
  ☞ vgl. 91/3
- **Brustwarzen**:
  • **feucht**, juckend: *Sulph.*
  ☞ 86/15: Jückende, auch feuchtende und schorfige Ausschläge um die Brustwarzen.

Herzklopfen:
- **Essen**:
  • **nach**: *Abies-c. Acon.* alum. alum-p.k2 am-m. aspar. bad.bg1 *Bov.* bufo **Calc.** calc-sil.k2 *Camph. Carb-an. Carb-v.* coc-c. cop. crot-t. cupr. hep. *Ign.* kali-c. **Lyc.** manc. merc. *Nat-c. Nat-m.* nat-p. *Nit-ac. Nux-v.* phos. plb. psor. **Puls.** *Sep.* sil. sulph. thuj.
  ☞ 76/15: Nach dem Essen, Herzklopfen.
- **Menses**:
  • **vor**: alum. *Cact. Cupr.* eupi. ign. *Iod. Nat-m. Sep.* **Spong.** zinc.
  ☞ 83/1: Die Periode fließt allzustark, wochenlang, oder kommt fast täglich wieder (Blutgang).
  FN 83/1-1: Darauf oft Geschwulst des Gesichts, der Hände und Füße, schmerzhafte Brust- und Bauchkrämpfe, unzählige Übel von Nervenschwäche, Überempfindlichkeit, sowohl allgemeine als auch einiger Sinnorgane u.s.w., und vor dem Eintritte des Blutganges ängstliche Träume, öfteres Erwachen unter Blutwallungen, Herzklopfen, Unruhe u.s.w. Bei stärkerm Bährmutter-Blutflusse, oft schneidende Schmerzen in der einen Bauchseite und im Schooße; das Schneiden geht auch wohl nach dem Mastdarme und in den Oberschenkel herab; dann kann sie auch oft keinen Harn lassen, oder vor Schmerz nicht sitzen; nach diesen Schmerzen thut der Bauch wie unterköthig weh.

Katarrh: *Acon.* agar.k2 alum.h alumn.k2 am-c.k2 am-m.k2 *Ammc. Ant-c.* **Ant-t.** *Apis Arn.* **Ars.** ars-i. ars-s-f.k2 *Aur-m.* **Bar-c.** bar-i.k2 **Bar-m.** bar-s.k2 benz-ac. brom.k2 **Bry. Cact. Calc.** calc-c.k2 *Calc-s.* calc-sil.k13,d cann-s.k2 canth. carb-v. carbn-s. *Caust.* chel. chin.k2 choc.srj3 cist.k2 *Coc-c.* cop. *Dros.* **Dulc.** ferr. ferr-ar. ferr-i. *Ferr-p. Guaj.* **Hep.** *Hippoz. Hydr. Iod. Kali-ar.* **Kali-bi.** *Kali-c.* **Kali-chl.** kali-i.k2 kali-m.k2 kali-p. **Kali-s.** kali-sil.k2 *Kreos.* lac-d. *Lach.* **Lact. Lyc. Merc.** *Nat-m. Nat-s.* **Nux-v.** *Petr.* ph-ac.k2 phel. **Phos.** *Psor.* **Puls.** *Rhus-t. Rumx. Samb.* **Sang.** sel.k2 *Senec.* **Seneg.** sep.k2 **Sil.** sin-n. *Spong.* squil.k2 **Stann.** sul-i.k2 **Sulph.** *Ter.* thuj.k2 *Tub.*
  ☞ 84/12: Heiserkeit und Katarrh sehr oft, oder fast stets; es liegt ihm immer auf der Brust.

Brust

Knoten, empfindliche:
- **Achselhöhle**, in der: lyc.$_h$ mag-c.
  - 92/4: Drüsen-Geschwülste um den Hals, im Schooße, in den Gelenkbiegungen, der Ellbogenbeuge, der Kniekehle, in den Achselgruben, auch in den Brüsten.
  FN 92/4-4: Sie gehen zuweilen nach stechenden Schmerzen in eine Art langwieriger Verschwärung über, woraus aber, statt Eiters, nur ein farbeloser Schleim abgesondert wird.
- **Mammae**; in den: aur.$_{k2}$ **Bell-p.** *Bry.* **Bufo** calc-f. calc-i.$_{k2}$ calc-p. **Carb-an.** **Carb-v.** *cham.* *Chim.* chin. cist.$_{pd}$ clem. *Coloc.* **Con.** cund. dulc. *Graph.* **Iod.** kreos. *Lac-c.* **Lyc.** mang. *Nit-ac.* **Phos.** **Phyt.** **Puls.** ruta **Sil.** *Sulph.* tub.$_{br1}$
  - 82/2: Unfruchtbarkeit, Zeugungs-Unvermögen, ohne ursprünglichen organischen Fehler der Geschlechtstheile.
  FN 82/2-2: Allzu öfter Beischlaf aus impotenter Geilheit mit allzuschnellem Abgange eines unreifen, wässerigen Samens, oder Mangel an Erektion, oder Mangel an Abgang des Samens, oder Mangel an Begattungstriebe - allzustarker monatlicher Blutfluß, steter Blutgang, wässerige oder allzugeringe, oder fehlende Menstruation, starker Schleimfluß aus der Scheide (Weißfluß), verhärtete Eierstöcke, geschwundene oder knotige Brüste, Unempfindlichkeit, oder bloß schmerzhafte Empfindlichkeit der Geschlechtstheile sind nur die nächsten gewöhnliche Symptome der Unfruchtbarkeit bei dem einen und dem andern Geschlechte.
  86/14: Eine harte, sich vergrößernde und verhärtende Drüse mit Stichschmerz in einer der Brüste.
  FN 86/14-3: Haben wohl die verschiednen Abarten von sogenanntem Brustkrebse einen andern Grund als dieses Psora-Siechthum?

Krebs:
- **Mammae** (= Brustkrebs): acon.$_{gm1}$ alumn.$_{hr1,k}$ *Apis* **Arg-n.**$_{hr1,k}$ arn.$_{bg2,k}$ *Ars.*$_{bg2,k,*}$ *Ars-i.*$_{hr1,k}$ ars-s-f.$_{k2}$ *Aster.*$_{hr1,k}$ *Aur-ar.* aur-m-n.$_{hr1,k}$ **Bad.**$_{hr1,k}$ **Bufo** bar-i.$_{c1,c2,*}$ *Bell.*$_{bg2,k,*}$ *Bell-p.* **Brom.**$_{hr1,k,*}$ bry. **Bufo** cadm-met.$_{gm1}$ calc.$_{bg2,k}$ calc-sil.$_{k2}$ *Carb-ac.*$_{hr1,k}$ **Carb-an.**$_{bg2,k,*}$ carb-v.$_{bg2,k}$ carbn-s. caust.$_{bg2,k}$ cham. *Chim.*$_{hr1,k,*}$ cist.$_{hr1,k}$ *Clem.*$_{bg2,k,*}$ coloc.$_{hr1,k}$ **Con.**$_{bg2,k,*}$ congo-r.$_{gm1}$ *Cund.*$_{hr1,k}$ ferr-i. formal.$_{gm1}$ **Graph.**$_{hr1,k,*}$ *Hep.*$_{bg2,k,*}$ hippoz.$_{gm1}$ *Hydr.*$_{hr1,k}$ iod.$_{gm1}$ kali-c.$_{bg2,k}$ kreos.$_{bg2,k,*}$ *Lach.*$_{bg2,k,*}$ lap-a.$_{gm1}$ lob-e.$_{c2,gm1}$ *Lyc.*$_{bg2,k}$ **Merc.**$_{bg2,k,*}$ *Merc-i-f.* naja$_{gm1}$ nat-tmcy.$_{gm1}$ *Nit-ac.*$_{bg2,k,*}$ ol-an. *Ox-ac.*$_{hr1,k}$ *Phos.*$_{bg2,k,*}$ *Phyt.*$_{hr1,k}$ *Psor.*$_{hr1,k}$ puls. *Sang.* sars.$_{c2,gm1}$ scir.$_{c1,gm1}$ scroph-n.$_{gm1}$ *Sep.*$_{bg2,k,*}$ **Sil.**$_{bg2,k}$ sul-i.$_{k2}$ *Sulph.*$_{bg2,k,*}$ thuj.$_{bg2,k,*}$ tub.$_{hr1,k}$
  - vgl. 82/2, FN 82/2-2, 86/14 und FN 86/14-3

Luft:
- **empfindlich** gegen: helon.$_{c1}$ **Ph-ac.**
  - PP: Leichtes Verkälten theils des ganzen Körpers, theils bloß des Kopfes, des Halses, der Brust, des Unterleibes, der Füße, z.B. in Zugluft [gewöhnlich bei Neigung dieser Theile zu Schweiße], und mancherlei davon, oft anhaltende Beschwerden.

Schmerz:
- **berstend**:
  - **Gehen**, beim:
    - 85/14: Brustschmerz beim Gehen, als sollte die Brust bersten.
- **brennend**: acet-ac. *Acon.* aesc. agar.$_{al,k}$ ail. alum.$_{al,k}$ alum-p.$_{k2}$ alum-sil.$_{k2}$ am-c. am-m.$_{al,k}$ ambr.$_{al,k}$ anan. ant-c.$_{al,k}$ *Ant-t.* **Apis** arg-n.$_{al,k}$ *Arn.* **Ars.**$_{al,k}$ ars-i. ars-s-f.$_{k2}$ arum-t. *Asaf.*$_{al,k}$ aur.$_{al,k}$ aur-ar.$_{k2}$ aur-i.$_{k2}$ aur-s.$_{k2}$ bamb-a.$_{stb2}$ bar-c.$_h$ *Bell.*$_{al,k}$ bell-p.$_{al,k}$ berb. *Bism.*$_{al,k}$ brom.$_{al,k}$ bry. bufo *Calc.* *Calc-ar.* calc-i.$_{k2}$ calc-p. calc-s. calc-sil.$_{k13,k2}$ cann-i.$_{al,k}$ **Canth.** caps. *Carb-an.*$_{al,k}$ **Carb-v.**$_{al,k}$ *Carbn-s.* castor-eq. *Caust.*$_{al,k}$ *Cham.*$_{al,k}$ chel. *Cic.* cina clem.$_{al,k}$ coc-c.$_{al,k}$ cocc. colch. *Cop.*$_{al,k}$ croc.$_{al,k}$ *Crot-h.* crot-t.$_{al,k}$ cub. cupr. *Dros.* euph. gels.$_{al,k}$ *Graph.* ham.$_{al,k}$ hep.$_{al,k}$ *Hydr.*$_{al,k}$ hyper.$_{al,k}$ ign.$_{al,k}$ iod. kali-ar. *Kali-bi.* kali-br. kali-c. kali-n.$_{br1}$ kali-p. kali-s. kali-sil.$_{al,k}$ *Kreos.*$_{al,k}$ *Lach.* lact. laur.$_{al,k}$ *Led.* lob. *Lyc.* mag-m.$_{al,k}$ mag-s.$_{al,k}$ manc. *Mang. Med. Merc. Merc-sul.* mez.$_{al,k}$ mosch.$_{al,k}$ *Mur-ac.*$_{al,k}$ murx.$_{al,k}$ *Nat-ar.* nat-c. nat-p. nat-s. nit-ac.$_{al,k}$ *Nux-m.*$_{al,k}$ *Nux-v.*$_{al,k}$ op. *Ph-ac.*$_{al,k}$ *Phos.*$_{al,k}$ *Plat.* polyg-h. psor.$_{al,k}$ puls. ran-b. raph.$_{al,k}$ rat. rhus-t.$_{al,k}$ *Sabad. Sang.*$_{al,k}$ sec.$_{k2}$ *Seneg.*$_{al,k}$ sep. *Sil.*$_{al,k}$ spig. *Spong.* stann. stry.$_{al,k}$ sul-ac.$_{k2}$ sul-i.$_{k2}$ *Sulph.*$_{al,k}$ tab. *Ter.* thuj.$_{al,k}$ vip.$_{al,k}$ *Zinc.*$_{al,k}$ zinc-m.$_{al,k}$ zinc-p.$_{k2}$
  - 85/17: Brennschmerz in der Brust.
- **drückend**: agar.$_{al,k}$ *Ail.* **Alum.**$_{al,k}$ alum-p.$_{k2}$ alum-sil.$_{k2}$ am-c. *Ambr.*$_{al,k}$ *Anac.*$_{al,k}$ anag. ant-c.$_h$ apis apoc.$_{k2}$ arg-met. arn. ars.$_{al,k}$ ars-i. ars-s-f.$_{k2}$ *Asaf.* asar. *Aur.* aur-ar.$_{k2}$ aur-s.$_{k2}$ bar-c.$_{al,k}$ bar-s.$_{k2}$ *Bell.* berb. bism. *Borx. Bov.*$_{al,k}$ brom.$_{al,k}$ *Bry.*$_{al,k}$ cain. *Calc.* calc-i.$_{k2}$ calc-p. calc-sil.$_{k13,k2}$ caps. carb-ac. carb-an.$_{al,k}$ *Carb-v. Carbn-s. Caust.*$_{al,k}$ *Chel.*$_{al,k}$ *Chin.*$_{al,k}$ chlor.$_{al,k}$ cic. *Cimx. Cist.*$_{al,k}$ clem.$_{al,k}$ coc-c.$_{al,k}$ cocc. colch. *Coloc.*$_{al,k}$ con.$_{al,k}$ cor-r. corn. crot-t.$_{al,k}$ cupr. *Cur.*$_{al,k}$ cycl. *Dig.*$_{al,k}$ digin.$_{al}$ *Dulc.* fl-ac. graph.$_{al,k}$ grat.$_{al,k}$ gymno. *Hell. Hydr-ac.*$_{al,k}$ hyos.$_{al,k}$ hyper.$_{al,k}$ ign.$_{al,k}$ *Iod.*$_{al,k}$ kali-bi.$_{al,k}$ **Kali-c.** kali-m.$_{k2}$ *Kali-n.*$_{al,k}$ kali-sil.$_{k2}$ *Lac-d. Lach.*$_{al,k}$ *Lact.*$_{al,k}$ laur.$_{al,k}$ lith-c. lyc. lyss. *Mag-m. Mag-s.*$_{al,k}$ mang.$_h$ *Merc.* merc-sul. merl. *Mez. Mill. Mur-ac.*$_{al,k}$ nat-ar. *Nat-c. Nat-m.*$_{al,k}$ *Nat-p.* *Nat-s. Nicc.*$_{al,k}$ *Nux-m.* *Nux-v.*$_{al,k}$ olnd. op.$_{al,k}$ petr.$_{al,k}$ *Ph-ac.*$_{al,k}$ *Phos.*$_{al,k}$ *Plat.*$_{al,k}$ plb.$_{al,k}$ psor.$_{al,k}$ ptel.$_{br1}$ puls.$_{al,k}$ *Ran-b.* ran-s. *Rhod. Ruta* sabad. sabin.$_{al,k}$ sang.$_{al,k}$ *Sars.*$_{al,k}$ **Seneg.**$_{al,k}$ *Sep.*$_{al,k}$ *Sil.* spig.$_{al,k}$ spong. **Stann.** staph. stram. *Stront-c. Sul-ac.*$_{al,k}$ **Sulph.**$_{al,k}$ tab.$_{al,k}$ tarax. *Thuj.*$_{al,k}$ tub.$_{c1}$ *Valer.* verat.$_{al,k}$ verb. viol-o. *Zinc.*$_{al,k}$ zinc-p.$_{k2}$
  - 76/6: Nach dem Essen, Ängstlichkeit mit Angstschweiße.
  FN 76/6-3: Auch wohl hie und da sich erneuernde Schmerzen, z.B. Stiche in den Lippen, Greifen und Wühlen im Unterleibe, Drücken in der Brust, Schwere im Rücken und Kreuze, bis zur Übelkeit; da dann bloß ein mit Fleiß erregtes Erbrechen lindert. Bei einigen ...

Brust

- **drückend**: ...
  - ❦ ... Personen erhöhet sich auf's Essen die Angst bis zum Triebe sich das Leben zu nehmen durch Erdrosseln.
- **Atmen**; beim tiefen: caps.$_h$ sep.$_h$
  - ❦ 85/15: Druckschmerz in der Brust beim Tiefathmen und Niesen.
- **Niesen**, beim: sil.$_h$
  - ❦ vgl. 85/15
- **stechend**: **Acon.**$_{a1,k}$ aesc.$_{a1,k}$ aeth. *Agar.*$_{a1,k}$ *Ail.*$_{a1,k}$ all-s. aloe *Alum.* alum-sil.$_{k2}$ alumn. *Am-c.* am-m. *Anac.*$_{a1,k}$ anan. ang.$_{c1}$ *Ant-c.*$_{a1,k}$ *Ant-t.* *Apis Arg-n.*$_{a1,k}$ *Arn.*$_{a1,k}$ *Ars.* ars-i.$_{k2}$ *Asaf.* asar. aspar. aster. *Aur.*$_{a1,k}$ aur-i.$_{k2}$ *Aur-m.* aur-s.$_{k2}$ bad. bamb-a.$_{stb2}$ bar-c. bar-i.$_{k2}$ bar-s.$_{k2}$ *Bell.*$_{a1,k}$ berb. **Borx.** bov.$_{a1,k}$ brom.$_{a1,k}$ **Bry.**$_{a1,k}$ bufo *Cact.* cain. calad. **Calc.**$_{a1,k}$ *Calc-p.* calc-s. calc-sil.$_{k2}$ camph.$_{a1,k}$ cann-i.$_{a1,k}$ **Canth.**$_{a1,k}$ *Caps.* Carb-an. *Carb-v.*$_{a1,k}$ carbn-s. *Card-m.* *Caust.*$_{a1,k}$ **Cham.**$_{a1,k}$ *Chel.*$_{a1,k}$ chinin-ar. chinin-s. cina cinnb. *Clem.*$_{a1,k}$ coc-c. cocc. **Colch.** *Coloc.*$_{a1,k}$ *Con.*$_{a1,k}$ corn.$_{a1,k}$ croc. crot-h. crot-c. cycl.$_{a1,k}$ dig.$_{a1,k}$ *Dros.* *Dulc.* elaps elat.$_{hr1}$ euon. eupi.$_{a1,k}$ *Ferr.*$_{a1,k}$ ferr-ar. ferr-i. ferr-p. gamb.$_{bg1}$ gels.$_{a1,k}$ gnaph. *Gran.*$_{a1,k}$ *Graph.* grat.$_{a1,k}$ *Guaj.* ham.$_{a1,k}$ hep. hydr-ac.$_{a1,k}$ *Hyos.*$_{a1,k}$ *Ign.* *Iod.* *Ip.* jab.$_{a1,k}$ jug-r.$_{a1,k}$ kali-ar. **Kali-bi.** **Kali-c.**$_{a1,k}$ *Kali-i.* kali-m.$_{a1,k}$ kali-n.$_{a1,k}$ **Kali-p.** *Kali-s.* kali-sil.$_{k2}$ kalm. *Kreos.* *Lach.*$_{a1,k}$ *Lact.* laur. led.$_{a1,k}$ *Lyc.*$_{a1,k}$ *Mag-c.* mag-m.$_{a1,h}$ mag-s.$_{a1,k}$ manc. mang. marb-w.$_{es1}$ med. meny.$_{a1,k}$ *Merc.*$_{a1,k}$ **Merc-c.**$_{a1,k}$ merc-i-f. *Mez.*$_{a1,k}$ mill.$_{a1,k}$ mosch.$_{a1,k}$ *Mur-ac.* myrt-c.$_{c2}$ *Nat-ar.* *Nat-c.*$_{a1,k}$ **Nat-m.** *Nat-n.*$_{a1,k}$ nat-p. nat-s. *Nicc.*$_{a1,k}$ *Nit-ac.*$_{a1,k}$ **Nux-m.** nux-v. ol-an. olnd. ox-ac. *Paeon.* par. *Petr.*$_{a1,k}$ *Ph-ac.*$_{a1,k}$ **Phos.**$_{a1,k}$ phyt. plan. *Plat.* plb.$_{a1,k}$ polyg-h. psor.$_{a1,k}$ ptel.$_{a1,k}$ *Puls.*$_{a1,k}$ **Ran-b.**$_{a1,k}$ *Ran-s.* raph.$_{a1,k}$ rat. rheum *Rhus-t.* *Rhus-v.* **Rumx.** ruta sabad. samb. *Sang.*$_{a1,k}$ *Sars.*$_{a1,k}$ **Seneg.**$_{a1,k}$ *Sep.*$_{a1,k}$ *Sil.* sin-n.$_{a1,k}$ sphing.$_{a1,kk3}$ **Spig.**$_{k,kk3}$ spong.$_{a1,k}$ **Squil.**$_{a1,k}$ *Stann.* *Staph.*$_{a1,k}$ still. *Stront-c.* stry. *Sul-ac.*$_{a1,k}$ **Sulph.**$_{a1,k}$ sumb.$_{a1,k}$ *Tab.*$_{a1,k}$ tarax. ther. *Thuj.*$_{a1,k}$ tril-p.$_{br1}$ tub.$_{c1,gk}$ *Valer.* verat.$_{a1,k}$ *Verb.* vinc.$_{a1,k}$ viol-t. **Zinc.**$_{a1,k}$ zinc-p.$_{a1,k}$ zing.$_{a1,k}$
  - ❦ 85/18: Öftere Stiche in der Brust, mit oder ohne Husten.
- **Gehen**, beim: am-c. *Asaf.* cinnb. cocc. coloc. *Con.* hep. *Kali-i.* kali-n.$_h$ kali-p.$_{k2}$ lyss.$_{c1}$ merc-i-r. olnd. rhus-t. spong.
  - ❦ 86/2: Athemversetzung mit Stichschmerz in der Brust beim mindesten Gehen; er kann keinen Schritt weiter (Brustbräune).
  - FN 86/2-2: Vorzüglich beim Steigen nach einer Anhöhe zu.
- **Husten**, beim: *Acon.* alum-sil.$_{k2}$ am-c. am-m. ant-c. am-met. *Arn. Ars.*$_{a1,k}$ ars-i.$_{k2}$ ars-s-f.$_{k2}$ *Asaf.* asc-t. aur. **Bell.** berb. **Borx. Bry.** cact. calc. calc-i.$_{k2}$ *Calc-p.* cann-s. caps. carb-an. carb-v. card-m. caust. *Chel. Chin.* chin-b.$_{c1}$ chinin-ar. clem. *Coff.* con. *Corn.* crot-h. cupr. cur. **Dros.**$_{a1,k}$ dulc. *Ferr.* ferr-ar. ferr-i. *Ferr-m.* ferr-p.$_{k2}$ guaj. **Iod.**$_{a1,k}$ kali-ar. *Kali-bi.*$_{a1,k}$ *Kali-c.*$_{a1,k}$ kali-n. kali-p. kali-sil.$_{k2}$ *Kreos.* *Lach.*$_{a1,k}$ *Lyc.*$_{a1,k}$ **Merc.** mez. myric. nat-m. nat-s. nit-ac. nux-m. nux-v. petr.$_{a1,k}$ *Phos.* *Psor.*$_{a1,k}$ *Puls.* ran-b. rhus-t. rumx. ruta

- **stechend - Husten**, beim: ... sabad. sel. seneg. *Sep.* sil.$_{a1,k}$ **Squil.** *Stann.* stront-c. sul-i.$_{k2}$ *Sulph.*$_{a1,k}$ tub.$_{c1,gk}$ verat. zinc.$_{a1,k}$ zinc-p.$_{k2}$
  - ❦ 85/8: Husten, welcher Wundheitsschmerz in der Brust oder zuweilen Stiche in der Brust- oder Bauchseite zuwege bringt.
  - 85/18: Öftere Stiche in der Brust, mit oder ohne Husten.
- **Mammae**: aeth.$_{a1,k}$ alum.$_{a1,k}$ am-c. ambr.$_{a1,k}$ anan. **Apis** arg-n.$_{a1,k}$ bar-c.$_{a1,k}$ bar-s.$_{a1,k}$ bell. berb.$_{a1,k}$ *Borx.* bov. brom. *Bry.* *Calc.*$_{a1,k}$ calc-i.$_{k2}$ calc-sil.$_{k2}$ **Carb-an.** cimic.$_{a1,k}$ clem.$_{a1}$ **Con.**$_{a1,k}$ cycl.$_{a1,k}$ ferr.$_{a1}$ graph.$_{a1,k}$ grat.$_{a1,k}$ hep.$_{k2}$ hura$_{c1}$ indg.$_{a1,k}$ iod. kali-bi.$_{a1,k}$ *Kali-c.*$_{a1,k}$ kali-i. *Kali-p.* kali-sil.$_{k2}$ kreos.$_{a1,k}$ *Lach.* lap-a. laur.$_{a1,k}$ *Lyc.* mez. murx.$_{a1,k}$ nat-c.$_{h2}$ *Nat-m.* ol-an.$_{a1,k}$ olnd. *Phel.*$_{a1,k}$ *Phos.*$_{a1,k}$ *Phyt.* plat. plb.$_{a1,k}$ psor.$_{a1,k}$ *Puls.* rheum sabin. sang.$_{a1,k}$ *Sec.* *Sep.*$_{a1,k}$ **Sil.**$_{a1,k}$ spong. stry. zinc.$_{a1,k}$
  - ❦ 86/14: Eine harte, sich vergrößernde und verhärtende Drüse mit Stichschmerz in einer der Brüste.
  - FN 86/14-3: Haben wohl die verschiednen Abarten von sogenanntem Brustkrebse einen andern Grund als dieses Psora-Siechthum?
- **Seiten**:
  - **Anstrengung**, bei: alum.$_{a1,k}$ *Borx.* ferr.$_{a1,k}$
    - ❦ 88/1: Steigende Aufgelegtheit sich zu verheben und, wie man sagt, sich Schaden zu thun schon bei sehr geringer Anstrengung der Muskeln, bei kleinen Handarbeiten, beim über sich Reichen und Langen nach etwas Hohem, beim Aufheben nicht schwerer Dinge, schnellem Wenden des Körpers, Schieben u.s.w. Diese oft nur geringe Anspannung oder Ausdehnung der Muskeln bringt dann oft die schwersten Krankenlager zuwege, Ohnmachten, alle Grade hysterischer Beschwerden,, Fieber, Blutspeien u.s.w., da doch eine nicht psorische Person solche Lasten hebt, als ihr Muskelkräfte nur irgend vermögen, ohne die mindesten Nachbeschwerden.
    - FN 88/1-1: Oft auch sogleich starker Kopfschmerz im Scheitel - was dann auch äußerlich bei Berührung schmerzt - oder sogleich Kreuzschmerzen, oder Schmerzen in der Bährmutter, nicht selten Stechen in der Brustseite oder zwischen den Schulterblättern, was den Odem hemmt, oder schmerzhafte Steifheit des Genicks oder Rückgrats, oftes lautes Aufstoßen und dergl.
  - **Atmen**; beim tiefen: *Acon.*$_{a1,k}$ all-c. aloe ant-c.$_{a1,k}$ arg-met. *Arn.* ars.$_h$ aur.$_{a1,k}$ aur-s.$_{k2}$ *Bad.* bar-c.$_{a1,k}$ borx. *Bry.*$_{a1,k}$ bufo *Calc.*$_{a1,k}$ calc-p.$_{a1,k}$ canth. caps.$_{a1,k}$ carb-an. carb-v.$_{a1,k}$ cham. *Chel. Chin.* chinin-s. clem. *Colch.* *Crot-c.*$_{a1}$ *Crot-h.*$_{a1}$ cycl. *Elaps* fl-ac.$_{a1,k}$ form.$_{a1,k}$ graph.$_{a1,k}$ grat. *Guaj.* *Kali-c.* *Kali-n.*$_{a1,k}$ kali-sil.$_{k2}$ lyc.$_{a1,k}$ *Meny.*$_{a1,k}$ *Mez.*$_{a1,k}$ *Nicc.* nit-ac.$_{a1,k}$ olnd. *Ph-ac.* plat. *Ran-b.* rhus-t.$_{a1,k}$ **Rumx.** seneg.$_{a1,k}$ *Sil.* stann.$_{a1,k}$ *Sulph.* thuj. verat.$_{a1,k}$
    - ❦ 85/13: Heftige, zuweilen unerträgliche Stiche in der Brust bei jedem Athemzuge, Husten unmöglich vor Schmerz, ohne Entzündungs-Fieber (unächtes Seitenstechen).

Schmerz — **Brust** — Tuberkulose

- **stechend - Seiten - Atmen**; beim tiefen: ...
  - **Einatmen**, beim: *Acon.* agar. alum. *Ars.*$_{a1,k}$ aspar.$_{a1,k}$ aur.$_{a1,k}$ *Bad. Bar-c. Borx.* bov.$_{a1,k}$ **Bry.** *Calc.* canth.$_{a1,k}$ carb-v.$_{a1,k}$ caust.$_{a1,k}$ cham. *Chel.* cocc.$_{a1,k}$ colch.$_{a1,k}$ con.$_{a1,k}$ graph.$_h$ iod.$_h$ **Kali-c.** kali-n.$_{a1,k}$ led.$_{a1,k}$ *Lyc.*$_{a1,k}$ lyss. meny.$_h$ *Merc-c.* merl. **Nat-m.** nat-s. nicc.$_{a1,k}$ op.$_{a1,k}$ plb.$_{a1,k}$ *Ran-b.* **Rumx.** sabad. sep.$_{a1,k}$ sil.$_{a1,k}$ *Spig.*$_{a1,k}$ spong.$_h$ **Squil.**$_{a1,k}$ sul-ac. **Sulph.** tarax.$_{a1,k}$ viol-t.$_{a1,k}$
  - ᖘ vgl. 85/13
  - **Husten**, beim: acon. ant-t. **Arn.**$_{a1,k}$ *Ars.*$_{a1,k}$ aur.$_{a1,k}$ *Borx.* **Bry.** cann-s. *Caps.*$_{a1,k}$ **Card-m.** caust.$_{a1,k}$ *Chel.* chin. clem. coff.$_{a1,k}$ *Con.*$_{a1,k}$ crot-h. cur. dulc. ferr-p. *Kali-c.*$_{a1,k}$ kali-n.$_{a1,k}$ *Lyc.*$_{a1,k}$ **Merc.**$_{a1,k}$ nat-s.$_{a1,k}$ phos. **Puls.**$_{a1,k}$ rhus-t.$_{a1,k}$ rumx. sabad.$_{a1,k}$ seneg.$_{a1,k}$ *Sep.*$_{a1,k}$ squil. *Stann.* **Sulph.** zinc.
  - ᖘ 85/8: Husten, welcher Wundheitsschmerz in der Brust oder zuweilen Stiche in der Brust- oder Bauchseite zuwege bringt.
- **wund** schmerzend:
  - **Husten**:
    - **durch**: acon. alum. alum-p.$_{k2}$ alum-sil.$_{k2}$ am-c. ambr. **Apis** arg-met. **Arn.** ars. ars-s-f.$_{k2}$ bamb-a.$_{stb2}$ bar-c. **Bell.** berb. borx. brom. **Bry.** *Calc.* calc-s. **Carb-v.** *Carbn-s.* **Caust.** chin. chlor. cina cocc. colch. *Cop. Cur.* dig. **Dros.** eug. *Eup-per.* **Ferr.** ferr-ar. ferr-p. gamb. *Gels.* graph. guare. hep. hydr. ip. *Kali-bi.* kali-n. *Kreos.* lach. lact. lec. lyc. mag-c. *Mag-m.* meph. merc. mez. mur-ac. nat-ar. *Nat-c. Nat-m. Nat-s. Nit-ac.* nux-m. *Nux-v.* ol-j. **Phos.** psor. **Ran-b.**$_{k,k2}$ rat. rumx. sanic. **Seneg.** sep. *Sil.* **Spong. Stann.** *Staph.* stram. stront-c. **Sulph.** syph. thuj. verat. zinc. zinc-p.$_{k2}$
  - ᖘ vgl. 85/8
  - **Überanstrengung**, Verheben; bei: alum.$_{bg2,k1}$
    - ᖘ 88/1: Steigende Aufgelegtheit sich zu verheben, wie man sagt, sich Schaden zu thun schon bei sehr geringer Anstrengung der Muskeln, bei kleinen Handarbeiten, beim über sich Reichen und Langen nach etwas Hohem, beim Aufheben nicht schwerer Dinge, schnellem Wenden des Körpers, Schieben u.s.w. Diese oft nur geringe Anspannung oder Ausdehnung der Muskeln bringt dann oft die schwersten Krankenlager zuwege, Ohnmachten, alle Grade hysterischer Beschwerden,, Fieber, Blutspeien u.s.w., da doch eine nicht psorische Person solche Lasten hebt, als ihr Muskelkräfte nur irgend vermögen, ohne die mindesten Nachbeschwerden.
    - FN 88/1-1: Oft auch sogleich starker Kopfschmerz im Scheitel - was dann auch äußerlich bei Berührung schmerzt - oder sogleich Kreuzschmerzen, oder Schmerzen in der Bährmutter, nicht selten Stechen in der Brustseite oder zwischen den Schulterblättern, was den Odem hemmt, oder schmerzhafte Steifheit des Genicks oder Rückgrats, oftes lautes Aufstoßen und dergl.

Schwäche:
- **Gehen**, beim:
  - **Freien**, im: nat-m.$_h$ *Rhus-t.*

Schwäche - Gehen, beim - **Freien**, im: ...
- ᖘ 94/1: Beim Gehen im Freien, jählinge Schwäche-Anfälle, besonders in den Beinen.
- FN 94/1-1: Zuweilen scheint dann das Schwäche-Gefühl herauf bis in die Herzgrube zu steigen, wo es zu einem Heißhunger wird, der ihm alle Kräfte plötzlich nimmt; er wird zitterig und muß sich sogleich eine Weile niederlegen.
- **schnellem**, bei: *Kali-c.*
  - **Freien**, im: nat-m.
- ᖘ vgl. 94/1 und FN 94/1-1

Schweiß:
- **nachts**:
  - **Erwachen**, beim: canth.$_{a1,k}$
  - ᖘ 93/1: Tägliche Frühschweiße, oft triefend stark, viele Jahre über, oft von saurem, oder beißigsaurem Geruch.
- **Abdomen** und Brust; nur an: arg-met.$_h$ cocc.$_h$ phos.$_h$ sel.$_h$
  - ᖘ 93/2: Einseitiger Schweiß, bloß auf der einen Körperseite, oder bloß am Oberkörper, oder bloß an den Untergliedmaßen.
  - 92/7: Allzuleichtes Schwitzen bei geringer Bewegung, ja anfallsweise selbst im Sitzen über und über, oder bloß an einzelnen Theilen, z.B. fast steter Hände- und Fuß-Schweiß,[6] so auch in den Achselgruben [7] und um die Schamtheile starkes Schwitzen.
  - FN 92/7-6: Letzterer gewöhnlich von sehr stinkendem Geruche und zuweilen von solcher Heftigkeit, daß Fußsohlen, Fersen und Zehen bei geringem Gehen schon durchweicht und wund werden.
  - FN 92/7-7: Nicht selten von rother Farbe, oder von bokkigem, knoblauchartigen Geruche.
- **Achselhöhle** (= Achselschweiß):
  - **Knoblauch**, wie: *Bov. Kali-p. Lach.* osm. **Sulph.** *Tell.*
  - ᖘ vgl. 92/7, FN 92/7-6 und FN 92/7-7
  - **reichlich**: *Sanic.* sel.$_{hr1,k}$
  - ᖘ vgl. 92/7, FN 92/7-6 und FN 92/7-7

Tuberkulose: *Acet-ac.*$_{c2,k}$ **Agar.**$_{c2,k}$ aloe$_{c2}$ alumn.$_{k2}$ am-c.$_{k2}$ am-m.$_{k2}$ ant-ar.$_{c2}$ ant-t. arg-met.$_{c2,k2}$ arn.$_{k2}$ *Ars.* **Ars-i.** ars-s-f.$_{k2}$ arum-t.$_{k2}$ aur.$_{c2}$ aur-ar.$_{c2}$ aur-m.$_{c2}$ aur-m-n.$_{c2}$ bac.$_{c2}$ bac-t.$_{c2}$ bals-p.$_{c2}$ *Bar-m.* berb.$_{k2}$ beta$_{br3}$ blatta-o.$_{c2}$ *Brom.* *Bufo* calag.$_{br01}$ **Calc.**$_{c2,k}$ *Calc-i.*$_{k2}$ **Calc-p.** *Calc-s.* calc-sil.$_{k2}$ *Carb-an. Carb-v. Carbn-s.* carc.$_{jl2}$ card-m.$_{c2,k}$ cetr.$_{c2}$ chinin-ar.$_{k2}$ chlor.$_{c2}$ coc-c.$_{c2}$ *Con.*$_{c2,k}$ cur.$_{c2}$ **Dros.**$_{c2,k}$ *Dulc.* *Elaps*$_{c2,k}$ erio.$_{c2}$ eupi.$_{c2}$ ferr.$_{k2}$ ferr-ar.$_{k2}$ **Ferr-i.** *Ferr-p.* fl-ac. gad.$_{c2}$ gal-ac.$_{br1,c2}$ *Graph. Guaj.*$_{c2,k}$ guajol.$_{bwa3}$ ham.$_{k2}$ helx.$_{c2}$ **Hep.** hippoz. ichth.$_{c2}$ **Iod.** kali-ar. kali-bi.$_{k2}$ **Kali-c.** *Kali-n.*$_{c2,k}$ *Kali-p.* **Kali-s.** kali-sil.$_{k2}$ *Kreos. Lac-d.* **Lach.** lachn.$_{br1,c2}$ lec.$_{br1}$ **Lyc.** lycps-c.$_{c2}$ mag-c.$_{c2}$ mang.$_{k2}$ *Med.* **Merc.** mill. *Myrt-c.* naphtin.$_{c2}$ nat-ar. nat-cac.$_{c2}$ *Nat-m.* nat-p.$_{c2}$ nat-s.$_{c2}$ *Nit-ac. Ol-j.*$_{c2,k}$ ox-ac. petr. *Ph-ac.* phel.$_{c2,ptk1}$ **Phos.** pix$_{c2}$ **Plb.** **Psor.** ptel.$_{hr1}$ **Puls.** pyrog.$_{c2,k2}$ rumx.$_{c2}$ sabal$_{c2}$ salv.$_{c2}$ samb.$_{c2}$ *Sang.* sarr.$_{c1}$ **Senec.**$_{c2,k}$ *Seneg. Sep. Sil.* slag$_{c2}$ **Spong. Stann.** stann-i.$_{c2}$ stict.$_{c2}$ still. sul-ac.$_{c2,k}$ sul-i.$_{k2}$ **Sulph.** tarent-c.$_{k2}$ teucr-s.$_{c2,gm1}$ **Ther.** thyr.$_{c2}$ **Tub.**$_{c2,k}$ tub-a.$_{c2}$ tub-d.$_{a12}$ verb.$_{c1}$ **Zinc.** zinc-i.$_{c2}$ zinc-p.$_{k2}$

Brust / Rücken

Tuberkulose

Tuberkulose: ...

≫ 85/10: Husten mit gelbem eiterigen Auswurfe, mit oder ohne Blutauswurfe.

FN 85/10-1: Die geschwürigen Lungensuchten haben wohl selten einen andern Grund als dieses Siechthum, selbst wenn Quecksilber- oder Arsenikdämpfe dergleichen zuwege gebracht zu haben scheinen; wenigstens entstehen die meisten eiterigen Lungensuchten von mit Aderlässen mißhandelten Brust-Entzündungen, welche stets als Auflöderungen latenter Psora anzusehen sind.

– **Schleimauswurf**, mit: *Aesc.* **Ant-c. Ant-t.** *Bar-m.* caust. *Coc-c. Dulc. Euon. Ferr.* **Ferr-p.** **Hep.** *Kali-c.* **Kali-chl. Kali-i.** *Kreos. Lach.* **Lyc. Med.** *Merc. Merc-c.* mill. *Nat-s.* **Phos. Psor.** *Puls.* **Sang. Senec.** *Seneg. Sil.* **Stann.**$_{c2,k}$ *Sulph.* **Ther.**

≫ 85/11: Husten mit ungemein viel Schleimauswurfe und sinkenden Kräften (Schleimschwindsucht).

Tumoren:

– **Mammae**: ars-i.$_{c2}$ brom.$_{c2}$ calc-i.$_{c2,k2}$ *Carb-an.* chim.$_{c2}$ **Con.** *Cund.*$_{c2,k}$ ferr-i.$_{c2}$ hecla$_{c2}$ *Hyos.*$_{c2}$ kali-i. *Lach.* merc-i-f.$_{c2}$ osm.$_{c2}$ ph-ac.$_{c2}$ *Phos. Phyt.* sang.$_{c2,k}$ scroph-n.$_{bro1}$ sec. *Sil.* skook.$_{c2}$ tep.$_{c2}$ tub.$_{bro1}$

≫ 92/4: Drüsen-Geschwülste um den Hals, im Schooße, in den Gelenkbiegungen, der Ellbogenbeuge, der Kniekehle, in den Achselgruben, auch in den Brüsten.

Verhärtung:

– **Mammae**: alum-sil.$_{gm1}$ alumn. apis *Aster. Bell. Bry.* bufo *Calc.* calc-f.$_{c2}$ calc-i.$_{k2}$ calc-p. **Carb-an.** *Carbn-s.* **Cham.** *Cist. Clem.* coloc. **Con.** *Crot-h. Crot-t. Cupr.* dulc. *Graph.*$_{c2,k}$ hep.$_{k2}$ *Hydr. Iod. Kreos. Lac-c.* lap-a.$_{bro1}$ *Lyc. Merc.* nit-ac. *Phos. Phyt.* plb. puls. ruta *Sep.* **Sil.** sul-i.$_{k2}$ *Sulph. Thuj.* tub. ust. vip.

≫ 86/14: Eine harte, sich vergrößernde und verhärtende Drüse mit Stichschmerz in einer der Brüste.

FN 86/14-3: Haben wohl die verschiednen Abarten von sogenanntem Brustkrebse einen andern Grund als dieses Psora-Siechthum?

Völle:

– **Essen**; beim:

≫ 75/12: Wenn sie essen will, ist's ihr voll in der Brust und schleimig im Halse.

Warzen: carc.$_{az1}$

≫ 92/2: Warzen im Gesichte, an den Vorderarmen, Händen u.s.w.

FN 92/2-2: Besonders in der Jugend. Viele derselben stehen nur kurze Zeit und verschwinden, um einem andern Psora-Symptome Platz zu machen.

Zusammenschnürung (= Spannung, Engegefühl): **Acon.** *Aesc.* aeth.$_{bro1,c1}$ *Agar.* ail. *All-c. Alum.* alum-sil.$_{k2}$ alumn. am-c. am-m. ambr. anac. *Ang. Ant-t.* apis aral. *Arg-n. Arn.* **Ars.** *Ars-h. Ars-i.* ars-s-f.$_{k2}$ *Asaf.* asar. asc-t. aspar. **Aur.** aur-ar.$_{k2}$ aur-i.$_{k2}$ *Aur-m. Bapt. Bar-c.* bar-i.$_{k2}$ bar-s.$_{k2}$ **Bell.** bism. *Borx.* bov. **Brom. Bry.** bufo **Cact.** *Cadm-s.* cain. **Calc.** *Calc-p.* calc-s. calc-sil.$_{k2}$ *Camph.* cann-i. cann-s. canth. *Caps. Carb-ac. Carb-an.*

Zusammenschnürung: ...

Carb-v. Carbn-o. **Carbn-s.** carl. **Caust.** *Cham.* **Chel.** chin. chinin-ar. chlol. *Chlor. Cic. Cimx.* cina cinnb. clem. *Coc-c. Cocc.* coff. *Colch. Coloc.* **Con.** cop. *Crot-c.* crot-h. *Crot-t. Cupr.* cupr-ar.$_{bro1}$ cupr-s. cycl. *Dig.*$_{bro1,k}$ dios. *Dros. Dulc.* elaps *Euph. Ferr.* ferr-ar. ferr-i. ferr-p. gamb. *Gels.* gins. *Glon.* **Graph.** *Hell. Hep.* hydr-ac. hydrog.$_{srj2}$ *Hyos. Hyper.* ictod. **Ign.** *Iod. Ip.* iris ard-c. *Kali-ar. Kali-bi. Kali-c. Kali-chl.* kali-i. kali-m.$_{k2}$ *Kali-n.* kali-p. kali-s. kali-sil.$_{k2}$ kreos. **Lach.** *Lact.* lappa$_{bg1}$ lat-m.$_{bro1}$ *Laur.* lec. *Led.* lith-c. *Lob.* luna$_{kg1}$ **Lyc.** *Lycps-v. Mag-c. Mag-m. Mag-p. Manc.* mang. *Merc. Merc-c.* merc-i-r. *Mez.* morph. mosch. mur-ac. *Naja Nat-ar. Nat-c.* **Nat-m.** nat-p. *Nit-ac.* **Phos.** phys. pic-ac. *Plat.* plb. podo. psil.$_{ft1}$ psor. *Puls.* ran-b.$_{c1,k2}$ rat. *Rhod. Rhus-t.* ruta sabin. samb. *Sars. Seneg. Sep.* **Sil.** *Spig. Spong.* squil. **Stann.** *Staph. Stram.* stront-c. stry. sul-ac. sul-i.$_{k,k2}$ **Sulph.** sumb. *Tab.* tarent. ter. thea thuj. thyr.$_{bro1}$ tril-p.$_{c1}$ tub.$_{c1}$ upa. **Verat.** verb. xan. zinc.

≫ 86/6: Engbrüstigkeit; lautes, schweres, auch wohl pfeifendes Athmen.

– **anfallsweise**: sep.$_h$

≫ PP: Öftere Engbrüstigkeitsanfälle.

– **Bewegung**:
• **agg.**: agar. ang. *Ars.* caps.$_h$ *Ferr. Led.* lyc. nux-v. *Spong. Verat.*

≫ 86/8: Engbrüstigkeit bei Bewegung, mit oder ohne Husten.

– **Husten**:
• **während**: am-c.$_h$ calc. *Cham.* cimx. *Con. Cupr. Form. Hell.* lyc. *Mag-p.* merc. *Myrt-c.* **Phos.** *Puls.* stram. *Sulph.*

≫ vgl. 86/8

– **Sitzen**, beim: agar. ars. mag-c.$_h$ mez. nit-ac.

≫ 86/9: Engbrüstigkeit am meisten beim Sitzen.

Rücken

Flecken:
– **gelb**:

≫ 92/1: Gilbe der Haut, gelbe Flecke, gleicher Natur, um die Augen, den Mund, am Halse u.s.w., ohne Empfindung.

FN 92/1-1: Nach Fahren im Wagen entsteht Hautgilbe am ehesten, wenn sie noch nicht ständig, sondern nur noch überhingehend ist.

– **Zervikalregion**:
• **gelb**: iod.

≫ vgl. 92/1 und FN 92/1-1

Hautausschläge:
– **Furunkel**: caust. coloc. *Crot-h.* graph. kali-bi. **Kali-i.** *Lach.* mur-ac. ph-ac. *Phyt.* sanic. sul-ac. sulph. tarent.$_{k2}$ tarent-c. *Thuj.* zinc.

≫ 90/12: Blutschwäre (furunculi) von Zeit zu Zeit wiederkehrend, vorzüglich an den Hinterbacken, den Oberschenkeln, Ober-Armen und dem Rumpfe. - Betasten erregt feine Stiche darin.

Hautausschläge **Rücken** Schmerz

- **Pickel**: agar. alum. alum-p.$_{k2}$ arg-n. arn. bell. berb. calc. calc-sil.$_{k2}$ cann-s. carb-v. cham. chel. chlor. cocc. con. crot-h. dig. fl-ac. granit-m.$_{es1}$ hura hyper. iod. jug-r. kali-bi. *Kali-c*. kali-p. lach. led. lyc. mag-m. mag-s. mang. meph. *Nat-m*. nicc. petr. ph-ac. psor. *Puls*. rhus-v. rumx. sars. *Sel*. sil. *Squil*. staph. tab. tep. til. vesp. zinc.
  - 91/3: Ausschläge, theils von Zeit zu Zeit entstehende und wieder vergehende, einzelne, wohllüstig-jückende Eiterbläschen, besonders an den Fingern oder andern Theilen, welche nach Kratzen brennen und mit dem ursprünglichen Krätz-Ausschlage die größte Ähnlichkeit haben; theils Nessel-Ausschlag, wie Quaddeln und Wasserblasen, meist brennenden Schmerzes; theils Blüthen, ohne Schmerz im Gesichte, der Brust, dem Rücken, den Armen und Oberschenkeln; theils Flechten und Schwinden in feinfrieseligen Körnern, dicht in runde, größere oder kleinere Flecke zusammengedrängt von meist röthlicher Farbe, theils trocken, theils nässend, von ähnlichem Jücken wie der Krätz-Ausschlag, und Brennen nach dem Reiben.
- **Pusteln**: agar. aur-m-n. bell. berb. calc. calc-sil.$_{k2}$ chin. chlor. clem. crot-t. dulc. kali-bi. kali-br. *Lach*. nat-c. nat-m. petr. rhod. *Sep*. *Sil*. sulph.
  - vgl. 91/3

Kälte (einschließlich Frost):
- **Sakralregion**: arg-met. benz-ac.$_{hr1,k,}$* calc-sil.$_{k2}$ *Dulc*. hyos. laur. lyc.$_{k,kl2}$ ox-ac. *Puls*.$_{hr1,k}$ *Sanic*. stront-c. sulph.
  - 79/3: Nach erfolgtem Stuhlgange, besonders nach einem weichern, ergiebigeren, große, jählinge Entkräftung.
  - FN 79/3-2: Vorzüglich Entkräftung in der Herzgrube, Ängstlichkeit, Unruhe, auch wohl Frost am Unterleibe, oder im Kreuze u.s.w.
- **Stuhlgang**, beim: ptel.$_{a1,k}$
  - vgl. 79/3 und FN 79/3-2

Krümmung der Wirbelsäule: aur.$_{bg1}$ bar-c.$_{bro1}$ *Bar-m*. **Calc.**$_{hr1,k}$ **Calc-f.** *Calc-p*.$_{hr1,k}$ **Calc-s.** Carb-v. carbn-s. *Con*. ferr-i.$_{c2}$ *Lyc*.$_{a1,k}$ *Merc*.$_{hr1,k,}$* **Merc-c.** op. **Ph-ac.**$_{hr1,k}$ *Phos*.$_{c2,k}$ psor. *Puls*.$_{c2,k}$ rhus-t.$_{hr1}$ **Sil. Sulph.**$_{c2,k}$ syph.$_{c1,k2}$ tarent. thuj.
  - 88/4: Erweichung der Knochen, Verkrümmung des Rückgrats (Schiefheit, Buckel), Verkrümmung der Knochenröhren der Ober- oder Unterschenkel (englische Krankheit, Rhachitis).

Schmerz:
- **Heben** einer Last; durch: anag. borx. **Calc.** calc-f.$_{c1}$ calc-p.$_{k2}$ calc-s.$_{k2}$ **Graph.** hura$_{c1}$ *Lyc*. med.$_{c1}$ *Nux-v*. ph-ac. **Rhus-t.** sang. *Sep*. sulph.$_{bg1}$
  - PP: Leichtes Verheben, oft schon vom Tragen oder Aufheben eines kleinen Gewichts, oft schon vom über sich Langen und Ausstrecken der Arme nach hohen Gegenständen [und eine Menge von dieser oft mäßigen Streckung der Muskeln erfolgender Beschwerden: Kopfschmerz, Übelkeit, Sinken der Kräfte, Spannschmerz in den Genick- und Rückenmuskeln u.s.w.].
- **Hochlangen**, beim: **Rhus-t.**
  - 88/1: Steigende Aufgelegtheit sich zu verheben und, wie man sagt, sich Schaden zu thun scheint man sogar sehr ...

Schmerz - Hochlangen, beim: ...
  - ... geringer Anstrengung der Muskeln, bei kleinen Handarbeiten, beim über sich Reichen und Langen nach etwas Hohem, beim Aufheben nicht schwerer Dinge, schnellem Wenden des Körpers, Schieben u.s.w. Diese oft nur geringe Anspannung oder Ausdehnung der Muskeln bringt dann oft die schwersten Krankenlager zuwege, Ohnmachten, alle Grade hysterischer Beschwerden,, Fieber, Blutspeien u.s.w., da doch eine nicht psorische Person solche Lasten hebt, als ihr Muskelkräfte nur irgend vermögen, ohne die mindesten Nachbeschwerden.
  - FN 88/1-1: Oft auch sogleich starker Kopfschmerz im Scheitel - was dann auch äußerlich bei Berührung schmerzt - oder sogleich Kreuzschmerzen, oder Schmerzen in der Bährmutter, nicht selten Stechen in der Brustseite oder zwischen den Schulterblättern, was den Odem hemmt, oder schmerzhafte Steifheit des Genicks oder Rückgrats, oftes lautes Aufstoßen und dergl.
  - FN 88/1-2: Der gemeine Mann, besonders auf dem Lande, sucht sich dann mit einer Art mesmerischem Streichen, und zwar oft mit einigem, doch nicht dauerndem Erfolge zu erleichtern; die Aufgelegtheit sich zu verheben bleibt jedoch. Mit den Daumenspitzen pflegt vorzüglich eine Weibsperson (Streiche-Frau) gewöhnlich über den Schulterblättern nach den Achseln zu, oder den Rückgrat entlang, auch wohl von der Herzgrube aus, unter den Rippen hin (nur meist mit allzuheftigem Aufdrücken) mehrmals hinzustreichen.
- **Strecken**, beim: calc. mag-c.
  - PP: Leichtes Verheben, oft schon vom Tragen oder Aufheben eines kleinen Gewichts, oft schon vom über sich Langen und Ausstrecken der Arme nach hohen Gegenständen [und eine Menge von dieser oft mäßigen Streckung der Muskeln erfolgender Beschwerden: Kopfschmerz, Übelkeit, Sinken der Kräfte, Spannschmerz in den Genick- und Rückenmuskeln u.s.w.
- **Sakralregion**:
  • **Heben** einer Last:
    • durch: *Calc*. nat-c.$_{h2}$ *Puls*. *Rhus-t*. *Sang*. staph.
  - vgl. 88/1, FN 88/1-1 und FN 88/1-2
- **Zervikalregion**:
  • **Heben**, durch: arg-n.$_{bg1,bg2}$ *Calc*.$_{bg1,bg2}$ lil-t.$_{bg1}$ sep.$_{bg1,bg2}$
  - PP: Leichtes Verheben, oft schon vom Tragen oder Aufheben eines kleinen Gewichts, oft schon vom über sich Langen und Ausstrecken der Arme nach hohen Gegenständen [und eine Menge von dieser oft mäßigen Streckung der Muskeln erfolgender Beschwerden: Kopfschmerz, Übelkeit, Sinken der Kräfte, Spannschmerz in den Genick- und Rückenmuskeln u.s.w.
- **brennend**:
  • **morgens**:
    • **Koitus**, agg. durch Ruhe, amel. durch Bewegung; nach: mag-m.
  - PP: Erneuerung von Schmerzen und Beschwerden in der Ruhe, die bei Bewegung vergehen.
- **drückend**:
  • **Dorsalregion**:
    • **Schulterblätter**:
      • **zwischen**: am-c. ambr.$_{bg1,c1}$ ant-s-aur. *Arn*. **Bell.**$_{a1,k}$ bry.$_{a1,k}$ **Calc.**$_{a1,k}$ carb-an.$_h$ carb-v.$_{a1,k}$

Schmerz **Rücken** Schweiß

– drückend - Dorsalregion - Schulterblätter - zwischen: ...
  Chin. coc-c.₁₁,ₖ Cocc. crot-t. elaps graph.₁₁,ₖ hura indg.₁₁,ₖ kali-bi.₁₁,ₖ kali-br.₁₁,ₖ kali-c.₁₁,ₖ lach.₁₁,ₖ laur.₁₁,ₖ led.₁₁,ₖ lob. lyss. *Nux-v.* petr.₁₁,ₖ psil.ft1 psor. seneg. sep.₁₁,ₖ sil.₁₁,ₖ stann.ₕ ter. thuj.₁₁,ₖ
  ➢ 87/2: *Drücken zwischen den Schulterblättern.*
– **krampfartig**:
  • **Sakrum**:
    ▽ **erstreckt** sich zu:
      • **Hypogastrium**; um den Körper zum:
        • **Obstipation**; bei:
  ➢ 77/9: *Vom Kreuze aus, um den Unterleib, besonders unter dem Magen eine zusammenziehende Empfindung, wie von einem Bande, wenn sie in etlichen Tagen keinen Stuhlgang gehabt hat.*
– **ziehend**: *Agar. Alum.* am-c. ambr. *Ang.* ant-t. arg-n. *Ars.* ars-s-f.ₖ₂ aster. aur. bad. *Bamb-a.*stb2 bar-c. bell. bol-la. *Bry.* calc-p. calc-s. *Canth. Caps. Carb-an. Carb-v.* **Card-m.** caust.ₕ *Cham. Chel. Chin.* **Cimic.** cina coc-c. cocc. *Colch.* con. crot-c. crot-h. crot-t. cupr. cycl. dig. dros. dulc. eupi. *Graph. Guaj. Hep. Hyper.* ign. kali-ar.ₖ₂ kali-bi. *Kali-c.* kali-p. kali-s. kalm. *Lach.* lact. *Lil-t. Lyc.* med.ₖ₂ *Merc.* mez. mill. mosch. nat-ar. *Nat-m.* nat-p. **Nux-v.** op. ox-ac.ₖ₂ *Petr. Phos.* phyt.ₖ₂ pic-ac. psor. *Puls.* rat. rhod. rhus-r. rhus-t. ruta sabad. sang. seneg. stann. stram. *Stront-c.* sul-ac. *Sulph.* ter. teucr. *Thuj.* valer. verat. viol-t. zinc. zinc-p.ₖ₂ zing.
  ➢ PP: *Ziehende, spannende Schmerzen im Genicke, dem Rücken, den Gliedern, besonders in den Zähnen (bei feuchtem, stürmischen Wetter, bei Nordwest- und Nordostwinde, nach Verkälten, Verheben, unangenehmen Leidenschaften u.s.w.).*
  86/16: *Im Kreuze, im Rücken, im Genick ziehende (reißende), spannende Schmerzen.*
  • **Sakralregion**: acon. *Am-c.* ang.ₕ *Ant-c.* arg-n. aster. bamb-a.stb2 **Bar-c.** bell. *Chel. Chin.* cocc. colch. croc. dig. *Dios.* dulc. *Helon.* hep. ign. kali-bi. **Kali-c.** kali-m.ₖ₂ kali-sil.ₖ₂ led. lyc. med.ₖ₂ mur-ac. nat-c. nat-m. **Nux-v.** sabin. samb. sil. spong. stram. sul-ac. *Sulph.* ter. *Thuj.* valer. verat. zing.
  ➢ PP: *Ziehende, spannende Schmerzen im Genicke, dem Rücken, den Gliedern, besonders in den Zähnen (bei feuchtem, stürmischen Wetter, bei Nordwest- und Nordostwinde, nach Verkälten, Verheben, unangenehmen Leidenschaften u.s.w.).*
  86/16: *Im Kreuze, im Rücken, im Genick ziehende (reißende), spannende Schmerzen.*
  • **Zervikalregion**: acon. *Aesc. Agar.* ail. all-s. *Alum. Am-c.* ambr. anac. *Ang.* ant-c. apis asaf. asar.ₕ aur. aur-s.ₖ₂ bad. bamb-a.stb2 bapt. *Bell.* berb. borx. *Bry. Calc-p.* camph. cann-i. cann-s. canth. carb-ac. carb-an.ₕ *Carb-v.* carbn-s. carl. caul. **Chel.** *Chin.* cic. **Cimic.** clem. coc-c. cocc. *Coloc.* con. crot-c. cur. dig. dios. *Ferr.* fl-ac. kali-bi. kali-c. **Kali-n.** kali-sil.ₖ₂ lact. *Lil-t. Lyc.* lyss. mang.ₕ med. meny.ₕ *Merc.* mosch. *Nat-c. Nat-m. Nat-s.* nicc. nit-ac.ₕ *Nux-m. Nux-v.* pall.

Schmerz - ziehend - Zervikalregion: ...
Petr. ph-ac. phys. plb. psor. **Puls.** raph. rat. *Rhod.* ruta sep. sil. stann. *Staph. Sulph.* tep. ter. **Thuj.** viol-o. zinc.
  ➢ PP: *Ziehende, spannende Schmerzen im Genicke, dem Rücken, den Gliedern, besonders in den Zähnen (bei feuchtem, stürmischen Wetter, bei Nordwest- und Nordostwinde, nach Verkälten, Verheben, unangenehmen Leidenschaften u.s.w.).*
  86/16: *Im Kreuze, im Rücken, im Genick ziehende (reißende), spannende Schmerzen.*
  • **kalt** und naß:
    • **Luft**; naßkalte: *Nux-m.*
  ➢ PP: *Ziehende, spannende Schmerzen im Genicke, dem Rücken, den Gliedern, besonders in den Zähnen (bei feuchtem, stürmischen Wetter, bei Nordwest- und Nordostwinde, nach Verkälten, Verheben, unangenehmen Leidenschaften u.s.w.).*
  • **Wetter**:
    • **naßkaltem** Wetter, bei: calc-p.
  ➢ PP: *Ziehende, spannende Schmerzen im Genicke, dem Rücken, den Gliedern, besonders in den Zähnen (bei feuchtem, stürmischen Wetter, bei Nordwest- und Nordostwinde, nach Verkälten, Verheben, unangenehmen Leidenschaften u.s.w.).*

Schwäche:
– **Lumbalregion**:
  • **Hochlangen** agg.: zinc.bg1
  ➢ 88/1: *Steigende Aufgelegtheit sich zu verheben und, wie man sagt, sich Schaden zu thun schon bei sehr geringer Anstrengung der Muskeln, bei kleinen Handarbeiten, beim über sich Reichen und Langen nach etwas Hohem, beim Aufheben nicht schwerer Dinge, schnellem Wenden des Körpers, Schieben u.s.w. Diese oft nur geringe Anspannung oder Ausdehnung der Muskeln bringt dann oft die schwersten Krankenlager zuwege, Ohnmachten, alle Grade hysterischer Beschwerden,, Fieber, Blutspeien u.s.w., da doch eine nicht psorische Person solche Lasten hebt, als ihr Muskelkräfte nur irgend vermögen, ohne die mindesten Nachbeschwerden.*
  FN 88/1-1: *Oft auch sogleich starker Kopfschmerz im Scheitel - was dann auch äußerlich bei Berührung schmerzt - oder sogleich Kreuzschmerzen, oder Schmerzen in der Bährmutter, nicht selten Stechen in der Brustseite oder zwischen den Schulterblättern, was den Odem hemmt, oder schmerzhafte Steifheit des Genicks oder Rückgrats, oftes lautes Aufstoßen und dergl.*
  FN 88/1-2: *Der gemeine Mann, besonders auf dem Lande, sucht sich dann mit einer Art mesmerischem Streichen, und zwar oft mit einigem, doch nicht dauerndem Erfolge zu erleichtern; die Aufgelegtheit sich zu verheben bleibt jedoch. Mit den Daumenspitzen pflegt vorzüglich eine Weibsperson (Streiche-Frau) gewöhnlich über den Schulterblättern nach den Achseln zu, oder den Rückgrat entlang, auch wohl von der Herzgrube aus, unter den Ribben hin (nur meist mit allzuheftigem Aufdrücken) mehrmals hinzustreichen.*

Schweiß:
– **Bewegung**, bei: **Chin.**hr1,k

Schweiß — **Rücken** — Steifheit

- **Bewegung**, bei: ...
  - 92/7: Allzuleichtes Schwitzen bei geringer Bewegung, ja anfallsweise selbst im Sitzen über und über, oder bloß an einzelnen Theilen, z.B. fast steter Hände- und Fuß-Schweiß,[6] so auch in den Achselgruben [7] und um die Schamtheile starkes Schwitzen.
  - FN 92/7-6: Letzterer gewöhnlich von sehr stinkendem Geruche und zuweilen von solcher Heftigkeit, daß Fußsohlen, Fersen und Zehen bei geringem Gehen schon durchweicht und wund werden.
  - FN 92/7-7: Nicht selten von rother Farbe, oder von bockigem, knoblauchartigen Geruche.
- **Erwachen**, beim: hep.$_{a1,k}$
  - 93/1: Tägliche Frühschweiße, oft triefend stark, viele Jahre über, oft von saurem, oder beißigsaurem Geruch.
  - FN 93/1: Dahin gehört auch das Schwitzen psorischer Kinder am Kopfe, Abends nach dem Einschlafen.
- **Zervikalregion**:
  - **Bewegung**; bei der geringsten: **Chin.**$_{hr1,k,*}$
  - vgl. 92/7, FN 92/7-6 und FN 92/7-7

Schwere (= wie eine Last, ein Gewicht): ambr. androc.$_{srj1}$ arg-met. arg-n. arn. bamb-a.$_{stb2}$ **Bar-c.** bar-s.$_{k2}$ *Bov.* carb-v. **Cimic.** colch. coloc. crot-c. equis-h. euphr. *Hydr.* kali-c. kali-chl. kali-p. lil-t. mag-s. mang. nat-c. *Nat-m.* nat-p. *Par.* petr. ph-ac. *Phos. Pic-ac.* puls. rhod. *Rhus-t.* sapin.$_{bg1}$ *Sep.* sulph.

  - 76/6: Nach dem Essen, Ängstlichkeit mit Angstschweiße.
  - FN 76/6-3: Auch wohl hie und da sich erneuernde Schmerzen, z.B. Stiche in den Lippen, Greifen und Wühlen im Unterleibe, Drücken in der Brust, Schwere im Rücken und Kreuze, bis zur Übelkeit; da dann bloß ein mit Fleiß erregtes Erbrechen lindert. Bei einigen Personen erhöht sich auf's Essen die Angst bis zum Triebe sich das Leben zu nehmen durch Erdrosseln.
  - 87/3: Schweredruck auf den Schultern.

- **Dorsalregion**:
  - **Schulterblätter**: phyt. sil.
  - **zwischen** den Schulterblättern; wie eine Last: ang.$_{c1}$ *Carbn-s.* chin.$_{bg1,kr1,*}$ gran.$_{bg1,bg2}$ lyss.$_{rb2}$ meny.$_h$ phos.$_{bg2}$
  - 87/2: Drücken zwischen den Schulterblättern.
  - 87/3: Schweredruck auf den Schultern.

Spannung:
- **Zervikalregion**:
  - **Heben** einer Last; durch: sep.$_h$
  - PP: Leichtes Verheben, oft schon vom Tragen oder Aufheben eines kleinen Gewichts, oft schon vom über sich Langen und Ausstrecken der Arme nach hohen Gegenständen [und eine Menge von dieser oft mäßigen Streckung der Muskeln erfolgender Beschwerden: Kopfschmerz, Übelkeit, Sinken der Kräfte, Spannschmerz in den Genick- und Rückenmuskeln u.s.w.].

Steifheit:
- **schmerzhaft**: *Am-m.* ars.$_h$ *Bamb-a.*$_{stb2}$ *Calc.* **Caust.** *Helon. Manc. Nit-ac. Puls.* **Rhus-t.**
  - 87/1: Stechend-schneidend schmerzhafte Steifheit des Genickes, des Kreuzes.
  - 88/1: Steigende Aufgelegtheit sich zu verheben ...

Steifheit - schmerzhaft: ...
- ... und, wie man sagt, sich Schaden zu thun schon bei sehr geringer Anstrengung der Muskeln, bei kleinen Handarbeiten, beim über sich Reichen und Langen nach etwas Hohem, beim Aufheben nicht schwerer Dinge, schnellem Wenden des Körpers, Schieben u.s.w. Diese oft nur geringe Anspannung oder Ausdehnung der Muskeln bringt dann oft die schwersten Krankenlager zuwege, Ohnmachten, alle Grade hysterischer Beschwerden,, Fieber, Blutspeien u.s.w., da doch eine nicht psorische Person solche Lasten hebt, als ihr Muskelkräfte nur irgend vermögen, ohne die mindesten Nachbeschwerden.
- FN 88/1-1: Oft auch sogleich starker Kopfschmerz im Scheitel - was dann auch äußerlich bei Berührung schmerzt - oder sogleich Kreuzschmerzen, oder Schmerzen in der Bährmutter, nicht selten Stechen in der Brustseite oder zwischen den Schulterblättern, was den Odem hemmt, oder schmerzhafte Steifheit des Genicks oder Rückgrats, oftes lautes Aufstoßen und dergl.
- FN 88/1-2: Der gemeine Mann, besonders auf dem Lande, sucht sich dann mit einer Art mesmerischem Streichen, und zwar oft mit einigem, doch nicht dauerndem Erfolge zu erleichtern; die Aufgelegtheit sich zu verheben bleibt jedoch. Mit den Daumenspitzen pflegt vorzüglich eine Weibsperson (Streiche-Frau) gewöhnlich über den Schulterblättern nach den Achseln zu, oder den Rückgrat entlang, auch wohl von der Herzgrube aus, unter den Ribben hin (nur meist mit allzuheftigem Aufdrücken) mehrmals hinzustreichen.

- **Sakralregion**: acon. am-m. apis arg-n.$_{bg2}$ *Bar-c.* berb. *Bry. Caust. Lach.* laur. *Led. Lyc.* manc. meph. petr.$_{bg2}$ phos.$_{k2}$ prun. puls. rheum *Rhus-t.*$_{bg2,k}$ sil. *Sulph.* thuj.
  - vgl. 87/1

- **Zervikalregion**: acon.$_{c2,k}$ *Aesc.*$_{a1,k}$ **Agar.** *Alum.*$_{a1,k}$ alum-p.$_{k2}$ alum-sil.$_{k2}$ am-c.$_{a1,k}$ *Am-m.*$_{a1,k}$ **Anac.**$_{c2,k}$ anan. androc.$_{srj1}$ *Ang.* Ant-t.$_{c2,k}$ *Apis* apoc-a.$_{a1}$ **Arg-met.** *Ars.*$_{a1,k}$ ars-s-f.$_{k2}$ arum-t.$_{a1,k}$ asar. aur.$_{a1,k}$ bad.$_{a1,k}$ **Bamb-a.**$_{stb2}$ *Bapt.*$_{a1,k}$ **Bar-c.**$_{a1,k}$ bar-s.$_{k2}$ **Bell.**$_{a1,k}$ berb.$_{a1,k}$ brach.$_{a1,k}$ *Brom.*$_{a1,k}$ *Bry.*$_{c2,k}$ calad. **Calc.**$_{a1,k}$ calc-caust.$_{c2}$ *Calc-p.*$_{a1,k,*}$ calc-s.$_{a1,k}$ calc-sil.$_{k2}$ camph. cann-i. *Canth.*$_{a1,k}$ caps.$_{a1,k}$ carb-ac.$_{a1,k}$ carb-an.$_{a1,k}$ *Carb-v.*$_{a1,k}$ carbn-s. caul. **Caust.**$_{a1,k}$ *Cedr.* **Chel.**$_{a1,k,*}$ *Chin.*$_{a1,k}$ chinin-ar. choc.$_{srj3}$ chr-o.$_{c2}$ **Cic.**$_{h,k,*}$ **Cimic.**$_{a1,k,*}$ cinch.$_{a1}$ cinnb.$_{k2}$ *Cocc.* colch.$_{a1,k,*}$ *Coloc.* com. *Con.* cor-r. cupr-act. cupr-ar. cycl.$_{a1,k}$ *Dig.*$_{a1,k}$ *Dros.* *Dulc.*$_{hr1,k,*}$ elaps eup-pur.$_{a1,k}$ **Euph.** fago.$_{a1,k}$ *Ferr.*$_{a1,k}$ ferr-ar. ferr-i. ferr-p. ferul.$_{a1}$ *Fl-ac.* form.$_{a1,k}$ *Gels.* gent-c.$_{c2}$ get.$_{vh}$ *Glon.*$_{a1,k}$ *Graph.*$_{a1,k}$ *Guaj.* **Hell.** hell-f.$_{a1,c2}$ *Hep.* hura hyos. hyper.$_{c2}$ **Ign. Ind.**$_{a1,k}$ itu.$_{c2}$ kali-ar.$_{k2}$ *Kali-bi.* **Kali-c.**$_{a1,k}$ *Kali-chl.* *Kali-i.*$_{a1,k}$ *Kali-n.*$_{a1,k}$ kali-p. *Kali-s.* kali-sil.$_{k2}$ kalm.$_{a1,k}$ *Lac-c.* **Lach.**$_{a1,k}$ **Lachn.**$_{a1,k,*}$ laur.$_{a1,k}$ *Led.* limest-b.$_{es1}$ *Lyc.*$_{a1,k}$ *Lyss.* **Mag-c.** *Manc. Mang.*$_{a1,k}$ meny.$_{a1,k}$ *Merc.*$_{a1,k}$ merc-i-f.$_{a1,k}$ *Mez.* morph.$_{a1,k}$ myric. nat-ar. *Nat-c.*$_{a1,k}$ *Nat-m.* nat-p. *Nat-s.* **Nit-ac.**$_{a1,k}$ **Nux-v.**$_{a1,k}$ ol-an. pall.$_{a1,k}$ *Par.*$_{a1,k}$ *Petr.* ph-ac. *Phos.*$_{a1,k}$ *Phys.*$_{a1,k,*}$ *Phyt.*$_{a1,k,*}$ pimp.$_{a1,c2}$ plan.$_{a1,c1}$ *Plat.* plb.$_{a1,k}$ plect.$_{a1,c2}$ *Podo. Psor.* ptel.$_{c1}$ *Puls.*

Steifheit — **Rücken / Extremitäten** — Dreht

– **Zervikalregion**: ...
Rat. Rhod.c2,k **Rhus-t.**a1,k Rhus-v.a1,k,* Sang. sangin-n.c2 scroph-xyz.c2 sec. sel.a1,k senec-j.c1 Sep.a1,k **Sil.** Spig. Spong.a1,k squil. stann.h Staph.c2,k stram.a1,k Stry.a1,k Sulph.a1,k Syph. Tab.a1,k Tarent.a1,k tep.a1,k Thuj. vario.aature verat.a1,k vichy-g.a1,c2 vinc.c2 xan.c1 Zinc. zinc-p.k2 zinc-val.c2 zing.a1,k
• **schmerzhaft**: hell.h phos.h
☞ 87/1: Stechend-schneidend schmerzhafte Steifheit des Genickes, des Kreuzes.

Verheben; leichtes, schnelles: borx. **Calc. Graph.** hydrog.srj2 **Lyc.** Nux-v. ph-ac. **Rhus-t.** sang. Sep.
☞ PP: Leichtes Verheben, oft schon vom Tragen oder Aufheben eines kleinen Gewichts, oft schon vom über sich Langen und Ausstrecken der Arme nach hohen Gegenständen [und eine Menge von dieser oft mäßigen Streckung der Muskeln erfolgender Beschwerden: Kopfschmerz, Übelkeit, Sinken der Kräfte, Spannschmerz in den Genick- und Rückenmuskeln u.s.w.]
88/1: Steigende Aufgelegtheit sich zu verheben, wie man sagt, sich Schaden zu thun schon bei sehr geringer Anstrengung der Muskeln, bei kleinen Handarbeiten, beim über sich Reichen und Langen nach etwas Hohem, beim Aufheben nicht schwerer Dinge, schnellem Wenden des Körpers, Schieben u.s.w. Diese oft nur geringe Anspannung oder Ausdehnung der Muskeln bringt dann oft die schwersten Krankenlager zuwege, Ohnmachten, alle Grade hysterischer Beschwerden, Fieber, Blutspeien u.s.w., da doch eine nicht psorische Person solche Lasten hebt, als ihr Muskelkräfte nur irgend vermögen, ohne die mindesten Nachbeschwerden.
FN 88/1-1: Oft auch sogleich starker Kopfschmerz im Scheitel - was dann auch äußerlich bei Berührung schmerzt - oder sogleich Kreuzschmerzen, oder Schmerzen in der Bährmutter, nicht selten Stechen in der Brustseite oder zwischen den Schulterblättern, was den Odem hemmt, oder schmerzhafte Steifheit des Genickes oder Rückgrats, oftes lautes Aufstoßen und dergl.
FN 88/1-2: Der gemeine Mann, besonders auf dem Lande, sucht sich dann mit einer Art mesmerischem Streichen, und zwar oft mit einigem, doch nicht dauerndem Erfolge zu erleichtern; die Aufgelegtheit sich zu verheben bleibt jedoch. Mit den Daumenspitzen pflegt vorzüglich eine Weibsperson (Streiche-Frau) gewöhnlich über den Schulterblättern nach den Achseln zu, oder den Rückgrat entlang, auch wohl von der Herzgrube aus, unter den Ribben hin (nur meist mit allzuheftigem Aufdrücken) mehrmals hinzustreichen.

Warzen: bar-c.k2 nit-ac. sil. thuj.
☞ 92/2: Warzen im Gesichte, an den Vorderarmen, Händen u.s.w.
FN 92/2-2: Besonders in der Jugend. Viele derselben stehen nur kurze Zeit und verschwinden, um einem andern Psora-Symptome Platz zu machen.

Extremitäten

Ankylose: thiosin.br1

Ankylose: ...
☞ 91/2: Verdickung und Versteifung der Gelenke.

Atherom an den Händen: ph-ac.hr1,k plb.hr1,k sil.hr1,k
☞ 92/3: Balg-Geschwülste in der Haut, dem Zellgewebe darunter, oder den Schleimbeuteln der Flechsen (Überbeine) von mancherlei Gestalt und Größe, kalt, ohne Empfindung.
FN 92/3-3: Der in neuern Zeiten fürchterlich gewordene Blutschwamm hat, wie ich von einigen Fällen schließen zu müssen glaube, keine andre Quelle, als die Psora.

Aufgesprungene Hände: Aesc. Alum. alum-sil.k2 am-c. Anan. apis Arn. aur. **Calc.** calc-sil.k2 **Calen.** carb-ac. cench.k2 **Graph.** ham. **Hep.** hydr. **Kali-c.** kali-sil.k2 kreos. Lyc.c2,k **Mag-c.** Merc. Nat-c.c2,k Nat-m. **Petr.**c2,k prim-o.c2 psor.k2 puls. **Rhus-t. Sars.**c2,k Sep. Sil. Sulo-ac.c2 **Sulph.** Zinc.
☞ PP: Dürre Haut an den Gliedmaßen, Ober-Armen, Ober-Schenkeln, auch wohl auf den Backen.

Beugen:
– **Finger**: Ambr. anac.j5 arg-met.j5 Calc.j5 caust.j5 Cina.j5 cocc.j5 coff.j5 colch.j5 cycl.j5 ferr.j5 Graph.j5 kali-c.j5 kali-i.j5 lyc.j5 m-arct.j5 Nux-v.j5 Phos.j5 plat.j5 Rat.j5 Ruta.j5 sec.j5 Sil.j5
☞ 87/10: Die Fingergelenke geschwollen, drückenden Schmerzes, beim Befühlen und beim Biegen schmerzhaft.

Bewegung:
– **Kontrolle** über die Bewegung verloren: Bell. chinin-s. Gels. merc-c. op. Stram.
☞ 94/10: Unwillkürliches Drehen und Wenden des Kopfes oder der Glieder bei voller Besinnung (Veits-Tanz).
– **konvulsivisch**: absin. acon. **Agar.** agar-ph. Arg-n. aster. aur-m. **Bell.**hr1,k calc-p. cann-i. carbn-s. Caust. Chlor. cocc.hr1,k colch. crot-h. Cupr.hr1,k kali-c. lyc. Merc-c. mygal. **Op.**hr1,k phos. Plb. rhus-t. Santin. Sec. **Stram.** sul-ac. verat. Zinc. Ziz.
☞ vgl. 94/10
– **unwillkürlich**: agar. alum. bell. calc. Crot-c. Cupr. Hell. Merc. nat-m. op. phos. pyrog.ptk Stram.
☞ vgl. 94/10
– **Arme**:
• **unwillkürlich**: Cocc.hr1,k hell. op.
☞ vgl. 94/10

Chorea: **Agar.** apis Arg-n. Ars. Asaf. Bell. Calc. **Caust.** Cedr. Cham. Chel. chin. Chlol. Cic. Cimic.hr1,k cocc.hr1,k coff. con. Croc. Cupr. dulc. Hyos. Ign.hr1,k iod. ip. kali-c. Lach. laur. lyc. mag-p.br1 merc. mez. **Mygal.**hr1,k Nat-m. nux-v. Op. plat. puls. rhod.hr1,k rhus-t. sabin. sec. Sep.hr1,k sil. stann. Stram.hr1,k stront-c. sulph. tanac. **Tarent.**hr1,k verat-v. zinc. zinc-p.k2
☞ vgl. 94/10

Dreht:
– **Glieder** nach außen: graph.h
☞ vgl. 94/10

Dreht — **Extremitäten** — Farbe

- **Arm** nach innen; den: bell.$_h$
  ≫ vgl. 94/10

Entzündung:
- **erysipelatös**: anan. **Lach.** sulph.$_{k2}$ vip.
  ≫ 90/8: Rothlauf, theils im Gesichte (mit Fieber), theils an den Gliedmaßen, theils an der kindsäugenden Brust, besonders an einer verwundeten Stelle (mit Nadelstechen und Brennschmerz).
- **Gelenke**:
  • **Synovitis**: *Acon.*$_{bro1}$ *Am-p.*$_{bro1}$ ant-t.$_{c1,c2}$ apis$_{c2,k}$ arn.$_{bro1}$ bell.$_{hr1,k}$ *Benz-ac.*$_{bro1}$ *Berb.*$_{bro1}$ bry.$_{hr1,k}$ calc.$_{hr1,k}$ calc-f.$_{bro1}$ calc-p.$_{bro1}$ canth.$_{bro1}$ caust.$_{hr1,k}$ ferr-p.$_{hr1,k}$ fl-ac.$_{bro1}$ *Hep.*$_{bro1}$ iod.$_{hr1,k}$ kali-c.$_{hr1,k}$ kali-i.$_{hr1,k}$ led.$_{hr1,k}$ lyc.$_{hr1,k}$ merc.$_{hr1,k}$ myris.$_{c1}$ phyt.$_{hr1,k}$ puls.$_{hr1,k,*}$ rhus-t.$_{hr1,k}$ ruta$_{bro1}$ *Sabin.*$_{bro1}$ sep.$_{hr1,k}$ sil.$_{hr1,k,*}$ slag$_{bro1}$ staph.$_{bro1}$ *Stel.*$_{bro1}$ stict.$_{bro1}$ sulph.$_{hr1,k}$ tub.$_{bro1}$ verat-v.$_{hr1,k}$
  ≫ 87/9: In den Gelenken, eine Art Reißen, wie ein Schaben auf dem Knochen mit rother, heißer Geschwulst, die bei Berührung und gegen die Luft unleidlich empfindlich ist, mit unleidlich empfindlichem, ärgerlichen Gemüthe (Gicht, Podagra, Chiragra, Gonagra u.s.w.).
  FN 87/9-4: Die Schmerzen sind entweder Tags oder Nachts schlimmer. Nach jedem Anfalle und wenn die Entzündung vorüber ist, schmerzen die Gelenke der Hand, des Kniees, des Unterfußes, der großen Zehe bei Bewegung, beim Auftreten u.s.w. unerträglich taub und das Glied ist geschwächt.

Exkoriation:
- **Zehen**, zwischen den: aur-m. bamb-a.$_{stb2}$ berb. carb-an. clem. *Fl-ac.* gink-b.$_{sbd1}$ *Graph.* hydrog.$_{srj2}$ lach. lyc.$_{k,kl2}$ mang. merc-i-f. mez. *Nat-c.* nat-m.$_{k,kl2}$ nit-ac. ph-ac. ran-b. *Sep.*$_{k,kl2}$ **Sil.** syph. zinc.
  ≫ 92/7: Allzuleichtes Schwitzen bei geringer Bewegung, ja anfallsweise selbst im Sitzen über und über, oder bloß an einzelnen Theilen, z.B. fast steter Hände- und Fuß-Schweiß,[6] so auch in den Achselgruben [7] und um die Schamtheile starkes Schwitzen.
  FN 92/7-6: Letzterer gewöhnlich von sehr stinkendem Geruche und zuweilen von solcher Heftigkeit, daß Fußsohlen, Fersen und Zehen bei geringem Gehen schon durchweicht und wund werden.
  FN 92/7-7: Nicht selten von rother Farbe, oder von bokkigem, knoblauchartigen Geruche.

Exostosen: aur. aur-m. calc.$_{k2}$ **Calc-f.** dulc. hecla$_{oss}$ mez. ph-ac. rhus-t. ruta$_{k2}$ **Sil.** staph.$_{k2}$ sulph. syph.$_{xxb}$
  ≫ 91/1: Auftreibung und Vereiterung der Röhrknochen des Oberarms, des Oberschenkels, des Schienbeins, auch der Finger und Zehen (Winddorn).

Fallen, stürzen:
- **Neigung**, Tendenz dazu: *Caust.* cocc.$_{k2}$ ign.$_h$ iod. mag-c. mur-ac.$_h$ nux-v. ph-ac. phos.
  ≫ 93/9: Leichtes Fallen der Kinder ohne sichtbare Veranlassung. Auch bei Erwachsenen dergleichen Schwäche-Anfälle in den Beinen, so daß beim Gehen der eine Fuß hiehin, der andre dorthin rutscht u.s.w.

Farbe (= Verfärbung):
- **gelblich**: phos.$_{a1,k}$
  ≫ 92/1: Gilbe der Haut, gelbe Flecke, gleicher Natur, um die Augen, den Mund, am Halse u.s.w., ohne Empfindung.
  FN 92/1-1: Nach Fahren im Wagen entsteht Hautgilbe am ehesten, wenn sie noch nicht ständig, sondern nur noch überhingehend ist.
- **Arme**:
  • **Leberflecken**: ant-c.$_{a1,k}$ guare.$_{a1,k}$ lyc. *Merc. Mez.*
  ≫ 91/5: Leberflecke, große bräunliche Flecke, die oft ganze Glieder, die Arme, den Hals, die Brust usw. überziehen, ohne Empfindung oder mit Jücken.
  • **weiß**: berb.
  ≫ 89/3: Abgestorbenheit einzelner Finger, oder der Hände oder Unterfüße.
  FN 89/3-3: Das Glied ist dann weiß, blutlos, gefühllos und ganz kalt, oft Stunden lang - vorzüglich bei kühler Luft (Streichen mit einem Stückchen Zink nach den Finger- oder Zehenspitzen hin vertreibt's gewöhnlich schnell, doch nur palliativ).
- **Schulter**:
  • **braune** Leberflecken: ant-c.$_{h,kl}$
  ≫ vgl. 91/5
- **Finger**:
  • **Sommersprossen**: ferr.
  ≫ 91/4: Sommersprossen, kleine und runde, braune oder bräunliche Flecke im Gesichte, den Händen und auf der Brust, ohne Empfindung.
  • **weiß**: gins. lach.$_{a1,k}$ vip.$_{a1,k}$
  ≫ vgl. 89/3 und FN 89/3-3
  • **Fingernägel**:
    • **blau**: acon.$_{a1,k}$ aesc.$_{a1,k}$ agar. am-c.$_{h,kl}$ apis apoc. *Arg-n.* arn. *Ars.* asaf. aur. aur-ar.$_{k2}$ aur-s.$_{k2}$ cact. *Camph. Carb-v.*$_{a1,k}$ carbn-s. *Chel.*$_{a1,k}$ *Chin.*$_{a1,k}$ chinin-ar. *Chinin-s.* chlf.$_{a1,k}$ cic. cocc. colch.$_{a1,k}$ con.$_{a1,k}$ *Cupr. Dig.*$_{br1,k}$ *Dros.*$_{a1,k}$ eup-pur. *Ferr.* ferr-ar. ferr-p. gels.$_{a1,k}$ gins.$_{a1,k}$ *Graph.* ip. lyc.$_{a1,h,*}$ manc.$_{a1,k}$ merc.$_{a1,k}$ merc-sul. *Mez.* mur-ac.$_{a1,k}$ *Nat-m. Nit-ac.*$_{a1,k}$ nit-s-d.$_{c1}$ **Nux-v.**$_{a1,k}$ op.$_{a1,k}$ *Ox-ac. Petr.*$_{a1,k}$ ph-ac.$_{a1,k}$ *Phos.* plb.$_{a1,k}$ rhus-t.$_{h,k}$ rhus-v.$_{a1,k}$ sang. sars.$_{a1,k}$ sep. *Sil.*$_{a1,k}$ **Sulph.**$_{a1,k}$ sumb.$_{a1,k}$ tarent. *Thuj.*$_{a1,k}$ **Verat.** *Verat-v.*
    ≫ 95/16: Alle Abende Fieberfrost mit blauen Nägeln.
    • **weiß**: cupr.$_{h,k}$ nit-ac. sil.$_{h,kl}$
    ≫ vgl. 89/3 und FN 89/3-3
  • **Fingerspitzen**:
    • **weiß**: alum. der. fl-ac.
    ≫ vgl. 89/3 und FN 89/3-3
  • **Daumen**:
    • **weiß**: vip.$_{a1,k}$
    ≫ vgl. 89/3 und FN 89/3-3
- **Knöchel**:
  • **Flechte**: all-s.$_{hr1,k}$
  ≫ 91/3: Ausschläge, theils von Zeit zu Zeit entstehende und wieder vergehende, einzelne, wohllüstig-jückende Eiterbläschen, besonders an den Fingern oder andern Theilen, welche nach Kratzen brennen und mit dem ursprünglichen Krätz-Ausschlage die größte Ähnlichkeit haben; theils Nessel-Ausschlag, wie Quaddeln und ...

| Farbe | **Extremitäten** | Gefühllosigkeit |

- **Knöchel - Flechte**: ...
  - ... Wasserblasen, meist brennenden Schmerzes; theils Blüthen, ohne Schmerz im Gesichte, der Brust, dem Rücken, den Armen und Oberschenkeln; theils Flechten und Schwinden in feinfrieseligen Körnern, dicht in runde, größere oder kleinere Flecke zusammengedrängt von meist röthlicher Farbe, theils trocken, theils nässend, von ähnlichem Jücken wie der Krätz-Ausschlag, und Brennen nach dem Reiben. Sie breiten sich mit Röthe in ihrem Umkreise immer weiter aus, während die Mitte frei von Ausschlage zu werden scheint, mit glatter, glänzender Haut (Ring-Flechte). (Die nässenden Flechten an den Unterschenkeln nennt man Salzflüsse); theils Krusten, über der Haut erhaben, von runder Gestalt, hochrothen Umgebungen und unschmerzhaft, bei öftern heftigen Stichen auf den noch freien Hautstellen; theils Abegänge, kleine, runde Hautstellen, mit kleienartigen, trocknen Schuppen besetzt, die sich oft abschälen und wieder erneuern, ohne Empfindung; theils rothe Hautstellen, trocken anzufühlen, brennenden Schmerzes, etwas über die übrige Haut erhaben.
- **Füße**:
  - **weiß**: marb-w.$_{es1}$
  - vgl. 89/3 und FN 89/3-3

Frostbeulen: abrot.$_{hr1,k}$ **Agar.**$_{hr1,k,*}$ all-c.$_{hr1,k}$ aloe *Alum.* alum-p.$_{k2}$ *Alumn.*$_{hr1,k,*}$ ambro.$_{c2}$ anac.$_{c1}$ *Arn.*$_{hr1,k}$ *Ars.*$_{hr1,k}$ aur.$_{a1,k}$ *Bad.*$_{hr1,k,*}$ *Bell.*$_{hr1,k}$ borx. bufo cadm-s.$_{br1,k,*}$ calc.$_{c2}$ calc-s.$_{c2}$ *Calen.*$_{c2}$ carb-ac.$_{hr1}$ *Carb-an.*$_{h,k,*}$ *Carb-v.*$_{hr1,k,*}$ *Cham.*$_{hr1,k}$ chin.$_{hr1,k}$ *Cop.*$_{hr1,k}$ *Croc.*$_{hr1,k}$ *Crot-h.*$_{hr1}$ *Cycl.* frag.$_{c2}$ ham.$_{c2}$ *Hep.*$_{c2}$ hyos.$_{hr1,k}$ ign.$_{hr1}$ iod.$_{c2}$ kali-ar. kali-c.$_{hr1,k,*}$ kali-chl.$_{hr1,k}$ kali-m.$_{c2}$ kali-p.$_{c2}$ kalm.$_{hr1,k}$ lach.$_{c2}$ *Lyc.*$_{hr1,k}$ merc-i-r.$_{hr1}$ *Mur-ac.*$_{hr1,k,*}$ **Nit-ac.**$_{h,k,*}$ nux-m.$_{c1,c2}$ *Nux-v.*$_{hr1,k,*}$ op.$_{c2}$ **Petr.**$_{hr1,k,*}$ ph-ac.$_{hr1,k,*}$ *Phos.*$_{h,k,*}$ plan.$_{hr1,k}$ **Puls.**$_{hr1,k,*}$ ran-b.$_{c1,k2,*}$ rhus-t.$_{hr1,k,*}$ rhus-v.$_{c2}$ sec.$_{c2}$ sep.$_{hr1,k}$ stann.$_{hr1,k,*}$ staph. sul-ac.$_{hr1,k,*}$ *Sulph.*$_{h,k,*}$ tam.$_{c2}$ *Thuj.*$_{hr1,k}$ *Thyr.*$_{c2}$ tub.$_{c2,hr1}$ *Verat-v.*$_{c2}$ Zinc.$_{h,k,*}$
  - PP: Frostbeulen und Frostbeulen-Schmerz außer der strengen Winterkälte, auch wohl selbst im Sommer.
  - 90/10: Frostbeulen (auch außer dem Winter) an den Zehen und Fingern, jückend-brennenden und stechenden Schmerzes.
- **juckend**: abrot.$_{br1}$ petr.$_{k2}$
  - 90/10: Frostbeulen (auch außer dem Winter) an den Zehen und Fingern, jückend-brennenden und stechenden Schmerzes.
- **schmerzhaft**: arn.$_{hr1,k}$ *Ars.*$_{hr1,k}$ aur. hep.$_{hr1,k}$ kali-c.$_{h,kl}$ *Nit-ac.*$_{hr1,k}$ *Petr.*$_{hr1,k}$ ph-ac.$_{hr1,k}$ phos. *Puls.*$_{hr1,k}$ sep.$_{hr1,k}$
  - vgl. 90/10
- **stechend**: kali-c.$_{h,kl}$
  - vgl. 90/10

Ganglion: bov.$_{c2}$ ferr-ma.$_{c2}$ ph-ac.$_{c2}$ plb-xyz.$_{c2}$ *Ruta*$_{c2}$ sil.$_{c2}$ sulph.$_{c2}$ thuj.$_{c2}$
  - 92/3: Balg-Geschwülste in der Haut, dem Zellgewebe darunter, oder den Schleimbeuteln der Flechsen (Überbeine) von mancherlei Gestalt und Größe, kalt, ohne Empfindung.

Ganglion: ...
  - FN 92/3-3: Der in neuern Zeiten fürchterlich gewordene Blutschwamm hat, wie ich von einigen Fällen schließen zu müssen glaube, keine andre Quelle, als die Psora.
- **Handgelenk**, am: am-c. aur-m. benz-ac.$_{c1,st}$ *Calc.* carb-v. lach.$_{pd}$ mag-m.$_{h}$ phos.$_{bro1}$ rhus-t.$_{bro1,c1}$ ruta$_{bro1,k2,*}$ *Sil.* sulph. thuj.$_{bro1,c1}$
  - vgl. 92/3 und FN 92/3-3

Gefühllosigkeit, Taubheit:
- **Arme**:
  - **Aufstützen**, beim:
    - **Kopfes** auf den Arm; des: ph-ac.$_{h}$ *Phos.*$_{a1,k}$ *Rhus-t.*$_{a1,k}$ sep.$_{h,k,*}$
  - 89/2: Taubheit der Haut oder der Muskeln einzelner Theile und Glieder.
    FN 89/2-2: Es fehlt das Tastgefühl; sie fühlen sich wie boll oder erböllt an, entweder anfallweise oder bleibend (anhaltende Gefühllosigkeit).
    89/3: Abgestorbenheit einzelner Finger, oder der Hände oder Unterfüße.
    FN 89/3-3: Das Glied ist dann weiß, blutlos, gefühllos und ganz kalt, oft Stunden lang - vorzüglich bei kühler Luft (Streichen mit einem Stückchen Zink nach den Finger- oder Zehenspitzen hin vertreibt's gewöhnlich schnell, doch nur palliativ).
    94/5: Die Eingeschlafenheit der Glieder nimmt zu und kommt auf geringe Veranlassung, z.B. Stützen des Kopfes mit dem Arme, Übereinanderlegen der Beine beim Sitzen u.s.w.
- **Hände**: abrot.$_{bg2,k,*}$ Acon.$_{bg2,k,*}$ aesc. aeth.$_{br1}$ agar.$_{a1,k}$ aloe alum.$_{bg2,k,*}$ alum-sil.$_{k2}$ am-c.$_{bg2,k,*}$ ambr.$_{bg2,k}$ androc.$_{srj1}$ Apis arg-n.$_{bg2,k}$ Ars.$_{bg2,k,*}$ ars-h.$_{hr1,k}$ ars-i.$_{k2}$ ars-s-r.$_{hr1}$ asaf.$_{bg2,k,*}$ asc-t.$_{a1,k}$ aster.$_{hr1,k}$ atro.$_{a1,k}$ bapt.$_{a1,k}$ bar-c.$_{bg2,k,*}$ bell.$_{hr1,k}$ borx. bry.$_{bg2,k,*}$ bufo cact. cadm-met.$_{gm1}$ cadm-s.$_{k2}$ Calc.$_{a1,k}$ calc-i.$_{a1,k}$ calc-p.$_{k,*}$ calc-s.$_{a1,k}$ calc-sil.$_{k2}$ Camph. cann-s.$_{bg2,k,*}$ carb-ac.$_{hr1,k}$ **Carb-an.**$_{bg2,k,*}$ Carb-v.$_{bg2,k,*}$ carbn-o. Carbn-s. Caust.$_{bg2,k,*}$ cedr.$_{a1,k}$ cench.$_{k2}$ chel.$_{bg2,k,*}$ cimic. Coca **Cocc.**$_{bg2,k,*}$ cod.$_{a1,hr1}$ Colch.$_{bg2,k,*}$ com.$_{a1,k}$ Con. croc.$_{bg2,k,*}$ **Crot-c.** cub.$_{a1,k}$ Cupr.$_{bg2,k,*}$ cycl.$_{bg2,k,*}$ dios.$_{hr1,k}$ Dulc. elaps euphr.$_{bg2,k,*}$ eupi.$_{a1,k}$ Ferr.$_{bg2,k,*}$ ferr-ar. ferr-p.$_{hr1,k}$ Fl-ac.$_{bg2,k,*}$ Gels. gins.$_{a1,k}$ **Graph.**$_{bg2,k,*}$ guare.$_{a1,k}$ hell.$_{bg2,k,*}$ helo. hep.$_{h}$ hydrc. Hyos.$_{bg2,k,*}$ Hyper.$_{hr1,k}$ Kali-ar.$_{a1,k}$ **Kali-c.**$_{h,k,*}$ kali-cy.$_{gm1}$ **Kali-n.**$_{bg2,k,*}$ kali-p. Kali-s. kali-sil.$_{k2}$ Lach.$_{bg2,k,*}$ **Lyc.**$_{bg2,k,*}$ lyss.$_{hr1,k,*}$ manc.$_{hr1,k}$ med. merc.$_{bg2,k,*}$ merc.$_{bg2,k,*}$ merc-i-f.$_{hr1,k,*}$ merc-sul.$_{hr1,k}$ Mez.$_{hr1,k,*}$ naja Nat-m.$_{bg2,k,*}$ Nit-ac.$_{bg2,k,*}$ nux-m.$_{bg2,k,*}$ Nux-v.$_{bg2,k,*}$ Onos. Op.$_{bg2,k,*}$ ox-ac. **Phos.**$_{bg2,k,*}$ phys.$_{hr1,k}$ pic-ac.$_{a1,k}$ plat.$_{k2}$ Plb.$_{bg2,k,*}$ Psor. ptel.$_{hr1,k,*}$ Puls.$_{bg2,k}$ pyrog. raph.$_{a1,k}$ sarr.$_{a1,k}$ Sec.$_{bg2,k,*}$ sep.$_{bg2,k,*}$ Sil.$_{bg2,k,*}$ Spig.$_{bg2,k}$ stram.$_{bg2,k,*}$ stront-c. stry.$_{a1,k}$ strych-g.$_{br1}$ sulph.$_{bg2,k,*}$ sumb.$_{a1,k}$ Thuj. verat-v.$_{a1,k}$ vip. Zinc.$_{bg2,k,*}$ zinc-p.$_{k2}$
  - vgl. 89/2, FN 89/2-2, 89/3, FN 89/3-3 und 94/5
- **Finger**: abrot.$_{bg2,k,*}$ Acon.$_{bg2,k,*}$ act-sp.$_{hr1,k,*}$ agar.$_{bg2,k,*}$ ail.$_{hr1,k,*}$ alum.$_{bg2,k,*}$ alum-sil.$_{k2}$ am-c.$_{bg2,k,*}$ am-m.$_{bg2,k,*}$ ambr.$_{bg2}$ *Aml-ns.* anac.$_{bg2,k,*}$

Extremitäten

Gefühllosigkeit

– **Finger**: ...
androc.srj1 ang.bg2,hr1 ant-t.bg2,k *Apis* aran.bg2,hr1 *Ars*.hr1,k,* *Ars-i.* aster.a1,k atro.a1,k *Bar-c*.bg2,k,* bar-i.k2 bar-m. bar-s.k2 bell. bry.bg2,k bufo **Calc.**bg2,k,* calc-i.a1,k calc-sil.k2 cann-s.bg2 *Carb-an*.bg2,k,* carbn-o. *Carbn-s. Carl. Caust*.bg2,k,* cham.bg2,k,* chel.bg2 chlf.hr1 *Cic*.bg2,k,* *Cimic. Cimx*.hr1,k,* cocc.k2 coff.bg2,k,* colch.bg2,k *Con*.bg2,k,* cop.bg2 croc.bg2 crot-h.bg2,k cub.hr1,k,* *Cupr*.bg2,k,* **Dig.**bg2,k,* dios.bg2,k euph.a1,k euphr.bg2,k,* *Ferr*.bg2,k,* ferr-ar. *Ferr-i.* ferr-p. fl-ac. gels.k2 gins.a1,k **Graph.**bg2,k,* *Hep*.bg2,k,* hydrc.a1,k *Iod*.bg2,k,* *Kali-ar.* kali-c.bg2,k,* *Kali-chl*.hr1,k kali-n. kali-sil.k2 *Kreos*.bg2,k,* lach.bg2,k,* lil-t.hr1,k lipp.a1 **Lyc.**bg2,k,* mag-m.bg2,k merc.bg2,k,* merc-c. merc-i-f.a1,k morph.a1,k mosch.bg2,k,* *Mur-ac*.bg2,k nat-m.bg2 nat-p.a1,k nit-ac.bg2,k,* nux-m. nux-v.bg2,k,* ol-an.bg2,k,* olnd. op.bg2 paeon.a1,k *Par*.bg2,k,* ph-ac.bg2,k,* **Phos.**bg2,k,* **Plat.**bg2,k,* *Plb*.bg2,k,* podo.hr1,k psor.bg2 ptel.hr1,k puls.bg2,k,* rhod.bg2,k **Rhus-t.**bg2,k,* sabin.bg2 sarr. sars.bg2,k,* **Sec.**bg2,k,* *Sep*.bg2,k,* *Sil*.bg2,k,* spong.bg2,k stann.a1,k staph.bg2,k stram.hr1,k stront-c. sul-ac.bg2 sul-i.k2 *Sulph*.bg2,k,* ter.a1,k *Thuj*.bg2,k,* verat.bg2,k,* zinc.
  ≋ *vgl. 89/2, FN 89/2-2, 89/3, FN 89/3-3 und 94/5*
– **Beine**:
  • **Übereinanderlegen** der Beine; beim: agar. ambr.k2 ang. *Carb-an. Crot-h.* fl-ac. laur. plat.h rad-br.bg1 rheum sep. squil.a1,k
  ≋ *vgl. 89/2, FN 89/2-2, 89/3, FN 89/3-3 und 94/5*
– **Füße**: abrot.hr1,k acet-ac.a1,k *Acon*.bg2,k,* aeth.br1 agar. *Alum*.bg2,k,* alum-p.k2 alum-sil.k2 alumn.hr1,k am-c.bg2,k,* am-m.bg2,k,* ambr.a1,k ang.bg2,k,* ant-c.bg2,k,* ant-t.bg2,k,* *Apis Arg-met.* **Arg-n.**bg2,k arn.bg2,k,* **Ars.**bg2,k,* ars-h.hr1,k,* ars-i.k,k2 ars-s-f.k2 arund.a1,k asaf.bg2,k asar.bg2,k *Bapt*.hr1,k,* bar-c.k bell.a1,k bry.bg2,k,* cact.hr1,k cadm-met.gm1 *Calc*.hr1,k,* calc-p.hr1,k,* calc-s. *Camph*.a1,k cann-i.a1,k *Carb-an*.a1,k *Carb-v*.a1,k carbn-o. *Carbn-s. Caust*.bg2,k,* cench.k2 cham.bg2,k,* cinnb.hr1,k,* coca **Cocc.**bg2,k,* cod.hr1 *Coff*.bg2 colch.hr1,k,* *Coloc*.hr1,k,* **Con.**bg2,k,* croc.a1,k cub.a1,k cupr.hr1,k dig. digin.a1 dios.hr1,k,* euph.bg2,k,* euphr.a1,k fago.a1,k ferr.hr1,k,* ferr-ar. ferr-i. ferr-p. fl-ac.k2 *Form*.bg2 gels.k2 glon.hr1,k,* **Graph.**hr1,k,* grat.a1,k ham.bg2 hell.hr1,k,* helon.hr1,k,* hyper.hr1,k ign.bg2,k,* iod. *Kali-ar.* kali-bi.bg2 kali-c.h,k,* kali-n. kali-p. kali-s. kali-sil.k2 lach. lact.br1 laur.bg2,k,* **Lyc.**bg2,k,* mag-m.bg2,k,* mag-s.a1,k mang.a1,k marb-w.es1 merc.bg2 merc-c.a1,k mez.hr1,k,* mill.hr1,k,* nat-ar. nat-c.bg2,k,* nat-m.bg2,k,* nat-p. *Nit-ac*.hr1,k,* **Nux-v.**bg2,k,* *Olnd*.bg2,hr1 op.hr1,k,* **Ph-ac.**bg2,k,* **Phos.**bg2,k,* phys.hr1,k pic-ac.a1,k *Plat*.bg2,k,* *Plb*.bg2,k,* psor.hr1,k,* *Puls*.hr1,k,* pyrog.k2 rhod.bg2,k,* rhus-t.bg2,k,* sabad.hr1 *Sec*.bg2,k,* sep.bg2,k,* sil.bg2,k,* sphing.k,kk3 spig.a1 stann.bg2 stram.a1,k strych-g.br1 sul-ac.bg2,k,* sulph.bg2,k,* sumb.a1,k *Thuj*.bg2,k,* upa.a1,k verat-v.hr1,k,* vip.a1,k zinc.a1,k zinc-p.k2
  ≋ *vgl. 89/2, FN 89/2-2, 89/3, FN 89/3-3 und 94/5*
  • **Übereinanderlegen** der Glieder; beim: ... laur.hr1,k,* *Phos*.k,kl2

Gefühllosigkeit - Füße - Übereinanderlegen der Glieder; beim: ...
  ≋ *vgl. 89/2, FN 89/2-2, 89/3, FN 89/3-3 und 94/5*
– **Oberschenkel**:
  • **abends**, beim Übereinanderlegen der Beine: fl-ac.a1,k
  ≋ *vgl. 89/2, FN 89/2-2, 89/3, FN 89/3-3 und 94/5*
  • **Übereinanderlegen** der Beine; beim: fl-ac.a1,k nux-m.hr1,k,*
  ≋ *vgl. 89/2, FN 89/2-2, 89/3, FN 89/3-3 und 94/5*
– **Unterschenkel**:
  • **Übereinanderlegen** der Beine; beim: *Agar.* carb-an.a1,k *Crot-h*.hr1,k,* laur. phos.a1,k sep.
  ≋ *vgl. 89/2, FN 89/2-2, 89/3, FN 89/3-3 und 94/5*

Geschwüre

Geschwüre:
– **Varizen**: **Card-m.**vh merc-c.
  ≋ *90/7: Blutader-Geschwülste, Aderkröpfe, Wehadern (varices) an den Untergliedmaßen (Ader-Geschwülste an der Scham), auch an den Armen (selbst bei Männern), oft mit reißendem Schmerze darin (bei Sturmwetter), oder auch Jücken in denselben.*
– **Finger**:
  • **Fingernägel**:
    • **um** die: alum-sil.k2 **Carbn-s.** chlol. con. hell. *Nat-s.* phos.c2,k *Rhus-t. Sang.* **Sil.** *Sulph.*
    ≋ *90/9: Fingerwurm, Nagelgeschwür (böser Finger von heiler Haut).*
– **Beine**:
  • **Varizen**: *Aesc*.bg2,k aq-sil.hsa1 *Carb-v*.bg2,k,* card-m.bg2,k,* *Fl-ac*.k2 *Graph*.hr1,k *Ham*.hr1,k hydr-ac. kali-s. *Nat-m.* paeon.gm1 sars.k2 **Sulph.**k2 syph.
    ≋ *vgl. 90/7*
– **Unterschenkel**: am-c. anac. anan. ant-t.k2 *Anthraci.* **Ars.** ars-s-f.k2 *Asaf. Aur.* bar-c. bar-m. bar-s.k2 *Calc.* calc-p.k2 *Calc-s.* calc-sil.k2 canth. **Carb-v. Carbn-s.** *Card-m*.bg1,k,* caust. *Cist.* clem. *Crot-h. Ferr-m. Graph. Grin.* hydr. ip. jac-c. *Kali-ar. Kali-bi. Kali-c. Kali-i.* kali-m.k2 **Kali-s.** kali-sil.k2 *Lac-c.* **Lach. Lyc. Merc.** *Mez. Mur-ac.* murx. *Nat-c*.hr1 *Nit-ac.* nux-m. petr. *Ph-ac.* phos. *Phyt. Psor. Puls.* ran-b. *Rhus-t.* ruta sabin.bg1,k sel. *Sil. Sin-n.* staph. still. *Sulph.* syph. tep. vip.
    ≋ *90/13: Schenkel-Geschwüre, besonders an und über den Fußknöcheln und am Untertheile der Waden, mit kitzelnd-fressendem Jücken um die Ränder, und Beißen wie von Salz im Geschwürboden selbst, und die Umgebung von brauner und bläulicher Farbe und Adernkröpfen in der Nähe, welche bei Sturm und Regen reißend schmerzen, besonders Nachts, oft mit Rothlauf vergesellschaftet, nach Ärger oder Schreck, oder mit Wadenklamm.*
  • **schmerzhaft**: *Anthraci.* **Ars.** hydr.k2 nat-c.h2 sil. staph.h
    ≋ *vgl. 90/13*
– **Knöchel**: *Calc-p.* carb-ac. cist. fl-ac.bg1 *Hydr.* merc-i-f. merc-sul. puls. rhus-t. sars. sel.bg1,k2 sep.bg3 sil. sulph. *Syph.*
    ≋ *vgl. 90/13*
  • **schmerzhaft**: hydr.k2 *Lach.* rhus-t.
    ≋ *vgl. 90/13*

Extremitäten

Hautausschläge:
– **brennend:**
  • **Kratzen**, nach: staph. til.
  ☞ 91/3: Ausschläge, theils von Zeit zu Zeit entstehende und wieder vergehende, einzelne, wohllüstig-jückende Eiterbläschen, besonders an den Fingern oder andern Theilen, welche nach Kratzen brennen und mit dem ursprünglichen Krätz-Ausschlage die größte Ähnlichkeit haben; theils Nessel-Ausschlag, wie Quaddeln und Wasserblasen, meist brennenden Schmerzes; theils Blüthen, ohne Schmerz im Gesichte, der Brust, dem Rücken, den Armen und Oberschenkeln; theils Flechten und Schwinden in feinfrieseligen Körnern, dicht in runde, größere oder kleinere Flecke zusammengedrängt von meist röthlicher Farbe, theils trocken, theils nässend, von ähnlichem Jücken wie der Krätz-Ausschlag, und Brennen nach dem Reiben. Sie breiten sich mit Röthe in ihrem Umkreise immer weiter aus, während die Mitte frei von Ausschlage zu werden scheint, mit glatter, glänzender Haut (Ring-Flechte). (Die nässenden Flechten an den Unterschenkeln nennt man Salzflüsse); theils Krusten, über der Haut erhaben, von runder Gestalt, hochrothen Umgebungen und unschmerzhaft, bei öftern heftigen Stichen auf den noch freien Hautstellen; theils Abegänge, kleine, runde Hautstellen, mit kleienartigen, trocknen Schuppen besetzt, die sich oft abschälen und wieder erneuern, ohne Empfindung; theils rothe Hautstellen, trocken anzufühlen, brennenden Schmerzes, etwas über die übrige Haut erhaben.
– **rauh:** rhus-v.
  ☞ 92/5: Dürre der (Ober-) Haut theils am ganzen Körper mit Unfähigkeit, bei Bewegung und Hitze in Schweiß oder merkliche Ausdünstung zu kommen - theils einzelner Theile.
  FN 92/5-5: Vorzüglich an den Händen, der äußern Seite der Arme und Beine, und selbst im Gesichte; die Haut ist trocken, rauh, dürre, riebisch anzufühlen, oft auch kleienartig schuppig.
– **Urtikaria:** acon. ant-c. *Apis Bell.* berb. *Calc.* chinin-s. **Chlol.** *Cop.* dulc. hydrc. hyper. indg. kali-br. kali-i. *Lach.* lyc. merc. *Nat-m. Rhus-t. Rhus-v. Sulph.* tarax. *Urt-u.*
  ☞ vgl. 91/3
– **Arme:**
  • **kleieartig:** *Borx.*
  ☞ vgl. 92/5 und FN 92/5-5
  • **Pickel:** acon. *Agar.* am-c. am-m. anac. ant-t. arg-n. arn. **Ars.** arum-t. asc-t. bar-c. bell. berb. bov. bry. bufo-s. *Calc-p.* calc-s. cann-s. canth. Carb-an. Carb-v. carbn-s. **Caust.** chel. chin. chinin-s. cob. com. crot-c. cupr-ar. dulc. elaps Fl-ac. hura *Iod.* jatr-c. kali-ar. kali-bi. kali-c. kali-chl. kali-n. kreos. lac-ac. lach. lyc. mag-c. mag-m. mang. merc. mez. mur-ac. nat-s. nit-ac. ol-an. op. osm. ph-ac. plat. psor. puls. rat. **Rhus-t.** rhus-v. sabad. sars. sel. **Sep.** spig. staph. *Sulph.* tab. tarax. thuj. til. valer. *Zinc.*
  ☞ vgl. 91/3
– **Oberarm:**
  • **Furunkel:** aloe *Bar-c.* carb-v. coloc. *Crot-h.* iod. jug-r. mez. *Sil. Zinc.*

– **Oberarm - Furunkel:** ...
  ☞ 90/12: Blutschwäre (furunculi) von Zeit zu Zeit wiederkehrend, vorzüglich an den Hinterbacken, den Oberschenkeln, Ober-Armen und dem Rumpfe. - Betasten erregt feine Stiche darin.
  • **Pusteln:** anac. merc.
  ☞ vgl. 91/3
– **Ellbogen:**
  • **Bläschen:**
    • **eiternd:** sulph.
    ☞ vgl. 91/3.
  • **Ellbogenhöcker:** berb.
  • **trocken**, kleieartig: aster. sep.
  ☞ vgl. 92/5 und FN 92/5-5
– **Unterarm:**
  • **Abschilferung**, kleieartige: agar.h
  ☞ vgl. 92/5 und FN 92/5-5
– **Hände:**
  • **kleieartig:** *Alum.*
  ☞ vgl. 92/5 und FN 92/5-5
  • **Handfläche:**
    • **schuppige** Flechten: cinnb. *Lyc. Nat-s.* sulph.
    ☞ vgl. 91/3.
    • **trockene** Flechte: *Caust. Nat-s. Sel. Sulph.*
    ☞ vgl. 91/3.
  • **Handrücken:**
    • **schuppige** Flechte: lyc. sars. *Sep.* sulph.
    ☞ vgl. 91/3.
– **Beine:**
  • **rauh:** rhus-v.
  ☞ vgl. 92/5 und FN 92/5-5
– **Gesäß:**
  • **Furunkel:** acon.bg1 agar. alum. alum-p.k2 am-c. aur-m. bar-c. bart. borx.h cadm-s. calad. graph. *Hep.* indg. *Lyc.* nit-ac. *Ph-ac.* phos. plb. psor. *Rat.* sabin. sars. sec. sep. *Sil. Sulph.* thuj.
  ☞ vgl. 90/12
– **Oberschenkel:**
  • **Furunkel:** acon.bg1 agar. all-s. alum. alum-p.k2 am-c. androc.srj1 apoc. aur-m. *Bell. Calc.* calc-sil.k2 carbn-s. *Clem. Cocc. Hep. Hyos. Ign.* kali-bi. *Lach. Lyc.* mag-c. *Nit-ac. Nux-v. Petr.* ph-ac. phos. plb. puls.bg1 rhus-v. *Sep.* **Sil.** thuj.
  ☞ vgl. 90/12
  • **Pickel:** agar. ant-c. asc-t. bar-m. berb. bov. bry. calc. cann-s. castm. chel. choc.srj3 clem. cocc. elaps fago. fl-ac. graph. *Kali-c. Kali-chl.* kali-cy. *Lach.* lyc. mag-c. *Mang.* meph. **Merc.** *Mez. Nat-m. Petr. Phos.* plan. rumx. sars. *Sel. Stann.* staph. *Sulph.* thea *Thuj. Til.* zinc.
  ☞ vgl. 91/3.
  • **Pusteln:** am-c. *Ant-c.* dulc. grat. *Hyos. Jug-c.* lach. lyc. mez. staph. stram. *Thuj.* verat.
  ☞ vgl. 91/3
  • **rauh:** kreos. rhus-v.
  ☞ vgl. 92/5 und FN 92/5-5
  • **Rückseite** des Oberschenkels rauh: kreos.
  ☞ vgl. 92/5 und FN 92/5-5
– **Unterschenkel:**
  • **feucht:** apis bry. *Calc. Graph. Merc. Petr. Rhus-t.* tarent-c.

Hautausschläge — **Extremitäten** — Kälte

- **Unterschenkel - feucht**: ...
  ≫ vgl. 91/3.

Hitze:
- **Hände**:
  • **Handfläche**: Acon.$_{a1,k}$ ail.$_{k2}$ alum.$_{h,kl}$ am-m.$_{a1,k}$ anac.$_{a1,k}$ arg-n.$_{a1,k}$ ars.$_{h,kl}$ ars-met. **Asar.** bad.$_{a1,k}$ berb.$_{a1,k}$ *Borx.* **Bry.**$_{a1,k}$ *Calc.* calc-sil.$_{k2}$ carb-an. carb-v. carbn-o. carbn-s. chinin-ar. coff. colch.$_{a1,k}$ com.$_{a1,k}$ corh.$_{br1}$ crot-h. cub.$_{a1,k}$ *Eup-per. Ferr.*$_{a1,k}$ ferr-p. *Fl-ac.*$_{a1,k}$ *Gels.*$_{a1,k}$ graph.$_{k2}$ ham. hep.$_{a1,k}$ hydr.$_{a1,k}$ ind.$_{a1,k}$ **Ip.** iris kreos.$_{a1,k}$ lac-c. **Lach.**$_{a1,k}$ laur.$_{a1,k}$ *Lil-t.*$_{a1,k}$ *Lyc.*$_{a1,k}$ mag-m. *Med.* merc.$_{a1,k}$ **Mur-ac.**$_{a1,k}$ naja nat-c.$_{h,h2,*}$ nit-ac.$_{a1,k}$ *Nux-v.* ol-an.$_{a1,k}$ ol-j.$_{a1,k}$ *Petr.* ph-ac.$_{a1,k}$ **Phos.**$_{a1,k}$ raph.$_{a1,k}$ rheum rhus-v.$_{a1,k}$ *Samb.* sang.$_{k2}$ *Sep.* sil. *Stann.* **Sulph.**$_{a1,k}$ sumb.$_{a1,k}$ tab.$_{a1,k}$ tarent.$_{a1,k}$ tax.$_{a1,k}$ til.$_{a1,k}$ verat.$_{a1,k}$ zinc.$_{a1,k}$ zinc-p.$_{k2}$ zing.$_{a1,k}$
  ≫ PP: Gewöhnlich kalte oder inwendig schweißige Hände (Brennen in den Handflächen).

- **Füße**:
  • **brennend**: *Agar.* apoc-a.$_{vh}$ ars. aster. bamb-a.$_{stb2}$ calc. cham. cocc. eup-per.$_{k2}$ fl-ac. *Graph.* helo.$_{c1}$ helo-s.$_{c1}$ kali-ar. kali-c. *Lyc.* mag-m.$_{k2}$ *Med. Nat-s.* **Ph-ac.** phyt. plan. **Puls.** sabin.$_{k2}$ *Sang.* sanic. **Sec.** *Sep.* stann. **Sulph. Zinc.**
  ≫ 87/8: Brennen in den Fußsohlen.
  FN 87/8-3: Vorzüglich die Nacht unterm Federbette.
  • **Fußsohle**: ail.$_{k2}$ aloe$_{k2}$ am-m.$_{a1,k}$ apoc. ars-s-f. bell.$_{a1,k}$ berb.$_{a1,k}$ **Calc.** carb-v. carbn-s. *Carl.*$_{a1,k}$ *Cham.* clem.$_{a1,k}$ coc-c.$_{a1,k}$ *Cocc.* corh.$_{br1}$ cub.$_{a1,k}$ dulc. eup-per.$_{k2}$ *Ferr.*$_{a1,k}$ ferr-p. fl-ac.$_{a1,k}$ *Graph.*$_{a1,k}$ kali-n.$_{a1,k}$ *Lach.*$_{a1,k}$ *Lil-t.*$_{a1,k}$ lith-c. *Lyc.*$_{k,kl2}$ *Manc.* mang. med. mur-ac.$_{a1,k}$ *Nat-c.*$_{a1,k}$ nat-m.$_{a1,k}$ nit-ac. nux-v. *Nux-v.*$_{a1,k}$ ox-ac. *Petr.*$_{a1,k}$ *Ph-ac.* **Phos.** plb.$_{a1,k}$ psor.$_{a1,k}$ *Puls.* samb.$_{a1,k}$ *Sang. Sanic.* $_{a1,k}$ *Sep. Sil.* spig. stann. stram. **Sulph.**$_{a1,k}$ *Thyr.*$_{vh}$ verat. zinc.$_{a1,k}$
  ≫ vgl. 87/8 und FN 87/8-3

- **Hüftgelenksentzündung**: acon.$_{c1,c2}$ am-c. anac. *Ang.* apis *Arg-met.*$_{c2,k}$ arn. *Ars.* ars-i. *Asaf.* asar. *Aur.* aur-i.$_{k2}$ *Bell.* **Bry. Calc. Calc-p.** *Calc-*. calc-sil.$_{k2}$ *Canth. Caps.* carb-ac. *Carb-v.* carbn-s. carc.$_{xxb}$ **Card-m.** *Caust.*$_{c2}$ *Cham.* **Chin.**$_{c2,k}$ chinin-ar. cist.$_{c2,k}$ colch. **Coloc.** dig. dros.$_{tl}$ *Fl-ac.* get.$_{c2}$ graph. hecla *Hep.*$_{c2,k}$ hippoz.$_{c2,k}$ hydr. iod. iris **Kali-c.**$_{c2,k}$ *Kali-i. Kali-p.* **Kali-s.** kali-sil.$_{k2}$ lac-c. *Lach. Lyc. Merc. Nat-m.* **NAT-S.**$_{k,vh,*}$ *Nit-ac. Nux-v. Ol-j. Petr.* **Ph-ac.**$_{c2,k}$ *Phos. Phyt. Puls. Rhus-t.* sep. **Sil.**$_{c2,k}$ staph.$_{c2,k}$ still.$_{c2}$ **Stram. Sulph.**$_{c2,k}$ **Tub.**
  ≫ 88/2: Die Gelenke renken sich leicht aus, bei falscher Bewegung.
  FN 88/2-3: Z.B. das Unterfußgelenk bei einem falschen Tritte - so auch das Achselgelenk. Hieher gehört auch die allmählige Ausrenkung des Hüftgelenks (des Hüftbeinkopfs aus seiner Pfanne, wobei das Bein länger oder kürzer wird und Hinken entsteht).

Hühneraugen:
- **brennend**: *Agar. Alum.* am-c. *Ant-c. Arg-met.* bar-c. bar-s.$_{k2}$ *Bry.*$_{a1,k}$ *Calc.*$_{a1,k}$ *Calc-s.* carb-v. caust.$_{a1,k}$ cench.$_{k2}$ graph.$_{a1,k}$ *Hep.*$_{a1,k}$ **Ign.** lipp.$_{a1}$ lith-c. *Lyc.* meph.$_{a1,k}$ nat-c.$_{a1}$ *Nat-m.* nit-ac.$_{h,k1}$ *Nux-v. Petr.*$_{a1,k}$ *Ph-ac.*$_{a1,k}$ phos. pimp.$_{a1}$ *Ran-b. Ran-s. Rhus-t.*$_{a1,k}$ sang.$_{k2}$ *Sep.*$_{a1,k}$ sil. *Sulph.*$_{a1,k}$ thuj.$_{a1,k}$
  ≫ 90/11: Hüneraugen, welche auch ohne äußern Druck brennend-stechend schmerzen.

- **schmerzhaft**: *Agar.* alum.$_{a1,k}$ alum-p.$_{k2}$ ambr.$_{a1,k}$ *Ant-c.* arn. asc-t.$_{a1}$ aster. *Bar-c.* bar-s.$_{k2}$ bov.$_{hr1,k,*}$ bry.$_{a1,k}$ calad. calc. *Calc-s.* calc-sil.$_{k2}$ carl.$_{a1}$ caust. cench.$_{k2}$ chin-b.$_{c1}$ fl-ac.$_{a1}$ gran.$_{a1}$ ham.$_{a1}$ *Hep.* ign. *Iod.* kali-ar.$_{k2}$ kali-c. kiss.$_{a1}$ lach. lith-c. *Lyc.*$_{a1,k}$ lyss.$_{c2}$ mag-m.$_{a1}$ med.$_{c1}$ meph.$_{a1,k}$ nat-c.$_{h2}$ nat-m. *Nit-ac.*$_{a1,k}$ nux-v. paeon.$_{a1}$ phos.$_{a1}$ phyt.$_{a1}$ puls. ran-b.$_{c1,k2}$ ran-s. raph.$_{a1}$ rhus-t. sang.$_{a1}$ sep.$_{a1}$ sil. spig. sul-i.$_{k2}$ **Sulph.**$_{a1,k}$ verat.$_{a1}$
  ≫ PP: Hüneraugenschmerz, ohne äußern Druck der Schuhe.

- **stechend**; fein: *Agar.* **Alum.**$_{a1,k}$ alum-p.$_{k2}$ am-c. ant-c. ars.$_{h,kl}$ *Bar-c.*$_{a1,k}$ bar-s.$_{k2}$ borx. **Bov. Bry.**$_{a1,k}$ calad. **Calc. Calc-s.** calc-sil.$_{k2}$ carb-an. carb-v.$_{h,kl}$ caust. chel.$_{a1}$ cic.$_{a1}$ hep.$_{a1}$ ign. kali-c.$_{a1,k}$ kiss.$_{a1}$ *Lyc.* mag-m. **Nat-c.**$_{a1,k}$ **Nat-m.**$_{a1,k}$ nat-p. *Petr.*$_{a1,k}$ ph-ac.$_{a1,k}$ *Phos.*$_{a1,k}$ ptel. *Puls.* ran-b.$_{c1}$ *Ran-s. Rhod.*$_{a1,k}$ **Rhus-t.** rumx. sel.$_{a1}$ *Sep.*$_{a1,k}$ *Sil.*$_{a1,k}$ staph. sul-ac.$_{a1,k}$ **Sulph.**$_{a1,k}$ *Thuj.*$_{a1,k}$ verat.$_{a1,k}$
  ≫ vgl. 90/11

Jucken:
- **Beine**:
  • **Varizen**: graph.
  ≫ 90/7: Bluter-Geschwülste, Aderkröpfe, Wehadern (varices) an den Untergliedmaßen (Ader-Geschwülste an der Scham), auch an den Armen (selbst bei Männern), oft mit reißendem Schmerze darin (bei Sturmwetter), oder auch Jücken in denselben.

Kälte: *Acon.*$_{a1,k}$ adam.$_{srj5}$ aeth. *Agar.*$_{a1,k}$ agn.$_{k2}$ alum.$_{a1,k}$ alumn.$_{a1,k}$ ambr.$_{k2,ptk1}$ androc.$_{srj1}$ *Ant-c.* **Ant-t.**$_{hr1,k,*}$ anthraci. *Apis* **Arg-n.**$_{a1,k}$ **Ars.**$_{a1,k}$ *Ars-h.*$_{a1,k}$ *Ars-i.* ars-s-f.$_{k2}$ atro.$_{a1,k}$ *Aur-m.* **Bamb-a.**$_{stb2}$ bell.$_{a1,k}$ **Both.**$_{a1,k}$ brom.$_{k2}$ bry.$_{a1,k}$ bufo *Cact.* **Calc.**$_{h,k,*}$ *Calc-p.*$_{a1,k}$ *Calc-s.* calc-sil.$_{k2}$ **Camph.**$_{hr1,k,*}$ cann-i.$_{a1,k}$ cann-s.$_{a1,k}$ *Canth.*$_{a1,k}$ *Caps.*$_{a1,k}$ carb-ac. carb-an.$_{a1,k}$ **Carb-v.**$_{h,k,*}$ *Carbn-h. Carbn-s.* cass.$_{a1}$ caust.$_{hr1,k,*}$ cedr. *Cham.*$_{a1,k}$ *Chel.*$_{a1,k}$ chen-a.$_{a1,k}$ chin.$_{a1,k}$ chinin-ar. chinin-s. *Cic.*$_{a1,k}$ cina$_{k2}$ cocc.$_{a1,k}$ cocc-s.$_{kr1}$ *Coff.* coff-t.$_{a1}$ **Colch.**$_{a1,k}$ *Coloc.*$_{a1,k}$ con.$_{a1,k}$ *Croc. Crot-h.*$_{hr1,k,*}$ *Crot-t.*$_{a1,k}$ **Cupr.**$_{a1,k}$ cupr-ar.$_{a1,k}$ cupr-m.$_{a1}$ cycl.$_{a1,k}$ **Dig.**$_{hr1,k,*}$ dros.$_{a1}$ *Dulc.*$_{hr1,k,*}$ echi. *Eup-per. Eup-pur.*$_{hr1}$ *Ferr.* ferr-p.$_{a1,k}$ *Ferr-p. Gamb. Gels.*$_{a1,k}$ gins.$_{a1,k}$ glon.$_{a1,k}$ *Ham.* hell.$_{a1,k}$ helon.$_{a1,k}$ hep.$_{h,k,*}$ hydr-ac.$_{a1,k}$ *Hydrog.*$_{srj2}$ *Hyos.*$_{a1,k}$ *Iod.*$_{a1,k}$ ip.$_{a1,k}$ *Iris* jatr-c.$_{a1,k}$ jug-r.$_{a1,k}$ *Kali-bi.*$_{a1,k}$ *Kali-br.*$_{a1,k}$ *Kali-c.*$_{a1,k}$ kali-chl.$_{hr1,k,*}$ kali-m.$_{k,k2,*}$ kali-n.$_{a1}$ *Kali-p.* kali-s.$_{a1,k}$ *Kalm.*$_{a1,k}$ *Lach. Laur.*$_{a1,k}$ *Led.*$_{a1,k}$ *Lept.* lil-t.$_{a1,k}$ *Lyc.*$_{a1,k}$ *Lycps-v.* lyss.$_{hr1,k}$ manc.$_{a1,k}$ *Med. Merc.*$_{a1,k}$ *Merc-c.*$_{a1,k}$

Extremitäten

Kälte   Kälte

Kälte: ...
Mez.$_{a1,k}$ morph.$_{a1,k}$ *Mur-ac.*$_{a1,k}$ naja *Nat-c.*$_{a1,k}$ *Nat-m.*$_{hr1,k,*}$ nat-p. nit-ac. nux-m.$_{a1,k}$ *Nux-v.*$_{a1,k}$ olnd.$_{a1,k}$ *Op.*$_{a1,k}$ *Ox-ac.*$_{a1,k}$ paeon.$_{a1,k}$ pall. petr.$_{a1,k}$ *Ph-ac.*$_{a1,k}$ *Phos.*$_{hr1,k,*}$ phys.$_{a1,k}$ *Phyt.*$_{a1,k}$ *Pic-ac.*$_{a1,k}$ plb.$_{a1,k}$ *Puls.*$_{a1,k}$ pyrog.$_{k2}$ raph.$_{a1,k}$ *Rhus-t.*$_{hr1,k,*}$ ruta *Sabad.*$_{a1,k}$ sabin.$_{a1,k}$ sarr.$_{a1,k}$ *Sec.*$_{a1,k}$ *Sil.*$_{hr1,k,*}$ spig.$_{a1,k}$ spong. stann.$_{a1,k}$ *Stram.*$_{a1,k}$ stront-c. stry.$_{a1,k}$ sul-ac.$_{a1,k}$ sulph.$_{h,k,*}$ *Tab.*$_{a1,k}$ tarent. ter. tril-p.$_{zr}$ **Verat.**$_{hr1,k,*}$ *Verat-v.*$_{a1,k}$ verb.$_{a1,k}$ vip.$_{a1,k}$ *Zinc.*$_{hr1,k,*}$ zinc-p.$_{k2}$

☞ **89/3:** Abgestorbenheit einzelner Finger, oder der Hände oder Unterfüße.
FN 89/3-3: Das Glied ist dann weiß, blutlos, gefühllos und ganz kalt, oft Stunden lang - vorzüglich bei kühler Luft (Streichen mit einem Stückchen Zink nach den Finger- oder Zehenspitzen hin vertreibt's gewöhnlich schnell, doch nur palliativ).
89/8: Kälte, öftere oder stete, des ganzen Körpers oder der einen Körperseite; so auch, einzelner Theile - kalte Hände, kalte Füße, die sich auch wohl die nacht nicht erwärmen lassen.

– **Luft:**
• **Zugluft,** bei: carc.$_{tp1}$
☞ **PP:** Leichtes Verkälten theils des ganzen Körpers, theils bloß des Kopfes, des Halses, der Brust, des Unterleibes, der Füße, z.B. in Zugluft [gewöhnlich bei Neigung dieser Theile zu Schweiße], und mancherlei davon, oft anhaltende Beschwerden.
89/3: Abgestorbenheit einzelner Finger, oder der Hände oder Unterfüße.
FN 89/3-3: Das Glied ist dann weiß, blutlos, gefühllos und ganz kalt, oft Stunden lang - vorzüglich bei kühler Luft (Streichen mit einem Stückchen Zink nach den Finger- oder Zehenspitzen hin vertreibt's gewöhnlich schnell, doch nur palliativ).
87/9: In den Gelenken, eine Art Reißen, wie ein Schaben auf dem Knochen mit rother, heißer Geschwulst, die bei Berührung und gegen die Luft unleidlich empfindlich ist, mit unleidlich empfindlichem, ärgerlichen Gemüthe (Gicht, Podagra, Chiragra, Gonagra u.s.w.).
FN 87/9-4: Die Schmerzen sind entweder Tags oder Nachts schlimmer. Nach jedem Anfalle und wenn die Entzündung vorüber ist, schmerzen die Gelenke der Hand, des Kniees, des Unterfußes, der großen Zehe bei Bewegung, beim Auftreten u.s.w. unerträglich taub und das Glied ist geschwächt.

– **Hände:**
• **Handfläche:** *Acon.*$_{a1,k}$ calc-sil.$_{k2}$ dig. digin.$_{a1}$ hyos.$_{a1,k}$ jatr-c.
☞ **PP:** Gewöhnlich kalte oder inwendig schweißige Hände (Brennen in den Handflächen).
– **Finger:** *Acon.*$_{a1,k}$ act-sp.$_{hr1,k,*}$ ang.$_{bg2,k,*}$ apis asar.$_{bg2}$ brass.$_{a1}$ calad.$_{a1}$ *Calc.* *Calc-p.*$_{hr1,k}$ *Carbn-s.* caust.$_{a1,k}$ *Cham.*$_{bg2,k}$ **Chel.**$_{bg2,k,*}$ cic.$_{bg2,k}$ cocc.$_{a1,k}$ colch.$_{hr1,k,*}$ coloc. con.$_{a1,k}$ crat.$_{br1}$ crot-h.$_{a1,k}$ *Dig.*$_{a1,k}$ gels. gins.$_{a1,k}$ **Graph.**$_{hr1,k}$ *Hell.*$_{hr1,k,*}$ hydr-ac.$_{a1,k}$ **Kali-c.**$_{hr1,k}$ *Lac-c.*$_{hr1,k}$ *Lac-d.* lyc.$_{bg2,k,*}$ med.$_{hr1,k}$ *Meny.*$_{a1,k}$ merc.$_{a1,k}$ mosch. mur-ac.$_{bg2,k,*}$ par.$_{bg2,k,*}$ *Ph-ac.*$_{bg2,k}$ plan.$_{hr1,k}$ plb.$_{a1,k}$ ptel.$_{hr1,k}$ rat.$_{a1,k}$ rhod.$_{bg2,k}$ *Rhus-t.* rumx. sars. sec.$_{a1,k}$ *Sep.* sulph.$_{bg2,k,*}$ sumb.$_{a1,k}$ **Tarax.**$_{bg2,k}$

– **Finger:** ...
Thuj. verat.$_{a1,k}$ vip.$_{a1,k}$
☞ *vgl. 89/3, FN 89/3-3 und 89/8*
• **Fingerspitzen:** abrot. acon.$_{hr1}$ *Ant-t.*$_{a1,k}$ *Arn.*$_{hr1,k}$ brom.$_{a1,k}$ *Caps.*$_{hr1,k}$ carb-v.$_{a1,k}$ *Carl.*$_{a1,k}$ **Chel.**$_{bg2,k,*}$ cist.$_{a1,k}$ coloc.$_{a1,k}$ hell.$_{a1,k}$ jatr-c. lac-d.$_{hr1,k}$ lob. meny.$_{bg2,k}$ merc.$_{a1,k}$ mur-ac.$_{a1,k}$ petr.$_{bg1}$ ph-ac.$_{a1,k}$ ran-b.$_{a1,k}$ sal-ac. sars. spig.$_{a1,k}$ sulph. sumb.$_{hr1,k}$ *Tarax.*$_{hr1,k,*}$ *Thuj.*$_{bg2,k,*}$ verat.$_{k2}$ *Zinc.*$_{a1,k}$ zinc-p.$_{k2}$
☞ *vgl. 89/3, FN 89/3-3 und 89/8*

– **Füße:** abrot. absin.$_{a1,k}$ acet-ac.$_{a1,k}$ *Acon.*$_{hr1,k}$ agar.$_{hr1,k,*}$ **Agn.**$_{hr1}$ aloe alum. alum-p.$_{k2}$ alum-sil.$_{k2}$ alumn.$_{hr1,k}$ *Am-br.*$_{a1,k}$ *Am-c.*$_{a1,k}$ am-m.$_{hr1,k}$ ambr.$_{hr1,k,*}$ *Anac.*$_{a1,k}$ androc.$_{srj1}$ ang.$_{a1,k}$ *Ant-c.*$_{hr1,k,*}$ *Ant-t.*$_{hr1,k,*}$ anth.$_{a1,k}$ aphis *Apis* apoc.$_{a1,k}$ *Arg-n.*$_{a1,k}$ *Arn.*$_{a1,k}$ **Ars.**$_{hr1,k,*}$ *Ars-i.* ars-s-f.$_{k2}$ ars-s-r.$_{hr1}$ asaf.$_{a1,k}$ *Asar.* asc-t.$_{a1,k}$ atha.$_{a1,k}$ *Aur.*$_{hr1,k}$ aur-ar.$_{a1,k}$ aur-i.$_{k2}$ aur-s.$_{k2}$ bamb-a.$_{stb2}$ bapt.$_{a1,k}$ *Bar-c.*$_{hr1,k,*}$ bar-i.$_{k2}$ bar-m. bar-s.$_{k2}$ **Bell.**$_{hr1,k}$ benz-ac.$_{hr1,k}$ berb.$_{hr1,k,*}$ *Bov.*$_{a1,k}$ brach.$_{hr1,k,*}$ **Brom.**$_{hr1,k,*}$ bry.$_{a1,k}$ bufo *Cact.*$_{hr1,k}$ calad.$_{a1,k}$ **Calc.**$_{hr1,k,*}$ calc-i.$_{k2}$ calc-p.$_{hr1,k}$ calc-s. calc-sil.$_{k2}$ calen.$_{hr1}$ *Camph.*$_{hr1,k}$ cann-i.$_{a1,k}$ cann-s.$_{a1,k}$ *Canth.*$_{a1,k}$ *Caps.*$_{hr1,k}$ *Carb-ac.*$_{hr1,k}$ *Carb-an.*$_{hr1,k,*}$ *Carb-v.*$_{hr1,k,*}$ carbn-o. **Carbn-s.** cass.$_{a1}$ *Caul.* **Caust.**$_{hr1,k,*}$ cedr.$_{hr1,k}$ *Cham.*$_{a1,k}$ *Chel.*$_{hr1,k,*}$ *Chin.*$_{a1,k}$ *Chinin-ar.* choc.$_{srj3}$ chr-ac.$_{a1,k}$ cic.$_{a1,k}$ cimic.$_{a1,k}$ *Cimx.*$_{hr1,k}$ *Cina* cinnb.$_{hr1,k}$ *Cist.*$_{a1,k}$ *Cocc.*$_{a1,k}$ coff.$_{hr1,k,*}$ *Coff-t.*$_{a1,hr1}$ *Colch.*$_{hr1,k,*}$ **Con.**$_{hr1,k}$ cot.$_{a1}$ crat. *Croc.*$_{hr1}$ *Crot-c.*$_{a1,k}$ crot-h.$_{a1,k}$ *Crot-t.*$_{a1,k}$ **Cupr.**$_{hr1,k,*}$ cupr-ar.$_{a1,k}$ cupr-s.$_{a1,hr1}$ daph.$_{hr1,k,*}$ **Dig.**$_{hr1,k,*}$ digin.$_{a1}$ dor.$_{hr1,k,*}$ **Dros.**$_{hr1,k}$ *Elaps* eup-per.$_{hr1,k}$ *Eup-pur.*$_{hr1}$ euph-c.$_{a1}$ fago.$_{a1,k}$ **Ferr.**$_{hr1,k,*}$ ferr-ar. **Ferr-i.**$_{hr1,k}$ ferr-p. fl-ac.$_{a1}$ form.$_{a1,k}$ **Gels.**$_{hr1,k}$ *Glon.*$_{hr1,k}$ **Graph.**$_{hr1,k}$ *Hell.*$_{hr1,k,*}$ *Hep.*$_{hr1,k}$ hipp.$_{hr1,k,*}$ hura hydrc.$_{a1,k}$ *Hydrog.*$_{srj2}$ hyos.$_{hr1,k,*}$ hyper.$_{a1,k}$ iber.$_{hr1,k,*}$ ign.$_{hr1,k}$ ind.$_{hr1,k,*}$ **Iod.**$_{hr1,k,*}$ **Ip.**$_{a1,k}$ iris *Kali-ar.*$_{a1,k}$ kali-bi.$_{a1,k}$ kali-br.$_{hr1}$ **Kali-c.**$_{hr1,k,*}$ kali-chl.$_{hr1,k}$ kali-i.$_{a1,k}$ **Kali-m.**$_{k,k2,*}$ **Kali-n.**$_{a1,k}$ **Kali-p.** **Kali-s.** kali-sil.$_{k2}$ kiss.$_{a1}$ **Kreos.**$_{hr1,k,*}$ lac-ac.$_{a1,k}$ lac-d.$_{hr1,k}$ **Lach.**$_{hr1,k,*}$ lact.$_{hr1,k}$ lapa.$_{a1}$ laur.$_{hr1,k,*}$ led.$_{hr1,k}$ lil-t.$_{a1,k}$ limest-b.$_{es1}$ **Lyc.**$_{hr1,k,*}$ *Lycps-v.* mag-c.$_{hr1,k,*}$ mag-m.$_{dgt,k}$ mag-s.$_{a1,k}$ manc.$_{a1,k}$ *Mang.*$_{a1,k}$ *Med.*$_{hr1,k}$ **Meny.**$_{hr1,k,*}$ **Merc.**$_{hr1,k,*}$ *Merc-c.*$_{hr1,k}$ mez.$_{h,k,*}$ morph.$_{a1,k}$ *Mur-ac.*$_{hr1,k,*}$ **Naja** narcot.$_{a1}$ *Nat-ar.*$_{k2}$ **Nat-c.**$_{hr1,k,*}$ **Nat-m.**$_{hr1,k,*}$ *Nat-p.*$_{a1,k}$ *Nat-s.*$_{dgt,k}$ **Nit-ac.**$_{hr1,k,*}$ nitro-o.$_{a1}$ **Nux-m.**$_{hr1,k,*}$ *Nux-v.*$_{hr1,k,*}$ oena.$_{a1,k}$ ol-an.$_{a1,k}$ ol-j.$_{a1,k}$ olnd.$_{hr1,k}$ op.$_{hr1,k}$ *Ox-ac.*$_{a1,k}$ pall.$_{hr1,k}$ *Par.*$_{a1,k}$ peti.$_{a1,k}$ **Petr.**$_{hr1,k,*}$ **Ph-ac.** **Phos.**$_{hr1,k,*}$ *Phyt.*$_{hr1,k,*}$ *Pic-ac.*$_{hr1,k,*}$ pimp.$_{a1}$ pip-m.$_{a1,k}$ plan.$_{hr1,k,*}$ plat.$_{hr1,k,*}$ **Plb.**$_{hr1,k}$ *Podo.*$_{a1,k}$ *Psor.* ptel.$_{a1,k}$ **Puls.**$_{hr1,k,*}$ raph.$_{a1,k}$ **Rhod.**$_{a1,k}$ *Rhus-t.*$_{hr1,k}$ rob.$_{hr1,k}$ rumx. **Ruta** sabad.$_{a1,k}$ *Sabin.*$_{a1,k}$ *Samb.*$_{a1,k}$ sang.$_{hr1,k}$ *Sars.*$_{a1,k}$ *Sec.*$_{c2}$ **Sep.**$_{hr1,k}$ **Sil.**$_{hr1,k,*}$ spira.$_{a1}$ spong.$_{hr1,k}$ **Squil.**$_{a1,k}$ **Stann.**$_{hr1,k}$ staph.$_{hr1,k}$ **Stram.**$_{hr1,k}$ *Stront-c.*$_{c2,k}$ stry.$_{a1,k}$ sul-ac.$_{hr1,k}$ **Sulph.**$_{hr1,k,*}$ sumb.$_{a1,k}$ tab.$_{a1,k}$ *Tarent.*$_{hr1,k}$ tell.$_{hr1,k}$ **Thuj.**$_{hr1,k,*}$ trif-p.$_{a1}$ tub.$_{bg}$ tus-p.$_{a1}$ *Verat.*$_{hr1,k}$ *Verat-v.*$_{hr1,k,*}$ verb.$_{a1,k}$ vesp.$_{hr1,k}$ *Zinc.*$_{hr1,k,*}$ ziz.$_{a1,k}$

Kälte | **Extremitäten** | Krampfadern

– **Füße**: ...
  - vgl. 89/3, FN 89/3-3 und 89/8
  - **Trockenheit**; mit:
    - PP: Kalte trockne, oder übelriechende schweißige Unterfüße (Brennen in den Fußsohlen).

Karies der Knochen; Knochenfraß: ang.c1 *Ars*.bg2,k,* **Asaf**.hr1,k aur.bg2,k,* aur-s.k2 *Calc*.bg2,k,* calc-f. calc-p.hr1,k calc-sil.k2 *Con*.hr1,k *Fl-ac*.hr1,k graph. *Guaj*.hr1,k *Hep*.bg2,k,* **Lyc**.bg2,k,* **Merc**.bg2,k,* *Mez*.hr1,k **Nit-ac**.bg2,k,* *Ph-ac*.bg2,k,* *Phos*.hr1,k *Puls*.bg2,k ruta sec. *Sep*.bg2,k **Sil**.hr1,k *Staph*.bg2,k,* *Sulph*.hr1,k *Ther*.
  - 91/1: Auftreibung und Vereiterung der Röhrknochen des Oberarms, des Oberschenkels, des Schienbeins, auch der Finger und Zehen (Winddorn).

Knacken in Gelenken: acon. agar. am-c. anac. *Ang. Ant-c.* benz-ac.bg1 brom. calad. *Calc*. calc-f.c2 *Camph*. **Caps**. carb-an. carbn-s. card-b.c2 carl. caul. caust.bg1,k2 *Cham*. chin. chlf. clem. *Cocc*. croc. *Ferr*. gins. graph.bg1 guare. haliae-lc.srj5 ip.h *Kali-bi*. *Kali-c*. kali-m.c2,k2 *Kali-s*. **Led**.c2,k2 *Lyc*. lyss. med.c1 *Merc*. *Nat-c*. *Nat-m*. nat-p. *Nat-s*. **Nit-ac**. *Nux-v*. **Petr**. *Phos*. plb. raph. **Rhus-t**. *Sabad*. sabin.c1 *Sep*. *Sulph*. *Thuj*.c2,k tub.xxb *Zinc*.c2
  - PP: Knacken einiger oder mehrer Gelenke bei Bewegung.
  - 87/14: Die Gelenke knarren bei der Bewegung, oder knacken.
  - 94/4: Das Knarren und Knacken der Gelenke bei einiger Bewegung des Gliedes nimmt zu, mit unangenehmer Empfindung.

Knochenerweichung:
– **Oberschenkelknochen**: sil.
  - 88/4: Erweichung der Knochen, Verkrümmung des Rückgrats (Schiefheit, Buckel), Verkrümmung der Knochenröhren der Ober- oder Unterschenkel (englische Krankheit, Rhachitis).
– **Unterschenkel**:
  - **Schienbein**: *Guaj*.
  - vgl. 88/4

Kontraktion von Muskeln und Sehnen: abrot.br1 acon. acon-c. androc.srj1 ant-c.c1 *Ars*. **Bar-c**. **Bell**. bry. **Calc**. canth. carb-v. carbn-s. **Caust**.c2,k cedr. cimx.c2 *Coloc*. con. *Crot-c*. *Crot-h*. *Cupr*. ferr. ferr-m. **Graph**. *Guaj*. hydr-ac. hydrc. jatr-c. kali-ar. **Kali-i**. *Lyc*. **Merc**. mez.c2 mill. mur-ac. *Nat-c*. *Nat-m*. *Nux-v*. oena. op. ph-ac.h *Phos*. plb. *Ruta* **Sec**. *Sep*. *Sil*. still. stram. sulph. syph. vib.
  - 87/12: Gelenke wie steif, mit schmerzhafter, schwieriger Bewegung; die Gelenkbänder sind wie zu kurz.
  - FN 87/12-5: Z.B. die Achillsenne beim Auftreten, Steifheit des Unterfußgelenkes, der Kniee, theils überhingehend (nach Sitzen, beim Aufstehen), theils bleibend (Kontraktur).
  - 94/7: Langsames, krampfhaftes Anziehn der Beugemuskeln der Glieder.
  - 94/9: Tonische Verkürzung der Beugemuskeln (Starrkrämpfe).
– **Gelenke**: *Anac. Aur. Caust. Colch. Form. Graph. Merc. Nat-m. Nit-ac.* petr. sec. stront-c.

Kontraktion - Gelenke: ...
  - vgl. 87/12 und FN 87/12-5
– **Unterschenkel**:
  - **Achillessehne**: acon. *Calc*. *Cann-s*. *Carb-an*. cimic. *Colch*. euphr. *Graph*. *Kali-c*. *Sep*. zinc.
  - vgl. 87/12 und FN 87/12-5

Konvulsionen:
– **tonisch**: bell.k2 carbn-o. plb. *Sec*.a1,k
  - 94/9: Tonische Verkürzung der Beugemuskeln (Starrkrämpfe).
– **Beugemuskeln**: *Bell*.
  - 94/7: Langsames, krampfhaftes Anziehn der Beugemuskeln der Glieder.
– **Finger**:
  - **tonisch**: ars.a1,k
  - vgl. 94/9
– **Beine**:
  - **tonisch**: phos.a1,k plb.
  - vgl. 94/9
– **Füße**:
  - **tonisch**: phos.a1,k
  - vgl. 94/9

Koordination; fehlende, gestörte: *Agar*. **Alum**. alum-p.k2 alum-sil.k2 alumin-m.br1 apisk2 arag.br1,vh *Arg-n*. ars. aur-s.c1 bell. bufobr1 *Calc*. carbn-s. *Caust*. chlol. coca *Cocc*. **Con**. crot-c. *Cupr*. *Fl-ac*. *Gels*. *Graph*. *Hell*. *Helo*. helo-s.c1 *Kali-br*. *Lach*. *Lil-t*. mag-m.a1 merc. naja nat-c.k2 nux-m. *Nux-v*. *Onos*. pedcl.br1 *Ph-ac*. *Phos*. phys.br1 pic-ac.k2 *Plb*. psil.ft1 sec. *Sil*. *Stram*. *Sulph*. *Zinc*.
  - 93/9: Leichtes Fallen der Kinder ohne sichtbare Veranlassung. Auch bei Erwachsenen dergleichen Schwäche-Anfälle in den Beinen, so daß beim Gehen der eine Fuß hiehin, der andre dorthin rutscht u.s.w.
– **Beine**: *Alum*. bell. bufobr1 chlol. crot-c. *Nux-m*. *Onos*. *Phos*. *Plb*. *Sil*. *Sulph*.
  - vgl. 93/9

Krampfadern:
– **Beine**:
  - **Schwangerschaft**; während der: acon. apis *Arn*. *Ars*. **Carb-v**. *Caust*. *Ferr*. **Fl-ac**. *Graph*. *Ham*. lach.k2 *Lyc*. *Mill*. *Nux-v*. **Puls**. sulph.bro1 *Zinc*.
  - 84/2: In Schwangerschaften große Mattigkeiten, öfteres Erbrechen, Ohnmachten, schmerzhafte Venen-Geschwülste (Wehadern, Krampfadern, Aderkröpfe an den Ober- oder Unter-Schenkeln, auch wohl an den Schamlefzen), hysterische Übel mancherlei Art u.s.w.
– **Oberschenkel**: aesc.k2 *Calc*. *Ferr*.hr1,k **Ham**. lac-c. *Puls*. sep. *Zinc*.
  - vgl. 84/2
– **Unterschenkel**:
  - **schmerzhaft**: brom. *Caust*. coloc.h *Ham*. *Lyc*. *Mill*. **Puls**. *Zinc*.
  - vgl. 84/2
  - **Schwangerschaft**; während der: mill.hr1
  - vgl. 84/2

| Krampfadern | **Extremitäten** | Kribbeln |

– **Unterschenkel**: ...
- **Schwangerschaft**; während der: **Ferr.** *Ham.* *Lyc. Lycps-v. Mill.* **Puls.** *Zinc.*
  - ✎ vgl. 84/2

Krämpfe: anan. *Ars.*₍ₐ₁,ₖ₎ ars-s-f.ₖ₂ atro.ₐ₁,ₖ **Bell.**ₐ₁,ₖ bufo *Calc.* calc-s. camph.ₐ₁,ₖ carbn-o. carbn-s. card-m.ₖ₂ *Caust.* cedr. chin.ₖ₂ cic.ₖ₂ *Cocc.* colch. *Coloc. Con. Crot-c.* crot-h. **Cupr.** *Dios.* dros.ₖ₂ *Dulc.*ₐ₁,ₖ eup-per. ferr. *Graph. Hell. Hyos.* ign.ₐ₁,ₖ jatr-c. kali-bi.ₐ₁,ₖ *Kali-c.* kali-m.ₖ₂ kali-p. kali-s. kiss.ₐ₁ lim.ₐ₁ **Lyc. Merc.** merc-c.ₐ₁,ₖ merc-sul.ₐ₁,ₖ *Mur-ac.* nat-m.ₐ₁,ₖ *Nit-ac.* nux-v.ₐ₁,ₖ olnd.ₐ₁,ₖ op.ₐ₁,ₖ ox-ac. *Petr.*ₐ₁,ₖ phos.ₐ₁,ₖ phys.ᵦᵣ₁ *Phyt.*ₐ₁,ₖ **Plat.** *Plb.*ₐ₁,ₖ *Rhus-t. Rob. Sec.*ₐ₁,ₖ sel.ₐ₁,ₖ *Sep. Sil.* staph.ₐ₁,ₖ **Sulph.** *Tab.* tarent.ₐ₁,ₖ *Verat.* **Zinc.**ₐ₁,ₖ zinc-s.ₐ₁,ₖ
  - ✎ 94/6: Der schmerzhafte Klamm in mehren muskelichten Theilen nimmt zu und kommt ohne merkbare Veranlassung.

– **Arme**: agar.ₐ₁,ₖ alum.ₐ₁,ₖ **Am-c.** ant-t. ars.ₐ₁,ₖ ars-i.ₖ₂ **Bell.**ₐ₁,ₖ bufo cact. **Calc.**ₐ₁,ₖ caps.ₐ₁,ₖ carb-v.ₐ₁,ₖ carbn-s. caust.ₐ₁,ₖ cimic.ₐ₁,ₖ cit-v.ₐ₁,ₖ **Coloc.** crot-c.ₐ₁,ₖ cupr.ₐ₁,ₖ dios.ₐ₁,ₖ eupi.ₐ₁,ₖ fl-ac.ₐ₁,ₖ graph.ₐ₁,ₖ guare.ₐ₁,ₖ hura hyper.ₐ₁,ₖ iod.ₐ₁,ₖ *Jatr-c.* kali-i.ₐ₁,ₖ kali-s.ₐ₁,ₖ lach.ₐ₁,ₖ lyc.ₐ₁,ₖ lyss. merc.ₐ₁,ₖ *Nat-m.* nux-v.ₐ₁,ₖ phos.ₐ₁,ₖ plb.ₐ₁,ₖ sec.ₐ₁,ₖ sulph.ₐ₁,ₖ *Tab.* tril-p. valer.
  - ✎ PP: Öfterer Klamm in den Waden (den Arm- und Hände-Muskeln).

– **Hände**: acon.ₐ₁,ₖ aeth.ₐ₁,ₖ *Agar.* ambr.ₐ₁,ₖ anac.ₐ₁,ₖ ars.ₐ₁,ₖ bamb-a.ₛₜᵦ₂ **Bell.**ₐ₁,ₖ bism.ₐ₁,ₖ **Calc.**ₐ₁,ₖ calc-s.ₐ₁,ₖ calc-sil.ₖ₂ carb-v. caust. cina cocc.ₐ₁,ₖ *Coloc.*ₐ₁,ₖ **Cupr.** dios.ₐ₁,ₖ dulc.ₐ₁,ₖ euphr.ₐ₁,ₖ ferr-ar. ferr-ma. *Graph.* hep. jatr-c. *Kali-bi. Kali-c.* kali-sil.ₖ₂ kiss.ₐ₁ lact.ₐ₁,ₖ lepi.ₐ₁ lyc.ₐ₁,ₖ mag-p. mang.ₐ₁,ₖ merc.ₐ₁,ₖ merc-c.ₐ₁,ₖ merc-i-f.ₐ₁,ₖ mosch.ₖ₂ mur-ac.ₐ₁,ₖ naja *Nat-m.*ₐ₁,ₖ nat-p.ₐ₁,ₖ nit-ac.ₐ₁,ₖ olnd.ₐ₁,ₖ paull.ₐ₁ *Phys.* plat.ₐ₁,ₖ plb.ₐ₁,ₖ puls. ruta sabad.ₐ₁,ₖ sec.ₐ₁,ₖ sil.ₐ₁,ₖ spig.ₕ,ₖ₁ stram.ₐ₁,ₖ stry.ₐ₁,ₖ sul-ac.ₐ₁,ₖ sulph.ₐ₁,ₖ tab. valer.ₖ₂ zing.ₐ₁
  - ✎ PP: Öfterer Klamm in den Waden (den Arm- und Hände-Muskeln).

– **Unterschenkel**:
- **Wade**: *Acon.*ₐ₁,ₖ *Agar.*ₐ₁,ₖ agar-ph.ₐ₁ *Alum.*ₕ,ₖ,* alum-p.ₖ₂ alum-sil.ₐ₁,ₖ alumn. am-c.ₐ₁,ₖ *Ambr.*ₐ₁,ₖ *Anac.*ₐ₁,ₖ anag. ant-t.ₐ₁,ₖ arg-met. **Arg-n.**ₐ₁,ₖ *Ars.*ₐ₁,ₖ ars-s-f.ₖ₂ aspar.ₐ₁,ₖ bapt.ₐ₁,ₖ bar-c.ₐ₁,ₖ bar-s.ₖ₂ bell.ₐ₁,ₖ berb.ₐ₁,ₖ bov.ₐ₁,ₖ bry.ₐ₁,ₖ bufo cadm-s. **Calc.**ₐ₁,ₖ *Calc-p.*ₐ₁,ₖ calc-s. calc-sil.ₖ₂ *Camph.* cann-i.ₐ₁,ₖ carb-ac.ₐ₁,ₖ carb-an.ₐ₁,ₖ carb-v. carbn-s. card-m. carl.ₐ₁,ₖ *Caust.*ₐ₁,ₖ **Cham.**ₐ₁,ₖ chel.ₐ₁,ₖ chin.ₐ₁,ₖ chinin-ar.ₐ₁,ₖ clem.ₐ₁,ₖ cocc.ₐ₁,ₖ coff.ₐ₁,ₖ *Colch.* **Coloc.**ₐ₁,ₖ *Con.* conin.ₐ₁ *Crot-h.*ₐ₁,ₖ **Cupr.** dig.ₐ₁,ₖ dulc.ₐ₁,ₖ elaps euphr.ₐ₁,ₖ eupi.ₐ₁,ₖ *Ferr.*ₐ₁,ₖ ferr-ar. ferr-m. ferr-p. gins.ₐ₁,ₖ *Gnaph.* **Graph.**ₐ₁,ₖ guaj.ₐ₁,ₖ **Hep.**ₐ₁,ₖ hydrc.ₐ₁,ₖ hyos. ign.ₐ₁,ₖ *Iris* jatr-c. kali-ar. kali-bi.ₐ₁,ₖ kali-br.ₐ₁,ₖ *Kali-c.*ₐ₁,ₖ kali-i.ₐ₁,ₖ kali-p. kali-sil.ₖ₂ kiss.ₐ₁ lac-ac.ₐ₁,ₖ lach.ₐ₁,ₖ lachn. lact.ₐ₁,ₖ lath.ₒ₁ led.ₐ₁,ₖ limest-b.ₑₛ₁ lob. **Lyc.**ₐ₁,ₖ lyss.

Krämpfe - Unterschenkel - Wade: ...
*Mag-c.*ₐ₁,ₖ *Mag-m.*ₐ₁,ₖ *Mag-p.* manc.ₐ₁,ₖ *Med.* merc.ₐ₁,ₖ merc-c. nat-ar. *Nat-c. Nat-m.*ₐ₁,ₖ nat-p. *Nit-ac.*ₐ₁,ₖ nux-m.ₐ₁,ₖ *Nux-v.*ₐ₁,ₖ oena. olnd.ₐ₁,ₖ *Petr.*ₐ₁,ₖ *Ph-ac. Phos.*ₐ₁,ₖ **Plb.**ₐ₁,ₖ podo.ₒ₁ puls.ₐ₁,ₖ *Rhus-t.*ₐ₁,ₖ rhus-v.ₐ₁,ₖ sang.ₐ₁,ₖ sars.ₐ₁,ₖ *Sec.*ₐ₁,ₖ *Sel. Sep.*ₐ₁,ₖ **Sil.**ₐ₁,ₖ sin-n.ₐ₁,ₖ sol-ni. sol-t.ₐ₁ spig.ₐ₁,ₖ stann.ₐ₁,ₖ staph.ₐ₁,ₖ stry.ₐ₁,ₖ **Sulph.**ₐ₁,ₖ tab. tarent.ₐ₁,ₖ thuj.ₐ₁,ₖ tril-p.ₒ₁ valer.ₖ₂ *Verat.*ₐ₁,ₖ *Verat-v.*ₐ₁,ₖ *Zinc.*ₐ₁,ₖ zinc-p.ₖ₂
- ✎ PP: Öfterer Klamm in den Waden (den Arm- und Hände-Muskeln).

Kribbeln (= Prickeln, wie eingeschlafen): **Acon.** *Alum.* alum-sil.ₖ₂ *Alumn. Ambr.* anac. apoc.ₖ₂ arg-n. *Arn.* ars. atro. bell. calc-sil.ₖ₂ camph. *Carb-an. Carb-v.* carbn-o. *Carbn-s.* con. croc.ᵦᵣ₁ *Cupr. Gels.* **Graph.** *Ign.* kali-ar.ₖ₂ kali-bi. *Kali-c.*ₖ,ₖ₂ kreos. lach. *Led.* **Lyc.** *Merc.* morph. *Nat-m.* nux-m.ₖ₂ op. ox-ac. *Petr. Ph-ac.* **Phos.** pic-ac.ₖ₂ plb. psor. **Puls.** *Rhod.* **Rhus-t.** *Sec. Sep. Sil. Stram.* stry. **Sulph.** sumb. tanac. tep. teucr. thuj. *Verat.* verat-v. zinc.
- ✎ 89/4: Kriebeln, auch wohl stichlichtes Kriebeln, wie von Eingeschlafenheit, in Armen, in Beinen und andern Theilen (selbst in den Fingerspitzen).
- 94/5: Die Eingeschlafenheit der Glieder nimmt zu und kommt auf geringe Veranlassung, z.B. Stützen des Kopfes mit dem Arme, Übereinanderlegen der Beine beim Sitzen u.s.w.

– **Arme**: acet-ac. **Acon.** ail. *Alum.* alum-p.ₖ₂ alum-sil.ₖ₂ am-c. am-m. *Ambr.* androc.ₛᵣⱼ₁ apis arn. ars. *Aur.* bapt. bell. cann-i. cann-s. caps. *Carb-an. Carb-v. Carbn-s.* caust. chel. *Cocc.* con. corn. *Dig.* fl-ac. **Graph.** hyos. ign. kali-c. kali-n. *Mag-m.* merc. mez. mill. morph. nat-s. ol-an. paeon. *Ph-ac.* **Phos.** plat. puls. rhod. rhus-v. sabad. *Sec.* **Sil.** stry. sulph. thuj. ust.
- ✎ PP: Bei geringer Veranlassung, Einschlafen der Arme oder Hände, der Beine oder Füße.
- 89/4: Kriebeln, auch wohl stichlichtes Kriebeln, wie von Eingeschlafenheit, in Armen, in Beinen und andern Theilen (selbst in den Fingerspitzen).
- 94/5: Die Eingeschlafenheit der Glieder nimmt zu und kommt auf geringe Veranlassung, z.B. Stützen des Kopfes mit dem Arme, Übereinanderlegen der Beine beim Sitzen u.s.w.

– **Hände**: acet-ac. **Acon.** aesc. agar. ail. *Alum.* alum-p.ₖ₂ alum-sil.ₖ₂ am-c. androc.ₛᵣⱼ₁ *Apis* arn. ars. arum-d. bapt. bar-c. bell. *Calc* calc-p. *Carb-an. Carbn-s.* **Cocc.** colch. croc. crot-h. eupi. form. graph. hell. hyos. *Kali-c. Kali-n.* lac-ac. *Lach.* lil-t. *Lyc. Mag-c.* meny. *Mez.* mur-ac. nat-c. nat-m. nat-s. *Nit-ac. Nux-v. Ph-ac. Phos.* ptel. *Rhod.* rhus-t. ruta *Sel.* sep. stram. stry. ust. *Verat.*
- ✎ PP: Bei geringer Veranlassung, Einschlafen der Arme oder Hände, der Beine oder Füße.

– **Finger**:
- **Fingerspitzen**: acon. acon-c. acon-f. **Am-m.** cact. cann-s. *Colch.* croc. fl-ac. *Hep.* **Kali-c.** lach. nat-m. *Nat-s.* rhod. *Rhus-t. Sec.* sep. sulph. *Thuj.*
  - ✎ vgl. 89/4

| Kribbeln | **Extremitäten** | Rucken |

- **Beine**: agar. *Alum.* alum-p.k2 alum-sil.k2 am-c. arn. aur. bamb-a.stb2 *Calc-p.* carb-ac. carb-an. *Carb-v.* carbn-s. caust. com. dig. **Graph.** grat. guaj. hyper. ign. **Kali-c.** lachn. **Lyc.** mag-m. *Merc.* merc-i-f. nat-m. nit-ac. nux-v. op. *Petr. Ph-ac.* rumx. sanic. *Sep. Sil.* spig. sul-ac. *Sulph.* thuj. til.
  - ℘ *PP*: Bei geringer Veranlassung, Einschlafen der Arme oder Hände, der Beine oder Füße.
  - 89/4: Kriebeln, auch wohl stichlichtes Kriebeln, wie von Eingeschlafenheit, in Armen, in Beinen und andern Theilen (selbst in den Fingerspitzen).
- **Füße**: Acon. ail. all-s. *Alum.* alum-p.k2 alum-sil.k2 am-c. am-m. ambr. ammc. arn. ars. arum-d. bamb-a.stb2 bapt. bar-c. berb. *Calc.* calc-p. *Carbn-s.* caust. chel. cob-m.homp **Cocc.** *Coch. Colch. Coloc.* con. croc. dig. dulc. euph. ham. hell. hydrog.srj2 hyos. hyper. *Kali-c.* lachn. lyc. mag-m. manc. merc-i-f. mez. naja nat-c. nat-m. *Nit-ac.* onos. *Ph-ac. Phos. Puls.* ran-s. *Rhod. Sec. Sep.* sil. stann. stry. sul-ac. sulph. sumb. thuj. zing.
  - ℘ *PP*: Bei geringer Veranlassung, Einschlafen der Arme oder Hände, der Beine oder Füße.
  - 94/5: Die Eingeschlafenheit der Glieder nimmt zu und kommt auf geringe Veranlassung, z.B. Stützen des Kopfes mit dem Arme, Übereinanderlegen der Beine beim Sitzen u.s.w.

Krümmung von Knochen: am-c.h,kl hep.h,kl
- ℘ 88/4: Erweichung der Knochen, Verkrümmung des Rückgrats (Schiefheit, Buckel), Verkrümmung der Knochenröhren der Ober- oder Unterschenkel (englische Krankheit, Rhachitis).

Kürzer als das andere; ein Bein ist: bry.bg1 caust. cinnb. lycps-v. mez.h nat-m. sulph. til.
- ℘ 88/2: Die Gelenke renken sich leicht aus, bei falscher Bewegung.
- FN 88/2-3: Z.B. das Unterfußgelenk bei einem falschen Tritte - so auch das Achselgelenk. Hieher gehört auch die allmählige Ausrenkung des Hüftgelenks (des Hüftbeinkopfs aus seiner Pfanne, wobei das Bein länger oder kürzer wird und Hinken entsteht).

Lähmung: abrot. absin.br1 **Acon.**bg2,* **Agar.**bg2,k *All-c.*hr1,k,* aloe **Alum.**bg2,k,* alum-p.k2 alumn.k2 am-m.bg2 ambr. *Anac.*bg2,k ang.bg2,k apoc.k2 arag.br1 *Arg-n.*hr1,k arn.bg2 *Ars.*bg2,k,* ars-s-f.k2 *Art-v.* asar.bg2 *Aur.*bg2,k **Bapt.** bar-act.br1 *Bar-c.*bg2,k,* bar-m. *Bell.*bg2,k,* bov.bg2 *Bry.*bg2,k,* **Bufo** *Calc.*bg2,k,* calc-s. cann-s.bg2 carb-v.bg2,k carbn-o. carbn-s. **Caust.**bg2,k,* cham.bg2 *Chel.*bg2 *Chin.*bg2,k *Cic.*hr1,k,* **Cocc.**bg2,k,* coff. *Colch.*bg2,k coloc.bg2 *Con.*bg2,k *Crot-c.* crot-h.bg2 *Cupr.*bg2,k *Cur.* cycl.bg2 dig.bg2 *Dros.*bg2,k *Dulc.*bg2,k elec.c1 ferr.bg2 fl-ac.bg2 *Form.*bg2,k **Gels.**bg2,k graph.bg2 guaj.bg2 *Guare. Hell.*bg2 helo.c1 helo-s.c1 hep.bg2 hydr-ac.br1 hyos.bg2,k ign.bg2 iod.bg2 ip.bg2,hr1 *Kali-ar.* **Kali-c.**bg2,k *Kali-i.* kali-n.bg2,k *Kali-p.*hr1,k *Kalm.*hr1,k *Lach.*bg2,k,* laur.bg2,k led.bg2 lyc.bg2,k meph.a1,k merc.bg2,k,* *Merc-c.*bg2,k,* mez.bg2 mill.hr1,k morph.a1,k mur-ac.bg2 *Naja* nat-c.bg2 *Nat-m.*bg2,k *Nit-ac.*bg2,k nux-m.k2 *Nux-v.*bg2,k,* *Olnd.*bg2,k *Op.*bg2,k ox-ac.k2 petr.bg2 ph-ac.bg2 *Phos.*bg2,k pic-ac. **Plat.**hr1,k **Plb.**bg2,k,* puls.bg2,k rhod.bg2,k,* **Rhus-t.**bg2,k,* *Ruta* sabin.bg2 sars.bg2 *Sec.*bg2,k,* sel.bg2 seneg.bg2 *Sep.*bg2,k,* *Sil.*bg2,k,* spig.bg2 spong.hr1,k stann.bg2 staph.bg2 *Stram.*bg2,k,* stront-c. sul-ac.bg2 **Sulph.**bg2,k syph.k2 tab.a1,k tarax.bg2 *Tarent.*hr1,k tax.a1,k thuj.hr1,k *Verat.*bg2,k,* verin.a1 vip.a1,k xan.br1 *Zinc.*bg2,k
- ℘ 93/7: Anfälle von lähmiger Schwäche und Mattigkeits-Lähmung des einen Arms, der einen Hand, des einen Beins, theils jählung entstehend und schnell überhin gehend, theils allmählig anfangend und anhaltend sich mehrend.

Nagelgeschwür (= Panaritium, Umlauf):
*All-c.*bro1,k,* alum.bro1,k **Am-c.**bro1,k *Am-m.* ammc.c2 *Anac.* **Anthraci.**bro1,k *Apis*bro1,k,* arn. **Ars.**bg2 asaf. bar-c. bell.bro1 *Benz-ac.* berb. bov. **Bry.**bro1 *Bufo*bro1,k,* *Calc.* calc-f.bro1 calc-s.bro1 calc-sil.k2 calen.bro1 *Caust.* chin. *Cist.*c2,k con. cur. **Dios.**bro1,k,* eug. ferr. **Fl-ac.**bro1,k gins. **Hep.**bro1,k *Hyper.*bro1,k,* *Iod.*k,kl2 *Iris* kali-c. kali-sil.k2 kalm. *Lach.* led.bro1,k *Lyc.*c2,k m-arct.c2 *Merc.*bro1,k *Myris.*bro1,c1 *Nat-c.* *Nat-hchls. Nat-m. Nat-s.*bro1,k,* **Nit-ac.** ol-myr.bro1 par.c2,k petr. phos.bro1 *Phyt.* plb. puls. *Rhus-t. Sang. Sep. Sil.*k,kl2,* *Sulph.*k,kl2 **Tarent.**bro1,k teucr.
- ℘ *PP*: Öftere Blutschwäre, öftere Nagelgeschwüre (Fingerwurm).
- 90/9: Fingerwurm, Nagelgeschwür (böser Finger von heiler Haut).

Rauheit:
- **Hände**:
  - **abgestorbene** Haut: mez.
    - ℘ 92/5: Dürre der (Ober-) Haut theils am ganzen Körper mit Unfähigkeit, bei Bewegung und Hitze in Schweiß oder merkliche Ausdünstung zu kommen - theils einzelner Theile.
    - FN 92/5-5: Vorzüglich an den Händen, der äußern Seite der Arme und Beine, und selbst im Gesichte; die Haut ist trocken, rauh, dürre, riebisch anzufühlen, oft auch kleienartig schuppig.

Rissige Haut:
- **Hände**: *Aesc.* **Alum.** *Am-c.* anan. ant-c. arn. *Aur. Aur-m.* aur-s.k2 bar-c. bar-s.k2 **Calc.** calc-f.st1 calc-s.k2 calc-sil.k2 *Carbn-s.* cench. *Cist.* cycl. **Graph.** *Hep.* kali-c. kali-s. kreos. *Lach. Lyc. Mag-c.* maland. *Merc. Nat-c. Nat-m.* **Nit-ac. Petr.** phos. *Psor. Puls. Rhus-t.* rhus-v. ruta sanic. **Sars.** sec. *Sep.* **Sil. Sulph. Zinc.**
  - ℘ *PP*: Dürre Haut an den Gliedmaßen, Ober-Armen, Ober-Schenkeln, auch wohl auf den Backen.

Rucken: acon. aesc. *Agar. Alum.*hr1,k alum-p.k2 alum-sil.k2 *Am-m. Ambr. Anac.*hr1,k *Apis* arg-met. *Arg-n. Ars.*hr1,k *Bar-m.* bell. cadm-s. calc-sil.k2 cann-i. card-m.k2 *Caust.*hr1,k **Cham.** chel. *Chin.*hr1,k *Cic.*hr1,k cimic. **Cina** cocc.k2 colch. crot-h.hr1,k *Cupr.*hr1,k dulc. eucal.hr1 gal-ac.a1,c1 *Glon.*hr1 graph. **Hyos.**hr1,k hyper.hr1,k *Ign.*hr1,k iod. ip.bg1 *Kali-i.*hr1,k *Kali-n.* kali-p.k2 kali-s. *Lach.*bg1,g2 *Lil-t. Lyc.*hr1,k mag-c.bg1,g2 **Merc.**hr1,k mur-ac. nat-c. *Nat-m.* nux-m. onos. op.hr1,k phos.

Extremitäten

Rucken

Rucken: ...

phyt. **Plb.**$_{hr1,k}$ sec.$_{hr1,k}$ *Sep.*$_{hr1,k}$ sil.$_{hr1,k}$ *Stram.*$_{hr1,k}$ sul-i.$_{k2}$ sulph. sumb.$_{hr1,k}$ *Tarent.* *Valer.*$_{hr1,k}$ verat.$_{hr1,k}$ *Visc. Zinc.*

☞ 94/10: Unwillkürliches Drehen und Wenden des Kopfes oder der Glieder bei voller Besinnung (Veits-Tanz).

Ruhelosigkeit: acon. ail. all-c. *Alum.* aml-ns. **Ars.** ars-s-f.$_{k2}$ aster. aur-ar.$_{k2}$ bamb-a.$_{stb2}$ bell. cadm-s.$_{c1}$ canth. carb-v. *Carl. Caust.* chel. **Chin.** *Chinin-ar.* cic. *Cimic. Cimx.* colch. coloc. *Cupr. Dulc.* eupi. fago. **Ferr.** *Ferr-ar. Glon.* graph. hyos. *Iod.* jal. **Kali-br.** *Kali-c. Kali-p.* **Lyc.** mag-c. med. merc. merc-i-r. nat-ar. nat-c. *Nat-m. Nit-ac.* **Nux-v.** op. ox-ac. petr. phys. *Phyt. Plat.* **Puls. Rhus-t.** *Ruta* sanic. sep. **Sil.** squil. *Stann.* **Stram.** stry. sumb. **Tarent.** tub.$_{k2}$ **Zinc.** zinc-p.$_{k2}$

☞ 89/5: Kriebelnde oder wirbelnde, oder innerlich jückende Unruhe, besonders in den Untergliedmaßen (Abends im Bette oder früh beim Erwachen); alle Augenblicke müssen sie in eine andre Lage gebracht werden.

– **Beine**:
  • **morgens**:
    • **Bett**; im: **Caust.**
    ☞ vgl. 89/5
  • **abends**: alum.$_h$ caust.$_h$ graph. kali-c. lyc.$_{bg1,h}$ mag-c.$_h$ *Nit-ac.* phos.$_h$ sec. *Sep.* stann. *Sulph.* tab. **Tarent.**
    • **Bett**, im: calc.$_h$ carb-v.$_h$ **Caust.** hep. *Lyc.* mez. *Nat-m.* **Tarent.**
    ☞ vgl. 89/5

Schmerz (= Gliederschmerzen):
– **lähmungsartig**: ambr.$_{c1}$ *Aur.* ferr.$_{k2}$ fl-ac. *Mag-m.* meph.$_{a1}$ *Merc-c. Nux-v.* rhod.$_{k2}$ *Rhus-t.* sabad. thuj.

☞ 87/9: In den Gelenken, eine Art Reißen, wie ein Schaben auf dem Knochen mit rother, heißer Geschwulst, die bei Berührung und gegen die Luft unleidlich empfindlich ist, mit unleidlich empfindlichem, ärgerlichen Gemüthe (Gicht, Podagra, Chiragra, Gonagra u.s.w.).
FN 87/9-4: Die Schmerzen sind entweder Tags oder Nachts schlimmer. Nach jedem Anfalle und wenn die Entzündung vorüber ist, schmerzen die Gelenke der Hand, des Kniees, des Unterfußes, der großen Zehe bei Bewegung, beim Auftreten u.s.w. unerträglich taub und das Glied ist geschwächt.

– **Luft**:
  • **kalte** Luft, durch: **Ars.** daph.$_{a1,k}$ kali-ar. *Kalm. Sel. Tarent.*
    ☞ vgl. 87/9 und FN 87/9-4
  • **Luftzug**; selbst bei warmem: *Sel.*
    ☞ vgl. 87/9 und FN 87/9-4

– **rheumatisch**: *Abrot. Acon.* act-sp.$_{c2}$ *Aesc. Agar.*$_{c2}$ all-s.$_{c2}$ aln.$_{c2}$ alumn. am-be.$_{c2}$ am-caust.$_{c2}$ am-m. ambro.$_{c2}$ anac.$_{c2}$ ang.$_{c1}$ anis.$_{c2}$ *Ant-t.*$_{c2}$ anthraco.$_{c2}$ *Apis*$_{c2}$ apoc.$_{c2}$ arb.$_{c2}$ *Arg-met.*$_{c2}$ **Arn.**$_{c2}$ **Ars.**$_{c2}$ *Ars-i.*$_{c2}$ asaf.$_{k2}$ asc-c.$_{c2}$ asc-t.$_{c2}$ *Aur.* aur-ar.$_{k2}$ aur-i.$_{k2}$ aur-m.$_{k2}$ **Aur-m-n.** **Bad.**$_{c2,k}$ bapt. bar-act.$_{br1}$ *Bell.*$_{c2}$ bell-p.$_{c2}$ **Benz-ac.**$_{c2,k}$ *Berb.*$_{c2}$ bov.$_{c2}$ **Bry.**$_{c2}$ *Cact.*$_{c2}$ caj.$_{c2}$ *Calc.*$_{c2,k}$ calc-caust.$_{c2}$ *Calc-p.*$_{c2}$ *Calc-s.* **Camph.**$_{c2}$ cann-s.$_{c2}$ **Caps.**$_{c2,k}$ *Carb-ac. Carb-v. Carbn-s.*$_{c2}$ carc.$_{br1}$ card-m.$_{c2}$ carl.$_{c2}$

Schmerz

Schmerz - rheumatisch: ...

cas-s.$_{br1,c1,*}$ *Caul.*$_{c2}$ **Caust.**$_{c2,k}$ cedr.$_{c2}$ **Cham.**$_{c2}$ chamae.$_{hsa1}$ **Chel.**$_{c2,k}$ *Chin.*$_{c2,k}$ *Chinin-ar. Chinin-s.*$_{c2}$ chr-o.$_{c2}$ *Cimic.*$_{c2,k}$ cinnb.$_{c2}$ cit-l.$_{c2}$ clem.$_{c2,k}$ coca$_{c2}$ cocc.$_{c2}$ coch.$_{c2}$ **Colch.**$_{c2,k}$ coll.$_{c2}$ *Coloc.*$_{a1,k,*}$ convo-d.$_{c2}$ *Corn.* cot.$_{c2}$ *Crot-c. Crot-h.*$_{c2,k}$ *Crot-t.*$_{c2,k}$ cub.$_{c2}$ cupr. cupre-au.$_{c2}$ cycl.$_{c2}$ daph.$_{c2}$ *Dig.* dios.$_{c2}$ dirc.$_{c2}$ dovy-r.$_{bta1}$ *Dulc.*$_{c2}$ elaps elat.$_{c2}$ eucal.$_{c2}$ eup-per.$_{c2}$ eup-pur.$_{c2}$ euph.$_{a1,k}$ fago.$_{c2}$ fel.$_{c2}$ *Ferr.*$_{c2,k}$ *Ferr-ar.* ferr-i.$_{k2}$ ferr-m.$_{c2}$ ferr-ma.$_{c2}$ ferr-p.$_{c2,k}$ **Form.**$_{c2,k}$ franc.$_{c2}$ frax-e.$_{ah1}$ galv.$_{c2}$ gast.$_{c2}$ gaul.$_{c2}$ *Gels.*$_{a1,k,*}$ gins.$_{c2}$ glon.$_{c2}$ gnaph.$_{c2}$ grat.$_{c2}$ gua.$_{c2}$ *Guaj.*$_{c2,k}$ gunn-p.$_{bta1}$ *Ham.*$_{c2,k}$ hell. helon.$_{c2}$ *Hep.*$_{c2,k}$ hydrc.$_{c2}$ hyper.$_{c2}$ ichth.$_{c2}$ ictod.$_{c2}$ *Ign. Iod.*$_{c2}$ irid-met.$_{c2}$ iris$_{c2}$ junc-e.$_{c2}$ *Kali-ar. Kali-bi.*$_{a1,k,*}$ *Kali-c.* kali-chl. kali-cy.$_{c2}$ kali-fcy.$_{c2}$ **Kali-i.**$_{c2,k}$ kali-m.$_{c2,k}$ kali-n.$_{c2}$ *Kali-p.* kali-s.$_{c2}$ kali-sil.$_{c2}$ **Kalm.**$_{c2}$ kreos.$_{c2}$ *Lac-ac.*$_{c2}$ *Lac-c.*$_{c2}$ lac-d.$_{c2}$ lac-v.$_{c2}$ *Lach.* lappa$_{c2}$ lath.$_{c2}$ led.$_{c2,k}$ lepi.$_{c2}$ lil-t.$_{br1}$ linu-c.$_{c2}$ lith-c.$_{c2}$ lith-lac.$_{c2}$ **Lyc.**$_{c2,k}$ lycpr.$_{c2}$ m-ambo.$_{c2}$ *Macro. Mag-c.* mag-p. mag-s. magn-gr.$_{c2}$ malar.$_{c2}$ mang.$_{c2}$ mang-m.$_{c2}$ **Med.**$_{c2,k}$ meph. *Merc.*$_{c2,k}$ merc-i-f. merc-i-r.$_{a1,k,*}$ merc-sul. merl.$_{c2}$ meth-sal.$_{br1}$ methyl.$_{c2}$ *Mez.*$_{k,k2,*}$ mill. mim-h.$_{c2}$ mur-ac. naja$_{k2}$ **Nat-ar.** nat-c.$_{c2}$ nat-lac.$_{c2}$ nat-p.$_{c2}$ nat-s.$_{c2}$ nat-sal.$_{c2}$ nux-m.$_{c2}$ *Nux-v. Nyct.*$_{br1,c1,*}$ ol-an. ol-j.$_{c2}$ olnd.$_{c2}$ oxyt.$_{c2}$ pall. petan-v.$_{bta1}$ *Petr.*$_{c2,k}$ *Ph-ac.*$_{c2}$ *Phos.*$_{c2,k}$ *Phyt.* pin-s.$_{c2}$ pip-m.$_{c2}$ plat.$_{c2,k}$ plect.$_{c2}$ polyp-p.$_{c2}$ psil.$_{ft1}$ *Psor.* ptel.$_{c1,c2}$ **Puls.**$_{c2,k}$ puls-n.$_{c2}$ pyre-p.$_{c2}$ pyrog.$_{k2}$ pyrus$_{c2}$ ran-a.$_{c2}$ *Ran-b.*$_{c2}$ rheum$_{c2}$ **Rhod.**$_{c2,k}$ **Rhus-t.**$_{a1,k,*}$ rumx.$_{c2,k2}$ *Ruta*$_{c2}$ sabad. sabin.$_{c1,k2}$ sacch.$_{c2}$ *Sal-ac.*$_{c2}$ *Sal-mo.*$_{c1,c2}$ *Salol.*$_{c1,c2}$ *Sang.*$_{a1,k,*}$ sanic.$_{c2}$ sapin.$_{c2}$ *Sars.*$_{c2,k}$ scroph-xyz.$_{c2}$ sec. *Sep. Sil.* skook.$_{c2}$ solid.$_{c2}$ spig.$_{c2,k}$ spong.$_{c2}$ squil. stann. staph.$_{c2}$ *Stel.*$_{c2,k}$ stict.$_{c2}$ *Still.*$_{c2}$ stry-xyz.$_{c2}$ strych-h.$_{bta1}$ sul-ac.$_{c2}$ sul-i.$_{k2}$ **Sulph.** *Syph.*$_{c2,k}$ tarax.$_{c2}$ *Tarent.*$_{a1,k}$ tax.$_{c2}$ tep.$_{c2}$ ter. teucr.$_{c2,k}$ thuj. til.$_{c2}$ ur-ac.$_{c2}$ urt-u.$_{c2}$ *Valer.*$_{a1,k}$ *Verat.*$_{c2,k}$ vichy-g.$_{c2}$ viol-o.$_{c2}$ viol-t.$_{c2}$ wies.$_{c2}$ wildb. zinc.$_{c2,k}$ zinc-p.$_{k2}$

☞ 87/4: In den Gliedmaßen ziehende (reißende), spannende Schmerzen, theils in den Muskeln, theils in den Gelenken (Rheumatism).

– **Gelenke**:
  • **Berührung** agg.: cocc. *Mang.* petr.$_{k2}$
    ☞ vgl. 87/9 und FN 87/9-4
  • **Bewegung**, bei: acon. *Ant-t.*$_{hr1,k}$ *Arn.*$_{hr1,k}$ bell.$_{k2}$ **Bry.**$_{hr1,k}$ caps.$_{hr1,k,*}$ *Cham.*$_{hr1,k,*}$ *Cocc.* **Colch.** croc.$_{a1,k}$ cycl.$_{a1,k}$ ferr-p. *Guaj.* Kali-bi. *Kalm.*$_{hr1,k}$ *Lac-ac. Lac-c.*$_{hr1,k}$ **Led.**$_{hr1,k,*}$ lyc.$_{a1,k}$ *Mang.*$_{hr1,k}$ nux-v.$_{k2}$ par.$_{hr1,k}$ petr.$_{k2}$ phos.$_{a1,k}$ *Phyt.* plb.$_{a1,k}$ rheum *Ruta*
    ☞ 87/13: Gelenke schmerzhaft bei Bewegung.
    FN 87/13-6: Z.B. das Achselgelenk bei Erhebung des Arms, das Gelenk des Unterfußes beim Auftreten schmerzhaft, als wolle es zerbrechen.
  • **gichtig**: *Abrot.* aesc.$_{k2}$ agar. **Agn.** *Alum.* am-be.$_{c2}$ am-c. am-m. am-p.$_{c2}$ ambr. ambro.$_{c2}$ anac. anag.$_{hr1,k}$ ant-c.$_{hr1,k}$ ant-t.$_{k2}$ anthraco.$_{c2}$ *Apis*$_{c2,k}$ arb.$_{c2}$ *Arg-met.* **Arn.**$_{hr1,k}$ *Ars.*$_{hr1,k,*}$ ars-h.

Extremitäten

Schmerz

- **Gelenke - gichtig**: ...
  Ars-i. Asaf. asar. aur. aur-ar.k2 aur-i.k2 Bapt.hrl,k Bar-c. bar-i.k2 **Bell.**hrl,k,* bell-p.c2 Benz-ac.hrl,k,* berb.k2 bism. borx. bov. **Bry.**hrl,k Bufo cact.k2 caj.c2 cal-ren.c2 **Calc.**hrl,k calc-f.k2 calc-i.k2 **Calc-p.**hrl,k **Calc-s.**hrl,k canth. caps.k2 carb-an. carb-v. Carbn-s.c2,k carl.c2 **Caust.**hrl,k cedr.c2 cham.c2,k Chel. Chim. Chin.hrl,k Chinin-ar. chr-o.c2 Cinnb.c2,k Cocc.hrl,k Colch.hrl,k,* Coloc.hrl,k Cupr.c2 daph.c2 dros. Dulc. eucal.c2 eup-per.hrl,k,* Ferr.hrl,k ferr-ar. ferr-i. ferr-p. Form.hrl,k,* gast.c2 gent-l.c2 gnaph.c2 Graph. grat.c2 Guaj.hrl,k,* hell. Hep.hrl,k hera.c2 hydrc.c2 Hyos. Ign. Iod.hrl,k irid-met.c2 jal.c2 Kali-ar.hrl,k kali-bi.c2,k2 **Kali-c.**hrl,k Kali-i.hrl,k,* kali-n. kali-p. kali-sil.k2 Kalm.c2,k kiss.c2 lappa.c2 Laur. **Led.**hrl,k,* lith-c.c2 **Lyc.**hrl,k lycpr.c2 lysd.c2 **Mag-c.**hrl,k mag-m. mag-p.k2 malar.c2 Mang.hrl,k,* meny. **Merc.**hrl,k,* Mez. Nat-ar. Nat-c. nat-lac.c2 Nat-m.c2,k nat-p.c2,k Nat-s.hrl,k nit-ac.a1,k nux-m. **Nux-v.**hrl,k ol-j.hrl,k Ox-ac.c2 pancr.c2 petr. Ph-ac.hrl,k,* Phos.hrl,k Phyt.c2,k pin-s.c2 pipe.c2 plat.c2 Plb.hrl,k plb-xyz.c2 Psor.c2 Puls.hrl,k,* pyrus.c2 quer-r.c2 Ran-b. ran-s.c2,k Rhod.hrl,k **Rhus-t.**c2,k ruta **Sabin.**hrl,k,* sacch.c2 Sal-ac.hrl,k samb. Sang. Sars.hrl,k,* sec. Sep. Sil.hrl,k solid.c2 spig. Spong. squil. Stann. **Staph.** stel.c2 stram. Stront-c. sul-ac. sul-i.c2 **Sulph.**hrl,k,* tarax. tax.c2 tep.c2 Thuj. ur-ac.c2 urea.c2 Urt-u.c2 valer. verat. verb. vichy-g.c2 viol-o. viol-t.hrl,k,* wies.c2 wildb.c2 zinc.
  ≥ vgl. 87/9 und FN 87/9-4

- **rheumatisch**: abrot.hrl,k Acon.hrl,k act-sp.hrl,k aesc.k2 agn.hrl,k all-c.a1,k Ant-t.hrl,k apoc.a1,k arg-met. Arn.hrl,k ars.hrl,k ars-i. Ars-s-f.hrl,k asc-c.c1 asc-t.hrl,k aur-m.hrl,k bar-act.brl Bell.hrl,k Benz-ac.hrl,k berb.hrl,k **Bry.**hrl,k Cact.hrl,k caj.oss Calc.hrl,k **Calc-p.**hrl,k,* Calc-s. cann-s.hrl,k carbn-s.hrl,k caul.hrl,k **Caust.**hrl,k cedr. Cham.hrl,k Chel.hrl,k Chim.hrl,k Chinin-s. chlf.hrl,k Cimic.hrl,k clem.hrl,k Cocc.hrl,k Colch.hrl,k Coloc.hrl,k,* dig.brl Dulc.hrl,k euphr.k2 Ferr. ferr-i. **Ferr-p.**hrl,k ferr-pic.c2 **Form.** gels. Guaj. ham.hrl,k Hep.hrl,k ign.hrl,k indg. **Iod.**hrl,k **Kali-bi.**hrl,k kali-c. Kali-chl.hrl,k Kali-i. kali-m.k2 kali-p. Kali-s.hrl,k Kalm.hrl,k kreos. Lac-ac.hrl,k Lac-c. Lach.hrl,k Led. **Lyc.**hrl,k Mang.hrl,k Merc.hrl,k Nat-m.hrl,k nat-p.hrl,k Nat-s. Nux-v.hrl,k ol-j.hrl,k ox-ac. petr.k2 Phos.hrl,k Phyt.hrl,k pic-ac. Puls.hrl,k ran-b. rheum Rhod.hrl,k **Rhus-t.**hrl,k rumx.k2 Ruta sabin. Sal-ac.hrl,k Sang.hrl,k sec.hrl,k senec.hrl,k,* sep. Spig.hrl,k spong. Staph. stict.hrl,k stront-c. sul-i.hrl,k Sulph.hrl,k Ter.hrl,k teucr.hrl,k thuj.hrl,k Verat-v.hrl,k viol-t.hrl,k
  ≥ 87/4: In den Gliedmaßen ziehende (reißende), spannende Schmerzen, theils in den Muskeln, theils in den Gelenken (Rheumatism).

- **Knochen**:
  • **Mitte** der langen Knochen: bufo Phyt.
  ≥ 87/5: In der Beinhaut der Knochen hie und da, besonders der Knochenröhren drückende und drückend- ...

- **Knochen - Mitte** der langen Knochen: ...
  ≥ ... ziehende Schmerzen.
  FN 87/5-1: Dann schmerzen die Stellen auch bei Berührung, wie zerschlagen oder wund.

- **Arme**:
  • **Heben** der Arme; beim: Apis caj. calc. cocc. eup-pur. **Ferr.** kali-p. lac-c. olnd. phyt. Sang. sulph. syph. tab. zinc.
  ≥ 87/13: Gelenke schmerzhaft bei Bewegung.
  FN 87/13-6: Z.B. das Achselgelenk bei Erhebung des Arms, das Gelenk des Unterfußes beim Auftreten schmerzhaft, als wolle es zerbrechen.

- **Finger**:
  • **Gelenke**: Ant-c. ars.a1,k arund. aur.a1,k aur-i.k2 benz-ac.a1,k bry. Calc. calc-p. calc-sil.k2 carb-v. **Caul.**a1,k **Caust.** cist.a1,k Colch.a1,k coloc. fl-ac.a1,k Guaj. hydr-ac. iris kali-bi.a1,k kali-c.k2 kali-n. lac-ac.a1,k led. lith-c. manc. mez. nat-s.a1,k onos. ox-ac. phos. polyg-h. pyrus rhod. sep. sil. staph. still.a1,k sul-ac.k2 sulph.a1,k Tarent.a1,k upa.a1,k
  ≥ 87/10: Die Fingergelenke geschwollen, drückenden Schmerzes, beim Befühlen und beim Biegen schmerzhaft.
  • **kurz** wären; als ob die Sehnen zu: nux-v.a1,k
  ≥ 87/12: Gelenke wie steif, mit schmerzhafter, schwieriger Bewegung; die Gelenkbänder sind wie zu kurz.
  FN 87/12-5: Z.B. die Achillsenne beim Auftreten, Steifheit des Unterfußgelenkes, der Kniee, theils überhingend (nach Sitzen, beim Aufstehen), theils bleibend (Kontraktur).

- **Beine**:
  • **Blähungen**; durch versetzte:
  ≥ 76/17: Blähungen gehen nicht fort, versetzen sich und erregen eine Menge Beschwerden des Körpers [6] und Geistes.
  FN 76/17-6: Zuweilen, ziehende Schmerzen in den Gliedmaßen, besonders den untern, oder Stiche in der Herzgrube oder in der Unterleibs-Seite u.s.w.
  • **Ischialgie**:
  • **tonische** Kontrakturen; chronische: Nat-m. tell.
  ≥ 94/9: Tonische Verkürzung der Beugemuskeln (Starrkrämpfe).

- **Knie**:
  • **Kniekehle**:
    • **Stehen**; beim:
      • **kurz** wären; als ob die Sehnen zu: graph.
  ≥ vgl. 87/12 und FN 87/12-5

- **Füße**:
  • **Frostbeulen**, wie durch: berb. borx. caust. cham. nux-v.
  ≥ PP: Frostbeulen und Frostbeulen-Schmerz außer der strengen Winterkälte, auch wohl selbst im Sommer.
  • **Gelenke**: ambr. aster. bell. Bry. Calc. cedr. clem. coloc. con. graph. Guaj. hell. Kali-c. mez. nat-m. nat-s. osm. ph-ac. Phos. Staph. stront-c. tarent. valer.k2 verat.
  ≥ 87/13: Gelenke schmerzhaft bei Bewegung.
  FN 87/13-6: Z.B. das Achselgelenk bei Erhebung des Arms, das Gelenk des Unterfußes beim Auftreten schmerzhaft, als wolle es zerbrechen.

Schmerz — **Extremitäten** — Schmerz

- **Zehen:**
  - **fünfte** Zehe:
    - **Frostbeulen,** wie durch: aloe
    - 🕮 PP: Frostbeulen und Frostbeulen-Schmerz außer der strengen Winterkälte, auch wohl selbst im Sommer.
- **brennend:**
  - **Kratzen,** nach: kreos.$_{a1,k}$
  - 🕮 91/3: Ausschläge, theils von Zeit zu Zeit entstehende und wieder vergehende, einzelne, wohllüstig-jückende Eiterbläschen, besonders an den Fingern oder andern Theilen, welche nach Kratzen brennen und mit dem ursprünglichen Krätz-Ausschlage die größte Ähnlichkeit haben; theils Nessel-Ausschlag, wie Quaddeln und Wasserblasen, meist brennenden Schmerzes; theils Blüthen, ohne Schmerz im Gesichte, der Brust, dem Rücken, den Armen und Oberschenkeln; theils Flechten und Schwinden in feinfrieseligen Körnern, dicht in runde, größere oder kleinere Flecke zusammengedrängt von meist röthlicher Farbe, theils trocken, theils nässend, von ähnlichem Jücken wie der Krätz-Ausschlag, und Brennen nach dem Reiben.
  - **Hände:**
    - **Handfläche:** aesc. ail. all-s.$_{a1,k}$ apis ars. *Calc.*$_{a1,k}$ *Calc-s. Canth.*$_{a1,k}$ *Carb-v.* carbn-s. chel.$_{a1,k}$ cop. fl-ac. form.$_{a1,k}$ graph.$_{a1,k}$ ham.$_{a1,k}$ Ip. lac-c. *Lach. Lachn.*$_{a1,k}$ lil-t. *Lyc.*$_{a1,k}$ mag-c.$_{a1,k}$ *Med.* merc. mez. mur-ac. nat-c.$_{a1,k}$ nat-m. ol-j.$_{bg1}$ ox-ac. *Petr.*$_{a1,k}$ *Phos.*$_{a1,k}$ phys.$_{a1,k}$ rhus-t.$_{a1,k}$ rumx. sabad. *Sang.*$_{a1,k}$ sanic. sars. sec.$_{a1,k}$ *Sep.* **Stann. Sulph.**$_{a1,k}$ tarent.$_{a1,k}$ tep.$_{a1,k}$ upa.$_{a1,k}$
    - 🕮 PP: Gewöhnlich kalte oder inwendig schweißige Hände (Brennen in den Handflächen).
  - **Füße:**
    - **Fußsohle:** aesc. ail. all-s. aloe alum. alum-p.$_{k2}$ alum-sil.$_{k2}$ am-c. *Ambr. Anac.* ars. ars-s-f. ars-s-r. arum-d. aur-m. bar-c. bell. berb. bov. **Calc.** *Calc-s.* calc-sil.$_{k2}$ *Canth.* **Carb-v.** Carbn-s. *Caust. Cham.* chel. clem. coc-c. *Cocc. Coloc.* con.$_h$ cop. croc. crot-h. crot-t. *Cupr.* dulc. eup-per. fl-ac. *Graph.* guare. hep. hydrog.$_{srj2}$ jal. kali-ar. kali-bi. kali-c. kali-m.$_{k2}$ kali-n. kali-p. *Kali-s.* kali-sil.$_{k2}$ kreos. lac-c. *Lach. Lachn. Lil-t.* **Lyc.** mag-c. *Mag-m. Manc. Mang.* med. merc. merl. mur-ac. myric. nat-ar. *Nat-c.* nat-m. nat-p. *Nat-s.* nux-v. ox-ac. petr. *Ph-ac. Phos.* phyt. *Plb. Puls. Sang.* sanic. sec. sep. *Sil.* squil. stann. *Sul-i.* **Sulph.** tab. tarax. tarent.$_{k2}$ tep. *Zinc.* zinc-p.$_{k2}$
    - 🕮 PP: Kalte trockne, oder übelriechende schweißige Unterfüße (Brennen in den Fußsohlen).
- **drückend:**
  - **Finger:**
    - **Gelenke:** arg-met. arn. asaf.$_{a1,k}$ coloc.$_{a1,k}$ con.$_{a1,k}$ hell.$_{a1,k}$ mez.$_{a1,k}$ nat-s.$_{a1,k}$ nit-s-d.$_{a1}$ *Sars.* spong.$_h$ stann.
    - 🕮 87/10: Die Fingergelenke geschwollen, drückenden Schmerzes, beim Befühlen und beim Biegen schmerzhaft.
- **schneidend:**
  - **Finger:**
    - 🕮 87/6: Stechen in den Fingern, oder Zehen.
- **schneidend - Finger:** …
  - 🕮 FN 87/6-2: Was sich in schlimmern, veralteten Fällen zu einem Schneiden erhöht.
  - **Zehen:** aur-m. calc. carb-an.$_h$ cina coloc. dios. led. paeon. ph-ac. puls. sep. **Sil.**
  - 🕮 vgl. 87/6 und FN 87/6-2
- **stechend:**
  - **Finger:** abrot.$_{br1}$ aesc. agar. agn. am-c. **Am-m.** ambr. *Anac. Apis* arn. ars. arund. bamb-a.$_{stb2}$ bapt. bar-c. berb. bov. brom. bry. *Calc.* calc-sil.$_{k2}$ cann-i. carb-an. *Carb-v.* carbn-s. *Caust.* **Cic.** con. daph. *Dig.* dios. elaps fl-ac. graph. hep. ind. jug-r. **Kali-c.** kali-sil.$_{k2}$ kalm. lil-t. lyc. **Mag-m.** mag-s. mang. merc. *Mez.* mur-ac. nat-ar.$_{k2}$ *Nat-m.* nat-p. *Nat-s.* nit-ac. pall. par. petr. ph-ac. phos. phyt. plat. plb. ran-s. *Rhod. Rhus-t.* sabad. sabin. *Sars.* sep. sil. *Stann.* staph. *Sul-ac.* sulph. tab. tarent. tep. *Thuj.* trom. verb. viol-t. vip. xan. zinc.
  - 🕮 vgl. 87/6 und FN 87/6-2
  - **Füße:**
    - **Ferse:**
      - **Auftreten,** beim: ars.$_h$ *Nit-ac. Rhus-t.* sep.
      - 🕮 87/7: Stechen in den Fersen und Fußsohlen, beim Auftreten.
    - **Fußsohle:**
      - **Auftreten,** beim: berb.$_{c1}$ bry. nat-c.$_h$ nicc. nit-ac.$_h$ spig.$_h$ staph. sulph.
      - 🕮 vgl. 87/7
  - **Zehen:** *Acon. Agar.* ail. *Alum.* alum-p.$_{k2}$ alum-sil.$_{k2}$ am-c. *Am-m.* ang. ant-t. apis arg-n. arn. arum-d. arund. aster. aur. *Aur-m-n.* aur-s.$_{k2}$ bamb-a.$_{stb2}$ bar-c. *Berb.* bov. bry. bufo-s. cadm-s. *Calc.* calc-p. calc-sil.$_{k2}$ cann-i. *Carb-v. Carbn-s. Caust.* chel. cina cist. cocc. *Coloc.* crot-t. cycl. dulc. elat. fago. ferr-ma. graph. *Hell. Hep.* hyper. kali-bi. kali-c. kali-sil.$_{k2}$ *Kalm.* lach. led. *Lyc.* mag-c. mag-s. med. merc. merl. mez. nat-m. nat-s. **Nit-ac.** *Nux-v.* olnd. *Pall.* par. petr. ph-ac. phos. plat. plb. *Puls.* ran-b. *Ran-s.* rhus-t. sabad. sabin. *Sil. Stict.* stry. sul-ac. *Sulph.* tarax. tarent. thuj. *Verat.* verb. zinc.
  - 🕮 vgl. 87/6 und FN 87/6-2
- **wund** schmerzend:
  - **Knochen:** anac. androc.$_{srj1}$ arg-met. *Crot-h.* **Eup-per.** graph.$_h$ *Ip. Kali-bi. Lyss. Mang.* meph.$_{a1}$ *Nit-ac.* **Nux-v.** rhus-t.$_{k2}$ sulph. tub.$_{k2}$ verat.
  - 🕮 87/5: In der Beinhaut der Knochen hie und da, besonders der Knochenröhren drückende und drückend-ziehende Schmerzen.
  - FN 87/5-1: Dann schmerzen die Stellen auch bei Berührung, wie zerschlagen oder wund.
  - **lange** Knochen: agar.$_h$ *Calc.*
  - 🕮 vgl. 87/5 und FN 87/5-1
  - **Oberarm:**
    - **Knochen,** im: ang. bov. *Cocc.* croc. ham. **Hep.** phos. sarr. *Sil.* thuj. zinc.
  - 🕮 vgl. 87/5 und FN 87/5-1
  - **Beine:**
    - **Knochen:** calc.$_h$ *Led. Mang. Nit-ac.*
  - 🕮 vgl. 87/5 und FN 87/5-1

Schmerz — **Extremitäten** — Schwäche

- **wund** schmerzend:
  - **Oberschenkel**:
    - **Knochen**:
      - **Periost**: led.$_h$
  - ✎ vgl. 87/5 und FN 87/5-1
  - **Füße**:
    - **Schweiß**, durch: graph. **Lyc**.
  - ✎ 92/7: Allzuleichtes Schwitzen bei geringer Bewegung, ja anfallsweise selbst im Sitzen über und über, oder bloß an einzelnen Theilen, z.B. fast steter Hände- und Fuß-Schweiß,[6] so auch in den Achselgruben [7] und um die Schamtheile starkes Schwitzen.
    FN 92/7-6: Letzterer gewöhnlich von sehr stinkendem Geruche und zuweilen von solcher Heftigkeit, daß Fußsohlen, Fersen und Zehen bei geringem Gehen schon durchweicht und wund werden.
    FN 92/7-7: Nicht selten von rother Farbe, oder von bokkigem, knoblauchartigen Geruche.
  - **Zehen**:
    - **Schweiß**, durch: graph. sep.
  - ✎ vgl. 92/7, FN 92/7-6 und FN 92/7-7
- **zerbrochen**, wie:
  - **Gelenke**: bov.$_{bg2}$ calc.$_{bg2}$ carb-an.$_{bg2,k}$ caust.$_{bg2}$ dros.$_{bg2}$ hep.$_{bg2}$ merc.$_{bg2}$ mez.$_{bg2}$ par.$_{bg2,k,*}$ sep.$_{bg2}$
  - ✎ 88/3: Im Gelenke des Unterfußes, beim Auftreten, Schmerz, als wollte es zerbrechen.
- **ziehend**:
  - **Gelenke**: acon.$_{bg2,k,*}$ agn.$_{bg2}$ am-c.$_{h,j5}$ ang.$_{bg2}$ Ant-c.$_{bg2}$ ant-s-aur. ant-t.$_{bg2,k,*}$ arg-met. asaf.$_{bg2}$ asar.$_{bg2}$ bar-act.$_h$ bar-c.$_{bg2}$ bell.$_{bg2}$ *Bry.*$_{hr1,k,*}$ calc.$_{h,j5}$ cann-s.$_{bg2}$ canth.$_{bg2}$ caps.$_{bg2}$ *Carl.*$_{a1,k}$ *Caul.*$_{bg2}$ cham.$_{bg2,k,*}$ chel.$_{bg2}$ chin.$_{bg2}$ *Cimx. Cist.*$_{a1,k}$ clem.$_{a1,k}$ coc-c.$_{bg2,k}$ cocc.$_{bg2}$ colch.$_{bg2}$ coloc. cupr.$_{bg2}$ cycl.$_{bg2}$ graph.$_{j5}$ hep.$_{bg2}$ hyos.$_{bg2,k,*}$ ign.$_{bg2}$ kali-bi. kali-c.$_{j5}$ *Led.* lyc.$_{bg2}$ meny.$_{bg2}$ merc.$_{bg2}$ mez.$_{bg2,k,*}$ nat-c.$_{bg2,k}$ nat-m.$_{a1,k}$ nat-p.$_{a1}$ nat-s.$_{a1,k}$ nit-ac.$_{a1,k}$ nit-s-d.$_{a1}$ *Nux-m.*$_{hr1,k}$ nux-v.$_{bg2}$ olnd.$_{bg2}$ *Par.*$_{bg2,k}$ phos.$_{a1,k}$ plat.$_{a1,k}$ plb.$_{bg2}$ *Puls.*$_{bg2,k}$ rhod.$_{bg2,k,*}$ rhus-t.$_{bg2}$ sabad.$_{bg2,j5}$ sabin.$_{bg2,j5}$ sec.$_{bg2,k,*}$ seneg.$_{bg2}$ sep.$_{j5}$ spig.$_{bg2}$ spong.$_{bg2}$ **Staph**.$_{bg2,j5}$ sulph.$_h$ tarax.$_{bg2}$ tep. teucr.$_{bg2}$ valer.$_{bg2}$ verat.$_{bg2}$ viol-o.$_{bg2}$
  - ✎ 87/4: In den Gliedmaßen ziehende (reißende), spannende Schmerzen, theils in den Muskeln, theils in den Gelenken (Rheumatism).
  - **Knochen**:
    - **Periost**: nit-ac.$_h$
  - ✎ 87/5: In der Beinhaut der Knochen hie und da, besonders der Knochenröhren drückende und drückend-ziehende Schmerzen.
    FN 87/5-1: Dann schmerzen die Stellen auch bei Berührung, wie zerschlagen und wund.
  - **Arme**:
    - **spannend**: arg-met.
  - ✎ PP: Ziehende, spannende Schmerzen im Genicke, dem Rücken, den Gliedern, besonders in den Zähnen (bei feuchtem, stürmischen Wetter, bei Nordwest- und Nordostwinde, nach Verkälten, Verheben, unangenehmen Leidenschaften u.s.w.).
  - **Knochen**: alum. bar-c. carb-an. carb-v. caust. cham.$_h$ cocc.$_h$ coloc.$_h$ lyc. mag-c. nat-m. nit-ac. *Rhod.* sep. *Thuj. Valer.*

- **Schmerz - ziehend - Arme - Knochen**: ...
  - ✎ vgl. 87/5 und FN 87/5-1
  - **Oberarm**:
    - **Knochen**: agar.$_{a1,k}$ alum.$_{a1,k}$ aur. bar-c. carb-v.$_{a1,k}$ caust.$_{a1,k}$ cocc.$_{a1,k}$ euph.$_{a1,k}$ ip.$_{a1,k}$ kali-bi.$_{a1,k}$ mez.$_{a1,k}$ nit-ac.$_{a1,k}$ plb.$_{a1,k}$ sabin.$_{a1,k}$ *Sulph.*$_{a1,k}$ ter.$_{a1,k}$ verat.$_{a1,h}$ zinc.$_{a1,k}$
  - ✎ vgl. 87/5 und FN 87/5-1
  - **Beine**:
    - **Periost**: rhod.
  - ✎ vgl. 87/5 und FN 87/5-1
- **Schwäche**:
  - **Gehen**:
    - **Freien**, im: am-c.$_h$ colch. *Dig.* euph. ferr. mag-m. merl. nux-v. pic-ac. raph. sang. *Zinc.*
  - ✎ 94/1: Beim Gehen im Freien, jählinge Schwäche-Anfälle, besonders in den Beinen.
    FN 94/1-1: Zuweilen scheint dann das Schwäche-Gefühl herauf bis in die Herzgrube zu steigen, wo es zu einem Heißhunger wird, der ihm alle Kräfte plötzlich nimmt; er wird zitterig und muß sich sogleich eine Weile niederlegen.
  - **plötzlich**:
    - **Hunger**, mit: *Zinc.*
  - ✎ vgl. 94/1 und FN 94/1-1
  - **Gelenke**: *Acon.*$_{bg2,k}$ aesc.$_{hr1,k,*}$ agar.$_{bg2}$ agn.$_{bg2,c1}$ *Aloe* alum.$_{bg2}$ am-c.$_{bg2}$ anac.$_{bg2}$ ang.$_{bg2}$ *Ant-t.*$_{bg2}$ *Arg-met.* **Arn**.$_{bg2,k}$ ars.$_{a1,k}$ ars-s-f.$_{k2}$ asar.$_{bg2}$ aur.$_{bg2,k}$ aur-ar.$_{k2}$ aur-s.$_{k2}$ bar-c.$_{bg2,h}$ bell.$_{bg2}$ borx. bov.$_{bg2,k,*}$ *Bry.*$_{bg2,k}$ **Calc**.$_{bg2,k}$ calc-p.$_{bg2}$ calc-sil.$_{k2}$ cann-s.$_{bg2}$ canth.$_{bg2}$ caps.$_{k2}$ *Carb-an.*$_{h,k,*}$ carb-v.$_{bg2,*}$ carbn-s. *Caust.*$_{bg2}$ cent.$_{a1}$ cham.$_{a1,k}$ chel.$_{a1,k}$ *Chin.*$_{bg2,k}$ chinin-ar. cimic.$_{a1,k}$ clem.$_{bg2,*}$ cocc.$_{bg2}$ colch.$_{bg2}$ coloc.$_{a1,k}$ **Con**.$_{h,k,*}$ cupr.$_{bg2}$ cycl.$_{bg2}$ dig.$_{bg2,c1}$ dios.$_{hr1}$ dros.$_{bg2}$ dulc.$_{bg2}$ euph.$_{bg2}$ *Ferr.*$_{bg2,k,*}$ ferr-ar. ferr-p. graph. hep.$_{bg2}$ hyos.$_{bg2}$ ign.$_{bg2}$ **Kali-c**.$_{bg2,k}$ kali-n.$_{bg2}$ *Kali-s.* kali-sil.$_{k2}$ kreos.$_{bg2}$ *Lach.*$_{bg2}$ *Led.*$_{bg2,k}$ **Lyc**.$_{bg2,k}$ mang.$_{bg2,k,*}$ **Merc**.$_{bg2,k}$ merc-c.$_{a1,k}$ mez.$_{bg2,k,*}$ morph.$_{a1,k}$ mosch.$_{bg2}$ murx.$_{hr1}$ *Nat-c.*$_{bg2}$ *Nat-m.*$_{bg2}$ *Nit-ac.*$_{bg2,*}$ nux-m.$_{bg2}$ *Nux-v.*$_{bg2}$ olnd.$_{bg2}$ par.$_{bg2}$ *Petr.*$_{bg2,k}$ *Ph-ac.*$_{bg2}$ *Phos.*$_{bg2}$ plat.$_{bg2}$ plb.$_{bg2,k}$ podo.$_{hr1,k}$ **Psor**.$_{bg2,k}$ *Puls.*$_{bg2}$ ran-b.$_{bg2}$ raph.$_{bg2}$ rhod.$_{bg2}$ **Rhus-t**.$_{bg2,k,*}$ sabad.$_{bg2}$ sars.$_{bg2}$ *Sep.*$_{bg2,k,*}$ *Sil.*$_{bg2,k}$ spong.$_{bg2}$ stann.$_{bg2}$ *Staph.*$_{bg2,k,*}$ sul-ac.$_{bg2}$ **Sulph**.$_{bg2,k}$ tarax.$_{bg2}$ thuj.$_{bg2}$ valer.$_{bg2}$ *Verat.*$_{bg2,k}$ viol-o.$_{bg2}$ zinc.$_{bg2}$ zing.$_{hr1,k}$
  - ✎ 87/15: Die Gelenke verstauchen oder verknicken sich sehr leicht.
    FN 87/15-7: z.B. das Unterfußgelenk, das Handgelenk, das Daumengelenk.
    94/3: Das leichte Verknicken oder Verstauchen der Gelenke bei einem Fehlgriff oder Fehltritt nimmt zu, zuweilen bis zur völligen Ausrenkung, z.B. des Unterfußgelenkes, des Schultergelenkes u.s.w.
  - **Arme**:
    - **Bewegung**:
      - **lähmungsartig**: ph-ac.$_h$ stann.$_h$
    - ✎ 93/7: Anfälle von lähmiger Schwäche und Mattigkeits-Lähmung des einen Arms, der einen Hand, des einen Beins, ohne Schmerz, theils jählung entstehend ...

Schwäche — **Extremitäten** — Schwäche

- **Arme - Bewegung - lähmungsartig:** ...
  ⮞ ... und schnell überhin gehend, theils allmählig anfangend und anhaltend sich mehrend.
- **Schulter:**
  • **lähmungsartig:** arg-met. carb-v.$_{a1,k}$ ferr.$_{c1}$
  ⮞ vgl. 93/7
- **Oberarm:**
  • **lähmungsartig:** *Arg-met.* bell.$_h$ ferr.$_{c1}$ kali-n.$_{a1,k}$
  ⮞ vgl. 93/7
- **Unterarm:**
  • **lähmungsartig:** kali-n.$_h$
  ⮞ vgl. 93/7
- **Handgelenk:**
  • **lähmungsartig:** *Carb-v.* phos.$_{a1,k}$
  ⮞ vgl. 93/7
- **Finger:**
  • **lähmungsartig:** Ars. carb-v.
  ⮞ vgl. 93/7
- **Beine:**
  • **Gehen:**
    • **Freien**, im: grat. mag-m.$_{a1,h}$ sang. seneg. verat.
    ⮞ 94/1: Beim Gehen im Freien, jählinge Schwäche-Anfälle, besonders in den Beinen.
    FN 94/1-1: Zuweilen scheint dann das Schwäche-Gefühl herauf bis in die Herzgrube zu steigen, wo es zu einem Heißhunger wird, der ihm alle Kräfte plötzlich nimmt; er wird zitterig und muß sich sogleich eine Weile niederlegen.
  • **Hunger**, bei: *Zinc.*
  ⮞ vgl. 94/1 und FN 94/1-1
  • **lähmungsartig:** agar.$_{k2}$ ambr.$_{k2}$ anac. arg-n.$_{a1}$ **Cocc.** dig.$_h$ rhus-t.$_{k2}$ sars.$_{k2}$
  ⮞ vgl. 93/7
  • **Sitzen**, im: ars. bar-act.$_h$ led. mag-c.$_{a1,h}$ plat.$_h$
  ⮞ 94/2: Im Sitzen fühlt sich die Person unerträglich müde, beim Gehen wird sie kräftiger.
  • **Gehen** amel.:
  ⮞ vgl. 94/2
- **Hüfte:**
  • **lähmungsartig:** arg-met. *Kali-c.* mang.$_h$
  ⮞ vgl. 93/7
- **Oberschenkel:**
  • **Gehen:**
    • **Freien**, im: ang. arg-met. spig.$_h$
    ⮞ vgl. 94/1 und FN 94/1-1
  • **lähmungsartig:** arg-met. ferr.$_{c1}$ puls.$_{a1,k}$
  ⮞ vgl. 93/7
- **Knie:** abrot.$_{a1,k}$ acon. act-sp.$_{a1,k}$ *Agar.*$_{a1,k}$ alco.$_{a1}$ all-s. *Alum.* alum-p.$_{k2}$ *Ambr. Anac.*$_{a1,k}$ androc.$_{srj1}$ ang.$_{a1,k}$ ant-t.$_{a1,k}$ *Arg-met. Arg-n.*$_{a1,k}$ arn. *Ars.*$_{a1,k}$ ars-h. ars-i. ars-s-f.$_{k2}$ arund.$_{a1,k}$ asar.$_{a1,k}$ aur. aur-ar.$_{k2}$ aur-m.$_{k2}$ aur-s.$_{k2}$ bamb-a.$_{stb2}$ bapt.$_{a1,k}$ *Bar-c.* bar-i.$_{k2}$ bart.$_{a1}$ bell.$_{a1,k}$ *Bol-la.* borx. *Bov.*$_{a1,k}$ *Bry.*$_{a1,k}$ cain. caj.$_{a1,k}$ calad.$_{a1,k}$ *Calc.*$_{a1,k}$ calc-ar. calc-i.$_{k2}$ calc-s. calc-sil.$_{k2}$ *Camph.*$_{a1,k}$ *Cann-i.*$_{a1,k}$ *Canth.*$_{a1,k}$ carb-v.$_{a1,k}$ carbn-s. carl.$_{a1,k}$ *Caust.*$_{a1,k}$ cham.$_{a1,k}$ chel.$_{a1,k}$ *Chin.*$_{a1,k}$ *Chinin-ar. Chinin-s.* cimic.$_{a1,k}$ cinnb. clem.$_{a1,k}$ cob.$_{a1,k}$ **Cocc.**$_{a1,k,*}$ colch.$_{a1,k}$ *Coloc.*$_{a1,k}$ **Con.**$_{a1,k}$ conin.$_{a1}$ cor-r. cot.$_{a1}$ croc.$_{a1,k,*}$ *Cupr.*$_{a1,k}$ cycl.$_{a1,k}$ *Dig.*$_{a1,k}$ *Dios.*$_{a1,k}$ *Dulc.*$_{a1,k}$ euphr.$_{a1,k}$ fago.$_{a1,k}$ *Ferr.*$_{a1,k}$ ferr-ar. *Ferr-p.*
- **Knie:** ...
  Gels.$_{bg1,k,*}$ gins.$_{a1,k}$ *Glon.*$_{a1,k}$ graph.$_{a1,k}$ *Hell.* hura *Hydr.* hyos.$_{a1,k}$ *Ign.* indg.$_{a1,k}$ iod.$_{a1,k}$ iodof.$_{a1}$ *Ip. Iris* jac-c.$_{a1,k}$ jatr-c. kali-bi. kali-br.$_{a1,k}$ *Kali-c.*$_{a1,k}$ *Kali-n.*$_{a1,k}$ kali-s. kali-sil.$_{k2}$ kreos.$_{a1,k}$ lac-ac.$_{a1,k}$ *Lach.*$_{a1,k}$ lact. *Lec. Led.*$_{a1,k}$ lim.$_{a1}$ lith-c. *Lyc.*$_{a1,k}$ mag-m.$_{a1,k}$ mang. med. *Merc.*$_{a1,k}$ merc-i-r.$_{a1}$ merc-sul.$_{a1}$ mez.$_{a1,k}$ mosch.$_{a1,k}$ **Nat-m.**$_{a1,k}$ **Nat-s.**$_{a1,k}$ *Nit-ac. Nux-m. Nux-v.*$_{a1,k}$ ol-an.$_{a1,k}$ olnd. op.$_{a1,k}$ osm.$_{a1,k}$ ox-ac. petr.$_{a1,k}$ *Ph-ac.* Phos.$_{a1,k}$ pic-ac.$_{a1,k}$ *Plat.*$_{a1,k}$ **Plb.**$_{a1,k}$ podo.$_{a1,k}$ *Psor.* puls.$_{a1,k}$ ran-b.$_{a1,k}$ *Rhus-v.*$_{a1,k}$ *Ruta* sabad.$_{a1,k}$ sarr. *Sars.*$_{a1,k}$ sep.$_{a1,k}$ *Sil.*$_{a1,k}$ sphing.$_{kk3}$ spirae.$_{a1}$ *Stann.*$_{a1,k}$ *Staph.*$_{a1,k}$ stry.$_{a1,k}$ sul-ac. sul-i.$_{k,k2,*}$ sulph.$_{a1,k}$ syph. tab.$_{a1,k}$ tax.$_{a1,k}$ tell.$_{a1,k}$ thea *Thuj.*$_{a1,k}$ verat.$_{a1,k}$ zinc.
  ⮞ 93/8: Knicken der Kniee.
  • **Gehen**, beim:
    • **Freien**, im: calad. hyos. *Zinc.*
    ⮞ vgl. 94/1 und FN 94/1-1
  • **lähmungsartig:** mosch.$_{a1,k}$ stann.$_{a1,k}$
  ⮞ vgl. 93/7
- **Unterschenkel:**
  • **Gehen**, beim:
    • **Freien**, im: grat.
    ⮞ vgl. 94/1 und FN 94/1-1
  • **lähmungsartig:** bell.$_{a1,k}$ cod.$_{a1,k}$ kali-n.$_{a1,k}$
  ⮞ vgl. 93/7
- **Knöchel:** abrot.$_{a1,k}$ agn. aloe arg-n. arn. ars.$_{a1,k}$ ars-s-f.$_{k2}$ arund.$_{a1}$ calc.$_{a1,k,*}$ *Calc-p.*$_{c2}$ calc-s. **Carb-an.** carbn-s. carc.$_{fh}$ *Caust.* chlf.$_{a1,k}$ cic.$_{a1,k}$ com. cori-r.$_{a1}$ dios.$_{a1,k}$ *Ferr.* ferr-ar glon.$_{a1,k}$ *Ham.*$_{c2}$ hipp.$_{a1}$ kali-c.$_{a1,k}$ kali-sil.$_{k2}$ *Lac-d.* led.$_{br1}$ mang.$_{c2}$ mang-m.$_{c2}$ med. merc.$_{a1,k}$ mez.$_{a1,k}$ **Nat-ar.** **Nat-m.**$_{c2,k}$ *Nat-m.* **Nat-p.**$_{a1,k}$ **Nat-s. Nit-ac.** nux-v. ph-ac.$_{a1}$ phys.$_{a1,k}$ pin-s.$_{c2}$ plb.$_{a1,k}$ polyp-p.$_{a1}$ puls. *Rhus-t.*$_{a1,k}$ *Rhus-v.*$_{a1,k}$ *Sep.* **Sil.**$_{a1,k,*}$ sphing.$_{kk3}$ *Sul-ac. Sulph.*$_{a1,k}$ valer.$_{a1,k}$
  ⮞ 93/9: Leichtes Fallen der Kinder ohne sichtbare Veranlassung. Auch bei Erwachsenen dergleichen Schwäche-Anfälle in den Beinen, so daß beim Gehen der eine Fuß hiehin, der andre dorthin rutscht u.s.w.
  94/3: Das leichte Verknicken oder Verstauchen der Gelenke bei einem Fehlgriff oder Fehltritt nimmt zu, zuweilen bis zur völligen Ausrenkung, z.B. des Unterfußgelenkes, des Schultergelenkes u.s.w.
  • **Gehen:**
    • **beim:** agn. aloe *Calc-p.*$_{st1}$ carb-an.$_{a1,k}$ com.$_{a1,k}$ med. *Nat-c.* **Nit-ac.** nux-v.$_{a1,k}$ plb.$_{a1,k}$ sulph.$_h$
    ⮞ vgl. 93/9
    • **Freien**, im: mez.$_h$
    ⮞ vgl. 94/1 und FN 94/1-1
- **Füße:**
  • **Gehen:**
    • **beim:** camph.$_{a1,k}$ chin. clem.$_{a1,k}$ croc.$_{a1,k}$ *Graph.* grat.$_{a1}$ ham.$_{a1,k}$ kali-n.$_{a1,k}$ par.$_{a1,k}$ **Rhus-t.**$_{a1}$ thuj.$_{a1}$
    ⮞ vgl. 93/9
    • **Freien**, im: agar. arn. olnd. thuj.
    ⮞ vgl. 94/1 und FN 94/1-1
  • **lähmungsartig:** cham.$_{a1,k}$ nat-m.$_{a1,k}$ olnd.$_{a1,k}$ tab.$_{a1,k}$
  ⮞ vgl. 93/7

Extremitäten

Schweiß:

— **Hände**: acon. **Agn.** ambr. aml-ns. anac. *Ant-t.* **Ars.** ars-i. bamb-a.stb2 bar-c. bar-i.k2 bar-s.k2 bell. brom. **Calc.** calc-i.k2 *Calc-s.* camph. canth. caps. carb-v. carbn-o. carbn-s. *Caust.* cham. chel. *Cina Cit-v.* cocc. coff. *Coloc. Con.* cupr. dig. dirc. dulc. *Fago.*c2,k ferr.bg1,k *Fl-ac.*c2,k glon. graph. guare. hell. *Hep.* hura *Ign.* iod. *Ip. Kali-bi.* kreos. lac-ac. laur. *Led.* lith-c. *Lyc.* marb-w.es1 *Merc. Merc-c.* najak2 nat-ar. nat-c. *Nat-m.* nat-p. **Nit-ac.** *Nux-v.* oena. ol-an. op. ox-ac. *Petr.* ph-ac. phel. **Phos.** phys. pic-ac.c2,k puls. pyrus rhod. *Rhus-t.* sanic. sars. **Sep. Sil.** spig. stict. sul-i.k2 **Sulph.** syph. tab. **Thuj.** tub.bg verat. **Zinc.** zinc-p.k2

  ✎ *92/7: Allzuleichtes Schwitzen bei geringer Bewegung, ja anfallsweise selbst im Sitzen über und über, oder bloß an einzelnen Theilen, z.B. fast steter Hände- und Fuß-Schweiß,[6] so auch in den Achselgruben [7] und um die Schamtheile starkes Schwitzen.*

  FN 92/7-6: Letzterer gewöhnlich von sehr stinkendem Geruche und zuweilen von solcher Heftigkeit, daß Fußsohlen, Fersen und Zehen bei geringem Gehen schon durchweicht und wund werden.

  FN 92/7-7: Nicht selten von rother Farbe, oder von bokkigem, knoblauchartigen Geruche.

• **Husten**: ant-t.

  ✎ *84/13: Husten; oft reizt's und kriebelt's in der Kehle; der Husten quält ihn, bis Schweiß im Gesichte (und an den Händen) ausbricht.*

• **kalt**: acon. ambr. ant-c. ant-t. **Ars.** ars-i. ars-s-f.k2 *Atro.* bell. *Brom.* calc.pf *Calc-s.* calc-sil.k2 **Canth.** caps. carb-ac. cham. *Cimic. Cina* cocc. ferr.bg1 *Hep.* iod. *Ip.* **Kali-bi.** kali-cy. kali-sil.k2 *Lach. Lil-t. Lyc.* merc-c. morph. **Nit-ac.** nux-v. *Ox-ac.* petr.h *Ph-ac. Phos.* phyt. pic-ac. plb. *Psor.* rheum *Rhus-t.* sanic.pf sars. *Sec.* **Sep. Spig. Sulph. Tab. Thuj.* **Tub.**al2 *Verat. Verat-v.* zinc. zinc-p.k2

  ✎ *PP: Gewöhnlich kalte oder inwendig schweißige Hände (Brennen in den Handflächen).*

• **reichlich**: bamb-a.stb2 *Ip.* kali-sil.k2 najak2 nat-c.h2 *Nit-ac.* **Sil.**

  ✎ *vgl. 92/7, FN 92/7-6 und FN 92/7-7*

• **Sitzen**, im: calc.

  ✎ *vgl. 92/7, FN 92/7-6 und FN 92/7-7*

• **Handfläche**: *Acon.* agar. *All-c.* all-s. am-m. aml-ns. anac. ant-t. bar-c. bar-i.k2 bar-s.k2 brom. bry. cadm-s. **Calc.** calc-i.k2 calc-p. camph. cann-i. caps. carb-v. caust. cench.k2 **Cham.** chel. coff. *Con.* dig. **Dulc.** fago. ferr.bg1 glon. granit-m.es1 gymno. hell. hep. hyos. **Ign.** *Iod.* jatr-c. *Kali-c.* kali-s. kali-sil.k2 kreos. laur. *Led.* lil-t. lob. lyc. manc. *Merc.* naja nat-m. nit-ac. **Nux-v.** petr. *Phos. Psor.* rheum rhus-t.h **Sep. Sil.** spig. **Sulph.** tab. tarent. *Tub.*

  ✎ *PP: Gewöhnlich kalte oder inwendig schweißige Hände (Brennen in den Handflächen).*

— **Beine**:

• **nur** an den Beinen:

  ✎ *93/2: Einseitiger Schweiß, bloß auf der einen Körperseite, oder bloß am Oberkörper, oder bloß an den Untergliedmaßen.*

— **Oberschenkel**: acon. **Ambr. Ars.** *Borx.* caps. *Carb-an.* coloc. crot-t. dros. eup-per. eup-pur. euph. *Hep.* hyos. *Kali-bi.* merc. *Nux-v.* ran-g.c2 rhus-t. *Sep.* sulph. **Thuj.**

  ✎ *vgl. 93/2*

• **zwischen**:

  • **wundfressend**: cinnb.

  ✎ *vgl. 92/7, FN 92/7-6 und FN 92/7-7*

— **Knie**: am-c. ars. bry. **Calc.** clem. dros. led. *Lyc.* plb. sep. spong. *Sulph.*

  ✎ *vgl. 93/2*

— **Unterschenkel**: agar. am-c. ars. bry. **Calc.** *Calc-p. Caps.* coc-c. coloc. **Euph.** hyos. kali-bi. **Mang.** merc. mez. nux-v. **Petr. Podo.** *Psor.* puls.bg1 rhod. rumx. *Sep.* **Stram. Sulph.** thuj. til.c1

  ✎ *vgl. 93/2*

— **Füße**: acon. am-c. am-m. ang. apis arn. *Ars.* Ars-i. **Bar-c.**c2,k bar-i.k2 *Bar-m.* **Bell.** benz-ac. brom. bry. **Calc.** calc-i.k2 **Calc-s.** camph. *Canth.* carb-an. **Carb-v. Carbn-s.** carc.cd *Caust.* cham. chel. coc-c. **Cocc.** coff. **Coloc.** croc. *Cupr.* cycl. dros. euph. fago. *Fl-ac.* **Graph.** hell. hep. hura hyper. ind.c2,k **Iod.** ip. jab. kali-ar. *Kali-bi. Kali-c.* kali-m.k2 kali-p. kali-s. kalm. kreos. *Lac-ac.*c2,k lach. lact. led. **Lyc.**c2,k *Mag-m.*c2,k mang. med. **Merc.** bem. mez. mur-ac. naja nat-ar. nat-c. *Nat-m.* nat-p. **Nit-ac.**c2,k ox-ac. *Petr.* ph-ac. *Phos.* phyt. pic-ac. plb. podo.c1 *Psor.* **Puls.** rhus-t. sabad. sabin. sanic.c2,k sec. sel. **Sep. Sil.**c2,k *Squil. Staph.* sul-i.k2 **Sulph.**c2,k tarent. **Thuj.** *Verat.* **Zinc.**c2,k zinc-p.k2

  ✎ *vgl. 92/7, FN 92/7-6 und FN 92/7-7*

• **Brennen**, mit: *Calc. Lyc.* mur-ac. petr. sep. *Sulph.* thuj.

  ✎ *PP: Kalte trockne, oder übelriechende schweißige Unterfüße (Brennen in den Fußsohlen).*

• **reichlich**: ars. arund. but-ac.h carb-an. carb-v. *Carbn-s.* carc.zzh cench.c2,k cham. coloc. fl-ac. *Graph.* ind. *Ip. Kali-c.* kreos. *Lac-ac.* lach. **Lyc.** merc. najak2 **Nit-ac.** petr. phyt. *Psor.* puls. sabad. sal-ac. *Sanic.* sec. *Sep.* **Sil.** staph. sulph. *Thuj. Zinc.*

  ✎ *vgl. 92/7, FN 92/7-6 und FN 92/7-7*

• **Sitzen**, im: bell.vh

  ✎ *vgl. 92/7, FN 92/7-6 und FN 92/7-7*

• **übelriechend**: am-c. am-m. anan. arg-n. ars. ars-i. ars-s-f.k2 arund. bamb-a.stb2 **Bar-c.** bar-s.k2 bufo but-ac.br1 *Calc. Calc-s.* carb-ac. *Carbn-s.* carc.cd chlol.c1 cob. coloc. cycl. *Fl-ac.* **Graph. Kali-c.** kali-sil.k2 kalm. **Lyc.** nat-m. **Nit-ac.** *Petr. Phos.* **Plb.** *Psor.* **Puls.** *Rhus-t. Sanic. Sec. Sep.* **Sil.** staph. *Sulph.* **Tell.**c2,k **Thuj.** *Zinc.* zinc-p.k2

  ✎ *PP: Kalte trockne, oder übelriechende schweißige Unterfüße (Brennen in den Fußsohlen).*

  92/7: Allzuleichtes Schwitzen bei geringer Bewegung, ja anfallsweise selbst im Sitzen über und über, oder bloß an einzelnen Theilen, z.B. fast steter Hände- und Fuß-Schweiß,[6] so auch in den Achselgruben [7] und um die Schamtheile starkes Schwitzen.

  FN 92/7-6: Letzterer gewöhnlich von sehr stinkendem Geruche und zuweilen von solcher Heftigkeit, daß Fußsohlen, Fersen und Zehen bei geringem Gehen schon durchweicht und wund werden.

Schweiß — **Extremitäten** — Schwellung

- **Füße - übelriechend**: ...
  - *FN 92/7-7: Nicht selten von rother Farbe, oder von bokkigem, knoblauchartigen Geruche.*
  - **wundfressend**: *Bar-c. Calc. Carb-v.* coff. **Fl-ac.** graph. hell. *Iod. Lyc. Nit-ac.* ran-b. *Sanic. Sec. Sep. Sil.* squil. zinc.
  - *vgl. 92/7, FN 92/7-6 und FN 92/7-7*
- **Fußsohle**:
  - **Roheit**, verursacht: bar-c.$_{k2}$ *Calc.* nit-ac.$_h$ sil.$_h$
  - *vgl. 92/7, FN 92/7-6 und FN 92/7-7*
- **Zehen**:
  - **zwischen** den:
    - **Roheit**, verursacht: **Bar-c.** *Carb-v.* fl-ac.$_{k2}$ *Graph. Nit-ac. Sanic. Sep. Sil.* **Zinc.**
    - *vgl. 92/7, FN 92/7-6 und FN 92/7-7*
- **Schwellung**:
- **ödematös**:
  - *93/5: Wässerige Geschwulst theils der Füße allein, oder des einen Fußes, theils der Hände oder des Gesichtes, oder des Bauches oder Hodensacks u.s.w. allein, theils Haut-Geschwulst über den ganzen Körper (Wassersuchten).*
- **wassersüchtig**: acet-ac.$_{k2}$ ant-c. **Apis** apoc. **Ars.** *Ars-i.* ars-s-f.$_{k2}$ *Aur.* aur-ar.$_{k2}$ aur-i.$_{k2}$ aur-m.$_{k2}$ bell. bry. *Cact.* carbn-s.$_{k2}$ chel. *Chin.* chinin-ar. *Colch.*$_{k,k2}$ **Coll.** *Con. Crot-h. Dig. Dulc. Eup-per. Ferr.* ferr-p. *Fl-ac. Hell. Iod.* kali-ar. kali-c. kali-n. kali-p. *Kalm.* led. *Lyc.* med.$_{k2}$ *Merc. Merc-sul.* mur-ac. *Naja Nat-ar.* nit-ac.$_{k2}$ op. plb. prun. puls. pyrog.$_{k2}$ sabin. samb. seneg. *Sep.* squil. sul-i.$_{k2}$ *Sulph. Ter.* xan.
  - *vgl. 93/5*
- **Gelenke**: *Abrot.* acon.$_{hr1,k}$ **Act-sp.**$_{hr1,k}$ agn. ammc.$_{hr1}$ anag.$_{hr1,k}$ **Ant-t.**$_{hr1,k}$ *Apis* apoc.$_{hr1,k}$ *Arn.*$_{bg2,k,*}$ *Ars.*$_{hr1,k,*}$ ars-s-f.$_{k2}$ asc-c.$_{c1}$ asc-t.$_{hr1,k}$ aur. aur-ar.$_{k2}$ *Aur-m.*$_{hr1,k}$ **Bell.**$_{hr1,k}$ berb.$_{hr1,k}$ **Bry.**$_{bg2,k,*}$ bufo *Calc.*$_{hr1,k}$ calc-f.$_{hr1,k}$ caust.$_{hr1,k13}$ chin.$_{bg2,k,*}$ *Cimic.*$_{hr1,k}$ clem.$_{hr1,k}$ *Cocc.* **Colch.**$_{hr1,k}$ con.$_{a1,k}$ dig.$_{br1}$ dulc.$_{k13,k2}$ eup-per.$_{k2}$ *Ferr-p.*$_{hr1,k}$ *Guaj.*$_{hr1,k}$ *Ham.*$_{hr1,k}$ **Hep.**$_{hr1,k}$ hip-ac.$_{sp1}$ hippoz.$_{hr1}$ kali-ar.$_{k13,k2}$ kali-bi.$_{k13}$ *Kali-chl.*$_{bg2,k,*}$ kali-i.$_{bg2,k,*}$ *Kalm.*$_{hr1,k}$ *Lac-ac.* lac-c.$_{k13,k2}$ *Lach.* **Led.**$_{hr1,k}$ *Lyc.*$_{hr1,k}$ mang.$_{hr1,k}$ med.$_{hr1,k}$ *Merc.*$_{hr1,k,*}$ *Nat-m.*$_{hr1,k}$ *Nux-v.*$_{hr1,k}$ *Rhod.*$_{hr1,k,*}$ *Rhus-t.*$_{hr1,k}$ sabin. *Sal-ac.*$_{hr1,k}$ sil. sol-t-ae.$_{a1,k}$ stict.$_{hr1,k}$ **Sulph.**$_{hr1,k}$ tarent.$_{a1,k}$ *Ter.*$_{hr1,k}$ thuj.$_{hr1,k}$ *Verat-v.*$_{hr1,k}$
  - *91/2: Verdickung und Versteifung der Gelenke.*
- **ödematös**: *Led. Thuj.*
  - *vgl. 93/5*
- **schmerzhaft**:
  - *87/11: Gelenke wie steif, mit schmerzhafter, schwieriger Bewegung; die Gelenkbänder sind wie zu kurz.*
  - *FN 87/11-5: Z.B. die Achillsenne beim Auftreten, Steifheit des Unterfußgelenkes, der Kniee, theils überhingehend (nach Sitzen, beim Aufstehen), theils bleibend (Kontraktur).*
- **wassersüchtig**: ant-t.$_{hr1,k}$ apis$_{k,sf1}$ apoc.$_{k2}$ arn.$_{sf1}$ ars-s-f.$_{k2}$ *Bry.*$_{sf1}$ canth.$_{sf1}$ *Caust.*$_{sf1}$ cedr.$_{sf1}$ chin.$_{sf1}$ chinin-s.$_{sf1}$ iod.$_{sf1}$ kali-m.$_{sf1}$ *Nat-m.* *Ran-b.*$_{sf1}$ samb.$_{sf1}$
  - *vgl. 93/5*

Schwellung: ...
- **Arme**:
  - **ödematös**: *Apis* ars-s-f.$_{k2}$ *Aur.* aur-m. cact. calc-ar. crot-h. *Ferr. Lach. Lyc. Merc-c. Phos.* sil.
  - *vgl. 93/5*
  - **Knochen**: calc. dulc. lyc. mez. *Sil. Sulph.*
  - *91/1: Auftreibung und Vereiterung der Röhrknochen des Oberarms, des Oberschenkels, des Schienbeins, auch der Finger und Zehen (Winddorn).*
  - **Lymphgefäße**, der: berb.$_{a1,k}$
  - *92/4: Drüsen-Geschwülste um den Hals, im Schooße, in den Gelenkbiegungen, der Ellbogenbeuge, der Kniekehle, in den Achselgruben,[4] auch in den Brüsten. FN 92/4-4: Sie gehen zuweilen nach stechenden Schmerzen in eine Art langwieriger Verschwärung über, woraus aber, statt Eiters, nur ein farbeloser Schleim abgesondert wird.*
- **Oberarm**:
  - **Knochen**: guare.$_{a1,k}$ tep.$_{a1,k}$
  - *91/1: Auftreibung und Vereiterung der Röhrknochen des Oberarms, des Oberschenkels, des Schienbeins, auch der Finger und Zehen (Winddorn).*
- **Hände**:
  - **ödematös**: *Apis* ars-i.$_{k2}$ ars-s-f.$_{k2}$ *Aur.* *Cact.* *Calc-ar.*$_{k,k2}$ *Canth.* chinin-ar. crot-h. ferr.$_{k2}$ iod.$_{k2}$ kali-c.$_{k2}$ kali-i.$_{k2}$ *Lyc.* nat-c.$_{k2}$ *Phos.*$_{k,k2}$ sul-i.$_{k2}$
  - *vgl. 93/5*
  - **Venen**: alum.$_{a1,k}$ *Arn.*$_{a1,k}$ ars-h. bar-c.$_{hr1,k,*}$ bond.$_{a1}$ calc.$_{a1,k}$ castm. cent.$_{a1}$ *Chel.*$_{a1,k}$ *Chin.*$_{a1,k}$ *Cic.*$_{a1,k}$ crot-t.$_{a1,k}$ cycl.$_{a1,k}$ *Fl-ac.* gast.$_{a1}$ *Ham. Laur.*$_{a1,k}$ *Led.* manc.$_{a1,k}$ meny.$_{a1,k}$ merc.$_{a1,k}$ nit-s-d.$_{a1}$ *Nux-v.*$_{a1,k}$ olnd.$_{a1,k}$ *Op.* ph-ac.$_{a1,k}$ *Phos.*$_{k,k2}$ pilo.$_{a1}$ plan.$_{a1,k}$ plb.$_{a1,k}$ **Puls.**$_{k,k12}$ rheum rhod.$_{a1,k}$ *Rhus-t.* sars.$_{a1,k}$ spira.$_{a1}$ spirae.$_{a1}$ staph.$_{a1,k}$ stront-c. sulph.$_{k,k12}$ sumb.$_{a1,k}$ thuj.$_{a1,k}$
  - *PP: Geschwollene, erweiterte Adern an den Beinen (Aderkröpfe, Wehadern).*
  - *90/7: Blutader-Geschwülste, Aderkröpfe, Wehadern (varices) an den Untergliedmaßen (Ader-Geschwülste an der Scham), auch an den Armen (selbst bei Männern), oft mit reißendem Schmerze darin (bei Sturmwetter), oder auch Jücken in denselben.*
- **Finger**:
  - **Gelenke**: agn.$_{hr1}$ am-c. anag. ang. apis *Ars.* berb. Bry. bufo *Calc.*$_{a1,k}$ *Caul.* caust. *Cham.* chin. colch. euphr. *Hep.*$_{a1,k}$ hyos.$_{a1,k}$ iod.$_{a1,k}$ *Lac-ac. Lyc.*$_{a1,k}$ med. *Merc.*$_{a1,k}$ *Nit-ac.*$_{a1,k}$ *Phyt.* rhod. *Rhus-t.* spong. sulph.$_h$
  - *87/10: Die Fingergelenke geschwollen, drückenden Schmerzes, beim Befühlen und beim Biegen schmerzhaft.*
  - **Knochen**: *Carb-an.*
  - *91/1: Auftreibung und Vereiterung der Röhrknochen des Oberarms, des Oberschenkels, des Schienbeins, auch der Finger und Zehen (Winddorn).*
- **Beine**:
  - **Lymphgefäße**, der: bar-c. berb.$_{a1,k}$
  - *vgl. 92/4 und FN 92/4-4*
  - **ödematös**:
  - *vgl. 93/5*
  - **wassersüchtig**: acet-ac. aeth.$_{gsy1}$ **Apis** *Apoc.* arg-met. **Ars.** *Ars-i.* arund. aur. *Aur-m. Cact.*

Schwellung **Extremitäten** Schweregefühl

- **Beine - wassersüchtig**: ...
  cain. *Calc.* calc-ar. calc-s. *Carb-ac. Carbn-s. Cench. Chel. Chim.* **Chin.** cocc. *Colch. Dig. Dulc.* eup-per. *Ferr.* ferr-i. *Fl-ac. Graph. Hell. Hippoz. Hydr.* iod. *Kali-c. Lach. Led.* **Lyc.** *Mag-m. Med. Merc.* mur-ac. nat-m.k2 onos. phos. *Phyt.* plb. puls. rhod. *Rhus-t.* ruta **Samb.** sanic. sars. *Senec.* sul-i.k2 sulph. *Ter.* xan. *Zinc.*
  ➢ *vgl. 93/5*
- **Oberschenkel**:
  • **Drüsen**: *Calc.*
  ➢ *vgl. 92/4 und FN 92/4-4*
  • **Oberschenkelknochen**: *Mez.* **Sil.** *Stront-c.*
  ➢ *91/1: Auftreibung und Vereiterung der Röhrknochen des Oberarms, des Oberschenkels, des Schienbeins, auch der Finger und Zehen (Winddorn).*
- **Knie**:
  • **ödematös**:
  ➢ *vgl. 93/5*
  • **wassersüchtig**: *Ant-t. Apis* ars-s-f.k2 *Bry. Calc. Con.* dig. *Fl-ac.* hyper. *Iod. Merc.* **Rhus-t.** *Sil.* sul-i.k2 **Sulph.**
  ➢ *vgl. 93/5*
- **Unterschenkel**:
  • **Lymphgefäße**; Schwellung der: berb.hr1
  ➢ *vgl. 92/4 und FN 92/4-4*
  • **ödematös**: ars-i.k2 aur-s.k2 ferr-i.k2 kali-m.k2 nat-ar.k2
  ➢ *vgl. 93/5*
  • **Schienbein**: *Aur-m. Calc-p.* graph. lach. *Merc. Phos.* rhus-t. *Sil.*hr1,k stann. sulph. thuj. tub.c1
  ➢ *vgl. 91/1*
  • **Wade**:
    • **Venen**: cycl.h
  ➢ *PP: Geschwollene, erweiterte Adern an den Beinen (Aderkröpfe, Wehadern).*
  90/7: Blutader-Geschwülste, Aderkröpfe, Wehadern (varices) an den Untergliedmaßen (Ader-Geschwülste an der Scham), auch an den Armen (selbst bei Männern), oft mit reißendem Schmerze darin (bei Sturmwetter), oder auch Jücken in denselben.
- **Knöchel**:
  • **ödematös**: acetan.br1 bamb-a.stb2 kali-m.k2
  ➢ *vgl. 93/5*
  • **Venen**: *Lac-c. Lyc.* sars.
  ➢ *PP: Geschwollene, erweiterte Adern an den Beinen (Aderkröpfe, Wehadern).*
  90/7: Blutader-Geschwülste, Aderkröpfe, Wehadern (varices) an den Untergliedmaßen (Ader-Geschwülste an der Scham), auch an den Armen (selbst bei Männern), oft mit reißendem Schmerze darin (bei Sturmwetter), oder auch Jücken in denselben.
- **Füße**:
  • **Menses**:
    • **anstatt**:
  ➢ *82/4: Die Monatreinigung zögert zu entstehen nach dem fünfzehnten und spätern Jahren, oder wenn sie schon ein oder mehre Male erfolgt war, bleibt sie aus mehre Monate und Jahre.*
  FN 82/4-3: Davon erdfahle Blässe und Gedunsenheit des Gesichts, Schwere der Beine, Fußgeschwulst, Frostigkeit, Mattigkeit, Engbrüstigkeit, (Bleichsucht) u.s.w.

Schwellung - Füße: ...
• **ödematös**: acet-ac. acetan.br1 *Anthraci.* **Apis** *Apoc. Arg-met. Arg-n.* **Ars.** ars-i.k2 arund. asaf. *Aur. Aur-m.* aur-s.k2 bov. *Bry. Cact.* cain. *Calc. Calc-ar.* calc-i.k2 calc-s.k,k2 *Camph. Canth.* carb-ac. carbn-s.k2 card-m. *Cench.* **Chel.** *Chin.* chinin-ar. *Cocc. Colch. Dig.*br1,k dulc.k2 *Eup-per. Ferr. Ferr-i. Ferr-m.* **Graph.** *Hell. Hydr. Iod. Kali-c.* kali-i. *Lach.* led.k2 **Lyc.** *Lycps-v.* mag-c. *Mag-m.* **Med.** *Merc.* **Merc-c.** *Nat-ar.* nat-c.k2 *Nat-m. Nat-s. Nit-ac. Nux-m.* petr. *Phos. Plb.* prun. puls. pyrog. rhod. rhus-t. **Samb.** sars. senec. sin-n. stann. *Stront-c.* sul-i.k2 thuj. vesp. *Zinc.* zinc-p.k2
➢ *vgl. 93/5*
• **ein Fuß**, nur: *Kali-c.*bro1 phos.bro1,h puls.bro1,h
➢ *vgl. 93/5*

Schweregefühl:
- **Essen**; nach dem:
  ➢ *76/11: Nach dem Essen, Leibauftreiben.*
  FN 76/11-4: Dabei auch wohl Mattigkeit in Armen und Beinen.
- **Arme**: acon.a1,k aesc.a1,k *Agar.* aloe *Alum.* alum-p.k2 alum-sil.k2 *Am-c.*h,k,* *Am-m.*a1,k anac.a1,k *Ang.*a1,k ant-c. ant-s-aur.bg1 *Ant-t.*a1,k *Apis* **Arg-n.** arn. ars-h. *Ars-met.* arund.a1,k aster. aur. aur-ar.k2 bar-c.hr1,k,* bar-s.k2 *Bell.*a1,k benz-ac. berb.a1,k bism. brach. bry.a1,k bufo cact.a1,k cadm-s. *Calc.* camph.a1,k cann-i.a1,k *Carb-ac.*a1,k carb-an.a1,k carb-v.a1,k carbn-s. **Caust.**h,k,* chel.a1,k cic.a1,k cinnb.a1,k cocc.a1,k colch.a1,k **Con.**a1,k cor-r. corn. cot.br1 croc.a1,k crot-h.a1,k crot-t.a1,k *Cur.* cycl.a1,k dig.a1,k dulc.a1,k elec.a12 *Ferr.*a1,k ferr-p. fl-ac. **Gels.** *Glon.*a1,k granit-m.es1 *Ham.* hep.h,kl hura kali-i. **Kali-p.** *Lach.*a1,k laur.a1,k *Lec.* led.a1,k limest-b.es1 *Lyc.*a1,k lyss. mag-c.h,kl manc. *Merc.* **Merc-c.** *Mez.*a1,k mur-ac.a1,k *Nat-c.*a1,k **Nat-m.**a1,k nat-p.a1,k nat-s.a1,k nit-ac.h,kl *Nux-m.*a1,k nux-v.a1,k *Onos.* op.a1,k par.a1,k petr.a1,k *Ph-ac. Phos.*a1,k phys. *Pic-ac.*a1,k pip-m.a1,k plan.a1,k plat.a1,k **Plb.**a1,k **Puls.**a1,k rad-br.bg1 rhod.a1,k rhus-t. *Sabad.* sarr. sep.a1,k *Sil.*a1,k sol-ni. sphing.a1 spig.a1,k spong. *Stann. Stram.*a1,k sul-ac.h,k,* **Sulph.** *Sumb.*a1,k *Tarent.*a1,k tep.a1,k teucr.a1,k thuj.a1,k til.a1,k valer.a1,k verat.a1,k zinc. zing.a1,k
➢ *93/6: Anfälle von jählinger Schwere der Arme oder Beine.*
- **Beine**: acet-ac. acon.a1,k *Agar.*a1,k all-s. aloe **Alum.** alum-p.k2 alum-sil.k2 alumn. am-c. am-m. ambr. anac. androc.srj1 ang.a1,h,* ant-t.a1,k *Aran.* **Arg-met.** *Arg-n.* **Arn.** *Ars.* ars-s-f.k2 asaf. asar. bamb-a.stb2 bar-c. bar-s.k2 *Bell.* **Berb.**a1,k bov. brom. bry.a1,k cact. cain. **Calc.** calc-ar. calc-p. calc-s. *Camph.* **Cann-i.** caps. *Carb-ac.* **Carb-v.** *Carbn-s.* castm. caust.h,k,* cham.a1,k *Chel.* chin. chinin-ar. choc.srj3 cic. *Cimx.* clem.a1,k coc-c. **Cocc.** colch. *Coloc.*a1,k **Con.** cor-r. cot.br1 crot-h. dig. dios. *Dulc.* elec.a12 eupi. ferr-i. fl-ac. **Gels.** gins.a1,k granit-m.es1 *Graph.*a1,k guaj.h,kl *Ham. Hell. Hep. Ign.*a1,k ind. indg. iod. ip.bg1,h,* *Kali-ar.* kali-bi. *Kali-c.* kali-n. **Kali-p.** kali-s. kali-sil.k2 kreos. **Lach.** laur. *Lec.*

Schweregefühl — **Extremitäten** — Verletzungen

- **Beine**: ...
  led. limest-b.es1 luna.kg1 *Lyc.* lyss. *Mag-m. Med. Merc.*a1,k *Merc-c. Merc-i-f. Mez.* murx. nat-ar. **Nat-c.**a1,k *Nat-m.* nat-p. nat-s. *Nit-ac.*a1,k *Nux-m. Nux-v. Onos.* op. osm. *Petr.*a1,k *Ph-ac. Phos.* phyt. **Pic-ac.**a1,k *Plat.* plb.a1,k psil.ft1 ptel. *Puls.* rad-br.bg1 rat. rhod.a1,k **Rhus-t.** *Ruta Sabad.* sanic. sars.h,kl sec. senec. *Seneg. Sep.* **Sil.**a1,k sin-a.a1,k spig.a1,k spirae.a1 spong. *Stann.* staph. stram.h,kl stry. sul-ac. **Sulph.**a1,k *Tarent. Thuj.* til. verat.a1,k verb. xan. *Zinc.*

  ≫ 93/6: Anfälle von jählinger Schwere der Arme oder Beine.

- **Oberschenkel**:
  - **anfallsweise**: thuj.h,kl
  - ≫ vgl. 93/6

Steifheit:

- **Gelenke**: abrot. aesc. *Agar.* ang.c1 ant-s-aur. apis **Ars.** ars-s-f.k2 *Aur.* aur-ar.k2 bapt. bar-s.k2 **Bell.** cact. *Calc.*k,k2 calc-sil.k2 canth. *Caps. Carb-an.* carb-v.k2 *Carbn-s.* **Caust.** chin.bg1 *Chinin-s.* cimic. clem. *Cocc. Colch. Coloc.* dios.br1 ferr-ar. *Form.* graph. kali-ar. *Kali-bi. Kali-c. Kali-i.* kali-s. kali-sil.k2 lac-ac. *Lac-c.* lach. **Led.** limest-b.es1 *Lyc.* marb-w.es1 *Nat-ar. Nat-m.* nat-p. *Nux-v.* ol-j.c2 *Petr. Phos.* pin-s.c2 psor. *Puls.* rhod.k2 **Rhus-t.** *Salol.*c1 *Sep.* **Sil.** *Staph. Stict.* **Sulph.** syph.k2 trios.c2 tub-r.jl,vn,* *Zinc.*

  ≫ 87/12: Gelenke wie steif, mit schmerzhafter, schwieriger Bewegung; die Gelenkbänder sind wie zu kurz.
  FN 87/12-5: Z.B. die Achillssenne beim Auftreten, Steifheit des Unterfußgelenkes, der Kniee, theils überhingehend (nach Sitzen, beim Aufstehen), theils bleibend (Kontraktur).

- **Knie**:
  - **Aufstehen** vom Sitzen, beim: aesc. mur-ac. nat-m. **Sulph.**
  - ≫ vgl. 87/12 und FN 87/12-5
  - **Sitzen**:
    - **nach**: *Lach. Lyc.* **Rhus-t.** stict. **Sulph.**
  - ≫ vgl. 87/12 und FN 87/12-5

Trockenheit:

- **Arme**:
  ≫ 92/5: Dürre der (Ober-) Haut theils am ganzen Körper mit Unfähigkeit, bei Bewegung und Hitze in Schweiß oder merkliche Ausdünstung zu kommen - theils einzelner Theile.
  FN 92/5-5: Vorzüglich an den Händen, der äußern Seite der Arme und Beine, und selbst im Gesichte; die Haut ist trocken, rauh, dürre, riebisch anzufühlen, oft auch kleienartig schuppig.

- **Oberarme**:
  ≫ PP: Dürre Haut an den Gliedmaßen, Ober-Armen, Ober-Schenkeln, auch wohl auf den Backen.

- **Hände**: acet-ac.a1,k aesc.a1,k aeth.a1,k all-c.a1,k **Anac.**h,k,* anag. *Ars.*a1,k atro.a1,k **Bar-c.**hr1,k,* bar-s.k2 bell.a1,k brass. *Calc-p.*a1,k cann-s. chel.a1,k cimic.a1,k clem.a1,k crot-h. fago.a1,k gad.a1 gua.bg1 ham.a1,k *Hep.*a1,k iris lach.a1,k lob.h,k **Lyc.**a1,k *Nat-c.*a1,k *Nat-m.*a1,k ol-j.a1,k op. *Ph-ac.*a1,k phos.h,k,* pip-m.a1 plb.a1,k polyp-p.a1 ptel. puls. rhod. *Rhus-t.*

- **Trockenheit - Hände**: ...
  rhus-v.a1,k sabad. *Sul-ac.*a1,k **Sulph.**a1,k sumb.a1,k *Thuj.*a1,k *Zinc.* zinc-p.k2
  ≫ vgl. 92/5 und FN 92/5-5

- **Beine**: agar. lact.bg1 op.a1,k
  ≫ PP: Dürre Haut an den Gliedmaßen, Ober-Armen, Ober-Schenkeln, auch wohl auf den Backen.
  92/5: Dürre der (Ober-) Haut theils am ganzen Körper mit Unfähigkeit, bei Bewegung und Hitze in Schweiß oder merkliche Ausdünstung zu kommen - theils einzelner Theile.
  FN 92/5-5: Vorzüglich an den Händen, der äußern Seite der Arme und Beine, und selbst im Gesichte; die Haut ist trocken, rauh, dürre, riebisch anzufühlen, oft auch kleienartig schuppig.

- **Gesäß**:
  ≫ PP: Dürre Haut an den Gliedmaßen, Ober-Armen, Ober-Schenkeln, auch wohl auf den Backen

Tumoren:

- **Hände**:
  - **Atherom**: ph-ac. plb. sil.
  ≫ 92/3: Balg-Geschwülste in der Haut, dem Zellgewebe darunter, oder den Schleimbeuteln der Flechsen (Überbeine) von mancherlei Gestalt und Größe, kalt, ohne Empfindung.
  FN 92/3-3: Der in neuern Zeiten fürchterlich gewordene Blutschwamm hat, wie ich von einigen Fällen schließen zu müssen glaube, keine andre Quelle, als die Psora.

- **Unterschenkel**:
  - **Varizen**: arn.
  ≫ PP: Geschwollene, erweiterte Adern an den Beinen (Aderkröpfe, Wehadern).
  90/7: Blutader-Geschwülste, Aderkröpfe, Wehadern (varices) an den Untergliedmaßen (Ader-Geschwülste an der Scham), auch an den Armen (selbst bei Männern), oft mit reißendem Schmerze darin (bei Sturmwetter), oder auch Jücken in denselben.

- **Verkürzte** Muskeln und Sehnen: am-c.k1 **Am-m.**k1 ambr.k1 anac.k1 ars.k1 aur.k1 *Bar-c.*k1 calc.k1 carb-an.k1 carb-v.k1 **Caust.**k1 cic.k1 cimic.k1 **Coloc.**k1 con.k1 cupr.k1 dig.k1 dros.k1 **Graph.** *Guaj.*k1 hell.k1 hep.k1 hyos.k1 kali-c.k1 kreos.k1 lach.k1 led.k1 *Lyc.*k1 mag-c.k1 *Merc.*k1 mez.k1 mosch.k1 *Nat-c.*k1 **Nat-m.**k1 nit-ac.k1 *Nux-v.*k1 ox-ac.k1 petr.k1 ph-ac.k1 phos.k1 puls.k1 ran-b.k1 rheum.k1 *Rhus-t.*k1 ruta.k1 samb.k1 *Sep.*k1 sil.k1 stann.k1 sul-ac.k1 sulph.k1
  ≫ 87/12: Gelenke wie steif, mit schmerzhafter, schwieriger Bewegung; die Gelenkbänder sind wie zu kurz.
  FN 87/12-5: Z.B. die Achillssenne beim Auftreten, Steifheit des Unterfußgelenkes, der Kniee, theils überhingehend (nach Sitzen, beim Aufstehen), theils bleibend (Kontraktur).
  94/9: Tonische Verkürzung der Beugemuskeln (Starrkrämpfe).

Verletzungen:

- **Hände**:
  - **Verstauchung**: **Arn.** *Bell-p.*st1 *Calc. Rhus-t. Ruta*

Verletzungen · **Extremitäten/ Schlaf** · Einschlafen

– **Hände - Verstauchung**: ...
  > 94/3: Das leichte Verknicken oder Verstauchen der Gelenke bei einem Fehlgriff oder Fehltritt nimmt zu, zuweilen bis zur völligen Ausrenkung, z.B. des Unterfußgelenkes, des Schultergelenkes u.s.w. Das Knarren und Knacken der Gelenke bei einiger Bewegung des Gliedes nimmt zu, mit unangenehmer Empfindung.

Verrenkung: drym-cor.$_{jsx1}$ oxal-c.$_{jsx1}$ rham-pr.$_{btal}$
  > PP: Leichtes Verknicken, Verstauchen, Vergreifen dieses oder jenes Gelenks.
  > 88/2: Die Gelenke renken sich leicht aus, bei falscher Bewegung.
  > FN 88/2-3: Z.B. das Unterfußgelenk bei einem falschen Tritte - so auch das Achselgelenk. Hieher gehört auch die allmählige Ausrenkung des Hüftgelenks (des Hüftbeinkopfs aus seiner Pfanne, wobei das Bein länger oder kürzer wird und Hinken entsteht).
  > 94/3: Das leichte Verknicken oder Verstauchen der Gelenke bei einem Fehlgriff oder Fehltritt nimmt zu, zuweilen bis zur völligen Ausrenkung, z.B. des Unterfußgelenkes, des Schultergelenkes u.s.w.

– **Fingergelenke**:
  • **leichtes** Verrenken: bell.$_{bg3}$ hep.$_{bg3,c1}$ teucr.$_{bg3}$
    > vgl. 94/3

Zittern: absin.$_{a1}$ *Acon.*$_{a1,k}$ acon-f.$_{a1}$ aconin.$_{a1}$ aeth. *Agar.*$_{a1,k}$ agar-ph.$_{a1}$ alco.$_{a1}$ *Alum.* alum-p.$_{k2}$ alum-sil.$_{k2}$ alumn. *Ambr. Anac.*$_{a1,k}$ androc.$_{srjl}$ ant-c.$_{a1,k}$ *Apis* **Arg-n.**$_{a1,k}$ arn.$_{a1,k}$ **Ars.**$_{a1,k}$ **Ars-i.** ars-s-f.$_{k2}$ *Asaf.* atro.$_{a1}$ aur-s.$_{k2}$ bapt.$_{a1}$ bar-m.$_{a1,k}$ bar-s.$_{k2}$ bell.$_{a1,k}$ borx. brom.$_{k2}$ bry. bufo **Calc.**$_{a1,k}$ calc-p.$_{k2}$ calc-sil.$_{k2}$ camph.$_{a1,k}$ cann-i.$_{k2}$ **Canth.**$_{a1,k}$ caps.$_{a1,k}$ carb-ac.$_{a1,k}$ carb-an. **Carb-v.**$_{a1,k}$ carbn-o. *Carbn-s.* carl.$_{a1,k}$ cass.$_{a1}$ castm. **Caust.**$_{a1,k}$ **Chel.**$_{a1,k}$ *Chin.* chinin-ar. *Chinin-s.* Cic.$_{a1}$ *Cimic.*$_{a1,k}$ cinch.$_{a1}$ cob.$_{a1,k}$ **Cocc.**$_{a1,k}$ coff.$_{a1,k}$ coff-t.$_{a1}$ coffin.$_{a1}$ colch.$_{a1,k}$ *Con.*$_{a1,k}$ cop.$_{a1,k}$ *Crot-c.* crot-h.$_{a1,k}$ cupr.$_{a1,k}$ cupr-ar.$_{a1,k}$ cypr.$_{c1}$ cyt-l.$_{a1}$ dig. digin.$_{a1}$ dor.$_{a1,k}$ dulc.$_{a1,k}$ euphr.$_{a1,k}$ eupi.$_{a1,k}$ ferr-ma. **Gels.**$_{a1,k}$ glon.$_{a1,k}$ graph. hep. hydr-ac.$_{a1,k}$ *Hyos.* hyper.$_{a1,k}$ iber.$_{a1}$ *Ign.* **Iod.**$_{a1,k}$ jab.$_{br1}$ kali-ar.$_{a1}$ kali-c.$_{a1,k}$ kali-i.$_{a1,k}$ kali-n.$_{a1,k}$ kali-p. kali-s. kali-sil.$_{k2}$ *Kalm. Lach.* lact.$_{a1,k}$ laur.$_{a1,k}$ lob.$_{a1,k}$ lyc.$_{a1,k}$ lyss. *Mag-p.* mang.$_{a1,k}$ med. meph. **Merc.**$_{a1,k}$ *Merc-c.*$_{a1,k}$ **Mez.**$_{a1,k}$ morph.$_{a1,k}$ naja$_{k2}$ nat-m.$_{a1,k}$ nat-s.$_{k2}$ nicot.$_{a1}$ **Nit-ac. Nux-v.**$_{a1,k}$ **Op.**$_{a1,k}$ ox-ac.$_{a1,k}$ *Petr. Phos.*$_{a1,k}$ pilo.$_{a1}$ *Plat.*$_{a1,k}$ **Plb.**$_{a1,k}$ **Puls.**$_{a1,k}$ ran-b.$_{a1,k}$ raph.$_{a1,k}$ rhod. **Rhus-t.**$_{a1,k}$ *Rhus-v.*$_{a1,k}$ sabad.$_{a1,k}$ *Sec.*$_{a1,k}$ **Sil.**$_{a1,k}$ spig. spira.$_{a1,k}$ *Spong.* squil.$_{a1,k}$ **Stram.**$_{a1,k}$ stront-c. sul-i.$_{k2}$ **Sulph.**$_{a1,k}$ *Tab.*$_{a1,k}$ thuj. til.$_{a1,k}$ tub.$_{c1}$ *Verat.*$_{a1,k}$ verin.$_{a1}$ viol-o.$_{a1,k}$ vip.$_{a1,k}$ *Visc.* wies.$_{a1}$ zinc.$_{h,k,*}$ zinc-m.$_{a1}$ zinc-p.$_{k2}$ zinc-s.$_{a1}$
  > 94/12: Anfälle von Zittern der Glieder, ohne Ängstlichkeit. Anhaltendes, stetes Zittern, auch wohl Schlagen mit den Händen, Armen, Beinen.

Zucken: *Agar.*$_{a1,k}$ *Alum.*$_{h,k,*}$ alum-p.$_{k2}$ alum-sil.$_{k2}$ alumn.$_{a1,k}$ ambr.$_{a1,k}$ *Apis* arn.$_{a1,k}$ *Ars.*$_{a1,k}$ ars-i.$_{a1,k}$ asaf. bamb-a.$_{stb2}$ **Bell.**$_{a1,k}$ calad.$_{a1,k}$ calc. cann-i.$_{a1,k}$ carb-ac.$_{a1,k}$ carb-v.$_{a1,k}$ carbn-s.$_{k2}$ carc.$_{mg1,sp1}$ carl.$_{a1,k}$ caust. *Cham.*$_{a1,k}$ **Chel.**$_{a1,k}$ *Chin. Chinin-s.* chlf.$_{a1}$

Zucken: ...
Cic. cic-m.$_{a1}$ cimic. **Cina Cocc.** *Coff.* coff-t.$_{a1}$ colch.$_{a1,k}$ coloc. *Crot-c.* **Cupr.**$_{a1,k}$ cupr-ar.$_{a1}$ cypr. cyt-l.$_{a1}$ dol.$_{c1}$ dros.$_{a1,k}$ dulc.$_{a1}$ ferr-p.$_{bg1}$ graph. *Hell.* **Hyos.**$_{a1,k}$ hyosin.$_{a1}$ **Ign.**$_{a1,k}$ kali-ar. kali-c.$_{a1,k}$ kali-i.$_{a1,k}$ kali-m.$_{k2}$ kali-n.$_{a1,k}$ kali-p. kali-s. kali-sil.$_{k2}$ kreos.$_{a1,k}$ lach.$_{a1,k}$ laur.$_{k2}$ lipp.$_{a1}$ lyc.$_{h}$ lyss.$_{c1}$ mag-p.$_{br1}$ *Merc.*$_{a1,k}$ *Merc-c.*$_{a1,k}$ morph.$_{a1,k}$ mur-ac.$_{a1,k}$ *Mygal.* nat-ar. *Nat-c.*$_{a1,k}$ *Nat-m.*$_{a1,k}$ nat-p. nat-s. nit-ac.$_{a1,k}$ *Nux-m.*$_{a1,k}$ *Nux-v.*$_{a1,k}$ **Op.**$_{a1,k}$ paeon.$_{a1,k}$ petr.$_{a1,k}$ ph-ac.$_{a1,k}$ phos.$_{a1,k}$ plb.$_{a1,k}$ puls. ran-s.$_{a1,k}$ **Rhus-t.**$_{a1,k}$ *Rhus-v.* scut.$_{c1}$ sec.$_{a1,k}$ *Sep. Sil.* **Stram.**$_{a1,k}$ *Stry.*$_{a1,k}$ sul-i.$_{a1,k}$ sulph.$_{a1,k}$ *Valer. Visc. Zinc.* zinc-p.$_{k2}$
  > PP: Schmerzloses Aufhüpfen einzelner Muskeltheile hie oder da am Körper.

– **Schlaf**:
  • **Einschlafen**, beim: *Alum.*$_{st}$ **Ars.** *Cham.* mag-c. *Nat-m.* puls.$_{h}$ tub.$_{k13}$
    > PP: Zucken der Glieder beim Einschlafen.

– **Hände**: aloe alumn. ant-t. *Asaf.* bar-m.$_{a1,k}$ **Bell.**$_{a1,k}$ brom. canth. carbn-s.$_{k2}$ caust. *Cina Cocc. Coff.* colch. con.$_{a1,k}$ *Cupr.*$_{a1,k}$ dulc.$_{a1,k}$ *Graph.* **Hyos.**$_{a1,k}$ ign. iod.$_{a1,k}$ kreos. *Lach.* lact.$_{a1,k}$ lyss.$_{a1,k}$ mag-s.$_{a1,k}$ manc.$_{a1,k}$ mang.$_{h}$ meph. merc.$_{a1,k}$ mez.$_{a1,k}$ *Nat-c.*$_{a1,k}$ nat-m.$_{a1,k}$ nat-s.$_{a1,k}$ nit-ac.$_{a1,k}$ nux-m. *Nux-v.*$_{a1,k}$ oena.$_{a1,k}$ *Op.*$_{a1,k}$ ph-ac.$_{a1,k}$ phyt. *Plat.* plb.$_{a1,k}$ ran-b.$_{a1,k}$ rheum rhod.$_{a1,k}$ sabad.$_{a1,k}$ santin. sec.$_{a1,k}$ sep.$_{a1,k}$ *Stann.*$_{a1,k}$ *Stram.*$_{a1,k}$ stry.$_{a1,k}$ *Sul-ac.* sulph.$_{a1,k}$ thuj. valer.$_{a1,k}$ viol-t.$_{a1,k}$ zinc.$_{a1,k}$
  > 94/8: Schnelles Zucken einzelner Muskeln und Glieder selbst beim Wachen, z.B. der Zunge, der Lippen, der Gesichtsmuskeln, der Schlundmuskeln, der Augen, der Kiefer, der Hände und Füße.

– **Füße**: *Alum.* alum-sil.$_{k2}$ arg-met. arn. asaf. bar-c. bar-m. canth. carb-an. carbn-s. cedr. chel. cimic. cina crot-t. cupr. dulc. *Graph.* **Hyos.** iod. *Ip.* laur. led. mag-c. merc. mur-ac. *Nat-c.* nat-s. nux-v. petr. phos. puls.$_{k2}$ ruta santin. *Sep.* sil. **Stram.** stry. sulph. *Thuj.* verat.
  > vgl. 94/8

Schlaf

Ängstlich: acon.$_{bg2}$ agar.$_{bg2}$ ang.$_{bg2}$ arn.$_{bg2}$ **Ars.**$_{bg2}$ aster.$_{bg2,kr1}$ **Bell.**$_{bg2}$ bry.$_{j5}$ camph.$_{bg2}$ castm.$_{bg2}$ cham.$_{bg2}$ *Cocc.*$_{bg2}$ con.$_{bg2}$ cycl.$_{bg2}$ dig.$_{bg2}$ dor.$_{bg2}$ dulc.$_{bg2}$ ferr.$_{bg2}$ *Graph.*$_{bg2}$ hep.$_{bg2}$ *Kali-c.*$_{bg2}$ *Kali-i.*$_{bg2,kr1}$ kali-n.$_{bg2,j5}$ lat-m.$_{jl}$ *Lyc.*$_{bg2}$ mag-c.$_{bg2,j5}$ merc.$_{bg2}$ *Merc-c.*$_{bg2,kr1}$ *Nat-c.*$_{bg2,j5}$ *Nat-m.*$_{bg2}$ *Nit-ac.*$_{bg2}$ nux-v.$_{bg2}$ op.$_{bg2}$ petr.$_{bg2}$ *Phos.*$_{bg2}$ phys.$_{bg2}$ puls.$_{bg2}$ rhus-t.$_{bg2}$ samb.$_{bg2}$ sil.$_{a1,bg2}$ *Spong.*$_{bg2}$ stram.$_{bg2}$ verat.$_{bg2}$ zinc.$_{bg2,kr1}$
  > PP: Unruhige, schreckhafte oder doch allzu lebhafte Träume.

Einschlafen:
– **ausgeschlafen** habe; als ob er:
  • **nachts**:
    • **Mitternacht**:
      • **nach**:
        • **3 h**: form.$_{a1}$

Einschlafen — **Schlaf** — Gähnen

- ausgeschlafen habe; als ob er **- nachts - Mitternacht - nach - 3 h**: ...
  - 95/5: Von früh 3 Uhr an, kein, oder doch kein fester Schlaf mehr.
- **Harndrang**, mit: ant-c.$_{bg2,kr1}$ ant-t.$_{bg2,kr1}$ aran.$_{kr1}$ carb-v.$_{bg2,kr1}$ card-m.$_{kr1}$ caust.$_{bg2,kr1}$ croc.$_{bg2,kr1}$ Hep.$_{bg2,kr1}$ Kali-bi.$_{kr1}$ Kali-c.$_{kr1}$ kreos.$_{kr1}$ mag-c.$_{bg2,kr1}$ nat-m.$_{kr1}$ sarr.$_{kr1}$ sil.$_{bg2,kr1}$
  - 80/3: Öfteres Nachtharnen; er muß Nachts vielmal dazu aufstehen.
  - 95/12: Mancherlei unleidliche Schmerzen die Nacht, oder Nachtdurst, Trockenheit des Halses, des Mundes, oder öfteres Nachtharnen.
- **Husten**, durch: **Acon.**$_{hr1,kr1}$ alum.$_{bg2,k}$ alum-sil.$_{hr1,kr1}$ Anac.$_{hr1,kr1}$ Arg-n.$_{hr1,kr1}$ ars.$_{hr1,k,*}$ Bell.$_{hr1,kr1}$ bism.$_{a1,k}$ brom.$_{hr1,kr1}$ calc.$_{hr1,k,*}$ card-m.$_{hr1,kr1}$ caust.$_{bg2,k,*}$ Chel.$_{hr1,kr1}$ chin.$_{bg2}$ coc-c.$_{hr1,k,*}$ cocc.$_{bg2}$ con.$_{hr1,kr1}$ Dios.$_{hr1,kr1}$ graph.$_{a1,k}$ Hep.$_{bg2,k}$ **Hyos.**$_{bg2,k,*}$ Kali-c.$_{bg2,hr1,*}$ Lach.$_{hr1,kr1}$ mag-m.$_{bg2,k,*}$ mang. mang-o.$_{a1}$ nit-ac.$_{a1,k}$ Nux-v.$_{bg2,k,*}$ Op.$_{a1,k}$ Phos.$_{hr1,kr1}$ psor.$_{a1,k}$ **Puls.**$_{bg2,k,*}$ rhus-t.$_{bg2,k,*}$ Rumex.$_{kr1}$ Ruta$_{kr1}$ Sang.$_{hr1,kr1}$ Sel.$_{hr1,kr1}$ sep.$_{hr1,k,*}$ sil.$_{hr1,k,*}$ spong.$_{sf,sf1}$ stront-c. Sulph.$_{hr1,k,*}$ tab.$_{a1,k}$ tell.$_{jl,jl3}$ thuj.$_{a1,k}$
  - 85/3: Husten nach dem ersten kurzen Schlafe aufweckend.
- **Lähmungsgefühl**, mit: ferr-i.$_{j5,kr1}$ kreos.$_{j5}$ nat-c.$_{j5}$ phos.$_{j5}$
  - 86/1: Alp-Drücken; er erwacht die Nacht gewöhnlich aus einem beängstigenden Traume plötzlich, kann sich aber nicht regen, nicht rufen, nicht sprechen, und wenn er sich bestrebt, sich zu rühren, so fühlt er unerträgliche Schmerzen, als ob er zerreißen sollte.
  - FN 86/1-1: Solche Anfälle kommen auch wohl mehrmal in einer Nacht, besonders wenn er am Tage nicht in die freie Luft gegangen ist.
- **Menses**:
  - **vor**: sars.$_h$ sul-ac.
  - 96/8: Schwermuth, Herzklopfen und Beängstigung weckt sie die Nacht aus dem Schlafe (am meisten gleich vor Eintritt des Monatlichen).
- **Schweiß**:
  - **während**: acon.$_{bg2}$ anac.$_{bg2}$ Ant-t.$_{bg2}$ Apis$_{bg2}$ arn. Ars. bell. Calad.$_{bg2}$ calc.$_{bg2}$ Camph.$_{bg2}$ **Caps.**$_{bg2}$ carb-an. chel. chin. cic. cina con.$_{bg2}$ croc.$_{bg2}$ cupr.$_{sf1}$ cycl. dulc.$_{bg2}$ euphr. ferr. hep.$_{bg2}$ hyos. ign. kali-c. lach.$_{bg2}$ led.$_{bg2}$ lob. merc.$_{bg2}$ merc-c.$_{bg2}$ mez. mur-ac. nat-c.$_{bg2}$ nat-m.$_{bg2}$ nit-ac. nux-m.$_{bg2}$ nux-v. **Op.** petr.$_{bg2}$ ph-ac. phos. plat. **Podo.** psor. **Puls. Rhus-t.** sabad. sec.$_{bg2}$ Spong.$_{kr1}$ stram.$_{bg2}$ valer.$_{bg2}$ verat.$_{bg2}$
  - 93/1: Tägliche Frühschweiße, oft triefend stark, viele Jahre über, oft von saurem, oder beißigsaurem Geruche.
  - FN 93/1: Dahin gehört auch das Schwitzen psorischer Kinder am Kopfe, Abends nach dem Einschlafen.
- **schwierig**: Arg-met.$_{a1,kr1}$ carbn-s.$_{a1}$ carc.$_{sst}$ Carl.$_{a1}$ cham.$_{a1}$ clem.$_{a1}$ cupr.$_{a1}$ des-ac.$_{a1,jl}$ dig.$_{a1}$ digin.$_{a1}$ ferr.$_{h1}$ granit-m.$_{es1}$ hep.$_{a1}$ lach.$_{a1}$ laur.$_{a1}$ lyc.$_{a1}$ lyc.$_{a1}$ mag-c.$_{a1}$ mag-m.$_{a1}$ mag-s.$_{a1}$ merc.$_{a1}$ mez.$_{a1}$ mur-ac. nat-ar.$_{a1}$ Nat-c.$_{a1}$ nat-m.$_{a1}$ nit-ac.$_{hr1,*}$ onop.$_{a1,jl}$ Phos.$_{a1}$ plan.$_{a1}$ ptel.$_{a1}$ ruta$_{a1}$ saroth.$_{a1,sp1}$

Einschlafen - schwierig: ...
sel.$_{a1}$ sil.$_{a1}$ Sulph.$_{hr1,kr1,*}$ thyr.$_{a1,jl3,*}$ upa.$_{a1}$ ust.$_{a1}$
- 95/2: Schweres Einschlafen Abends im Liegen, wohl unter mehren Stunden nicht.
- **Erwachen**, nach dem: mag-s.$_{a1,jl3,*}$ nat-c.$_{a1}$ Nat-m.$_{hr1,kr1,*}$ ph-ac.$_{a1}$ Phos.$_{hr1,kr1,*}$ thal.$_{a1,jl3,*}$
  - **3 h**: pic-ac.$_{a1}$
  - 95/5: Von früh 3 Uhr an, kein, oder doch kein fester Schlaf mehr.
- **Träume**, durch: Acon.$_{j5,kr1}$ agar. am-c.$_{j5}$ Am-m.$_{h,j5}$ ang.$_{kr1}$ ant-c.$_h$ Ant-t.$_{j5,kr1}$ arg-met.$_{j5}$ arg-n.$_{k2,kr1}$ Arn. Ars.$_{h,j5}$ asc-t.$_{k1}$ atro. aur. bad. bar-c. Bell. Bov.$_{j5,sp1}$ bry. cain.$_{kr1}$ Calc.$_{h,j5,*}$ calc-f.$_{kr1,sp1}$ calc-p.$_{k2}$ Camph.$_{kr1}$ cann-s.$_{j5,kr1}$ carb-v.$_{h,j5,*}$ carc.$_{sp1}$ casc.$_{a1,kr1}$ cench.$_{k2}$ Cham. chel.$_{bg2}$ Chin.$_{h,j5,*}$ chr-ac.$_{kr1}$ Cic.$_{bg2}$ Cina$_{bg2,j5}$ cinnb.$_{j5}$ clem.$_h$ coca coff.$_{bg2}$ colch. coloc. con.$_h$ corn.$_{a1}$ cupr.$_{j5}$ cycl.$_{j5}$ dicha.$_{mg1}$ Dig.$_{h,j5,*}$ dros.$_{j5}$ dulc.$_{j5}$ Erig.$_{mg1}$ euph.$_{h,j5}$ Ferr-ma.$_{j5}$ gink-b.$_{sbd1}$ gran. graph. grat.$_{j5}$ Hep. hyper. Ign.$_{bg2,j5}$ indg.$_{j5}$ ip.$_{j5}$ kali-bi.$_{bg2}$ Kali-c.$_{j5}$ Kali-chl.$_{j5}$ Kali-i.$_{j5}$ kali-n.$_{j5,*}$ kreos.$_{j5}$ Lach. lam.$_{j5}$ laur.$_{h,j5,*}$ led.$_{h,j5,*}$ lob.$_{kr1}$ lyc. lycpr.$_{j5}$ lyss. M-arct.$_{j5}$ m-aust.$_{j5}$ mag-c.$_{k1}$ Mag-s.$_{j5}$ Mang.$_{j5}$ Meph.$_{a1,kr1}$ Merc. Mez.$_{j5,kr1}$ mur-ac.$_{j5}$ murx.$_{j5}$ Nat-c.$_{j5}$ nat-m. Nat-s.$_{j5,kr1}$ Nicc.$_{j5}$ nit-ac.$_{j5}$ Nux-v. olnd.$_{j5}$ Op.$_{j5}$ par.$_{j5}$ Petr.$_{j5}$ Ph-ac. phos. plan. plat.$_h$ puls. rat.$_{j5}$ rheum$_{bg2}$ rhus-t. ruta$_h$ sabad.$_{j5}$ Sabin.$_{bg2,j5}$ sars. Sep.$_{h,j5}$ sil. Spig.$_{j5}$ spong.$_{j5}$ stann. staph. Stront-c.$_{bg2,k,*}$ **Sulph.** tab.$_{j5,sf1}$ Teucr.$_{j5}$ Thuj.$_{h,j5,*}$ verat.$_{h,j5,*}$ verb.$_{j5}$ Zinc.$_{h,j5,*}$
- vgl. 86/1 und FN 86/1-1

Gähnen: abies-c.$_{a1,k}$ abrot.$_{a1}$ Acon.$_{bg2,k,*}$ acon-c.$_{a1}$ Aesc.$_{a1,k}$ agar.$_{bg2,k,*}$ all-c.$_{hr1,k,*}$ alum.$_{bg2,k,*}$ alum-sil.$_{k13,k2}$ Am-c.$_{bg2,k1,*}$ am-m.$_{bg2,k,*}$ ambr.$_{bg2,k}$ ammc.$_{a1,k}$ amyg.$_{hr1,k,*}$ anac.$_{bg2,k,*}$ androc.$_{srj1}$ ang.$_{bg2,k,*}$ ant-c.$_{bg2,k,*}$ **Ant-t.**$_{bg2,k,*}$ Apis apom.$_{a1}$ Aran.$_{hr1,k1}$ arg-met. Arg-n.$_{bg2,k,*}$ Arn.$_{bg2,k,*}$ Ars.$_{bg2,k,*}$ ars-h.$_{hr1,k1}$ ars-i.$_{hr1,k,*}$ arum-t.$_{a1,k}$ arund.$_{hr1,k,*}$ asaf.$_{bg2,k,*}$ asar.$_{bg2,k,*}$ aspar.$_{hr1,k,*}$ astac.$_{a1}$ atro.$_{a1,k}$ aur.$_{bg2,k}$ aur-m.$_{a1,k}$ bamb-a.$_{stb2}$ bar-c.$_{bg2,k,*}$ bart.$_{a1}$ bell.$_{bg2,k,*}$ Bol-la.$_{a1}$ bond.$_{a1}$ borx. bov.$_{bg2,k,*}$ brach.$_{hr1,k,*}$ Brom.$_{bg2,k,*}$ Bry.$_{bg2,k,*}$ bufo cain. caj.$_{a1}$ calad.$_{bg2}$ Calc.$_{bg2,k,*}$ Calc-ar.$_{a1}$ calc-caust.$_{a1}$ Calc-p.$_{bg2,k,*}$ calc-sil.$_{k13,k2}$ camph.$_{a1}$ cann-s.$_{bg2,k,*}$ canth.$_{bg2,k,*}$ caps.$_{h,k,*}$ carb-ac.$_{hr1,k,*}$ carb-an.$_{bg2,k,*}$ carb-v.$_{h,k,*}$ carbn-s. card-b.$_{a1}$ card-m.$_{hr1,kr1}$ Carl.$_{a1,k}$ castm.$_{a1,kr1,*}$ **Caust.**$_{h,k,*}$ cedr.$_{hr1,k1,*}$ cere-b.$_{a1}$ cerv.$_{a1}$ Cham.$_{h,k,*}$ **Chel.**$_{bg2,k,*}$ chen-v.$_{hr1,kr1}$ chin.$_{h,k,*}$ chinin-ar. chinin-s.$_{a1,k}$ chlf.$_{hr1,k,*}$ cic.$_{h,j5,*}$ cimic.$_{a1}$ cimx.$_{hr1,k,*}$ **Cina** cinch. Cit-v.$_{hr1,k,*}$ Clem.$_{h,k,*}$ cob.$_{a1,k}$ coc-c.$_{h,k,*}$ coca Cocc.$_{h,k,*}$ coff.$_{bg2,k,*}$ colch.$_{bg2,k,*}$ coloc.$_{hr1,k,*}$ con.$_{bg2,k,*}$ cor-r.$_{hr1,k,*}$ **Croc.**$_{bg2,k,*}$ crot-c.$_{a1}$ crot-h.$_{a1,k}$ crot-t.$_{a1,k}$ cryp.$_{a1}$ Cupr.$_{bg2,k,*}$ cupr-act.$_{a1}$ cycl.$_{bg2,k,*}$ daph.$_{hr1,k,*}$ dig.$_{bg2,k,*}$ digin.$_{a1}$ dros.$_{bg2,k,*}$ dulc.$_{bg2,k,*}$ elat.$_{hr1,k,*}$ eup-pur.$_{hr1,k,*}$ euph.$_{h,k,*}$ euphr.$_{bg2,k,*}$ eupi.$_{a1,k}$ eys.$_{sp1}$ fago.$_{a1}$ ferr.$_{h,k,*}$ ferr-ma.$_{a1,k}$ form.$_{bg2,k}$ gamb.$_{hr1,k,*}$ gast.$_{a1}$ gels.$_{bg2,k,*}$ gent-l.$_{a1,k}$ germ-met.$_{srj5}$ gins.$_{a1}$ glon.$_{bg2,k,*}$ gran.$_{a1,k}$ **Graph.**$_{h,k,*}$ grat.$_{h,k,*}$ guaj.$_{bg2,k,*}$ Haem.$_{a1,sf1,*}$ haliae-lc.$_{srj5}$ hecla$_{jl}$ hell.$_{bg2,k,*}$

Schlaf

Gähnen: ...

hep.bg2,k,* hipp.hr1,kr1,* hura hydr.a1,k hydr-ac.a1,k hydrc.a1,k hydrog.srj2 hyos.a1,k hyosin.a1 hyper.a1,k **Ign.**bg2,k,* ind. *Indg.*a1,j5 iod.a1,k ip.bg2,k,* jab.a1,k jatr-c. jug-c.a1,k jug-r.a1,k **Kali-ar.** kali-bi.bg2,k,* *Kali-c.*bg2,k,* kali-cy.a1 kali-i.hr1,k,* kali-n.bg2,k,* kali-p.hr1,k kiss.a1 **Kreos.**bg2,k,* lach.bg2,k,* lachn.hr1,k lact.a1,k lact-v.c1,c2 *Laur.*bg2,k,* led.bg2,k,* lepi.a1 levo.jl,jl3 lil-s.a1 *Lil-t.*a1 lim.a1 lina.a1 lipp.a1 lob.a1,k lol.sf,sf1 *Lyc.*bg2,k,* lycps-v. lyss.hr1,k,* *Mag-c.*bg2,k,* mag-m.bg2,k,* *Mang.*bg2,k,* med.hr1,k *Menis.*a1 meny.bg2,k meph.hr1,k merc.bg2,k,* *Merc-c.*bg2,hr1,* merc-sul.hr1,kr1 merl.a1,k mez.bg2,k,* mill.hr1,k,* mim-h.a1 morph.a1,k mosch.bg2,k *Mur-ac.*bg2,k,* naja nat-ar. nat-c.bg2,k,* nat-lac.a1 *Nat-m.*bg2,k,* nat-s.hr1,k,* neonsrj5 nep.srb2 nicc.hr1,k,* nit-ac.bg2,k,* nux-m.bg2,k,* **Nux-v.**bg2,k,* *Ol-an.*a1,k *Olnd.*bg2,k,* **Op.**bg2,k,* ost.a1,k ox-ac.hr1,k,* *Par.*bg2,k,* peti.a1 petr.bg2,k,* ph-ac.bg2,k,* phel.a1,k *Phos.*bg2,k,* phys.hr1,k,* phyt.hr1,k,* pimp.a1 plat.bg2,k,* plb.bg2,k,* podo.hr1,kr1,* polyp-p.a1 psor.a1,k ptel.a1,c1 *Puls.*bg2,k,* puls-n.a1 quas.a1 ran-b.bg2,k,* raph.a1,k,* rat.a1,k rheum rhod.bg2,k,* **Rhus-t.**bg2,k,* rosm.a1 rumx. ruta *Sabad.*bg2,k sabin.bg2 *Sal-ac.*hr1,kr1 sang.a1,k *Sars.*h2,k,* sec.bg2,k,* sedi.a1 sel.a1 senec.a1,k seneg.bg2,k,* *Sep.*bg2,k,* sieg.mg,mg1 *Sil.*bg2,k,* sphing.a1 spig.bg2,k,* spong.bg2,k *Squil.*bg2,k,* *Stann.*bg2,k,* *Staph.*bg2,k,* stram.bg2,k,* stront-c. sul-ac.bg2,k sulph.bg2,k,* tab.a1,k tarax.bg2,k,* tarent.a1,k tart-ac.a1 tax.a1,k tell.hr1,k,* ter.a1,k1 teucr.bg2,k,* thea thuj.bg2,k,* til.a1,k tong.a1 trom.hr1,kr1 valer.bg2,k,* *Verat.*bg2,k,* verb.bg2,k,* vinc.hr1,k,* *Viol-o.*bg2,k,* *Viol-t.*hr1,kr1 vip.hr1,k,* xan.hr1,k,* zinc.bg2,k,* zinc-val.bg3

📖 94/15: Fast beständiges Gähnen, Dehnen und Renken der Glieder.

Gestört:

– **Angst**, aus: *Acon.*j5 alum.j5 am-c.j5 ambr.j5 ant-c.j5 arg-met.j5 *Ars.*h,j5 bar-c.j5 *Bell.*j5 bov.j5 *Bry.*j5 calc.j5 calc-f.j5,sp1 cann-s.j5 carb-an.j5 *Carb-v.*j5 *Castm.*j5 *Caust.*j5 cham.j5 *Chin.*j5 *Cocc.*j5 coff.j5 con.j5 cycl.a1,j5 dig.j5 dulc.j5 *Ferr.*j5 *Graph.*j5 *Hep.*j5 *Hyos.*j5 *Ign.*j5 *Kali-c.*j5 kreos.j5 lach.j5 lact.j5 lyc.j5 *Mag-c.*j5 mag-m.j5 mang.j5 *Merc.*j5 merc-c.j5 nat-c.j5 *Nat-m.*j5 nicc.j5 *Nit-ac.*j5 nux-v.j5 petr.j5 ph-ac.j5 phel.j5 *Phos.*j5 plat.j5 puls.j5 ran-s.j5 rat.j5 sabin.j5 *Sep.*j5 *Sil.*j5 spong.j5 squil.j5 stront.j5 *Sulph.*j5 tab.j5 verat.h,j5 zinc.j5

📖 96/8: Schwermuth, Herzklopfen und Beängstigung weckt sie die Nacht aus dem Schlafe (am meisten gleich vor Eintritt des Monatlichen).

– **Herzklopfen**, durch: acon.j5 alum.j5 am-c.j5 *Cact.*j5 calc.j5 calc-ar.bg2,k2 ign.j5 *Iod.*j5 lact.j5 lil-t.j5 *Lyc.*j5 nat-c.j5 *Nat-m.*j5 *Nit-ac.*j5 phos.j5 rhus-t.j5 sep.j5 *Sil.*j5 *Sulph.*j5 zinc.j5

📖 96/8: Schwermuth, Herzklopfen und Beängstigung weckt sie die Nacht aus dem Schlafe (am meisten gleich vor Eintritt des Monatlichen).

– **Husten**, durch: *Acon.*a1,j5 agar.a1,j5 alum.j5 am-m.j5 ars.j5 caust.j5 con.j5 hep.j5 kali-c.j5 kali-n.a1,j5 *Lach.*j5 lact.j5 lyc.j5 mag-s.a1,j5 mur-ac.j5 nat-m.j5 nat-m.j5 *Nit-ac.*j5 rhod.a1,j5 *Sep.*j5 *Sil.*j5 sul-ac.j5 *Sulph.*j5

📖 85/3: Husten nach dem ersten kurzen Schlafe aufweckend.

– **Traurigkeit**; durch:

📖 96/8: Schwermuth, Herzklopfen und Beängstigung weckt sie die Nacht aus dem Schlafe (am meisten gleich vor Eintritt des Monatlichen).

Halbschlaf:
*Acon.*sf,sf1,* agar.sf,sf1 alum.j5,st ambr.j5,st anac.j5,sf1,* ant-c.j5 ars.j5,st aur.j5 bapt.hr1,kr1 **Bell.** berb.a1,k bry.a1,k calc. canth.j5,st carb-v.a1 casc.a1,k **Cham.**j5,st chel.st chin.a1 chinin-s. choc.srj3 cocc.hr1 *Coff.*sf,st1,* coloc.j5,st con.a1 dig.a1,k ferr.j5,st *Gels. Graph.*j5,sf1 grat.sf,sf1 hipp.a1 hydr-ac.j5 hyos.j5 ign.a1,k kali-br.a1 *Kali-c.*a1 **Kali-n.**j5,st led.j5 *M-arct.*bg2,j5,* manc.a1 merc.a1,k merc-i-r.a1,k morph.a1 nat-c.j5 nat-m.h *Nit-ac.*j5,sf1,* olnd. *Op.*j5,st *Par.*j5 paro-i.jl,jl3 *Petr.*j5,st phos.sf,sf1 plat.a1 prun.j5 *Puls.*h,j5,* ran-s. raph.j5 rhus-t.j5,st ruta sabad.j5 sec.hr1,kr1 *Sel.*hr1,kr1 sil.j5,st spig.j5 spong.sf,sf1 staph.j5,st stront-c.bg2,j5 *Sulph.*sf,sf1,* sumb.a1 *Verat.*j5

📖 95/3: Er bringt die Nächte in bloßem Schlummer hin.

Schlaflosigkeit:

– **nachts**:
• **Mitternacht**:
• **nach**:
• **3 h**:
• **nach**: am-m.j5,st ammc. **Ars.**k1 ars-s-f.k2 bamb-a.stb2 *Bapt.*kr1,st **Bell-p.**st *Borx.* bry.bg1,st *Calc.*k,k2 calc-ar. *Calc-s. Chin.* clem. coff. euphr. graph. jug-c. kreos. **Mag-c.** mag-m. mag-s.mg1 mez. nat-m.sf1 nicc. *Nux-v.*k,kl2 ol-an. op. plat. *Psor.* ran-s. raph.j5 rhus-t.k,kl2 *Sel. Sep.*k,kl2 staph. **Sulph.**k,kl2 **Thuj.**k1,st *Tub.*kl,st zinc-p.k2

📖 95/5: Von früh 3 Uhr an, kein, oder doch kein fester Schlaf mehr.

– **Angst**, aus: abrot.sf,sf1 *Acon.*hr1,j5,* agar.h,j5 alum.bg2,sf1,* apisk2 arg-n.k13,k2 arn.bg2,k **Ars.**bg2,k atro.sf,sf1 bar-c.j5 bell.bg2,k bry.bg2,k calc.bg2,k calc-br.sf,sf1 carb-an. carb-v.bg2,k2 *Caust.*bg2,k,* cench.k13,k2 *Cham.*hr1,j5,* **Cocc.**bg2,k coff.j5 coloc.hr1,kr1 con.h,j5 *Crot-h.*hr1,kr1 cupr. cupr-ar.sf,sf1 *Dig.*bg2,k1 *Ferr.*j5 graph.hr1,k,* haliae-lc.srj5 *Hyos.*h,j5,* ign.hr1,k,* *Kali-br.*hr1,kr1,* kali-c.bg2,k kali-i. *Lach.*hr1,kr1 laur. lyss. m-arct.j5 mag-c.bg2,k mag-m.bg2,k mang.h merc.bg2,k,* merc-c.bg2,hr1,* nat-c. nat-m.bg2,k nux-v.bg2,k phos.bg2,k2 puls.bg2 ran-b.a1,k ran-s.bg2,k rhus-t.bg2,k sabin.j5 samb.hr1,kr1 *Sep.*bg2,k *Sil.*h,j5,* stram. sulph.bg2,k thuj.bg2,k verat.bg2,j5 vip.bg2,sf1,* wies.a1

📖 95/4: Schlaflosigkeit wegen ängstlicher Hitze jede Nacht - eine Ängstlichkeit, die oft so hoch steigt, daß er aus dem Bette fliehen und umhergehen muß.

– **Hitze**:
• **Gefühl** von, mit: bry.bg2 iod.bg2 op.bg2 puls.bg2 ran-b.bg2,st

Schläfrigkeit / Schlaf / Unerquicklich

Schläfrigkeit:
- **tagsüber:** hydrog.srj2
  - 95/1: Tagesschläfrigkeit, oft gleich nach dem Niedersetzen, besonders nach dem Essen.
- **morgens:**
  - **Sitzen**, im: cimx. phos.
  - 94/2: Im Sitzen fühlt sich die Person unerträglich müde, beim Gehen wird sie kräftiger.
- **Essen:**
  - **nach:** acon.a1,k **Agar.**hr1,k all-s.hr1,k,* aloe am-c. *Anac.*a1,k ant-c.hr1,k ant-t.bg2,hr1,* *Apis* arn.bg2,sf1,* ars.h arum-m.hr1,k,* *Arum-t.* asaf.a1,bg2 aur.bg2,hr1,* bar-act.sf1 bar-c.bg2 berb.hr1,kr1,* beryl.sp1 bism.bro1 *Bov.*hr1,k,* bry.a1,k bufo **Calc.**hr1,k,* calc-p.hr1,k,* *Calc-sil.*k13,k2 canth.a1,k caps.hr1,k,* *Carb-v.*hr1,k,* *Carbn-s.* *Carl.*a1,k caust.bg2 chel.hr1,k,* *Chin.*h,k,* chinin-s.kr1 choc.srj3 cic.h,k,* cinnb.hr1,k clem.a1,k coc-c.a1,k coff.bg2 con.bg2 cortiso.gse croc.hr1,k,* cub.a1 cycl.h,k,* dig.a1,k *Echi.*sf,sf1 ferr.bg2,h,* fruc-m-s.yl1 gamb.a1,k granit-m.es1 graph.h,k,* grat.hr1,k guar.bro1 hyos.a1,k ign.hr1,kr1,* *Kali-c.*hr1,k,* *Kali-chl.*k13 *Kali-m.*k2 kali-p.k,k2 kali-s. lach.hr1,k,* laur.a1 *Lyc.*hr1,k,* lyss.hr1,k meph.a1,k *Mur-ac.*hr1,k Nat-c.bg2,sf1,* *Nat-hchls.*a1 *Nat-m.*hr1,k,* nit-ac.a1,k *Nux-m.*bg2,hr1,* **Nux-v.**hr1,k,* *Op.*hr1,k,* par.bg2 petr.hr1,k ph-ac.a1,k *Phos.*hr1,k,* plat.bg2 psil.ft1 puls.bro1 ran-b.bg2 rheum.bg2 *Rhus-t.*hr1,k,* rumx. *Ruta* scroph-n.bro1 sep.a1,bg2 *Sil.*hr1,k,* sin-a.a1 *Squil.*bg2,sf1,* *Staph.*a1,k still.hr1,kr1 *Sulph.* tarax.hr1,k *Tell.*hr1,k *Thuj.*a1,k *Verb.*hr1,k vib.hr1,k wildb.a1 zinc.hr1,k zinc-p.k13,k2
  - 76/12: Nach dem Essen, sehr müde und schläfrig.
  - FN 76/12-5: Oft bis zum Niederlegen und Schlafen.
  - 95/1: Tagesschläfrigkeit, oft gleich nach dem Niedersetzen, besonders nach dem Essen.
- **Gehen:**
  - **amel.:** merc.a1 nat-m.a1 ph-ac.h,j5,*
  - 94/2: Im Sitzen fühlt sich die Person unerträglich müde, beim Gehen wird sie kräftiger.
- **Sitzen**, im: acon. aesc. agar. am-c.j5 anac. ang. ant-c. ant-t. apis aran-sc.a1 arg-met.j5 arg-n. ars. ars-met.kr1 arum-t. aur. bapt. bruc.j5 cadm-s. calc.h calc-p. carb-v.bg2,j5 caust.bg2,h *Cham.* chin. chinin-s. cimx. cina clem. coca coff.bg2 cycl. fago. ferr. ferr-ma. form. gels. *Hep.* ign. indg.j5 kali-br. kali-c. lyc. merc. mez. mur-ac. narcot.a1 nat-c. *Nat-hchls. Nat-m.* nat-p. nicc. *Nux-m.*bg2,j5 **Nux-v.** par. petr. phel.j5 plat.j5 plb.bg2 psor. puls. ran-b.j5 rat. rhus-t.bg2 *Sabad.*bg2,j5 *Sep.* spig.a1,k staph. *Sulph.*bg2,j5 tarax. tarent. tell. thuj. verat.j5 *Zinc.*kr1
  - 94/2: Im Sitzen fühlt sich die Person unerträglich müde, beim Gehen wird sie kräftiger.
  - 95/1: Tagesschläfrigkeit, oft gleich nach dem Niedersetzen, besonders nach dem Essen.

Schlecht: acet-ac.sf,sf1 *Agar.*a1,k aloe ange-s.j1 arist-cl.mg,mg1 asar.j5,j1 **Bamb-a.**stb2 bell.j5 bell-p.mg,mg1 caj.a1 canth.a1,k chin.a1 choc.srj3 des-ac.j1 dirc.a1,k ferr-i.a1,k gran.a1 gymno. ham.a1,k inul.a1,k iod.a1,k lach.a1,k lyc.a1 lycps-v.a1 mag-c.a1,k mec.a1 meli.a1 merc.a1,k merc-c.a1 mill. mit.a1 morph.a1 naja nat-ar. nit-ac.a1,k nux-v.a1 rib-ac.j1

Schlecht: ...
tab.a1,k trif-p.a1
- PP: Müdigkeit früh beim Erwachen; erquickungsloser Schlaf.
- 95/13: Früh beim Erwachen, düselig, träge, unausgeschlafen, unerquickt und müder als Abends, da er sich niederlegte; er braucht früh ganze Stunden, ehe er sich (und zwar erst nach dem Aufstehn) von dieser Mattigkeit erholen kann.

Unerquicklich: abrot.a1,k acon.bg2,k,* aesc.sf,sf1 agar.bg2,k,* ail.hr1,k,* alco.a1 *Alum.*bg2,k,* alum-p.k13,k2 alum-sil.k13,k2 *Am-c.*bg2,k,* am-m.bg2 ambr.bg2,k ammc.a1,j5 anac.bg2 anag.hr1,kr1 androc.srj1 ant-c.bg2,k,* ant-o.a1 ant-s-aur.a1 ant-t.bg2,k,* anthraci.kr1 ap-g.bro1 apis apoc-a.a1 *Arg-met.*k2,kr1 *Arg-n.*hr1,k,* arn.bg2,k,* *Ars.*bg2,k,* ars-h.a1,k ars-s-f.k13,k2 asaf.bg2,j5 asim.hr1,kr1,* aster.hr1,kr1 aur.bg2,k,* aur-ar.k2 aur-m.hr1,kr1 bar-act.a1 *Bar-c.*bg2,* *Bell.*bg2,k,* berb.hr1,k bism.bg2,k,* borx. bov.bg2,j5 brom. bry.bg2,k calad.hr1,kr1 **Calc.**bg2,k,* calc-f.hr1,k,* calc-s.hr1 calc-sil.k13,k2 camph.bg2,k,* cann-s.bg2 *Caps.*bg2,j5 carb-ac.hr1,k,* *Carb-an.*h,j5,* carb-v.h,k,* carbn-s. carc.tp1 *Carl.*a1,k **Caust.**bg2,k1,* cham.bg2,k,* *Chel.*bg2,k,* *Chin.*h,k,* chinin-ar. chinin-s.a1,k chlol.a1,k chlorpr.j1,jl3 cic.bg2,k,* cina.bg2 cinch.a1 cinnb.hr1,k *Clem.*bg2,k,* cob-n.mg,mg1,* *Cocc.*h,k,* cod.a1,hr1 coff.bg2 colch.a1,k coloc. con.bg2,k,* corn.hr1,k,* cortiso.j1,jl3,* croc.bg2 culx.k13,k2 cupr.hr1,k cupr-act.a1,kr1 cupr-ar.hr1,k,* *Cycl.*hr1,k,* daph.hr1,k des-ac.j1 *Dig.*bg2,k,* dros.j1,j5,* dulc.j5 *Echi.*bg2,sf1,* equis-h. *Erig.*mg,mg1 euph.bg2 euphr.bg2,k,* ferr.h,j5,* ferr-ma.hr1,k,* *Fl-ac.*hr1,kr1,* form.a1,k gast.a1 glon. gnaph.a1,k graph.bg2,hr1 *Guaj.*bg2,k,* halo.j1 ham. **Hell.**hr1,kr1 hell-v.a1 *Helon.*hr1,kr1 hep.bg2,k hipp.a1 hydrog.srj2 hyos.a1,k hyper.hr1,kr1 ign.hr1,kr1,* ind.a1 ip.bg2,hr1 jac-c.a1,k jug-c.a1,k kali-bi.bg2,k kali-c.bg2,h,* kali-i.a1,k kali-n.bg2 kiss.bg2,k kreos.bg2,k **Lach.**bg2,k,* lact.a1,k laur.bg2,j5 *Lec.* led.bg2 lil-t.bro1 *Luna.*kg1 *Lyc.*k,vh/dg *M-aust.*j5 **Mag-c.**bg2,k,* **Mag-m.**bg2,k,* mand.j1,jl3,* meny.bg2 *Meph.*j5,j1 merc.bg2 merc-c.bro1 merl.bg2 mez.bg2,k,* mit.a1 mosch.bg2 mur-ac.bg2 myric.a1,k nabal.a1 nat-ar. nat-c. *Nat-m.*bg2,k,* nat-n.a1,k nat-p.a1,k nat-sil.k13,k2 nicc.j5 **Nit-ac.**bg2,k,* nux-m.bg2 *Nux-v.*bg2,k,* olnd.bg2 *Op.*bg2,k,* paeon.a1,k *Petr.*bg2,k *Ph-ac.*bg2,j5,* **Phos.**bg2,k,* pic-ac.a1,k plan.a1,k plat.h,j5 *Podo.*hr1,k,* polyg-h.a1 prun.j5 psil.hr1 psor.hr1,k,* ptel.hr1,k,* *Puls.*bg2,k,* puls-n.a1 ran-b.a1,k rheum.bg2 rhod. rhus-t.hr1,j5,* rib-ac.j1 rumx. ruta.bg2,j5 sabad.bg2,k,* *Sal-ac.*hr1,kr1 samb.bg2,j5 santin. sarcol-ac.j1 saroth.mg,mg1,* sarr.a1,k sars.a1,k sec.bg2,j5,* sel.bg2,k *Sep.*bg2,* *Sil.*bg2,k,* skat.br1 *Spig.*bg2,k,* spong.bg2 squil.bg2 stann.bg2 staph.bg2,k *Stram.*bg2,hr1,* stront-c.bg2 sul-ac.j5 sul-i.a1,k *Sulph.*bg2,k,* syph.bro1 tarax.bg2 teucr.bg2 thuj.bg2,k,* thymol.bro1 **Tub.**br1,st upa.a1 valer.bg2,j5 verat.bg2 vib.hr1,kr1 viol-t.bg2 visc.sp1 wies.a1 x-ray.sp1 xan.br1 *Zinc.*bg2,k,* zinc-p.k13,k2 zing.a1,k
- PP: Müdigkeit früh beim Erwachen; erquickungsloser Schlaf.

Schlaf / Träume

Unerquicklich: ...

📖 95/13: Früh beim Erwachen, düselig, träge, unausgeschlafen, unerquickt und müder als Abends, da er sich niederlegte; er braucht früh ganze Stunden, ehe er sich (und zwar erst nach dem Aufstehn) von dieser Mattigkeit erholen kann.

– **morgens**:
- müder am Morgen als am Abend: **Mag-c.**$_{kr1}$
📖 vgl. 95/13

Unterbrochen:

– **Urinieren**, durch:
- **Harndrang**, durch: nat-m.$_{a1}$ petr.$_{a1,h}$
📖 80/3: Öfteres Nachtharnen; er muß Nachts vielmal dazu aufstehen.
95/12: Mancherlei unleidliche Schmerzen die Nacht, oder Nachtdurst, Trockenheit des Halses, des Mundes, oder öfteres Nachtharnen.

Träume

Alpträume, Alpdrücken: achy.$_{jl}$ *Acon.* aether$_{a1}$ aloe *Alum.* Alum-sil.$_{k2}$ alumn. Am-c. am-m. ambr. ammc.$_{j5}$ ange-s.$_{jl}$ ant-t. arg-n.$_{a1,k2}$ arn.$_{j5,k2,*}$ ars. ars-i. ars-s-f.$_{k2}$ arum-t. asar.$_{jl}$ *Aur-br.*$_{sf1}$ aur-m.$_{a1,kr1}$ aur-s.$_{c1,2}$ bamb-a.$_{stb2}$ *Bapt.* bell. berb.$_{a1,bg1}$ *Borx.* *Bry.* bufo cadm-s. *Calc.* calc-i.$_{k2}$ calc-sil.$_{k2}$ *Camph.* *Cann-i.* canth. carb-v.$_{k2}$ carc.$_{fb}$ card-m.$_{kr1}$ *Carl.*$_{a1}$ castm.$_{a1,j5}$ cench.$_{c1,c2}$ *Cham.* chel. *Chin.*$_{bg2,j5,*}$ chinin-s.$_{a1}$ chlol.$_{bro1}$ cina *Cinnb.* clem.$_{a1}$ colch.$_{a1}$ *Con.* cot.$_{a1}$ *Crot-t.*$_{j5}$ *Cycl.* cypr.$_{sf1}$ daph. dig. dulc.$_{bg2,j5,*}$ elaps *Ferr.* ferr-i. ferr-p. gels. gink-b.$_{jl}$ *Guaj.* hep. hir.$_{jl}$ hydr-ac.$_{j5}$ hydroph.$_{jl}$ hyos.$_{a1,bg2}$ ign. ind. *Iod.* iris kali-ar. kali-bi.$_{c2,k}$ *Kali-br.*$_{bg2,sf1,*}$ kali-c. kali-chl.$_{a1,j5}$ *Kali-i.* kali-n. kali-p. kali-s. kali-sil.$_{k2}$ kres.$_{jl,mg1,*}$ lach.$_{bg2}$ lact.$_{a1}$ laur.$_{bg2,*}$ *Led.* lob.$_{j5}$ lyc. mag-c.$_{bg2,sf1}$ mag-m. mag-s.$_{jl}$ mang.$_{a1,j5}$ med.$_{kr1}$ meph. merc. *Merc-c.*$_{j5}$ merc-i-f.$_{a1,kr1}$ mez. murx.$_{j5}$ naja$_{jl}$ nat-ar. *Nat-c.* nat-m. nat-p. nat-s.$_{j5,kr1,*}$ nat-sil.$_{k2}$ *Nit-ac.* nitro-o.$_{a1}$ *Nux-v.*$_{c2,k}$ op. osm.$_{a1}$ **Paeon.**$_{c2,k}$ pariet.$_{a1,c2}$ *Ph-ac.*$_{bg2}$ phos.$_{c2,k}$ pic-ac.$_{sf1}$ plb. polyg-h.$_{bg2}$ ptel.$_{a1}$ puls. rhod.$_{bg2,sf1,*}$ rhus-t. ruta sars.$_{bg2,j5,*}$ scut.$_{bro1}$ sec.$_{c2,k}$ *Sil.* sol-ni.$_{a1}$ staph.$_{gl1}$ stram.$_{bg2,sf1}$ sul-ac.$_{bg2,kr1,*}$ sul-i.$_{a1}$ **Sulph.** tab. tell. ter. thea$_{a1}$ thiop.$_{jl}$ thuj. valer. *Zinc.*

📖 PP: Unruhige, schreckhafte oder doch allzu lebhafte Träume.
86/1: Alp-Drücken; er erwacht die Nacht gewöhnlich aus einem beängstigenden Traume plötzlich, kann sich aber nicht regen, nicht rufen, nicht sprechen, und wenn er sich bestrebt, sich zu rühren, so fühlt er unerträgliche Schmerzen, als ob er zerreißen sollte.
FN 86/1-1: Solche Anfälle kommen auch wohl mehrmal in einer Nacht, besonders wenn er am Tage nicht in die freie Luft gegangen ist.
95/8: Träume sehr lebhaft, wie im Wachen, oder traurige, schreckhafte, ängstliche, ärgerliche, geile Träume.
95/11: Erstickungsanfälle im Schlaf (Alpdrücken).

– **Menses**:
- **vor**: sul-ac.

Alpträume - Menses - vor: ...

📖 96/8: Schwermuth, Herzklopfen und Beängstigung weckt sie die Nacht aus dem Schlafe gleich vor Eintritt des Monatlichen).

Ängstlich: abies-n.$_{bro1}$ abrot. *Acon.* adam.$_{srj5}$ adlu.$_{jl}$ aesc. aeth. agar. agn. all-c. all-s. **Alum.** alum-p.$_{k2}$ alum-sil.$_{k2}$ **Am-c. Am-m.** *Ambr.* aml-ns. ammc. *Anac.* anag. anan. androc.$_{srj1}$ ang. ant-c. ant-o.$_{a1}$ ant-s-aur.$_{a1}$ ant-t. apis *Arg-met.* *Arg-n.* **Arn. Ars.** *Ars-i.* ars-s-f.$_{k2}$ asar. asc-t. astac.$_{kr1}$ *Aur.* aur-ar.$_{k2}$ aur-i.$_{k2}$ aur-m. aur-s.$_{k2}$ *Bapt.* **Bar-c.** bar-i.$_{k2}$ *Bar-m.* bar-s.$_{k2}$ bart. *Bell.* benz-ac.$_{gt}$ berb. bism. *Borx.* bov. bruc.$_{j5}$ *Bry.*$_{c2,k}$ bufo$_{bg2}$ calad. **Calc.** calc-caust.$_{a1}$ calc-i.$_{k2}$ calc-p. calc-s. *Calc-sil.*$_{k2}$ *Camph.* cann-i. cann-s. *Canth.* caps. carb-ac. carb-an. *Carb-v.* **Carbn-s.** carc.$_{sst}$ carl. caste.$_{gt}$ *Caust.* *Cham.* chel. *Chin.* chinin-ar. chinin-s.$_{a1}$ chr-ac.$_{a1,kr1}$ cic. *Cimic.* cina cinnb. *Cist.* clem. coc-c.$_{a1}$ coca **Cocc.** coff. colch. coloc. com. *Con.* cor-r. cortico.$_{jl}$ *Croc.* crot-h. crot-t. cupr. cupr-act.$_{a1}$ cycl. cyt-l.$_{jl,mg1}$ dig. digox.$_{a1}$ dios. *Dros.* elaps erio.$_{a1}$ ery-a. euph. euph-l.$_{bro1}$ euphr. eupi. *Ferr. Ferr-ar.* ferr-i.0,*Ferr-p.* *Gamb.* gink-b.$_{sbd1}$ glon. *Graph.* guaj. guare. *Hell. Hep.* hipp.$_{a1}$ hydr-ac.$_{j5}$ *Hyos. Hyper.* **Ign.** indg.$_{a1}$ **Iod.** ip. iris jal.$_{a1}$ jug-c. *Kali-ar.* **Kali-c.** kali-chl. kali-i. *Kali-m.*$_{bg2,k,*}$ kali-n. kali-p. kali-s. *Kali-sil.*$_{k2}$ *Kreos.* kres.$_{mg1}$ *Lach.* lachn. lact. lam.$_{a1,j5}$ *Laur.* **Led.** levo.$_{jl}$ lil-t. linu-c.$_{a1}$ lipp.$_{jl}$ lob. **Lyc.** lycps-v. **Mag-c.** *Mag-m. Mag-s.* mand.$_{mg1}$ *Mang.* menth-pu.$_{c1}$ **Merc.** merc-ar. merc-c. merc-i-r. mez. mosch.$_{gt}$ *Mur-ac.* murx. *Nat-ar.* **Nat-m.** nat-p. *Nat-s.* *Nat-sil.*$_{k2}$ nicc. **Nit-ac. Nux-v.** *Ol-an.*$_{j5}$ *Op.* orig.$_{a1}$ oxyt.$_{bro1}$ paeon. palo.$_{jl}$ par. *Petr.* petros.$_{j5,kr1}$ *Ph-ac.* **Phos.** plan. *Plat.* plb. *Psor.* **Puls.** *Pyrog.*$_{bg2,sf1}$ *Ran-b. Ran-s.* raph. rat.$_{j5}$ rauw.$_{sp1}$ *Rheum* rhod. **Rhus-t.** rumx. sabad. sabin. sang. *Sars.* sec. sel. *Sep.* **Sil.** sin-a.$_{kr1}$ spig. **Spong.** squil. stann. staph. *Stram.* stront-c. *Sul-ac.* sul-i.$_{k2}$ **Sulph.** tab. tarax. ter. teucr. **Thuj.** thyreotr.$_{jl}$ til. tub.$_{br1,c}$ ust. valer. *Verat.* verat-v.$_{bg2}$ verb. wildb.$_{a1}$ **Zinc.** zinc-p.$_{k2}$ zing.

📖 PP: Unruhige, schreckhafte oder doch allzu lebhafte Träume.
95/8: Träume sehr lebhaft, wie im Wachen, oder traurige, schreckhafte, ängstliche, ärgerliche, geile Träume.

Erotisch: acon. adam.$_{srj5}$ aesc. aether$_{a1}$ agn.$_{c1}$ *Alum.* alum-sil.$_{k2}$ am-c. **Am-m.** ambr. anag.$_{kr1}$ *Androc.*$_{srj1}$ ang. *Ant-c.*$_{bg2,k}$ aphis$_{a1,j5}$ *Arg-n.* arist-m.$_{a1}$ arn. ars. ars-i. ars-s-f.$_{k2,kr1}$ astac. aster.$_{jl}$ *Aur.* aur-ar.$_{k2}$ aur-i.$_{k2}$ aur-s.$_{k2}$ bamb-a.$_{stb2}$ bar-c. bar-i.$_{k2}$ *Bar-m.* bell.$_{bg2}$ *Bism.*$_{bg2,k}$ borx. bov.$_{a1,bg2}$ cact. cain. *Calc.* calc-ar. calc-i.$_{k2}$ calc-p. calc-sil.$_{k2}$ *Camph.* *Cann-i.* cann-s. **Canth.** *Carb-ac.* carb-an. carb-v. carbn-s. carl. castm. caust. *Cench.*$_{k2,st}$ cent.$_{a1}$ chel. *Chin.*$_{bg2,j5,*}$ chinin-s.$_{a1}$ *Cic.* cinnb. clem. *Cob.* cob-n.$_{a1,mg1,*}$ coc-c. coca **Cocc.**$_{bg2}$ coloc. **Con.**$_{bg2,k}$ cop. *Cycl.* des-ac.$_{jl}$ *Dig. Dios.* dros.$_{bg2}$ ery-a. euph. form. gal-ac.$_{a1}$ gast.$_{a1}$ *Gels.* germ-met.$_{srj5}$ gins.$_{j5}$ goss.$_{st}$

Erotisch | **Träume** | Traurig

Erotisch: ...
Graph.bg2,k haliae-lc.srj5 ham. hipp.a1 hura hydr. hydrog.srj2 **Hyos.**bg2,k hyper. **Ign.**bg2,k ind. inul. iod. irid-met.srj5 *Iris* kali-ar. *Kali-br. Kali-c.* kali-chl. kali-fcy.a1 kali-m.k2,kr1 kali-n. kali-p. *Kalm.* kreos. lac-ac. **Lach.** lact.a1 *Led.*bg2,k *Lil-t.* linu-c.a1 lith-c. luna_kg1 *Lyc.* lyss.kr1 m-ambo.h m-arct.j5 *Mag-c.*bg2 mag-m. mag-s. meny. *Merc.*bg2,k merc-c. merc-i-f. merc-i-r.kr1 merc-sul.a1,kr1 mez. mur-ac. myric. nat-ar. **Nat-c.** *Nat-m.* nat-p. nicc.a1,j5 nit-ac. nitro-o.a1 nux-m. **Nux-v. Olnd.**bg2,k **Op.** orig.a1 *Orig-v.*kr1 ox-ac. paeon. par. ped.a1 pen.a1 *Petr.* **Ph-ac. Phos.**bg2,k phys. pic-ac. pip-m. plan. **Plat.**bg2,k plb. psil.ft1 *Psor.* **Puls.**bg2,k ran-b. raph. rauw.jl *Rhod.*bg2,k rhus-v. **Sabad.**bg2,k *Samb.*bg2,k sanic.bg1 sapin.a1 *Sars.* sel. senec. **Sep.**bg2,k serp.a1 **Sil.**bg2,k sin-n. sol-t-ae. *Spig.*bg2,k spira.a1 spirae.a1 squil. **Stann.**bg2,k **Staph.** *Stram.*bg2,k sul-ac. sul-i.k2 *Sulph.*bg2,k sumb. *Tarax.* **Thuj.**bg2,k thymol.sp1 trom. ust. v-a-b.jl,srb2 valer. *Verat.*bg2 verat-v.bro1 vinc. viol-o.j5 **Viol-t.** x-raysp1 yuc.a1 zinc.bg2 *Zinc-pic.*bg2,sf1

🖙 95/8: Träume sehr lebhaft, wie im Wachen, oder traurige, schreckhafte, ängstliche, ärgerliche, geile Träume.

Fratzen, schreckliche: op.j5

🖙 95/6: Schon beim Zuthun der Augen, allerhand schwärmerische Bilder, Fratzen.

Klar: fl-ac.a1
🖙 vgl. 95/8

Lebhaft: *Acon.* adam.srj5 agar. alco.a1 all-s.kr1 am-c. ambr. **Anac.** *Androc.*srj1 ang. *Ant-t.*bg2,j5 aran-ix.mg1,sp1 arg-met. *Arg-n.*bro1 *Arn.* ars. ars-i. ars-s-f.k2 ars-s-r.kr1 asaf. aster. **Aur.** aur-ar.k2 aur-m. aur-s.k2 bamb-a.stb2 bapt.kr1 bar-act.a1 bar-c. bar-i.k2 bar-m. bar-s.k2 *Bell.* bism. brom. bruc.j5 *Bry.* calad. *Calc.* calc-act.a1 calc-f. calc-i.k2 *Calc-p.* calc-sil.k2 cann-i. cann-s. canth. caps.bg2 *Carb-an.* **Carb-v.** *Carbn-s.* carl. *Cench.*k2,st *Cham. Chel.* chin. chinin-ar. choc.srj3 chr-ac.kr1 chr-o.a1 *Cic.* cinnb. clem. cob. cob-n.mg1 coc-c. coca *Cocc. Coff.* colch. coloc. *Con.* croc. *Cycl.* daph.bro1 dig. dios.bro1 dros. euph. *Ferr. Ferr-i.* ferr-p. fl-ac. form. franz.a1 gast.a1 gins.a1 *Graph.* guaj. haliae-lc.srj5 ham.a1 hydr-ac.j5 hydrog.srj2 *Hyos.*bg3 hyper. ign. ind. indol.bro1 *Iod.* ip. irid-met.srj5 jug-c. kali-ar. kali-bi. kali-c. kali-cy. kali-m.k2 kali-n. kali-p. kali-s. kali-sil.k2 lac-c.mrr lach. lact. *Lam.*a1,j5 laur. led. lipp.a1 lob.kr1 **Luna**kg1 *Lyc.* M-arct.j5 m-aust.j5 *Mag-c.* mag-m. mag-s.jl *Mang.* meny. meph. *Merc.* merc-c. merc-sul. mez. mosch. mur-ac. naja nat-ar. *Nat-c.* **Nat-p. Nat-sil.**k2 nat-ac. nux-m. *Nux-v.* ol-j. op. orig.a1 ox-ac. paeon. *Petr. Ph-ac.* **Phos.** phys. pin-s.a1 plan. plat. psil.ft1 psor. ptel. *Puls.* pyrog.bro1 rad-br.ptk2 ran-b. ran-s. raph. *Rheum* rhod.j5 **Rhus-t.** rhus-v. rumx. *Ruta Sabad.* samb. senec. *Sep.* **Sil.** sin-n.a1,kr1 spig. spirae.a1 squil.j5 *Stann.* **Staph.**bg2,j5 stram. *Stront-c.*bg2,sf1 sul-i.k2 **Sulph.** sumb. tab. tarax. *Teucr.* thuj. til. tub.bg2,br1 valer.

Lebhaft: ...
verat.bg2 verat-v. viol-o.j5 viol-t. visc.sp1 zinc. zinc-p.k2 zing.

🖙 PP: Unruhige, schreckhafte oder doch allzu lebhafte Träume.

95/8: Träume sehr lebhaft, wie im Wachen, oder traurige, schreckhafte, ängstliche, ärgerliche, geile Träume.

Schrecklich: abrot. acon. adon.st aeth. aethera1 agar. agn. alco.a1 alet.sf1 all-c. all-s. alum.bg2,sf1 alumn. am-c. **Am-m.** ambr.bg2 ammc.k1 *Anac.*bg2,sf1,* androc.srj1 ang. *Ant-c.* ant-t.bg2 apis *Aran.* aran-ix.jl,mg1 *Arg-met. Arg-n.*k,k2 *Arn.* **Ars.** ars-i.k2 ars-s-f.k2 asar.bg2 asc-t.kr1 atro. **Aur.** aur-ar.k2 aur-i.k2 aur-m. aur-s.a1,k2,* bad. *Bapt.* bar-c. bar-m. bar-s.k2 *Bell. Bism.* bol-la.a1 **Borx.** bov. bruc.j5 *Bry.* bufo cact.br1 **Calc.** calc-act.a1 **Calc-ar.** *Calc-f. Calc-p. Calc-s. Calc-sil.*k2 *Camph.* cann-i. *Cann-s.* canth.bg2 caps.bg2 carb-an. **Carb-v.** carbn-s. *Carl.*k1 casc. castm. caust. *Cench.*k2,st *Cham. Chel. Chin.* chinin-ar. chinin-s. *Chlol.* cimic. **Cina** clem. **Cocc.** cod. coff. *Colch.* coloc. **Con.** cop. corn. *Croc.* **Crot-c.** crot-h.bg2,k2,* *Cycl.* dig. digin.a1 digox.a1 dios. dor. dros. dulc. elaps *Erig.*mg1 *Eup-per.* euph.bg2 euphr. eupi.bro1 ferr.bg2 fl-ac. gink-b.sbd1 **Graph.** grat. guaj. ham.a1 hell.bg2 hep. hipp.a1 hydr. hydrog.srj2 *Hyos.* hyper. iber. ign. indg. ip. iris jac-c. jug-c. jug-r. **Kali-ar.** kali-bi. **Kali-br. Kali-c.** kali-cy.a1 *Kali-i.* kali-m.k2 kali-n. kali-p. *Kali-s. Kali-sil.*k2 kalm. kiss.a1 kreos. lach. *Laur.* led.bg2,j5 lil-s.a1 lil-t. **Lyc.** lyss. *Mag-c. Mag-m.* mag-s.j5 manc. mand.jl mang. *Med. Merc.* merc-c. merc-i-f. merc-i-r. merc-sul. mez. mit.a1 morph.a1 mosch. mur-ac. myric. naja *Nat-ar. Nat-c.* **Nat-m.** nat-p. *Nat-s.* nat-sil.k2 **Nicc.** *Nit-ac.* nux-m. **Nux-v.** op. ox-ac. paeon. *Par.*bg2,kr1 petr. ph-ac. phel. *Phos.* phys. plan. plat. plb.bg2,j5 psil.ft1 *Psor.*k1 ptel. **Puls.** *Pyrog.*bg2,k,* *Ran-b.*bg2,sf1 *Ran-s.* rat. rheum.bg2 rhod.bg2 rhus-t. sabad. sabin.bg2 sang. sarr. sars. scroph-n.a1 scut.a1 sec. sel.kr1 sep. serp.a1 **Sil.** sin-n. sol-ni.a1 spig. *Spong.*bg2,j5 squil.bg2 stann. staph. stram. stront-c. *Sul-ac.*bg2 *Sulph.* tab. *Tarax.*bg2,kr1 teucr.bg2 thea thuj. til. tub.bg2 ust. valer.bg2 verat. verat-v. verb. wildb.a1 *Zinc.* zinc-p.k2 zing.

🖙 PP: Unruhige, schreckhafte oder doch allzu lebhafte Träume.

95/8: Träume sehr lebhaft, wie im Wachen, oder traurige, schreckhafte, ängstliche, ärgerliche, geile Träume.

Traurig: alum.bg2 ant-c.bg2 *Ars.* asar.bg2 asc-t. aur. aur-m.k2,kr1 bamb-a.stb2 cann-i. caps. carb-an. carbn-s. castm.j5 caust. chin.bg2 crot-t.j5 graph. guare. ign. junc-e.a1 laur. lepi. lyc. mag-c. manc. mosch.bg2 mur-ac. nat-c.j5 *Nat-m.* nit-ac. *Nux-v.* op. paeon. paull.a1 peti.a1 phos. plan. *Puls.* rat.j5 *Rheum* rhus-t.bg2 ruta_bg2 spong. stront-c. tarent. ust. zinc.

🖙 95/8: Träume sehr lebhaft, wie im Wachen, oder traurige, schreckhafte, ängstliche, ärgerliche, geile Träume.

Träume / Frost

Wecken den Patienten: *Acon.*j5,kr1 agar. am-c.j5 *Am-m.*h,j5 aml-ns.gt ang.kr1 ant-c.h *Ant-t.*j5,kr1 arg-met.j5 arg-n.kr1 *Arn. Ars.*h,j5 asc-t.kr1 atro. aur. bad. bar-c. **Bell.** *Bov.*j5 bry. cain.kr1 calad.gt *Calc.*h,j5,* calc-f.kr1,sp1 *Camph.*kr1 cann-s.j5,kr1 carb-v.h,j5,* carc.sp1 casc.a1,kr1 *Cham.* chel.bg2 *Chin.*j5,k1,* chr-ac.kr1 *Cic.*bg2 *Cina*bg2,j5 cinnb.j5 clem.h cob.gt coca coff.bg2 colch. coloc. con.h corn.a1 cupr.j5 cycl.j5 dicha.mg1 *Dig.*j5,kr1 dros.j5 dulc. *Erig.*mg1 euph.j5 *Ferr-ma.*j5 gran. graph. grat.j5 *Hep.* hyos.gt hyper. *Ign.*bg2,j5 indg.j5 ip.j5 kali-bi.bg2 *Kali-c.*j5 *Kali-chl.*j5 *Kali-i.*j5 kali-n.h,j5,* kreos.j5 *Lach.*bg2,j5 lam.j5 laur.j5 led.h,j5,* lob.kr1 lyc. lycpr.j5 lyss. *M-arct.*j5 m-aust.j5 mag-c.k1 *Mag-s.*j5 *Mang.*j5 *Meph.*a1,kr1 *Merc. Mez.*j5,kr1 mosch.gt mur-ac.j5 murx.j5 *Nat-c.*j5 nat-m. *Nat-s.*j5,kr1 *Nicc.*j5 nit-ac.j5 *Nux-v.* olnd.j5 *Op.*j5 par.j5 *Petr.*j5 *Ph-ac.* phos. plan. plat.h puls. rat.j5 rheumbg2 rhus-t.j5 rutah sabad.j5 *Sabin.*bg2,j5 sars. *Sep.*h,j5 sil. *Spig.*j5 spong.j5 stann. staph. *Stront-c.*bg2,j5,* **Sulph.** tab.j5,sf1 *Teucr.*j5 *Thuj.*h,j5,* verat.h,j5,* verb.j5 *Zinc.*h,j5

☙ *86/1: Alp-Drücken; er erwacht die Nacht gewöhnlich aus einem beängstigenden Traume plötzlich, kann sich aber nicht regen, nicht rufen, nicht sprechen, und wenn er sich bestrebt, sich zu rühren, so fühlt er unerträgliche Schmerzen, als ob er zerreißen sollte.*
FN 86/1-1: Solche Anfälle kommen auch wohl mehrmal in einer Nacht, besonders wenn er am Tage nicht in die freie Luft gegangen ist.

Zorn: agar.j all-c. alum.j,k am-c. ambr.h androc.srj1 ant-c. apis *Arn.* ars.j asar. aster. aur. bell-p.j1 borx.j bov.j brom. *Bry.* calc. calc-sil.k2 canth. carl. castm. caust. *Cham.*j con.j convo-a.a1 crot-c.a1 crot-h. dros.h hep.j kali-chl.j kali-n. lach. lipp.a1 m-arct.j m-aust.j *Mag-c.* mag-m.j5 mag-s. mang.h merc-i-r. mosch.j5 mur-ac.j myris. nat-ar. nat-c.j nat-m. nicc. *Nit-ac.*j **Nux-v.** op.j paeon. peti.a1 petr.j ph-ac. phel.j *Phos.* puls. rat. rheum.h rumx. ruta.j sabin. sars.h sel. sep. sil. sol-a.a1 spong.h stann. Staph. sul-ac.h tarax. verat. zinc.

☙ *95/8: Träume sehr lebhaft, wie im Wachen, oder traurige, schreckhafte, ängstliche, ärgerliche, geile Träume.*

Frost

Frost im allgemeinen: acon.c2,k acon-f.c2 adam.srj5 Aesc. aeth. *Agar.* agn. ail. alst. **Alum.** alum-p.k2 am-c. am-m. *Ambr.* **Anac. Ant-c. Ant-t.** *Anthraci.* **Apis Aran.**c2,k arg-met. **Arn. Ars.** ars-i. arum-t. asaf. asar. aur. aur-m. bapt. bar-c. bar-m.k2 **Bell.** berb. bol-la. borx. bov. brom. *Bry.* bufo cact. cadm-s. calad. **Calc.** *Calc-ar.* calc-i.j5 *Calc-p.* *Camph.* cann-i. **Canth.** *Caps. Carb-an.* **Carb-v. Carbn-s.** castm. caust. **Cedr.** *Cham.* **Chel. Chin. Chinin-s.** *Cic.* cimic. *Cimx.* cina coca cocc. coff. *Colch.* coloc. con. cop. corn. croc. crot-h. crot-t. cupr. cupr-ar. *Cycl.* daph. *Dig.* dios. dros. dulc. *Elaps* elat. euon. **Eup-per.** *Eup-pur.* euphr.k2 eupi. *Ferr.* ferr-ar.k2 fram.j12 gamb. **Gels.** *Graph.* grat. guaj. hell. *Helo.* **Hep.** *Hyos.* **Ign. Iod. Ip.** kali-bi.

Frost im allgemeinen: ... *Kali-c. Kali-i.* kreos. lac-c. *Lach. Lachn.* laur. **Led.** lil-t. lith-c. lob. **Lyc.** lyss. mag-c. mag-m. mag-s. mang. **Meny.** merc. merc-c. **Mez.** *Mosch. Mur-ac.* naja *Nat-ar.* nat-c. **Nat-m.** nat-p. nicc. **Nit-ac. Nux-m. Nux-v.** *Op.* par. *Petr. Ph-ac.* phel. *Phos.* phyt. pime.c2 plan. plat. plb. *Podo. Psor.* **Puls.** pyrusc2 ran-b. **Rhus-t.** *Rob. Ruta* **Sabad.** sabin. *Samb.* sang. sarr. sars. **Sec.** sel. senec. seneg. **Sep.** *Sil.* spig. spong. squil.k2 stann. **Staph.** *Stram.* stront-c.k2 *Sul-ac.* sulph. *Sumb. Tarax.* **Tarent.** teucr. ther. **Thuj.** valer. vario.c2 **Verat. Verat-v.** verb.h vip.

☙ *97/6: Überempfindlichkeit.*
FN 97/6-3: Alle physische und psychische Eindrücke, selbst die schwächern und schwächsten, erregen krankhaft, oft in hohem Grade. Gemüthliche Ereignisse nicht nur trauriger und ärgerlicher, sondern auch freudiger Art machen oft erstaunenswürdige Beschwerden und Leiden; rührende Erzählungen, ja auch nur das Denken und Erinnern daran, bringen dann die Nerven in Aufruhr, treiben die Angst nach dem Kopfe u.s.w. Schon weniges Lesen gleichgültiger Dinge oder aufmerksames Sehen auf einen Gegenstand, z.B. beim Nähen, aufmerksames Hören auch nur auf gleichgültige Dinge - allzuhelles Licht, lautes Gerede mehrer Menschen zugleich, selbst einzelne Töne auf einem musikalischen Instrumente, Glockengeläute u.s.w. bringen üble Eindrücke zuwege: Zittern, Ermattung, Kopfschmerz, Fieber, Frost u.s.w. Oft sind auch Geruch und Geschmack übermäßig empfindlich. Ja es schadet in vielen Fällen selbst mäßige Körperbewegung, oder Sprechen, auch mäßige Wärme, Kälte, freie Luft, Benetzung der Haut mit Wasser u.s.w. Nicht Wenige leiden schon im Zimmer von jählinger Veränderung der Witterung, wo dann die Meisten bei stürmischem und feuchten Wetter klagen, Wenige bei trocknem, heitern Himmel. Auch Vollmond bei Einigen, bei Andern Neumond machen ungünstigen Eindruck.

Frösteln: abrot. acon. **Aesc.** aeth. *Agar.* **Alum.** am-c. am-m. ambr.br1 **Anac.** ang. ant-c. ant-t. *Apis Aran.* **Arg-n. Arn. Ars.** *Asaf.* asar. asc-t. aur. aur-m. aur-s.k2 *Bamb-a.*stb2 *Bapt.* **Bar-c.** *Bar-m.* **Bell.** bism. bol-la. bov. brom. **Bry. Cact.** cadm-s.br1 calad. **Calc. Camph.** caps. *Carb-an.* **Carb-v. Carbn-s. Caust.** cedr. cench.k2 *Cham.* **Chel. Chin. Chinin-s.** *Cic.* cimx. cist. **Clem.** cocc. coff. **Colch.** con. corn. croc. crot-t. cupr. dig. *Dros.* dulc. eup-per.k2 euph.h **Euphr. Ferr.** ferr-p. gamb. *Gels.* **Graph. Hep.** hydr. hydrog.srj2 *Ign.* **Ip.** kali-ar.k2 kali-bi. kali-c. kali-p. *Kali-s.* kreos. lac-ac. lach. lachn. lact. *Laur.* **Led.** lept. **Lyc.** meny. *Merc. Merc-c.* **Mez.** mill. mosch. mur-ac. nat-ar. *Nat-m.* nat-p. *Nat-s.* **Nit-ac. Nux-m. Nux-v.** *Olnd.* op. ox-ac. par. *Petr.* ph-ac. *Phos.* pimp.c2 **Plat. Plb.** podo. **Puls.** ran-b. *Rhus-t. Sabad.* **Sabin. Sep.** *Sil.* sphing.kk3 spig.k,kk3 squil. stram. stront-c. sul-ac.h,k2 **Sulph.** sumb. syph.k2 **Tarax. Tarent.** ter. **Teucr.** tub.br1 valer. verat.k2 viol-t. zinc.

☙ *90/1: Frostigkeit, stete, auch ohne äußerlich veränderte Körperwärme.*

Frost / Fieber / Schweiß

Schüttelfrost

Schüttelfrost (= Schauder, Rigor etc.):
– **abends**: acon. agar. **Am-c. Ars.** ars-s-f.k2 asar. bell.h *Caps. Carb-v.* cench.k2 cham. **Chel.**a1,k *Chin. Cocc.* croc. cycl.h *Elaps Ferr.*h,k,* gamb.hr1,k,* graph.a1,k grat.a1,k *Hep.* hyos. **Ign.**a1,k kali-i. kali-n.h **Kali-s.** kali-sil.k2 *Lach.* **Lyc.** mag-c.a1,k mag-m.a1,k mag-s.a1,k mang.a1,k *Merc.*a1,k nat-m.a1,k nat-s. nit-ac. nux-m.a1,k ox-ac.a1,k *Petr.*a1,k ph-ac. *Phos.* **Puls-n. Pyrog.** rat.a1,k sars.h *Sep. Sil.*a1,k staph.h stront-c. sulph.a1,k tab.a1,k *Tarent.* thuj. *Zinc.*a1,k
  ✎ 95/16: Alle Abende Fieberfrost mit blauen Nägeln.
  95/17: Alle Abende einzelne Schauder.

Zittern und Schaudern; mit:
– **abends**: cench.k2 nat-m. ph-ac.h plat.a1,k teucr.a1,k
  ✎ 95/17: Alle Abende einzelne Schauder.

Fieber

Abfolge von Stadien:
  ✎ 95/15: Wechselfieber, wenn sonst keine beim Volke weder sporadisch, noch epidemisch, noch auch endemisch herrschen, von sehr verschiednen Formen, Dauer und Typus, alltägige, drei-, vier-, fünf- und siebentägige.
  FN 95/15: Epidemisch herrschende Wechselfieber befallen wohl nie von Psora freie Menschen, so daß Geneigtheit dazu für ein Psora-Symptom zu achten ist.

Abwechselnd mit:
– **Hautausschläge**:
  ✎ 96/2: Wechselfieber von etlichen Wochen Dauer, worauf ein nässender, jückender Ausschlag einige Wochen lang folgt, aber beim Ausbruch einer gleichen Wechselfieber-Periode abheilt, und so abwechselnd Jahre lang fort.

Anstrengung:
– **durch**: acon. alum.bg2,k *Ant-c.* ant-t. arg-met. ars. calc.k2 *Camph. Chin.* ferr. merc.bg2,k nit-ac. nux-v.bg2,k olnd. ox-ac. *Rhus-t.* samb. *Sep.* spig. spong. stann. stram. *Sumb.* valer.
  ✎ 88/1: Steigende Aufgelegtheit sich zu verheben und, wie man sagt, sich Schaden zu thun schon bei sehr geringer Anstrengung der Muskeln, bei kleinen Handarbeiten, beim über sich Reichen und Langen nach etwas Hohem, beim Aufheben nicht schwerer Dinge, schnellem Wenden des Körpers, Schieben u.s.w. Diese oft nur geringe Anspannung oder Ausdehnung der Muskeln bringt dann oft die schwersten Krankenlager zuwege, Ohnmachten, alle Grade hysterischer Beschwerden, Fieber, Blutspeien u.s.w., da doch eine nicht psorische Person solche Lasten hebt, als ihr Muskelkräfte nur irgend vermögen, ohne die mindesten Nachbeschwerden.
  FN 88/1-1: Oft auch sogleich starker Kopfschmerz im Scheitel - was dann auch äußerlich bei Berührung schmerzt - oder sogleich Kreuzschmerzen, oder Schmerzen in der Bährmutter, nicht selten Stechen in der Brustseite oder zwischen den Schulterblättern, was den Odem hemmt, oder schmerzhafte Steifheit des Genickes oder Rückgrats, oftes lautes Aufstoßen und dergl.
  FN 88/1-2: Der gemeine Mann, besonders auf dem ...

Anstrengung - durch: ...
  ✎ ... Lande, sucht sich dann mit einer Art mesmerischem Streichen, und zwar oft mit einigem, doch nicht dauerndem Erfolge zu erleichtern; die Aufgelegtheit sich zu verheben bleibt jedoch. Mit den Daumenspitzen pflegt vorzüglich eine Weibsperson (Streiche-Frau) gewöhnlich über den Schulterblättern nach den Achseln zu, oder den Rückgrat entlang, auch wohl von der Herzgrube aus, unter den Ribben hin (nur meist mit allzuheftigem Aufdrücken) mehrmals hinzustreichen.

Intermittierendes, chronisches Fieber, Wechselfieber: abies-n.br1 aesc.c2 agar. alum. ang.c1,c2 ant-c.c1,k2 ant-t.c2 apisc2 aran.c2 arn.k2 **Ars.**c2,k *Ars-i.* ars-s-f.k2 astac.c2 aza.c2 baj.bro1 bry.c2,k bufoc2 cact.br1,c2 calad.k2 **Calc.**c2,k calc-ac.c2 *Calc-p.* calc-s. canch.c2 **Caps.**c2 *Carb-ac.*c2 *Carb-v.*c2,k card-m.c2 casc.c2 caust.c2 *Cean.*c2 *Cedr.*c2 cent.c2 chel.k2 chim.c2 *Chin.*c2 *Chinin-ar.*c2,k chinin-m.c2 *Chinin-s.*c2 cimx.c2 cinac2 cocc.c2,k2 coff.c2 colch.c2 corn.c2 corn-a.c2 corn-f.br1,c2 elat.c2 eucal.c2 eup-per.c2,k2 *Eup-pur.*c2 **Ferr.**c2,k ferr-ar. *Ferr-i.* ferr-p.c2 gels.c2,k2 gent-q.c2 graph. guare.c2 *Hep.* ign.c2,k2 ilx-a.c2 *Iod. Ip.*c2 iris-t.c2 kali-ar. kali-bi.c2 kali-c. **Kali-s.** lach.c2,k *Lyc.*c2,k meny.c2 **Nat-m.**c2,k nat-p.k2 **Nat-s. Nit-ac.** nux-m.c2,k nux-v.c2,k ol-j.c2 ost.c2 pambt.br1 petros.c2 phel.c2 *Phlor.*c1 *Phos.* plb-xyz.c2 plect.c2 podo.c1,c2 polyp-p.c2 **Psor.** ptel.c2 *Puls.*c2 **Pyrog.** quas.c2 quer-r.c1,c2 rhus-t.c2,k2 rob.c2 sabad.c2 sal-al.bwa3 sanic.c2 sars.c2 *Sep. Sil.* sin-n.c2 stram.c1 sul-ac.c2,k2 **Sulph.**c2,k **Tarent.**c2,k tarent-c.c2 **Tub.** urt-u.c2 *Verat.*c2 vichy-g.c2
  ✎ 95/15: Wechselfieber, wenn sonst keine beim Volke weder sporadisch, noch epidemisch, noch auch endemisch herrschen, von sehr verschiednen Formen, Dauer und Typus, alltägige, drei-, vier-, fünf- und siebentägige.
  FN 95/15: Epidemisch herrschende Wechselfieber befallen wohl nie von Psora freie Menschen, so daß Geneigtheit dazu für ein Psora-Symptom zu achten ist.

Schweiß

Eine Seite: acon. alum.bg2,st *Ambr.* anac.bg2,st ant-t. arn.st aur-m-n. *Bar-c.* bell. *Bry.* carb-v.bg2 *Caust.*bg2,st cham. *Chin. Cocc.*bg2,kr1 dig.c1 fl-ac. ign.bg2 jab.br1,bro1 lyc. merc. merl. nux-m. **Nux-v.** **Petr.** *Phos.* **Puls.**k,kl2 ran-b. rheumbg2 rhus-t. *Sabad.*kr1 sabin. *Spig.*bg2,kr1 stann.bg2 stram. *Sulph.* **Thuj.**
  ✎ 93/2: Einseitiger Schweiß, bloß auf der einen Körperseite, oder bloß am Oberkörper, oder bloß an den Untergliedmaßen.

Morgens (6 - 9 h):
– **Bett**, im: alum.h am-m.a1,k ant-c.h *Bamb-a.*stb2 benz-ac.hr1 bov.hr1 bufo **Calc.** caps. chin. con. euph.hr1 **Ferr.**a1,k graph.h kali-c.h,k,* kali-i.a1,k kali-n.a1,k lyc.a1,k nat-c.a1,k nicc.hr1,k ol-an.a1 phos.hr1,k,* *Sep.*a1,h
  ✎ PP: Früh-Schweiß im Bette.

Morgens — **Schweiß** — Geruch

– **Erwachen**:
- **beim**: am-m.$_h$ ant-c.$_h$ carb-v.$_h$ con.$_h$ dig.$_h$ euphr.$_h$ iod.$_h$ ptel.$_{c1}$ sep.$_h$ spong.$_h$
  - 93/1: Tägliche Frühschweiße, oft triefend stark, viele Jahre über, oft von saurem, oder beißsaurem Geruche.
  - FN 93/1: Dahin gehört auch das Schwitzen psorischer Kinder am Kopfe, Abends nach dem Einschlafen.
- **nach**: acon-c. alum-sil.$_{k2}$ androc.$_{srj1}$ Ant-c. ant-t. ars.$_h$ bry. carb-an. carb-v. chel. chin. con. dig. ferr. gamb. hyper. mag-s. *Nux-v.* ph-ac. phos. phys. ran-b.$_{c1}$ **Samb. Sep. Sulph.**
  - vgl. 93/1 und FN 93/1

Angst, bei:
– **abends**: ambr. sulph.$_{h,k,*}$
  - 96/6: Beängstigungen Abends nach dem Niederlegen.
  - FN 96/6-2: Wovon Einige in starken Schweiß verfallen; Andre fühlen dann bloß Wallungen des Bluts und Pulsiren in allen Adern; Andern will die Angst die Kehle zuziehen, daß sie ersticken wollen, und wieder Andern däuchtet das Blut in allen Adern stillzustehen, was ihnen dann die Angst verursacht. Bei Einigen ist die Angst mit ängstlichen Bildern und Gedanken vergesellschaftet und scheint von diesen herzukommen, bei Andern sind keine ängstlichen Vorstellungen und Gedanken bei der Beängstigung.

Anstrengung:
– **während** geringer Anstrengung: acon. aeth. Agar. alum-p.$_{k2}$ ambr. aml-ns. ant-c.$_{k2}$ Ars. **Ars-i.** ars-s-f.$_{k2}$ asar. bamb-a.$_{stb2}$ bapt. bell. benz-ac. berb. *Brom. Bry.* but-ac.$_{br1}$ **Calc.** *Calc-i.*$_{k2}$ **Calc-s.** calc-sil.$_{k2}$ camph. canth. caps. carb-an. carb-v. *Carbn-s.* caust. *Chel.* **Chin.** *Chin. Chinin-ar.* chinin-s. cinnb. *Cist. Cocc.* corn. *Cupr. Eupi.* **Ferr.** ferr-ar. **Ferr-i.** *Ferr-m.* ferr-p. *Gels.* gink-b.$_{sbd1}$ **Graph.** *Hep.* **Iod.** kali-ar. **Kali-c.** kali-n. **Kali-p.** *Kali-s.* kali-sil.$_{k2}$ kreos. lach. led. **Lyc.** mag-c.$_{k,k2}$ *Merc.* **Nat-ar. Nat-c.** *Nat-m. Nat-p.* **Nat-s. Nit-ac.** op. petr.$_h$ **Phos.** phyt. **Psor.** rheum **Rhus-t.** sabad. sel. **Sep. Sil.** spig. stann. sul-ac. sul-i.$_{k2}$ **Sulph.** tab. thuj. **Tub.**$_{al2}$ valer. verat
  - PP: Gar zu leichtes Schwitzen am Tage, bei geringer Bewegung (oder Unfähigkeit, in Schweiß zu kommen).

Bewegung:
– **bei**: acon.$_{bg2}$ agar.$_{bg2}$ alum.$_{bg2,*}$ alum-sil.$_{k2}$ am-m.$_{bg2,*}$ *Ambr.*$_{bg2}$ anac.$_{bg2}$ ant-c. ant-t.$_{bg2}$ *Ars.*$_{bg2}$ ars-i. ars-s-f.$_{k2}$ arund.$_{a1}$ asar.$_{bg2}$ bar-c.$_{bg2}$ bell.$_{bg2,k}$ **Brom.**$_{bg2}$ **Bry.**$_{bg2,k}$ **Calc.**$_{bg2,k}$ calc-i.$_{bg2}$ calc-sil.$_{k2}$ camph. canth. *Carb-an.*$_{bg2}$ carb-v.$_{bg2,k}$ **Carbn-s.** *Caust.*$_{bg2,k}$ cham.$_{bg2,*}$ **Chin.**$_{bg2,k}$ *Chinin-s.* clem.$_{k}$ *Cocc.*$_{bg2}$ cur. dulc.$_{bg2}$ **Ferr.**$_{bg2,k}$ ferr-ar. ferr-i. *Fl-ac.*$_{bg2}$ gels.$_{a1,k}$ gran.$_{a1}$ **Graph.**$_{bg2,*}$ guaj.$_{bg2}$ **Hep.**$_{bg2,k}$ iod.$_{bg2,k,*}$ ip.$_{bg2,k}$ kali-ar. **Kali-bi. Kali-c.**$_{bg2,k}$ *Kali-n.*$_{bg2}$ kali-sil.$_{k2}$ lach.$_{bg2}$ *Led.*$_{bg2}$ lil-s.$_{a1}$ **Lyc.**$_{bg2}$ mag-c.$_{bg2,k}$ mag-m.$_{a1,*}$ **Merc.**$_{bg2,k,*}$ nat-ar. Nat-c.$_{bg2,*}$ *Nat-m.*$_{bg2,k}$ **Nit-ac.**$_{bg2}$ **Nux-v.**$_{bg2,k}$ op.$_{bg2}$ petr.$_{bg2}$ ph-ac.$_{bg2}$ phos.$_{bg2}$ **Psor.**$_{bg2}$ puls.$_{bg2,k}$ rhus-t.$_{bg2}$ sabad.$_{bg2}$ samb.$_{bg2}$ *Sel.*$_{bg2}$ **Sep.**$_{bg2}$ sil.$_{bg2,k}$ spig.$_{bg2,k}$ **Stann.**$_{bg2,k}$ staph.$_{bg2}$ *Stram.*$_{bg2}$

– **Bewegung - bei**: ...
sul-ac.$_{bg2}$ sul-i.$_{k2}$ **Sulph.**$_{bg2,k}$ thuj.$_{bg2,k,*}$ valer.$_{bg2}$ **Verat.**$_{bg2,*}$ **Zinc.**$_{bg2,k}$
  - 92/7: Allzuleichtes Schwitzen bei geringer Bewegung, ja anfallsweise selbst im Sitzen über und über, oder bloß an einzelnen Theilen, z.B. fast steter Hände- und Fuß-Schweiß,[6] so auch in den Achselgruben [7] und um die Schamtheile starkes Schwitzen.
  - FN 92/7-6: Letzterer gewöhnlich von sehr stinkendem Geruche gewöhnlich von solcher Heftigkeit, daß Fußsohlen, Fersen und Zehen bei geringem Gehen schon durchweicht und wund werden.
  - FN 92/7-7: Nicht selten von rother Farbe, oder von bokkigem, knoblauchartigen Geruche.

Essen:
– **beim**: am-c.$_{bg2}$ ant-t.$_{bg2}$ arg-met. ars.$_{bg2,k,*}$ ars-s-f.$_{k2}$ bamb-a.$_{stb2}$ *Bar-c.*$_{bg2,*}$ bar-s.$_{k2}$ *Benz-ac.*$_{hrl,k,*}$ borx. bry.$_{bg2,k}$ *Calc.*$_{bg2,k}$ calc-sil.$_{k2}$ **Carb-an.**$_{bg2,*}$ **Carb-v.**$_{bg2,k}$ **Carbn-s.** caust.$_{bg2}$ cham.$_{bg2}$ cocc. *Con.*$_{h,k,*}$ eupi.$_{c1}$ graph.$_{bg2,*}$ guare.$_{hrl,k,*}$ hep.$_{bg2}$ ign.$_{bg2,k}$ kali-ar. **Kali-c.**$_{bg2,k}$ *Kali-p.*$_{hrl,k,*}$ kali-sil.$_{k2}$ laur.$_{bg2}$ lyc.$_{bg2}$ mag-m.$_{bg2}$ **Merc.**$_{bg2,k}$ nat-ac.$_{bg2,k}$ *Nat-m.*$_{bg2,k,*}$ **Nit-ac.**$_{bg2,k,*}$ nux-v.$_{bg2,k}$ ol-an.$_{bg2,k,*}$ phos.$_{bg2,k,*}$ *Puls.*$_{bg2,k}$ sars.$_{bg2,k}$ **Sep.**$_{bg2,k}$ sil.$_{bg2,k}$ spig.$_{bg2}$ sul-ac.$_{bg2}$ teucr.$_{bg2}$ valer.$_{bg2}$ viol-t.$_{hrl,k}$
  - 76/7: Gleich beim Essen, Schweiß.

– **nach**: am-c.$_{hrl}$ arg-met. ars.$_{hrl,k}$ bar-c.$_{hrl}$ **Bry.** Calc.$_{hrl,k}$ calc-sil.$_{k2}$ **Carb-an.**$_{hrl,k}$ **Carb-v. Carbn-s.** *Caust. Cham.* con. *Crot-c.*$_{a1,k}$ crot-h. ferr. ferr-ar. graph. guare.$_{a1,hrl}$ *Kali-c.*$_{hrl,k}$ kali-sil.$_{k2}$ *Laur.* **Lyc.** nat-m. **Nit-ac.**$_{hrl,k,*}$ *Nux-v.* petr. ph-ac. **Phos.** psor. sel. **Sep.** *Sil.* sul-ac.$_{k2}$ **Sulph.** thuj. *Viol-t.*$_{a1}$
  - 76/6: Nach dem Essen, Ängstlichkeit mit Angstschweiße.
  - FN 76/6-3: Auch wohl hie und da sich erneuernde Schmerzen, z.B. Stiche in den Lippen, Greifen und Wühlen im Unterleibe, Drücken in der Brust, Schwere im Rücken und Kreuze, bis zur Übelkeit; da dann bloß ein mit Fleiß erregtes Erbrechen lindert. Bei einigen Personen erhöhet sich auf's Essen die Angst bis zum Triebe sich das Leben zu nehmen durch Erdrosseln.

Färbt die Wäsche:
– **rot**: *Arn.*$_{k,st}$ *Calc.*$_{kr1,st}$ *Carb-v.*$_{kr1,st}$ cham.$_{kr1,st}$ chin.$_{kr1,st}$ clem.$_{kr1,st}$ *Crot-h.*$_{bg2,st}$ *Dulc.*$_{k,st}$ ferr.$_{st}$ gast.$_{a1,kr1,*}$ **Lach.**$_{kr1,st}$ *Lyc.*$_{kr1,st}$ **Nux-m.**$_{bg2,k}$ *Nux-v.*$_{k,st}$ thuj.$_{bg2}$
  - vgl. 92/7, FN 92/7-6 und FN 92/7-7

Geruch:
– **Bocksgeruch**:
  - vgl. 92/7, FN 92/7-6 und FN 92/7-7
– **Knoblauch**, nach: *Art-v.*$_{bg1,bg2,*}$ kalag.$_{br1}$ lach.$_{kr1}$ sulph.$_{st}$ thuj.$_{k2}$
  - vgl. 92/7, FN 92/7-6 und FN 92/7-7
– **sauer**:
  - **morgens**: *Bry.*$_{hrl,k,*}$ *Carb-v. Iod.*$_{hrl,k,*}$ lyc.$_{hrl,k,*}$ nat-m.$_{a1,k}$ rhus.$_{hrl,k,*}$ sep.$_h$ sul-ac.$_{a1,k}$ **Sulph.**$_{a1,k}$
  - 93/1: Tägliche Frühschweiße, oft triefend stark, viele Jahre über, oft von saurem, oder beißsaurem ...

Geruch   **Schweiß / Haut**   Atherome

– **sauer - morgens**: ...
- 🕮 ... *Geruche*.
  FN 93/1: Dahin gehört auch das Schwitzen psorischer Kinder am Kopfe, Abends nach dem Einschlafen.
– **übelriechend**:
  • **Bewegung**, bei: eupi.$_{a1,k}$ mag-c.
  🕮 *92/7: Allzuleichtes Schwitzen bei geringer Bewegung, ja anfallsweise selbst im Sitzen über und über, oder bloß an einzelnen Theilen, z.B. fast steter Hände- und Fuß-Schweiß,[6] so auch in den Achselgruben [7] und um die Schamtheile starkes Schwitzen.*
  FN 92/7-6: Letzterer gewöhnlich von sehr stinkendem Geruche und zuweilen von solcher Heftigkeit, daß Fußsohlen, Fersen und Zehen bei geringem Gehen schon durchweicht und wund werden.
  FN 92/7-7: Nicht selten von rother Farbe, oder von bokkigem, knoblauchartigen Geruche.

Kalt:
– **Bewegung**, bei: ant-c.$_{hr1,k}$ sep.
  🕮 *vgl. 92/7, FN 92/7-6 und FN 92/7-7*
– **plötzlichen** Anfällen; Schweiß in: *Crot-h.*
  🕮 *vgl. 92/7, FN 92/7-6 und FN 92/7-7*

Plötzlich: aml-ns. apis$_{bg1}$ ars.$_{bg2,k}$ bell.$_{bg2,k}$ *Carbn-s.* clem.$_{bg2,k}$ *Crot-h.* hyos.$_{bg1}$ *Ip.* merc-cy.$_{bg1}$ phos.$_{bg2}$ valer.$_{bg1}$
  🕮 *vgl. 92/7, FN 92/7-6 und FN 92/7-7*
– **verschwindet** plötzlich, und: **Bell.**
  🕮 *vgl. 92/7, FN 92/7-6 und FN 92/7-7*

Reichlich: abrot. absin.$_{a1}$ acet-ac.$_{br1}$ *Acon.*$_{hr1,k}$ aesc.$_{hr1,k}$ aeth.$_{hr1,k}$ agar.$_{bg2,k,*}$ agn.$_{hr1}$ alco.$_{a1}$ *All-c.*$_{hr1}$ alum. am-c.$_{bg2,k,*}$ am-caust.$_{a1}$ am-m.$_{bg2,k,*}$ ambr.$_{bg2,k,*}$ aml-ns. anac.$_{bg2}$ androc.$_{srj1}$ ant-c. **Ant-t.**$_{bg2,k,*}$ anthraco. apis arg-n.$_{hr1}$ **Ars.**$_{bg2,k,*}$ ars-i. arund.$_{hr1}$ asar.$_{bg2,k}$ asc-c.$_{hr1,k}$ astac.$_{hr1}$ atro.$_{hr1}$ aur.$_{hr1,k}$ aur-i.$_{k2}$ *Aur-m.*$_{hr1,k}$ **Aur-m-n.**$_{hr1,k}$ aur-s.$_{k2}$ *Bamb-a.*$_{stb2}$ bapt.$_{hr1,k}$ *Bar-c.* **Bell.**$_{bg2,k,*}$ ben. benz-ac.$_{a1,k}$ bol-la. bond.$_{a1}$ *Brom.*$_{bg2}$ **Bry.**$_{bg2,k}$ bufo cact. caj.$_{a1}$ **Calc.**$_{h,k,*}$ calc-ar.$_{k2}$ calc-i.$_{k2}$ calc-p.$_{bg2,hr1}$ calc-s. calc-sil.$_{k2}$ *Camph.*$_{hr1,k}$ canth.$_{bg2,k}$ *Caps.*$_{hr1,k}$ carb-ac. **Carb-an.**$_{bg2,k}$ **Carb-v.**$_{bg2,k,*}$ **Carbn-s.** carc.$_{fb}$ casc.$_{a1}$ castm. *Caust.*$_{bg2,k}$ **Cedr.**$_{hr1,k}$ cham.$_{hr1,k}$ chel.$_{hr1,k}$ **Chin.**$_{bg2,k,*}$ **Chinin-ar. Chinin-s.**$_{hr1,k}$ chlor.$_{hr1,k}$ *Cist.* clem. coc-c. cocc.$_{hr1,k}$ *Colch.*$_{hr1,k}$ *Coloc.*$_{hr1,k}$ con.$_{h,k,*}$ cop.$_{hr1}$ corn. crat.$_{hr1}$ *Crot-c. Cupr.*$_{hr1,k}$ cupr-s.$_{hr1}$ *Dig.* dulc.$_{bg2,k,*}$ elaps elat. esin.$_{c2}$ eup-per.$_{hr1,k}$ eup-pur. fago.$_{a1}$ **Ferr.**$_{bg2,k,*}$ **Ferr-ar.** *Ferr-i.* Ferr-p. Fl-ac.$_{hr1}$ *Gels.*$_{bg2,k}$ glon.$_{hr1}$ granit-m.$_{es1}$ graph.$_{bg2,k}$ guaj.$_{bg2,k2}$ *Ham.*$_{hr1}$ **Hep.**$_{bg2,k,*}$ hyos.$_{hr1,k}$ ign.$_{bg2}$ iod.$_{bg2,k,*}$ *Ip.*$_{bg2,k,*}$ jab.$_{br1}$ **Kali-ar. Kali-bi.**$_{hr1,k}$ **Kali-c.**$_{h,k,*}$ kali-i.$_{hr1}$ kali-n.$_{bg2,k,*}$ **Kali-p.**$_{hr1,k}$ kali-s. kreos.$_{bg2}$ *Lac-c.* lac-c. *Lach.*$_{bg2,k,*}$ lact.$_{hr1,k}$ led.$_{bg2}$ lith-c. lob.$_{hr1,k}$ lob-e.$_{c1}$ **Lyc.**$_{bg2,k,*}$ *Mag-c.*$_{h,k,*}$ mag-m.$_{bg2}$ mang.$_{hr1}$ **Merc.**$_{bg2,k,*}$ merc-c.$_{hr1,k}$ *Mez. Nat-ar.* Nat-c.$_{bg2,k}$ **Nat-m.**$_{bg2,k}$ nat-n.$_{bg2}$ *Nat-p.* Nit-ac.$_{bg2}$ *Nux-v.*$_{bg2,k,*}$ *Op.*$_{bg2,k,*}$ par. petr.$_{hr1}$ **Ph-ac.**$_{bg2,k,*}$ phase-vg.$_{a1}$ phel.$_{hr1}$ *Phos.*$_{bg2,k,*}$ phys.$_{a1}$ pisc.$_{c2}$ podo. **Psor.**$_{bg2,k,*}$ *Puls.*$_{bg2,k,*}$ pyre-p.$_{a1}$ pyrog. *Rhod.*$_{bg2,hr1}$ *Rhus-t.*$_{bg2,k,*}$ rob. *Sabad.*$_{bg2,k,*}$

sal-ac.$_{hr1,k}$ **Samb.**$_{hr1,k}$ sang.$_{hr1,k}$ sarr.$_{hr1}$ sars.$_{bg2,k}$ *Sec.*$_{hr1,k}$ *Sel.*$_{bg2,k,*}$ seneg.$_{bg2}$ **Sep.**$_{h,k,*}$ **Sil.**$_{bg2,k,*}$ spig.$_{bg2}$ *Spong.*$_{bg2,k,*}$ stann.$_{bg2,k,*}$ staph.$_{bg2,k,*}$ stram.$_{bg2,k,*}$ sul-ac.$_{bg2,k2}$ *Sulph.*$_{bg2,k,*}$ tab.$_{k2}$ *Tarax.*$_{hr1,k}$ ter.$_{a1,hr1}$ *Thuj.*$_{bg2,k,*}$ **Tub.**$_{hr1,k}$ ust.$_{hr1}$ valer.$_{bg2,k}$ vario.$_{hr1}$ *Verat.*$_{bg2,k,*}$ verat-v. zinc.$_{bg2,k,*}$ zinc-p.$_{k2}$ zing.$_{hr1}$
  🕮 *vgl. 92/7, FN 92/7-6 und FN 92/7-7*
– **morgens**:
  • **Erwachen**, nach dem: *Ferr. Sep.*$_{a1,k}$ **Sulph.**$_{h,k,*}$
  🕮 *93/1: Tägliche Frühschweiße, oft triefend stark, viele Jahre über, oft von saurem, oder beißigsaurem Geruche.*
  FN 93/1: Dahin gehört auch das Schwitzen psorischer Kinder am Kopfe, Abends nach dem Einschlafen.
– **nachts**:
  • **Schlaf**, im: *Acon.*$_{hr1}$ carb-an. *Chin.* chinin-s. nat-c. *Phos. Thuj.* til.$_{bro1}$
  🕮 *vgl. 93/1 und FN 93/1*
– **Erwachen**, beim: am-m. canth. chin. dros.$_{k2}$ *Ferr.* lac-d.$_{k2}$ *Samb. Sep.* **Sulph.**
  🕮 *vgl. 93/1 und FN 93/1*
– **Schlaf**, im: camph. carb-an. casc.$_{a1}$ *Chin.* chinin-s. con.$_{k2}$ dulc.$_{h1}$ merc.$_{k2}$ nat-c. *Op. Phos.* podo. *Thuj.*
  🕮 *vgl. 93/1 und FN 93/1*

Schlaf:
– **Erwachen**, nach dem: alum. anac. *Ant-c.* ant-o. arn. *Ars.* ars-s-f.$_{k2}$ bamb-a.$_{stb2}$ bar-c. bell. bov. bry. *Calad. Calc.* calc-sil.$_{k2}$ canth. carb-an. carb-v. carbn-s. caust. cedr. *Chel. Chin. Chinin-ar.* cic. *Clem.* colch. con. corn. cycl. dig. *Dros.* euphr. eupi. *Ferr.* ferr-ar. glon. graph. hep. hyper. ign. jug-c. lac-c. led. lyc. mag-c. mag-s. mang. *Merc.* merc-c. nat-m. nicc. *Nux-v.* ph-ac. *Phos.* pip-m. ptel. ran-b. rat. rumx. **Samb. Sep.** sil. stann. staph. **Sulph.** *Tarax.* til.
  🕮 *vgl. 93/1 und FN 93/1*

Schreck, durch: acon.$_{bg2}$ *Anac.* bamb-a.$_{stb2}$ *Bell.*$_{k,k1}$ gels. lyc.$_{bg2,k}$ *Op.*$_{bg2,k}$ sil. sulph.$_{bg2}$
  🕮 *97/4: Schreckhaftigkeit oft bei der geringsten Kleinigkeit; sie gerathen davon oft in Schweiß und Zittern.*

Sitzen, im: am-c. *Anac.* **Ars.** *Asar. Calc.* caps. caust. chin. *Con. Ferr. Kali-bi.* lyc. mang. nat-c. ph-ac. phos. rhod. *Rhus-t.* sep. spong. *Staph.* sul-ac. sulph. tarax. valer.
  🕮 *vgl. 92/7, FN 92/7-6 und FN 92/7-7*

Warm:
– **Sitzen**, beim: asar.$_{j5}$
  🕮 *vgl. 92/7, FN 92/7-6 und FN 92/7-7*

Haut

Atherome: *Agar.*$_{bg2,k}$ am-c.$_{bg2,k}$ anac. ant-c.$_{bg2,k}$ *Aur.*$_{bg2}$ **Bar-c.**$_{bg2,k,*}$ benz-ac.$_{c2}$ **Calc.**$_{bg2,k,*}$ calc-sil.$_{k2}$ caust.$_{bg2,mha}$ coloc. *Con.*$_{c2}$ **Graph.**$_{bg2,k,*}$ *Hep.*$_{bg2,k,*}$ hydr.$_{bg2}$ iod.$_{bg2}$ kali-c.$_{bg2,k,*}$ kali-i.$_{k2}$ lach.$_{bg2}$ lob.$_{c2}$ *Nit-ac.*$_{bg2,k,*}$ ph-ac.$_{bg2}$ *Phos.*$_{bg2}$ *Phyt.*$_{c2}$ plb.$_{bg2}$ rhus-t.$_{c2}$ *Sabin.*$_{bg2,k}$ *Sil.*$_{bg2,k,*}$ spong.$_{bg2,k,*}$ sulph.$_{bg2,k,*}$

Haut

Atherome

Atherome: ...

thuj.bg2,k zinc.bg2

≫ 92/3: Balg-Geschwülste in der Haut, dem Zellgewebe darunter, oder den Schleimbeuteln der Flechsen (Überbeine) von mancherlei Gestalt und Größe, kalt, ohne Empfindung.

FN 92/3-3: Der in neuern Zeiten fürchterlich gewordene Blutschwamm hat, wie ich von einigen Fällen schließen zu müssen glaube, keine andre Quelle, als die Psora.

Empfindlichkeit: Acon.bg2,k *Agar.*bg2,k alum.bg2,k alum-sil.k2 am-c.bg2 am-m. ambr.k2 ant-c.bg2,k ant-t.bg2,k **Apis** *Arg-n.* arn.bg2,k ars.bg2,k ars-s-f.k2 aur.bg2,k aur-ar.k2 aur-s.bg2 bamb-a.stb2 bar-c.bg2,k bar-s.k2 **Bell.**h,k,* bov. bg2,k *Bry.*bg2,k bufo cadm-s.k2 calad.k2 *Calc.*h,k,* calc-p.a1 *Calc-s.* calc-sil.k2 camph.bg2,k,* cann-s.bg2,k canth.bg2,k caps.bg2,k carb-an.bg2,k carb-v.bg2,k caust.k13 cham.bg2,k **Chin.**bg2,k,* *Chinin-ar.* Chlor.bg2,k,* choc.srj3 cimic. cina.k2 *Coc-c.*bg1,k2,* *Coff.*bg2,k colch.bg2,k *Con.*bg2,k cot.br1 *Crot-c.* cupr. cupr-ar.bg2 cycl. *Ferr.*bg2,k ferr-ar. *Ferr-p.* fl-ac.bg2 foll.jl3 gels. **Hep.**bg2,k *Hyos.* ign.bg2,k *Ip.*bg2,k kali-ar. kali-c.bg2,k *Kali-p.* *Kali-s.* **Kreos.**bg2,k lac-c.k2 lac-d.k2 **Lach.**bg2,k *Led.*bg2,k lyc.bg2,k **Lyss.** *Mag-c.*bg2,k mag-p.k2 mang.bg1,bg2 meny.sf **Merc.**bg2,k mez. *Mosch.*bg2,k *Nat-m.*bg2,k,* nat-p. *Nux-m.*bg2,k *Nux-v.*bg2,k olnd.bg2,k,* op.bg2,gl1 ox-ac. par.bg2,k **Petr.**bg2,k,* **Ph-ac.**bg2,k phos.bg2,k plan.bg2 **Plb.**bg2,k puls.bg2,k ran-b.bg2,k ran-s.bg2,k rhus-d.c2 *Rhus-t.*bg2,k sabad.bg2 *Sang.* sars.bg2 *Sec.*bg2,k *Sel.*bg2,k *Sep.*bg2,k,* **Sil.**bg2,k *Spig.*bg2,k spong.bg2,k squil.bg2,k stann.bg2,k staph.bg2,k sul-ac.bg2,k **Sulph.**bg2,k tarent.bg2,k2 tell.jl3 *Thuj.*bg2,k verat.bg2,k *Zinc.*bg2,k zinc-p.k2

≫ 88/6: Schmerzhafte Empfindlichkeit der Haut, der Muskeln und der Beinhaut bei mäßigem Drucke.

FN 88/6-4: Wenn er sich an etwas mäßig stößt, so schmerzt es heftig und sehr lange; die Stellen, worauf er im Bette liegt, schmerzen empfindlich, daher öfteres Umwenden die Nacht; die hintern Oberschenkelmuskeln, worauf sie sitzt, und die Sitzbeine schmerzen empfindlich; ein geringer Schlag mit der Hand auf die Oberschenkel macht großen Schmerz. Geringes Anstoßen an etwas Hartem hinterläßt blaue Flecke, Blutunterlaufungen.

Entzündung: *Acon.*bg2,k agn.bg2,k alum.bg2,k *Anac.* ant-c.bg2,k *Apis* *Arn.*bg2,k *Ars.*bg2,k ars-s-f.k2 *Asaf.*bg2,k *Aur.* bad. bar-c.bg2,k *Bar-m.* bell.k,* borx. bry.bg2,k bufo.k *Calc.*bg2,k camph.bg2,k,* cann-s.bg2,k *canth.*bg2,k caust.bg2,k **Cham.**bg2,k chlol. cina cocc.bg2,k colch.bg2,k com. con.bg2,k croc.bg2,k crot-h. *Dulc.* euph.bg2,k *Gels.* graph.bg2,k **Hep.**bg2,k hyos.bg2,k *Kali-s.* kreos.bg2 lach.bg2,k lyc.bg2,k mang.bg2,k **Merc.**bg2,k mez.bg2,k nat-c.bg2,k nat-m.bg2,k *Nit-ac.*bg2,k petr.bg2,k ph-ac.k2 phos.bg2,k *Plb.*bg2,k **Puls.**bg2,k ran-b.bg2,k **Rhus-t.**bg2,k ruta sep.bg2,k **Sil.**bg2,k *Staph.*bg2,k *Sulph.*bg2,k tarent-c. verat.bg2,k zinc.bg2,k

≫ PP: Neigung zu Rothlauf [Rose] [Hahnemanns Definition: Da die strahlenförmig sich verbreitende, ...

Entzündung: ...

≫ ... hellrothe, beim Fingerdruck auf einen Augenblick verschwindende Hautentzündung, der sogenannte Rothlauf (Rose), [Monographie „Camphora off.; RAL]]

Erysipel: Acon.bg2,k,* *Am-c.*bg2,k,* am-m.bg2,k *Anac.*bg2,k anac-oc.c2 anan.hr1,k,* ant-c.bg2,k *Anthraci.*c2,k **Apis**c2,k arg-n.c2 *Arn.*bg2,k *Ars.*bg2,k *Ars-i.* ars-s-f.k2 arund.hr1 astac.br0l atro.hr1 *Aur.*hr1,k aur-ar.k2 aur-s.k2 bar-c.bg2,k bar-m. **Bell.**bg2,k,* *Borx.*c2,k *Bry.*bg2,k,* bufo cadm-s. *Calc.*bg2,k,* *Calc-f.*hr1 calc-i.k2 calc-sil.k2 calen.hr1 *Camph.*bg2,k,* *Canth.*bg2,k,* carb-ac.bg2,k,* *Carb-an.*bg2,k,* carb-v.bg2,k *Carbn-s.* caust.bg2,k *Cham.*hr1,k,* chel.hr1,k *Chin.*bg2,k,* chlol.c2 cinnm.lu1 cist.c2 *Clem.*bg2,k colch.hr1,k com.bg2,k,* con.c2 cop.hr1 *Crot-c.* *Crot-h.*bg2,k crot-t.hr1,k cund.hr1 cupr.hr1,k *Cupr-act.*c2 dor.c2 dulc.bg2,k *Echi.*bg2 elat.c1,hr1,* **Euph.**bg2,k euph-cy.c2 euph-pe.c2 *Ferr-p.*c2 frag.c2 gast.a1 *Gels.*hr1,k **Graph.**bg2,k gymno.c2 *Hep.*bg2,k,* hippoz.c2 *Hydr.*bg2,hr1 hyos.bg2,k,* inul.c2 *Iod.*bg2,k *Ip.*bg2,k jab.c2 *Jug-c.*hr1,k,* kali-ar. *Kali-c.*bg2,k,* *Kali-chl.*hr1,k kali-i. kali-m.k2 *Kali-p.* kali-s.hr1,k kali-sil.k2 kalm.hr1 lac-c.k2 **Lach.**bg2,k led.hr1,k *Lyc.*bg2,k,* mag-c.bg2,k mang.bg2,k,* meph.a1 **Merc.**bg2,k,* mur-ac.bg2,k nat-ar. nat-c.bg2 nat-m.bg2,k,* nat-p.hr1,k nat-s.hr1,k *Nit-ac.*bg2,k,* nux-vh.hr1 passi.c2 petr.bg2,k,* *Ph-ac.*bg2,k,* *Phos.*bg2,k plan.c2 plat.hr1 plb.bg2 podo.c1,hr1 ptel.c2,hr1 **Puls.**bg2,k,* pyrog.k2 ran-a.c2 ran-b.c2 ran-s.bg2 rhod.bg2,k,* rhus-d.c2 **Rhus-t.**bg2,k *Rhus-v.*bg2,k,* *Ruta* sabad.bg2 samb.bg2,k sars.bg2,k sec.ptk1 sep.bg2,k *Sil.*bg2,k spong.hr1 stann.bg2 staph.bg2 stram.bg2,hr1,* sul-i.k2 *Sulph.*bg2,k,* *Tarent-c.* tep.c2 *Ter.*bg2,k,* *Thuj.*bg2,k tub.bg2,c2 verat.hr1,k *Verat-v.*c2 vesp. vip.a1,bg2 *Thuj.*bg2,k zinc.bg2,k,* zinc-act.c2

≫ PP: Neigung zu Rothlauf [Rose] [Hahnemanns Definition: Da die strahlenförmig sich verbreitende, hellrothe, beim Fingerdruck auf einen Augenblick verschwindende Hautentzündung, der sogenannte Rothlauf (Rose), [Monographie „Camphora off.; RAL]]

Exkoriation:

– **Gefühl** wie exkoriert: canth.rb2
 ≫ vgl. 88/6 und FN 88/6-4

• **Berührung**, bei: ferr.rb2
 ≫ vgl. 88/6 und FN 88/6-4

Farbe (= Verfärbung):
– **bläulich**:
• **Stellen**, an einzelnen: aeth. *Agar.*bg2 anan. ant-c.bg2,k anthraci. apis arg-n. **Arn.**bg2,k *Ars.*bg2,k ars-s-f.k2 bad. *Bapt.*bg2 bar-m. berb. borx. *Bry.*bg2,k calc. *Carb-an.* Carb-v. chlol. *Con.*bg2,k **Crot-h.**bg2,k dulc. euphr. *Ferr.*bg2,k *Hep.* kreos.bg2 *Lac-c.* **Lach.**bg2,k laur. *Led.*bg2,k *Lyc.* merc. mosch.bg2 nit-ac.bg2,k *Nux-m.*bg2,k *Nux-v.*bg2,k *Op.*bg2,k **Ph-ac.** **Phos.**bg2,k *Plat.* plb. *Puls.* rhus-t.bg2,k ruta *Sars.* **Sec.**bg2 *Sep.*bg2 sil.bg2,k **Sul-ac.**bg2,k *Sulph.*bg2,k tarent. ter. *Vip.*bg2

≫ vgl. 88/6 und FN 88/6-4

Farbe — Haut — Gefühllosigkeit

– **braun**:
• **Leberflecken**: am-c. *Ant-c.* ant-t. *Arg-n.* arn. *Ars.* ars-i. ars-s-f.$_{k2}$ *Aur.* aur-ar.$_{k2}$ bad. borx. bry. cadm-s. calc. calc-p. calc-s. calc-sil.$_{k2}$ canth. *Carb-v. Carbn-s.* carc.$_{bg}$ caust. *Con.* cop. cor-r. crot-h. **Cur.** dros. *Dulc.* ferr. ferr-ar.$_{k2}$ ferr-i. graph. *Hyos. Iod.* kali-ar. kali-bi. kali-c. kali-p. kali-s.$_{k2}$ kali-sil.$_{k2}$ **Lach.** *Laur.* **Lyc. Merc.** merc-i-r. *Mez.* nat-ar. *Nat-c.* nat-p. **Nit-ac.** *Nux-v.* petr. *Phos. Plb.* puls. ruta sabad. **Sep.** sil. stann. sul-ac. sul-i.$_{k2}$ **Sulph.** tarent. *Thuj. Tub.*
☞ 91/5: Leberflecke, große bräunliche Flecke, die oft ganze Glieder, die Arme, den Hals, die Brust usw. überziehen, ohne Empfindung oder mit Jucken.

– **gelb** (= Gelbsucht etc.): acal.$_{brl}$ **Acon.**$_{c2,k}$ aesc.$_{c2}$ agar.$_{c2,k}$ agn. *Aloe* alum. alum-p.$_{k2}$ alumn.$_{k2}$ *Am-m.* *Ambr.*$_{c2,k}$ *Ant-c.* ant-i.$_{c1}$ *Ant-t. Arn. Ars.*$_{c2,k}$ ars-i. asaf. astac.$_{c2,k}$ *Aur.*$_{c2,k}$ aur-m-n.$_{c2}$ aur-s.$_{c1,c2}$ *Bell.* *Berb.*$_{c2,k}$ blatta-a.$_{c2}$ bov.$_{c2}$ *Bry.*$_{c2,k}$ bufo cadm-s.$_{brl}$ *Calc. Calc-p.* calc-s. calc-sil.$_{k2}$ calen.$_{c2}$ cann-s. *Canth.* **Carb-v.** carbn-s. **Card-m.**$_{c2,k}$ cas-s.$_{brl}$ *Caust.* cean.$_{c2}$ cedr. *Cham.*$_{c2,k}$ **Chel.**$_{c2,k}$ chelo.$_{c2}$ chen-a.$_{c1,hr1}$ chim.$_{c2}$ **Chin.**$_{c2,k}$ *Chinin-ar.* **Chion.**$_{c2,k}$ chol.$_{c2}$ cina coca cocc. **Con.**$_{c2,k}$ *Corn.*$_{c2,k}$ corn-f. croc. **Crot-h.**$_{c2,k}$ cupr. *Dig.*$_{brl,k,*}$ *Dol.*$_{c2,st}$ dulc. elat.$_{c2,k}$ eup-per.$_{c2,k}$ euph. fab.$_{brl}$ *Ferr.* ferr-i. *Ferr-i.* ferr-pic.$_{c2}$ gels.$_{c2,k}$ granit-m.$_{es1}$ graph. hell. *Hep.*$_{c2,k}$ hier-p.$_{lsr4}$ *Hydr.*$_{c2,k}$ *Ign.* ilx-a.$_{c2}$ **Iod.**$_{c2,k}$ iris kali-ar. kali-bi. kali-c. kali-m.$_{c2,k}$ kali-p. *Kali-pic.*$_{c1,c2}$ kali-s.$_{k2}$ kali-sil.$_{k2}$ **Lach.**$_{c2,k}$ laur. *Lept.*$_{c2,k}$ lipp.$_{c2}$ *Lyc.* mag-m. mang.$_{c2,k}$ med. **Merc.**$_{c2,k}$ *Merc-c.*$_{c2,k}$ myric.$_{c2,k}$ nat-ar. nat-c. *Nat-m.* nat-p. **Nat-s. Nit-ac. Nux-v.** olnd. *Op.* petr. ph-ac. **Phos.**$_{c2,k}$ pic-ac.$_{c2,k2}$ **Plb.** plb-xyz.$_{c2}$ *Podo.*$_{c2,k}$ *Ptel.*$_{c2,k}$ **Puls.** ran-b.$_{c2,k}$ rheum.$_{c2,k}$ rhus-t. ric.$_{c2}$ sabad. *Sang. Sec.* **Sep.**$_{c2,k}$ *Sil. Spig.* sul-ac. sul-i.$_{k2}$ **Sulph.**$_{c2,k}$ tab. tarax.$_{c2}$ tarent. ter.$_{c2}$ thuj. tinas.$_{gsbl}$ verat. vip.$_{c2,k}$
☞ 92/1: Gilbe der Haut, gelbe Flecke, gleicher Natur, um die Augen, den Mund, am Halse u.s.w., ohne Empfindung.
FN 92/1-1: Nach Fahren im Wagen entsteht Hautgilbe am ehesten, wenn sie noch nicht ständig, sondern nur noch überhingehend ist.

– **rot**:
• **Stellen**; an einzelnen: acon.$_{bg2,k,*}$ aeth. agn.$_{bg2,k}$ ail.$_{k2}$ *Alum.*$_{bg2,k}$ alum-p.$_{k2}$ **Am-c.**$_{bg2,k}$ am-caust.$_{a1}$ am-m.$_{bg2,k}$ *Ambr.*$_{bg2,k}$ *Ant-c.*$_{bg2,k}$ ant-t.$_{bg2,k}$ *Apis Arn.*$_{bg2,k,*}$ **Ars.**$_{bg2,k,*}$ ars-i. ars-s-f.$_{k2}$ aur.$_{bg2,k}$ bar-c.$_{bg2,k}$ bar-s.$_{bg2,k}$ **Bell.**$_{bg2,k}$ benz-ac. *Berb.* brom. *Bry.*$_{bg2,k}$ calad.$_{bg2,k}$ **Calc.**$_{bg2,k}$ calc-i.$_{k2}$ calc-sil.$_{k2}$ canth.$_{bg2,k}$ caps.$_{bg2,k}$ *Carb-an.*$_{bg2,k}$ *Carb-v.*$_{bg2,k}$ carbn-s.$_{c2,bg2,k}$ carb-v.$_{sg2,k}$ cham.$_{bg2,k,*}$ chel. chin.$_{bg2,k}$ *Chlol.* cinnb. cist. clem.$_{bg2,k}$ *Coc-c.*$_{a1,k}$ **Cocc.**$_{bg2,k}$ coff.$_{bg2,k}$ *Con.*$_{bg2,k}$ cor-r. croc.$_{bg2,k}$ *Crot-h. Crot-t.* cupr.$_{bg2,k}$ *Cycl.*$_{bg2,k}$ *Dros.*$_{bg2,k}$ *Dulc.*$_{bg2,k,*}$ elaps ferr. ferr-ar. ferr-i. *Graph.*$_{bg2,k,*}$ hep.$_{bg2,k}$ hyos.$_{bg2,k}$ iod.$_{bg2,k}$ *Ip.*$_{bg2,k}$ *Jug-c.* kali-ar. kali-bi.$_{bg2,k}$ kali-i.$_{bg2,k}$ kali-n.$_{bg2,k}$ kali-s. kali-sil.$_{k2}$ **Lach.**$_{bg2,k}$ led.$_{bg2,k}$ *Lyc.*$_{bg2,k}$ *Mag-c.*$_{bg2,k}$ mag-m.$_{bg2,k}$ mang. **Merc.**$_{bg2,k}$ mez.$_{bg2,k}$ nat-ar. nat-c.$_{bg2,k}$ nat-m.$_{bg2,k,*}$ nat-p.

Farbe - rot - Stellen; an einzelnen: ...
Nit-ac.$_{bg2,k}$ nux-v.$_{bg2,k,*}$ oena. ol-j. op.$_{bg2,k}$ par.$_{bg2,k}$ *Petr. Ph-ac.*$_{bg2,k}$ **Phos.**$_{bg2,k,*}$ phyt. *Pic-ac.*$_{bg2}$ *Plb.*$_{bg2}$ ptel.$_{c1}$ puls.$_{bg2,k,*}$ rhod.$_{bg2,k}$ *Rhus-t.*$_{bg2,k,*}$ **Sabad.**$_{bg2,k,*}$ *Samb.* sars.$_{bg2,k}$ sec.$_{bg2,k}$ **Sep.**$_{bg2,k}$ *Sil.*$_{bg2,k}$ spong.$_{bg2,k,*}$ squil.$_{bg2,k,*}$ *Stann.*$_{bg2,k}$ *Stram.*$_{bg2,k,*}$ **Sul-ac.**$_{bg2,k}$ sul-i.$_{k2}$ **Sulph.**$_{bg2,k}$ sumb. *Tab. Teucr.*$_{bg2,k}$ thuj. verat.$_{bg2,k}$ vip.$_{a1,k}$ zinc.$_{bg2,k}$ zinc-p.$_{k2}$
☞ 91/3: Ausschläge, theils von Zeit zu Zeit entstehende und wieder vergehende, einzelne, wohllüstig-jückende Eiterbläschen, besonders an den Fingern oder andern Theilen, welche nach Kratzen brennen und mit dem ursprünglichen Krätz-Ausschlage die größte Ähnlichkeit haben; theils Nessel-Ausschlag, wie Quaddeln und Wasserblasen, meist brennenden Schmerzes; theils Blüthen, ohne Schmerz im Gesichte, der Brust, dem Rücken, den Armen und Oberschenkeln; theils Flechten und Schwinden in feinfrieseligen Körnern, dicht in runde, größere oder kleinere Flecke zusammengedrängt von meist röthlicher Farbe, theils trocken, theils nässend, von ähnlichem Jücken wie der Krätz-Ausschlag, und Brennen nach dem Reiben. Sie breiten sich mit Röthe in ihrem Umkreise immer weiter aus, während die Mitte frei von Ausschlage zu werden scheint, mit glatter, glänzender Haut (Ring-Flechte). (Die nässenden Flechten an den Unterschenkeln nennt man Salzflüsse); theils Krusten, über der Haut erhaben, von runder Gestalt, hochrothen Umgebungen und unschmerzhaft, bei öftern heftigen Stichen auf den noch freien Hautstellen; theils Abegänge, kleine, runde Hautstellen, mit kleienartigen, trocknen Schuppen besetzt, die sich oft abschälen und wieder erneuern, ohne Empfindung; theils rothe Hautstellen, trocken anzufühlen, brennenden Schmerzes, etwas über die übrige Haut erhaben.

Ganglion: am-c.$_{bg2,k}$ arn.$_{bg2,k}$ aur-m. *Carb-v.* ph-ac.$_{bg2,k}$ *Phos.*$_{bg2,k}$ plb. rhus-t.$_{bg2,k}$ *Ruta* sil.$_{bg2,k}$ sulph.$_{bg2,k}$ zinc.$_{bg2,k}$
☞ 92/3: Balg-Geschwülste in der Haut, dem Zellgewebe darunter, oder den Schleimbeuteln der Flechsen (Überbeine) von mancherlei Gestalt und Größe, kalt, ohne Empfindung.
FN 92/3-3: Der in neuern Zeiten fürchterlich gewordene Blutschwamm hat, wie ich von einigen Fällen schließen zu müssen glaube, keine andre Quelle, als die Psora.

Gefühllosigkeit, Taubheit: acon. *Ambr.*$_{bg2,k}$ **Anac.**$_{bg2,k}$ ang.$_{bg2}$ ant-t.$_{bg2,k}$ cann-i. cham.$_{bg2,k}$ choc.$_{srj3}$ cic.$_{c1}$ con.$_{bg2,k}$ *Crot-c.* cycl.$_{bg2,k}$ euphr. *Hyos. Hyper.* kali-br.$_{bg2,k}$ kreos.$_{bg2}$ lach.$_{bg2,k}$ *Lyc.*$_{bg2,k}$ medus.$_{brl}$ *Nux-v.*$_{bg2,k}$ *Olnd.*$_{bg2,k}$ op.$_{bg2}$ *Ph-ac.*$_{bg2,k}$ phos.$_{bg2,k}$ plat.$_{bg2,k}$ plb.$_{bg2,k}$ *Puls.* **Sec.**$_{bg2,k}$ sep.$_{bg2,k}$ stram.$_{bg2,k}$ sulph.$_{bg2,k}$
☞ 89/2: Taubheit der Haut oder der Muskeln einzelner Theile und Glieder.
FN 89/2-3: Es fehlt das Tastgefühl; sie fühlen sich wie boll oder erböllt an, entweder anfallweise oder bleibend (anhaltende Gefühllosigkeit).

Hart:
- **pergamentartig**: acon. aeth. **Ars.** camph. *Chin.* cop. crot-h. dig. dulc. kali-c. led. *Lith-c. Lyc.* mag-c.br1 op.kl phos. rhus-t. *Sars. Sil.* squil.
  - ✎ PP: Dürre Haut an den Gliedmaßen, Ober-Armen, Ober-Schenkeln, auch wohl auf den Backen.

Hautausschläge:
◊ **abwechselnd** mit:
- **Wechselfieber:**
  - ✎ 96/2: Wechselfieber von etlichen Wochen Dauer, worauf ein nässender, jückender Ausschlag einige Wochen lang folgt, aber beim Ausbruch einer gleichen Wechselfieber-Periode abheilt, und so abwechselnd Jahre lang fort.
- **absondernd**, nässend (= feucht): alum. alum-p.k2 alum-sil.k2 *Anac.* anag. *Ant-c.* **Ars.** *Ars-i.* ars-s-f.k2 *Bar-c.* bell. *Bov.* bry. bufo cact. cadm-s. *Calc. Calc-s.* canth. caps. carb-an. **Carb-v. Carbn-s.** *Caust.* cham. *Cic.* cist. *Clem. Con.* crot-h. *Crot-t.* cupr. **Dulc. Graph.** *Hell. Hep.* hydr. iod. *Jug-c.* Kali-ar. Kali-br. Kali-c. kali-p. *Kali-s.* kali-sil.k2 *Kreos.* Lach. led. **Lyc.** *Manc. Merc.* **Mez.** mur-ac. nat-ar. nat-c. **Nat-m.** nat-p. *Nat-s.* nit-ac. olnd. *Petr.* **Ph-ac.** *Phos.* phyt. *Psor.*c2,k ran-b. **Rhus-t.** rhus-v. ruta sabin. *Sars.* sec.k2 *Sel.* **Sep. Sil. Sol-ni.** squil. **Staph.** still. sul-ac. *Sul-i.* **Sulph.** tarax. *Tell.* **Thuj.** vinc. viol-t. zinc. zinc-p.k2
  - ✎ 91/3: Ausschläge, theils von Zeit zu Zeit entstehende und wieder vergehende, einzelne, wohllüstig-jückende Eiterbläschen, besonders an den Fingern oder andern Theilen, welche nach Kratzen brennen und mit dem ursprünglichen Krätz-Ausschlag die größte Ähnlichkeit haben; theils Nessel-Ausschlag, wie Quaddeln und Wasserblasen, meist brennenden Schmerzes; theils Blüthen, ohne Schmerz im Gesichte, der Brust, dem Rücken, den Armen und Oberschenkeln; theils Flechten und Schwinden in feinfrieseligen Körnern, dicht in runde, größere oder kleinere Flecke zusammengedrängt von meist röthlicher Farbe, theils trocken, theils nässend, von ähnlichem Jücken wie der Krätz-Ausschlag, und Brennen nach dem Reiben. Sie breiten sich mit Röthe in ihrem Umkreise immer weiter aus, während die Mitte frei von Ausschlage zu werden scheint, mit glatter, glänzender Haut (Ring-Flechte). (Die nässenden Flechten an den Unterschenkeln nennt man Salzflüsse); theils Krusten, über der Haut erhaben, von runder Gestalt, hochrothen Umgebungen und unschmerzhaft, bei öftern heftigen Stichen auf den noch freien Hautstellen; theils Abegänge, kleine, runde Hautstellen, mit kleinerattem, seidenartigem Schuppen besetzt, die sich oft abschälen und wieder erneuern, ohne Empfindung; theils rothe Hautstellen, trocken anzufühlen, brennenden Schmerzes, etwas über die übrige Haut erhaben.
- **Blasen**: ail.k2 alum. alum-sil.k2 am-c.bg2,k *Anac.* **Ant-c.**bg2,k,* *Ars.*bg2,k,* ars-s-f.k2 aur. aur-ar.k2 aur-s.k2 borx. bry.bg2,k *Bufo* canth.hr1,k,* carb-an. carbn-s. **Caust.**bg2,k *Cham.* **Clem.**hr1,k crot-h.k *Dulc.*bg2,k *Graph.*bg2,k hep.bg2,k,* *Kali-ar.* kali-bi.k2 *Kali-c.*k2 kali-s. kali-sil.k2 lach.bg2,k,* *Mag-c.* *Merc.*bg2,k,* nat-ar. *Nat-c.*bg2,k nat-m.bg2,k nat-p.

Hautausschläge - Blasen: ...
nat-s.k2 nit-ac. *Petr.* phos.bg2,k *Ran-b.*bg2,k *Ran-s.* **Rhus-t.**bg2,k,* rhus-v. *Sep.*bg2,k,* *Sil.*hr1,k *Sulph.*bg2,k,* verat. vip. zinc.
  - ✎ vgl. 91/3
- **Blasenausschlag**: agar. alum.bg2,k alum-p.k2 alum-sil.k2 am-c.bg2,k,* *Am-m.*bg2,k,* *Anac.*bg2,k,* *Ant-c.*bg2,k,* *Ant-t.*bg2,k,* anthraci. arg-met. arn.k2 **Ars.**bg2,k,* ars-s-f.k2 arum-m.hr1 aur-ar.k2 aur-s.k2 *Bar-c.*k2 bar-s.k2 *Bell.*bg2,k *Benz-ac.*hr1 *Bov.*bg2,k *Bry.*bg2,k *Bufo* calad.bg2,k *Calc.*bg2,k,* calc-p. *Calc-s.* calc-sil.k2 calen.hr1 *Cann-s.* **Canth.**bg2,k,* caps. **Carb-ac.**hr1,k *Carb-an.*bg2,k carb-v.bg2,k carbn-s.k2 **Caust.**bg2,k,* cham.bg2,k chel.hr1 *Chin.*bg2,k chinin-ar. *Cic.*bg2,k cist. **Clem.**bg2,k,* cocc.bg2,k coch.hr1 *con.*bg2,k cop. *Corn.*hr1,k crot-h.bg2,k **Crot-t.**bg2,k cycl.bg2,k dig. **Dulc.**bg2,k,* *Euph.*bg2,k euph-cy.c2 *Fl-ac. Graph.*bg2,k grin.hr1 *Hell.*bg2,k *Hep.*bg2,k,* hyos.bg2,k ign.hr1 *Iris Jug-r.* kali-ar. *Kali-bi.*bg2,k,* *Kali-c.*k2 *Kali-chl.*hr1,k *Kali-i.*hr1,k kali-m.k2 *Kali-n.*bg2,k kali-p.k2 *Kali-s.*hr1,k kali-sil.k2 *Kreos.*bg2,k,* lac-c.hr1,k **Lach.**bg2,k,* *Lact.* laur.bg2,k *Lyc.*hr1,k *Mag-c.*bg2,k **Manc.**bg2,k mang.bg2,k *Merc.*bg2,k,* *Merc-c.*hr1,k *Mez.*bg2,k,* nat-s. **Nat-c.**bg2,k,* **Nat-m.**bg2,k,* *Nat-p.* nat-s.hr1,k **Nit-ac.**bg2,k olnd.bg2,k op.bg2,k osm. *Petr.*bg2,k,* ph-ac.bg2,k,* **Phos.**bg2,k plat.bg2,k plb.bg2,k *Psor.*bg2,k ptel.c1 *Puls.*bg2,k **Ran-b.**bg2,k *Ran-s.*bg2,k rheum **Rhus-t.**bg2,k,* *Rhus-v.*hr1,k *Rumx.* ruta sabad.bg2,k *Sabin.*bg2,k sal-ac. sars.bg2,k,* *Sec.*bg2,k,* *Sel.*bg2,k,* seneg.bg2,k,* *Sep.*bg2,k,* *Sil.*bg2,k,* spig.bg2,k spong.bg2,k,* *Squil.*bg2,k staph.bg2,k still.hr1 stram.bg2,k,* sul-ac.bg2,k **Sulph.**bg2,k,* tarax.bg2,k *Tell.*hr1,k ter.hr1,k thuj.bg2,k,* verat.bg2,k verat-v.hr1 vip. zinc.bg2,k zinc-p.k2
  - ✎ vgl. 91/3
- **juckend**: aeth.hr1,k am-c.gsy1 am-m. *Anac.* ant-c. ant-t. apis ars-h.hr1,k bry. **Calc.**hr1,k *Canth.*hr1,k *Carb-ac.*hr1,k caust. clem.k2 crot-t.hr1,k daph.hr1,k dulc.a1 *Fl-ac.*hr1,k *Graph.*hr1,k *Jug-r. Lach.*hr1,k mag-c. *Mez.*hr1,k *Nat-c.*hr1,k psil.ft1 *Rhus-t.*hr1,k rumx. ruta *Sep.*hr1,k sil.hr1,k sulph. tell.
  - ✎ vgl. 91/3
- **brennend**: acon.bg2 agar.bg2,k alum.bg2,k alum-p.k2 alum-sil.k2 *Am-c.*bg2,k am-m.bg2,k *Ambr.*bg2,k anac.bg2,k,* ant-c.bg2,k ant-t.bg2,k anthraci.br1 **Apis** arg-met. arn.a1 **Ars.**bg2,k,* ars-s-f.k2 aur.bg2,k aur-s.k2 bar-c.bg2,k bar-s.k2 *Bell.*bg2,k berb. bov.bg2,k *Bry.*bg2,k bufo calad.bg2,k *Calc.*bg2,k calc-p.k2 *Calc-s.* calc-sil.k2 cann-s.bg2,k canth.bg2,k caps.bg2,k,* **Carb-ac.** *Carb-an.*bg2,k *Carb-v.*bg2,k *Carbn-s.* **Caust.**bg2,k chin.bg2,k chinin-ar. *Cic.*bg2,k *Clem.*bg2,k cocc.bg2,k coff.bg2,k colch.bg2,k com.bg2,k *Con.*bg2,k corn.a1 crot-t.bg2,k cub. dig.bg2,k dulc.bg2,k euph.bg2,k gast.a1 **Graph.** guaj.bg2,k hell.bg2,k *Hep.*bg2,k ign.bg2,k jug-r.a1 kali-ar. *Kali-bi.*bg2,k *Kali-c.*bg2,k kali-i.a1,k kali-n. kali-s. kali-sil. kreos.bg2,k *Lach.*bg2,k laur.bg2,k led.bg2,k *Lyc.*bg2,k mang.bg2,k medus.br1 **Merc.**bg2,k *Mez.*bg2,k mosch.a1 nat-ar. nat-c.bg2,k nat-m.bg2,k nat-p. nit-ac. *Nux-v.*bg2,k olnd.bg2,k par.bg2,k petr.bg2,k ph-ac.bg2,k *Phos.*bg2,k plat.bg2,k

Haut

Hautausschläge

- **brennend**: ...
  plb.bg2,k,* *Psor.* *Puls.*bg2,k *Ran-b.*bg2,k **Rhus-t.**bg2,k,* sabad.bg2,k sars.bg2,k seneg.bg2,k sep.bg2,k *Sil.*bg2,k spig.bg2,k spong.bg2,k squil.bg2,k stann.bg2,k *Staph.*bg2,k stram.bg2,k stront-c. *Sulph.*bg2,k teucr.bg2,k thuj.bg2,k urt-u. verat.bg2,k viol-o.bg2,k *Viol-t.*bg2,k zinc.bg2,k zinc-p.k2
  ➣ *vgl. 91/3*

- **eiternd**: alum. am-c. **Ant-c.**hr1,k ant-t.a1,k apis *Ars.* ars-s-f.k2 *Bar-c.* bar-s.k2 *bell.* *Borx.* cadm-s. *Calc.*bg2,k,* calc-s.hr1,k calc-sil.k2 carb-v. *Carbn-s.* caust.bg2,k **Cham.** chel. *Cic.*hr1,k *Clem.* cocc. *Con.* croc. cycl. *Dulc.* euphr. **Graph.** hell. *Hep.*bg2,k,* jug-c. kali-c. *Kali-s.* lach. led. **Lyc.**hr1,k mag-c. mang. **Merc.**bg2,k,* mur-ac. *Nat-ar.* *Nat-c.*bg2,k nat-m. nat-p. **Nit-ac.** nux-v. olnd. par. *Petr.*bg2,k ph-ac. phos. plb. *Psor.*hr1,k puls. **Rhus-t.**bg2,k,* *Samb. Sars.* sec. *Sep.*bg2,k *Sil.*hr1,k spig. *Squil.* *Staph.*bg2,k *Sulph.*bg2,k tarax. thuj. verat. viol-o. *Viol-t. Zinc.*bg2,k zinc-p.k2
  ➣ *PP: Unheilsame Haut; jede kleine Verletzung geht in Verschwärung über, rissige Haut der Hände und Unterlippen.*

- **Flechten**:
  ➣ *vgl. 91/3*

- **Flecken**, entzündete: anac. *Ant-c.* arn. *Ars.*a1,k ars-s-f.k2 *Asaf.* bar-c. *Bell.*a1,k berb.hr1,k *Bry.*hr1,k calc. caps. chel. chlol.hr1,k cocc.hr1,k coff. con. croc. *Crot-h.* crot-t. dulc. fl-ac.hr1,k hell. *Hep. Hyos.* ign. kali-ar.k2 kali-bi.c2 kali-c. kali-sil.k2 kreos. *Lach.* Led. lyc. *Mag-c. Mang. Merc.* nat-c.hr1,k nat-m. *Nit-ac. Nux-v.* op. *Petr.* ph-ac. *Phos.*hr1,k *Puls. Rhus-t. Rhus-v.* ruta sabin. samb-c.c2 *Sars. Sec.* sel. sep. *Sil.* spig. *Squil.* staph. stram. sul-ac. sulph. *Urin.*c1 valer. verat. vip.
  ➣ *vgl. 91/3*

- **Furunkel**: abrot. agar. alum.bg2,k,* alum-p.k2 alum-sil.k2 alumn. am-c.bg2,k am-m.bg2,k ambro.c2 *Anac.*bg2,k anan.c2 *Ant-c.*bg2,k ant-t.bg2,k anth. anthraci.br1,c2 *Apis* **Arn.**bg2,k,* *Ars.*bg2,k,* *Ars-i.* ars-s-f.k2 ars-s-r.c2 aur.bg2,k aur-ar.k2 aur-s.c2 *Bar-c.* **Bell.**bg2,k,* bell-p.c2 brom.bg2,k bry.bg2,k bufo cadm-s.c2 *Calc.*bg2,k calc-chln.c2 calc-i.c2 *Calc-m.*c2 calc-p. **Calc-pic.**bro1 *Calc-s.*c2 calc-sil.k2 carb-an.bg2,k carb-v.bg2,k carbn-s. chin.bg2,k chinin-ar. cist. coc-c. cocc.bg2,k coccula.wy1 *Con.* *Crot-h.*c2,k dulc. elaps elat.c2 *Euph.*bg2,k *Graph.*bg2,k **Hep.**bg2,k,* hippoz.c2 *Hyos.*bg2,k,* ign.bg2,k *Iod.*bg2,k,* jug-r. kali-bi.k2 *Kali-i.* kali-n.bg2,k kreos.bg2,k **Lach.**bg2,k laur.bg2,k *Led.*bg2,k **Lyc.**bg2,k mag-c.bg2,k mag-m.bg2,k maland.c2 mang-coll.br1 **Merc.**bg2,k mez.bg2,k mur-ac.bg2,k nat-ar. nat-c.bg2,k *Nat-m.*bg2,k,* nat-p. nat-sal.c2 *Nit-ac.*bg2,k nux-m.bg2,k *Nux-v.*bg2,k **Petr.**bg2,k *Ph-ac.*bg2,k *Phos.*bg2,k *Phyt.*bg2,k,* pic-ac.c2,k *Psor.*c2,k puls.bg2,k **Rhus-t.**bg2,k rhus-v.c2 sabin.c2 sapin.c2 sars. *Sec.*bg2,k,* *Sep.*bg2,k *Sil.*bg2,k,* sol-a.c2 spong.bg2,k stann. staph.bg2,k stram.bg2,k strych-g.c2 *Sul-ac.*bg2,k sul-i.k2 **Sulph.**bg2,k,* tarent.bg2,k *Thuj.*bg2,k,* *Urin.*c1,c2 zinc.bg2,k zinc-p.k2
  ➣ *PP: Öftere Blutschwäre, öftere Nagelgeschwüre (Fingerwurm).*

- **Furunkel**: ...
  ➣ *90/12: Blutschwäre (furunculi) von Zeit zu Zeit wiederkehrend, vorzüglich an den Hinterbacken, den Oberschenkeln, Ober-Armen und dem Rumpfe.*

- **granulär**: *Agar.* am-c. ars. *Carb-v.* cocc. graph. hep. kreos. led. nat-m. nux-v. par. phos. valer. zinc.k,kl
  ➣ *vgl. 91/3*

- **grießartig**: am-c.bg2,k graph.bg2,k **Hep.**bg2,k nat-m.bg2,k phos.bg2,k zinc.bg2,k
  ➣ *vgl. 91/3*

- **gruppenförmig** angeordnet: *Agar.*bg2,k *Calc.*bg2,k nat-m.bg3 ph-ac. ran-b. rhus-t.bg2,k staph.bg2,k verat.bg2,k
  ➣ *vgl. 91/3*

- **hart**: agar. *Ant-c.*bg2,k aur. bov.bg2 carb-an.bg2 caust. fl-ac.k2 graph.bg2 kali-bi.bg2 mez. nit-ac.bg2 *Ran-b.*bg2,k rhus-t.bg2,k,* spig.bg2,k valer.bg2,k
  ➣ *vgl. 91/3*

- **juckend**: acon.bg2,k aeth.a1,hr1 *Agar.*bg2,k,* agn.bg2,k *Alum.*bg2,k,* alum-p.k2 alum-sil.k2 *Am-c.*bg2,k,* am-m.bg2,k ambr.bg2,k *Anac.*bg2,k,* anag.hr1,k *Ant-c.*bg2,k *Ant-t.*bg2,k,* arg-met. *Arn.*bg2,k **Ars.**bg2,k,* *Ars-i.* ars-s-f.k2 asaf.bg2,k aur-m-n.hr1 bamb-a.stb2 bar-c.bg2,k bar-s.k2 bell.bg2,k borx.br1 bov.bg2,k *Bry.*bg2,k,* bufo *Calad.*bg2,k *Calc.*bg2,k *Calc-p.*hr1,k *Calc-s.* calc-sil.k2 *Canth.*bg2,k,* caps.bg2,k,* carb-an.bg2,k carb-v.bg2,k,* carbn-s. carl.a1 **Caust.**bg2,k,* *Cham.*bg2,k chel.bg2,k,* chinin-s. cic.bg2,k *Cimic.* cina **Clem.**bg2,k cocc.bg2,k cod.hr1 colch.hr1 *Com.*bg2 con.bg2,k *Cop.*a1 cortiso.gse *Crot-t.*bg2,k,* cupr.bg2,k,* dig.bg2,k dulc.bg2,k,* fago.a1 ferr.a1 fl-ac.k2 gast.a1 gink-b.sbd1 goss.a1 **Graph.**bg2,k,* guaj.hr1 guare.hr1,k *Hep.*bg2,k,* **Ign.**bg2,k iod.a1 ip.bg2,k iris *Jug-c.*a1,k,* *Jug-r.*a1,k *Kali-ar.*hr1,k kali-bi.bg2,k *kali-br.*bg2,k *Kali-c.*bg2,k,* *Kali-i.*hr1,k,* kali-n.bg2,k kali-p. *Kali-s.* kali-sil.k2 kalm.a1 **Kreos.**bg2,k lac-d.hr1 *Lach.*bg2,k laur.bg2,k,* *Led.*bg2,k,* **Lyc.**bg2,k mag-c.bg2,k mag-m.bg2,k mang.bg2,k,* **Merc.**bg2,k,* **Mez.**bg2,k,* nat-ar. nat-c.bg2,k **Nat-m.**bg2,k *Nit-ac.*bg2,k,* **Nux-v.**bg2,k,* *Olnd.*bg2,k,* ox-ac.a1 *Par.*bg2,k *Petr.*bg2,k ph-ac. *Phos.*bg2,k,* *Phyt.*bg2,k,* pic-ac.bg2 plb.bg2,k,* *Psor.*bg2,k *Puls.*bg2,k,* *Ran-b.*bg2,k ran-s.bg2,k **Rhus-t.**bg2,k,* ruta.k2 sabad.bg2,k sabin.bg2,k *Sars.*bg2,k,* *Sel.*bg2,k **Sep.**bg2,k *Sil.*bg2,k,* spig. spong.bg2,k,* *Squil.*bg2,k stann.bg2,k **Staph.**bg2,k,* stram.bg2,k stront-c. sul-ac.hr1,k **Sulph.**bg2,k,* tarax.bg2,k,* tarent.k2 teucr.bg2,k thuj.bg2,k,* til.a1 valer.bg2,k verat.bg2,k vinc.hr1 *Viol-t.*bg2,k,* zinc.bg2,k zinc-p.k2
  ➣ *vgl. 91/3*

- **Krusten**, mit:
  • **erhaben**: mez.k2
  ➣ *vgl. 91/3*

- **Petechien**: apoc. *Arn.* **Ars.** ars-s-f.k2 aur-m. *Bapt.* bell. berb. **Bry.** *Camph.* canth. *Con. Crot-h.* cupr. dulc. eup-per. *Hyos. Lach.* led. nat-m. nux-v. *Ph-ac.* phel. **Phos. Rhus-t.** ruta *Sec.* sil. squil. stram. sul-ac. ter. vario.al2
  ➣ *88/6: Schmerzhafte Empfindlichkeit der Haut, der Muskeln und der Beinhaut bei mäßigem Drucke.*

Hautausschläge | **Haut** | Heilt schlecht

- **Petechien**: ...
  > FN 88/6-4: Wenn er sich an etwas mäßig stößt, so schmerzt es heftig und sehr lange; die Stellen, worauf er im Bette liegt, schmerzen empfindlich, daher öfteres Umwenden die Nacht; die hintern Oberschenkelmuskeln, worauf sie sitzt, und die Sitzbeine schmerzen empfindlich; ein geringer Schlag mit der Hand auf die Oberschenkel macht großen Schmerz. Geringes Anstoßen an etwas Hartem hinterläßt blaue Flecke, Blutunterlaufungen.
- **Pickel**: Acon.bg2,k Agar.bg2,k,* aloe alum.bg2,k alum-p.k2 am-c.bg2,k,* am-m.bg2,k ambr.bg2 anac.bg2,k,* **Ant-c.**bg2,k,* *Ant-t.*bg2,k aran.hr1,k,* arg-met. arg-n.bg2 arn.bg2,k,* **Ars.**bg2,k,* ars-h.hr1 ars-i. arum-d.hr1 arum-t.hr1 aster.hr1,k *Aur.*bg2,k aur-ar.k2 aur-m.hr1 bar-c.bg2,k,* *Bar-m.* bar-s.k2 *Bell.*bg2,k benz-ac.hr1,k berb.hr1,k,* bov.bg2,k,* brom.bg2,k,* *Bry.*bg2,k bufo *Calad.*hr1,k calc.bg2,k *Calc-p.*hr1,k *Calc-s.*hr1,k calc-sil.k2 *Canth.*bg2,k caps.bg2,k,* carb-ac.bg2 *Carb-an.*bg2,k carb-v.bg2,k *Carbn-s.* **Caust.**bg2,k,* *Cham.*bg2,k,* chel.bg2,k,* chin.bg2,k,* chinin-ar. chlf.bg2 chlol.bg2 cimic. cina *Cist.* clem.bg2,k coc-c.hr1,k *Cocc.* *Con.*bg2,k cop.bg2 crot-h.hr1,k,* crot-t. cub.bg2,k,* cund.hr1 cupr.bg2,k cycl.bg2,k,* dig.bg2,hr1 dros.bg2,k *Dulc.*bg2,k,* eug.c2 euphr.bg2,k,* *Fl-ac.*hr1,k,* *Gamb.* gels.hr1,k,* gink-b.sbd1 granit-m.es1 *Graph.*bg2,k,* guaj.bg2 hell.bg2,k,* *Hep.*bg2,k,* hydr.hr1 hydr-ac.bg2 hyos.bg2,hr1 hyper.a1,hr1 indg.a1,hr1 iod.bg2,k,* iodof.bg2 *Kali-ar.* kali-bi.bg2 kali-br.a1,k *Kali-c.*bg2,k,* kali-chl.bg2,k kali-m.k2 kali-n.bg2 kali-p. kali-s. *Kreos.*hr1,k *Lach.*hr1,k,* lachn.c1 *Led.*bg2,k *Luna*kg1 *Lyc.*bg2,k mag-c.bg2,k,* mag-m.bg2,k mang.bg2,k meny.hr1 meph.hr1,k **Merc.**bg2,k,* Merc-c.bg2,k,* *Mez.*bg2,k,* mosch.bg2,k,* *Mur-ac.*bg2,k,* myric.hr1,k nat-ar. **Nat-c.**bg2,k,* *Nat-m.*bg2,k,* *Nat-p.*a1,k *Nat-s.* **Nit-ac.**bg2,k,* *Nux-v.*bg2,k op.bg2 pall.hr1,k par.c2 petr.bg2,k,* **Ph-ac.**bg2,k,* **Phos.**bg2,k,* pilo.bg2 plb.bg2,k psor.bg2,k,* **Puls.**bg2,k,* rat.c2 **Rhus-t.**bg2,k,* ruta sabad.bg2,k sabin.hr1 *Sars.*bg2,k sel.bg2,k *Seneg.*bg2,k,* **Sep.**bg2,k,* **Sil.**bg2,k spig.bg2,k *Spong.*bg2,k,* *Squil.*bg2,k stann.bg2,k,* **Staph.**bg2,k,* stront-c. sul-ac.bg2,k sul-i.k2 **Sulph.**bg2,k,* tab.hr1,k tarax. tarent.a1,k tell. **Thuj.**bg2,k *Til.*a1,k trom.hr1 *Urin.*c1 vac.hr1 valer.bg2,k verat.bg2,k viol-t.bg2,k **Zinc.**bg2,k
  > vgl. 91/3
- **rot**: acon. *Agar.* **Am-c.** anac.hr1,k,* *Anan.* ant-c. ant-t.a1 apis *Arn.* *Ars.*hr1,k asim.a1,hr1 *Aur.*hr1,k aur-ar.k2 bell.a1 berb. bry.a1,hr1 *Calc.*a1,k cham. chel. chinin-s. *Chlol.*hr1,k,* cic. *Clem.*hr1,k cocc. *Com.* con. cop.bg2,k,* crot-t. cycl. *Dulc.* fl-ac. goss.a1 *Graph.* *Kali-bi.*hr1,k **Kali-c.** kali-s. lach. lipp.a1,k lyc. *Mag-c.* **Merc.**a1,k *Mez.*a1,k *Nit-ac.*a1,k ox-ac.a1,k petr. ph-ac. **Phos.**a1,k *Rhus-t.*a1,k sabad. sars. sep.a1,k sil. spig. staph. *Stram.* **Sul-ac.** **Sulph.** tab.hr1 thuj.hr1,k til. tub.k2 valer. vip.
  > vgl. 91/3
- **schuppig**:
  • **kleiartig**: agar. alum. am-c. anac. arg-met. **Ars.**hr1,k ars-i. ars-s-f.k2 aur. aur-ar.k2 borx. bry. **Calc.** canth. carb-ac. carb-an. carb-v. chlor. *Cic.* clem. *Dulc.* graph. iod.hr1,k *Kali-ar.*hr1,k

Hautausschläge - schuppig - kleieartig: ...
Kali-chl.hr1,k kali-i. kali-m.k2 **Kreos.** lach. led. *Lyc.* mag-c. mang. merc. mez. *Nat-ar.* nat-m. *Nit-ac.* olnd. petr. phos. **Phyt.** ran-b. rhus-t. *Sep.* **Sil.** staph. sulph. *Thuj.*
> 92/5: Dürre der (Ober-) Haut theils am ganzen Körper mit Unfähigkeit, bei Bewegung und Hitze in Schweiß oder merkliche Ausdünstung zu kommen - theils einzelner Theile.
> FN 92/5-5: Vorzüglich an den Händen, der äußern Seite der Arme und Beine, und selbst im Gesichte; die Haut ist trocken, rauh, dürre, riebisch anzufühlen, oft auch kleieartig schuppig.

- **Urtikaria**: Acon.bg2,k,* agar.hr1,k all-c.hr1,k alum-p.k2 alum-sil.k2 am-c. am-m.bg2,k amyg.c2 anac.bg2,hr1,* anan.hr1 *Ant-c.*bg2,k,* ant-t.bg2,k,* anthraco.c2 antip.bg1,c2 ap-g.c2 **Apis**c2,k arn.hr1,k,* **Ars.**bg2,k,* *Ars-i.* ars-s-f.c2 arum-d.c2,hr1 arum-dru.c1,c2 asim.c2 **Astac.** aur. aur-ar.k2 aur-s.k2 bapt.hr1 bar-c.bg2,k bar-m. bar-s.k2 bell.bg2,k,* benz-ac.hr1,k berb.bg2 bomb-pr.c2 bond.a1 *Bov.*bg2,k,* *Bry.*bg2,k,* bufo *Calad.*hr1,k **Calc.**bg2,k,* *Calc-ln.*c1 **Calc-s.** camph.bg2 carb-an.bg2,k *Carb-v.*bg2,k **Carbn-s.** card-b.a1 **Caust.**bg2,k,* cham.hr1,k,* chin.bg2,k,* chinin-ar. *Chinin-s.*c2,k **Chlol.**hr1,k,* chlor.hr1,k cic.hr1,k cimic. clem.hr1 coca cocc.bg2,k,* *Con.*bg2,k **Cop.**bg2,k,* *Corn.*hr1,k,* *Crot-h.*hr1,k,* crot-t.bg2,k cub.bg2,k,* *Cupr.* *Dol.*hr1,k **Dulc.**bg2,k,* *Elat.*hr1,k ferr-i.hr1,k ferr-s.c2 form.bg2 frag.c2 gal-ac.c1,c2 *Graph.*bg2,k,* guar.hr1 helia.c2 **Hep.**bg2,k,* hydr.hr1 ign.bg2,k,* iod.hr1,k ip.bg2 *Kali-ar.* *Kali-br.*bg2,k,* *Kali-c.*bg2,k,* kali-chl.bg2 kali-i. kali-p.c2,k kali-s.bg2,k,* *Kreos.*bg2,k lach.bg2,k lat-k.c2 **Led.**bg2,k,* linu-u.c2 lipp.c2 *Lyc.*bg2,k,* lycps-v. mag-c.bg2,k med.c2 medus.br1,c2 merc.c2 *Mez.*bg2,k,* myric.bg2 nat-ar. nat-c.bg2,k **Nat-m.**bg2,k,* *Nat-p.*bg2,k nat-s. nit-ac.bg2,k *Nux-v.*bg2,k op.bg2 pall.hr1 *Petr.*bg2,k,* ph-ac.bg2,k *Phos.*bg2,k,* physala-p.c2 pic-ac.bg2 pin-s.a1 pip-n.bg2 podo.c1,c2 *Psor.*bg2,k,* **Puls.**bg2,k,* **Rhus-t.**bg2,k,* rhus-v.c2 rob.c2,c2 rumx.c2,k ruta sabin.bg2 *Sal-ac.*hr1,k sarr.a1 sars.bg2,k,* sec.bg2,k sel.bg2,k senec-abv.dbx1 *Sep.*bg2,k,* sil.bg2,k,* skook.c2 sol-a.c2 sol-o.c2 staph.bg2,k stram.bg2,k *Sul-ac.*hr1,k *Sul-i.* **Sulph.**bg2,k,* ter.bg2,k tet.c2 thiosin.c1 thuj.bg2,k *Til.*c2,k trios.c2 *Urin.*c2 **Urt-u.**bg2,k,* ust.bg2,k valer.bg2,k *Verat.*bg2,k vesp.hr1,k voes.c2 zinc.bg2,k zinc-p.k2
  > vgl. 91/3

• **Kindern**; chronische Urtikaria bei: cop.bro1
  > vgl. 91/3

Heilt schlecht: alum.bg2,k alum-p.k2 alum-sil.k2 am-c.bg2,k anag.c2 **Apis** ars.h,k1 *Bar-c.*bg2,k,* *Bar-m.* **Borx.** *Bufo* **Calc.**bg2,k,* calc-s. caps. *Carb-v.*bg2,k **Carbn-s.** **Caust.**bg2,k *Cham.*bg2,k,* chel.bg2,k clem.bg2,k con.bg2,k croc.bg2,k crot-h. *Fl-ac.* **Graph.**bg2,k ham. hell.bg2,k **Hep.**bg2,k,* kali-c.bg2,k kreos.bg2 *Lach.*bg2,k liat.br1 *Lyc.*bg2,k,* mag-c.bg2,k maland.c2 *Mang.*bg2,k merc.bg2,k,* mur-ac.bg2,k nat-c.bg2,k nat-p. nit-ac.bg2,k nux-v.bg2,k op.bg2 **Petr.**bg2,k,* ph-ac.bg2,k *Phos.*bg2,k plb.

Haut

Heilt schlecht

Heilt schlecht: ...
Psor.bg2,k,* puls.bg2,k **Rhus-t.**bg2,k *Sars.*hr1,k sec.k2 sel.c1,c2 *Sep.*bg2,k **Sil.**bg2,k squil.bg2,k *Staph.*bg2,k,* still. sul-ac.bg2 *Sulph.*bg2,k,* tab.bg2 tarax.hr1,k *Tarent.*hr1,k thuj.k2 tub-r.jl
- PP: Unheilsame Haut; jede kleine Verletzung geht in Verschwärung über, rissige Haut der Hände und Unterlippen.

Jucken:
– **Flecken**:
  • **Leberflecken**: *Caust.*
  - 91/5: Leberflecke, große bräunliche Flecke, die oft ganze Glieder, die Arme, den Hals, die Brust usw. überziehen, ohne Empfindung oder mit Jucken.
– **wollüstig**: ambr.bg2,k anac.bg2,k ang.bg2,h,* arg-met. meny.bg2,k *Merc.*bg2,k mur-ac.bg2,k plat.bg2,k puls.bg2,k sabad.bg2,k sep.bg2,k *Sil.*bg2,k spig.bg2,k spong.bg2,k **Sulph.**bg2,k
  - 91/3: Ausschläge, theils von Zeit zu Zeit entstehende und wieder vergehende, einzelne, wohllüstig-jückende Eiterbläschen, besonders an den Fingern oder andern Theilen, welche nach Kratzen brennen und mit dem ursprünglichen Krätz-Ausschlage die größte Ähnlichkeit haben; theils Nessel-Ausschlag, wie Quaddeln und Wasserblasen, meist brennenden Schmerzes; theils Blüthen, ohne Schmerz im Gesichte, der Brust, dem Rücken, den Armen und Oberschenkeln; theils Flechten und Schwinden in feinfrieseligen Körnern, dicht in runde, größere oder kleinere Flecke zusammengedrängt von meist röthlicher Farbe, theils trocken, theils nässend, von ähnlichem Jücken wie der Krätz-Ausschlag, und Brennen nach dem Reiben. Sie breiten sich mit Röthe in ihrem Umkreise immer weiter aus, während die Mitte frei von Ausschlage zu werden scheint, mit glatter, glänzender Haut (Ring-Flechte). (Die nässenden Flechten an den Unterschenkeln nennt man Salzflüsse); theils Krusten, über der Haut erhaben, von runder Gestalt, hochrothen Umgebungen und unschmerzhaft, bei öftern heftigen Stichen auf den noch freien Hautstellen; theils Abegänge, kleine, runde Hautstellen, mit kleienartigen, trocknen Schuppen besetzt, die sich oft abschälen und wieder erneuern, ohne Empfindung; theils rothe Hautstellen, trocken anzufühlen, brennenden Schmerzes, etwas über die übrige Haut erhaben.

Narben:
– **schmerzhaft**:
  • **Wetterwechsel**; bei: carb-an. *Nit-ac.*
  - 93/4: Sogenannter Kalender, die bei bevorstehender, großer Wetterveränderung in starke Kälte, Sturm, so wie bei Gewitterluft erneuerten, empfindlichen Schmerzen an ehedem beschädigten, verwundeten, zerbrochenen, obschon wieder vernarbten und geheilten Körpertheilen.

Rauh: alum.h *Alumn.*hr1,k,* anag. apoc.k2 ars.bg2,k *Ars-i.* bar-c. bell.bg3 bry.bg2,k,* **Calc.**bg2,k crot-t.a1,k dig.a1 fl-ac.bg2 *Graph.*bg2,k hep. hyper.a1 *Iod.*bg2,k kali-c.bg2 kali-i.a1,k laur.bg2 *Lith-c.* mang.k2 merc.bg2,k mez.a1,k *Nat-a.*a1,k *Nat-m.* nit-ac.bg2 olnd.bg2,k op.a1 **Petr.**bg2,k ph-ac.bg2,k phos.bg2,k

Rauh: ...
phyt.bg3 *Plb.* psor.bg2,k2 *Rhus-t.*bg2,k sabad.bg1 sars.bg2,k *Sec.* **Sep.**bg2,k stram.a1,k **Sulph.**bg2,k zinc.bg1
- 92/5: Dürre der (Ober-) Haut theils am ganzen Körper mit Unfähigkeit, bei Bewegung und Hitze in Schweiß oder merkliche Ausdünstung zu kommen - theils einzelner Theile.
  FN 92/5-5: Vorzüglich an den Händen, der äußern Seite der Arme und Beine, und selbst im Gesichte; die Haut ist trocken, rauh, dürre, riebisch anzufühlen, oft auch kleienartig schuppig.

Schmerz:
– **unerträglich**; Bewegung bei:
  - 89/1: Unerträglicher Schmerz in der Haut (oder den Muskeln, oder der Beinhaut) eines Körpertheils, bei geringen Bewegungen desselben oder eines entfernteren Theils, z.B. vom Schreiben - in der Achsel, oder der Halsseite u.s.w., während Sägen oder andre starke Arbeit mit derselben Hand keinen Schmerz erregt; - ähnlicher Schmerz in nahen Theilen vom Sprechen und Bewegung des Mundes; Lippen- und Backenschmerz bei leisem Berühren.
  FN 89/1-1: Unglaublich verschieden. Oft brennend, zuckend, stechend, oft aber auch unbeschreiblich sind diese, das Gemüth in ähnliche, unleidliche Überempfindlichkeit versetzende Schmerzen, besonders der obern Körpertheile, des Gesichts (tic douloureux), der Haut des Halses u.s.w., bei leiser Berührung, beim Sprechen und Kauen - in der Schulter bei leisem Drukke oder Bewegung der Finger.

Schwellung:
– **entzündet**:
  • **Flechte**, der entzündeten: graph.h
  - vgl. 91/3
– **wassersüchtig**: acet-ac.br1 acon.bg2,k **Ant-c.**bg2,k apis.bg2,k apoc.k2 **Ars.**bg2,k *Ars-i.* aur.bg2,k aur-ar.k2 *Bell.*bg2,k **Bry.**bg2,k cain.bg2,k calad.c2 canth.bg2,k chel.bg2,k **Chin.**bg2,k chinin-ar. *Colch.*bg2,k coloc.bg2,k con.bg2,k *Dig.*bg2,k,* *Dulc.*bg2,k elat.br1 eup-per. euph.bg2,k *Ferr.*bg2,k *Ferr-ar.* guaj.bg2,k **Hell.**bg2,k,* hyos.bg2,k iod.bg2,k kali-ar.bg2,k kali-c.bg2 kali-n.bg2 kali-s. kali-sil.k2 lach.bg2,k *Led.*bg2,k *Lyc.*bg2,k *Merc.*bg2,k mez.bg2,k mur-ac.bg2,k nat-c.bg2,k *Nat-m.*bg2,k nat-p. *Nat-s.* nit-ac.bg2,k *Nux-m.*bg2,k olnd.bg2,k op.bg2,k phos.bg2,k plb.bg2,k **Puls.**bg2,k rhod.bg2,k *Rhus-t.*bg2,k ruta *Sabin.*bg2,k *Samb.*bg2,k sars.bg2,k sec.bg2,k seneg.bg2,k sep.bg2,k sil.bg2,k **Squil.**bg2,k stram.bg2,k sul-i.k2 **Sulph.**bg2,k **Tell.** verat.bg2,k
  - 93/5: Wässerige Geschwulst theils der Füße allein, oder des einen Fußes, theils der Hände oder des Gesichtes, oder des Bauches oder Hodensacks u.s.w. allein, theils Haut-Geschwulst über den ganzen Körper (Wassersuchten).

Sommersprossen: adren.c2 *Am-c.*bg2,k **Ant-c.**bg2,k ant-t.bg2,k bry.bg2,k *Calc.*bg2,k carb-v.bg2,k con.bg2,k dros.bg2,k *Dulc.*bg2,k *Ferr.* *Graph.*bg2,k hyos.bg2,k iod.bg2,k iris-g.c2 kali-ar.bg2,k *lach.*bg2,k laur.bg2,k **Lyc.**k,kl2,* merc.bg2,k mez.bg2,k *Mur-ac.*c2

Warzen

Haut

Sommersprossen: ...

Nat-c.$_{bg2,k}$ nat-p. *Nit-ac.*$_{bg2,k,*}$ nux-m.$_{bg2,k,*}$ petr.$_{bg2,k}$ **Phos.**$_{k,kl2,*}$ plb.$_{bg2,k}$ *Puls.*$_{bg2,k,*}$ sec. *Sep.*$_{k,kl2,*}$ sil.$_{bg2,k}$ sol.$_{c2}$ stann.$_{bg2,k}$ sul-i.$_{k2}$ *Sulph.*$_{k,kl2,*}$ tab.$_{c2}$ thuj.$_{bg2,k}$

    91/4: Sommersprossen, kleine und runde, braune oder bräunliche Flecke im Gesichte, den Händen und auf der Brust, ohne Empfindung.

Trocken: *Acon.*$_{bg2,k,*}$ acon-f.$_{a1,k}$ agar.$_{h,kl}$ *Alum.*$_{bg2,k}$ alum-p.$_{k2}$ alum-sil.$_{k2}$ *Am-c.*$_{bg2,k}$ ambr.$_{bg2,k}$ ant-c.$_{bg2,k}$ *Ant-t.*$_{bg2,k}$ *Anthraci.* *Apis* arg-met. arg-n. *Arn.*$_{bg2,k,*}$ **Ars.**$_{bg2,k,*}$ Ars-i.$_{a1,k}$ asaf.$_{bg2,k}$ bapt.$_{bg2}$ bar-c.$_{bg2,k,*}$ bar-m. **Bell.**$_{bg2,k,*}$ *Bism.*$_{bg2,k}$ borx. **Bry.**$_{bg2,k,*}$ bufo cain.$_{br1,c1}$ **Calc.**$_{bg2,k,*}$ calc-i.$_{c2}$ calc-s. calc-sil.$_{k2}$ *Camph.*$_{bg2,k,*}$ *Cann-s.*$_{bg2,k}$ canth.$_{bg2,k,*}$ carb-an.$_{bg2,k}$ *Carb-v.*$_{bg2,k}$ *Carbn-s.* caust.$_{bg2,k}$ **Cham.**$_{bg2,k}$ *Chel.*$_{a1,k}$ **Chin.**$_{bg2,k}$ *Chinin-ar.* choc.$_{srj3}$ clem.$_{bg2,k,*}$ cocc.$_{bg2,k,*}$ *Coff.*$_{bg2,k}$ **Colch.**$_{bg2,k,*}$ coloc.$_{bg2,k}$ con.$_{bg2,k}$ Crot-h.$_{a1,k}$ **Dulc.**$_{bg2,k,*}$ **Eup-per.** *Ferr.*$_{bg2,k}$ ferr-ar. ferr-i.$_{k2}$ ferr-p. gels.$_{c1}$ gink-b.$_{sbd1}$ *Graph.*$_{bg2,k}$ hell.$_{bg2,k,*}$ hep.$_{bg2,k,*}$ *Hydr-ac.*$_{a1,k}$ *Hyos.*$_{bg2,k,*}$ ign.$_{bg2,k,*}$ *Iod.*$_{bg2,k,*}$ *Ip.*$_{bg2,k}$ jab.$_{br1}$ **Kali-c.**$_{bg2,k,*}$ kali-bi.$_{a1,k}$ **Kali-c.**$_{bg2,k,*}$ kali-i.$_{bg2}$ kali-m.$_{k2}$ kali-n.$_{bg2,k,*}$ kali-p. kali-s. kali-sil.$_{bg2,k}$ kreos.$_{bg2,k}$ *Lach.*$_{bg2,k,*}$ laur.$_{bg2,k}$ **Led.**$_{bg2,k}$ limest-b.$_{es1}$ *Lith-c.* **Lyc.**$_{bg2,k,*}$ *Mag-c.*$_{bg2,k,*}$ mang.$_{bg2,k}$ *Merc.* merc-c.$_{bg2}$ mez.$_{bg2,k}$ mosch. mur-ac.$_{bg2,k}$ *Nat-ar.* *Nat-c.*$_{bg2,k,*}$ *Nat-m.*$_{bg2,k,*}$ nat-p. *Nit-ac.*$_{bg2,k,*}$ **Nux-m.**$_{bg2,k}$ nux-v.$_{bg2,k}$ **Olnd.**$_{bg2,k}$ **Op.**$_{bg2,k}$ par.$_{bg2,k}$ **Petr.**$_{bg2,k}$ *Ph-ac.*$_{bg2,k}$ **Phos.**$_{bg2,k}$ *Phyt.*$_{a1,k}$ *Plat.*$_{bg2,k}$ **Plb.**$_{bg2,k,*}$ *Psor.* ptel.$_{c1}$ *Puls.*$_{bg2,k}$ ran-b.$_{bg2,k}$ ran-s.$_{bg2,k}$ rhod.$_{bg2,k}$ *Rhus-t.*$_{bg2,k}$ rumx. ruta *Sabad.*$_{bg2,k}$ samb.$_{bg2,k}$ **Sec.**$_{bg2,k}$ **Seneg.**$_{bg2,k}$ *Sep.*$_{bg2,k}$ **Sil.**$_{bg2,k}$ spig.$_{bg2,k}$ *Spong.*$_{bg2,k}$ *Squil.*$_{bg2,k}$ *Staph.*$_{bg2,k}$ **Stram.**$_{bg2,k,*}$ stront-c. sul-ac.$_{bg2,k,*}$ sul-i.$_{k2}$ **Sulph.**$_{bg2,k,*}$ *Sumb.*$_{a1,k}$ tab.$_{bg2}$ **Teucr.**$_{bg2,k}$ thuj.$_{a1,k}$ tril-p.$_{c1}$ tub-m.$_{vn,zs,*}$ tub-r.$_{jl}$ ust.$_{a1,k}$ v-a-b.$_{jl}$ valer.$_{bg2,k}$ vario.$_{br1}$ *Verat.*$_{bg2,k}$ **Verb.**$_{bg2,k}$ *Viol-o.*$_{bg2,k}$ viol-t.$_{bg2,k}$ zinc.$_{a1,k}$

    92/5: Dürre der (Ober-) Haut theils am ganzen Körper mit Unfähigkeit, bei Bewegung und Hitze in Schweiß oder merklich Ausdünstung zu kommen - theils einzelner Theile.
FN 92/5-5: Vorzüglich an den Händen, der äußern Seite der Arme und Beine, und selbst im Gesichte; die Haut ist trocken, rauh, dürre, riebisch anzufühlen, oft auch kleienartig schuppig.

— **Gefühl**, als sei die Haut eingetrocknet: tub.$_{rb2}$
    92/6: Widriges Trockenheits-Gefühl am ganzen Körper (auch im Gesichte, am und im Munde, im Halse oder in der Nase, obgleich der Athem frei durch sie hindurchgeht).

— **rauh**: iod. *Lith-c.* merc. nat-c.
    vgl. 92/5 und FN 92/5-5

— **schwitzen**; kann nicht: acet-ac.$_{br0}$ acon. *Aeth.*$_{br0}$ *Alum.* am-c. ambr. *Anac.* apis apoc. arg-met. arg-n.$_{br0}$ arn. **Ars.** *Ars-i.* **Bell.** *Berb-a.*$_{br0}$ bism. bry. calc. calc-sil.$_{c2}$ cann-s. *Cham.* *Chin.* coff. **Colch.** **Con.** crot-t.$_{br0}$ cupr. *Dulc.* Eup-pur. **Graph.** hyos. iod. ip. kali-ar. **Kali-c.** kali-i.$_{br0}$

Trocken - schwitzen; kann nicht: ...
kali-s. kali-sil.$_{k2}$ lach.$_{br0,c2}$ laur. *Led.* *Lyc.* mag-c. *Maland.*$_{br0}$ merc. merc-c. nat-c.$_{br0}$ nat-m. nit-ac. **Nux-m.** nux-v. olnd. op. *Petr.*$_{br0}$ *Ph-ac.* phos. plat. **Plb.** *Psor.* puls. *Rhus-t.* sabad. *Samb.* sanic.$_{br0}$ sars.$_{br0}$ sec. seneg. sep. **Sil.** spong. **Squil.** *Staph.* sulph. teucr. thuj. thyr.$_{br0}$ verb. viol-o.

    PP: Gar zu leichtes Schwitzen am Tage, bei geringer Bewegung (oder Unfähigkeit, in Schweiß zu kommen).
92/5: Dürre der (Ober-) Haut theils am ganzen Körper mit Unfähigkeit, bei Bewegung und Hitze in Schweiß oder merklich Ausdünstung zu kommen - theils einzelner Theile.
FN 92/5-5: Vorzüglich an den Händen, der äußern Seite der Arme und Beine, und selbst im Gesichte; die Haut ist trocken, rauh, dürre, riebisch anzufühlen, oft auch kleienartig schuppig.

Untätigkeit, Inaktivität: alum.$_{bg2,k}$ ambr.$_{bg2,k}$ **Anac.**$_{bg2,k}$ ang.$_{bg2}$ ant-c.$_{bg2,k}$ ant-t.$_{bg2,k}$ *Ars.*$_{bg2,k}$ ars-i. ars-s-f.$_{k2}$ bell.$_{bg2,k}$ *Bry.*$_{bg2,k}$ *Calc.*$_{bg2,k}$ camph.$_{bg2,k}$ carb-an.$_{bg2,k}$ carb-v.$_{bg2,k}$ caust.$_{bg2,k}$ cham.$_{bg2,k}$ chin.$_{bg2,k}$ cocc.$_{bg2,k}$ **Con.**$_{bg2,k}$ cycl.$_{bg2,k}$ dig.$_{bg2,k}$ *Dulc.*$_{bg2,k}$ graph.$_{bg2,k}$ hell.$_{bg2,k}$ hep.$_{bg2,k}$ iod.$_{bg2,k}$ *Ip.*$_{bg2,k}$ **Kali-c.**$_{bg2,k}$ **Kali-p.** kali-s. lach.$_{bg2,k}$ *Laur.*$_{bg2,k}$ led.$_{bg2,k}$ *Lyc.*$_{bg2,k}$ merc.$_{bg2,k}$ mur-ac.$_{bg2,k}$ *Nat-c.*$_{bg2,k}$ nat-m.$_{bg2,k}$ *Nat-p.* *Nit-ac.*$_{bg2,k}$ nux-v.$_{bg2,k}$ *Olnd.*$_{bg2,k}$ op.$_{bg2,k}$ petr.$_{bg2,k}$ **Ph-ac.**$_{bg2,k}$ phos.$_{bg2,k}$ plat.$_{bg2,k}$ plb.$_{bg2,k}$ *Psor.* puls.$_{bg2,k}$ rhod.$_{bg2,k}$ rhus-t.$_{bg2,k}$ ruta sabin.$_{bg2,k}$ sars.$_{bg2,k}$ *Sec.*$_{bg2,k}$ sep.$_{bg2,k}$ *Sil.*$_{bg2,k}$ spong.$_{bg2,k}$ squil.$_{bg2,k}$ staph.$_{bg2,k}$ stram.$_{bg2,k}$ sul-i.$_{k2}$ *Sulph.*$_{bg2,k}$ thuj.$_{bg2,k}$ verat.$_{bg2,k}$ zinc.$_{bg2,k}$

    PP: Gar zu leichtes Schwitzen am Tage, bei geringer Bewegung (oder Unfähigkeit, in Schweiß zu kommen).
92/5: Dürre der (Ober-) Haut theils am ganzen Körper mit Unfähigkeit, bei Bewegung und Hitze in Schweiß oder merklich Ausdünstung zu kommen - theils einzelner Theile.
FN 92/5-5: Vorzüglich an den Händen, der äußern Seite der Arme und Beine, und selbst im Gesichte; die Haut ist trocken, rauh, dürre, riebisch anzufühlen, oft auch kleienartig schuppig.

Warzen: acet-ac.$_{c2,k}$ alum. am-c. ambr. anac.$_{c2,k}$ anac-oc.$_{c2}$ anag.$_{br0}$ anan. *Ant-c.*$_{c2,k}$ ant-t.$_{br0}$ arg-n.$_{c2,k}$ *Ars.* ars-br.$_{br0}$ *Aur.* aur-ar.$_{k2}$ aur-m.$_{c2,k}$ aur-m-n.$_{c2}$ **Bar-c.**$_{c2,k}$ **Bell.** *Benz-ac.* *Bov.*$_{c2,k}$ bufo **Calc.**$_{c2,k}$ calc-cn.$_{ah1}$ calc-o-t.$_{c2}$ **Calc-s.** carb-an. carb-v. carc.$_{zzh}$ castm.$_{br0,c2}$ castor-eq.$_{br0,c2}$ **Caust.**$_{c2,k}$ chel.$_{c2,k}$ chr-o.$_{c2}$ cinnb.$_{c2}$ cupr. cupre-l.$_{c2}$ **Dulc.**$_{c2,k}$ euph.$_{c2,k}$ euphr. ferr. ferr-ma.$_{c2}$ ferr-p. ferr-pic.$_{br0,c2}$ fic-c.$_{br1}$ *Fl-ac.* gomph-f.$_{dbx1}$ graph. *Hep.* kali-ar. kali-bi.$_{c2}$ kali-c. *Kali-chl.* kali-m.$_{br0,k2,*}$ kali-perm.$_{c2}$ kiss.$_{c2}$ *Lac-c.*$_{c2,k}$ *Lach.*$_{c2,k}$ limx.$_{hsa1}$ lyc.$_{c2,k}$ mag-s.$_{c2,k}$ *Med.*$_{c2,k}$ **Merc-c.** merc-i-f. mill. *Nat-c.*$_{c2,k}$ nat-m.$_{c2,k}$ nat-p. **Nat-s.**$_{c2,k}$ **Nit-ac.**$_{c2,k}$ nit-s-d.$_{c2}$ *Ox-ac.* pall.$_{c2}$ petr.$_{c2,k}$ *Ph-ac.*$_{c2,k}$ phase-xyz.$_{c2}$ phos. phyt. *Psor.* puls.$_{dgt,pd}$ ran-b.$_{c2,k}$ *Rhus-t.*$_{c2,k}$ ruta$_{c2,k}$ sabin. sars.$_{c2,k}$ semp.$_{kr1}$ *Sep.*$_{c2,k}$ sil. spig. staph.$_{c2,k}$ sul-ac.$_{c2,k}$ **Sulph.**$_{c2,k}$ syph.$_{k2}$ **Thuj.**$_{c2,k}$ x-ray$_{br0}$

Warzen | **Haut / Allgemeines** | Abmagerung

Warzen: ...

≫ 91/2: Warzen im Gesichte, an den Vorderarmen, Händen u.s.w.

FN 92/2-2: Besonders in der Jugend. Viele derselben stehen nur kurze Zeit und verschwinden, um einem andern Psora-Symptome Platz zu machen.

Wundliegen (= Dekubitus): *Agar.* all-c.$_{c1,st1}$ am-c. am-m. ambr. ant-c. *Arg-n.* **Arn.**$_{c2,k}$ ars. bapt. bar-c. bell. bov. *Calc.* calc-p. camph.$_{c2}$ canth. carb-an. *Carb-v.* caust. cham. **Chin.** chlol.$_{c2}$ coff. colch. crot-h. dros. euph. fl-ac.$_{c2,k}$ **Graph.** *Hep.* hippoz.$_{c2}$ hydr. *Ign.* kali-ar. kali-c. kreos. **Lach.**$_{c2,k}$ lap-a.$_{br1}$ *Lyc.* mag-m. mang. *Merc.* mez. *Nat-c.* nat-m. nit-ac. nux-v. olnd. op. paeon.$_{c2,gm1}$ **Petr.**$_{c2,k}$ ph-ac. phos. plb. *Puls.* pulx.$_{br1}$ pyrog.$_{c2}$ rhus-t. ruta sel. **Sep. Sil.** spig. squil. *Sul-ac.* **Sulph.**$_{c2,k}$ ter. *Tub.*$_{st1}$ valer.$_{c2}$ zinc.

≫ 88/6: Schmerzhafte Empfindlichkeit der Haut, der Muskeln und der Beinhaut bei mäßigem Drucke.

FN 88/6-4: Wenn er sich an etwas mäßig stößt, so schmerzt es heftig und sehr lange; die Stellen, worauf er im Bette liegt, schmerzen empfindlich, daher öfteres Umwenden die Nacht; die hintern Oberschenkelmuskeln, worauf sie sitzt, und die Sitzbeine schmerzen empfindlich; ein geringer Schlag mit der Hand auf die Oberschenkel macht großen Schmerz. Geringes Anstoßen an etwas Hartem hinterläßt blaue Flecke, Blutunterlaufungen.

Allgemeines

Nachts (= 22 - 6 h): abel.$_{jl,jl3}$ abrot. acet-ac. **Acon.**$_{bg2,k}$,* agar.$_{bg2,k}$,* agn.$_{bg2,k}$ agre.$_{jl}$ aloe alum.$_{bg2,k}$,* **Alum-p.**$_{k13,k2}$ alum-sil.$_{k13,k2}$ alumn.$_{kr1}$ *Am-br.* am-c.$_{bg2,k}$,* *Am-m.*$_{bg2,k}$,* ambr.$_{bg2,k}$,* Ammc. anac.$_{bg2,k}$,* androc.$_{srj1}$ ang.$_{bg2,hr1}$,* *Ant-c.*$_{bg2,k}$,* *Ant-t.*$_{bg2,k}$,* apis$_{bg2,sf1}$ apoc. *Aral.* aran.$_{bg2,sf}$ arg-met. **Arg-n.**$_{bg2,k}$ arist-cl.$_{sp1}$ **Arn.**$_{bg2,k}$,* **Ars.**$_{bg2,k}$,* **Ars-i.** **Ars-s-f.**$_{k13,k2}$ *Asaf.*$_{bg2,k}$,* asar.$_{bg2,k}$,* aster.$_{br01}$ *Aur.*$_{bg2,k}$,* aur-ar.$_{k2}$ aur-i.$_{k13,k2}$ aur-m.$_{k13,k2}$ **Aur-s.**$_{k13,k2}$ bac.$_{br01}$ *Bar-c.*$_{bg2,k}$,* bar-i.$_{k13,k2}$ *Bar-m.* Bar-s.$_{jl}$ **Bell.**$_{bg2,k}$,* benz-ac.$_{bg2,k}$,* berb-a.$_{jl}$ bism.$_{bg2,k}$,* borx. *Bov.*$_{bg2,k}$,* *Brom.* *Bry.*$_{bg2,k}$,* bufo$_{bg2}$ buni-o.$_{jl,jl3}$ but-ac.$_{br01}$ cact. caj.$_{br01}$ calad.$_{bg2,k}$,* **Calc.**$_{bg2,k}$,* calc-ar.$_{k13,k2}$ **Calc-i.** **Calc-p. Calc-s. Calc-sil.**$_{k13,k2}$ *Camph.*$_{bg2,k}$,* *Cann-i. Cann-s.*$_{bg2,k}$,* *Canth.*$_{bg2,k}$,* *Caps.*$_{bg2,k}$,* carb-ac. **Carb-an.**$_{bg2,k}$,* *Carb-v.*$_{bg2,k}$,* **Carbn-s.** *Caust.*$_{bg2,k}$,* cedr. *Cench.*$_{k13,k2}$,* **Cham.**$_{k,k2}$,* *Chel.*$_{bg2,k1}$,* **Chin.**$_{k,k2}$,* chinin-ar. chion.$_{br01}$ cic.$_{bg2,k}$ cimic.$_{bg2}$ *Cina*$_{k1}$ **Cinnb.** clem.$_{br01}$ *Cod.* **Coff.**$_{bg2,k}$,* coc-c.$_{bg2}$ *Cocc.*$_{bg2,k}$,* com.$_{br01}$ **Con.**$_{bg2,k}$,* **Colch.**$_{bg2,k}$,* *Coloc.*$_{bg2,k}$,* convo-s.$_{jl}$ cor-r.$_{sf}$ cory.$_{br1}$ *Croc.*$_{bg2,k}$,* crot-c.$_{br01}$ *Crot-h.* crot-t.$_{j5}$ *Cupr.*$_{bg2,k}$,* **Cycl.**$_{bg2,k}$,* cyt-l.$_{sp1}$ *Dig.*$_{bg2,k}$,* dios. dol. *Dros.*$_{bg2,k}$,* **Dulc.**$_{bg2,k}$,* elaps *Equis-l.* erig.$_{mg,mg1}$ eucal. *Euphr.*$_{bg2,k}$,* **Ferr.**$_{bg2,k}$,* **Ferr-ar. Ferr-i.** *Ferr-p.*$_{bg2,k}$ *Fl-ac.*$_{bg2,k}$,* flav.$_{jl,jl3}$ *Gamb.* gink-b.$_{sbd1}$ **Graph.**$_{bg2,k}$,* grat.$_{j5}$ guaj.$_{bg2,k}$ haliae-lc.$_{srj5}$ hed.$_{sp1}$ *Hell.*$_{bg2,k}$,* **Hep.**$_{bg2,k}$,* hip-ac.$_{jl,jl3}$ *Hydrog.*$_{srj1}$ **Hyos.**$_{bg2,k}$,* *Ign.*$_{bg2,k}$,*

Nachts (= 22 - 6 h): ...

Iod.$_{bg2,k}$,* **Ip.**$_{bg2,k}$,* iris$_{br1,br01}$ jal.$_{bg2,br1}$,* just.$_{sf}$ **Kali-ar. Kali-bi.**$_{bg2,k}$ *Kali-br.*$_{bg2,k}$ **Kali-c.**$_{bg2,k}$,* *Kali-chl.* **Kali-i.**$_{bg2,k}$ *Kali-m.* kali-n.$_{bg2,k}$,* *Kali-p.* *Kali-sil.*$_{k13,k2}$ kalm.$_{k13,k2}$ kreos.$_{bg2,k}$,* **Lach.**$_{bg2,k}$,* laur.$_{bg2,k}$,* *Led.*$_{bg2,k}$,* **Lil-t.**$_{bg2,k}$ lob.$_{bg2,sf}$ luna$_{kg1}$ *Lyc.*$_{bg2,k}$,* **Mag-c.**$_{bg2,k}$,* **Mag-m.**$_{bg2,k}$,* mag-p.$_{bg2,sf}$ mand.$_{sp1}$ **Mang.**$_{bg2,k}$,* meny.$_{bg2,k}$,* meph.$_{bg2,sf}$,* **Merc.**$_{bg2,k}$,* *Merc-c.*$_{bg2,k}$,* *Merc-i-f.* **Merc-k-i.**$_{gm1}$ *Mez.*$_{bg2,k}$,* moly-met.$_{jl}$ mosch.$_{bg2,k}$,* *Mur-ac.*$_{bg2,k}$,* *Nat-ar.* **Nat-c.**$_{bg2,k}$,* *Nat-m.*$_{bg2,k}$,* *Nat-p.* *Nat-s.*$_{bg2,k}$ *Nat-sil.*$_{k13,k2}$ nep.$_{mg,mg1}$,* **Nit-ac.**$_{bg2,k}$,* *Nux-m.*$_{bg2,k}$,* *Nux-v.*$_{hr1,k}$ *Olnd.*$_{bg2,k}$,* **Op.**$_{bg2,k}$,* *Ox-ac.*$_{bg2,k}$ par.$_{bg2,k}$ pareir.$_{hr1,kr1}$ *Petr.*$_{bg2,k}$,* *Ph-ac.*$_{bg2,k}$,* phenob.$_{srb2}$ **Phos.**$_{bg2,k}$,* *Phyt.*$_{bg2,k}$ *Pic-ac.* plat.$_{bg2,k}$,* **Plb.**$_{bg2,k}$,* pneu.$_{jl3}$ prot.$_{jl3}$ **Psor.**$_{bg2,k}$,* **Puls.**$_{bg2,k}$,* pyrog.$_{bg2,sf}$ ran-b.$_{bg2,k}$,* ran-s.$_{bg2,k}$,* rat.$_{bg2,sf}$ *Rheum* rhod.$_{bg2,k}$,* **Rhus-t.**$_{bg2,k}$,* **Rumx.** ruta$_{bg2,sf1}$ *Sabad.*$_{bg2,k}$,* sabin.$_{bg2,k}$,* sal-ac. *Samb.*$_{bg2,k}$,* sang.$_{bg2,k}$,* sarcol-ac.$_{jl}$ *Sars.*$_{bg2,k}$,* scir.$_{hbh}$ *Sec.*$_{bg2,k}$,* *Sel.*$_{bg2,k}$,* senec. seneg.$_{bg2,k}$,* **Sep.**$_{bg2,k}$,* sieg.$_{mg,mg1}$ **Sil.**$_{bg2,k}$,* sin-n. *Spig.*$_{bg2,k}$,* *Spong.*$_{bg2,k}$,* squil.$_{bg2,k}$,* *Stann.*$_{bg2,k}$,* *Staph.*$_{bg2,k}$,* stict.$_{bg2,k}$,* still.$_{bg2,k}$,* stram.$_{bg2,k}$,* **Stront-c.** *Sul-ac.*$_{bg2,k}$,* **Sul-i.**$_{k13,k2}$ **Sulph.**$_{bg2,k}$,* **Syph.**$_{bg2,k,2}$,* tarax.$_{bg2,k}$,* tarent. **Tell.** ter.$_{bg2,sf}$ teucr.$_{bg2,k}$,* thal.$_{jl,jl3}$ thea$_{br01}$ ther.$_{c1}$ *Thuj.*$_{bg2,k}$,* trios.$_{jl}$ valer.$_{bg2,k}$,* verat.$_{bg2,k}$,* verb.$_{c1}$ vib.$_{br01}$ *Viol-t.*$_{bg2,k}$,* vip.$_{bg2,sf}$ visc.$_{jl,jl3}$ x-ray$_{br01}$ **Zinc.**$_{bg2,k}$,* **Zinc-p.**$_{k2}$

≫ PP: Die meisten Beschwerden sind des Nachts nd erneuern oder erhöhen sich bei tiefem Barometerstande, im Nord- und Nordostwinde, im Winter und gegen den Frühling zu.

Abmagerung, Marasmus: **Abrot.** acal.$_{br1}$ *Acet-ac.* adren.$_{st}$ *Agar.* alco.$_{a1}$ *Alet.*$_{c1,kr1}$ *Alum.* alum-p.$_{k2}$ alum-sil.$_{k2}$ alumn. am-c. am-caust.$_{a1}$ am-m. *Ambr.*$_{c2,k}$ ambro.$_{c1,c2}$ anac. androc.$_{srj1}$ ang.$_{c1}$ ant-c. ant-t. *Apis* apoc.$_{a1,k2}$ aq-mar.$_{jl}$ *Arg-met.* *Arg-n.* arn. **Ars. Ars-i.** ars-met.$_{a1,kr1}$ ars-s-f.$_{k2}$ arum-i.$_{a1}$ asc-t. astra-e.$_{jl}$ *Aur.*$_{kr1}$ aur-ar.$_{k2}$ aur-m. bar-act.$_{a1}$ **Bar-c.** bar-i.$_{a1}$ *Bar-m.* bar-s.$_{k2}$ **Bell.**$_{kr1}$ ben-n.$_{a1}$ benz-ac.$_{a1}$ beryl.$_{a1}$ bism.$_{bg2}$ borx. both.$_{a1}$ brach.$_{a1,k1}$ *Brom.*$_{k2,kr1}$ *Bry. Bufo* buni-o.$_{jl}$ *Cact.* **Calc.** calc-ar.$_{sf1}$ calc-f.$_{jl,mg1}$ calc-hp.$_{sf1}$ **Calc-i.** calc-m.$_{a1}$ calc-ox.$_{gm1}$ *Calc-p.* *Calc-sil.*$_{k2}$ *Camph.* cann-s.$_{a1}$ *Canth.* *Caps.*$_{kr1}$ *Carb-an.*$_{bg2,kr1}$,* *Carb-v.* carbn-o.$_{a1}$ *Carbn-s.* carl.$_{a1}$ *Caust.*$_{bg2,kr1}$,* cench.$_{k2}$ cere-a.$_{a1,c1}$,* *Cetr.*$_{kr1}$ *Cham.* **Chel. Chin.** chinin-ar. chinin-s.$_{j5,kr1}$,* *Chion.* chlol.$_{a1}$ *Chlor.* cic.$_{jl}$ cimic.$_{mg1}$ cina *Cist.*$_{kr1,sf1}$ *Clem.* cob-n.$_{jl}$ coca$_{a1,kr1}$ *Cocc. Colch. Coloc.* con. cor-r. cory.$_{br1}$ *Crot-c.* crot-t. cub.$_{a1,kr1}$ cund.$_{a1,kr1}$ *Cupr.* dig. digin.$_{a1}$ dros. dulc.$_{c2,k}$ echi.$_{a1}$ euphr.$_{kr1}$ **Ferr. Ferr-ar. Ferr-i.** ferr-lac.$_{br01}$ *Ferr-m.*$_{c2,k}$ *Fl-ac.* fuc.$_{a1}$ *Gamb.*$_{kr1}$ gels.$_{a1}$ gran.$_{a1,j5}$ **Graph.** *Guaj.*$_{c2,k}$ haliae-lc.$_{srj5}$ hed.$_{mg1}$ **Hell.** helo.$_{c1}$ helo-s.$_{c1}$ *Helon. Hep.*$_{c2,k}$ *Hippoz.* hura$_{a1}$ *Hydr.* hydrog.$_{srj2}$ *Ign.* **Iod.**$_{c2,k}$ **Ip.** jug-c.$_{a1}$ kali-ar. kali-bi.$_{c2,k}$ *Kali-br.*$_{a1,kr1}$,* *Kali-c.* *Kali-i.*$_{c2,k}$ *Kali-p.* kali-s.$_{a1}$ *Kali-sil.*$_{k2}$ kali-t.$_{c1}$ *Kreos.* kres.$_{jl,mg1}$,* *Lac-ac.*$_{kr1}$ lac-c.$_{kr1}$ *Lac-d.*$_{k2,kr1}$ *Lach.* lat-k.$_{a1}$ *Laur.*$_{kr1}$ lec.$_{br1}$ led.$_{bg2}$ lil-t.$_{a1}$ *Lith-c.*$_{kr1}$

Allgemeines

Abmagerung, Marasmus: ...

luf-op.jl,mg1 **Lyc.** *Lycps-v*.kr1 lyss.kr1 mag-c. mag-m. mag-p.c1 mang.bg2,k2,* med.k2,st *Merc*.c2,k *Merc-c*.a1 merc-k-i.gm1 mez. moly-met.jl morph.a1 *Mur-ac*.bg2,h,* myos-a.sf1 *Myos-s*.kr1 naja.a1 *Nat-ar.* Nat-c. **Nat-hchls. Nat-m.** *Nat-n*.sf1 *Nat-p.* Nat-s. nat-sil.k2 *Nicc*.kr1 **Nit-ac.** nit-s-d.sf1 nuph.a1 nux-m.c2,k **Nux-v.** *Ol-j*.c2,k *Op*.c2,k ox-ac.a1 parathyr.jl pers.jl *Petr. Ph-ac.* phel.kr1 **Phos.** *Phyt*.sf1 pic-ac. pin-s.sf1 pip-m.a1 *Plan*.kr1 **Plb.** plb-xyz.c2 *Podo*.kr1 *Psor.* **Puls.** pyrog.bg2,sf1 raph.a1,j5,* *Rheum*.kr1 rhus-g.a1 *Rhus-t*.bg2 rhus-v.a1,j5 *Rumx*.kr1 ruta sacch.a1 samb.c2,k *Sanic*.bg2,c1,* saroth.jl *Sars*.c2,k *Sec.* **Sel.** *Senec*.kr1 sep. **Sil.** spig. spong. **Stann.** *Stann-i*.sf1 staph. still.a1 *Stram.* strept-ent.jl2 *Stront-c*.c2,k *Sul-ac*.k2,kr1,* sul-h.a1 sul-i.k2 sulfa.jl **Sulph.**c2,k sumb. *Syph*.bg2,k2,* tab.bg2,j5,* *Tarent.* **Ter.** *Teucr*.kr1 thal.a1,mg1,* ther.kr1,st *Thuj*.bg2,k2,* thuj-l.jl thyr.bg2,jl **Tub.** tub-m.ih,vn,* tub-r.k1 uran-met. uran-n.sf1 vanad.st *Verat. Verat-v*.kr1 vesp.jl vip.j5,sf1 voes.a1 x-ray.jl *Zinc*.bg2,k2,* zinc-m.a1,c1,* zinc-val.c1,c2

✎ 80/6: Weißlicher, süßlich riechender und schmeckender Harn geht in übermäßiger Menge ab, unter Sinken der Kräfte, Magerkeit und unauslöschlichem Durste (Diabetes).

Aneurysma: *Ars-i*.c2 *Bar-c*.c2 bar-m.c2 cact.c2 calc-f.c2 carb-an.c2 eucal.c2 guaj.c2 *Kali-i*.c2 lach.c2 lith-c.c2 *Lyc*.c2 lycps-v.c2 magn-gr.c2 plb-xyz.c2 ran-s.c2 spong.c2

✎ 90/7: Blutader-Geschwülste, Aderkröpfe, Wehadern (varices) an den Untergliedmaßen (Ader-Geschwülste an der Scham), auch an den Armen (selbst bei Männern), oft mit reißendem Schmerze darin (bei Sturmwetter), oder auch Jücken denselben.
FN 90/7-1: Die Schlagader-Geschwülste (aneurysmata) scheinen keine andre Quelle als die Psora zu haben.

— **Neigung** zu: aur.bg bar-c.bg carb-v.bg conv.br1 lach.bg *Lyc*.bg puls.bg sulph.bg thuj.bg
✎ vgl. 90/7 und FN 90/7-1

Baden, Waschen:

— **agg.**: *Aesc*.hr1 aeth.hr1,k **Am-c.**bg2,k,* am-m.hr1,k **Ant-c.**bg2,k,* ant-t. *Apis*.sf1 *Aran*.hr1 ars.bg2,hr1,* *Ars-i*.hr1,k,k2 ars-s-f.k13,k2 *Bar-c*.hr1,k bar-s.k13,k2 *Bell*.bg2,k,* bell-p.br01 borx. bov.hr1,k bry.hr1,k **Calc.**bg2,k,* **Calc-s.**hr1,k,* calc-sil.k13,k2 *Canth*.bg2,k,* caps.k13,k2 *Carb-v*.hr1,k *Carbn-s. Caust*.bg2,k,* *Cham*.hr1,k cist.k2 **Clem.**bg2,k,* con.hr1,k crot-c.br01 *Dulc*.hr1,k ferr.hr1,k *Form*.bg2,k,* *Graph*. **Hep.**hr1,k hydrog.srj2 *Ign*.bg2,k,* *Kali-c*.hr1,k kali-chl.k13 kali-m.k2 *Kali-n*.bg2,k,* kali-s. kali-sil.k13,k2 kreos.br01 *Lac-d.* lach.br01 laur. lil-t.br01 *Lyc*.bg2,k,* mag-c.hr1,k *Mag-p. Mang*.bg2,k,* *Merc*.bg2,k,* merc-c. *Mez*.hr1,k mur-ac.hr1,k nat-c.hr1,k nat-m.bg2,k,* *Nat-s*.br01 *Nit-ac*.bg2,k,* nux-m.sf1 nux-v.hr1,k *Op*.bg2,sf1,* *Petr. Phos*.bg2,k,* phys.bg2,c1,* phyt.c1 psor.k2 puls.hr1,k rat.bg2 **Rhus-t.**bg2,k,* *Rumx*. *Sars*.bg2,k,* **Sep.**hr1,k sil.hr1,k *Spig*.hr1,k stann.hr1,k staph.hr1,k *Stront-c.* sul-ac.hr1,k **Sulph.**bg2,k,* thuj.bg2 urt-u.br01 zinc.hr1,k zinc-p.k13,k2

Berührung

Baden, Waschen - agg.: ...

✎ 93/3: Steigende Verkältlichkeit theils des ganzen Körpers (oft schon durch öfteres Benetzen der Hände mit bald warmem, bald kaltem Wasser, wie beim Waschen der Wäsche), bald bloß einzelner Theile, des Kopfs, des Halses, der Brust, des Unterleibes, der Füße u.s.w. in oft mäßigem oder geringem Luftzuge, oder nach geringer Befeuchtung dieser Theile;[2] selbst schon im kühlern Zimmer, bei Regenluft in der Atmosphäre oder niederm Barometerstande.

FN 93/3-2: Die davon, unmittelbar darauf, erfolgenden Nachtheile werden dann bedeutend und sind mancherlei: Gliederschmerzen, Kopfschmerzen, Schnupfen, Halsweh und Halsentzündung, Katarrh, Halsdrüsen-Geschwulst, Heiserkeit, Husten, Beengung des Athems, Stechen in der Brust, Fieber, Verdauungsbeschwerden, Koliken, Erbrechen, Durchlauf, Magenweh, Würmerbeseigen, auch wohl Zuckungen im Gesichte und andern Theilen, gelbsüchtige Hautfarbe u.s.w. Kein nicht-psorischer Mensch leidet von solchen Veranlassungen die mindesten Nachbeschwerden.

97/6: Überempfindlichkeit.

FN 97/6-3: Alle physische und psychische Eindrücke, selbst die schwächern und schwächsten, erregen krankhaft, oft in hohem Grade. Gemüthliche Ereignisse nicht nur trauriger und ärgerlicher, sondern auch freudiger Art machen oft erstaunenswürdige Beschwerden und Leiden; rührende Erzählungen, ja auch nur das Denken und Erinnern daran, bringen dann die Nerven in Aufruhr, treiben die Angst nach dem Kopfe u.s.w. Schon weniges Lesen gleichgültiger Dinge oder aufmerksames Sehen auf einen Gegenstand, z.B. beim Nähen, aufmerksames Hören auch nur auf gleichgültige Dinge - allzuhelles Licht, lautes Gerede mehrer Menschen zugleich, selbst einzelne Töne auf einem musikalischen Instrumente, Glockengeläute u.s.w. bringen üble Eindrücke zuwege: Zittern, Ermattung, Kopfschmerz, Frost u.s.w. Oft sind auch Geruch und Geschmack übermäßig empfindlich. Ja es schadet in vielen Fällen selbst mäßige Körperbewegung, oder Sprechen, auch mäßige Wärme, Kälte, freie Luft, Benetzung der Haut mit Wasser u.s.w. Nicht Wenige leiden schon im Zimmer von jählinger Veränderung der Witterung, wo dann die Meisten bei stürmischem und feuchtem Wetter klagen, Wenige bei trocknem, heitern Himmel. Auch Vollmond bei Einigen, bei Andern Neumond machen ungünstigen Eindruck.

Berührung:

— **agg.**:
- **leichte**: *Acon*.bg2 *Apis*.bg2 ars. **Bell.** *Chin.* coff. *Colch. Ign.* kali-c.k2 **Lach.** lyss.kr1 mag-m. **Merc.** merc-c.bg2 *Mez. Nit-ac*.bg2 **Nux-v.** ph-ac. *Phos. Spig*.br1 **Stann.**

✎ 89/1: Unerträglicher [1] Schmerz in der Haut (oder den Muskeln, oder der Beinhaut) eines Körpertheils, bei geringen Bewegungen desselben oder eines entfernten Theils, z.B. vom Schreiben - in der Achsel, oder der Halsseite u.s.w., während Sägens oder andre starke Arbeit mit derselben Hand keinen Schmerz erregt; - ähnlicher Schmerz in nahen Theilen vom Sprechen und Bewegung des Mundes; Lippen- und Backen- ...

Allgemeines

Berührung

– **agg. - leichte:** ...
  ❧ ... schmerz bei leisem Berühren.
  FN 89/1-1: Unglaublich verschieden. Oft brennend, zuckend, stechend, oft aber auch unbeschreiblich sind diese, das Gemüth in ähnliche, unleidliche Überempfindlichkeit versetzende Schmerzen, besonders der obern Körpertheile, des Gesichts (tic douloureux), der Haut des Halses u.s.w., bei leiser Berührung, beim Sprechen und Kauen - in der Schulter bei leisem Drukke oder Bewegung der Finger

Bewegung:
– **agg.:** abrot. Achy.ft1,jl Acon.bg2,k,* adam.srj5 adlu.jl adon.sf,sf1 aesc.k2 Agar.bg2,k,* agav-t.jl,jl3 Agn.bg2,k aloe alum.bg2,k,* alum-p.k13,k2 alum-sil.k13,k2 alumn.kr1 am-c.bg2,k,* am-m.bg2,k,* ambr.bg2,k,* aml-ns.bro1 anac.bg2,k,* Ang.bg2,hr1,* ange-s.jl anh.mg,mg1,* ant-c.bg2,k,* ant-t.bg2,k,* Apis apoc. aq-mar.jl,jl3 arg-met.bg2,kr1 arg-n.st Arn.bg2,k,* Ars.bg2,k,* ars-h. Ars-i. ars-s-f.k2 Asaf.bg2,k,* Asar.bg2,k,* Aspar. aster.jl Aur.bg2,k,* aur-ar.k2 aur-i.k13,k2 aur-m.k2 aur-s.k13,k2 bapt. Bar-c.bg2,k,* bar-i.k2 bar-m.sf,sf1 bar-s.k13,k2 Bell.bg2,k,* Berb. beryl.jl,jl3 Bism.bg2,k,* borx. bov.bg2,k,* Bry.bg2,k,* bufo But-ac.bro1 Cact.bg2,k,* cadm-met.mg,mg1,* cadm-s. Calad.bg2,k,* calc.bg2,k,* calc-ar.bro1 Calc-p. Calc-s. calc-sil.k13,k2 Camph.bg2,k,* cann-i. Cann-s.bg2,k,* Canth.bg2,k,* Caps.bg2,k,* Carb-an.bg2,k,* Carb-v.bg2,k,* Carbn-s. card-m. caust.bg2,k,* cean.bro1 cham.bg2,k,* Chel.bg2,k,* Chin.bg2,k,* chinin-ar. Chion. cic.bg2,k,* Cimic.bg2,k,* Cimx. cina Cinnb. clem.bg2,k,* coc-c.hr1,k Cocc.bg2,k,* Coff.bg2,k,* coff-t.st Colch.bg2,k,* Coloc.bg2,k,* Con.bg2,k,* cortico.sp1 Croc.bg2,k,* Crot-h. crot-t. cupr.bg2,k,* cupr-ar. cur.st Cycl.bg2,hr1,* des-ac.jl Dig.bg2,k,* dros.bg2,k,* dulc.bg2,hr1,* elapsbg2 equis-h.bro1 Erig.sf,sf1 Eup-per.bg2,k euph.bg2,k,* Ferr.bg2,k,* ferr-i. ferr-p.bg2,k2,* Fl-ac.bg2,k foll.jl,jl3 form.bg2,k Gels.bg2,k germ-met.srj5 get.bro1 Glon.bg2,k,* Graph.bg2,k,* Guaj.bg2,k,* guat.jl,jl3 haliae-lc.srj5 hed.sp1 Hell.bg2,k,* helon.bro1 Hep.bg2,k,* hip-ac.jl,jl3,* hoit.jl,jl3 hyos.bg2,k,* Iber.bg2,k,* ign.bg2,k,* hist.mg,mg1,* Iod.bg2,k,* Ip.bg2,k,* Iris jac-g. jug-c.bro1 jug-r.st Kali-bi.bg2,k,* Kali-c.bg2,k,* kali-chl.k13 kali-i.sf,sf1 kali-m.k2 Kali-n.bg2,k,* kali-p. kali-sil.k13,k2 Kalm. Kreos.bg2,hr1,* lac-ac.sf,sf1 lac-c.k13,k2 Lac-d.k13,k2,* Lach.bg2,k,* lat-m.jl,jl3 laur.bg2,k,* Led.bg2,k,* lil-t.sf,sf1 lina.bro1 lob.bro1 lyc.bg2,hr1,* lycpr.bro1 lycps-v. mag-c.bg2,k,* mag-m.bg2,k,* Mag-p. Mang.bg2,k,* med.k,k1 Meli. meny.bg2,k,* meph.j5 Merc.bg2,k,* merc-c.bg2,k,* mez.bg2,k,* mim-p.jl,jl3 mosch.bg2,k,* mur-ac.bg2,k,* naja.bg2,k1,* Nat-ar. nat-c.h,j5,* Nat-m.bg2,k,* Nat-p. Nat-s.bg2 nat-sil.k13,k2 nit-ac. nux-m.bg2,k,* Nux-v.bg2,k,* ol-an. olnd.bg2,k,* onop.jl Onos. op.bg2,k,* osm. ovi-p.st Ox-ac. pall. par.bg2,k,* paro-i.jl3 parot.jl penic.jl,jl3,* Petr.bg2,k,* ph-ac.bg2,k,* Phos.bg2,k,* Phyt.bg2,k,* pic-ac.bro1 plan.c1 plat.bg2,k,* Plb.bg2,k,* psil.sp1 Psor. ptel. puls.bg2,k,* puls-n.bro1 pulx.bro1 pyrog.bg2 Ran-b.bg2,k,* ran-s.bg2,k,* Rheum rhod.bg2,hr1,* rhus-t.bg2,hr1,* rumx. ruta.bg2,kr1,* sabad.bg2,k,* Sabin.bg2,k,* sal-ac.sf,sf1 samb.bg2,k,*

Bewegung

Bewegung - agg.: ...
Sang. Sanic. sarcol-ac.jl,sp1 Sars.bg2,hr1,* Sec.bg2,k,* Sel.bg2,k,* senec. seneg.bg2,k,* Sep.bg2,k,* sieg.mg,mg1 Sil.bg2,k,* Spig.bg2,k,* spong.bg2,k,* Squil.bg2,k,* Stann.bg2,k,* Staph.bg2,k,* still.bro1 stram.bg2,k,* stront-c. stroph-s.bg2,k,* stry.bro1 sul-ac.bg2,k,* sul-i.k13,k2 Sulph.bg2,k,* sumb. syph.st tab.bg2,sf1,* tarax.bg2,k,* Tarent.bg2,sf1,* teucr.bg2,k,* thea.bro1 Ther. thuj.bg2,k,* thymol.bro1 tril-p. trios.jl tub.bg2,k,* tub-d.zs tub-r.jl valer.bg2,k,* Verat.bg2,k,* verat-v.sf,sf1 verb.bg2,k,* vib.bg2 viol-o.bg2,k,* viol-t.bg2,k Visc. x-ray.jl Zinc.bg2,k,* zinc-p.k2 zinc-val.bg2

❧ **97/6:** Überempfindlichkeit.
  FN 97/6-3: Alle physische und psychische Eindrücke, selbst die schwächern und schwächsten, erregen krankhaft, oft in hohem Grade. Gemüthliche Ereignisse nicht nur trauriger und ärgerlicher, sondern auch freudiger Art machen oft erstaunenswürdige Beschwerden und Leiden; rührende Erzählungen, ja auch nur das Denken und Erinnern daran, bringen dann die Nerven in Aufruhr, treiben die Angst nach dem Kopfe u.s.w. Schon weniges Lesen gleichgültiger Dinge oder aufmerksames Sehen auf einen Gegenstand, z.B. beim Nähen, aufmerksames Hören auch nur auf gleichgültige Dinge - allzuhelles Licht, lautes Gerede mehrer Menschen zugleich, selbst einzelne Töne auf einem musikalischen Instrumente, Glockengeläute u.s.w. bringen üble Eindrücke zuwege: Zittern, Ermattung, Kopfschmerz, Frost u.s.w. Oft sind auch Geruch und Geschmack übermäßig empfindlich. Ja es schadet in vielen Fällen selbst mäßige Körperbewegung, oder Sprechen, auch mäßige Wärme, Kälte, freie Luft, Benetzung der Haut mit Wasser u.s.w. Nicht Wenige leiden schon im Zimmer von jählinger Veränderung der Witterung, wo dann die Meisten bei stürmischem und feuchten Wetter klagen, Wenige bei trocknem, heitern Himmel. Auch Vollmond bei Einigen, bei Andern Neumond machen ungünstigen Eindruck.

– **amel.:** abrot.bro1 Acon.bg2,k,* aesc.bg2 Agar.bg2,k,* agn.bg2 all-c.sf,sf1 Aloe Alum.bg2,k,* Alumn.kr1 Am-c.bg2,k,* Am-m.bg2,k,* ambr.bg2,k,* Anac.bg2,k,* androc.srj1 Ang.bg2,hr1,* ant-c.bg2,hr1,* ant-t.bg2,k,* apis.sf1 apoc.sf,sf1 aran-ix.mg,mg1,* Arg-met. Arg-n. arist-cl.mg,mg1,* arn.bg2,k,* Ars.bg2,k,* ars-s-f.k13,k2 asaf.bg2,k,* asar.bg2,k,* Atro. Aur.bg2,k,* Aur-m. Aur-m-n. bar-c. bar-m. bell.bg2,hr1,* bell-p.mg,mg1,* benz-ac.bg2,k Bism.bg2,k,* borx. bov.bg2,k,* Brom. bry.bg2,hr1,* cact.sf,sf1 calc.bg2,k,* calc-f.k2 calc-p. cann-s.bg2 canth. Caps.bg2,k,* carb-ac. carb-an.hr1,k carb-v.bg2,k,* Caust.bg2,k,* cham.bg2,k,* chel.bg2 chin.bg2,k,* Chinin-ar. choc.srj3 cic.bg2,k,* cimic.bg2,k,* Cina coc-c.hr1,kr1 coca Cocc.bg2,k,* Coloc.bg2,k,* Com. Con.bg2,k,* cupr.bg2,k,* Cycl.bg2,k,* dig.bg2 Dios. Dros.bg2,k,* Dulc.bg2,k,* erig.mg,mg1 Euph.bg2,k,* euphr.bg2,k,* Ferr.bg2,k,* ferr-ar. ferr-p. Fl-ac.bg2,sf1 Gamb. Gels.bg2,k glon.bg2 graph.bg2 guaj.bg2,k,* hed.mg,mg1,* hell.bg2 Helon.bg2 hep.bg2,k,* hom.bro1 hydrog.srj2 hyos.bg2,k,* ign.bg2,k,* Indg. Iod.bg1,k2,* iris.bro1 kali-br.sf,sf1 Kali-c.bg2,k,* Kali-i.bg2,k,* Kali-n.bg2,k,* Kali-p. Kali-s. Kreos.bg2,k,* lach.bg2,k,* laur.bg2,k,* led.bg2 Lil-t. lith-c. lith-lac.bro1 lob.

Allgemeines

Bewegung - amel.: ...

Lyc.bg2,k,* *Mag-c.*bg2,k,* *Mag-m.*bg2,k,* magn-gr.bro1 mand.sp1 mang.bg2,k,* *Med.* *Meny.*bg2,k,* meph.c1 *Merc.*bg2,hr1,* *Merc-c.*bg2,k *Merc-i-f.* mez.bg2,hr1,* *Mosch.*bg2,k,* *Mur-ac.*bg2,k,* *Nat-c.*bg2,k,* nat-m.bg2,hr1,* *Nat-s.*bg2,k nit-ac.bg2,k,* nux-m.bg2,k,* olnd.bg2,k,* op.bg2,k,* par.bg2,k,* parth.bro1 petr.bg2,k,* *Ph-ac.*bg2,k,* phel.j5 phos.bg2,hr1,* pip-m.bro1 *Plat.*bg2,k,* plb.bg2,hr1,* pneu.jl,jl3 **Puls.**bg2,k,* **Pyrog.**bg2,k rad-br.bro1 raja-s.jl *Rat.* **Rhod.**bg2,k,* **Rhus-t.**bg2,k,* *Ruta* **Sabad.**bg2,k,* sabin.bg2,k,* **Samb.**bg2,k,* sars.bg2,k,* sel.bg2,k,* seneg.bg2,k,* *Sep.*bg2,k,* sil.bg2,k,* spig.bg2,k,* spong.bg2,hr1,* *Stann.*bg2,k,* staph.bg2,hr1,* stel.bro1 *Stront-c.* sul-ac.bg2,k,* **Sulph.**bg2,k,* syph.bro1 **Tarax.**bg2,k,* **Tarent.** teucr.bg2,k,* thala.jl,jl3 thiop.jl thuj.bg2,k,* *Tub.* tub-r.ih,vn *Valer.*bg2,k,* ven-m.jl,jl3 verat.bg2,k,* *Verb.*bg2,k,* *Vib.* viol-o.bg2 *Viol-t.*bg2,k visc.jl,jl3 xero.bro1 *Zinc.*bg2,k,* zinc-p.k13,k2 zinc-val.sf,sfl

≈ PP: Erneuerung von Schmerzen und Beschwerden in der Ruhe, die bei Bewegung vergehen.

Blähungen:

– agg.:
  ≈ 76/17: Blähungen gehen nicht fort, versetzen sich und erregen eine Menge Beschwerden des Körpers [6] und Geistes.
  FN 76/17-6: Zuweilen, ziehende Schmerzen in den Gliedmaßen, besonders den untern, oder Stiche in der Herzgrube oder in der Unterleibs-Seite u.s.w.
  77/2: Blähungen treten wie in die Höhe; es kommt Aufstoßen - dann oft Brennen im Halse, oder Erbrechen, bei Tage und Nacht.

Blutwallungen:

acet-ac.k2 **Acon.**bg2,k,* aloe alum.bg2,k,* alum-p.k13,k2 alum-sil.k13,k2 alumn. *Am-c.*bg2,k *Am-m.*bg2,k,* *Ambr.*bg2,k,* *Aml-ns.* androc.srj1 ant-c. ant-t.bg2,k anthraco.kr1 arg-met. *Arg-n.*a1,k *Arn.*bg2,k ars.bg2,h,* *Ars-i.* *Asar.*k,k1 astac.a1 *Aur.*bg2,k,* aur-ac.k2 *Aur-i.*k13,k2 aur-s.k13,k2 bar-c.bg2,k,* bar-s.k13,k2 **Bell.**bg2,k,* berb.a1,k borx.bg2,k,* *Bov.*bg2,k *Bry.*bg2,k **Calc.**bg2,k,* *Calc-ar.* calc-f.k13,k2 calc-s. calc-sil.bg2,k cann-s.bg2,k,* carb-an.bg2,k,* *Carb-v.*bg2,k **Carbn-s.** *Caust.*bg2,k,* cench.k2 *Cham.*bg2,k chel.hr1 chin.bg2,k,* cina cocc. coff.a1,k *Con.*bg2,k,* corn.bg2,hr1 *Croc.*bg2,k *Cupr.* dig.bg2,k digin.a1 dulc.bg2,k,* erig.mg,mg1 **Ferr.**bg2,k,* ferr-ar. *Ferr-i.* ferr-p. *Gels.*hr1,k **Glon.** *Graph.*bg2,k guaj.bg2,k *Hep.*bg2,k hydrog.srj2 hyos. ign.bg2,k imp.a1 *Iod.*bg2,k,* jab.bg2 kali-bi.bg2 kali-br.bg2 *Kali-c.*bg2,k kali-p. kali-s. kali-sil.k13,k2 kiss.a1,k **Kreos.**bg2,k *Lach.*bg2,k,* lil-t. lipp.k1 **Lyc.**bg2,k,* mag-c.bg2 mag-m.bg2,k mang. *Meli.*bg2,k *Merc.*bg2,k,* merl. *Mill.*k13,k2 mosch.bg2,k,* nat-c.bg2,k,* *Nat-m.*bg2,k,* nat-p. nit-ac.bg2,k,* *Nux-m.*bg2,k,* *Nux-v.*bg2,k *Op.*bg2,k,* ox-ac.k13,k2 *Petr.*bg2,k **Ph-ac.**bg2,hr1,* *Phos.*bg2,k,* plb. **Puls.**bg2,k,* rhod. *Rhus-t.*bg2,k sabad.bg2,k,* sabin.bg2,k,* *Samb.*bg2,k,* sang.bg2,k *Sars.*bg2,k,* *Sel.*bg2 *Seneg.*bg2,k *Sep.*bg2,k,* *Sil.*bg2,k,* **Spong.**bg2,k,* *Stann.*bg2,k,* staph.bg2,k,* **Stram.** *Stront-c.*bg2 *Sul-ac.*bg2 sul-i.k13,k2 **Sulph.**bg2,k,* tab.a1,k tell. ter.bg2 *Thuj.*bg2,k,* til.a1 ust.bg2 valer.bg2 verat. voes.a1

Blutwallungen: ...

≈ 90/4: Blutwallungen, auch wohl Gefühl von Klopfen in allen Adern (wobei er oft ganz blaß aussieht und Abspannung durch den ganzen Körper fühlt).

Brüchige Knochen:

asaf.bg2 bufo.bg2 *Calc.*bg2,k calc-p.bg2 cupr.bg2 fl-ac.bg2 *Lac-ac.*hr1 lyc.bg2 *Merc.*bg2 par.bg2 ph-ac.bg2 ruta.bg2 **Sil.**bg2 *Sulph.*bg2 *Symph.* thuj.bg2

≈ 88/5: Leichte Zerbrechlichkeit der Knochen.

Chorea:

*Abrot.*hr1,kr1 absin.bro1 acon.hr1,k **Agar.**hr1,k,* agar-ph.c1,c2,* agarin.bro1 agre.jl *Ambr.*hr1,kr1 *Aml-ns.*c1,kr1,* ant-c.c1,c2,* **Ant-t.**hr1,k apis *Arg-n.*hr1,k arn.c1,c2,* *Ars.*hr1,k ars-i. ars-s-f.k13,k2 *Art-v.*hr1,k,* *Asaf.*hr1,k,* aster.hr1,k *Atro.*hr1,kr1 aven.bro1 *Bell.*hr1,k *Bufo*c2,k *Cact.*hr1,k **Calc.**hr1,k,* calc-i.k13,k2 *Calc-p.*c1,c2,* *Castm.*c1,kr1,* caul.hr1,k **Caust.**hr1,k,* cedr.hr1,k,* *Cham.* *Chel.*hr1,k chin.k,k1 chlol.hr1,k,* *Cic.*hr1,k **Cimic.**hr1,k *Cina*c2,k cocain.bro1 *Cocc.*hr1,k,* coch.hr1,kr1 *Cod.*hr1,kr1,* coff. con.hr1,k *Croc.*hr1,k,* crot-c. crot-h.hr1,k **Cupr.** *Cupr-act.*c1,mg1,* *Cupr-ar.*hr1,k,* cypr.hr1,k,* *Dios.*c2,k dulc. elec.c1,c2 eup-a.bro1 *Ferr.*hr1,k,* ferr-ar. ferr-cit.sf,sfl ferr-cy.bro1 *Ferr-i.* *Ferr-r.*bro1 *Ferr-s.*hr1,kr1,* form.hr1,k,* *Gels.*hr1,kr1 *Guar.*hr1,k *Hipp.*hr1,kr1,* *Hyos.*hr1,k,* **Ign.**hr1,k,* *Iod.*hr1,k ip. kali-ar. *Kali-br.*hr1,k,* kali-c. kali-i. kali-p. *Kali-s.*hr1,k,* *Lach.*hr1,k,* lat-k.c1,c2,* laur.hr1,k,* levo.jl *Lil-t.*hr1,k lyss.mg,mg1 *Mag-p.*hr1,k,* *Mand.*jl,jl3 *Mang.*st merc.a1,k mez. *Mill.*hr1,kr1 *Morph.*hr1,kr1,* mur-ac.c1,c2,* *Mygal.*hr1,k,* *Nat-m.*hr1,k,* *Nit-ac.* *Nux-m.*hr1,k,* *Nux-v.*hr1,k ol-an.sf,sfl *Op.*hr1,k passi.sf,sfl ph-ac.hr1,k *Phos.*hr1,k,* phys.hr1,k,* phyt.hr1,kr1 picro.bro1 plat. plb.hr1,k psor.hr1,k,* *Puls.*hr1,k,* rhod.hr1,k,* *Rhus-t.*hr1,k russ.c1,c2,* sabin. *Samb.* *Santin.*bro1 *Scut.*hr1,k,* *Sec.*hr1,k **Sep.**hr1,k *Sil.*hr1,k *Sin-n.*hr1,kr1,* sol-ni.c1,c2 *Spig.*bro1 stann. stict.hr1,kr1 **Stram.**hr1,k,* *Stry.*bro1 stry-p.sf,sfl sul-ter.c1,c2,* sulfon.bro1 *Sulph.*hr1,k *Sumb.*hr1,k,* tanac.c,c1 **Tarent.**hr1,k,* tarent-c.c1,c2,* *Ter.*hr1,kr1,* thal.a1,jl3,* thiop.jl thuj.c2,hr1,* *Tub.*st valer.sf,sfl verat-v.hr1,k,* visc.c2,k *Zinc.*hr1,k,* zinc-ar.bro1 *Zinc-br.*c1,c2,* zinc-cy.sf,sfl,* zinc-p.k13,k2 zinc-val.sf,sfl,* ziz.hr1,k,*

≈ 94/10: Unwillkürliches Drehen und Wenden des Kopfes oder der Glieder bei voller Besinnung (Veits-Tanz).

Diabetes mellitus:

brid-fr.jsx1 morind-l.jsx1 morind-m.jsx1 nauc-l.jsx1 *Op.*c2 orthos-s.lsr4 phlor.c1 uran-m.hsa1 *Uran-n.*c2 vinc-r.jsx1

≈ 80/6: Weißlicher, süßlich riechender und schmeckender Harn geht in übermäßiger Menge ab, unter Sinken der Kräfte, Magerkeit und unauslöschlichem Durste (Diabetes).

Empfindlichkeit:

– äußerlich: *Acon.*bg2,k *Aesc.* agar.bg2,k,* ail.c,c1 aloe *Alum.*bg2,k alum-p.k2 alum-sil.k13,k2 am-c.bg2,k am-m.bg2,k ambr.bg2,k ang.bg2 ant-c.bg2,k ant-t. **Apis** arg-met. *Arn.*bg2,k,* ars.bg2,k asaf.bg2,k *Aur.*bg2,k,* aur-ar.k2 *Bapt.* *Bar-c.*bg2,k bar-s.k13,k2 *Bell.*bg2,k *Borx.* bov.bg2,k,* bry.bg2,k calc.bg2,k calc-p. calc-sil.k13,k2 camph.bg2,k cann-s.bg2,k *Canth.*bg2,k,*

| Empfindlichkeit | **Allgemeines** | Erschütterung |

Empfindlichkeit - äußerlich: ...

caps.bg2,k carb-an.bg2,k carb-v.bg2,k,* caust.bg2,k,* chel.k13,k2 **Chin.**bg2,k,* **Chinin-s.** cimic. cina *Clem.* coc-c.bg2,k *Coff.*bg2,k,* *Colch.*bg2,k,* coloc.bg2,k con.bg2,k *Crot-c.* cupr.bg2,k dig.bg2,k euph-pi.c,c1 *Ferr.*bg2,k ferr-p. *Gels.*hr1,k glon.c,c1 graph.k13,k2 ham.k13,k2 hell.bg2 *Hep.*bg2,k hist.mg,mg1 *Hyos.*bg2,k,* ign.bg2,k,* ip.bg2,k *Kali-bi.*a1,k *Kali-c.*bg2,k,* kali-i.a1,c1,* kali-n.bg2,k,* kali-p. kali-s. kreos. lac-c.k2 **Lach.**bg2,k led.bg2,k lyc.bg2,k,* mag-c.bg2,k mag-m.bg2,k mag-p.k2 menth. meny.bg2 *Merc.*bg2,k merc-c.a1,bg2 *Mez.*bg2,k,* mosch.bg2,k mur-ac.bg2 nat-ar. *Nat-c.*bg2,k,* *Nat-m.*bg2,k,* **Nat-p.** nat-s.a1,k2 nat-sil.k13,k2 nit-ac.bg2,k,* nux-m. **Nux-v.**bg2,k,* olnd.bg2,k,* *Op.*bg2,k,* par.bg2,k petr.bg2,k ph-ac.bg2,k **Phos.**bg2,k,* plb.bg2,k psor. **Puls.**bg2,k,* **Ran-b.**bg2,k,* *Ran-s.*bg2,k *Rhus-t.*bg2,k,* sabad.bg2,k *Sabin.* sal-ac. sars.bg2,k sec.bg2,k *Sel.*bg2,k *Seneg.*bg2,k *Sep.*bg2,k,* **Sil.**bg2,k **Spig.**bg2,k,* spong.bg2,k squil.bg2,k *Stann.*bg2,k **Staph.**bg2,k stront-c. sul-ac.bg2,k *Sulph.*bg2,k teucr.bg2,k *Thuj.*bg2,k valer.k13,k2 verat.bg2,k,* zinc.bg2,k,* zinc-p.k2

🕮 88/6: Schmerzhafte Empfindlichkeit der Haut, der Muskeln und der Beinhaut bei mäßigem Drucke.
FN 88/6-4: Wenn er sich an etwas mäßig stößt, so schmerzt es heftig und sehr lange; die Stellen, worauf er im Bette liegt, schmerzen empfindlich, daher öfteres Umwenden bei der Nacht; die hintern Oberschenkelmuskeln, worauf sie sitzt, und die Sitzbeine schmerzen empfindlich; ein geringer Schlag mit der Hand auf die Oberschenkel macht großen Schmerz. Geringes Anstoßen an etwas Hartem hinterläßt blaue Flecke, Blutunterlaufungen.

Entzündung:
- **Blutgefäße**, der:
  - **Venen**; der (= Phlebitis): **Acon.**bg2 agar.bro1 *All-c.* ant-c. *Ant-t.*bg2,kr1,* apisbg2,k1,* arist-cl.jl,mg1 *Arn. Ars.* **Bell.**bg2,k1 both.st **Bry.** *Bufo* **Calc.** calc-ar.sf1 *Calc-f.*sf1 carb-v.bg2,sf1,* carbn-s. *Cham.*j5,k1 *Chin.*bg2,k1 chlorpr.jl *Crot-h.*k1,sf1,* *Ferr-p.*kr1 graph. *Ham.* hecla.jl hep. hir.jl *Iod. Kali-c.*bg2,k1 kali-m.sf1 **Lach.**bg2,k,* *Led. Lyc. Lycps-v.* mag-c.mg1 mag-f.jl merc.k1,mg1 merc-cy.c1,c2 merc-i-r.mg1 *Nat-s.* nux-v.j5,k1 phos.bro1 *Puls.*c2,k rhod. **Rhus-t.**bg2,k1,* ruta.bro1 *Sep.*bg2,k1 *Sil.* spig. stront-br.c1,c2 stront-c.c1,c2 sulfa.jl *Sulph.* thiop.jl thuj.bg2,j5 verat. **Vip.**bg2,sf1,* vip-a.jl zinc.

  🕮 PP: Geschwollene, erweiterte Adern an den Beinen (Aderkröpfe, Wehadern).

- **Knochen**, der (= Ostitis):
  - **Periosts**, des (= Periostitis): *Acon.*bg2,kr1,* ant-c. *Apis* aran.bro1 *Ars. Asaf.* aur. aur-ar.k2 *Aur-m.*c2,k **Bell.**k1,st calc.bg2,k2 calc-p.bg2,sf1 calc-sil.mg1 chin. clem.bro1 colch.bro1 con.bg2,k conch.a1 *Ferr-i.*c1,kr1,* *Ferr-p.*kr1,st **Fl-ac.** graph.bro1 *Guaj.*bro1 *Hecla*c1,kr1,* hep.bg2 *Iod.*mg1 *Kali-bi.*bg2,st *Kali-i.* lach.bg2 led. *Mang.*c2,k *Merc. Merc-c.* **Mez.** nat-sal.c1,c2 *Nit-ac.* **Ph-ac.** phos.c2 *Phyt.*kr1,mg1,* plat-m.bro1 *Psor.* puls. rhod.bro1 rhus-t. *Ruta.*c2,k1,* *Sabin.*bg2 sars.bro1 sep.bg2 *Sil.*

- **Entzündung - Knochen - Periosts**, des: ...
  *Staph. Still.*c1,mg1,* sulph.bg2 *Symph.*kr1,st tell.bg2
  🕮 87/5: In der Beinhaut der Knochen hie und da, besonders der Knochenröhren drückende und drückend-ziehende Schmerzen.
  FN 87/5-1: Dann schmerzen die Stellen auch bei Berührung, wie zerschlagen oder wund.

Erschlaffung:
- **Muskeln**; von: acet-ac.st aeth.bg2 *Agar.* alum.bg2 ambr. amyg.kr1 ang.bg2 anh.mg1 ant-t. arg-met.k2 arn. *Ars.* asaf. atro.a1 bar-m.a1 bar-s.k2 bell.kr1 borx. bry. **Calc.** calc-sil.k2 camph. canth. **Caps.** carb-ac.bg2 carb-an.a1 carbn-o. carbn-s.a1 caust.bg2 *Cham.* chin. chinin-ar. chlor.a1 cic. *Clem.* cocabg2 **Cocc.** colch.k2 *Con. Croc. Crot-c.* cupr. cur.bg2 cycl.k2 dig. *Dios.* dros.bg2 euph. *Ferr.* ferr-ar. ferr-i.c1 fl-ac.bg2 **Gels.** glor-si.jsx1 *Glor-su.*jsx1 *Graph.* guare.a1 *Hell.* helo.bg2 hep.c1 hydr. hydr-ac.a1 hydrog.srj *Hyos. Iod. Ip.* jug-r.a1 kali-ar.a1 **Kali-c.** kali-m.k2 kali-n.bg2 kali-p.bg2 kali-s.k2 lach. laur. *Lyc. Mag-c.* mang.k2 merc. morph.a1 mur-ac. murx.k2 nat-c. nat-p.k2,st nit-ac.c1 nux-m. nux-v.a1 olnd.bg2 op. oxyt. ph-ac.bg2 **Phos.** phys.a1 plat. plb. puls. rheum sabad. *Sec. Seneg. Sep.* sil. sol-ni. spig. *Spong.* stram.bg2 sul-ac. sul-h.a1 *Sulph.* tab.a1,bg2 ter.a1 thuj. tril-p.zr *Verat.*bg2,k2,* verat-v. viol-o. zinc.bg2

🕮 PP: Blässe des Gesichts und Schlaffheit der Muskeln.

Erschütterung, Auftreten:
- **agg.**: *Acon.*bg2,k aloebg2 alum.bg2,k alum-p.k13,k2 alum-sil.k13,k2 am-c.bg2,k ambr.bg2,k *Anac.*bg2,k *Ang.*bg2 *Ant-c.*bg2,k arg-met. *Arg-n.* **Arn.**bg2,k ars.bg2,k *Asar.*bg2,k bapt.bg2 bar-c.bg2,k **Bell.**bg2,k berb.bg1,bg2,k,* borx. **Bry.**bg2,k *Cact.* calad.bg2,k **Calc.**bg2,k calc-ar. calc-p.k13,k2 calc-sil.k13,k2 camph.bg2,k canth.bg2,k carb-ac.bg2 carbn-s. *Caust.*bg2,k cham.bg2,k chel.bg2,k *Chin.*bg2,k **Cic.**bg2,k cinabg2 *Cocc.*bg2,k coff.bg2,k **Con.**bg2,k crot-h.bro1 dros.bg2,k dulc.bg2 euphr.bg2,k *Ferr.*bg2 ferr-ar. ferr-p.k13,k2 form.bg1,bg2 glon.bg2,k *Graph.*bg2,k *Ham.*bg2,k *Hell.*bg2 *Hep.*bg2,k ign.bg2,k kali-c.bg2,k *Kali-i.* kali-n.bg2 kali-sil.k13,k2 *Lac-c.*sf,sf1,* **Lach.**bg2,k *Led.*bg2,k *Lil-t. Lyc.*bg2,k mag-c.bg2,k *Mag-m.*bg2,k mang.k2 meny.bg2,k merc.bg2,k nat-ar. *Nat-c.*bg2,k *Nat-m.*bg2,k nat-p. nat-s.bg2 nat-sil.k13,k2 **Nit-ac.**bg2,k nux-m. *Nux-v.*bg2,k *Onos.* par.bg2,k petr.bg2,k *Ph-ac.*bg2,k *Phos.*bg2,k plat.bg2,k plb.bg2,k podo.bg2 *Puls.*bg2,k rhod.bg2,k **Rhus-t.**bg2,k ruta *Sabad.*bg2,k sabin.bg2,k *Sanic.* sec.k2 seneg.bg2,k *Sep.*bg2,k **Sil.**bg2,k *Spig.*bg2,k spong.bg2,k stann.bg2,k staph.bg2,k *Sulph.*bg2,k tab.bg2 tarax.bg2 **Ther.** *Thuj.*bg2,k valer.sf1 verb.bg2,k viol-t.bg2

🕮 87/9: In den Gelenken, eine Art Reißen, wie ein Schaben auf dem Knochen mit rother, heißer Geschwulst, die bei Berührung und gegen die Luft unleidlich empfindlich ist, mit unleidlich empfindlichem, ärgerlichen Gemüthe (Gicht, Podagra, Chiragra, Gonagra u.s.w.).
FN 87/9-4: Die Schmerzen sind entweder Tags oder Nachts schlimmer. Nach jedem Anfalle und wenn die Entzündung vorüber ist, schmerzen die Gelenke der Hand, des Kniees, des Unterfußes, der großen Zehe

Allgemeines

Erschütterung

Erschütterung, Auftreten - agg.: ...

☞ ... bei Bewegung, beim Auftreten u.s.w. unerträglich taub und das Glied ist geschwächt.

Essen:
– beim:
- **amel.**: adam.srj5 aloe *Alum.*bg2,k,* *Alumn.*krl am-m.bg2,k,* *Ambr.*bg2,k,* **Anac.**bg2,k,* androc.srj1 aq-mar.jl,jl3 arn.bg2,k,* aur.bg2,k *Auran.*krl bar-c.j5 bell.bg2,k,* buth-a.jl,jl3 cadm-met.jl,jl3 cadm-s. calc-p. cann-i. *Caps.*bg2,k,* carb-an.bg2,k,* carb-v.bg2,k,* cham.bg2,k,* *Chel.*bg2,k,* chin.bg2,k,* cimic.jl *Cit-v.*hrl cocc.bg2,k,* *Croc.*bg2,k,* cur.hrl,krl cyn-d.jl,jl3 dig.bg2,k,* dros.bg2,k,* ferr.bg2,k,* fl-ac.st graph.bg2,k,* haliae-lc.srj5 hydrog.srj2 **Ign.**bg2,k,* iod.bg2,k,* **Lach.**bg2,k,* laur.bg2,k,* led.bg2,k,* lyc.bg2,k,* mag-c.bg2,k,* merc.bg2,k,* methys.jl *Mez.*bg2,k,* nat-c.bg2,k,* nit-ac.bg2,k,* nux-v.bg2,k,* onop.jl par.bg2,k,* perh.jl ph-ac.bg2,k,* phos.bg2,k,* phyt.bg2 plat.bg2,hrl,* prot.jl,jl3 puls.bg2,k,* rheum rhod.bg2,k,* rhus-t.bg2,k,* sabad.bg2,k,* sabin.bg2,k,* sanic.c1 Sep. sil.bg2,k,* *Spig.*bg2,k,* spong.bg2,k,* squil.bg2,k,* stann.bg2,k,* staph.bg2,k,* sul-ac.bg2,k,* sulph.bg2,k,* tarax.bg2,k,* *Thlas.*bg1,vh/dg,* thymol.jl,jl3 v-a-b.jl,jl3 *Zinc.*bg2,k,*

☞ 76/16: Erleichterung mehrer, auch entfernter Beschwerden durch Essen.

– nach:
abies-n. acon.bg2,k aesc.brol *Aeth.*bg2,sf1,* *Agar.*bg2,k agn.bg2,k all-c. **Aloe** alum.bg2,k alum-p.k13,k2 alum-sil.k13,k2 am-c. *Am-m.*bg2,k,* ambr.bg2,k **Anac.**bg2,k ang.bg2 ant-c. ant-t.bg2,k *Apis* apoc. arg-met.bg2 *Arg-n.* arn.bg2,k,* **Ars.**bg2,k,* *Ars-s-f.*k13,k2 arum-t.hrl,krl *Asaf.*bg2,k asar.bg2,k,* aur.bg2,k aur-ar.k2 aur-s.k13,k2 bar-act.sf1 *Bar-c.*bg2,k,* bar-i.k13,k2 *Bell.*bg2,k,* *Bism.*bg2,k,* borx. bov.bg2,k **Bry.**bg2,k bufo cain. calad.bg2,k,* **Calc.**bg2,k,* calc-i.k13,k2 **Calc-p.**bg2,k *Calc-sil.*k13,k2 camph.bg2,k cann-s.bg2,k canth.bg2,k caps.bg2,k *Carb-an.*bg2,k,* *Carb-v.*bg2,k,* *Carbn-s.* **Caust.**bg2,k,* *Cham.*bg2,k *Chel.*bg2,k **Chin.**bg2,k,* *Chinin-s.*krl chion.brol chloram.jl,jl3 cic.bg2,k,* cina cinnb.k13,k2 clem.bg2,k *Coc-c.* *Cocc.*bg2,k,* *Coff.*bg2,k colch.bg2,k,* **Coloc.**bg2,k **Con.**bg2,k croc.bg2,k *Crot-t.* cupr-ar.sf1 *Cycl.*bg2,k dig.bg2,k,* dros.bg2,k dulc.bg2,k echi.sf,sf1 eup-per. euph.bg2,k euphr.bg2,k ferr.bg2,k ferr-i. ferr-p. *Gran.* *Graph.*bg2 grat.jl,jl3,* hell.bg2,k hep.bg2,k hydrog.srj2 *Hyos.*bg2,k ign.bg2,k *Indg.*bg2,k iod.bg2,k ip.bg2,k *Jug-r.* kali-ar. **Kali-bi.**bg2,k **Kali-c.**bg2,k kali-chl.k13 kali-m.k2 kali-n.bg2,k kali-p. kali-s. kali-sil.k13,k2 kreos.bg2,k **Lach.**bg2,k laur.bg2,k led.bg2,k **Lyc.**bg2,k mag-c.bg2,k mag-m.bg2,k manc.hrl,krl mang.bg2,k meny.bg2 meph.bg2 merc.bg2,k *Mez.*bg2,k **Nat-m.**bg2,k mur-ac.bg2,k nat-ar. *Nat-c.*bg2,k **Nat-m.**bg2,k nat-s.bg2,k nat-sil.k13,k2 neonsrj1 *Nit-ac.*bg2,k *Nuph.*hrl,krl nux-m.bg2,k **Nux-v.**bg2,k ol-an.brol olnd.bg2,k op.bg2,k *Ox-ac.* par.bg2,k *Petr.*bg2,k *Ph-ac.*bg2,k **Phos.**bg2,k phyt. plat.bg2,k,* plb.bg2,k *Podo.*bg2,k *Psor.*bg2,k *Ptel.* **Puls.**bg2,k *Ran-b.* ran-s.bg2,k raph.hrl,krl rauw.jl,jl3 *Rheum* rhod.bg2,k *Rhus-t.*bg2,k **Rumx.** ruta sabad.bg2,k sabin.bg2,k samb.bg2,k sang. sars.bg2,k sec.bg2,k *Sel.*bg2,k

Essen - nach: ...

*Seneg.*bg2,k **Sep.**bg2,k **Sil.**bg2,k sphing.k,kk3 spig.bg2 spong.bg2,k squil.bg2,k stann.bg2,k staph.bg2,k stront-c. stry.brol sul-ac.bg2,k sul-i.k13,k2 **Sulph.**bg2,k *Tarax.*bg2,k ter.k,sf teucr.bg2,sf1 theabrol *Thuj.*bg2,k tril-p.c1,k trom.k,k1 valer.bg2,k verat.bg2,k verb.bg2,k viol-t.bg2,k *Zinc.*bg2,k zinc-p.k13,k2

☞ 76/6: Nach dem Essen, Ängstlichkeit mit Angstschweiße.

FN 76/6-3: Auch wohl hie und da sich erneuernde Schmerzen, z.B. Stiche in den Lippen, Greifen und Wühlen im Unterleibe, Drücken in der Brust, Schwere im Rücken und Kreuze, bis zur Übelkeit; da dann bloß ein mit Fleiß erregtes Erbrechen lindert. Bei einigen Personen erhöht sich auf's Essen die Angst bis zum Triebe sich das Leben zu nehmen durch Erdrosseln.

- **amel.**: acet-ac.brol acon.bg2,k,* adon.sf,sf1 agar.hrl,krl alet.sf,sf1 aloe alum.bg2,k,* alumn.hrl,k am-c.bg2,k,* am-m.bg2,k,* ambr.bg2,k,* amor-r.jl,jl3 *Anac.*bg2,k,* ang.bg2,hrl,* arn.bg2,k,* ars.bg2,k,* ars-i. *Aster.*hrl,krl bar-c.bg2,k bar-i.k13,k2 bell-p.jl,jl3 *Bov.*bg2,k,* brom. *Bry.*bg2,k,* buth-a.mg,mg,* cadm-met.mg,mg1 cadm-s.brol calc.bg2,k,* calc-f.mg,mg1,* calc-i.k13,k2 *Calc-s.*hrl,k cann-i.hrl,krl *Cann-s.*bg2,k caps.brol carb-an.bg2,k,* carbn-s. *Caust.*bg2,k,* cham.bg2,k,* *Chel.*bg2,k,* chin.bg2,k,* cimic.brol cist.sf,sf1 con.bg2,sf1,* *Cupr.*bg2 dicha.mg,mg1,* dios.hrl,k euphr. *Ferr.*bg2,k,* ferr-act.brol fl-ac.bg2,k gamb.sp1 goss.st *Graph.*bg2,k guat.mg,mg1,* hell.bg2,k,* *Hep.*bg2,k,* hom.brol hydrog.srj2 *Ign.*bg2,k,* **Iod.**bg2,k,* kali-bi.bg2,k,* kali-br. kali-c.bg2,k,* *Kali-p.*brol *Kali-s.* kalm.sf,sf1 kreos.hrl,krl,* lac-ac.hrl,krl,* lach.bg2,k,* *Laur.*bg2,k lith-c. lob.sf,sf1 lol.sf,sf1 lyss.hrl,krl mag-c.bg2 mag-m. mand.mg,mg1 mang.bg2,k med.st meny.bg2,k,* merc.bg2,k,* mez.bg2,k,* mosch.bg2,k **Nat-c.**bg2,k,* nat-m.bg2,h *Nat-p.* nicc.hrl,krl nux-v.bg2,k,* *Onos.* ox-ac.bg2 paeon. petr.bg2,k,* **Phos.**bg2,k,* pip-n.bg2,k plan. plat.hrl,krl plb *Psor.*brol **Puls.**bg2,k,* ran-b.bg2,k rhod. rhus-t.bg2,k,* rob.sf,sf1 *Sabad.*bg2,k,* sars.bg2,k,* **Sep.**bg2,k,* sil.bg2,k,* spig.bg2,k,* **Spong.**bg2,k squil.bg2,k,* stann.bg2,k,* *Stront-c.* sul-i.k13,k2 sulph.k2,sf1,* tarent.bg2,k valer.k13,k2 verat.bg2,k zinc.bg2,sf1,* zinc-p.k13,k2

☞ 76/16: Erleichterung mehrer, auch entfernter Beschwerden durch Essen.

– kleinen Menge, einer:
alet.bg2 am-c.bg2 arg-n.bg2 bar-c.bg2 **bell.**bg2 **Bry.**bg2 canth.bg2 carb-an.bg2 *Carb-v.*bg2 *Chin.*bg2 **Con.**bg2 crot-t.bg2 cycl.bg2 ferr.bg2 hep.bg2 *Ign.*bg2 kali-bi.bg2 *Kali-c.*bg2 kali-s.bg2 led.bg2 lil-t.bg2 **Lyc.**bg2 merc.bg2 nat-m.bg2 nat-p.bg2 **Nux-v.**bg2 petr.bg2 **Phos.**bg2 puls.bg2 rhod.bg2 rhus-t.bg2 sars.bg2 *Sep.*bg2 sulph.bg2 thuj.bg2 verat.bg2 zinc.bg2

☞ 76/5: Nach dem mindesten Abendessen, Nachthitze im Bette (und früh Leibverstopfung und ungemeine Mattigkeit).

Fluor:

☞ 83/6: Weißfluß aus der Mutterscheide, einige oder mehrere Tage vor, öfter bald nach dem monatlichen ...

Allgemeines

Fluor

Fluor: ...

   ... Blutabgange, oder in der ganzen Zeit von einer Periode zur andern, unter Verminderung des Monatlichen, oder an seiner Statt einzig fortdauernd, als Abgang wie Milch, wie weißer oder gelber Schleim, oder wie scharfes, auch wohl übelriechendes Wasser.
FN 83/6-2: Den Weißfluß, vorzüglich der schlimmern Art, begleiten eine unzählbare Menge Übel. Der kleinern nicht zu gedenken, (nämlich des Jückens an der Scham und in der Scheide, mit Wundheit an der Außenseite der Scham und dem an sie gränzenden Theile des Oberschenkels, besonders beim Gehen) folgen den hohen Graden dieses lästigen Abgangs nicht selten hysterische Zustände aller Art, auch Gemüths- und Geistesstörungen, Melancholie, Wahnsinn, Fallsucht u.s.w. Oft kommt er anfallweise und dann geht vorher oft Wühlen in der einen Bauchseite, oder Brennen im Magen, im Unterbauche, in der Mutterscheide, oder Stiche in der Mutterscheide und dem Bährmuttermunde, oder Klemmschmerz in der Bährmutter und Pressen nach der Scheide zu, als wenn alles herausfallen wollte, auch wohl vorher Schmerzen der empfindlichsten Art im Kreuze; die Blähungen versetzen sich schmerzhaft u.s.w. Hat der sogenannte Mutterkrebs einen andern Ursprung als jenes (Psora-) Siechthum?

Gefühllosigkeit, Taubheit:
– **einzelner** Teile: *Acon.*bg2,k agar.bg2,k alum.bg2,k alum-p.k13,k2 alum-sil.k13,k2 am-c.bg2,k am-m.bg2,k *Ambr.*bg2,k *Anac.*bg2,k ang.bg2 am.sp1 ant-c.bg2,k Ant-t.bg2,k aran-ix.sp1 *Arg-met. Arg-n.* arn.bg2,k ars. ars-i. asaf.bg2,k asar.bg2,k aur.bg2,k aur-ar.k2 aur-i.k13,k2 aur-s.k13,k2 *Bar-c.*bg2,k bar-s.k13,k2 bell.bg2,k borx. bov.bg2,k bry.bg2,k cadm-s.k2,st *Calc.*bg2,k calc-i.k13,k2 *Calc-p.* calc-sil.k13,k2 camph.bg2,k cann-s.bg2,k canth.bg2,k caps.bg2,k **Carb-an.**bg2,k *Carb-v.*bg2,k **Carbn-s.** caust.bg2,k *Cham.*bg2,k chel.bg2,k *Chin.*bg2,k cic.bg2,k cina Cocc.bg2,k coff.bg2 colch. *Coloc.*bg2,k con.bg2,k Croc.bg2,k cupr.bg2 cycl.bg2 dig.bg2,k dros.bg2,k dulc.bg2,k euph.bg2,k euphr.bg2,k *Ferr.*bg2,k ferr-ar.bg2,k ferr-p. **Graph.**bg2,k *Guaj.*bg2,k hep.bg2,k hydrog.srj2 hyos.bg2,k *Ign.*bg2,k iod.bg2,k ip.bg2,k kali-ar. **Kali-c.**bg2,k kali-chl.k13 *Kali-fcy.* kali-m.k2 Kali-n.k1 kali-p. kali-s.k13,k2 kreos.bg2,k laur.bg2,k led.bg2,k **Lyc.**bg2,k mag-c.bg2,k *Mag-m.*bg2,k mang.bg2,k **Merc.**bg2,k mez.bg2,k mosch.bg2,k *Mur-ac.*bg2,k nat-c.bg2,k *Nat-m.*bg2,k nat-p. nit-ac.bg2,k *Nux-v.*bg2,k olnd.bg2,k op.bg2,k *Par.*bg2,k Petr.bg2,k ph-ac.bg2,st *Phos.*bg2,k plat. plb.bg2,k **Puls.**bg2,k *Rheum Rhod.* **Rhus-t.**bg2,k sabad.bg2,k sabin.bg2,k samb.bg2,k *Sars.*bg2,k *Sec.*bg2,k *Sep.*bg2,k **Sil.**bg2,k spig.bg2,k spong.bg2,k squil.bg2,k stann.bg2,k staph.bg2,k *Stram.*bg2,k sul-ac.bg2,k sul-i.k13,k2 **Sulph.**bg2,k teucr.bg2,k thuj.bg2,k valer.bg2,k *Verat.*bg2,k *Zinc.*bg2,k **Zinc-p.**k13,k2
   89/2: Taubheit der Haut oder der Muskeln einzelner Theile und Glieder.
FN 89/2-2: Es fehlt das Tastgefühl; sie fühlen sich wie boll oder berböllt an, entweder anfallweise oder bleibend (anhaltende Gefühllosigkeit).

Harten Bettes

Gefühllosigkeit, Taubheit:
– **Stellen**, einzelner: bufobr1 cadm-s.k2,st caust.st *Lyc. Plat.*
   vgl. 89/2 und FN 89/2-2
– **Muskeln** und Fasergewebe: cot.br1
   vgl. 89/2 und FN 89/2-2

Gehen:
– **Freien**, im:
• **agg.**: acon. *Agar.* agn. alum. alum-p.k2 *Am-c.* am-m. ambr. anac. ang.bg2 ant-c. arg-met. arn. **Ars.** ars-s-f.k2 asar. aur. aur-ar.k2 aur-s.k2 bar-c. *Bell.* borx. bov. *Bry.* calad. *Calc.* calc-sil.k2 *Camph.* cann-s. canth. caps. *Carb-ac. Carb-an. Carb-v.* carbn-s.k2 **Caust.** cham. *Chel. chin.* chinin-ar. cic. *Cina* clem. **Cocc.** *Coff. Colch.* coloc. *Con.* croc. dig. dros. dulc. euph. *Euphr.* ferr. ferr-ar.k2 **Fl-ac.**bg2 graph. *Guaj.* hell. *Hep.* hyos. ign. iod. ip. *Kali-c.* kali-n. *Kali-p.* kreos. lach. laur. *Led.* lyc. mag-c. mag-m. **Mag-p.** mag-s.j5 mang. meny. *Merc.* merc-c. mez. mosch. mur-ac. nat-ar. nat-c. nat-m. nit-ac. *Nux-m.* **Nux-v.** olnd. op. par. petr. ph-ac. *Phos. Plan.* plat. plb. *Psor. Puls.* ran-b. *Ran-s.* rheum rhod. *Rhus-t.* ruta sabad. sabin. sars. **Sel.** *Seneg. Sep. Sil.* **Spig.** *Spong. Stann.* staph. *Stram.* stront-c. sul-ac. **Sulph.** *Sars.* teucr. thuj. valer. verat. *Verb.* viol-t.k1 zinc.
   94/1: Beim Gehen im Freien, jählinge Schwäche-Anfälle, besonders in den Beinen.
FN 94/1-1: Zuweilen scheint dann das Schwäche-Gefühl herauf bis in die Herzgrube zu steigen, wo es zu einem Heißhunger wird, der ihm alle Kräfte plötzlich nimmt; er wird zitterig und muß sich sogleich eine Weile niederlegen.

Gewölbe, Keller agg.: aran.bg2 **Ars.** *Bry.* calc. *Carb-an.* carc.pd caust. dulc.bg2 *Kali-c.*bg2 lyc. merc-i-f.bg2 **Nat-s.**k2,k2 **Puls.** *Sep. Stram.*
   90/3: Jede Wärme der Luft im Zimmer (oder in der Kirche) ist ihr höchst zuwider, macht ihr Unruhe, treibt sie hin und her (zuweilen mit Pressen im Kopfe über den Augen - was sich nicht selten durch Nasenbluten erleichtert).

Harten Bettes; Gefühl eines: acon.bg2,k agar. alum.bg2 **Arn.**bg2,k,* *Ars.* bamb-a.stb2 **Bapt.**bro1,k1,* bar-c. bry.bg2,k,* caust.bg2,k cham.sf,sf1 con.bg2,k dros.bg2,k,* eup-per.sf,sf1 euphr.a1,bg2 fago.a1 *Ferr. Ferr-p.* gels.bg3,ptk1 get.a1 graph.bg2,k hep.j5 ip. kali-c.bg2,k,* lach.bg2 lyc.h,k,* mag-c.bg2,k,* mag-m.bg2,k manc. merc. *Morph.*bro1 *Nat-s.*bg2,sf1,* nux-m.bg2,k nux-v.bg2,k,* *Op.*k,k1,* petr.a1,bg2,* phos.bg2,k,* plat.bg2,k,* podo.bg2,c1 *Psor.*bg2,sf1,* puls.bg2,k **Pyrog.**bg2,k1,* *Rhus-t.*bg2,k,* **Ruta**bro1,k1,* sabad.bg2,k sanic.c1 *Sil.*k,ptk1 spong. stann. sulph. tarax.bg2,k thuj.bg2,k til.a1,bg2,* verat.bg2,k
   88/6: Schmerzhafte Empfindlichkeit der Haut, der Muskeln und der Beinhaut bei mäßigem Drucke.
FN 88/6-4: Wenn er sich an etwas mäßig stößt, so schmerzt es heftig und sehr lange; die Stellen, worauf er im Bette liegt, schmerzen empfindlich, daher öfteres Umwenden die Nacht; die hintern Oberschenkel- ...

Allgemeines

Harten Bettes; Gefühl eines: ...
> ... muskeln, worauf sie sitzt, und die Sitzbeine schmerzen empfindlich; ein geringer Schlag mit der Hand auf die Oberschenkel macht großen Schmerz. Geringes Anstoßen an etwas Hartem hinterläßt blaue Flecke, Blutunterlaufungen.

Heben, Überheben, Überanstrengen der Muskeln und Sehnen:
- **durch**: acet-ac.st *Acon.*st *Agn.*c1,kr1,* alum.c1,k alum-sil.k2 alumn.kr1 *Ambr.* arist-cl.sp1 **Arn.**br1,k ars.bg2 bar-c. bell.st *Bell-p.*st *Borx. Bov.*kr1 *Bry.* **Calc.**c1,k calc-f.sp1,st calc-p.c1 *Calc.* calc-sil.k2 calen.st **Carb-an.**c1,k *Carb-v.*c1,k *Carbn-s. Caust.* chin. *Cocc.* coloc. **Con.** croc. cur. *Dulc.*k1,st *Ferr.* ferr-p. *Form.*c1,kr1,* *Graph.*c1,k *Hyper.*k2,st *Ign.*bg2 iod. *Kali-c.* kali-m.k2 kali-sil.c1 *Kalm.*kr1 lach. *Lyc.*c1,k *Mag-c.*j5 merc. *Mill.*c1,k mur-ac. *Nat-c.* nat-m. nit-ac. nux-v. olnd. *Ph-ac.*c1,k phos.c1,k plat. podo.c1,kr1 prun.c1 psor.c1 puls.c1,hr1 rhod. **Rhus-t.**c1,k *Ruta*c1,k1,* *Sec.*c1 sep.c1,k **Sil.** spig. stann. staph. stront-c.st sul-ac. sulph. thuj. valer.

> 88/1: Steigende Aufgelegtheit sich zu verheben und, wie man sagt, sich Schaden zu thun schon bei sehr geringer Anstrengung der Muskeln, bei kleinen Handarbeiten, beim über sich Reichen und Langen nach etwas Hohem, beim Aufheben nicht schwerer Dinge, schnellem Wenden des Körpers, Schieben u.s.w. Diese oft nur geringe Anspannung oder Ausdehnung der Muskeln bringt dann oft die schwersten Krankenlager zuwege, Ohnmachten, alle Grade hysterischer Beschwerden,[1] Fieber, Blutspeien u.s.w., da doch eine nicht psorische Person solche Lasten hebt, als ihr Muskelkräfte nur irgend vermögen, ohne die mindesten Nachbeschwerden.[2]
>
> FN 88/1-1: Oft auch sogleich starker Kopfschmerz im Scheitel - was dann auch äußerlich bei Berührung schmerzt - oder sogleich Kreuzschmerzen, oder Schmerzen in der Bährmutter, nicht oben Stechen in der Brustseite oder zwischen den Schulterblättern, was den Odem hemmt, oder schmerzhafte Steifheit des Genicks oder Rückgrats, oftes lautes Aufstoßen und dergl.
>
> FN 88/1-2: Der gemeine Mann, besonders auf dem Lande, sucht sich dann mit einer Art mesmerischem Streichen, und zwar oft mit einigem, doch nicht dauerndem Erfolge zu erleichtern; die Aufgelegtheit sich zu verheben bleibt jedoch. Mit den Daumenspitzen pflegt vorzüglich eine Weibsperson (Streiche-Frau) gewöhnlich über den Schulterblättern nach den Achseln zu, oder den Rückgrat entlang, auch wohl von der Herzgrube aus, unter den Rippen hin (nur meist mit allzuheftigem Aufdrücken) mehrmals hinzustreichen.

- **Hochlangen**: sulph.c1
  > vgl. 88/1, FN 88/1-1 und FN 88/1-2
- **Neigung**, sich zu verheben: arn.sf1 bry.sf1 *Calc.*sf1 carb-v.sf1 con.sf1 graph.sf1 lyc.sf1 *Nat-c.*sf1,st nat-m.sf1,st psor.sf1 *Rhus-t.*sf1 **Sil.**sf1,st *Symph.*sf1,st
  > vgl. 88/1, FN 88/1-1 und FN 88/1-2

Hinlegen, sich:
- **Verlangen** sich hinzulegen: abies-c.br1 abrot.a1 absin.a1 **Acon.**a1,k adlu.k1 aether.a1 alet.a1 **Alum.** alum-p.a1,k2 alum-sil.k2 alumn.a1 *Am-c. Ambr.*

Hinlegen, sich - **Verlangen** sich hinzulegen: ...
amor-r.j1 *Anac.* androc.sr1 *Ant-c.* ant-t. *Apis* **Aran.** arn. **Ars.** ars-s-f.k2 asar. *Aur.* aur-ar.a1,k2 aur-s.a1,k2 bamb-a.stb2 *Bapt.* *Bar-c.* bar-i.a1 bar-m. bar-s.a1,k2 bell.a1,k1 bism. borx. brass-n-o.sr1,5 bry. buni-o.j1 caj.a1 *Calad. Calc.* calc-s.kr1 calc-sil.k2 cann-s.bg2,j5 canth. *Caps. Carb-an. Carb-v.* carbn-o.a1 **Carbn-s.** *Casc. Caust.* cench.a1,k2 *Cham. Chel.* chin. chinin-ar. *Chlol.*bg2 chlor.a1 cic.j5 cina clem.j5 *Cocc.*a1,k coff. colch.bg2,k2 coloc.a1 *Con.* croc. crot-h.j5 crot-t.a1 cupr. *Cycl.* daph.j5 dig. dor.a1 dros.a1,k dulc. euonin.j5 **Ferr.**a1,k ferr-ar.k2 ferr-m.a1 ferr-p. form.bg2,h gels.a1,k gink-b.sbd1 gran.j5 *Graph.* grat.a1,j5 *Guaj.* ham.a1 hell.a1,j5 hep.h,j5 hipp.a1 hydr.a1 hydrog.sr1,2 hyos.h,j5 iber.a1,j1 *Ign.* ip. **Kali-ar.** *Kali-bi.* *Kali-br.*bg2 **KALI-C.**k,k1,* kali-m.a1 kali-n.bg2,5,* kali-s. *Kali-sil.*a1,k2 *Lach.*a1,k laur.j5 led. lil-t.bg2 *Lyc.*a1,k m-arct.j5 mag-c. mag-m. manc.a1,k mang.a1 merc.a1,k merc-i-f.a1 mez.a1,bg2 mosch.kr1 mur-ac. naja.k2 nat-ar. nat-c.a1,k *Nat-m.* nat-p. nat-s.j5,2,* *Nat-sil.*a1,k2 neonsr1,5 nit-ac.k1 nux-m.bg2,j5 **Nux-v.**a1,k olnd.bg2,k5 op.a1,k ox-ac.a1,j5,* par.j5 paull.a1 *Petr. Ph-ac. Phos.*a1,k *Phyt. Pic-ac. Plan.*bg1,vh/dg,* plb.j5 polyp-p.a1 psor.k2,sf1 *Puls.* ran-b. raph.j5 *Rhus-t.*a1,k ruta sabad. sabin.j5 sal-n.a1 sang.a1 *Sel.*a1,k senec.sf1 *Seneg.*kr1 *Sep.* **Sil.** *Spong. Stann.* staph. *Stram.* stront-c. sulfonam.j1 *Sulph.* *Sumb.*a1,k tab.a1 tarax. *Tarent.*a1 teucr. thea.a1,j5 ther.j5 thuj. tub.a1 verat. vip.j5 visc.sp1 wildb.a1 zinc.a1 zinc-p.a1,k2 *Zing.*k,k1,*

> 97/5: Arbeitsscheu bei den sonst thätigsten Personen; kein Trieb zu Geschäften, vielmehr entschiedener Widerwille.
>
> FN 97/5-2: Eine solcher Personen bekam, wenn sie eines ihrer hausmütterlichen Geschäfte beginnen wollte, Angst und Bangigkeit; es zitterten ihr die Glieder und sie ward plötzlich so matt, daß sie sich niederlegen mußte.

• **Essen**, nach dem: ant-c.bg2,h caust.bg2 chel.h *Chin.*bg2,h clem.h *Lach.* nat-m.bg2,h nit-ac.h *Sel.*
> 76/12: Nach dem Essen, sehr müde und schläfrig.
> FN 76/12-5: Oft bis zum Niederlegen und Schlafen.

• **Hunger**; wegen:
> 75/8: Heißhunger (wilder Hunger) vorzüglich früh; er muß gleich essen, sonst wird es ihm übel, matt und zitterig (muß sich auch wohl stracks auf die Erde legen, wenn er im Freien ist).

Hitze:
- **Gefühl** von:
  • **abends** im Bett: *Bry.* fl-ac.k13,k2
    > 76/5: Nach dem mindesten Abendessen, Nachthitze im Bette (und früh Leibverstopfung und ungemeine Mattigkeit).
  • **Essen**:
    • **nach**: cycl.k13,k2
    > vgl. 76/5
- **Hitzewallungen**:
  ▽ **erstreckt** sich zu:
  • **oben**, nach: alum. alum-sil.k2 alumn. ars. ars-h.kr1 asaf. bamb-a.stb2 *Calc.* calc-sil.k2 carb-an. carb-v. chin. cinnb. *Ferr.* ferr-ar. **Glon.**

Hitze — **Allgemeines** — Jahreszeiten

– **Hitzewallungen - erstreckt - oben**, nach: ...
  Graph. hydrog.$_{srj2}$ indg. iris kali-bi. *Kali-c.*
  lach.$_{k2,oss}$ laur. *Lyc.* mag-m. mang. naja$_{k2}$ nat-s.
  nit-ac. ox-ac.$_{k2}$ *Phos.* plb. *P.sor.* **Sep.** *Spong.*
  Sulph. *Sumb.* tarent. *Valer.*
  ≈ 96/1: Alle Abende Hitze mit Wallung nach dem Kopfe mit rothen Backen, auch wohl mit untermischtem Froste.

– **Lebenswärme**, Mangel an: *Acon.*$_{c2}$ adam.$_{srj5}$
  Aesc. *Agar.*$_{c2,k}$ allox.$_{jl,sp1}$ *Alum.* *Alum-p.*$_{k2}$
  Alumn.$_{k1}$ am-br.$_{sf1}$ *Am-c.* am-m.$_{k1}$ am-n.$_{a1}$ anac.$_{st}$
  Androc.$_{srj1}$ ang.$_{j5,sf1}$ anh.$_{jl,mg1,*}$ **Ant-c.** **Aran.**
  aran-ix.$_{jl,mg1,*}$ *Arg-met.* *Arg-n.* arist-cl.$_{mg1,sp1}$
  Ars.$_{c2,k}$ ars-h.$_{kr1}$ *Ars-i.* ars-s-f.$_{k2}$ *Asar.* *Aur.* aur-s.$_{k2}$
  Bamb-a.$_{stb2}$ **Bar-c.** *Bar-m.* bar-s.$_{k2}$ borx. *Brom.*
  bufo$_{k1}$ buth-a.$_{mg1,sp1}$ cact. cadm-s. **Calc.** **Calc-ar.**
  Calc-f. **Calc-p.** *Calc-s.* calc-sil.$_{k2}$ calen.$_{st}$ **Camph.**
  Caps. **Carb-an.** *Carb-v.* *Carbn-s.* *Caul.* **Caust.**
  Chel. *Chin.* chlor.$_{kr1}$ *Chloram.*$_{jl}$ chlorpr.$_{jl}$ choc.$_{srj3}$
  cic.$_{jl}$ *Cimic.* *Cinnb.* *Cist.* cob-n.$_{mg1}$ coc-c.$_{k2}$ *Cocc.*
  Colch.$_{sf1}$ *Con.* cory.$_{br1}$ **Crot-c.** cupr-act.$_{kr1}$ cycl.
  cyt-l.$_{mg1,sp1}$ dicha.$_{jl,mg1}$ *Dig.* **Dulc.** *Elaps*
  esp-g.$_{kk1,mg1}$ eucal.$_{kr1}$ eucol.$_{br1}$ euph.$_{h,j5,*}$ euphr.$_{k2}$
  Ferr. *Ferr-ar.*$_{k,k2}$ ferr-p.$_{k2}$ germ-met.$_{srj5}$ gink-s.$_{sbd1}$
  Graph. *Guaj.* haliae-lc.$_{srj5}$ hed.$_{jl}$ *Helo.* helo-s.$_{c2}$
  Hep. hir.$_{jl}$ hydr-ac.$_{j5,sf1}$ *Hydrog.*$_{srj2}$ *Ip.* **Kali-ar.**
  Kali-bi. kali-br.$_{kr1}$ **Kali-c.** **Kali-p.** *Kalm.* *Kreos.*
  lac-ac. *Lac-d.* *Lach.* lat-m.$_{k1,sp1}$ *Laur.*$_{k1}$ **Led.**
  limest-b.$_{es1}$ luna$_{kg1}$ *Lyc.* lycps-v.$_{kr1}$ *Mag-c.* mag-m.
  Mag-p. mag-s.$_{k1,mg1}$ *Mang.* marb-w.$_{es1}$ *Med.* *Merc.*
  Mez. *Mosch.* *Naja* *Nat-ar.* nat-c. *Nat-m.* *Nat-p.*
  Nat-sil.$_{k2}$ neon$_{srj5}$ nep.$_{mg1}$ **Nit-ac.** *Nux-m.* **Nux-v.**
  Ol-j. ox-ac.$_{k2}$ penic.$_{jl,srb2}$ perh.$_{jl}$ *Petr.* **Ph-ac.** **Phos.**
  Plb. **Psor.** **Pyrog.** *Ran-b.* *Rhod.* **Rhus-t.** *Rumx.*
  Sabad. sapin.$_{c2}$ sarcol-ac.$_{jl}$ saroth.$_{jl,mg1}$ sars. *Senec.*
  Sep. **Sil.** *Spig.* *Stann.* *Staph.* *Stront-c.* *Sul-ac.*
  Sulph. **Sumb.** *Tarent.* thal.$_{jl}$ *Ther.* *Thuj.* *Tub.*
  tub-sp.$_{zs}$ v-a-b.$_{jl,srb2}$ verat.$_{c1,k2}$ vip-a.$_{jl}$ x-ray$_{sp1}$ zinc.
  zinc-p.$_{k2}$
  ≈ 89/8: Kälte, öftere oder stete, des ganzen Körpers oder der einen Körperseite; so auch, einzelner Theile - kalte Hände, kalte Füße, die sich auch wohl die Nacht im Bette nicht erwärmen lassen.
  90/1: Frostigkeit, stete, auch ohne äußerlich veränderte Körperwärme.

• **Menses**:
• **anstatt**:
  ≈ 82/4: Die Monatreinigung zögert zu entstehen nach dem fünfzehnten und spätern Jahren, oder wenn sie schon ein oder mehre Male erfolgt war, bleibt sie aus mehre Monate und Jahre.
  FN 82/4-3: Davon erdfahle Blässe und Gedunsenheit des Gesichts, Schwere der Beine, Fußgeschwulst, Frostigkeit, Mattigkeit, Engbrüstigkeit, (Bleichsucht) u.s.w.

• **Wärme** agg.; und: *Agar.*$_{st}$ **Alum.**$_{st}$ ant-c.$_{st}$ **Apis.**$_{st}$
  Arg-n.$_{st}$ *Ars-i.*$_{st}$ aur.$_{st}$ *Bar-c.*$_{st}$ borx.$_{st}$ **Bry.**$_{st}$
  Camph.$_{st}$ **Carb-an.**$_{st}$ carb-v.$_{st}$ **Carbn-s.**$_{st}$ caust.$_{st}$
  cocc.$_{st}$ dig.$_{st}$ *Dros.*$_{st}$ *Dulc.*$_{st}$ **Graph.**$_{st}$ guaj.$_{st}$ *Ip.*$_{st}$
  Kali-s.$_{st}$ lach.$_{st}$ laur.$_{st}$ **LED.**$_{st}$ *Lyc.*$_{st}$ *Merc.*$_{st}$ **Mez.**$_{st}$
  nat-c.$_{st}$ *Nat-m.*$_{st}$ *Nat-s.*$_{st}$ *Ph-ac.*$_{st}$ *Phos.*$_{st}$ **PULS.**$_{st}$
  sabad.$_{st}$ spig.$_{st}$ staph.$_{st}$ *Sulph.*$_{st}$ *Thuj.*$_{st}$ zinc.$_{st}$
  ≈ 97/6: Überempfindlichkeit.

Hitze - Lebenswärme, Mangel an - **Wärme** agg.; und: ...
  ≈ FN 97/6-3: Alle physische und psychische Eindrücke, selbst die schwächern und schwächsten, erregen krankhaft, oft in hohem Grade. Gemüthliche Ereignisse nicht nur trauriger und ärgerlicher, sondern auch freudiger Art machen oft erstaunenswürdige Beschwerden und Leiden; rührende Erzählungen, ja auch nur das Denken und Erinnern daran, bringen dann die Nerven in Aufruhr, treiben die Angst nach dem Kopfe u.s.w. Schon weniges Lesen gleichgültiger Dinge oder aufmerksames Sehen auf einen Gegenstand, z.B. beim Nähen, aufmerksames Hören auch nur auf gleichgültige Dinge - allzuhelles Licht, lautes Gerede mehrer Menschen zugleich, selbst einzelne Töne auf einem musikalischen Instrumente, Glockengeläute u.s.w. bringen üble Eindrücke zuwege: Zittern, Ermattung, Kopfschmerz, Frost u.s.w. Oft sind auch Geruch und Geschmack übermäßig empfindlich. Ja es schadet in vielen Fällen selbst mäßige Körperbewegung, oder Sprechen, auch mäßige Wärme, Kälte, freie Luft, Benetzung der Haut mit Wasser u.s.w. Nicht Wenige leiden schon im Zimmer von jählinger Veränderung der Witterung, wo dann die Meisten bei stürmischem und feuchtem Wetter klagen, Wenige bei trocknem, heitern Himmel. Auch Vollmond bei Einigen, bei Andern Neumond machen ungünstigen Eindruck.

Jahreszeiten:

– **Frühling**, im:
• agg.: acon. all-c.$_{bg2,bro1,*}$ **Ambr.**$_{k,st}$ *Ant-t.* *Apis*
  Ars-br.$_{bro1}$ *Aur.*$_{k,st}$ bar-m. **Bell.**$_{k,st}$ brom.$_{k2,st}$
  Bry.$_{k,st}$ **Calc.**$_{k,st}$ *Calc-p.*$_{bg2,bro1,*}$ *Carb-v.*$_{k,st}$
  Cench. *Chel.* cina$_h$ *Colch.* con.$_{c1}$ crot-h.$_{j5,k2,*}$
  dulc. **Gels.**$_{bg2,kr1,*}$ ham.$_{bg2}$ hed.$_{mg1}$ hep. *Iris*
  Kali-bi. **Lach.** *Lyc.*$_{k,st}$ merc-i-f.$_{c1}$ nat-c.$_{bg2,sf1,*}$
  Nat-m.$_{k,st}$ *Nat-s.* nit-s-d.$_{bro1,st}$ nux-v. **Puls.**$_{k,vh}$
  Rhod.$_{c1,vh,*}$ *Rhus-t.* *Sars.*$_{k,st}$ sec. sel.$_{bg2}$ *Sep.*$_{k,st}$
  Sil.$_{k,st}$ *Sulph.*$_{k,st}$ urt-u.$_{bg2}$ *Verat.*
  ≈ PP: Die meisten Beschwerden sind des Nachts und erneuern oder erhöhen sich bei tiefem Barometerstande, bei Nord- und Nordostwinde, im Winter und gegen den Frühling zu.

– **Winter**, im:
• agg.: **Acon.**$_{k1,st}$ *Aesc.* *Agar.* **Alum.** **Am-c.**$_{k1,st}$
  ammc. *Arg-met.* **Ars.**$_{k1,st}$ ars-i.$_{k2}$ *Aur.* aur-ar.$_{k2}$
  aur-s.$_{k2}$ *Bar-c.*$_{k1,st}$ *Bell.* borx.$_{st}$ bov. **Bry.**$_{k1,st}$ *Calc.*
  Calc-p. calc-sil.$_{k2}$ **Camph.**$_{k1,st}$ *Caps.*$_{k1,st}$ carb-an.
  Carb-v.$_{k1,st}$ carbn-s.$_{k2}$ *Caust.* *Cham.*$_{k2,st}$ cic. cina
  cist.$_{bg2}$ colch. *Con.*$_{k1,st}$ **Dulc.**$_{k1,st}$ *Ferr.* ferr-ar.
  Fl-ac. graph.$_{bg2,k2,*}$ *Hell.*$_{k1,st}$ **Hep.**$_{k1,st}$ *Hyos.*$_{k1,st}$
  Ign.$_{k1,st}$ *Ip.*$_{k1,st}$ *Kali-bi.* **Kali-c.**$_{k1,st}$ *Kali-p.*
  kali-sil.$_{k2}$ *Kalm.*$_{bg2}$ **Lyc.**$_{k1,st}$ mag-c. **Mang.**$_{k1,st}$
  Merc. *Mez.* **Mosch.**$_{k1,st}$ nat-ar. nat-c. nat-m.
  Nux-m.$_{k1,st}$ **Nux-v.** *Petr.*$_{k1,st}$ ph-ac. *Phos.* prot.$_{jl}$
  Psor.$_{k1,st}$ **Puls.**$_{k1,st}$ *Rhod.*$_{k1,st}$ **Rhus-t.** ruta *Sabad.*
  sangin-n.$_{c1,st}$ sars. sec.$_{bg2}$ *Sep.* *Sil.* spig. spong.
  stann.$_{bg2,sf1,*}$ **Stront-c.**$_{k1,st}$ *Sulph.*$_{k1,st}$ syph.$_{k2,st}$
  Verat.$_{k1,st}$ viol-t.
  ≈ PP: Die meisten Beschwerden sind des Nachts und erneuern oder erhöhen sich bei tiefem Barometerstande, bei Nord- und Nordostwinde, im Winter und gegen ...

Jahreszeiten · **Allgemeines** · Kälte

– **Winter**, im - **agg.**: ...
  ≫ ... den Frühling zu.

Kälte:
– **agg.**: abrot.$_{kl}$ acet-ac.$_{k2}$ achy.$_{jl}$ Acon. Act-sp.$_{bg2}$ adon.$_{sf1}$ aesc. Agar. Agn.$_{k1,st}$ Alum. alum-p.$_{k2}$ Alum-sil.$_{k2,st}$ alumn. Am-c. am-m.$_{k1,st}$ ambr.$_{br1}$ anac.$_{bg2,h},$* Ant-c. ant-t.$_{bg2}$ Apoc. aran. aran-ix.$_{jl,mg1}$ Arg-met. arg-n. arist-cl.$_{mg1,sp1}$ arn. **Ars.** ars-i.$_{bg2,k2}$ ars-s-f.$_{k2}$ asar. Aur. aur-s.$_{k2}$ Bad. Bamb-a.$_{stb2}$ **Bar-c.** Bar-m.$_{k1,st}$ bar-s.$_{k2}$ **Bell.** bell-p.$_{jl,mg1},$* benz-ac.$_{kl}$ berb.$_{k2}$ Borx. Bov. Brom.$_{bg2,k2},$* Bry. cadm-s. **Calc. Calc-ar. Calc-f. Calc-p.** calc-s. **Calc-sil. Camph.**$_{j5,k2},$* Canth.$_{k1,st}$ **Caps.** Carb-an. Carb-v. Carbn-s. carc.$_{hbh}$ card-m.$_{k1,st}$ Carl.$_{a1}$ castm.$_{bg2}$ Caul.$_{k2,st}$ **Caust.** cench.$_{a1}$ chel. **Chin.** Chinin-ar. choc.$_{srj3}$ Cic. Cimic. cinnb. Cist. clem. coc-c.$_{k2}$ Cocc. coch.$_{c1}$ Coff.$_{k1,st}$ Colch. coll.$_{bro1}$ Coloc. Con. cop.$_{a1}$ crot-c.$_{bro1}$ Cycl. cyt-l.$_{jl,mg1},$* Dig. **Dulc.** elaps Eup-per.$_{st}$ Euphr.$_{st}$ **Ferr.**$_{k1,st}$ Ferr-ar. ferr-p.$_{a1}$ flav.$_{jl}$ Form.$_{a1,st}$ franz.$_{a1}$ gels.$_{br1}$ germ-met.$_{srj5}$ gins.$_{a1}$ **Graph.** Guaj. gymno. ham.$_{k2}$ hed.$_{mg1}$ Hell. Helon. **Hep.** hydr. hydrog.$_{srj2}$ Hyos. **Hyper.** hypoth.$_{jl}$ **Ign.** iod.$_{a1}$ Ip. Iris$_{vh}$ **Kali-ar.** Kali-bi. **Kali-c.** kali-i.$_{a1,k2},$* kali-p. **Kali-p.** Kali-sil.$_{st}$ Kalm. Kreos. lac-ac.$_{a1}$ Lac-d. lach. lact.$_{br1}$ laur. **Led.** lob.$_{bro1}$ luna$_{kg1}$ **Lyc.** lycps-v. **Mag-c.**$_{k1,st}$ Mag-m.$_{st}$ **Mag-p.** mand.$_{jl}$ Mang. med.$_{k2}$ meny. **Merc. Mez.** mit.$_{a1}$ moly-met.$_{jl}$ **Mosch.** Mur-ac.$_{k1}$ **Nat-ar.** Nat-c.$_{k1,st}$ Nat-m. Nat-p. nat-s.$_{k2}$ nat-sil.$_{k2}$ Nit-ac. Nux-m. Nux-v. oci-sa.$_{jl,sp1}$ onop.$_{jl}$ Ox-ac. Petr. Ph-ac. Phos. phys.$_{a1}$ Phyt. pimp.$_{a1}$ plat.$_{k2}$ Plb.$_{k1,st}$ Podo.$_{st}$ polyg-h.$_{a1}$ polyg-p.$_{c1}$ psil.$_{ft1,f2}$ **Puls.** ptel.$_{a1}$ pyre-p.$_{a1}$ **Psor. Pyrog.** raja-s.$_{jl}$ **Ran-b.** rheum Rhod. **Rhus-t.** rib-ac.$_{jl}$ **Rumx.** Ruta **Sabad.** samb. saroth.$_{mg1}$ Sars.$_{k1,st}$ sec.$_{a1}$ sel.$_{bro1}$ senec. seneg. **Sep.** sieg.$_{mg1}$ **Sil.** sol-ni.$_{a1}$ sol-t-ae.$_{bg2}$ **Spig.** spong. squil. Stann. staph. stram. **Stront-c.** stry.$_{a1}$ Sul-ac. **Sulph.** Sumb. tab.$_{bro1}$ Tarent. teucr. thala.$_{a1}$ Ther. **Thuj. Tub.** tub-sp.$_{zs}$ valer.$_{kl}$ verat.$_{bg2,k2},$* verb. vichy-g.$_{a1}$ Viol-t.$_{k1,st}$ x-ray$_{jl}$ xero.$_{bro1}$ Zinc.

  ≫ 97/6: Überempfindlichkeit.
  FN 97/6-3: Alle physische und psychische Eindrücke, selbst die schwächern und schwächsten, erregen krankhaft, oft in hohem Grade. Gemüthliche Ereignisse nicht nur trauriger und ärgerlicher, sondern auch freudiger Art machen oft erstaunenswürdige Beschwerden und Leiden; rührende Erzählungen, ja auch nur das Denken und Erinnern daran, bringen dann die Nerven in Aufruhr, treiben die Angst nach dem Kopfe u.s.w. Schon weniges Lesen gleichgültiger Dinge oder aufmerksames Sehen auf einen Gegenstand, z.B. beim Nähen, aufmerksames Hören auch nur auf gleichgültige Dinge - allzuhelles Licht, lautes Gerede mehrer Menschen zugleich, selbst einzelne Töne auf einem musikalischen Instrumente, Glockengeläute u.s.w. bringen üble Eindrücke zuwege: Zittern, Ermattung, Kopfschmerz, Frost u.s.w. Oft sind auch Geruch und Geschmack übermäßig empfindlich. Ja es schadet in vielen Fällen selbst mäßige Körperbewegung, oder Sprechen, auch mäßige Wärme, Kälte, freie Luft, ...

Kälte - agg.: ...
  ≫ ... Benetzung der Haut mit Wasser u.s.w. Nicht Wenige leiden schon im Zimmer von jählinger Veränderung der Witterung, wo dann die Meisten bei stürmischem und feuchtem Wetter klagen, Wenige bei trocknem, heiterm Himmel. Auch Vollmond bei Einigen, bei Andern Neumond machen ungünstigen Eindruck.

– **Erkältungsneigung**: Acon. aesc.$_{sf1}$ agar.$_{sf1}$ all-c.$_{sf1}$ **Alum.** alum-p.$_{sf1}$ alum-sil.$_{k2}$ alumn.$_{k2}$ am-c. am-m. anac. Ant-c. ant-t. aral.$_{sf1}$ aran.$_{sf1}$ Arg-n. arn. ars. ars-i. ars-s-f.$_{k2}$ Bac.$_{st}$ **Bar-c.** bar-m.$_{sf1}$ bar-s.$_{k2}$ **Bell.** benz-ac.$_{bg2}$ borx. **Bry.** calad.$_{sf1}$ **Calc.** calc-i.$_{k2}$ **Calc-p.** Calc-s. calc-sil.$_{k2}$ Calen.$_{st}$ camph. caps.$_{mg1}$ carb-an.$_{sf1}$ Carb-v. Carbn-s. carc.$_{cd,fh},$* caust. **Cham.** chin. chinin-ar. choc.$_{srj3}$ cimic.$_{k2,sf1}$ cinnb.$_{k2}$ cist.$_{sf1}$ clem.$_{sf1}$ coc-c. cocc. coff. colch.$_{k2}$ coloc. Con. croc. crot-h.$_{j5}$ cupr. cycl. dig. dios. **Dulc.** elaps$_{sf1}$ eup-per.$_{sf1}$ euphr.$_{sf1}$ Ferr. ferr-ar. ferr-i. ferr-p. Form. gast.$_{a1,c1}$ Gels. goss. Graph. ham. hed.$_{jl,mg1}$ **Hep.** Hydrog.$_{srj2}$ Hyos. hyper.$_{sf1}$ ign. iod. ip. kali-ar. Kali-bi. **Kali-c.** Kali-i.$_{k2}$ kali-p. kali-s. kali-sil.$_{sf1}$ Lac-d. lach.$_{j5,sf1}$ led. **Lyc.** m-arct.$_{bg2}$ m-aust.$_{bg2}$ mag-c.$_{mg1}$ mag-m. **Med.**$_{k2,st}$ **Merc.** mez. naja$_{bg2}$ **Nat-ar.** Nat-c. **Nat-m.** nat-p. nat-sil. Nit-ac. Nux-m. Nux-v. ol-j.$_{sf1}$ op. osm.$_{c1}$ Petr. Ph-ac. Phos. plat. **Psor. Puls.** rhod.$_{c1,sf1}$ **Rhus-t. Rumx.** ruta sabad. sabin. samb. sang. sars. sel. senec.$_{k2,sf1}$ **Sep. Sil.** solid.$_{bg2}$ spig. stach.$_{a1}$ stann. staph. Sul-ac. sul-i.$_{k2}$ **Sulph.** Thuj.$_{k1,sf1}$ **Tub.** valer. verat. verb.$_{sf1}$ zinc.$_{sf1}$

  ≫ PP: *Leichtes Verkälten theils des ganzen Körpers, theils bloß des Kopfes, des Halses, der Brust, des Unterleibes, der Füße, z.B. in Zugluft [gewöhnlich bei Neigung dieser Theile zu Schweiße], und mancherlei davon, oft anhaltende Beschwerden.*
  93/3: Steigende Verkältlichkeit theils des ganzen Körpers (oft schon durch öfteres Benetzen der Hände mit bald warmem, bald kaltem Wasser, wie beim Waschen der Wäsche), bald bloß einzelner Theile, des Kopfs, des Halses, der Brust, des Unterleibes, der Füße u.s.w. in oft mäßigem oder geringem Luftzuge, oder nach geringer Befeuchtung dieser Theile;[2] selbst schon im kühlern Zimmer, bei Regenluft in der Atmosphäre oder niederm Barometerstande.
  FN 93/3-2: Die davon, unmittelbar darauf, erfolgenden Nachtheile werden dann bedeutend und sind mancherlei: Gliederschmerzen, Kopfschmerzen, Schnupfen, Halsweh und Halsentzündung, Katarrh, Halsdrüsen-Geschwulst, Heiserkeit, Husten, Beengung des Athems, Stechen in der Brust, Fieber, Verdauungsbeschwerden, Koliken, Erbrechen, Durchlauf, Magenweh, Würmerbesiegen, auch wohl Zuckungen im Gesichte und andern Theilen, gelbsüchtige Hautfarbe u.s.w. Kein nicht-psorischer Mensch leidet von solchen Veranlassungen die mindesten Nachbeschwerden.

– **Gefühl** von:
  ≫ 90/1: Frostigkeit, stete, auch ohne äußerlich veränderte Körperwärme.
  • **einzelner** Teile: agar.$_{mg1}$ aran.$_{mg1}$ aran-ix.$_{mg1}$ asar.$_{br1}$ buth-a.$_{mg1}$ elaps$_{mg1}$ helo.$_{mg1}$
  ≫ 89/8: Kälte, öftere oder stete, des ganzen Körpers oder der einen Körperseite; so auch, einzelner Theile - ...

| Kälte | **Allgemeines** | Konvulsionen |

- **Gefühl** von **- einzelner** Teile: ...
  ❧ ... kalte Hände, kalte Füße, die sich auch wohl die Nacht im Bette nicht erwärmen lassen.
- **Luft**, kalte:
  • **agg**.: *Abrot.* Acon.bg2,k,* adam.srj5 *Aesc.* **Agar.**bg2,k,* agn.k2 **All-c.** *Alum.*bg2,k alum-p.k13,k2 alum-sil.k13,k2 *Alumn.*hr1,k am-br.hr1,kr1 *Am-c.*bg2,k,* ammc. anac.bg2,hr1,* ant-c.bg2,k,* ant-t.k2 apisbg2 apoc.k13,k2 *Aran.*hr1,k arn.bg2,k,* **Ars.**bg2,k,* ars-s-f.k13,k2 asar.bg2,k,* astac.hr1,kr1 **Aur.**bg2,k,* aur-ar.k2 aur-s.k13,k2 bac.br1 **Bad.**hr1,k bamb-a.stb2 *Bapt.*hr1,kr1 **Bar-c.**bg2,k,* *Bar-m.* bar-s.k13,k2 *Bell.*bg2,k,* borx. bov.bg2,k,* brass-n-o.srj5 brom.a1,k2 *Bry.*bg2,k,* bufobg2,kr1 cadm-s. **Calc.**bg2,k,* **Calc-p.** calc-sil.k13,k2 calen.hr1,kr1 **Camph.**bg2,k,* canth.bg2,k,* caps.bg2,k,* *Carb-ac. Carb-an.*bg2,k,* *Carb-v.*bg2,k,* *Carbn-s.* *Carl.*a1 **Caust.**bg2,k,* cham.bg2,k,* chin.bg2,k,* chinin-ar. cic.bg2,k,* **Cimic.**a1,k cina **Cist.**hr1,k clem.sf,sf1 *Coc-c.*hr1,k2,* *Coca* Cocc.bg2,k coff.bg2,k,* **Colch.**bg2,k,* *Coloc.*bg2,k,* *Con.*bg2,k,* cor-r.sf,sf1 cupr.st cur.br1 *Cycl.*hr1,kr1 *Dig.*bg2,k,* **Dulc.**bg2,k,* elaps eup-per.k2 euph.br1 *Ferr.*bg2,k,* ferr-ar. ferr-p. fl-ac. *Graph.*bg2,k,* *Guaj.*bg2 ham.k13,k2 **Hell.**bg2,k,* **Hep.**bg2,k,* hydrog.srj2 *Hyos.*bg2,k,* **Hyper.**hr1,k *Ign.*bg2,k,* ind.hr1,kr1 *Ip.*bg2,k,* **Kali-ar.** *Kali-bi.*bg2,k,* **Kali-c.**bg2,k,* kali-chl.k13 kali-m.k2 kali-p. *Kreos.*bg2,k,* lac-ac.a1 lac-d. *Lac-c.*a1 lach.bg2,k,* lappabg2 laur.al,k,* **Lyc.**bg2,k,* lycps-v. lyss.hr1,kr1 *Mag-c.*bg2,k,* mag-m.bg2,k,* **Mag-p.**bg2,k,* *Mang.*bg2,k,* med.hr1,kr1 meny.bg2,k,* *Merc.*bg2,k,* *Merc-i-r.*hr1,kr1 mez.bg2,k,* **Mosch.**bg2,k,* mur-ac.bg2,k,* *Nat-ar.* nat-c.bg2,k,* nat-m.bg2,k,* *Nat-p.* *Nat-s.*bg2,st nat-sil.k13,k2 nit-ac.bg2,k,* nit-s-d.hr1,kr1 **Nux-m.**bg2,k,* **Nux-v.**bg2,k,* *Osm.* ox-ac.k13,k2 par.bg2,k,* *Petr.*bg2,k,* *Ph-ac.*bg2,k,* *Phos.*bg2,k,* phys.bg2 physal-al.bg2 *Plan.* plat.bg2,k,* plb.bg2,k,* psil.jl **Psor.**hr1,k ptel.a1 *Puls.* **Ran-b.**bg2,k,* **Rhod.**bg2,k,* **Rhus-t.**bg2,k,* **Rumx.** ruta *Sabad.*bg2,k,* samb.bg2,k,* sang.sf,sf1 sars.bg2,k,* sel.sf,sf1 senec.a1 seneg.bg2,k,* **Sep.**bg2,k,* **Sil.**bg2,k,* sol-ni. spig.bg2,k,* spong.bg2,k,* squil.bg2,k,* staph.bg2,k,* stram.bg2,k,* **Stront-c.** *Sul-ac.*bg2,k,* *Sulph.*bg2,k,* *Sumb. Tarent.* *Thuj.*bg2,k,* tub.bg2,br1 urt-o.br1 *Verat.*bg2,k,* *Verat-v.*hr1,kr1 verb.bg2,k,* viol-o.bg2 viol-t.bg2,k,* visc.br1 *Zinc.*bg2,k,* zinc-ch.p.k13,k2 *Zing.*hr1,kr1

❧ 93/3: Steigende Verkältlichkeit theils des ganzen Körpers (oft schon durch öfteres Benetzen der Hände mit bald warmem, bald kaltem Wasser, wie beim Waschen der Wäsche), bald bloß einzelner Theile, des Kopfs, des Halses, der Brust, des Unterleibes, der Füße u.s.w. in oft mäßigem oder geringem Luftzuge, oder nach geringer Befeuchtung dieser Theile;[2] selbst schon im kühlern Zimmer, bei Regenluft in der Atmosphäre oder niederm Barometerstande.

FN 93/3-2: Die davon, unmittelbar darauf, erfolgenden Nachtheile werden dann bedeutend und sind mancherlei: Gliederschmerzen, Kopfschmerzen, Schnupfen, Halsweh und Halsentzündung, Katarrh, Halsdrüsen-Geschwulst, Heiserkeit, Husten, Beengung des Athems, Stechen in der Brust, Fieber, Verdauungs- ...

Kälte - Luft, kalte **- agg**.: ...
  ❧ ... beschwerden, Koliken, Erbrechen, Durchfall, Magenweh, Würmerbeseigen, auch wohl Zuckungen im Gesichte und andern Theilen, gelbsüchtige Hautfarbe u.s.w. Kein nicht-psorischer Mensch leidet von solchen Veranlassungen die mindesten Nachbeschwerden.

- **Stellen**, an einzelnen: caps.k2 *Helo.*br1 *Helo-s.*br1
  ❧ 89/8: Kälte, öftere oder stete, des ganzen Körpers oder der einen Körperseite; so auch, einzelner Theile - kalte Hände, kalte Füße, die sich auch wohl die Nacht im Bette nicht erwärmen lassen.

Knochenerweichung (= Osteomalazie): am-c. *Asaf. Bell. Calc.* calc-f. *Calc-i.*br1 calc-p. cic. con.kr1 ferr. *Ferr-i.*kr1 ferr-m.kr1 *Ferr-p.*kr1 guaj.br1,k2 heclakr1 *Hep.* iod. ip. *Kali-i.*kr1 *Lac-c.*kr1 *Lyc. Merc.* merc-c.bg2 mez. *Nit-ac.* nux-m.kr1 *Ol-j.*kr1 parathyr.jl petr. ph-ac. *Phos.* plb. *Psor.*kr1 *Puls.* rhod. ruta *Sep. Sil.* staph. *Sulph.* syph.k2 ther. thuj.kr1

❧ 88/4: Erweichung der Knochen, Verkrümmung des Rückgrats (Schiefheit, Buckel), Verkrümmung der Knochenröhren der Ober- oder Unterschenkel (englische Krankheit, Rhachitis).

Kongestion:

- **Blutandrang**: *Acon.* act-sp.kr1 adren.c2 **Aesc.** agar.bg2 agn.bg2 *Aloe Alum.* alum-p.k2 alum-sil.k2 am-c. am-m. ambr. aml-ns.bg2 ang.bg2 anis.kr1 ant-c. ant-t.bg2 *Anthraci.*kr1 *Apis* aq-mar.jl arist-cl.sp1 *Arn.* ars.bg2,k2 asaf. aster.jl *Aur.* aur-ar.k2 aur-i.k2 aur-s.k2 bar-c. bar-i.k2 **Bell.**c2,k *Borx.* bov. brom.bg2 *Bry.* **Cact.** calad.bg2 *Calc.* calc-hp.c1,c2 calc-sil.k2 camph. cann-s. canth. *Carb-an. Carb-v. Carbn-s.* caust. cham. chel. **Chin.** chinin-ar.j5 cinnb.kr1 clem. cocc. *Coff.* colch. coloc. con. conv. croc. cupr. cycl. dig. dulc. erig.sf1 eucal.sf1 euphr.bg2 *Ferr. Ferr-i.* ferr-p. *Ferr-s.*kr1,sf1 fl-ac.bg2,sf1 gels.c1,k2 **Glon.** *Graph.* guaj. *Ham. Hell.* hep. hir.jl hydr.sf1 hydr-ac.a1 *Hyos.* hypoth.jl ign. iod. ip.bg2 jab.c1 kali-c. kali-i.sf1 kali-n. kreos.sf1 *Lach.* laur. led. *Lyc.* mag-c. mag-m. mand.mg1 mang. **Meli.** meli-xyz.c2 merc. merc-c.bg2 mez. *Mill.*j5,k2,* mosch. nat-c. *Nat-m.* nat-s.bg2 *Nit-ac.* **Nux-v.** op. petr. ph-ac. **Phos.** plat. plb. podo.sf1 *Psor.* **Puls.** raja-s.jl *Ran-b.* rhod. *Rhus-t.* sabin. samb. *Sang.*sf1 sars.bg2 sec. sel.bg2 *Seneg. Sep. Sil.* spig. *Spong.* squil. staph. *Stram. Stront-c.*sf1 *Stront-i.*sf1 sul-ac. **Sulph.** tarax. ter.bg2 thuj. valer. verat. verat-v.c2,k **Viol-o.** zinc.bg2

❧ 90/4: Blutwallungen, auch wohl Gefühl von Klopfen in allen Adern (wobei er oft ganz blaß aussieht und Abspannung durch den ganzen Körper fühlt).

Konvulsionen:

◆ **abwechselnd** mit:
  • **tonischen** Krämpfen: bell.bg2,k2,* *Cimic.*hr1,kr1 con.bg2,sf1 *Ign.*bg2,k,* *Mosch.*bg2,sf1,* nux-m.sf,sf1 nux-v.sf,sf1 plat.bg2,sf1,* sep.bg2,sf1,* stram.hr1,k *Tab.*hr1,kr1 verat-v.bg2,sf1,*

❧ 94/9: Tonische Verkürzung der Beugemuskeln (Starrkrämpfe).

Allgemeines

Konvulsionen

- **epileptiform** (= epileptiforme Absenzen, Petit mal): Absin.bg2,hr1,* acon. aeth.bg2,k **Agar.** alum. alum-sil.k13,k2 am-c. aml-ns.bg2,kr1,* Anac. ant-c. ant-t. arg-met.k1 **Arg-n.**bg2,k,* arn. Ars.bg2,k art-v.sf1 asaf.hr1,k aur. aur-ar.k2 **Bell.**bg2,k,* bism.bg2,sf1,* bry. Bufo **Calc.**bg2,k,* calc-i.k13,k2 calc-p.bg2,k2,* calc-s. Camph. canth.hr1,k carbn-s. caul.bg2,hr1,* **Caust.**bg2,k,* Cedr.hr1,k Cham. chin. Chinin-ar.kr1 chlorpr.jl,jl3 **Cic.**bg2,k **Cina** cit-v.c1,2 Cocc.bg2,k coloc. con. Convo-s.jl,sp1 cortico.sp1 **Cupr.**bg2,k,* Cur.hr1,k dig. dros. dulc. ferr. ferr-ar. gal-ac.st Gels.hr1,k **Glon.**bg2,k,* graph.k13,k2 hell. Hydr-ac.hr1,sf1 **Hyos.**bg2,k,* Hyper.hr1,k hypoth.jl,jl3 ign.bg2,k,* indg.bg2 iod. Ip.hr1,k kali-br.hr1,k,* **Kali-c.** kali-chl.bg2,sf,* kali-i.hr1,kr1 kali-m.bg2,k2,* kali-s. Lach.bg2,k laur.bg2,k,* led. lob.bg2,sf1,* lol.sf1 Lyc. mag-c. mag-p.bg2 Med.hr1,k merc. mosch. mur-ac. Nat-m. Nat-s.hr1 Nit-ac. Nux-m. Nux-v. oena.bg2,k op.bg2,k,* passi.sf,sf1 petr. ph-ac. phos. Phys.hr1,kr1 Picro.vh Plat.bg2,k,* **Plb.**bg2,k,* prot.jl,jl3 Psor. Puls.bg2,k,* Ran-b.bg2,k,* ran-s. rauw.jl,jl3 rhus-t. ruta salam.sf,sf1 Sec.bg2,k,* Sep. Sil.bg2,k stann.hr1,k staph. **Stram.**bg2,k,* Stry.a1,k sul-i.k13,k2 **Sulph.**bg2,k,* tarax. Tarent.hr1,k teucr. thuj. valer. verat.bg2,k verat-v.bg2,k,* verb.bg2 verbe-h.sf,sf1 vip.bg2,sf1 **Visc.**bg2,k zinc.bg2,k zinc-cy.c,c1 zinc-p.bg2,k2,* Zinc-val.bg2,sf1,*

  ≫ 94/14: Fallsuchten verschiedner Art.

- **epileptisch**: Absin.hr1,k,* acet-ac. acon.bg2 **Aeth.**hr1,k,* **Agar.**bg2,k,* agre.jl alco.a1 alet.hr1 all-c.a1 **Alum.**bg2,k,* alum-p.k13,k2 alum-sil.k13,k2 alumn.hr1,kr1 **Am-br.**hr1,kr1,* am-c.bg2,k,* Ambr.hr1,kr1 ambro.c1,c2,* Aml-ns.kr1,sf1,* amyg.c1,2,* Anac.hr1,k Anag.hr1,kr1,* ang.bg2 anil.a1 anis.bro1 ant-c.bg2 ant-t.bg2 antip.c1,c2,* apisbg2 aran-ix.mg,mg1 **Arg-met.**c2,k **Arg-n.**bg2,k,* arn.bg2 **Ars.**bg2,k,* Art-v.hr1,k,* asaf.hr1,k Aster.hr1,k,* Atro.hr1,kr1,* aur.bg2 aur-br.c1,c2,* aven.br1,bro1 Bar-c. **Bar-m.**hr1,k bar-s.k13,k2 **Bell.**bg2,k,* ben-n.c1,c2 bism.sf,sf1 borx.bro1 bry.bg2 **Bufo.**c2,k caj.hr1,k,* **Calc.**bg2,k,* **Calc-ar.**hr1,k,* Calc-p.hr1,k,* Calc-s. calc-sil.k13,k2 camph.bg2,k,* cann-i.hr1,k,* **Canth.**bg2,k,* Carb-an.hr1,k,* carb-v.hr1,k,* carbn-s. caste.jl Castm.kr1 Castor-eq.kr1,k,* caul.hr1,k,* **Caust.**hr1,k,* Cham.bg2,j5 chen-a.c1,c2,* Chin.bg2,k,* Chinin-ar.c1,c1,* chinin-s. Chlol.hr1,kr1 chlorpr.jl,jl3 Cic.bg2,k,* cic-m.a1,c1,* Cimic.hr1,kr1,* Cina cinnm.hr1,kr1 Cocc.bg2,k,* coleus-a.bnj1 coloc.bg2 Con.bg2,k,* convo-s.jl,sp1 cori-r.a1 cot.br1 Crot-c. Crot-h.hr1,k,* **Cupr.**bg2,k,* Cupr-act.a1,kr1 Cupr-ar.hr1,k,* Cur.hr1,k,* Cypr.hr1,kr1,* dat-m.c1,c2,* des-ac.jl dig.bg2,k,* dros.bg2,j5,* dulc.bg2 fago.a1 fagu.c1,c2,* ferr.bg2 Ferr-cy.bro1 ferr-i.hr1 ferr-p.br1,hr1 Form.hr1,k galv.c2 Gels.hr1,k,* Glon.hr1,k,* graph.k13,k2 Hell.hr1,k,* hell-v.c1,c2,* hep.bro1 hydr-ac.hr1,k **Hyos.**bg2,k,* Hyper.hr1,kr1 Ictod.kr1 **Ign.**hr1,k,* Indg.hr1,k,* iod.bg2 **Ip.**bg2,k1 irid-met.bro1 kali-ar.k13,k2 kali-bi.hr1,k2,* **Kali-br.**hr1,k,* kali-c.bg2,k,* Kali-chl.hr1,k,* kali-cy.a1,kr1,* kali-i.gm1 kali-m.c1,k2 Kali-p.hr1,kr1 kali-s. kres.mg,mg1,* Lach.hr1,k,* Laur.hr1,k,* led.bg2 lol.sf1 Lyc.bg2,k,* levo.jl lith-br.c1,c2,* lol.sf,sf1 luna.jl **Lyc.**bg2,k,*

- **epileptisch**: ...
  Lyss.hr1,k Mag-c.bg2,k,* Mag-p.hr1,k mand.jl,jl3 Med.c2,k meli.c,c1 meli-xyz.c2 merc.bg2,k,* merc-i-r.hr1 methyl.bro1 mill.c1,c2,* mosch.bg2,k,* mur-ac.bg2 naja Nat-m.bg2,k,* nat-s.hr1,k,* nat-sil.stj2 nicot.c1,c2,* nit-ac.bg2,k,* nitro-o.c1,c2,* nux-m.bg2,k,* Nux-v.bg2,k,* **Oena.**hr1,k,* oest.bro1 onis.c1,c2,* onon.c1,c2,* Op.bg2,k,* paeon.mg,mg1 parth.gm1 passi.sf,sf1,* perh.jl petr.bg2,hr1,* Ph-ac.bg2,* Phos.bg2,k,* phys.mg,mg1,* Picro.vh Plat.bg2,* **Plb.**bg2,k,* plb-xyz.c2 polyg-pe.c,c1 polyg-xyz.c2 Psor.hr1,k **Puls.**hr1,k,* ran-b.bg2,k,* ran-s.bg2,j5 rauw.jl,jl3 rhus-t.bg2 rib-ac.jl rutabg2 Salam.sf,sf1 santin.c1,c2 Sec.bg2,k,* sep.bg2,k,* **Sil.**bg2,k,* sin-n.hr1,kr1 Sol-crl.bro1,c2 sol-ni.j5 spirae.c1,c2,* Stann.bg2,k,* staph.bg2,k,* **Stram.**bg2,k,* Stry. sulfon.c1,c2,* **Sulph.**bg2,k,* sumb.mg,mg1,* Syph.hr1,k,* tab.bg2,k,* tanac.c,c1 tarax.bg2 Tarent.hr1,st,* thea.a1 thiop.jl thuj.bg2,c1,* tub.bro1,st valer.bg2 verat.bg2,k,* verat-v.sf,sf1 verb.st verbe-h.c,c1 verbe-u.c2 vip. **Visc.**c2,k Zinc.bg2,k,* zinc-cy.c1,c2,* zinc-o.mg1 zinc-ox.mg zinc-p.sf,sf1 Zinc-val.sf,sf1,* zing.hr1 Ziz.hr1,kr1,*

  ≫ 94/14: Fallsuchten verschiedner Art.

- **Geräusch**:
  • **durch**: ang.j5 ant-c. arn. Cic. ign. Lyss.hr1,k Mag-p.hr1,k nux-v.hr1,k,* stram.bro1 stry.hr1,k

  ≫ 71/7: Gehör übertrieben reizbar und empfindlich; sie kann keine Glocke lauten hören, ohne zu zittern; vom Trommelschlage bekommt er Convulsionen u.s.w., mancher Ton macht Schmerz im Ohre.

- **klonisch**:
  ◊ **abwechselnd** mit tonischen: bell.bg2,k2,* Cimic.hr1,k con.bg2,sf1 **Ign.**hr1,k,* Mosch.bg2,sf1 nux-m.bg2,sf1 nux-v.sf1 plat.bg2,sf1 sep.bg2,sf1 stram.hr1,k **Tab.**bg2,sf1 verat-v.bg2,sf1

  ≫ 94/9: Tonische Verkürzung der Beugemuskeln (Starrkrämpfe).

- **tetanische Starre; Starrkrampf**: abel.jl,jl3 absin.a1,k acet-ac.a1 **Acon.**bg2,k,* aconin.c1,c2,* aesc.hr1,k agar-ph.a1 agre.jl alum.bg2,k,* alum-p.k2 **Am-c.**bg2,k,* am-m.bg2 ambr.k,sf amyg.a1,hr1,* Anac.hr1 ang.c1,c2 **Ant-t.**hr1,kr1 aran-ix.jl,jl3 **Arn.**hr1,k **Ars.**bg2,k,* art-v.hr1 asaf.bg2,k Atro.hr1,k,* **Bell.**bg2,k,* ben-n.a1,c1,* both.a1 bruc.jl bry.bg2,j5 Calc.bg2,k,* calc-f.jl,jl3 calc-p.hr1,k,* Calen.sf,sf1,* camph.c1,c2,* cann-i. cann-s.bg2,k,* canth. carbn.c1,c2,* carbn-h.c1,c2 carbn-o. carbn-s.c1,c2 Castm.hr1,k1,* caust.bg2,k,* Cham.bg2,k,* chin.sf,sf1 Chinin-s. chlf.c1,hr1,* Chlol.hr1,k,* **Cic.**bg2,k,* cic-m.c1,c2,* cimic.bg2 cina.bg2 Cocc.bg2,k,* Con.bg2,k,* cori-m.a1 cortico.sp1 crot-h.hr1,kr1,* **Cupr.**bg2,k,* cupr-act.mg1 cupr-ar. Cur.hr1,k,* dig.bg2,sf1,* dros.bg2,k,* dulc.c2,* galv.a1 **Gels.**bg2,k,* graph.bg2,k,* grat.hr1,j5,* **Hell.**bg2,k,* hep.bg2,k,* Hydr-ac.bg2,k,* Hyos.bg2,k,* **Hyper.**bg2,k,* **Ign.**bg2,k,* **Ip.**bg2,k,* jasm.a1,c1,* juni-v.c1,c2 kali-bi.a1 **Kali-br.**hr1,k,* kali-c.bg2 kali-cy.a1 kali-n.a1 kreos.bg2,k,* kres.mg,mg1 Lach.bg2,k,* lath.sf,sf1 Laur.bg2,k,* **Led.**c2,k linu-c.a1 Lob. Lyc.bg2,k,* Lyss.hr1,k,* mag-c.bg2,mg1,* mag-m.jl Mag-p.hr1,k meph.jl Merc.bg2,k methys.jl Mill.hr1,kr1,* morph.a1,c1,* Mosch.bg2,k,* mur-ac. nat-f.jl,jl3

Konvulsionen — **Allgemeines** — Licht

– **tetanische Starre; Starrkrampf**: ...
nicot.c1,c2,* nux-m.bg2 **Nux-v.**bg2,k,* Oena.hr1,k,*
ol-an.bg2 **Op.** ox-ac.c1,c2,* passi.c1,c2,* Petr.bg2,k
phos.bg2,k,* *Phys.*hr1,k,* *Phyt.*hr1,k,* **Plat.**bg2,k
*Plb.*bg2,k plb-xyz.c2 *Puls.*bg2,k pyre-p.st rhod.bg2,k
*Rhus-t.*bg2,k1,* santin.c1,c2 scor.a1,c1,* *Sec.*bg2,k,*
seneg.bg2,k **Sep.**bg2,k sium.c1,c2 sol-crl.c1,c2 *Sol-ni.*c2,k
solin.c1,c2,* stann.bg2,sf1,* *Stram.*bg2,k,* *Stry.*a1,k
stry-p.sf,sf1 *Stry-s.*sf stry-xyz.c2 sul-ac.a1 sul-h.c1,c2,*
sulph.bg2,k tab.hr1,sf1,* tanac.a1 *Ter.*hr1,kr1,* teucr.a1,k
*Ther.*hr1,k,* thyr.c1,c2,* upa.c1,c2,* valer.bg2 verat.bg2,k,*
verat-v.hr1,k verin.c1,c2 vib-p.c1,c2,* zinc.bg2,k

≫ 94/9: Tonische Verkürzung der Beugemuskeln (Starrkrämpfe).

– **tonisch**: acon.bg2,k agar.a1,k alum.bg2,k
alum-p.k13,k2 alum-sil.k13,k2 am-c.bg2 am-m.bg2,k
ambr.bg2,sf1 anac.bg2,k **Ang.**bg2,sf1 ant-t.bg2,k,* apis
arg-met. arn.bg2,k ars.bg2,hr1 asaf.bg2,k asar.bg2,k
Bell.bg2,k,* borx. bry.bg2,k **Bufo** *Calc.*bg2,k,*
camph.bg2,k,* cann-s.bg2,k canth.bg2,k caps.bg2,k
carbn-o. *Caust.*bg2,k *Cham.*bg2,k chin.bg2,k chlf.hr1,kr1
Cic.bg2,k,* cina clem.bg2,k cocc.bg2,k coloc.bg2,k
con.bg2,k cupr.hr1,k cur.bg2 cycl.bg2,k dig.bg2,k
*Dros.*bg2 dulc.bg2,k euph.bg2,k *Ferr.*bg2,k ferr-ar.
graph.bg2,k guaj.bg2,k hell.bg2 hep.bg2,k hydr-ac.hr1,kr1
hyos.bg2,k hyper.bg2,sf1 *Ign.*bg2,k *Ip.*bg2,k kali-c.bg2,k
lath.sf1 laur.bg2,k led.bg2,k *Lyc.*bg2,k mag-p.hr1,k
mang.bg2,k med.hr1,kr1 meny.bg2,k *Merc.*bg2,k
mez.bg2,k *Mosch.*bg2,k nat-c.bg2,k nat-m.bg2,k
nit-ac.bg2,k nux-v.bg2,k,* olnd.bg2,k op.bg2,k,*
Petr.bg2,k,* ph-ac.bg2,k *Phos.*bg2 phys.bg2,sf1
phyt.bg2,sf1 pic-ar.hr1 **Plat.**bg2,k,* *Plb.*hr1,k puls.bg2,k
rhod.bg2,k rhus-t.bg2,k sabad.bg2,k sars.bg2,k *Sec.*bg2,k,*
seneg.bg2,k **Sep.**bg2,k sil.bg2,k spig.bg2,k spong.bg2,k
stann.bg2,k *Stram.*bg2,k stry.bg2 *Stry-s.*sf1 *Sulph.*bg2,k
sumb.a1,k tab.bg2,sf1 thuj.bg2,k *Verat.*bg2,hr1,*
verat-v.hr1 visc.sp1 zinc.bg2,k zinc-p.k13,k2

≫ 94/9: Tonische Verkürzung der Beugemuskeln (Starrkrämpfe).

Konvulsivische Bewegungen: acon.bg2,k
*Agar.*bg2,k *Alum.* alum-p.k13,k2 ang.bg2 ant-t.bg2
apis *Arg-n.* arn.bg2,k ars.bg2,k ars-i. *Asaf.* bar-c.bg2
bar-i.k13,k2 **Bell.**bg2,k brom.bg2 bry.bg2,k *Bufo* cact.
*Calc.*bg2,k calc-i.k13,k2 *Camph.*bg2,k cann-s.bg2,k
*Canth.*bg2,k *Caust.*bg2,k **Cham.** *Chinin-s.*
*Chlor.*hr1 **Cic.**bg2,k *Cina* **Cocc.**bg2,k coff.bg2,k
*Con.*bg2,k croc.bg2,k **Cupr.**bg2,k,* cupr-ar. dig.bg2,k
dulc.bg2,k ferr-m.hr1 *Gels.*hr1 *Hell.*bg2,k **Hyos.**bg2,k,*
Ign.bg2,k *Iod.*bg2,k **Ip.**bg2,k kali-ar. lach.bg2,k
laur.bg2,k lyc.bg2,k m-arct.bg2 *Mag-p.* meny.bg2,k
merc.bg2,k mosch.bg2,k *Mygal.* nat-c.bg2,k
nux-m.bg2,k,* *Nux-v.*bg2,k olnd.bg2,k **Op.**bg2,k petr.bg2,k
ph-ac.bg2,k phos.bg2,k phyt.bg2 plat.bg2,k *Plb.*bg2,k
ran-b.bg2 ran-s.bg2,k *Rheum* rhus-t.bg2,k *Ruta*
sabad.bg2,k samb.bg2,k *Sec.*bg2,k,* spig.bg2,k,*
spong.bg2,k *Squil.*bg2,k *Stann.*bg2,k staph.bg2,k
Stram.bg2,k sulph.bg2,k tab.bg2 *Tarent.* *Verat.*bg2,k
*Verat-v.*hr1 *Zinc.*bg2,k,*

≫ 94/10: Unwillkürliches Drehen und Wenden des Kopfes oder der Glieder bei voller Besinnung (Veits-Tanz).

Kraft, Gefühl von:
– **Schlaf**; nach gestörtem:
  ≫ 95/14: Nach einer sehr unruhigen Nacht hat er früh oft mehr Kräfte, als nach ruhigem, festen Schlafe.

Krampfadern: acet-ac.c1,c2,* *Acon.*j5 aesc.k2,sf1,*
alco.a1 aloe.k2 alum.j5 alum-sil.k2 *Alumn.* *Am-c.*j5
*Ambr.*bg2,k,* ang.j5 *Ant-t.*hr1,k apis.c1,c2 *Arg-n.*
arist-cl.mg,mg1 **Arn.**bg2,k *Ars.*bg2,k,* ars-s-f.k13,k2
asaf.k,k2,* *Bar-c.* *Bell.*hr1,k bell-p.sf,sf1,* *Berb.*k1,k13
brom.hr1,k2,* *Bry.*j5 *Calc.*hr1,k,* calc-f.bg2,k calc-p.
calc-s.k13,k2 calen.c1,c2,* camph.j5 caps.k2
*Carb-an.*bg2,k **Carb-v.**bg2,k carbn-s.c2 card-b.c1,2,*
card-m.mg1,sf1,* *Caust.*hr1,k,* chel.c5 *Chin.*c1,j5,*
chinin-s.c1,c2 cic.j5 clem. coll.mg,mg1 coloc.a1,k con.j5
*Croc.*j5 *Crot-h.*bg2,k,* cycl.j5 *Ferr.*bg2,k,* ferr-ar.
*Ferr-p.*hr1,sf1,* **Fl-ac.**hr1,k,* form-ac.sf,sf1 *Graph.*a1,k
Ham.bg2,k,* hecla.j1 *Hep.*hr1,k hyos.j5 kali-ar.c1,hr1,*
kali-n.j5 *Kreos.* lac-c.c1,c2,* lach.bg2,k *Lyc.*bg2,k,*
Lycps-v. m-aust.c1,j5,* mag-c. mag-f.mg,mg1
mand.mg,mg1 meli.mg,mg1 meny.j5 merc.a1
merc-cy.c1,c2,* mez.hr1,sf1,* mill.bg2,k,* mosch.c5
*Mur-ac.*c1,j5,* *Nat-m.*hr1,k *Nux-v.*hr1,k olnd.j5 op.c5
*Paeon.*hr1,k,* petr.c1,c2,* ph-ac.c1,j5,* *Phos.*j5,sf1,*
*Plb.*hr1,k plb-xyz.c2 psor.k2 **Puls.**bg2,k,* pyrog.c1,c2,*
*Ran-s.*hr1,kr1,* rhod.j5 *Rhus-t.*j5 ruta.c2,mg1 sabin.
sars.j5,k2 scir.c1,c2,* sec.bg2,k2 *Sep.*hr1,k,* sil.
sol-ni.c1,c2 *Spig.* spong.c1,j5,* staph.j5 stront-br.c1,c2
stront-c.j5,* sul-ac.a1,k,* *Sulph.*bg2,k,* thuj.bg2,k
*Vip.*bg2,k,* *Zinc.*bg2,k,*

≫ PP: schwollene, erwelterte Adern an den Beinen (Aderkröpfe, Wehadern).
90/7: Blutader-Geschwülste, Aderkröpfe, Wehadern (varices) an den Untergliedmaßen (Ader-Geschwülste an der Scham), auch an den Armen (selbst bei Männern), oft mit reißendem Schmerze darin (bei Sturmwetter), oder auch Jücken denselben.

– **schmerzhaft**: *Brom.*bg2,k,* *Calc.*hr1 *Caust.*bg2,k,*
coloc.a1 *Ham.*bg2,k *Lyc.*bg2,k *Mill.*bg2,k petr.hr1,kr1
*Puls.*bg2,k,* sang.bg2,k thuj.bg2 vip.st zinc.bg2

• **reißend**:
  ≫ vgl. 90/7

• **Sturm** agg.:
  ≫ vgl. 90/7

Lähmung:
– **Erwachen** durch einen Alptraum; nach dem:
  ≫ 86/1: Alp-Drücken; er erwacht die Nacht gewöhnlich aus einem beängstigenden Traume plötzlich, kann sich aber nicht regen, nicht rufen, nicht sprechen, und wenn er sich bestrebt, sich zu rühren, so fühlt er unerträgliche Schmerzen, als ob er zerreißen sollte.
  FN 86/1-1: Solche Anfälle kommen auch wohl mehrmal in einer Nacht, besonders wenn er am Tage nicht in die freie Luft gegangen ist.

Licht:
– **agg.**:
  • **Tageslicht**: acon.bg2 am-m.bg2 *Ant-c.*bg2 bell.bg2
  *Calc.*bg2 *Con.*bg2 *Dros.*bg2 **Euphr.**bg2,sf1
  *Graph.*bg2 hell.bg2 **Hep.**bg2 hyos.bg2 mag-c.bg2
  mang.bg2 *Merc.*bg2 nit-ac.bg2 **Nux-v.**bg2 petr.bg2
  ph-ac.bg2 *Phos.*bg2 rhod.bg2 samb.bg2 sang.bg2

Licht — **Allgemeines** — Magnetismus

- **agg. - Tageslicht**: ...

sars.bg2 Sep.bg2 **Sil.**bg2 Stram.bg2 sulph.bg2 thuj.bg2

☞ 71/1: Es schweben ihm wie Fliegen, oder schwarze Punkte, oder dunkle Streifen, oder Netze vor den Augen, besonders beim Sehen in's helle Tageslicht.

Luft:
- **Freien**, im:
• **agg.**: Acon. Agar. agn. agre.jl alco.al all-c.kr1 alum. alumn.kr1 Am-c. am-m. ambr. anac. ang.bg2 ant-c. Ant-t. apoc.k2 arg-met.bg2 arn. Ars. Ars-s-f.k2 asar.bg2 aur. aur-ar.k2 aur-s.k2 aza.jl Bar-c. bar-m. **Bell.** benz-ac.bro1,k2 berb.j5 borx. bov. bruc.j5 Bry. bufo cact.br1 cadm-s.bro1 calad. Calc. calc-i.k2 Calc-p. Camph.bg2 cann-s.bg2 canth. Caps. Carb-an. Carb-v. carbn-o.al carbn-s.bro1 Caust. cedr. Cham. Chel. **Chin.** chinin-ar. cic. cimic.bg2 cina cist.bg2,k2 Clem. **Cocc.** Coff. coff-t.st colch.bg2 Coloc. Con. cor-r.bg2,br1 crot-h.bro1 crot-t. Cycl.bro1 dig. dros.bro1 Dulc. epiph.bro1 euph. euphr.bro1 Ferr. ferr-ar. ferr-p. fl-ac.bg2 form. Graph. **Guaj.** Ham. hell. Helon. **Hep.** hyos. ign. iod. ip. Kali-ar. Kali-bi. **Kali-c.** kali-m.k2 Kali-n. Kali-p. kali-sil.k2 kalm. Kreos. Lach. laur. led.bg2 lina.bro1 Lyc. lycpr.bro1 Lyss. mag-c. mag-m.a1,kr1 mag-p.bg2 Mang. meny. **Merc.** Merc-c. mez.a1,bg2 mosch.bg2 Mur-ac. nat-ar. Nat-c. nat-m. nat-p. nat-sil.k2 **Nit-ac. Nux-m. Nux-v.** olnd. op. par. Petr. Ph-ac. Phos. phyt. plat.bg2 plb. psil.ft1 Psor. puls. ran-b. rheum rhod. **Rhus-t. Rumx.** ruta sabad.bg2 sabin.bg2 sang.bg2 sars.bg2 Sel. senec. Seneg.k1 Sep. **Sil.** Spig. spong.bg2 Stann. staph.bg2 Stram. Stront-c. Sul-ac. **Sulph.** tarax.bg2 Teucr. thea.bro1 thuj. Valer. verat. verb. viol-t. voes.a1 x-ray.bro1 Zinc.

☞ 97/6: Überempfindlichkeit.

FN 97/6-3: Alle physische und psychische Eindrücke, selbst die schwächern und schwächsten, erregen krankhaft, oft in hohem Grade. Gemüthliche Ereignisse nicht nur trauriger und ärgerlicher, sondern auch freudiger Art machen oft erstaunenswürdige Beschwerden und Leiden; rührende Erzählungen, ja auch nur das Denken und Erinnern daran, bringen dann die Nerven in Aufruhr, treiben die Angst nach dem Kopfe u.s.w. Schon weniges Lesen gleichgültiger Dinge oder aufmerksames Sehen auf einen Gegenstand, z.B. beim Nähen, aufmerksames Hören auch nur auf gleichgültige Dinge - allzuhelles Licht, lautes Gerede mehrer Menschen zugleich, selbst einzelne Töne auf einem musikalischen Instrumente, Glockengeläute u.s.w. bringen üble Eindrücke zuwege: Zittern, Ermattung, Kopfschmerz, Frost u.s.w. Oft sind auch Geruch und Geschmack übermäßig empfindlich. Ja es schadet in vielen Fällen selbst mäßige Körperbewegung, oder Sprechen, auch mäßige Wärme, Kälte, freie Luft, Benetzung der Haut mit Wasser u.s.w. Nicht Wenige leiden schon im Zimmer von jählinger Veränderung der Witterung, wo dann die Meisten bei stürmischem und feuchtem Wetter klagen, Wenige bei trocknem, heitern Himmel. Auch Vollmond bei Einigen, bei Andern Neumond machen ungünstigen Eindruck.

Luft: ...
- **Zugluft**:
• **agg.**: acon.bg2,k,* alum.k13,k2 anac.bg2,k,* aral.bng Ars.bg2,k ars-s-f.k13,k2 astac.kr1 Bapt.hr1,kr1 **Bell.**bg2,k,* benz-ac.bg2,k,* bov.hr1,k brom.k13,k2 Bry.k,k1,* cadm-s.c1,k **Calc.**bg2,k,* calc-f.k2,mg1,* **Calc-p.**bg2,k Calc-s. calc-sil.k13,k2 camph. Canth.bg2 Caps.bg2,k,* carb-an. Carbn-s.k1,st Caust.bg2,k,* cench.k13,k2 Cham.bg2,k,* Chin.bg2,k,* cic.br1,lsa1 Cist.bg2,k,* cocc. coff.k2 colch.bg2,sf1,* coloc.bg2,k,* crot-h.bg2 dulc.bg2 echi.bng elaps.lsa1 Ferr. gels. gink-b.sbd1 Graph.bg2,k,* Hep.bg2,k,* hyos.bg2 Ign.bg2,k,* kali-ar. Kali-bi.bg1,k2 **Kali-c.**bg2,k,* kali-chl.k13 kali-m.k2 kali-n. kali-p. kali-s. kali-sil.k13,k2 lac-c. lac-d.k2,vh,* Lach.bg2,k,* led.bg2,k,* lob.vh **Lyc.**k,k,* Lyss.hr1,k Mag-c.k,k1,* Mag-p. Med. Merc.bg2,k,* mim-p.jl,jl3 mur-ac.bg2,k,* Nat-c.bg2,k,* Nat-m.k,k1,* nat-p. nat-sil.k13,k2 Nit-ac.bg2,k,* Nux-m.bg2,k,* Nux-v.bg2,k,* Ol-j. onop.bg2 Petr. Ph-ac.bg2 Phos.bg2,k,* psil.ft1,jl Psor. **Puls.**bg2,k1,* Ran-b.bg2,k,* rhod. **Rhus-t.**bg2,k,* Rumx. sabad.lsa1 sang.bg2,k2,* Sanic. sars.bg2,k,* **Sel.**bg2,k,* senec.k13,k2 Sep.bg2,k,* **Sil.**bg2,k,* Spig.bg2,k1,* squil.k2,lsa1 Stann.k13,k2 Stram.bg2,k1,* stront-c. **Sulph.**bg2,k,* Sumb. tep.a1 tub.bg1,k2,* valer.bg2,k,* verb.bg2,k,* vichy-g.a1 x-ray.sp1 Zinc.bg2,k zinc-p.k13,k2

☞ PP: Leichtes Verkälten theils des ganzen Körpers, theils bloß des Kopfes, des Halses, der Brust, des Unterleibes, der Füße, z.B. in Zugluft [gewöhnlich bei Neigung dieser Theile zu Schweiße], und mancherlei davon, oft anhaltende Beschwerden.

93/3: Steigende Verkältlichkeit theils des ganzen Körpers (oft schon durch öfteres Benetzen der Hände mit bald warmem, bald kaltem Wasser, wie beim Waschen der Wäsche), bald bloß einzelner Theile, des Kopfs, des Halses, der Brust, des Unterleibes, der Füße u.s.w. in oft mäßigem oder geringem Luftzuge, oder nach geringer Befeuchtung dieser Theile;[2] selbst schon im kühlern Zimmer, bei Regenluft in der Atmosphäre oder niederm Barometerstande.

FN 93/3-2: Die davon, unmittelbar darauf, erfolgenden Nachtheile werden dann bedeutend und sind mancherlei: Gliederschmerzen, Kopfschmerzen, Schnupfen, Halsweh und Halsentzündung, Katarrh, Halsdrüsen-Geschwulst, Heiserkeit, Husten, Beengung des Athems, Stechen in der Brust, Fieber, Verdauungsbeschwerden, Koliken, Erbrechen, Durchlauf, Würmbeseigen, auch wohl Zuckungen im Gesichte und andern Theilen, gelbsüchtige Hautfarbe u.s.w. Kein nicht-psorischer Mensch leidet von solchen Veranlassungen die mindesten Nachbeschwerden.

Magnetismus amel.: acon.bg2,k bar-c.bg2,k **Bell.**bg2,k Calc. calc-p. chin.bg2,k con.bg2,k **Cupr.**bg2,k graph.bg2,k ign.bg2,k iod.bg2,k nat-c.bg2,k Nux-v.bg2,k **Phos.**bg2,k sabin.bg2,k sep.bg2,k Sil.bg2,k sulph.bg2,k teucr.bg2,k viol-o.bg2,k

☞ 88/1: Steigende Aufgelegtheit sich zu verheben und, wie man sagt, sich Schaden zu thun schon bei sehr geringer Anstrengung der Muskeln, bei kleinen Handarbeiten, beim über sich Reichen und Langen nach ...

Magnetismus / **Allgemeines** / Mond

Magnetismus amel.: ...

🕮 ... etwas Hohem, beim Aufheben nicht schwerer Dinge, schnellem Wenden des Körpers, Schieben u.s.w. Diese oft nur geringe Anspannung oder Ausdehnung der Muskeln bringt dann oft die schwersten Krankenlager zuwege, Ohnmachten, alle Grade hysterischer Beschwerden,[1] Fieber, Blutspeien u.s.w., da doch eine nicht psorische Person solche Lasten hebt, als ihr Muskelkräfte nur irgend vermögen, ohne die mindesten Nachbeschwerden [2].
FN 88/1-1: Oft auch sogleich starker Kopfschmerz im Scheitel - was dann auch äußerlich bei Berührung schmerzt - oder sogleich Kreuzschmerzen, oder Schmerzen in der Bährmutter, nicht selten Stechen in der Brustseite oder zwischen den Schulterblättern, was den Odem hemmt, oder schmerzhafte Steifheit des Genicks oder Rückgrats, oftes lautes Aufstoßen und dergl.
FN 88/1-2: Der gemeine Mann, besonders auf dem Lande, sucht sich dann mit einer Art mesmerischem Streichen, und zwar oft mit einigem, doch nicht dauerndem Erfolge zu erleichtern; die Aufgelegtheit sich zu verheben bleibt jedoch. Mit den Daumenspitzen pflegt vorzüglich eine Weibsperson (Streiche-Frau) gewöhnlich über den Schulterblättern nach den Achseln zu, oder den Rückgrat entlang, auch wohl von der Herzgrube aus, unter den Ribben hin (nur meist mit allzuheftigem Aufdrücken) mehrmals hinzustreichen.

Mattigkeit:
– **morgens**: am-c.a1,k ant-c.a1,k *Calad*.kr1 calc-sil.k2 cham.hr1 germ-met.srj5 *Kali-chl*.hr1 *Kali-m*.kr1 lyc. *Mag-m*.hr1,kr1 nat-c.a1,k nat-p. nat-s.hr1 nux-v.hr1,k pall.hr1 sang.a1 *Sep*.hr1 staph.kr1 stry.a1 *Sulph*.hr1,kr1,* sumb. vib.hr1

🕮 76/5: Nach dem mindesten Abendessen, Nachthitze im Bette (und früh Leibverstopfung und ungemeine Mattigkeit).
95/13: Früh beim Erwachen, düselig, träge, unausgeschlafen, unerquickt und müder als Abends, da er sich niederlegte; er braucht früh ganze Stunden, ehe er sich (und zwar erst nach dem Aufstehn) von dieser Mattigkeit erholen kann.

– **Menses**:
• **anstatt**:
🕮 82/4: Die Monatreinigung zögert zu entstehen nach dem fünfzehnten und spätern Jahren, oder wenn sie schon ein oder mehre Male erfolgt war, bleibt sie aus mehre Monate und Jahre.
FN 82/4-3: Davon erdfahle Blässe und Gedunsenheit des Gesichts, Schwere der Beine, Fußgeschwulst, Frostigkeit, Mattigkeit, Engbrüstigkeit, (Bleichsucht) u.s.w.

– **Schwangerschaft**; während der: *Calc-p*.hr1,kr1
🕮 vgl. 84/2

Menses:
– **während**: acon.bg2 agar.bg2 alum.bg2 alum-p.k13 **Am-c.**bg2 *Am-m*.bg2 ambr.bg2 *Ant-c*. **Arg-n.**bg2 ars.bg2 ars-i. ars-s-f.k13 asar.bg2 aur.bg2 bar-c.bg2 bar-i.k13 bar-m. bar-s.bg2 bell.bg2 berb.j5 **Bov.**bg2 bry.bg2 but-ac.jl3 *Calc*.bg2 calc-p. calc-sil.bg2 cann-s.bg2 canth.bg2 caps.bg2 carb-an.bg2 carb-v.bg2 *Caust*.bg2 **Cham.**bg2 chel.bg2 chin.bg2 *Cimic*.bg2 *Cocc*.bg2 *Coff*.bg2 con.bg2 croc.bg2 crot-h. crot-t.j5

Menses - während: ...
cupr.bg2 ferr.bg2 ferr-i. ferr-p. gels. gran.j5 **Graph.**bg2 ham.bg2 hep.bg2 **Hyos.**bg2 *Ign*.bg2 iod.bg2 **Kali-c.**bg2 *Kali-chl*.k13 kali-i.j5 kali-n.bg2 *Kreos*.bg2,hr1 lach.bg2 laur.bg2 *Lyc*.bg2 **Mag-c.**bg2 *Mag-m*.bg2 *Mag-s*.j5,mg,* merc.bg2 mosch.bg2 *Mur-ac*.bg2 nat-c.bg2 *Nat-m*.bg2 nat-p. nat-s.bg2,j5 nicc.j5 nit-ac.bg2 nux-m.bg2 **Nux-v.**bg2,hr1 oena. ol-an.bg2,j5,* op.bg2 petr.bg2 ph-ac.bg2 phel.j5 *Phos*.bg2 plat.bg2 prun.bg2 psor.bg2,sf **Puls.**bg2,hr1 rat.j5 rhod.bg2 rhus-t.bg2 sabin.bg2 sars.bg2 sec.bg2 sel.bg2 **Sep.**bg2 *Sil*.bg2 spong.bg2 stann.bg2 staph.j5 stram.bg2 sul-ac.bg2 **Sulph.**bg2 thyr.jl3 *Verat*.bg2 *Vib*.bg2 vinc.j5 **Zinc.**bg2 **Zinc-p.**k13

🕮 82/3: Unordnung der Monatreinigung; sie kommt nicht regelmäßig am acht und zwanzigsten Tage nach dem Erscheinen der vorherige, tritt nicht mit Befindensbeschwerden und nicht jähling ein, geht nicht in mäßiger Menge gutfarbigen, milden Blutes drei, vier Tage unabgesetzt fort, bis sie am vierten Tage unvermerkt ihre Endschaft erreicht, ohne Nachtheil des Befindens am Körper und Geiste; ihre Dauer geht auch nicht bis zum 48sten, 50sten Lebensjahre fort, und verschwindet dann auch nicht allmählig und ohne Beschwerde.
82/5: Die Periode hält ihre richtige Zeit nicht, kommt um mehre Tage zu zeitig, auch wohl alle drei Wochen oder nach 14 Tagen schon wieder.
FN 82/5-4: Selten kommt sie einige Tage zu spät und fließt dann in allzugroßer Menge unter hinfälliger Ermattung und vielen andern Beschwerden.
82/4: Die Monatreinigung zögert zu entstehen nach dem fünfzehnten und spätern Jahren, oder wenn sie schon ein oder mehre Male erfolgt war, bleibt sie aus mehre Monate und Jahre.
FN 82/4-3: Davon erdfahle Blässe und Gedunsenheit des Gesichts, Schwere der Beine, Fußgeschwulst, Frostigkeit, Mattigkeit, Engbrüstigkeit, (Bleichsucht) u.s.w.

– **anstatt**:
🕮 vgl. 82/4 und FN 82/4-3
– **langanhaltende**; durch:
🕮 83/1: Die Periode fließt allzustark, wochenlang, oder kommt fast täglich wieder (Blutgang).
FN 83/1-1: Darauf oft Geschwulst des Gesichts, der Hände und Füße, schmerzhafte Brust- und Bauchkrämpfe, unzählige Übel von Nervenschwäche, Überempfindlichkeit, sowohl allgemeine als auch einiger Sinnorgane u.s.w., und vor dem Eintritte des Blutganges ängstliche Träume, öfteres Erwachen unter Blutwallungen, Herzklopfen, Unruhe u.s.w. Bei stärkerm Bährmutter-Blutflusse, oft schneidende Schmerzen in der einen Bauchseite und im Schooße; das Schneiden geht auch wohl nach dem Mastdarme und in den Oberschenkel herab; dann kann sie auch oft keinen Harn lassen, oder vor Schmerz nicht sitzen; nach diesen Schmerzen thut der Bauch wie unterköthig weh.

Mond:
– **Neumond**:
• **agg.**: *Agar*.st,vk5 *Alum*.j5,k1,* *Am-c*.bg2,k1,* Apis.st,vk5 aral.vk5 arg-n.st,vk5 arn.bg2,sfl,* **Ars.**bg2,st,* ars-i.st,vk5 bell.st,vk5 *Bry*.st,vk5 bufo.bg2,k1,* **Calc.**bg2,k1,* *Calc-p*.st,vk5 canth.st,vk5

Allgemeines

Mond — **Naß**

- **Neumond - agg.**: ...
  Caust.bg2,k1,* *Chin.*st,vk5 Cinabg2,st,* *Clem.*bro1,k1,*
  croc.bg2,sf1,* Cupr.bg2,k1,* daph.k1,st,* graph.st,vk5
  hep.st,vk5 hyos.vk5 kali-bi.bg2,sf1,* kali-br.ptk1,ptk2
  Lach.st,vk5 Lyc.bg2,k1,* merc.st,vk5 merc-c.st,vk5
  merc-i-f.st,vk5 nat-m.st,vk5 nit-ac.vk5
  Nux-v.bg3,ptk1,* Phos.st,vk5 phyt.st,vk5 Puls.st,vk5
  Rhus-t.bg3,ptk1,* sabad.j5,k1,* Sep.bg2,k1,* Sil.j5,k1,*
  staph.st,vk5 stram.vk5 Sulph.st,vk5 syph.vk5 teucr.st,vk5
  *Thuj.*bg2,st,* tub.vk5 zinc.vk5
  - 97/6: Überempfindlichkeit.
  FN 97/6-3: Alle physische und psychische Eindrücke, selbst die schwächern und schwächsten, erregen krankhaft, oft in hohem Grade. Gemüthliche Ereignisse nicht nur trauriger und ärgerlicher, sondern auch freudiger Art machen oft erstaunenswürdige Beschwerden und Leiden; rührende Erzählungen, ja auch nur das Denken und Erinnern daran, bringen dann die Nerven in Aufruhr, treiben die Angst nach dem Kopfe u.s.w. Schon weniges Lesen gleichgültiger Dinge oder aufmerksames Sehen auf einen Gegenstand, z.B. beim Nähen, aufmerksames Hören auch nur auf gleichgültige Dinge - allzuhelles Licht, lautes Gerede mehrer Menschen zugleich, selbst einzelne Töne auf einem musikalischen Instrumente, Glockengeläute u.s.w. bringen üble Eindrücke zuwege: Zittern, Ermattung, Kopfschmerz, Frost u.s.w. Oft sind auch Geruch und Geschmack übermäßig empfindlich. Ja es schadet in vielen Fällen selbst mäßige Körperbewegung, oder Sprechen, auch mäßige Wärme, Kälte, freie Luft, Benetzung der Haut mit Wasser u.s.w. Nicht Wenige leiden schon im Zimmer von jählinger Veränderung der Witterung, wo dann die Meisten bei stürmischem und feuchtem Wetter klagen, Wenige bei trocknem, heitern Himmel. Auch Vollmond bei Einigen, bei Andern Neumond machen ungünstigen Eindruck.

- **Vollmond**:
  - **agg.**: Alum.j5,k1,* Apisst,vk5 aral.vk5 arn.bg2,sf1,*
  Ars.bg2,st,* ars-i.vk5 bar-c.st,vk5 Bell.bg2,st,*
  bov.ptk1,sf1,* brom.bg2,k1,* bry.st,vk5 Calc.bg2,k1,*
  calc-p.vk5 canth.st,vk5 Caust.bg2,sf1,* Cinaptk1,st
  Croc.bg2,sf1,* cupr.st,vk5 Cycl.j5,k1,* Fl-ac.bg2,st,*
  gels.st,vk5 Graph.bg2,st,* hep.st,vk5 hyos.vk5
  ign.st,vk5 kali-bi.st,vk5 kali-n.bg2,k1,* Lach.k1,st,*
  led.st,vk5 Lyc.bg2,st,* Merc.st,vk5 nat-m.bg2,st,*
  *Nat-m.*k1,ptk1,* nit-ac.vk5 nux-v.vk5 ovi-p.vk5
  ph-ac.k1,pt* Phos.bg3,ptk1,* Psor.bg2,ptk1,* Puls.st,vk5
  Rhus-t.st,vk5 Sabad.j5,k1,* sang.st,vk5 Sep.bg2,k1,*
  Sil.j5,k1,* sol-mm.st,vk5 sol-t-ae.st,vk5 Spong.j5,k1,*
  sul-i.st,vk5 Sulph.bg2,k1,* syph.vk5 teucr.bg2,k1,*
  thuj.st,vk5 tub.vk5 verat-v.st,vk5
  - vgl. 97/6 und FN 97/6-3

Müdigkeit:
- **morgens**:
  - **Erwachen, beim**: alum.j5 am-c.j5 ambr.j5 ant-c.j5
  aur.j5 bar-c.j5 bell.j5 bism.j5 *Bry.*j5 *Calc.*j5 cann-s.j5
  *Carb-an.*j5 *Caust.*j5 chel.j5 chin.j5 cob-n.j5,sp1
  *Con.*j5 cycl.j5 dros.j5 dulc.j5 gink-b.sbd1 hep.j5
  hydrog.srj2 kali-c.j5 lact.j5 Lyc.j5 m-aust.j5
  *Mag-m.*j5 *Nat-m.*j5 *Nux-v.*j5 phos.j5 prun.j5
  rhus-t.j5 sabad.j5 sep.j5 spig.j5 staph.j5 stront.j5

- **Müdigkeit - morgens - Erwachen, beim**: ...
  teucr.j5 ther.j5 *Thuj.*j5 valer.j5 *Zinc.*j5
  - PP: Müdigkeit früh beim Erwachen; erquickungsloser Schlaf.
  95/13: Früh beim Erwachen, düselig, träge, unausgeschlafen, unerquickt und müder als Abends, da er sich niederlegte; er braucht früh ganze Stunden, ehe er sich (und zwar erst nach dem Aufstehn) von dieser Mattigkeit erholen kann.

- **Essen**:
  - **nach**: androc.srj1 ant-c. *Ars.* bamb-a.stb2 *Bar-c.*
  *Calc-p.*hr1 cann-s.a1 *Carb-an.* card-m. chin.h,k,*
  *Croc.*a1 cycl.a1 haliae-lc.srj5 hydrog.srj2 hyos.a1
  indg.a1 kali-c.h,k,* *Lach.* laur.a1 *Lyc.*hr1 mur-ac.
  *Nat-m.*hr1,k *Nux-m.* ox-ac.a1 *Rhus-t.* ruta. sang.
  *Staph.*a1
  - 76/12: Nach dem Essen, sehr müde und schläfrig.
  FN 76/12-5: Oft bis zum Niederlegen und Schlafen.

- **Sitzen, im**: bry.j5 chin.j5 hydrog.srj2 led.j5 mag-c.j5
  Merc. ol-an.j5 plat.j5 plb.j5 rhus-t.j5
  - 94/2: Im Sitzen fühlt sich die Person unerträglich müde, beim Gehen wird sie kräftiger.
  - **Gehen** amel.
  - vgl. 94/2

Naß:
- **Anwendungen, nasse**:
  - **kalte, nasse Anwendungen**:
    - **agg.**: Am-c.kr1 am-m.kr1 **Ant-c.**kr1 apoc.k2,kr1
    *Ars.*kr1,sf1 bar-c.kr1 *Bell.*kr1 *Borx.*kr1 bov.kr1
    *Bry.*kr1 cadm-met.jl,kr1 **Calc.**kr1 *Canth.*kr1
    *Carb-v.*kr1 *Cham.*kr1 **Clem.**kr1 *Con.*kr1 dulc.kr1
    graph.kr1,sf1 *Hep.*kr1,sf1 **Kali-c.**kr1 *Kali-n.*kr1
    lach.kr1,sf1 *Laur.*kr1 *Lyc.*kr1 mag-c.kr1 *Merc.*kr1
    *Mez.*kr1 mur-ac.kr1 nat-c.kr1 *Nit-ac.*kr1,sf1
    *Nux-m.*kr1 nux-v.kr1 *Petr.*kr1,sf1 ph-ac.kr1,sf1
    *Phos.*k2,kr1 puls.k2,kr1 **Rhus-t.**kr1 ruta.kr1,sf1
    *Sars.*kr1 *Sep.*kr1 *Sil.*kr1,sf1 *Spig.*kr1 stann.kr1
    *Staph.*kr1 *Stront-c.*kr1 *Sul-ac.*kr1 **Sulph.**kr1
    syph.k2,kr1 *Zinc.*kr1
    - 93/3: Steigende Verkältlichkeit theils des ganzen Körpers (oft schon durch öfteres Benetzen der Hände mit bald warmem, bald kaltem Wasser, wie beim Waschen der Wäsche, bald bloß einzelner Theile, des Kopfs, des Halses, der Brust, des Unterleibes, der Füße u.s.w. in oft mäßigem oder geringem Luftzuge, oder nach geringer Befeuchtung dieser Theile;[2] selbst schon im kühlern Zimmer, bei Regenluft in der Atmosphäre oder niederm Barometerstande.
    FN 93/3-2: Die davon, unmittelbar darauf, erfolgenden Nachtbeschwerden werden dann bedeutend und sind mancherlei: Gliederschmerzen, Kopfschmerzen, Schnupfen, Halsweh und Halsentzündung, Katarrh, Halsdrüsen-Geschwulst, Heiserkeit, Husten, Beengung des Athems, Stechen in der Brust, Fieber, Verdauungsbeschwerden, Koliken, Erbrechen, Durchlauf, Magenweh, Würmerbeseigen, auch wohl Zuckungen im Gesichte und andern Theilen, gelbsüchtige Hautfarbe u.s.w. Kein nicht-psorischer Mensch leidet von solchen Veranlassungen die mindesten Nachbeschwerden.

- **Naßwerden**: Acon.bg2,sf1,* **Alum.**bg2 am-c.bg2,k,*
  ant-c. ant-t.bg2,hr1,* *Apis* aran.sf,sf1 *Arn.*bg2,sf1,*

Naß — **Allgemeines** — Ohnmacht

- **Naßwerden**: ...

ars.bg2,k,* *Bell*.bg2,k,* borx. *Bry*.bg2,k,* **Calc.**bg2,k,* calc-p.bg2,k *Calc-s.* camph.bg2,k,* carb-v.bg2,k,* **Caust.**bg2,k,* cham.sf,sf1 *Chin.* Colch.bg2,k,* *Dulc*.bg2,k,* euph.bg2,k,* fl-ac.bg2 Hep.bg2,k,* *Hyos*.bg2 Ip.bg2,k,* kali-bi.bg2 *Kali-c*.bg2 lach.bg2,k,* *Lyc*.bg2,k,* malar.c,c1 merc-i-r.c,c1 nat-m.bg2 **Nat-s.**bg2,sf1,* nit-ac.bg2,k,* *Nux-m*.bg2,k,* nux-v.bg2 phos.bg2,k,* phyt.bg2 **Puls.**bg2,k,* ran-b.sf,sf1 rhod.c,c1 **Rhus-t.**bg2,k,* *Sars*.bg2,k,* sec.bg2,k,* **Sep.**bg2,k,* *Sil*.bg2 sulph.bg2,k,* ter.sf,sf1 thuj.sf,sf1 tub.c1 urt-u.bg2 verat.bg2,k,* visc.c,c1 xan.c,c1 zinc.bg2,k,*

✎ vgl. 93/3 und FN 93/3-2

- **Füße**, der: agn. *All-c*.bg2 *Bar-c*.bg2 bry.bg2 *Calc*.bg2,h,* *Camph*.bg2 caps.bg2 cham.bg2,k,* Colch.bg2 cupr.bg2 *Dulc*.bg2,k fl-ac.bg2 graph.bg2,sf1,* guaj.bg2 *Lach*.bg2 lem-m.bg2 lob.c,c1 *Lyc*.bg2 merc.bg2,k,* nat-c.bg2,k,* nat-m. nit-ac.bg2 *Nux-m*.bg2,k **Nux-v.**bg2 *Phos*.bg2,k **Puls.**bg2,k,* *Rhus-t*.bg2,k,* *Sep*.bg2,k,* *Sil*.bg2,k,* stram.bg2 *Sulph*.sf,sf1 tub.bg2 xan.

✎ vgl. 93/3 und FN 93/3-2

- **Zimmer**, durch feuchte: *Aloe*kr1 ant-t.kr1 *Aran*.bg2,kr1,* **Ars.**hr1,kr1 ars-i.kr1 atro.hr1,kr1 *Bry*.hr1,kr1 *Calc*.bg2,kr1,* calc-p.kr1,sf1,* calc-sil.kr1 *Carb-an*.hr1,kr1 *Carb-v*.bg2,kr1 caust.hr1,kr1 *Dulc*.bg2,k2,* form.hr1,kr1 lyc.hr1,kr1 nat-n.kr1,sf1,* **Nat-s.**bg2,k2,* nit-ac.hr1,sf1,* nux-m.kr1 **Puls.**bg2,hr1,* rhod.bg2,kr1 *Rhus-t*.bg2,k2,* *Sel*.hr1,kr1 *Sep*.hr1,kr1 sil.bg2,kr1 *Stram*.hr1,kr1 ter.c1,kr1,* *Thuj*.bg2,kr1,* verat.bg2,kr1

✎ vgl. 93/3 und FN 93/3-2

Ohnmacht (= Ohnmächtigwerden): abies-c. acet-ac. acetan.c1,c2 **Acon.**c2,k *Aesc*. aeth.sf1 aether.a1 agar. agar-em.a1 alco.a1 alet.bro1 all-c. aloe.sf1 *Alum*. alum-p.k2 alum-sil.a1 alumn. am-br.a1 am-c. am-m. ambr. *Aml-ns*.kr1 amyg.a1,kr1,* anac. ant-c. ant-m.kr1 *Ant-t*. apis *Apoc*.sf1 apom.a1,st *Arg-n*. *Arn*. **Ars.**c2,k ars-h. *Ars-i*. ars-s-f.a1,k2 ars-s-r.a1,kr1 asaf. asar.kr1 atro. bapt. bar-c. bar-i.k2 *Bar-m*. bar-s.k2 bell. ben-n.a1 benz-ac. berb. beryl.sp1 bism.sf1 bol-la.a1 bol-s.a1 borx. *Both*.a1 bov. brom.k2 **Bry.** bufo cact. **Cadm-s.**bg2 calad. calc. calc-ar.k2 calc-i.k1 calc-m.a1 calc-p. calc-sil.a1 *Camph*. *Cann-s.* *Canth*. carb-ac. *Carb-v*. *Carbn-o*. *Carbn-s*. carl. cass.a1 castm.kr1 castor-eq. **Caust.** cedr. cench. cere-s.a1 *Cham.* *Chel.* chim. **Chin.** *Chinin-ar.* chinin-s.a1,k chlol. chlor.k1 cic. *Cimic*.c2,k cina cinnm.kr1 cit-v.c1,c2 **Cocc.**c2,k1,* *Coch*.kr1 coff.sf1 colch. *Coll*. *Coloc*. *Con*. conin.a1 conv.sf1 convo-d.a1 cot.a1 croc.c2,k *Crot-c.* **Crot-h.** crot-t. culx.k2 cupr.c2,k cupr-act. *Cupr-ar*.a1,kr1 cupr-s. cur.c2,k cycl. cyt-l.a1,sp1 **Dig.** digin.a1 digox.a1 dios. dros. dubo-h.a1 dubo-m.a1 dulc. elaps ery-a.a1 eucal.a1,kr1 eup-pur. *Euph*.a1,kr1 euph-c.a1 *Ferr*. *Ferr-ar*. *Ferr-i*. ferr-p. *Form*. gala.br1 gamb. gels. gent-c.a1 **Glon.** gran.a1 *Graph*. grin. hedeo.a1 hell. hell-f.a1 *Hep*.k,k1 hippoz. hura *Hydr*.c1,k2,* hydr-ac. hydrog.srj1 *Hyos*. **Ign.**c2,k **Iod.** iodof.kr1 *Ip*.k1,st iris jab. jal.k1 *Jasm*.k1 jug-c. kali-ar. kali-bi. kali-br. kali-c. kali-cy. kali-m.k2 kali-n. kali-ox.a1

Ohnmacht (= Ohnmächtigwerden): ... kali-p. kali-sil.k2 kalm. *Kreos*. lac-ac. *Lac-d*.k2,kr1 **Lach.**c2,k lat-k.a1,c1,* *Laur*. *Led*. lept. *Lil-t*. *Lina*.c1,c2 lob.c1,c2 luf-act.a1 lup.a1 *Lyc*. lycps-v.kr1 lyss. m-ambo.c1,c2 mag-c. *Mag-m*. magn-gl.c1,c2 magn-gr.c1 manc. mang. med.k2 merc.c2,k *Merc-c*. merc-cy. merc-d. *Merc-i-f*.bg2 merc-ns.a1 merc-pr-r.a1 mez. mom-b.a1 **Mosch.**c2,k mur-ac. *Naja* narc-po.a1 narc-ps.a1 *Nat-hchls*. *Nat-m*. nat-ns.c1,c2 nat-p.a1 nit-ac. olnd.c2,k *Op*. **Nux-m.**c2,k **Nux-v.** oena. ol-an. olnd.c2,k *Op*. paeon.kr1 pana.a1 parth.c1,c2 *Petr*. *Ph-ac*. phase.bro1 *Phos*.c2,k phys. *Phyt*.bg2,kr1,* picro.a1 pip-m.a1 plan. plat.sf1 **Plb.** **Podo.** *Psor*. ptel. **Puls.** puls-n.a1 ran-a.a1 ran-b. ran-s. raph.a1,c2 rhodi.a1 rhus-t. rob. ruta sabad. sacch.a1 sal-ac.kr1 *Sang*. sapin.a1 *Sars*.c2,k sec. senec.c1,c2 *Seneg*. **Sep.** sieg.mg1 *Sil*. sin-n. sol-t.a1 sol-t-ae. *Spig*. spong.c1,c2 stann.kr1,sf1 staph. **Stram.** stroph-h.bg2 stry. sul-ac. sul-i.a1,k2 **Sulph.**c2,k **Sumb.**c2,k *Tab*. tanac.a1 tarent. tax.c2,k *Ter*.a1,c1 thea.a1 the.c2,k1 thuj. thyr.c1,c2 til. *Tril-p*.sf1 tub.k2 uran-n.kr1 ust. valer. **Verat.**c2,k *Verat-v*. verin.a1 vesp. vesp-xyz.c2 *Vib*. viol-o. vip. wies.a1 zinc. zinc-m. zinc-p.k2 zing.

✎ 94/11: Plötzliche Ohnmachts-Anfälle und Sinken der Kräfte mit Unbewußtseyn.

- **Heben**, beim:
  - **Arme** über dem Kopf; der: *Lac-d*.hr1,k lach. spong.

✎ 88/1: Stelgende Aufgelegtheit sich zu verheben und, wie man sagt, sich Schaden zu thun schon bei sehr geringer Anstrengung der Muskeln, bei kleinen Handarbeiten, beim über sich Reichen und Langen nach etwas Hohem, beim Aufheben nicht schwerer Dinge, schnellem Wenden des Körpers, Schieben u.s.w. Diese oft nur geringe Anspannung oder Ausdehnung der Muskeln bringt dann oft die schwersten Krankenlager zuwege, Ohnmachten, alle Grade hysterischer Beschwerden,[1] Fieber, Blutspeien u.s.w., da doch eine nicht psorische Person solche Lasten hebt, als ihr Muskelkräfte nur irgend vermögen, ohne die mindesten Nachbeschwerden [2].

FN 88/1-1: Oft auch sogleich starker Kopfschmerz im Scheitel - was dann auch äußerlich bei Berührung schmerzt - oder sogleich Kreuzschmerzen, oder Schmerzen in der Bährmutter, nicht selten Stechen in der Brustseite oder zwischen den Schulterblättern, was den Odem hemmt, oder schmerzhafte Steifheit des Genicks oder Rückgrats, oftes lautes Aufstoßen und dergl.

FN 88/1-2: Der gemeine Mann, besonders auf dem Lande, sucht sich dann mit einer Art mesmerischen Streichen, und zwar oft mit einigem, doch nicht dauerndem Erfolge zu erleichtern; die Aufgelegtheit sich zu verheben bleibt jedoch. Mit den Daumenspitzen pflegt vorzüglich eine Weibsperson (Streiche-Frau) gewöhnlich über die Schulterblättern nach den Achseln zu, oder den Rückgrat entlang, auch wohl von der Herzgrube aus, unter den Ribben hin (nur meist mit allzuheftigem Aufdrücken) mehrmals hinzustreichen.

- **Hunger**, durch: cocc.hr1,kr1,* crot-a.a1 culx.k13,k2 *Lyc*.hr1 *Phos*. *Sulph*.hr1,k

Ohnmacht — **Allgemeines** — Psora

- **Hunger**, durch: ...
  - 75/8: Heißhunger (wilder Hunger) vorzüglich früh; er muß gleich essen, sonst wird es ihm übel, matt und zitterig (muß sich auch wohl stracks auf die Erde legen, wenn er im Freien ist).
- **plötzlich**: ant-c.$_{k13,k2}$ camph.$_{st}$ cham.$_{c,c1}$ cimic.$_{hr1}$ hydr-ac.$_{sf,sf1}$ kali-cy.$_{st}$ mosch.$_{a1,lu1}$ op.$_{a1}$ petr.$_{a1,h}$ *Phos.*$_{hr1,k}$ podo.$_{sf,sf1}$ ran-b.$_{hr1,k2,*}$ rhus-t.$_{a1,k}$ *Sep.*$_{hr1,k}$ syph.$_{hr1}$ thuj.$_{a1}$ valer.$_{sf,sf1}$
  - 94/11: Plötzliche Ohnmachts-Anfälle und Sinken der Kräfte mit Unbewußtseyn.
- **Schwangerschaft**; während der: *Bell. Kali-c.*$_{st}$ *Nux-m. Nux-v. Puls.* sec. *Sep. Verat.*$_{kr1}$
  - 84/2: In Schwangerschaften große Mattigkeit, Übelkeiten, öfteres Erbrechen, Ohnmachten, schmerzhafte Venen-Geschwülste (Wehadern, Krampfadern, Aderkröpfe an den Ober- oder Unter-Schenkeln, auch wohl an den Schamlefzen), hysterische Uebel mancherlei Art u.s.w.
- **Schwindel**, mit: acon.$_{bro1}$ alet.$_{bro1}$ berb.$_{bro1}$ *Bry.*$_{bro1}$ camph.$_{bro1}$ *Carb-v.*$_{bro1}$ glon.$_{bro1}$ *Hep.*$_{bg1,vh,*}$ luna$_{kg1}$ mag-c.$_{bg1}$ mosch.$_{k2,kr1}$ *Nux-v.*$_{bro1}$ phos.$_{bro1}$ sabad.$_{bro1}$ sel.$_{k2}$ tab.$_{bro1}$
  - 68/1: Schwindel, ohnmachtartiger.
  - 67/4: Schwindel, wie ein Ruck im Kopfe, wovon er auf einen Augenblick die Besinnung verliert.
- **vorübergehend**, schnell: *Carb-v.*$_{h,hr1,*}$ lach.$_{a1}$ merc.$_{a1}$ *Mur-ac.*$_{hr1,kr1,*}$ nux-m.$_{hr1,kr1,*}$ nux-v.$_{a1,h}$ petr.$_{a1,h}$
  - 68/1: Schwindel, ohnmachtartiger.

Pollutionen; nach:
  - 81/1: Nächtlicher Samen-Erguß, wenn auch nicht oft, doch unmittelbar mit üblen Folgen.
  - FN 81/1-1: Düsterheit, Eingenommenheit, Benebelung der Denkkraft, verminderte Lebhaftigkeit der Einbildungskraft, Gedächtnißmangel, Niedergeschlagenheit, Trübsinn; die Sehkraft wird geschwächt, so wie die Verdauung und die Eßlust; der Stuhlgang bleibt zurück, es entsteht Blutdrang nach dem Kopfe, nach dem After u.s.w.

Psora:
- **Kranksheitsnamen** psorischer Symptomenkomplexe nach Hahnemann:
  - FN S. 98 u. 99: Mit den Namen: Skropheln, Rhachitis, Winddorn, Atrophie, Marasmus, Schwindsucht, Lungensucht, Asthma, Schleimschwindsucht, Luftröhrenschwindsucht, chronischer Katarrh, steter Schnupfen, schweres Zahnen, Wurmkrankheiten, Dyspepsie, Unterleibskrämpfe, Hypochondrie, Hysterie, Hautwassersucht, Bauchwassersucht, Wassersucht der Eierstöcke, der Bährmutter, Wasserbrüche, Kopfwassersucht, Amenorrhöe und Dismenorrhöe, Mutterblutflüsse, Bluterbrechen, Bluthusten und andre Blutflüsse, Scheideflüsse, Dysurie, Ischurie, Enuresis, Diabetes, Blasenkatarrh, Blasenhämorrhoiden, Nephralgie und Nierengries, Verengerung der Harnröhre, Verengerung der Gedärme, blinde und flüssige Hämorrhoiden, Mastdarmfistel, Hartleibigkeit, Leibverstopfung, chronischer Durchfall, Leberhärtung, Gelbsucht, Blaukrankheit, Herzkrankheiten, Herzklopfen, Brustkrämpfe, Brustwassersucht, Abortiren, Unfruchtbarkeit, ...

Psora - Kranksheitsnamen psorischer Symptomenkomplexe nach Hahnemann: ...
  - ... Mutterwuth, Impotenz, Hodenverhärtung, Hodenverzehrung, Bährmuttervorfälle, Umbeugung der Bährmutter, Leisten-, Schenkel- und Nabelbrüche, Gelenk-Ausrenkungen aus innerer Ursache, Rückgrats-Verkrüppelungen, langwierige Augen-Entzündungen, Thränenfistel, Kurz- und Langsichtigkeit, Tages- und Nachtblindheit, Verdunkelung der Hornhaut, Katarakten, Glaukome, Amaurosen, Taubheit, Mangel an Geruch oder Geschmack, chronisches, halbseitiges Kopfweh (Kopfgicht), Gesichtsschmerz, Kopfgrind, Ansprung, Milchkruste, Flechten (Schwinden), Hitzblüthen, Nesselsuchten, Balg-Geschwülste, Kropf, varix, aneurysma, Rothlauf, Fleischgeschwüre, Knochengeschwüre, Skirrhen, Lippen-, Wangen-Krebs, Brustkrebs, Mutterkrebs, Blutschwamm, Rheumatismen, Hüftgicht, Knotengicht, Podagra, Schlagfluß-Anfälle, Ohnmachten, Schwindel, Lähmungen, Kontrakturen, Starrkrämpfe, Zuckungen, Epilepsieen, Veitstanz, Melancholie, Wahnsinn, Blödsinn, Nervenschwäche u.s.w.
- Abort
- Amaurose
- Amenorrhoe
- Aneurysma
- Ansprung
- Asthma
- Atrophie
- Augenentzündungen; langwierige
- Bährmutter; Umbeugung der
- Bährmuttervorfälle
- Balggeschwülste
- Bauchwassersucht
- Blasenhämorrhoiden
- Blasenkatarrh
- Blaukrankheit
- Blödsinn
- Bluterbrechen
- Blutflüsse
- Bluthusten
- Blutschwamm
- Brustkrämpfe
- Brustkrebs
- Brustwassersucht
- Diabetes
- Durchfall; chronischer
- Dysmenorrhoe
- Dyspepsie
- Dysurie
- Enuresis
- Flechten (Schwinden)
- Fleischgeschwüre
- Gelbsucht
- Gelenkausrenkungen aus innerer Ursache
- Geruchsinn; Mangel an
- Geschmackssinn; Mangel an
- Gesichtsschmerz
- Glaukom
- Hämorrhoiden - blinde
- Hämorrhoiden - flüssige
- Hartleibigkeit

Allgemeines

Psora - Kranksheitsnamen psorischer Symptomenkomplexe nach Hahnemann: ...
- Hautwassersucht
- Herzklopfen
- Herzkrankheiten
- Hitzblüten
- Hodenverhärtung
- Hodenverzehrung
- Hornhaut; Verdunklung der
- Hüftgicht
- Hypochondrie
- Hysterie
- Impotenz
- Ischurie
- Katarakt
- Katharrh; chronischer
- Knochengeschwüre
- Knotengicht
- Kontrakturen
- Kopfgrind
- Kopfwassersucht
- Kopfweh; chronisches halbsseitiges (Kopfgicht)
- Kropf
- Kurzsichtigkeit
- Lähmungen
- Langsichtigkeit
- Leberverhärtung
- Leibverstopfung
- Leistenbrüche
- Lippenkrebs
- Luftröhrenschwindsucht
- Lungensucht
- Marasmus
- Mastdarmfistel
- Melancholie
- Milchkruste
- Mutterblutflüsse
- Mutterkrebs
- Mutterwuth
- Nabelbrüche
- Nachtblindheit
- Nephralgie
- Nervenschwäche
- Nesselsucht
- Nierengries
- Ohnmacht
- Podagra
- Rachitis
- Rheumatismus
- Rotlauf
- Rückgratsverkrüppelungen
- Scheideflüsse
- Schenkelbrüche
- Schlagflußanfälle
- Schleimschwindsucht
- Schnupfen; steter
- Schwindel
- Schwindsucht
- Skropheln
- Starrkrämpfe
- Tagesblindheit

Psora - Kranksheitsnamen psorischer Symptomenkomplexe nach Hahnemann: ...
- Taubheit
- Tränenfistel
- Unfruchtbarkeit
- Unterleibskrämpfe
- Varix
- Veitstanz
- Verengerung - Gedärme
- Verengerung - Harnröhre
- Wahnsinn
- Wangenkrebs
- Wasserbrüche
- Wassersucht der Eierstöcke
- Wassersucht des Uterus
- Winddorn
- Wurmkrankheiten
- Zahnen; erschwertes
- Zuckungen

Pulsieren:
– **innerlich**: acet-ac.$_{k2}$ **Acon.**$_{bg2,k}$ *Aesc.*$_{sf,sf1}$ aeth. agar.$_{bg2,k}$ aloe **Alum.**$_{bg2,k}$ alum-p.$_{k13,k2}$ alum-sil.$_{k13,k2}$ am-c.$_{bg2,k}$ *Am-m.*$_{bg2,k}$ ambr.$_{bg2,k}$ *Aml-ns.* anac.$_{bg2,k}$ ang.$_{a1,bg2}$ ant-c.$_{bg2,k}$ **Ant-t.**$_{bg2,k}$ apis$_{bg2}$ arg-met. *Arg-n.*$_{bg2,k}$ arn.$_{bg2,k}$ *Ars.*$_{bg2,k}$ *Ars-i.*$_{k,k2}$ *Asaf.*$_{bg2,k}$ asar.$_{bg2,k}$ *Atro.*$_{sf,sf1}$ *Aur.*$_{bg2,k}$ aur-ar.$_{k2}$ aur-i.$_{k13,k2}$ aur-s.$_{k13,k2}$ bamb-a.$_{stb2}$ bar-c.$_{bg2,k}$ bar-i.$_{k13,k2}$ bar-m.$_{k13,k2}$ bar-s.$_{k2}$ *Bell.*$_{bg2,k}$ berb.$_{j5}$ *Borx.* bov.$_{bg2,k}$ **Bry.**$_{bg2,k}$ *Cact.* calad.$_{bg2,k}$ **Calc.**$_{bg2,k}$ calc-i.$_{k2}$ calc-p. calc-s.$_{k2}$ calc-sil.$_{k13,k2}$ Camph.$_{bg2,k}$ **Cann-i.** *Cann-s.*$_{bg2,k}$ canth.$_{bg2,k}$ *Caps.*$_{bg2,k}$ carb-an.$_{bg2,k}$ carb-v.$_{bg2,k}$ carbn-s. carc.$_{hbh,tp1}$ caust.$_{bg2,k}$ cedr. cench.$_{k13,k2}$ *Cham.*$_{bg2,k}$ chel.$_{bg2,k}$ chin.$_{bg2,k}$ chinin-ar. chinin-s.$_{j5}$ *Cic.*$_{bg2,k}$ clem.$_{h,j5,*}$ **Cocc.**$_{bg2,k}$ coff.$_{bg2,k}$ colch. *Coloc.*$_{bg2,k}$ *Con.* croc.$_{bg2,k}$ crot-h. crot-t. cycl.$_{bg2,k}$ *Dig.*$_{bg2,k}$ dros.$_{bg2,k}$ dulc.$_{bg2,k}$ **Ferr.**$_{bg2,k}$ ferr-ar.$_{k2}$ **Ferr-i.** ferr-s.$_{sf,sf1}$ gels.$_{bg2,k}$ **Glon.**$_{bg2,k}$ *Graph.*$_{bg2,k}$ *Ham.*$_{sf,sf1}$ hell.$_{bg2,k}$ hep.$_{bg2,k}$ hydrog.$_{srj2}$ hyos.$_{bg2,k}$ *Ign.*$_{bg2,k}$ *Iod.*$_{bg2,k}$ ip.$_{bg2,k}$ kali-ar.$_{k2}$ kali-bi.$_{bg2,sf1,*}$ kali-c.$_{bg2,k}$ kali-i.$_{bg2,sf1,*}$ kali-m.$_{k2}$ kali-s.$_{bg2,k}$ *Kreos.*$_{bg2,k}$ lach.$_{bg2,k}$ *Laur.*$_{bg2,k}$ led.$_{bg2,k}$ *Lil-t.*$_{sf,sf1}$ lyc.$_{bg2,k}$ mag-c.$_{bg2,k}$ mag-m.$_{bg2,k}$ mang.$_{bg2,k}$ **Meli.** *Merc.*$_{bg2,k}$ *Merc-c.* mez.$_{bg2,k}$ mosch.$_{bg2,k}$ murx. nat-c.$_{bg2,k}$ *Nat-m.*$_{bg2,k}$ nat-p. *Nat-s.* nat-sil.$_{k2}$ nit-ac.$_{bg2,k}$ nux-m.$_{bg2,k}$ *Nux-v.*$_{bg2,k,*}$ ol-an.$_{j5,sf1,*}$ *Olnd.*$_{bg2,k}$ op.$_{bg2,k}$ par.$_{bg2,k}$ petr.$_{bg2,k}$ ph-ac.$_{bg2,k}$ **Phos.**$_{bg2,k}$ phys. phyt.$_{bg2}$ pic-ac. *Plan.* *Plat.*$_{bg2,k}$ *Plb.*$_{bg2,k}$ *Psor.* **Puls.**$_{bg2}$ pyrog.$_{sf1}$ ran-b.$_{bg2,k}$ rheum rhod.$_{bg2,k}$ *Rhus-t.*$_{bg2,k}$ ruta *Sabad.*$_{bg2,k}$ sabin.$_{bg2,k}$ *Sang.* sars.$_{bg2,k}$ sec.$_{bg2,k}$ *Sel.*$_{bg2,k}$ seneg.$_{bg2,k}$ **Sep.**$_{bg2,k}$ *Sil.*$_{bg2,k}$ *Spig.*$_{bg2,k}$ *Spong.*$_{bg2,k}$ stann.$_{bg2,k}$ *Stram.* *Stront-c.*$_{sf1}$ sul-ac.$_{bg2,k}$ sul-i.$_{k2}$ *Sulph.*$_{bg2,k}$ tab.$_{sf,sf1}$ *Thuj.*$_{bg2,k}$ verat.$_{bg2,k}$ verat-v. verb.$_{bg2,k}$ *Zinc.*$_{bg2,k}$ zinc-p.$_{k13,k2}$

    ✎ 90/4: Blutwallungen, auch wohl Gefühl von Klopfen in allen Adern (wobei er oft ganz blaß aussieht und Abspannung durch den ganzen Körper fühlt).
– **Venen**: asaf.$_{k1}$
    ✎ vgl. 90/4

Allgemeines

Rachitis: am-c.bg2,kr1,* arg-met.bg2,kr1,* *Ars.*bg2,kr1,* **Asaf.**bg2,kr1 bar-c.bg2,kr1 *Bell.*bg2,kr1 bufo bg2,kr1 **Calc.**bg2,kr1,* *Calc-p.*bg2,kr1,* caust.bg2,kr1 cic.bg2,kr1 con.bg2,kr1 *Ferr.*bg2,kr1 *Ferr-i.*bg2,kr1 ferr-m.bg2,kr1,* ferr-p.bg2,kr1 *Guaj.*bg2,kr1 hecla bg2,kr1,* hed.bg2,kr1,* *Hep.*bg2,kr1 iod.bg2,kr1 *Ip.*bg2,kr1 iris bg2,kr1 *Kali-i.*bg2,kr1,* lac-c.bg2,kr1 *Lyc.*bg2,kr1,* **Merc.**bg2,kr1,* mez.bg2,kr1 *Nit-ac.*bg2,kr1,* nux-m.bg2,kr1 *Ol-j.*bg2,kr1 op.bg2,kr1 petr.bg2,kr1 *Ph-ac.*bg2,kr1,* **Phos.**bg2,kr1,* plb.bg2,kr1 *Psor.*bg2,kr1 *Puls.*bg2,kr1 rhod.bg2,kr1 *Rhus-t.*bg2,kr1 ruta bg2,kr1 sacch.bg2,kr1,* sanic.bg2,kr1,* *Sep.*bg2,kr1 *Sil.*bg2,kr1,* *Staph.*bg2,kr1 *Sulph.*bg2,kr1 tarent.bg2,kr1,* ther.bg2,kr1,* thuj.bg2,kr1,*

≫ 88/4: Erweichung der Knochen, Verkrümmung des Rückgrats (Schiefheit, Buckel), Verkrümmung der Knochenröhren der Ober- oder Unterschenkel (englische Krankheit, Rhachitis).

Rucke:
– **Muskeln,** der: acon. aesc. *Agar.* alum. alum-p.k2 alum-sil.k2 am-c. ambr.sf1 *Anac.* ant-c. *Ant-t.* Apis aran-ix.mg1 *Arg-met.* Arg-n. arn. ars. *Asaf.*k1 asar. *Bar-c.* bar-s.k2 *Bell.* berb.j5 *Bry.* bufo k2 calc. calc-f.jl,mg1 **Calc-p.** *Cann-i.* caps. carbn-s. card-m.k2 caust.j5,sf1 cham. chin. *Chion.* *Cic.* *Cimic.* clem.j5 cocc. *Colch.* coloc.bg2,j5 *Con.* *Croc.* *Cupr.* cyt-l.mg1 dulc. eucal.sf1 euph. euphr. *Ferr.* ferr-ar. *Gels.* *Glon.* *Graph.* hist.jl,mg1,* **Hyos.** hyper.k2 ign.j5,sf1 ind.jl iod.sf1 ip. kali-c.h2,k kali-i. kali-n.j5 kali-p.k2 *Lach.* *Lil-t.* lyc.bg2,sf1 lyss.mg1 mag-c. mag-m.k2 *Meny.* *Merc.* merc-c. **Mez.** mosch. *Nat-c.* nat-f.mg1 nat-m. nit-ac. *Nux-m.* *Nux-v.* olnd. *Op.* petr. ph-ac. *Phos.* phyt.k2 *Plat.* *Plb.* *Puls.* ran-b.j5 rat.m2 *Rhus-t.* ruta sabad. sabin. sal-ac.sf1 sec.j5,sf1 *Sep.* sil. *Spig.* *Stann.* staph. **Stram.** *Stront-c.* **Sul-ac.** sul-i.k2 **Sulph.** tab.bg2 tarax.jl *Tarent.* ter. teucr.j5 *Valer.* viol-t. *Visc.* **Zinc.** zinc-i.bg2 **Zinc-p.**k2

≫ PP: Schmerzloses Aufhüpfen einzelner Muskeltheile hie oder da am Körper.

Ruhe:
– **agg.:** acon.bg2,hr1,* *Aesc.*bg2,kr1,* *Agar.*bg2,hr1,* alum.bg2,hr1,* *Alumn.*bg2,kr1 am-c.bg2,hr1,* *Am-m.*bg2,hr1,* *Ambr.*bg2,hr1,* anac.bg2,hr1,* ang.bg2,hr1,* ant-c.bg2,hr1,* *Ant-t.*bg2,hr1,* aran-ix.bg2,kr1,* *Arg-met.*bg2,k2,* *Arn.*bg2,hr1,* *Ars.*bg2,hr1,* *Asaf.*bg2,k2,* asar.bg2,hr1,* **Aur.**bg2,hr1,* aur-m.bg2,k2,* bar-c.bg2,hr1,* bell.bg2,hr1,* bell-p.bg2,hr1,* benz-ac.bg2,kr1,* *Bism.*bg2,hr1,* *Borx.*bg2,kr1 *Bov.*bg2,hr1,* bry.bg2,hr1,* calc.bg2,hr1,* calc-f.bg2,kr1 **Caps.**bg2,hr1,* carb-ac.bg2,jl3 carb-v.bg2,kr1,* caust.bg2,kr1 *Cham.*bg2,hr1,* chin.bg2,hr1,* cic.bg2,hr1,* *Cina*bg2,hr1,* cocc.bg2,hr1,* *Coloc.*bg2,k2,* com.bg2,kr1,* **Con.**bg2,hr1,* cortiso.bg2,hr1,* cupr.bg2,hr1,* **Cycl.**bg2,hr1,* *Dros.*bg2,hr1,* **Dulc.**bg2,k2,* **Euph.**bg2,hr1,* *Euphr.*bg2,hr1,* **Ferr.**bg2,k2,* ferr-ar.bg2,kr1,* ferr-p.bg2,kr1,* fl-ac.bg2,kr1,* foll.bg2,kr1,* gels.bg2,kr1 glon.bg2,kr1 guaj.bg2,hr1,* hecla bg2,kr1,* hep.bg2,hr1,* hyos.bg2,hr1,* ign.bg2,hr1,* indg.bg2,kr1 *Iod.*bg2,hr1,* iris bg2,kr1 kali-c.bg2,hr1,* kali-i.bg2,kr1,* *Kali-n.*bg2,hr1,* kali-s.bg2,k2,* *Kreos.*bg2,hr1,* *Lach.*bg2,hr1,* laur.bg2,kr1,* lith-lac.bg2,kr1 **Lyc.**bg2,kr1,*

Schleimhautabsonderung

Ruhe - agg.: ...

*Mag-c.*bg2,hr1,* **Mag-m.**bg2,hr1,* mang.bg2,hr1,* *Meny.*bg2,hr1,* *Merc.*bg2,hr1,* *Merc-c.*bg2,kr1 merc-i-f.bg2,k2,* mez.bg2,hr1,* *Mosch.*bg2,hr1,* *Mur-ac.*bg2,hr1,* *Nat-c.*bg2,hr1,* nat-f.bg2,hr1,* *Nat-m.*bg2,hr1,* nat-s.bg2,k2,* nit-ac.bg2,hr1,* *Nux-m.*bg2,hr1,* olnd.bg2,hr1,* *Op.*bg2,hr1,* par.bg2,hr1,* petr.bg2,hr1,* *Ph-ac.*bg2,hr1,* phenob.bg2,hr1,* phos.bg2,hr1,* *Plat.*bg2,hr1,* plb.bg2,hr1,* pneu.bg2,hr1,* **Puls.**bg2,k2,* pyrog.bg2,hr1 *Rhod.*bg2,k2,* **Rhus-t.**bg2,k2,* *Ruta*bg2,k2,* *Sabad.*bg2,hr1,* sabin.bg2,hr1,* **Samb.**bg2,hr1,* sars.bg2,hr1,* sel.bg2,hr1,* seneg.bg2,k2,* *Sep.*bg2,hr1,* sil.bg2,hr1,* spig.bg2,hr1,* spong.bg2,hr1,* stann.bg2,hr1,* staph.bg2,hr1,* *Stront-c.*bg2,kr1 sul-ac.bg2,hr1,* sulph.bg2,hr1,* **Tarax.**bg2,hr1,* tarent.bg2,kr1 tell.bg2,kr1,* teucr.bg2,hr1,* *Thuj.*bg2,k2,* tub.bg2,k2,* tub-r.bg2,k2,* **Valer.**bg2,k2,* *Verat.*bg2,hr1,* *Verb.*bg2,hr1,* *Viol-t.*bg2,kr1 *Zinc.*bg2,hr1,* zinc-val.bg2,kr1,*

≫ PP: Erneuerung von Schmerzen und Beschwerden in der Ruhe, die bei Bewegung vergehen.

Schleimhautabsonderung:
– **vermehrt:** acet-ac. acon.bg2,k agar.bg2,k agn.j5 **All-c.** *Alum.*bg2,k alum-p.k2 alum-sil.k2 alumn.k2 am-c.bg2,k *Am-m.*bg2,k,* ambr.bg2,k *Ammc.*bg2,k ang.bg2,k *Ant-c.*bg2,k ant-t.bg2,k,* aphis.j5 *Arg-met.* Arg-n.bg2,k arn.bg2,k *Ars.*bg2,k ars-i. ars-s-f.k2 arum-m.j5 asaf.j5,k2 asar.bg2,k aur.bg2,k aur-ar.k2 aur-m.k2 aur-s.k13,k2 *Bar-c.*bg2,k *Bar-m.* *Bell.*bg2,k *Benz-ac.* bism.bg2,k bond.a1 *Borx.* bov.bg2,k brom.k2 bry.bg2,k **Calc.**bg2,k,* calc-s.bg2,k2 calc-sil.k13,k2 camph.bg2,k *Cann-s.*bg2,k canth.bg2,k *Caps.*bg2,k carb-an.bg2,k **Carb-v.**bg2,k *Carb-s.* *Caust.*bg2,k *Cham.*bg2,k,* chel.bg2,k,* *Chin.*bg2,k chlor.a1 chr-ac.a1 cimic.bg3 *cina* cinnb.a1,k *Cist.*bg2,k *Coc-c.* cocc.bg2,k *coff.*bg2,k colch.bg2,k coloc.bg2,k *Con.*bg2,k *Cop.*hr1,k croc.bg2,k cupr.bg2,k dig.bg2,k dros.bg2,k **Dulc.**bg2,k *Eup-per.*bg3 euph.bg2,k *Euphr.*bg2,k *Ferr.*bg2,k ferr-ar.k2 ferr-i. gels.bg3 *Graph.*bg2,k grat.j5 guaj.bg2,k hell.bg2,k *Hep.*bg2,k,* **Hydr.**hr1,k *Hyos.*bg2,k ign.bg2,k **Iod.** *Ip.*bg2,k *Iris*bg2 jab.bg2 kali-ar. **Kali-bi.**bg2,k *Kali-c.*bg2,k kali-chl.j5,k13 *Kali-i.*a1,k kali-m.k2 kali-n.j5 kali-s.bg2,k kali-sil.k13,k2 kreos.bg2,k lac-d.k2 **Lach.**bg2,k lact.j5 laur.bg2,k *Lyc.*bg2,k m-arct.j5 m-aust.j5 mag-c.j5 mag-m.j5 mang.bg2,k mec.j5 med.bg2,st **Merc.**bg2,k mez.bg2,k mur-ac.a1,j5 myric.hr1,kr1 nat-ar. *Nat-c.*bg2,k *Nat-m.*bg2,k *Nat-s.*j5,k2,* nicc.j5 *Nit-ac.*bg2,k *Nux-m.*bg2,k **Nux-v.**bg2,k,* olnd.k1 op.bg2 *Par.*bg2,k **Petr.**bg2,k ph-ac.k2 *Phel.*j5 **Phos.**bg2,k plat.bg2,k plb.bg2,k podo. **Puls.**bg2,k,* ran-b.bg2,k raph.j5 rat.j5 rheum rhod.bg2,k *Rhus-t.*bg2,k *Rumx.* ruta sabad.bg2,k sabin.bg2,k *Samb.*bg2,k sang.bg2,k sec.bg2,k sel.bg2,k senec.k2 *Seneg.*bg2,k *Sep.*bg2,k *Sil.*bg2,k sin-n.hr1,kr1 spig.bg2,k spong.bg2,j5 *Squil.*bg2,k *Stann.*bg2,k staph.bg2,k stroph-h.bg2 sul-ac.bg2,k sul-i.k13,k2 **Sulph.**bg2,k *Tab.* tax.a1 teucr.bg2,k thal.a1 thuj.bg2,k tong.j5 valer. verat.bg2,k zinc.bg2,k

≫ 83/6: Weißfluß aus der Mutterscheide, einige oder mehre Tage vor, öfter bald nach dem monatlichen Blutabgange, oder in der ganzen Zeit von einer Periode ...

Allgemeines

Schleimhautabsonderung

Schleimhautabsonderung - vermehrt: ...
- 🔖 ... *zur andern, unter Verminderung des Monatlichen, oder an seiner Statt einzig fortdauernd, als Abgang wie Milch, wie weißer oder gelber Schleim, oder wie scharfes, auch wohl übelriechendes Wasser.*
FN 83/6-2: Den Weißfluß, vorzüglich der schlimmern Art, begleiten eine unzählbare Menge Übel. Der kleinern nicht zu gedenken, (nämlich des Jückens an der Scham und in der Scheide, mit Wundheit an der Außenseite der Scham und dem an sie gränzenden Theile des Oberschenkels, besonders beim Gehen) folgen den hohen Graden dieses lästigen Abgangs nicht selten hysterische Zustände aller Art, auch Gemüths- und Geistesstörungen, Melancholie, Wahnsinn, Fallsucht u.s.w. Oft kommt er anfallweise und dann geht vorher oft Wühlen in der einen Bauchseite, oder Brennen im Magen, im Unterbauche, in der Mutterscheide, oder Stiche in der Mutterscheide und dem Bährmuttermunde, oder Klemmschmerz in der Bährmutter und Pressen nach der Scheide zu, als wenn alles herausfallen wollte, auch wohl vorher Schmerzen der empfindlichsten Art im Kreuze; die Blähungen versetzen sich schmerzhaft u.s.w. Hat der sogenannte Mutterkrebs einen andern Ursprung als jenes (Psora-) Siechthum?
- **vikariierend**: *Bry.*$_{bg2}$ con.$_{bg2}$ dig.$_{bg2}$ ferr.$_{bg2}$ ham.$_{bg2}$ *Lach.*$_{bg2}$ lycps-v.$_{bg2}$ mill.$_{bg2}$ nux-v.$_{bg2}$ **Phos.**$_{bg2}$ *Puls.*$_{bg2}$ sec.$_{bg2}$ senec.$_{bg2}$ *Sep.*$_{bg2}$ sulph.$_{bg2}$
🔖 *vgl. 83/6 und FN 83/6-2*

Schmerz:
- **nachts**: con.$_h$ cory.$_{br1}$ kali-c.$_h$
🔖 *95/12: Mancherlei unleidliche Schmerzen die Nacht, oder Nachtdurst, Trockenheit des Halses, des Mundes, oder öfteres Nachtharnen.*
- **Bewegung**:
  • **agg.**:
    • **geringe** Bewegung; durch:
🔖 *89/1: Unerträglicher [1] Schmerz in der Haut (oder den Muskeln, oder der Beinhaut) eines Körpertheils, bei geringen Bewegungen desselben oder eines entferntern Theils, z.B. vom Schreiben - in der Achsel, oder der Halsseite u.s.w., während Sägen oder andre starke Arbeit mit derselben Hand keinen Schmerz erregt; - ähnlicher Schmerz in nahen Theilen vom Sprechen und Bewegung des Mundes; Lippen- und Backenschmerz bei leisem Berühren.*
FN 89/1-1: Unglaublich verschieden. Oft brennend, zuckend, stechend, oft aber auch unbeschreiblich sind diese, das Gemüth in ähnliche, unleidliche Überempfindlichkeit versetzende Schmerzen, besonders der obern Körpertheile, des Gesichts (tic douloureux), der Haut des Halses u.s.w., bei leiser Berührung, beim Sprechen und Kauen - in der Schulter bei leisem Drucke oder Bewegung der Finger.
- **kalt**:
  • **Abkühlung**; durch:
🔖 *89/6: Kälte-Schmerz an einzelnen Theilen.*
- **rheumatisch**:
  • **Muskeln** und Sehnengewebe; von: arn.$_{br1}$ jac-c.$_{c2}$
🔖 *87/4: In den Gliedmaßen ziehende (reißende), spannende Schmerzen, theils in den Muskeln, theils in ...*

Schmerz - rheumatisch - Muskeln und Sehnengewebe; von: ...
- 🔖 ... *den Gelenken (Rheumatism).*
- **unerträglich**: ars.$_h$ *Cham.*$_h$ nux-v.$_h$
🔖 *vgl. 89/1 und FN 89/1-1*
- **Gelenke**, der:
  • **Bewegung** bei:
🔖 *87/12: Gelenke wie steif, mit schmerzhafter, schwieriger Bewegung; die Gelenkbänder sind wie zu kurz.*
FN 87/12-5: Z.B. die Achillsenne beim Auftreten, Steifheit des Unterfußgelenkes, der Kniee, theils überhingehend (nach Sitzen, beim Aufstehen), theils bleibend (Kontraktur).
- **Periosts**, des: **Am-c.**$_{st}$ ant-c. **Arn.**$_{st}$ **Asaf.** aur. **Aur-m.**$_{st}$ bell. bry. *Camph.* cann-s.$_{st}$ *Cham.* Chin. Colch.$_{k1}$ coloc. cycl. graph. guare.$_{st}$ hell. ign. kali-c.$_{st}$ **Kali-i.**$_{st}$ *Kalm.* led. *Mang.* med.$_{k2}$ *Merc.* Merc-c.$_{st}$ *Mez.* mur-ac.$_{bg2,k}$ *Nit-ac.* **Ph-ac.** *Phyt.* *Puls.*$_{k1,k2}$ *Rhod.* rhus-t. **Ruta**$_{k1,st}$ sabad. sabin. *Sil.* spig. **Staph.**$_{k1,st}$ sul-ac.$_{k2}$ symph.$_{c1}$ syph.$_{k2,st}$ tub.$_{k2}$
🔖 *87/5: In der Beinhaut der Knochen hie und da, besonders der Knochenröhren drückende und drückend-ziehende Schmerzen.*
FN 87/5-1: Dann schmerzen die Stellen auch bei Berührung, wie zerschlagen oder wund.
- **brennend**:
  • **äußerlich**: acet-ac.$_{a1}$ achy.$_{jl,jl3}$ *Acon.*$_{bg2,k,*}$ acon-f.$_{c,c1}$ *Agar.*$_{bg2,k,*}$ all-c.$_{sf,sf1}$ aloe alum.$_{bg2,k}$ **Alum-p.**$_{k13,k2}$ *Alum-sil.*$_{k13,k2}$ am-c.$_{bg2,k}$ *Am-m.*$_{bg2,k,*}$ ambr.$_{bg2,k,*}$ anac.$_{bg2,k,*}$ ang.$_{a1,bg2}$ ant-c.$_{bg2,k,*}$ ant-t.$_{bg2,k,*}$ *Anthraci.* **Apis** arg-met. *Arn.*$_{bg2,k,*}$ **Ars.**$_{bg2,k,*}$ ars-i. **Ars-s-f.**$_{k13,k2}$ **Arum-t.** *Asaf.*$_{bg2,k,*}$ asar.$_{bg2,k}$ atha.$_{a1}$ atro.$_{a1}$ aur.$_{j5}$ aur-ar.$_{k2}$ **Aur-m.**$_{k13,k2}$ *Bapt.* **Bar-c.** bar-m. bar-s.$_{k13,k2}$ bell.$_{bg2,k,*}$ *Berb.* bism.$_{bg2,k}$ *Borx.* bov.$_{bg2,k}$ brom.$_{a1}$ **Bry.**$_{bg2,k,*}$ *Bufo* buni-o.$_{jl,jl3}$ calad.$_{bg2,k}$ calc.$_{bg2,k,*}$ calc-ar.$_{k13,k2}$ calc-i.$_{k13,k2}$ *Calc-p.* camph.$_{bg2,k}$ cann-s.$_{bg2,k,*}$ *Canth.*$_{bg2,k,*}$ *Caps.*$_{bg2,k,*}$ carb-ac.$_{a1,bg2}$ carb-an.$_{bg2,k,*}$ **Carb-v.**$_{bg2,k,*}$ carbn-o.$_{a1}$ **Carbn-s.** *Caust.*$_{bg2,k,*}$ cham.$_{bg2,k,*}$ *Chel.*$_{bg2,k,*}$ chin.$_{bg2,k,*}$ chinin-s.$_{a1,j5}$ *cic.*$_{bg2,k,*}$ Cimic.$_{a1,k}$ cina *Clem.* coc-c. cocc.$_{bg2,k}$ coff.$_{bg2,k,*}$ colch.$_{bg2,k}$ *Coloc.*$_{bg2,k}$ com.$_{sf,sf1}$ *Con.*$_{bg2,k,*}$ convo-d.$_{a1,k}$ cop.$_{a1}$ *Corn.* croc.$_{bg2,k}$ crot-c.$_{a1}$ crot-h. crot-t.$_{a1,k}$ culx.$_{k13,k2}$ cupr.$_{bg2,k,*}$ *Cycl.*$_{bg2,k,*}$ dig.$_{bg2,k,*}$ *Dros.*$_{bg2,k,*}$ *Dulc.*$_{bg2,k,*}$ *Eucal.*$_{st}$ euon.$_{j5}$ euph.$_{bg2,k,*}$ euph-l.$_{a1}$ **Euphr.** fago.$_{a1}$ *Ferr.*$_{bg2,k,*}$ fl-ac.$_{bg2,k2,*}$ *Gels.*$_{hr1,kr1,*}$ germ-met.$_{srj5}$ *Graph.*$_{bg2,k,*}$ *Grat.* guaj.$_{bg2,k}$ hell.$_{bg2,k}$ helon. hep.$_{bg2,k,*}$ hist.$_{mg,mg1,*}$ *Hydrog.*$_{srj}$ *Hyos.*$_{bg2,j5}$ *Ign.*$_{bg2,k,*}$ iod.$_{bg2,k,*}$ ip.$_{bg2,k,*}$ **Iris** juni-v.$_{a1}$ kali-ar. **Kali-bi.**$_{a1,k}$ kali-br.$_{a1}$ *Kali-c.*$_{bg2,k,*}$ kali-chl.$_{k13}$ kali-m.$_{a1}$ kali-n.$_{bg2,k,*}$ kali-s. kali-sul.$_{a1}$ *Kreos.*$_{bg2,k,*}$ lac-ac.$_{sf,sf1}$ *Lach.*$_{bg2,k,*}$ lachn.$_{a1}$ lap-s.$_{sf,sf1}$ lat-m.$_{sp1}$ laur.$_{bg2,k,*}$ led.$_{bg2,k,*}$ lil-t.$_{a1}$ lob. *Lyc.*$_{bg2,k,*}$ m-arct.$_{bg2,j5}$ m-aust.$_{bg2,j5}$ mag-c.$_{bg2,k}$ mag-m.$_{bg2,k,*}$ mag-s.$_{j5}$ *Manc.*$_{a1,k}$ mand.$_{mg,mg1}$ mang.$_{bg2,k,*}$ meny.$_{bg2,k}$ **Merc.**$_{bg2,k,*}$ *Merc-c.*$_{bg2,k,*}$ merc-sul.$_{hr1,kr1}$ merl.$_{a1}$ mez.$_{bg2,k,*}$ mosch.$_{a1}$ *Mur-ac.*$_{bg2,k,*}$ *Nat-ar.* *Nat-c.*$_{bg2,k,*}$ **Nat-m.**$_{bg2,k,*}$ *Nat-s.*$_{bg2,k,*}$ nat-sil.$_{k13,k2}$ neon$_{srj5}$ nicc.$_{bg2,k,*}$ *Nit-ac.*$_{bg2,k,*}$ nux-m.$_{bg2,k,*}$ **Nux-v.**$_{bg2,k,*}$ ol-an.$_{j5}$ *Olnd.*$_{bg2,k,*}$

Allgemeines

Schmerz

- **brennend - äußerlich**: ...
  *Op.*bg2,k ox-ac.k13,k2 paeon. par.bg2,k petr.bg2,k,* **Ph-ac.**bg2,k,* phel.j5 **Phos.**bg2,k,* phyt. pic-ac.sf,sf1 plan.a1 plat.bg2,k plb.bg2,k,* *Prun.* psil.ft1 *Psor.* Puls.bg2,k,* *Ran-b.*j5,kr1,* ran-s.bg2,k,* raph.a1,j5 **Rat.** rauw.sp1 *Rheum* rhod.bg2,k **Rhus-t.**bg2,k,* rhus-v.a1 *Rumx. Ruta Sabad.*bg2,k,* sabin.bg2,k sal-ac. samb.bg2,k sang.j5,sf1,* sars.bg2,k,* **Sec.**bg2,k,* sel.bg2,k seneg.bg2,k **Sep.**bg2,k,* **Sil.**bg2,k,* sol-ni.a1 spig.bg2,k spong.bg2,k squil.bg2,k,* **Stann.**bg2,k,* *Staph.*bg2,k,* stram.bg2,k stront.bg2,k sul-ac.bg2,k sul-i.k13,k2 **Sulph.**bg2,k,* tab.j5 *Tarax.*bg2,k,* *Tarent.*hr1,k2,* tarent-c.sf,sf1 teucr.bg2,k *Thuj.*bg2,k,* til.a1 trib.a1 valer.bg2,k verat.bg2,k,* *Viol-o.*j5 viol-t.bg2,k vip.a1,bg2,* wies.a1 *Zinc.*bg2,k,* zinc-p.k13,k2

  ✎ 89/7: Brenn-Schmerz an einzelnen Theilen (oft ohne Veränderung der äußern gewöhnlichen Körperwärme).

- **innerlich**: abies-c.a1,k acet-ac.a1,k achy.j1,jl3 **Acon.**bg2,k acon-f.a1,k aconin.a1 aesc.bg2,k,* *Agar.*a1,k aloesf1 *Alum.*bg2,k alum-sil.k2 alumn.a1,k **Am-br.** am-c.bg2,k *Am-m.*bg2,k,* ambr.bg2,k amor-r.jl,jl3 anac.a1 ang.bg2 ant-c.bg2,k ant-t.bg2,k *Apis* arg-met. *Arg-n. Arn.*bg2,k,* **Ars.**bg2,k,* ars-i.a1,k **Ars-s-f.**k13,k2 *Arum-t.*bg2,k *Asaf.*bg2,k asar.bg2,k *Aur.*bg2,k aur-f.k2 aur-i.k13,k2 aur-m.k2 bamb-a.stb2 *Bapt.*k,* *Bar-c.*bg2,k bar-m.a1,k bar-s.a1,k **Bell.**bg2,k **Berb.** *Bism.*bg2,k borx. bov.bg2,k brom.a1,bg2,* **Bry.**bg2,k *Bufo* calad.bg2,k,*

  ✎ vgl. 89/7

- **drückend**:
  - **Knochen, in den**: *Alum.* am-m.j5 anac. ang.bg2,j5 anis.j5 *Arg-met.* arn.j5 ars. asaf. aur. *Bell. Bism.* bry. cann-i. cann-s.j5 canth. carb-v.j5 carbn-s. cham. chel.j5 cocc. colch. *Coloc.* con. *Cupr. Cycl. Daph.*j5 dros. drag. *Guaj.* hell. hep. ign. kali-bi.j5 *Kali-c.* kali-n. *Led.*j5 m-arct.j5 m-aust.j5 mang-o.a1 merc. mez. nux-m. nux-v.j5 *Olnd.* petr.h phos. plat. puls. rhod. *Rhus-t. Ruta Sabin.* sil. spong. stann. *Staph.* teucr.j5 *Thuj.* valer. verat. viol-t. zinc.

  ✎ 87/5: In der Beinhaut der Knochen hie und da, besonders der Knochenröhren drückende und drückend-ziehende Schmerzen.

  FN 87/5-1: Dann schmerzen die Stellen auch bei Berührung, wie zerschlagen oder wund.

- **krampfartig**:
  - **Muskeln, in**: acon.bg2 agar.bg2 alum.bg2 am-c.bg2 am-m.bg2 *Ambr.*bg2 **Anac.**bg2,kr1 **Ang.**bg2 arg-met.bg2 *Arn.*bg2 **Ars.**bg2 asaf.bg2 asar.bg2,jl aur.bg2 bar-c.bg2 **Bell.**bg2,k2 bism.bg2 bov.bg2 bry.bg2 bufobg2 **Calc.**bg2 camph.bg2,kr1 *Cann-s.*bg2 caps.bg2 carb-an.bg2 carb-v.bg2 carbn-s.bg2 *Castm.*kr1 **Caust.**a1 *Cham.*bg2 chin.bg2 cic.bg2 cimic.bg2,sf1 **Cina**bg2 clem.bg2 *Cocc.*bg2 **Coloc.**bg2,kr1 *Con.*bg2 conin.a1,bg2 croc.bg2 **Cupr.**bg2,kr1 *Cupr-act.*bg2 cyt-l.bg2,jl dig.bg2 *Dios.*bg2,kr1 dros.bg2 *Dulc.*bg2 euph.bg2 *Euphr.*bg2 ferr.bg2 gels.bg2,kr1 *Graph.*bg2,kr1 haliae-lc.srj5 hell.bg2 hep.bg2 hist.bg2,jl hyos.bg2 *Ign.*bg2 iod.bg2 ip.bg2 *Iris*kr1 *Kali-br.*bg2 *Kali-c.*bg2 kali-n.bg2 kreos.bg2 lach.bg2 lat-c.bg2,sp1 **Lyc.**bg2 mag-c.bg2

- **krampfartig - Muskeln, in**: ...
  mag-m.bg2 *Mag-p.*bg2,sf1 mang.bg2 meny.bg2 **Merc.**bg2 mez.bg2 morph.bg2 mosch.bg2 *Mur-ac.*bg2 nat-c.bg2 nat-f.bg2,jl nat-m.bg2 *Nit-ac.*bg2 nux-m.bg2 **Nux-v.**bg2,kr1 olnd.bg2 *Op.*bg2,kr1,* *Petr.*bg2 ph-ac.bg2 phos.bg2 phyt.bg2,k2,* **Plat.**bg2 *Plb.*bg2,kr1,* puls.bg2,sf1 ran-b.bg2 rheumbg2 rhod.bg2 *Rhus-t.*bg2 rutabg2 sabad.bg2 samb.bg2 sang.bg2 sarcol-ac.bg2,jl *Sec.*bg2 **Sep.**bg2 **Sil.**bg2 *Spig.*bg2 *Spong.*bg2 squil.bg2 *Stann.*bg2 staph.bg2 stram.bg2 stront-c.bg2 *Sul-ac.*bg2 **Sulph.**bg2 *Tab.*bg2,kr1,* *Thuj.*bg2 *Valer.*bg2 **Verat.**bg2 *Verb.*bg2 viol-o.bg2 viol-t.bg2 zinc.bg2,kr1

  ✎ PP: Ziehende, spannende Schmerzen im Genicke, dem Rücken, den Gliedern, besonders in den Zähnen (bei feuchtem, stürmischen Wetter, bei Nordwest- und Nordostwinde, nach Verkälten, Verheben, unangenehmen Leidenschaften u.s.w.).

- **reißend**:
  - **auseinanderreißend**:
    - **Alptraum**; nach:

      ✎ 86/1: Alp-Drücken; er erwacht die Nacht gewöhnlich aus einem beängstigenden Traume plötzlich, kann sich aber nicht regen, nicht rufen, nicht sprechen, und wenn er sich bestrebt, sich zu rühren, so fühlt er es unerträgliche Schmerzen, als ob er zerreißen sollte.

      FN 86/1-1: Solche Anfälle kommen auch wohl mehrmal in einer Nacht, besonders wenn er am Tage nicht in die freie Luft gegangen ist.

    - **Gelenken, in den**: acon.bg2 agar.bg2 *Agn.*bg2 alum.bg2 am-c.bg2 am-m.bg2 *Ambr.*bg2,j5 anac.bg2 ang.bg2 ant-s-aur.a1,bg2 ant-t.bg2,kr1,* **Arg-met.**bg2 arist-cl.bg2,sp1 arn.bg2,j5 ars.bg2 ars-i.bg2,k2 asaf.bg2 asar.bg2 *Aur.*bg2 bar-c.bg2 bell.bg2,kr1 bism.bg2 *Bov.*bg2 *Bry.*bg2 cact.a1,bg2 *Calc.*bg2,j5,* camph.bg2,kr1 canth.bg2 carb-an.bg2 carb-v.bg2 *Carl.*a1,bg2 **Caust.**bg2,j5,* cham.bg2 chel.bg2 *Chin.*bg2 cic.bg2 cina.bg2 *cist.*bg2,* clem.bg2 cocc.bg2 *Colch.*bg2,kr1 con.bg2 cycl.bg2 dig.bg2 dros.bg2 dulc.bg2 euphr.bg2 ferr.bg2 graph.bg2,j5 grat.a1,bg2 guaj.bg2,j5 hell.bg2 hep.bg2 hera.bg2,j5 hyos.bg2 ign.bg2 iod.bg2,j5 **Kali-c.**bg2 *Kali-n.*bg2 kreos.bg2 lach.bg2,j5 laur.bg2 mag-c.bg2 mang.bg2 meny.bg2 **Merc.**bg2 mez.bg2 mosch.bg2 mur-ac.bg2 nat-c.bg2,j5 nat-m.bg2 nat-s.a1,bg2 nit-ac.bg2,* nit-s-d.a1,bg2 nux-m.bg2 *Nux-v.*bg2,j5 olnd.bg2 petr.bg2 *Ph-ac.*bg2 *Phos.*bg2 plb.bg2 puls.bg2 ran-b.bg2 rheum.bg2 rhod.bg2 **Rhus-t.**bg2 ruta.bg2 sabad.bg2 sabin.bg2,j5 samb.bg2 *Sars.*bg2,j5,* sec.bg2,j5,* *Sep.*bg2,j5 sil.bg2,j5 spig.bg2,j5,* spong.bg2 stann.bg2 staph.bg2 **Stront-c.**bg2,j5 **Sulph.**bg2 tarax.bg2 *Teucr.*bg2 thuj.a1,bg2 valer.bg2 verat.bg2 verb.bg2 viol-o.bg2 **Zinc.**bg2

      ✎ 87/4: In den Gliedmaßen ziehende (reißende), spannende Schmerzen, theils in den Muskeln, theils in den Gelenken (Rheumatism).

    - **Muskeln, in**: acon. adon.bg2 aesc.bg2 agar. agn. alum. am-c. *Am-m. Ambr.* anac. ang.bg2 ant-c. ant-t. *Arg-met.* arn. *Ars.* ars-i. ars-s-f.k2 *Asaf.* asar. *Aur.* aur-s.k2 bar-c. bar-i.k2 bar-m. *Bell. Bism. Borx.* bov. *Bry.* **Calc.** camph. *Canth.* caps.

Allgemeines

Schmerz

– reißend - Muskeln, in: ...
Carb-an. Carb-v. Carbn-s. Caust. cham. *Chel. Chin.* cic. cimic.bg2 *Cina* clem. cocc. *Colch.* coloc. con. croc. cupr. cycl. dig. dros. *Dulc.*bg2 euph. ferr. *Graph.* guaj. hell. *Hep.* hyos. ign. iod. ip. **Kali-c.** kali-m.k2 *Kali-n.*k1 kali-s. kreos. lach. laur. led. **Lyc.** *Mag-c. Mag-m. Mang.* meny. **Merc.** mez. mosch. *Mur-ac. Nat-c. Nat-m.* **Nit-ac.** nux-v. olnd. par. petr. ph-ac. *Phos.* plat. plb. **Puls.** ran-b. rheum **Rhod.** rhus-t. *Ruta* sabad. *Sabin.* samb. sang.k2 sars. sec. sel. seneg. **Sep. Sil.** spig. spong. squil. *Stann.* **Staph. Stront-c.** sul-ac. **Sulph.** tarax. *Teucr.* thuj. valer. verat. verb. viol-o. viol-t. **Zinc. Zinc-p.**k2

🕮 *87/4: In den Gliedmaßen ziehende (reißende), spannende Schmerzen, theils in den Muskeln, theils in den Gelenken (Rheumatism).*

– wund schmerzend:
• **Knochen**, in den: acon. *Agar.* am-m. androc.srj1 ang.bg2,j5 apisbg2 **Arg-met.** *Asaf.* aur. bar-c. bov. *Bry.*bg2,j5,* bufobg2 **Calc.** calc-sil.k2 cann-s. canth.bg2,j5 carb-v.bg2 chin. **Cocc.** *Con.* conch.bro1 *Cor-r.* Crot-h.k1 *Cupr.* dros.j5,k1 **Eup-per.**bg2,kr1,* graph. **Hep. Ign. Ip.** jab.kr1 *Kali-bi.* kreos.kr1 lac-d.k2,st lach.bg2 *Led.* Lith-c. lyss.kr1 m-aust.j5 mag-c. *Mang.* meph.j5 merc.bg2,j5,* *Mez.* nat-m. nit-ac.bg2,kr1 nux-m.a1 nux-v. *Par.* petr. ph-ac.k1 *Phos.* phyt.bro1 *Puls.* **Rhus-t.**j5,kr1 **Ruta** sabad. sabin.j5 sarr.kr1 sep. *Sil. Spig.* staph.j5 sulph.k2 syph.k2 teucr.bg2 ther.k2,kr1 thuj.kr1 tub.dp,k2 valer. *Verat.* zinc.

🕮 *87/5: In der Beinhaut der Knochen hie und da, besonders der Knochenröhren drückende und drückend-ziehende Schmerzen.*

FN 87/5-1: Dann schmerzen die Stellen auch bei Berührung, wie zerschlagen oder wund.

• **Periost**: mang.k2 tub.k2
🕮 *vgl. 87/5 und FN 87/5-1*

– ziehend: acon.a1,k adon.sf,sf1 agar.j5 aloe alum.j5 am-c.a1,k ambr.j5 anac.a1,k ang.j5 ant-t.j5 aphisj5 aran-ix.mg,mg1 arg-met. arn.bg2,k ars.bg2,k asar.j5 aur-m.k13,k2 bar-act.a1 bar-c.a1,k bell.j5,k2,* berb.sf,sf1 borx.c1,j5 *Bry.*a1,k *Calad.*bg2 calc.j5,sf1,* calc-p.k13,k2 calen.j5 *Camph.*a1,k cann-s.j5 canth.j5 caps.j5 carb-ac.sf1 carb-an.j5 **Carb-v.**a1,k *Cham.*bg2,j5,k2,* *Chel.*a1,k chin.j5,k2,* chinin.al *chinin.*a1,k cic.a1,k cimic.bg2,k2,* cist.j5 clem.a1,k coc-c.a1,k cocc.j5 colch.a1,k *Coloc.* con.bg2 *Crot-t.* cycl.j5,k2,* dig. digin.a1 *Dros.*bg2 *Dulc.*bg2,j5,* esp-g.kk1 euon.a1,k euph.a1,k euphr.a1,k eupi.a1,k ferr-ar. *Gamb.*a1,k goss.a1,k **Graph.**a1,k guaj.k13,k2 guare.a1,k hell.bg2 hep.a1,k hist.mg,mg1 hydrc.a1,k hyos.j5 ip.a1,k kali-bi.a1,k kali-c.a1,k kreos.a1,k lach.a1,k lact.a1,k lam.a1,k laur.bg2 led.a1,k lup.j5 lyc.a1,k m-arct.j5 mag-c.mg,mg1 mag-m.j5,k2,* *Mang.*a1,k med.k13,k2 merc.a1,k merc-c.a1,k mez.a1,k *Mosch.*bg2 mur-ac.bg2,j5 nat-c.a1,k **Nit-ac.**a1,k nux-m.a1 *Nux-v. Ol-an.*a1,k olnd.j5 petr.j5 ph-ac.j5,sf1 phos.a1,k phyt.k13,k2 plat.a1,k **Plb.**a1,k,* *Puls.*a1,k ran-s.j5 raph.a1,k rhod.a1,k **Rhus-t.**a1,k,* rutabg2 sabad.j5 sabin.j5 samb.j5 sars.h,j5 sec.a1,k sep.a1,k *Sil.*bg2,h,* stann.a1,k staph.a1,k stram.j5 sul-ac.j5 sulph.a1,k

– ziehend: ...
tab.a1,k ter.j5 thuj.a1,k tub.k2 **Valer.**a1,k verat.j5 verb.bg2 viol-o.j5 *Zinc.*bg2,k2,* zinc-o.j5 zinc-ox.j5

🕮 PP: *Ziehende, spannende Schmerzen im Genicke, dem Rücken, den Gliedern, besonders in den Zähnen (bei feuchtem, stürmischen Wetter, bei Nordwest- und Nordostwinde, nach Verkälten, Verheben, unangenehmen Leidenschaften u.s.w.).*

• **Wetter** agg.; schlechtes: rhod.

🕮 PP: *Ziehende, spannende Schmerzen im Genicke, dem Rücken, den Gliedern, besonders in den Zähnen (bei feuchtem, stürmischen Wetter, bei Nordwest- und Nordostwinde, nach Verkälten, Verheben, unangenehmen Leidenschaften u.s.w.).*

• **Gelenken**, in den: acon.bg2,kr1 agn.bg2 am-c.bg2,j5 ang.bg2 *Ant-c.*bg2 ant-s-aur.a1,bg2 *Ant-t.*a1,bg2 *Arg-met.*a1,bg2 asaf.bg2 asar.bg2 bar-c.bg2 bell.bg2 *Bry.*a1,bg2 calc.bg2 cann-s.bg2 canth.bg2 caps.bg2 *Carl.*a1,bg2 *Caul.*a1,bg2 cham.bg2 chel.bg2 chin.bg2 cinabg2 cist.bg2,j5,* clem.bg2 coc-c.bg2 cocc.bg2 colch.bg2 cupr.bg2 cycl.bg2 graph.bg2,j5 hep.bg2,j5 hyos.bg2,j5,* ign.bg2 kali-c.bg2 led.bg2 lyc.bg2,j5,* *M-aust.*a1,bg2 meny.bg2 merc.bg2 mez.bg2,j5,* nat-c.bg2 nat-m.bg2 nat-s.bg2 nit-ac.bg2,j5,* nit-s-d.a1,bg2 *Nux-m.*bg2,kr1 nux-v.bg2 olnd.bg2 par.bg2 phos.a1,bg2 plat.bg2,j5 plb.bg2 puls.bg2,j5 rheumbg2 *Rhod.*bg2 rhus-t.bg2 sabad.bg2,j5 sabin.bg2 sec.bg2,j5,* seneg.bg2 sep.bg2 spig.bg2 spong.bg2 **Staph.**bg2,j5 tarax.bg2 teucr.bg2 valer.bg2 verat.bg2 viol-o.bg2

🕮 *vgl. 87/4*

• **Knochen**, in den: acon.bg2,j5 agar.bg2,j5 agn.bg2 anac.bg2,j5 ang.bg2 ant-t.bg2 asaf.bg2 atha.bg2 aur.bg2,j5 *Bar-c.*bg2 bry.bg2 calc-f.bg2 cann-s.bg2 canth.bg2 *Carb-v.*bg2 caust.bg2,j5 cham.a1,bg2 *Chin.*h,j5,* *Cocc.*a1,bg2 colch.bg2 crot-h.bg2 cupr.bg2 cycl.bg2 gels.bg2 graph.bg2,h hell.bg2 ign.bg2,j5 indg.bg2 ip.bg2 kali-bi.bg2 kali-c.bg2 kreos.bg2,j5 led.bg2 *Lyc.*bg2,j5 m-arct.bg2,j5 mang.bg2,j5 meny.bg2 merc.bg2,j5,* nat-m.bg2 nit-ac.bg2 nux-m.bg2 olnd.bg2 par.bg2 petr.bg2,j5 ph-ac.bg2,j5 plb.bg2 puls.bg2 rhod.bg2 sabad.bg2 *Sabin.*bg2,j5 samb.bg2,j5 seneg.bg2 sil.bg2 spig.bg2 stann.bg2,j5 *Staph.*bg2,j5 sulph.bg2 ter.bg2 teucr.bg2 thuj.bg2,j5 valer.bg2 verat.bg2 zinc.bg2,h zinc-o.bg2,j5

🕮 *vgl. 87/5 und FN 87/5-1*

• **Muskeln**, in: *Acon.*bg2 agn.bg2 alum.bg2 ambr.bg2 anac.bg2 ang.bg2 **Ant-c.**bg2 **Ant-t.**bg2 apisbg2 arg-met.bg2 arn.bg2 asaf.bg2 asar.bg2 aur.bg2 bar-c.bg2 **Bell.**bg2 berb.bg2 bism.bg2 bov.bg2 bry.bg2 calc.bg2 *Camph.*bg2 cann-s.bg2 canth.bg2 *Caps.*bg2 carb-ac.bg2 *Carb-v.*bg2 *Caust.*bg2 **Cham.**bg2 *Chel.*bg2 *Chin.*bg2,k2 cic.bg2 *Cina*bg2 *Clem.*bg2 **Cocc.**bg2 coff.bg2 *Colch.*bg2 croc.bg2 cupr.bg2 **Cycl.**bg2 dig.bg2 dros.bg2 dulc.bg2 euph.bg2 ferr.bg2 **Graph.**bg2 hell.bg2 hep.bg2 hydr.a1,bg2 hyos.bg2 *Ign.*bg2 ip.bg2 kali-bi.bg2 kali-c.bg2 kali-n.bg2 led.bg2 *Lyc.*bg2 *Meny.*bg2 merc.bg2 mez.bg2 morph.a1,bg2 *Mosch.*bg2 nat-m.bg2 nit-ac.bg2 *Nux-m.*bg2 nux-v.bg2 olnd.bg2 par.bg2 petr.bg2 ph-ac.bg2 phos.bg2 **Plat.**bg2 *Plb.*bg2 **Puls.**bg2 ran-b.bg2 ran-s.bg2 raph.a1,bg2 **Rhod.**bg2 *Rhus-t.*bg2 rutabg2 sabad.bg2 sabin.bg2 samb.bg2 sec.bg2 sep.bg2 sil.bg2

Allgemeines

Schmerz

- **ziehend - Muskeln**, in: ...
  spig.bg2 spong.bg2 *Squil.*bg2 staph.bg2 stram.bg2 sul-ac.bg2 Sulph.bg2 tarax.bg2 *Teucr.*bg2 *Thuj.*bg2 **Valer.**bg2 *Verat.*bg2 verb.bg2 viol-o.bg2 viol-t.bg2 *Zinc.*bg2
  - 87/4: In den Gliedmaßen ziehende (reißende), spannende Schmerzen, theils in den Muskeln, theils in den Gelenken (Rheumatism).

Schwäche:
- **Diabetes** mellitus, bei: *Arg-met.*kr1 *Ars.*kr1 *Lac-ac.*kr1
  - 80/6: Weißlicher, süßlicht riechender und schmeckender Harn geht in übermäßiger Menge ab, unter Sinken der Kräfte, Magerkeit und unauslöschlichem Durste (Diabetes).
- **Diarrhoe**:
  - **durch**: acet-ac.st *Alum.* alum-p.k2 *Alumn.*kr1 ambr. ant-c.kr1 ant-t.kr1,sfl *Apis* **Ars.** bamb-a.stb2 bapt.k2 bar-m.kr1 *Borx.* both. bry. calc-i.k2 carb-v. **Chin.** chinin-ar.k2 coloc. con. *Corn.*kr1 crot-t.kr1 *Dulc.* euph-a.kr1 *Ferr.* gast.a1 gnaph. *Graph.* hura hydr. hyos.h *Iod.* *Ip.* iris kali-c. kali-chl. *Kali-m.*kr1 *Kali-p.*k2,kr1 lil-t. mag-c. merc. merc-cy. **Nat-s.** **Nit-ac.** *Nuph.*kr1 **Nux-m.**kr1 **Nux-v.** *Olnd.* op. ox-ac. petr. ph-ac.k2 **Phos.** phyt. **Pic-ac. Podo.** *Rhus-t.*jl,k2 *Ric.*a1 *Sec.* senec. sep. **Sil.** *Sul-ac.* sul-i.k2 *Tab. Tarent. Tart-ac.*kr1 **Verat.** *Zinc.*
  - 79/3: Nach erfolgtem Stuhlgange, besonders nach einem weicheren, ergiebigeren, große, jählinge Entkräftung.
  - FN 79/3-2: Vorzüglich Entkräftung in der Herzgrube, Ängstlichkeit, Unruhe, auch wohl Frost am Unterleibe, oder im Kreuze u.s.w.
  - 79/4: Durchfall bald so schwächend, daß sie nicht allein gehen kann.
- **Gehen**, beim:
  - **Freien**, im: act-sp. agar. **Alum.** alumn.kr1 *Am-c.* ambr. ang.h arg-met. ars-s-f.k2 berb.j5 bry. **Calc.** calc-sil.k2 carb-v. caust. chel. chin.j5 *Cocc.*k1 coff. *Coll.* coloc.h,j5 *Con.* euph.h,j5 ferr. graph. grat.j5 hep. hyos. kali-bi. kali-c. lact. lyc.h,j5 m-arct.j5 m-aust.j5 mag-c. mag-m.j5 merc. nat-m. *Nux-v.* ph-ac.j5 puls. rhod. **Rhus-t.** sang. sep. **Sil.** *Spig.* sulph. *Zinc.*
  - 94/1: Beim Gehen im Freien, jählinge Schwäche-Anfälle, besonders in den Beinen.
  - FN 94/1-1: Zuweilen scheint dann das Schwäche-Gefühl herauf bis in die Herzgrube zu steigen, wo es zu einem Heißhunger wird, der ihm alle Kräfte plötzlich nimmt; er wird zitterig und muß sich sogleich eine Weile niederlegen.
- **Heben** einer Last; durch: **Carb-an.** kali-sil.k13,k2 nat-c.h
  - PP: Leichtes Verheben, oft schon vom Tragen oder Aufheben eines kleinen Gewichts, oft schon vom über sich Langen und Ausstrecken der Arme nach hohen Gegenständen [und eine Menge von dieser oft mäßigen Streckung der Muskeln erfolgender Beschwerden: Kopfschmerz, Übelkeit, Sinken der Kräfte, Spannschmerz in den Genick- und Rückenmuskeln u.s.w.]

Schwäche

Schwäche: ...
- **Hunger**, durch: *Alum. Crot-h.*hr1,kr1 **Iod.** nat-c.h *Phos.* spig.h,k,* sul-i.k13,k2 **Sulph.**hr1,k,* ter.hr1,kr1 *Zinc.*
  - 75/8: Heißhunger (wilder Hunger) vorzüglich früh; er muß gleich essen, sonst wird es ihm übel, matt und zitterig (muß sich auch wohl stracks auf die Erde legen, wenn er im Freien ist).
  - 94/1: Beim Gehen im Freien, jählinge Schwäche-Anfälle, besonders in den Beinen.
  - FN 94/1-1: Zuweilen scheint dann das Schwäche-Gefühl herauf bis in die Herzgrube zu steigen, wo es zu einem Heißhunger wird, der ihm alle Kräfte plötzlich nimmt; er wird zitterig und muß sich sogleich eine Weile niederlegen.
- **lähmungsartig**: agar.k13,k2 *Alum.*bg2,k alum-p.k13,k2 *Alumn.*bg2,k am-m.bg2,k ambr.k13,k2 anac.k13,k2 anan.a1 ang.bg2,j5 *Arg-met.* **Ars.**bg2,k *Art-v.*hr1,kr1 bapt.k13,k2 *Bar-c. Bar-m.* bell.bg2,k,* *Bism.* bry.bg2,k *Calc.*bg2,k calc-ar.bg2,k camph.bg2,k cann-i.k13,k2 canth. caps.j5 carb-v.bg2,k *Caust.*bg2,k,* *Cham.*bg2,k chel.bg2,k *Chin.*bg2,k cimic.k13,k2 cina *Cocc.*bg2,k *Colch.*bg2,k con.bg2,k crot-h. cupr.st cur.a1 dig. dros.bg2,k euph.bg2,k *Ferr.*bg2,k,* ferr-ar. ferr-ma.j5 **Gels.**hr1,k *Gran.*a1 **Hell.**bg2,k hyos. ign.bg2,k ind.a1,k kali-n.bg2,k,* lach. laur.bg2,k lup.a1 mang.a1 *Merc.*bg2,k,* mez.bg2,k mosch.bg2,k,* **Mur-ac.**a1,k nat-c.bg2,k nat-m.j5 nat-p.hr1,kr1 nit-ac.hr1,k nux-v.k13,k2 *Olnd.*bg2,k **Ph-ac.**bg2,k,* **Phos.**hr1,k plat.k13,k2 **Phos.**hr1,k psor.k13,k2 *Puls.*bg2,k *Rhod.*bg2,k *Rhus-t.*bg2,k sabad.bg2,k,* sarcol-ac.jl sars.k2 sil.bg2,k *Stann.*bg2,k,* stront-c. sulph.bg2 thuj.a1 valer.bg2,k **Verat.** zinc.j5,k2,*
  - 93/7: Anfälle von lähmiger Schwäche und Mattigkeits-Lähmung des einen Arms, der einen Hand, des einen Beins, ohne Schmerz, theils jählings entstehend und schnell überhin gehend, theils allmählig anfangend und anhaltend sich mehrend.
- **Menses**:
  - **während**: *Agar.*bg2,k,* *Aloe* *Alum.*a1,k alum-p.k13,k2 *Am-c.*k2 am-m. apoc.k2 *Ars.*bg2,k,* ars-i. ars-s-f.k2 bar-c. bar-i.k13,k2 bar-s.k13,k2 bell.bg2,k,* berb.hr1,k,* borx. bov.a1,k brom.st bufo cact.bg2,k calc.bg2,k calc-i.k13,k2 calc-p.hr1,k,* *Calc-s.* cann-s.bg2 **Carb-an.**bg2,k,* *Carb-v.*bg2,k,* *Carbn-s.* caul.bg2,k *Caust.*hr1,k,* cimic.bg2,k *Cinnb.* *Cocc.*bg2,k eupi.bg2,k ferr.hr1,k ferr-i. *Graph.*bg2,k haliae-lc.srj5 *Helon.*bg2,k ign.bg2,k *Iod.*bg2,k ip.bg2,k *Kali-c.*bg2,k,* kali-n.h *Kali-s.* **Lach.**hr1,k *Lil-t.*hr1,k lyc.h,k,* *Mag-c.*bg2,k *Mag-m.*bg2,k,* mag-s.spl mosch.bg2,k *Murx.*hr1,k nat-ar. nat-c.bg2,k nat-m.bg2,k,* *Nicc.*hr1,k,* *Nit-ac.*bg2,k,* nux-m.bg2,k *Nux-v.*bg2,k,* ol-an.bg2 *Petr.*h,k,* phel. *Phos.*bg2,k *Sabin.*bg2,k,* *Sec.*bg2,k **Sep.**bg2,k,* stann.bg2,k sul-i.k2 **Sulph.**hr1,k,* *Tab.*hr1 tarent.a1,k thuj.bg2,k,* tril-p. *Tub.*k,k1 *Uran-met. Verat.*bg2,k,* vinc.a1,k wies.a1 zinc.bg2 zinc-p.k13,k2
  - 82/5: Die Periode hält ihre richtige Zeit nicht, kommt um mehre Tage zu zeitig, auch wohl alle drei Wochen oder nach 14 Tagen schon wieder.

Schwäche | **Allgemeines** | Schwäche

- **Menses - während**: ...
  - 🔖 FN 82/5-4: Selten kommt sie einige Tage zu spät und fließt dann in allzugroßer Menge unter hinfälliger Ermattung und vielen andern Beschwerden.
- **Musik**, durch: lyc.st
  - 🔖 97/6: Überempfindlichkeit.
  - FN 97/6-3: Alle physische und psychische Eindrücke, selbst die schwächern und schwächsten, erregen krankhaft, oft in hohem Grade. Gemüthliche Ereignisse nicht nur trauriger und ärgerlicher, sondern auch freudiger Art machen oft erstaunenswürdige Beschwerden und Leiden; rührende Erzählungen, ja auch nur das Denken und Erinnern daran, bringen dann die Nerven in Aufruhr, treiben die Angst nach dem Kopfe u.s.w. Schon weniges Lesen gleichgültiger Dinge oder aufmerksames Sehen auf einen Gegenstand, z.B. beim Nähen, aufmerksames Hören auch nur auf gleichgültige Dinge - allzuhelles Licht, lautes Gerede mehrer Menschen zugleich, selbst einzelne Töne auf einem musikalischen Instrumente, Glockengeläute u.s.w. bringen üble Eindrücke zuwege: Zittern, Ermattung, Kopfschmerz, Frost u.s.w. Oft sind auch Geruch und Geschmack übermäßig empfindlich. Ja es schadet in vielen Fällen selbst mäßige Körperbewegung, oder Sprechen, auch mäßige Wärme, Kälte, freie Luft, Benetzung der Haut mit Wasser u.s.w. Nicht Wenige leiden schon im Zimmer von jählinger Veränderung der Witterung, wo dann die Meisten bei stürmischem und feuchtem Wetter klagen, Wenige bei trocknem, heiterm Himmel. Auch Vollmond bei Einigen, bei Andern Neumond machen ungünstigen Eindruck.
- **ohnmachtsartig**: ant-t.j5 *Ars*.hr1,j5,* bar-c.j5 berb.hr1,j5,* *Carb-v*.hr1,j5,* **Caust.**bg2,j5,* cham.bg2,j5 *Coca*j5,kr1 cocc.bg2,j5 croc.bg2,j5 *Crot-t*.hr1 cupr-c.j5 *Dig*.hr1,j5,* digin.a1,j5 dulc.j5 **Eup-per.**hr1,j5,* ferr.j5 *Goss*.hr1,j5,* graph.a1 hydrog.srj2 ign.j5 kali-c.j5 kali-i.a1,j5 lyc.hr1,j5,* mez.a1,j5 mosch.j5 **Nux-v.**bg2,j5,* olnd.j5 *Petr*.hr1,j5,* psil.ft1 sep.hr1,j5 sil.j5 spong.bg2,j5 sulph.hr1,j5,* upa.a1,j5 *Verat*.bg2,j5,* zinc.a1 zing.hr1,j5,*
  - 🔖 94/11: Plötzliche Ohnmachts-Anfälle und Sinken der Kräfte mit Unbewußtseyn.
- **Säfteverlust**, durch:
  - **Prostatasekret**; Abgang von:
    - 🔖 80/16: Abgang des Vorsteher-Drüsen-Saftes nach Harnen, vorzüglich nach etwas härterm Stuhlgange (auch wohl fast stetes Abträufeln desselben).
    - FN 80/16-1: Auch wohl Auszehrung von dem steten Abgange des Vorsteher-Drüsen-Saftes.
- **Samenabgang**, nach: acet-ac.hr1,k agar.hr1,k anac.c1 aur. *Bar-c*.a1,k *Calad*.hr1,kr1 *Calc*.hr1,k calc-p.bro1 canth. carb-an.hr1,k carl.a1,k *Chin*.bg2,k,* chin-b.hr1,kr1 *Cob*.bg2,sf1,* *Coff*.hr1,kr1 *Con*.hr1,k cupr. *Cypr*.hr1,kr1,* dam.bro1 dig. *Dios*.bg2,hr1,* ery-a.bro1,hr1 ferr.bg2 form.bro1 *Gels*. ham.hr1,kr1 *Hydr*.hr1,k iod.a1,k **Kali-br.**hr1,kr1 *Kali-c*.bg2,k,* lach.bg2,j5 **Lyc.**hr1,k,* med.hr1,kr1,* naja *Nat-m*.hr1,k,* nat-p.hr1,k,* *Nuph*.hr1,kr1 **Nux-v.**hr1,k *Op*.hr1,kr1 **Ph-ac.**hr1,k **Phos.**hr1,k *Pic-ac*. plb.a1,k puls.a1,k *Sabad*.hr1,hr1 *Sars*.hr1,k *Sel*. *Sep*.hr1,k *Sil*.hr1,k *Stann*.hr1,k **Staph.**hr1,k sul-ac.bg2 *Sulph*.hr1,k ust.hr1,k zinc.bro1
  - 🔖 FN 80/16-1: Auch wohl Auszehrung von dem steten Abgange des Vorsteher-Drüsen-Saftes.
- **Samenabgang**, nach: ...
  - 🔖 81/1: Nächtlicher Samen-Erguß, wenn auch nicht oft, doch unmittelbar mit üblen Folgen.
  - FN 81/1-1: Düsterheit, Eingenommenheit, Benebelung der Denkkraft, verminderte Lebhaftigkeit der Einbildungskraft, Gedächtnißmangel, Niedergeschlagenheit, Trübsinn; die Sehkraft wird geschwächt, so wie die Verdauung und die Eßlust; der Stuhlgang bleibt zurück, es entsteht Blutdrang nach dem Kopfe, nach dem After u.s.w.
- **Stuhlgang**:
  - **nach**: aeth.bg2,k *Aloe* ambr.bg2 ant-t.bg2,k,* apis apoc.a1,k arn.bg2,k,* **Ars.**bg2,k,* **Ars-met.** ars-s-f.k13,k2 bapt.bg2,hr1,* bism. bov.bg2,k,* bry.bg2 *Calc*.bg2,k,* carb-an.bg2,h *Carb-v*.h,k,* *Carbn-s*. castn-v.a1 caust.bg2,k chin.bg2,k *Chinin-s*. clem.a1,k cocc.bg2 coch.hr1,kr1 colch.bg2,k,* coloc.bg2,k,* com.hr1,k,* **Con.**bg2,k,* cop.a1,k crot-h.hr1,k crot-t.bg2,k,* cupr.bg2,k dios. *Dulc*.bg2,k,* eupi.a1,k ferr.bg2 ferr-ma.a1,k *Graph*.bg2,k,* *Hydr*.hr1 hyos.bg2 ign.bg2,k,* *Iod*. ip.bg2,k,* *Jatr-c*.kr1 kali-bi.bg2 kali-p.bg2 *Lach*.bg2,k,* lil-t.hr1,k,* lipp.a1 *Lyc*.h,k,* mag-c.bg2,k,* *Med*.hr1,k **Merc.**bg2,k,* mez.bg2,k,* nat-m.hr1,k,* **Nat-s.** **Nit-ac.**h,k,* *Nux-m*.bg2,hr1,* *Nux-v*.bg2,k olnd.bg2 *Petr*.h,k,* *Phos*.bg2,k,* phys.a1,k **Pic-ac.** plan.a1,k *Podo*.bg2,k,* psil.ft1 puls.bg2 pyre-p.a1 rham-f.a1 sabad.a1,k sacch. **Sec.**bg2,k,* *Sep*.bg2,k,* *Sil*.bg2,k,* *Sulph*.bg2,k,* *Ter*.hr1,k thuj.bg2,k,* trios.k1,kl trom.hr1,k,* **Verat.**bg2,k,* vinc.hr1,k,* zinc.
  - 🔖 79/3: Nach erfolgtem Stuhlgange, besonders nach einem weichern, ergiebigeren, große, jählinge Entkräftung.
  - FN 79/3-2: Vorzüglich Entkräftung in der Herzgrube, Ängstlichkeit, Unruhe, auch wohl Frost am Unterleibe, oder im Kreuze u.s.w.
  - 79/4: Durchfall bald so schwächend, daß sie nicht allein gehen kann.
- **Urinieren**:
  - **während**:
    - 🔖 79/11: Beim Abgange des Harns, Ängstlichkeit, auch wohl Entkräftung.
  - **nach**:
    - **reichlich**: caust. gels. med.
    - 🔖 79/12: Zuweilen geht zuviel Harn ab und es erfolgt dann eine plötzliche Ermattung.
    - FN 79/12-5: Die so gewöhnlich bei allöopathischen Mitteln tödtlichen Harnruhren haben wohl nie eine andere Quelle als dieses Siechthum.
- **Gelenke**, der: *Acon*.bg aesc. agar.bg2 agn.bg2 *Aloe* alum.bg2 am-c.bg2 anac.bg2 ang.bg2 *Ant-t*.bg2 *Arg-met*. **Arn.**bg ars. asar.bg2 aur. bar-c.bg2 bell.bg2 borx. bov. *Bry*. **Calc.** calc-p.bg2,sf1 cann-s.bg2 canth. *Carb-an*. carb-v. carbn-s. *Caust*. cham. chel. *Chin*. chinin-ar. cimic. clem. cocc.bg2 colch.bg2 coloc. **Con.** cupr.bg2 cycl.bg2 dig.bg2 dros.bg2 dulc.bg2 euph. *Ferr*. ferr-ar. ferr-p. graph. hep.bg2 hyos.bg2 ign.bg2 **Kali-c.**bg kali-n.bg2 *Kali-s*. kreos.bg2 *Lach*. **Led.** **Lyc.**bg mang. **Merc.**bg merc-c. mez. morph. mosch. murx. *Nat-c*.bg2 *Nat-m*. *Nit-ac*. nux-m.bg2 *Nux-v*. olnd. par.bg2 *Petr* *Ph-ac*.bg2 *Phos*. plat.bg plb. podo. **Psor.** **Puls.**

Schwäche — **Allgemeines** — Speisen und Getränke

- **Gelenke**, der: ...
  ran-b.$_{bg2}$ raph. rheum$_{bg2}$ rhod. **Rhus-t.**$_{bg}$ *Ruta*$_{bg2}$ sabad.$_{bg2}$ sars.$_{bg2}$ **Sep.**$_{bg}$ *Sil.* spong.$_{bg2}$ stann.$_{bg2}$ *Staph. Stront-c.*$_{bg2}$ sul-ac.$_{bg2}$ **Sulph.** tarax.$_{bg2}$ thuj. valer.$_{bg2}$ *Verat.* viol-o.$_{bg2}$ zinc.$_{bg2}$ zing.
  ≈ **PP:** Leichtes Verknicken, Verstauchen, Vergreifen dieses oder jenes Gelenks.
- **Muskeln**, der:
  - **lähmungsartig:** *Alumn.*$_{k2}$
    ≈ 93/7: Anfälle von lähmiger Schwäche und Mattigkeits-Lähmung des einen Arms, der einen Hand, des einen Beins, ohne Schmerz, theils jähling entstehend und schnell überhin gehend, theils allmählig anfangend und anhaltend sich mehrend.

Schwellung:
- **aufgedunsen**, ödematös: *Acon. Agar.* am-c. *Am-m.* **Ant-c. Apis** *Apoc.* arn. **Ars.** ars-i.$_{k2}$ ars-s-f.$_{k2}$ *Asaf.* aur. *Aur-m.* bar-c. *Bell. Bry.* cain.$_{br1}$ **Calc.** calc-sil.$_{k2}$ **Caps.** *Carbn-s.* cedr. cham. chin. cina cocc. colch. coloc. con. **Cupr. Dig.** dros. *Dulc.* **Ferr.** ferr-ar.$_{k2}$ **Graph.** guaj. **Hell.** hyos. *Iod.* ip. kali-c. kreos. lach. laur. led. *Lith-c.*$_{kr1}$ *Lyc.* mag-c. merc. mez. mosch. nat-m. *Nat-m.*$_{kr1}$ *Nit-ac.* nux-m. nux-v.$_{bg2}$ *Olnd.* op. phos. *Phyt.* plb. puls. rheum *Rhus-t.* sabin.$_{k2}$ samb. sars. senec-sp.$_{bta1}$ *Seneg. Sep.* sil. *Spig.* spong. **Squil.** staph. stram. *Sulph. Teucr.* verat. *Verb.* zinc. ziz.$_{kr1}$
  ≈ 93/5: Wässerige Geschwulst theils der Füße allein, oder des einen Fußes, theils der Hände oder des Gesichtes, oder des Bauches oder Hodensacks u.s.w. allein, theils Haut-Geschwulst über den ganzen Körper (Wassersuchten).
- **Drüsen**, der: acon.$_{c2,k}$ acon-l.$_{c1}$ *Aesc.* aeth.$_{br1}$ agn. *Ail.*$_{bg2,sf1}$ *Aln.*$_{c1}$ alum. alum-sil.$_{k2}$ *Alumn.*$_{kr1}$ *Am-m.* ambr. ant-c. ant-t. *Anthraci. Apis*$_{bg2,kr1}$ aq-mar.$_{sf1}$ arg-met. arn. *Ars.*$_{c2,k}$ ars-br.$_{bro1}$ **Ars-i.** ars-s-f.$_{k2}$ *Arum-t.*$_{c2,k}$ asaf. astac.$_{c1,kr1}$ aur. aur-ar.$_{k2}$ aur-i.$_{k2}$ *Aur-m.*$_{kr1}$ aur-s.$_{k2}$ *Bad.*$_{bg2,kr1,*}$ bapt. **Bar-c.**$_{c2,k}$ **Bar-i. Bar-m.**$_{c2,k}$ bar-s.$_{k2}$ **Bell.**$_{c2,k}$ *Berb.*$_{k1}$ borx. bov. **Brom.** *Bry. Bufo* calad. **Calc.**$_{c2,k}$ calc-ar.$_{sf1}$ *Calc-f.*$_{bg2,sf1,*}$ calc-hp.$_{sf1}$ **Calc-i.**$_{c2,k}$ calc-m.$_{c1,c2}$ calc-p. **Calc-s.**$_{c2,k}$ *Calc-sil.*$_{k2}$ *Calen.*$_{k1}$ camph. cann-s. *Canth.* caps.$_{c2}$ **Carb-an. Carb-v.** *Carbn-s.*$_{c2,k}$ caust. chel. chim.$_{c1}$ chin. cic. cinnb.$_{j5}$ **Cist.**$_{c2,k}$ **Clem.** coc-c.$_{a1}$ cocc. coloc. **Con.** cor-r.$_{bg2,j5,*}$ cory.$_{sf1}$ croc. crot-h. cupr. cycl. dig. dros.$_{st}$ **Dulc.** *Eucal.*$_{a1,kr1}$ euph. euphr.$_{c1,c2}$ eupi.$_{c1,c2}$ **Ferr.**$_{k1}$ ferr-ar. ferr-i. fil.$_{bro1}$ fl-ac.$_{bg2,sf1}$ fuc.$_{mg1,sf1}$ **Graph.**$_{c2,k}$ hall$_{c1}$ ham.$_{bg2,sf1}$ *Hecla*$_{kr1}$ hed.$_{mg1}$ hell. **Hep.**$_{c2,k}$ hippoz.$_{kr1}$ hydrc.$_{sf1}$ hyos. ign. **Iod.** *Iris*$_{bg2,kr1}$ *Kali-ar.*$_{kr1}$ *Kali-bi.*$_{k1}$ kali-br.$_{k1}$ *Kali-c. Kali-chl. Kali-i.*$_{k2}$ *Kali-k.*$_{k1,k2,*}$ kreos.$_{j5}$ lac-c.$_{k2}$ lach. *Lap-a.*$_{c1,sf1}$ led. *Lith-c.*$_{kr1}$ **Lyc.**$_{c2,k}$ mag-c. mag-m. mang. med. **Merc.**$_{c2,k}$ **Merc-c.** merc-cy.$_{bro1}$ merc-d. *Merc-i-f. Merc-i-r.* merc-k-i.$_{gm1}$ mez. mur-ac. *Nat-c.* nat-m. *Nat-p.*$_{kr1}$ nat-s.$_{bg2,sf1}$ **Nit-ac.**$_{c2,k}$ *Nux-v.* ol-j.$_{sf1}$ petr. *Ph-ac.* **Phos.** *Phyt.* plb. psor. **Puls.** ran-b. ran-s. raph.$_{j5}$ rhod. **Rhus-t.** *Rumx.*$_{bro1}$ ruta sabad. sabin. samb. sars. scir.$_{c1}$ scroph-n.$_{c1}$ sec.$_{c1,kr1,*}$ *Sep.* **Sil.**$_{c2,k}$ sil-mar.$_{c1}$ sol-a.$_{c1,c2}$ sol-o.$_{c1,c2}$ spig. **Spong.** squil.

- **Schwellung - Drüsen**, der: ...
  Stann. staph. stict.$_{c1,c2}$ stram. stront-c. *Sul-ac. Sul-i.*$_{bg2,k2,*}$ **Sulph.** symph.$_{c1}$ *Syph.*$_{k2,kr1}$ tab.$_{c1}$ tax.$_{bro1}$ ter.$_{j5}$ teucr. ther.$_{k2}$ thiosin.$_{c1}$ **Thuj.** *Tub.*$_{bg2,k2,*}$ tub-a.$_{vs}$ tub-m.$_{vn,zs}$ uran-n.$_{kr1}$ *Verat.* viol-o. viol-t.$_{kr1}$ *Zinc.*
  ≈ 92/4: Drüsen-Geschwülste um den Hals, im Schooße, in den Gelenkbiegungen, der Ellbogenbeuge, der Kniekehle, in den Achselgruben, auch in den Brüsten.
- **Venen**, der: ruta$_{c2}$
  ≈ **PP:** Geschwollene, erweiterte Adern an den Beinen (Aderkröpfe, Wehadern).
  90/7: Blutader-Geschwülste, Aderkröpfe, Wehadern (varices) an den Untergliedmaßen (Ader-Geschwülste an der Scham), auch an den Armen (selbst bei Männern), oft mit reißendem Schmerze darin (bei Sturmwetter), oder auch Jücken in denselben.

Speisen und Getränke:
- **Brot:**
  - **agg.:**
    - **Schwarzbrot** agg.: bry. ign. *Kali-c. Lyc.* nat-m. nit-ac. nux-v. *Ph-ac.* phos. *Puls.* sep.$_{bg2}$ sulph.
      ≈ 76/3: Magendrücken, selbst nüchtern, doch mehr von jeder Speise, oder von besondern Speisen, Obst, grünem Gemüse, schwarzem Brode, essigsäuerlichen Speisen u.s.w.
      FN 76/3-2: Selbst nach dem geringsten Genusse solcher Dinge auch wohl Kolik, Schmerz oder Taubheit der Kinnladen, Reißen in den Zähnen, starke Schleim-Anhäufung im Halse und dgl.
- **Essig:**
  - **agg.:** *Acon.*$_{bg2,sf1}$ aloe alum.$_{k2,vh}$ **Ant-c.** ant-t.$_{k2}$ *Ars. Bell.* borx. calad. *Carb-v.*$_{bg2}$ caust. dros. **Ferr.** ferr-ar. *Graph.*$_{bg2}$ hep.$_{bg2}$ kreos. lach. merc-c.$_{bg2}$ nat-ar. nat-c. nat-m. *Nat-p.* nux-v. ph-ac. phos. *Puls.*$_{bg2}$ ran-b. *Sep.* staph. sul-ac.$_{bg2}$ *Sulph.*$_{bg2}$
    ≈ 74/15: Erregung der herrschenden Beschwerden in irgend einem Theile des Körpers nach Genuß von frischem Obste, besonders dem säuerlichen, und von Essigsäure (bei Salaten u.s.w.).
    76/3: Magendrücken, selbst nüchtern, doch mehr von jeder Speise, oder von besondern Speisen, Obst, grünem Gemüse, schwarzem Brode, essigsäuerlichen Speisen u.s.w.
    FN 76/3-2: Selbst nach dem geringsten Genusse solcher Dinge auch wohl Kolik, Schmerz oder Taubheit der Kinnladen, Reißen in den Zähnen, starke Schleim-Anhäufung im Halse und dgl.
- **Fleisch:**
  - **Abneigung:** abies-c. adel.$_{a1}$ agar. all-s.$_{ld1}$ aloe$_{bg2,kr1,*}$ *Alum.* alum-p.$_{a1}$ alum-sil.$_{k2}$ am-c. am-m.$_{ld1}$ *Ang.* aphis *Arn. Ars.* ars-s-f.$_{k2}$ asar. aster. atro.$_{a1}$ *Aur.* aur-ar.$_{c1,k2}$ aur-s.$_{k2}$ bamb-a.$_{stb2}$ bar-n.$_{stj1}$ bell. borx.$_{ld1}$ *Bry. Cact.* **Calc.** calc-f.$_{mg1}$ **Calc-s.** calc-sil.$_{k2}$ *Cann-s. Carb-v.* **Carbn-s.** card-m.$_{ld1}$ cary.$_{a1}$ caust. cham. chel. chen-a.$_{kr1}$ **Chin.** chin-b.$_{kr1}$ *Chinin-ar. Coc-c.* colch.$_{ld1}$ convo-s.$_{sp1}$ crot-c. crot-h.$_{ld1}$ *Cycl.* der.$_{a1}$ *Elaps Ferr. Ferr-ar.* ferr-i. *Ferr-m.*

| Speisen und Getränke | **Allgemeines** | Sprechen |

- **Fleisch - Abneigung**: ...
ferr-p. **Graph.** hell. hydr. *Ign*. *Kali-ar*. *Kali-bi*.
Kali-c. kali-m.$_{k2}$ kali-p. kali-s. kali-sil.$_{k2}$ kreos.
lachn. lact. *Lap-a*. lepi. *Lyc*. mag-c. mag-m.$_{ld1}$
mag-s. manc. meny.$_{ld1}$ *Merc*. *Mez*. morph.$_{st}$
Mur-ac. nat-ar. nat-c. *Nat-m*. nat-p. nat-s.
nat-sil.$_{k2}$ nicc. *Nit-ac*. **Nux-v.** ol-an. olnd.$_{ld1}$ op.
Petr. *Phos*. plan. *Plat*. **Ptel**. **Puls.** rad-br.$_{c1}$
Rhus-t. ruta *Sabad*. saroth.$_{jl,mg1}$ sec. sel.$_{ld1}$ **Sep**.
Sil. stront-c. **Sulph.** sumb. *Syph*. *Tarent*. tep. ter.
ther.$_{ld1}$ thuj. til. tip.$_{a4}$ tril-c.$_{a1}$ *Tub*. upa.
uran-met.$_{sf1}$ verat.$_{bg2}$ x-ray$_{sp1}$ *Zinc*. zinc-p.$_{k2}$
🔖 *PP: Widerwillen gegen gekochte warme Speisen, besonders Fleisch, (vorzüglich bei Kindern).*
75/14: Widerwillen gegen gekochte, warme Speisen, besonders gekochtes Fleisch, und fast bloß Verlangen nach schwarzem Brode (mit Butter) oder nach Kartoffeln.
FN 75/14-1: Besonders in der Jugend und Kindheit.
- **gekochtes**: ars. calc.$_{sf1}$ chel. nit-ac.
🔖 *PP: Widerwillen gegen gekochte warme Speisen, besonders Fleisch, (vorzüglich bei Kindern).*
75/14: Widerwillen gegen gekochte, warme Speisen, besonders gekochtes Fleisch, und fast bloß Verlangen nach schwarzem Brode (mit Butter) oder nach Kartoffeln.
FN 75/14-1: Besonders in der Jugend und Kindheit.
- **gekochte** Speisen:
  • **Abneigung**: am-c.$_h$ asar.$_{jl}$ bell. bov. calc. chel.
choc.$_{srj3}$ cupr. **Graph**. guare. ign. *Kreos*.$_{hr1}$ lach.
Lyc. mag-c. merc. petr. phos. psor. *Sil*. verat. zinc.
zinc-p.$_{k2}$
🔖 *PP: Widerwillen gegen gekochte warme Speisen, besonders Fleisch, (vorzüglich bei Kindern).*
75/14: Widerwillen gegen gekochte, warme Speisen, besonders gekochtes Fleisch, und fast bloß Verlangen nach schwarzem Brode (mit Butter) oder nach Kartoffeln.
FN75/14-1: Besonders in der Jugend und Kindheit.
- **Gemüse**:
  • **agg**.: *Alum*. ars. *Bry*. calc.$_{st}$ cupr. *Hell*. hydr.$_{kr1,sf1}$
Kali-c.$_{kr1}$ lyc. *Mag-c*.$_{kr1}$ *Nat-c*. **Nat-s.** petr.$_{bg2,sf1}$
verat.
🔖 *76/3: Magendrücken, selbst nüchtern, doch mehr von jeder Speise, oder von besondern Speisen, Obst, grünem Gemüse, schwarzem Brode, essigsäuerlichen Speisen u.s.w.*
FN 76/3-2: Selbst nach dem geringsten Genusse solcher Dinge auch wohl Kolik, Schmerz oder Taubheit der Kinnladen, Reißen in den Zähnen, starke Schleim-Anhäufung im Halse und dgl.
- **grüne** Speisen:
  • **agg**.:
🔖 *vgl. 76/3 und FN 76/3-2*
- **Milch**:
  • **Abneigung**: acon-l.$_{a1}$ adam.$_{srj5}$ *Aeth*. alum-p.$_{k2}$
am-c. ammc.$_{a1}$ *Ant-t*. *Arn*. ars.$_{bg2}$ bell. bov.$_{bg2}$
Bry. *Cact*.$_{ld1}$ calad. *Calc*. *Calc-s*. calc-sil.$_{k2}$
Carb-v. carbn-s. carc.$_{c1,mg1,*}$ chin.$_{bg2}$ *Cina* con.$_{st}$
convo-s.$_{sp1}$ elaps$_{ld1}$ esp-g.$_{kk1}$ ferr.$_{k2}$ ferr-p.
gink-b.$_{sbd1}$ *Guaj*. guare. *Ign*. iod.$_{bg2,sf1}$ kali-c.$_{lsa1}$
kali-i.$_{ld1}$ **Lac-d.** lach.$_{bg2}$ *Lec*. mag-c. *Mag-m*.$_{ld1}$

Speisen und Getränke - **Milch - Abneigung**: ...
merc.$_{bg2,st}$ *Mez*.$_{vh}$ **Nat-c**. *Nat-m*.$_{bg2,vh,*}$ nat-p.
Nat-s. nicot.$_{ld1}$ nit-ac.$_{bg2,sf1,*}$ nux-m.$_{bg2}$ nux-v.
ol-j.$_{a1,ld1}$ past.$_{ld1}$ pers.$_{jl}$ *Phos*. podo.$_{ld1}$ **Puls.**
rheum rhus-t.$_{bg2,ld1}$ *Sep*. *Sil*. stann. **Staph.**$_{gl1,st}$
sul-ac.$_{bg2}$ *Sulph*. tub.$_{c1}$
🔖 *PP: Widerwillen gegen Milch.*
- **Obst** (= Früchte):
  • **agg**.: acon. *Aloe* **Ant-c**. ant-t. **Ars.**$_{c1,k}$ ars-s-f.$_{k2}$
aster.$_{jl}$ *Borx*. **Bry.** calc. *Calc-p*. *Carb-v*. *Caust*.$_{bro1}$
Chin. *Chinin-ar*. *Cist*. colch.$_{bg2,sf1}$ **Coloc**. *Crot-t*.
cub. elaps$_{kr1}$ **Ferr**. glon.$_{ptk}$ ign. iod.$_{bg2}$ *Ip*. *Iris*
kali-bi.$_{bro1}$ kreos. lach. lith-c. *Lyc*. mag-c.
Mag-m. merc.$_{bg2,kr1}$ merc-c.$_{bg2}$ *Mur-ac*. *Nat-ar*.
Nat-c. nat-p. **Nat-s.** *Olnd*. ox-ac.$_{bg2,sf1}$ *Ph-ac*.
phos. *Podo*. *Psor*. **Puls.** rheum *Rhod*.$_{c1,k}$
Rumx.$_{bro1}$ ruta samb.$_{kr1,ld1}$ *Sel*. *Sep*. sul-ac.
sulph.$_{bg2}$ tarax. tarent.$_{ld1}$ trom. **Verat.**
🔖 *74/15: Erregung der herrschenden Beschwerden in irgend einem Theile des Körpers nach Genuß von frischem Obste, besonders dem säuerlichen, und von Essigsäure (bei Salaten u.s.w.).*
  • **saures**: *Ant-c*. ant-t.$_{k2}$ cist.$_{sf1}$ ferr.$_{k2,kr1,*}$ *Ip*.
mag-c.$_{sf1}$ ox-ac.$_{k2,sf1}$ *Ph-ac*. podo.$_{sf1}$ *Psor*.
Sul-ac.$_{kr1}$ ther.$_{kr1}$
🔖 *vgl. 74/15*
- **saure** Speisen, Säuren:
  • **agg**.: **Acon.**$_{bg2,c1}$ aloe$_{kr1}$ **Ant-c**. ant-t. apis$_{kr1}$
Arg-n. **Ars**. ars-s-f.$_{k2}$ aster.$_{jl}$ *Bell*. borx. brom.
calad. calc.$_{bg2}$ **Carb-v**.$_{bg2,ld1}$ caust. chin.
cimic.$_{bg2}$ cub. dros. *Ferr*. ferr-ar. ferr-m.$_{ld1}$ ferr-p.
fl-ac.$_{st}$ **Hep.**$_{bg2}$ ip.$_{ld1}$ *Kali-bi*.$_{kr1}$ kreos. lach.
mand.$_{mg1}$ merc-c. merc-cy.$_{ld1}$ *Merc-d*.$_{bg1,ld1}$
nat-c. nat-m.$_{c1,k}$ *Nat-p*. nux-v. ph-ac. phos.
Psor.$_{ld1}$ **Puls.**$_{bg2,sf1}$ ran-b. *Rhus-t*.$_{bg2}$ sanic.$_{c1}$ sel.
Sep. staph.$_{k1}$ sul-ac.$_{bg2}$ *Sulph*. thuj.$_{k2}$
🔖 *vgl. 76/3 und FN 76/3-2*
- **warme** Speisen:
  • **Abneigung**: *Alum-p*.$_{k2}$ bamb-a.$_{stb2}$ *Bell*. *Calc*.
Chin. cupr. **Graph**. guare. *Ign*. kali-s.$_{k2}$ *Lach*.
Lyc. mag-c. mag-s. merc. *Merc-c*. merc-cy.$_{ld1}$
Nux-v.$_{bg2}$ petr. **Phos.** psor. **Puls.** *Sil*. *Verat*. zinc.
🔖 *PP: Widerwillen gegen gekochte warme Speisen, besonders Fleisch, (vorzüglich bei Kindern).*
75/14: Widerwillen gegen gekochte, warme Speisen, besonders gekochtes Fleisch, und fast bloß Verlangen nach schwarzem Brode (mit Butter) oder nach Kartoffeln.
FN 75/14-1: Besonders in der Jugend und Kindheit.

Sprechen:
- **agg**.: acon.$_{bg2}$ agar.$_{bg2}$ alum.$_{bg2,j5}$ am-c.$_{bg2,j5}$
am-m.$_{bg2}$ ambr.$_{bg2,j5}$ **Anac**.$_{bg2}$ arg-met.$_{bg2,jl}$
arg-n.$_{bg2}$ *Arn*.$_{bg2,j5}$ ars.$_{bg2}$ arum-t.$_{bg2}$ aur.$_{bg2}$
bar-c.$_{bg2}$ *Bell*.$_{bg2,k2}$ borx.$_{bg2,j5}$ *Bry*.$_{bg2}$ **Calc**.$_{bg2,j5}$
Cann-s.$_{bg2}$ canth.$_{bg2}$ caps.$_{bg2}$ *Carb-v*.$_{bg2}$ caust.$_{bg2}$
Cham.$_{bg2}$ **Chin**.$_{bg2}$ cic.$_{bg2}$ **Cocc**.$_{j5,k2,*}$ coff.$_{bg2}$
con.$_{bg2}$ croc.$_{bg2}$ dig.$_{bg2}$ *Dros*.$_{bg2}$ *Dulc*.$_{bg2}$ euphr.$_{bg2}$
ferr.$_{bg2}$ ferr-p.$_{bg2}$ fl-ac.$_{bg2}$ *Graph*.$_{bg2}$ hell.$_{bg2}$ *Hep*.$_{bg2}$
hyos.$_{bg2}$ ign.$_{bg2}$ *Iod*.$_{bg2}$ ip.$_{bg2}$ kali-c.$_{bg2}$ led.$_{bg2}$
lyc.$_{bg2}$ mag-c.$_{bg2}$ *Mag-m*.$_{bg2}$ **Mang**.$_{bg2}$ merc.$_{bg2}$
merc-c.$_{bg2}$ merc-cy.$_{bg2}$ mez.$_{bg2}$ mur-ac.$_{bg2}$

| Sprechen | **Allgemeines** | Verletzungen |

– **agg.**: ...
Nat-c.bg2 **Nat-m.**bg2 nux-m.bg2 nux-v.bg2 par.bg2
petr.bg2 **Ph-ac.**bg2 *Phos.*bg2 phyt.bg2 plat.bg2 plb.bg2
puls.bg2 raja-s.bg2,jl ran-b.bg2 **Rhus-t.**bg2 *Sars.*bg2
Sel.bg2 *Sep.*bg2 sil.bg2 *Spig.*bg2 spong.bg2 squil.bg2
Stann.bg2,j5 staph.bg2 stram.bg2 stront-c.bg2
sul-ac.bg2 **Sulph.**bg2,j5 *Verat.*bg2

📖 *97/6: Überempfindlichkeit.*
FN 97/6-3: Alle physische und psychische Eindrücke, selbst die schwächern und schwächsten, erregen krankhaft, oft in hohem Grade. Gemüthliche Ereignisse nicht nur trauriger und ärgerlicher, sondern auch freudiger Art machen oft erstaunenswürdige Beschwerden und Leiden; rührende Erzählungen, ja auch nur das Denken und Erinnern daran, bringen dann die Nerven in Aufruhr, treiben die Angst nach dem Kopfe u.s.w. Schon weniges Lesen gleichgültiger Dinge oder aufmerksames Sehen auf einen Gegenstand, z.B. beim Nähen, aufmerksames Hören auch nur auf gleichgültige Dinge - allzuhelles Licht, lautes Gerede mehrer Menschen zugleich, selbst einzelne Töne auf einem musikalischen Instrumente, Glockengeläute u.s.w. bringen üble Eindrücke zuwege: Zittern, Ermattung, Kopfschmerz, Frost u.s.w. Oft sind auch Geruch und Geschmack übermäßig empfindlich. Ja es schadet in vielen Fällen selbst mäßige Körperbewegung, oder Sprechen, auch mäßige Wärme, Kälte, freie Luft, Benetzung der Haut mit Wasser u.s.w. Nicht Wenige leiden schon im Zimmer von jählinger Veränderung der Witterung, wo dann die Meisten bei stürmischem und feuchten Wetter klagen, Wenige bei trocknem, heitern Himmel. Auch Vollmond bei Einigen, bei Andern Neumond machen ungünstigen Eindruck.

Strecken, Ausstrecken: acon.bg2,k,* *Aesc.*a1,k
agar.bg2,k,* all-c.bro1 *Alum.*bg2,h,* alumn.kr1
*Am-c.*bg2,k,* ambr.bg2,k,* aml-ns.st amylam.bro1
ang.bg2,k,* ant-t. apis arn.a1,k **Ars.**bg2,k,* art-v.hr1,kr1
arum-t. asar.bro1 bar-act.a1 bar-c. *Bell.*bg2,k,*
*Bol-la.*a1 borx.bg2,h bov.bg2,k,* brach.a1,k *Brom.*a1,k
*Bry.*bg2,j5,* caj.a1,k calad.a1,k *Calc.*bg2,k,* calc-p.hr1,k,*
calc-s.hr1,k camph.hr1,k,* cann-s.a1,k *Carb-v.*bg2,k,*
caps. *Carb-an.*hr1,kr1 carb-an.a1,k *Carb-v.*bg2,k,*
castm.bro1 **Caust.**bg2,k,* **Cham.**bg2,k,* chel.bg2,k,*
chin.bg2,k,* chinin-s.j5 chlf.a1,k choc.srj3 cic.bg2
cimic.bg2,k,* cimx.a1,k cina cit-v.hr1,kr1 clem.bg2
cocc.bg2,k,* colch.a1,k croc.bg2 cur.hr1,kr1 cycl.
daph.a1,k dig.bg2,k,* dios. dros.hr1,k,* dulc.j5
elat.bg2,hr1 eup-per.hr1 ferr. ferr-p.bg2 form.bg2,k,*
gins.a1,k glon.bg2 gran.a1,k *Graph.*bg2,k,* guaj.a1,k
haem.a1,k hell.hj5,* helo.c1 helo-s.c1 hep.h,k,*
hydrc.a1,k hyos.a1,k ign.bg2,hr1 ind.hr1,k,* ip.bg2,k,*
kali-bi.hr1,k,* kalm.a1,k kreos.a1,k lach.a1,k lact.j5
laur.a1,k led.a1,k lil-t.a1,k,* lim.a1 lob.a1,k lyc.bg2
lyss.hr1 mag-c.a1,k mang.a1,j5 *Menis.*a1 meph.hr1,k,*
*Merc.*bg2,k,* *Merc-c.*hr1,k,* merc-i-r.a1,k *Mez.*bg2,k,*
mur-ac.bg2 nat-c.bg2,k,* *Nat-m.*hr1,k,* nat-s.hr1,k,*
neon.srj3 nit-ac.bg2 **Nux-v.**bg2,k,* *Olnd.*bg2,h,* onis.a1,j5
op.hr1,k,* ox-ac.a1,k petr. ph-ac.bg2 phel.a1,k
*Phos.*bg2,k,* plan.hr1,k,* *Plat.*bg2,k plb.hr1,k,*
podo.hr1,kr1 polyp-p.a1 prun.a1,k **Puls.**bg2,k,*
ran-b.a1,k1 raph.a1,k rhod.j5 **Rhus-t.**bg2,k,*

Strecken, Ausstrecken: ...
*Rhus-v.*hr1,k,* *Ruta*h,j5,* *Sabad.*bg2,k,* *Sabin.*bg1,bg2,*
*Sec.*bg2,j5,* sel.a1,k senec.a1,bg2,* seneg.bg2,hr1,*
*Sep.*bg2,k,* sil.bg2,k,* spong.bg2,k,* squil.bg2,k stann.
staph.bg2,k,* stram.bg2,hr1 sul-ac.bg2 sulph.a1,k tab.j5
tarent.bg2,k,* tart-ac.a1,j5 *Teucr.*a1,k tong.a1,j5 tub-r.srb2
valer.bg2,k verat.bg2,j5 verb.bg2,k,* vinc.hr1,kr1
viol-o.a1,k wildb. zinc.bg2,k,*

📖 *94/15: Fast beständiges Gähnen, Dehnen und Renken der Glieder.*

Tumoren:
– **Ganglion**: am-c.bg2,k arn.bg2,k aur-m.hr1,k
*Benz-ac.*bg2,hr1,* bov.bg2,c1,* *Calc.*hr1 calc-f.sf,sf1
*Carb-v.*k,k13 ferr-ma.c,c1 iod.bg2,sf1,* kali-chl.bg2
kali-m.bro1 ph-ac.bg2,k,* *Phos.*bg2,k plb.bg2,k,* rhod.bg2
rhus-t.bg2,k *Ruta* sil.bg2,k,* sulph.bg2,k thuj.sf,sf1,*
zinc.bg2,k

📖 *92/3: Balg-Geschwülste in der Haut, dem Zellgewebe darunter, oder den Schleimbeuteln der Flechsen (Überbeine) von mancherlei Gestalt und Größe, kalt, ohne Empfindung.*
FN 92/3-3: Der in neuern Zeiten fürchterlich gewordene Blutschwamm hat, wie ich von einigen Fällen schließen zu müssen glaube, keine andre Quelle, als die Psora.

Verhungern: *Ign.*hr1,k

📖 *75/5: Krampfhaft verhindertes Schlingen, zuweilen bis zum Hungertode.*

Verkürzte Muskeln und Sehnen: abrot.sf1 am-c.
*Am-caust.*sf1 **Am-m.** ambr. anac. ars. aur. *Bar-c.*
calc. carb-an. carb-v. **Caust.** cic. *Cimic.* coff.sf1
Coloc. con. cupr. dig. dros. ferr.sf1 form.sf1 **Graph.**
Guaj. hell. hep. hyos. iod.sf1 kali-c. kali-i. kreos.
lach. led. *Lyc.* mag-c. *Merc.* mez. mosch. *Nat-c.*
Nat-m. nit-ac. *Nux-v.* *Olnd.*sf1 ox-ac. petr. ph-ac.
phos. plb. puls. ran-b. rheum *Rhus-t.* *Ruta* samb.
sec.sf1 *Sep.* sil. stann. sul-ac. sulph. tell.sf1

📖 *94/9: Tonische Verkürzung der Beugemuskeln (Starrkrämpfe).*

Verletzungen (= einschließlich der Folgen von Schlägen, Prellungen, Stürzen etc.):
– **Extravasaten**, mit: *Acet-ac.*kr1,st agar.kr1,st
arist-m.c2 **Arn.** *Bad.* bell-p.st both.st bry. calen.kr1,st
cham. chin. cic. *Con.* crot-h.j5,k2 dulc. euphr. ferr.
*Ham.*kr1 *Hep.* hyper.st iod. *Lach.* laur. *Led.*bg2,kr1,*
mill.kr1 nux-v. par. plb. *Puls.* rhus-t. *Ruta* sec.
staph.st **Sul-ac.** sul-i.k2 **Sulph.** symph.st

📖 *88/6: Schmerzhafte Empfindlichkeit der Haut, der Muskeln und der Beinhaut bei mäßigem Drucke.*
FN 88/6-4: Wenn er sich an etwas mäßig stößt, so schmerzt es heftig und sehr lange; die Stellen, worauf er im Bette liegt, schmerzen empfindlich, daher öfteres Umwenden die Nacht; die hintern Oberschenkelmuskeln, worauf sie sitzt, und die Sitzbeine schmerzen empfindlich; ein geringer Schlag mit der Hand auf die Oberschenkel macht großen Schmerz. Geringes Anstoßen an etwas Hartem hinterläßt blaue Flecke, Blutunterlaufungen.

– **Überanstrengung**, Überlastung durch:
*Arn.*hr1,kr1,* *Ars.*hr1,kr1,* **Calc.**hr1,kr1,* calc-f.c1,c2,*

Verletzungen   **Allgemeines**   Wärme

– **Überanstrengung, Überlastung durch:** ...
carb-an.c1,hr1,* carb-v.c,c1 cocc.c,c1 Con.hr1,kr1,*
Ham.hr1,kr1,* lyc.c1,c2,* Mill.hr1,kr1,* nat-c.c,c1
ovi-p.c,c1 Rhus-t.hr1,kr1,* sanic.c,c1 sil.c1,c2,* ter.c,c1
   PP: Ziehende, spannende Schmerzen im Genicke, dem Rücken, den Gliedern, besonders in den Zähnen (bei feuchtem, stürmischen Wetter, bei Nordwest- und Nordostwinde, nach Verkälten, Verheben, unangenehmen Leidenschaften u.s.w.).
vgl. 88/1, FN 88/1-1 und FN 88/1-2

– **Verrenkungen:** acon.bg2 agar.bg2 **Agn.**bg2,kr1,*
alum.bg2 *Am-c.*bg2,kr1,* am-m.bg2 *Ambr.*bg2,kr1
anac.bg2 ang.bg2,kr1 ant-c.bg2 ant-t.bg2 **Arn.**bg2,j5,*
ars.bg2 asar.bg2 aur.bg2 bar-c.bg2,kr1 *Bell.*bg2,kr1
bov.bg2,kr1 *Bry.*bg2,j5,* calad.bg2 **Calc.**bg2,kr1
*Calc-f.*bg2 calc-p.bg2 camph.bg2 cann-s.bg2,kr1
caps.bg2 *Carb-an.*bg2,j5 *Carb-v.*bg2 *Carl.*a1,bg2
*Caust.*bg2,kr1 cham.bg2 chel.bg2 chin.bg2 cina.bg2
cocc.bg2 *Coloc.*bg2 con.bg2,j5,* croc.bg2 cycl.bg2
dig.bg2 dros.bg2 dulc.bg2 euph.bg2 *Ferr-s.*bg2,kr1
*Form.*bg2,kr1,* *Graph.*bg2,kr1 hell.bg2 hep.bg2,kr1
Ign.bg2,j5,* ip.bg2 kali-c.bg2 *Kali-n.*bg2,kr1 kreos.bg2,kr1
lach.bg2 led.bg2 **Lyc.**bg2,kr1 m-arct.bg2,j5
m-aust.bg2,c1 mag-c.bg2,j5 mag-m.bg2 mang.bg2
meny.bg2 *Merc.*bg2,j5,* mez.bg2,kr1 mosch.bg2,kr1
mur-ac.bg2 **Nat-c.**bg2,j5,* **Nat-m.**bg2,* *Nit-ac.*bg2,kr1
nux-m.bg2 *Nux-v.*bg2,j5 par.bg2,j5 **Petr.**bg2,j5,*
ph-ac.bg2 **Phos.**bg2,j5,* plat.bg2 plb.bg2 *Prun.*bg2
psor.bg2,c1 **Puls.**bg2,kr1 ran-b.bg2 rheum.bg2,c1
*Rhod.*bg2,kr1 **Rhus-t.**bg2,j5,* *Ruta*bg2,kr1,* sabin.bg2
sars.bg2 seneg.bg2 sep.bg2,j5,* sil.bg2 *Spig.*bg2,j5,*
spong.bg2 stann.bg2,kr1 staph.bg2,kr1 *Stront-c.*bg2
*Sulph.*bg2,j5,* thuj.bg2 valer.bg2 verat.bg2 verb.bg2
zinc.bg2,kr1
   PP: Leichtes Verknicken, Verstauchen, Vergreifen dieses oder jenes Gelenks.
PP: Ziehende, spannende Schmerzen im Genicke, dem Rücken, den Gliedern, besonders in den Zähnen (bei feuchtem, stürmischen Wetter, bei Nordwest- und Nordostwinde, nach Verkälten, Verheben, unangenehmen Leidenschaften u.s.w.).
87/15: Die Gelenke verstauchen oder verknicken sich sehr leicht.
FN 87/15-7: Z.B. das Unterfußgelenk, das Handgelenk, das Daumengelenk.
vgl. 88/1, FN 88/1-1 und FN 88/1-2

– **Verstauchungen:** acet-ac.bg2 *Acon.*bg2 agar.bg2
Agn.bg2,j5,* all-s.bg2,c1,* *Am-c.*bg2,* am-m.bg2,sf1,*
am-p.bg2 ambr.bg2 amgd-p.bg2,c1,* ang.bg2,j5
Arn.j5,k2,* ars.bg2,c1 *Asaf.*bg2,kr1 asar.bg2,sf1 bar-c.bg2
bell.bg2,sf1 *Bell-p.*bg2,sf1,* benz-ac.bg2 bov.bg2,sf1
*Bry.*bg2,j5,* **Calc.**bg2,* calc-f.bg2 calc-p.bg2,sf1
calc-sil.bg2,k2 calen.bg2 cann-s.bg2 canth.bg2,c1
caps.bg2 *Carb-an.*bg2,c1 carb-v.bg2 carl.bg2,c1,*
caust.bg2,* chin.bg2,j5 *Cic.*bg2,j5,* *Coloc.*bg2 con.bg2
cupr.bg2 ferr-p.bg2,k2,* *Ferr-s.*bg2,kr1 form.bg2
graph.bg2,j5,* guaj.bg2 hep.bg2 hyos.bg2,j5 *Hyper.*bg2
Ign.bg2,j5,* kali-i.bg2 kali-m.bg2,c1 *Kali-n.*bg2
kreos.bg2,c1 lach.bg2,c1 *Led.*bg2,sf1 lith-c.bg2
Lyc.bg2,j5,* *M-aust.*bg2,j5 mag-c.bg2,sf1 *Merc.*bg2
mez.bg2,sf1 **Mill.**bg2,kr1,* mosch.bg2 **Nat-c.**bg2,j5,*
Nat-m.bg2,j5,* *Nit-ac.*bg2,j5,* *Nux-v.*bg2,j5,* onos.bg2

Verletzungen - Verstauchungen: ...
Petr.bg2,j5,* **Phos.**j5,k2,* plat.bg2 polyg-h.bg2,kr1,*
polyg-pe.bg2,c1 *Prun.*bg2,sf1,* psor.bg2,c1,* **Puls.**bg2,j5,*
rad-br.bg2 rhod.bg2,sf1,* **Rhus-t.**bg2,k2,* rhus-v.bg2,c1
*Ruta*j5,k2,* sabin.bg2 seneg.bg2,c1 sep.bg2,j5,*
sil.bg2,sf1,* sol-ni.bg2,j5 spig.bg2,j5 stann.bg2
staph.bg2,sf1 stram.bg2 stront-c.bg2,kr1,* sul-ac.bg2,c1
*Sulph.*bg2,j5,* sumb.a1,bg2 *Symph.*bg2,kr1,* tarent.a1,bg2
thuj.bg2 zinc.bg2
   PP: Leichtes Verknicken, Verstauchen, Vergreifen dieses oder jenes Gelenks.
PP: Ziehende, spannende Schmerzen im Genicke, dem Rücken, den Gliedern, besonders in den Zähnen (bei feuchtem, stürmischen Wetter, bei Nordwest- und Nordostwinde, nach Verkälten, Verheben, unangenehmen Leidenschaften u.s.w.).
87/15: Die Gelenke verstauchen oder verknicken sich sehr leicht.
FN 87/15-7: Z.B. das Unterfußgelenk, das Handgelenk, das Daumengelenk.
vgl. 88/1, FN 88/1-1 und FN 88/1-2

Verlust:
– **Säfteverlust,** Flüssigkeitsverlust: abrot.bg2
acon.bg2 agar. alet.sf1 alum. anac. ant-c. ant-t.
arg-met. arn. *Ars.* ars-i. *Aven.*sf1 bell. bism.bg2 borx.
bov. brom.bg2 bry. bufo.bg2 *Calad.* **Calc.**c1,k **Calc-p.**
cann-s. canth. caps. carb-ac.bg2 *Carb-an.*c1,k
Carb-v. *Carbn-s.* caust. cham. **Chin.**c1,k
Chinin-ar. **Chinin-s.** cimic.bg2 cina coff. *Crot h. Cupr.*bg2,st1 dig. dulc. *Ferr.* ferr-ar. **Graph.**
ham.bg2,sf1 helon.bg2,sf1 hep. ign. *Iod.* ip. *Kali-c.*
Kali-p. lach.bg2 led. lyc. mag-m. *Merc.* mez.
mosch. nat-c. nat-m.c1,k *Nat-p.* nit-ac. nux-m.k1
Nux-v. petr. **Ph-ac.**c1,k *Phos.*c1,k plat.bg2 plb.
psor.bro1 **Puls.** ran-b. rhod. rhus-t. ruta sabad. samb.
sec. **Sel.**c1,k **Sep.** *Sil.*c1,k spig. *Squil.* stann. **Staph.**
stram.bg2 sul-ac.st *Sulph.* thuj. valer. verat. zinc.
   FN 80/18-1: Auch wohl Auszehrung von dem steten Abgange des Vorsteher-Drüsen-Saftes.
81/1: Nächtlicher Samen-Erguß, wenn auch nicht oft, doch unmittelbar mit üblen Folgen.
FN 81/1-1: Düsterheit, Eingenommenheit, Benebelung der Denkkraft, verminderte Lebhaftigkeit der Einbildungskraft, Gedächtnißmangel, Niedergeschlagenheit, Trübsinn; die Sehkraft wird geschwächt, so wie die Verdauung und die Eßlust; der Stuhlgang bleibt zurück, es entsteht Blutdrang nach dem Kopfe, nach dem After u.s.w.

Wärme:
– **agg.:** acon.bg2,k adlu.jl *Aesc.*k2,st aeth.br1,bro1 *Agar.*
agn.bg2,k *All-c. Aloe*k2,sf1,* **Alum.**bg2,k alum-sil.k2
alumn.k1 am-c.sf,sf1 ambr.bg2,k *Anac.*bg2,k1
*Ant-c.*kr1 *Ant-t.*bg2,k **Apis** aq-mar.jl,jl3
Arg-n.k,k1,* arn.bg2,k **Ars-i.** *Asaf.*sf,sf1 *Asar.*bg2,hr1,*
aster.jl aur.bg2,k *Aur-i.*k13,k2,* *Aur-m.* bapt.sf,sf1
bar-c.bg2,k,* bar-i.k13,k2 bell.bg2,k,* beryl.jl,jl3 *Bism.*
Borx. brom.k2,sf1,* *Bry.*bg2,k,* *Calad.*bg2,k1,*
*Calc.*bg2,hr1,* *Calc-i.*k13,k2,* *Calc-s.*k2,st *Camph.*bg2,k
cann-s.bg2,k,* canth. carb-v.bg2,k,* *Carbn-s.*
carc.hbh,oss *Caust.*bg2,k* cench.k13,k2 cham.bg2,k,*
chin.bg2,hr1,* choc.srj3 cimic.jl cina clem.bro1

Allgemeines

Wärme

– agg.: ...
Coc-c.$_{k,k1}$ cocc.$_{bg2,k,*}$ coff.$_{k13,k2}$ colch.$_{bg2,k,*}$
coloc.$_{bg2,k,*}$ Com.$_{bro1}$ conv.$_{bro1}$ cortico.$_{sp1}$
cortiso.$_{jl,jl3,*}$ Croc.$_{bg2,k1,*}$ Crot-h.$_{bg2,sf1,*}$
Cupr.$_{bg2,sf1,*}$ dig. Dros.$_{bg2,k,*}$ Dulc.$_{bg2,k,*}$ euph.$_{bg2,k,*}$
euphr. ferr.$_{bg2,hr1,*}$ ferr-i. ferr-p.$_{sf,sf1}$ **Fl-ac.**$_{bg2,k2,*}$
flav.$_{jl,jl3}$ foll.$_{jl,jl3}$ gels.$_{bg2,k,*}$ Glon.$_{bg2,k}$ Graph.$_{bg2,k,*}$
Grat.$_{st}$ Guaj. Ham.$_{st}$ hed.$_{mg,mg1}$ helio.$_{bro1}$ hell.$_{bg2,k,*}$
hep.$_{bg2,k2,*}$ hip-ac.$_{jl,jl3}$ hist.$_{jl,jl3}$ hydroph.$_{jl,jl3}$
Hyos.$_{bg2,k}$ iber.$_{jl,jl3}$ ign.$_{bg2,k,*}$ **Ind.** **Iod.**$_{bg2,k,*}$ Ip.$_{bg2,k,*}$
jug-c.$_{bro1}$ just.$_{bro1}$ kali-ar.$_{sf,sf1}$ kali-bi.$_{sf,sf1}$ kali-br.
kali-c.$_{bg2,hr1,*}$ **Kali-i.**$_{bg2,k2,*}$ **Kali-m.**$_{bro1}$
Kali-s.$_{bg2,k1,*}$ kalm.$_{sf,sf1}$ Lac-c. Lach.$_{bg2,k,*}$
laur.$_{bg2,k,*}$ **Led.**$_{bg2,k,*}$ Lil-t.$_{bg2,sf1}$ Lyc.$_{bg2,k,*}$
mag-c.$_{mg,mg1}$ med.$_{st}$ meli.$_{sf,sf1}$ Merc.$_{bg2,k,*}$
Mez.$_{bg2,k,*}$ mur-ac.$_{bg2,k,*}$ nat-c.$_{bg2,k,*}$ **Nat-m.**$_{bg2,k1,*}$
Nat-s.$_{k,k1,*}$ nit-ac.$_{bg2,hr1,*}$ nux-m.$_{bg2,k1,*}$
nux-v.$_{bg2,hr1,*}$ Op.$_{bg2,k,*}$ ph-ac.$_{bg2,k,*}$ phenob.$_{jl,jl3,*}$
Phos.$_{bg2,k,*}$ phyt.$_{k13,k2}$ pic-ac.$_{k13,k2}$ pitu.$_{jl,jl3}$
Plat.$_{bg2,k1,*}$ podo.$_{sf,sf1}$ prot.$_{jl,jl3}$ **Puls.**$_{bg2,k,*}$
rauw.$_{jl,jl3}$ rhus-t.$_{bg2,j5,*}$ sabad.$_{bg2,k,*}$ Sabin.$_{bg2,k1,*}$
Sec.$_{bg2,k,*}$ sel.$_{bg2,k,*}$ Seneg.$_{bg2,k,*}$ sep.$_{bg2,hr1,*}$
sil.$_{bg2,hr1,*}$ spig.$_{bg2,k,*}$ Spong.$_{bg2,k1,*}$ staph.$_{bg2,k,*}$
stel.$_{bro1}$ sul-ac.$_{bro1}$ Sul-i.$_{k13,k2,*}$ **Sulph.**$_{bg2,k1,*}$ tab.
teucr.$_{bg2,k,*}$ Thuj.$_{bg2,k1,*}$ thyr.$_{vh}$ trios.$_{jl}$ Tub.$_{st}$ Uva$_{vh}$
Verat.$_{bg2,k,*}$ Vesp.$_{vh}$ visc.$_{jl,jl3}$ Zinc.

≫ 97/6: Überempfindlichkeit.
FN 97/6-3: Alle physische und psychische Eindrücke, selbst die schwächern und schwächsten, erregen krankhaft, oft in hohem Grade. Gemüthliche Ereignisse nicht nur trauriger und ärgerlicher, sondern auch freudiger Art machen oft erstaunenswürdige Beschwerden und Leiden; rührende Erzählungen, ja auch nur das Denken und Erinnern daran, bringen dann die Nerven in Aufruhr, treiben die Angst nach dem Kopfe u.s.w. Schon weniges Lesen gleichgültiger Dinge oder aufmerksames Sehen auf einen Gegenstand, z.B. beim Nähen, aufmerksames Hören auch nur auf gleichgültige Dinge - allzuhelles Licht, lautes Gerede mehrer Menschen zugleich, selbst einzelne Töne auf einem musikalischen Instrumente, Glockengeläute u.s.w. bringen üble Eindrücke zuwege: Zittern, Ermattung, Kopfschmerz, Frost u.s.w. Oft sind auch Geruch und Geschmack übermäßig empfindlich. Ja es schadet in vielen Fällen selbst mäßige Körperbewegung, oder Sprechen, auch mäßige Wärme, Kälte, freie Luft, Benetzung der Haut mit Wasser u.s.w. Nicht Wenige leiden schon im Zimmer von jählinger Veränderung der Witterung, wo dann die Meisten bei stürmischem und feuchtem Wetter klagen, Wenige bei trocknem, heitern Himmel. Auch Vollmond bei Einigen, bei Andern Neumond machen ungünstigen Eindruck.

– **Zimmer**, im warmen:
• **agg.**: acon.$_{bg2,k,*}$ aeth.$_{sf,sf1}$ Agn.$_{bg2,k}$ All-c.$_{k2,sf1,*}$
aloe$_{k2}$ Alum.$_{bg2,k,*}$ alum-p.$_{k2}$ alum-sil.$_{k13,k2}$
Alumn.$_{kr1}$ am-c.$_{bg2,sf1,*}$ ambr.$_{bg2}$ Anac.$_{bg2,hr1,*}$
androc.$_{srj1}$ Ant-c.$_{bg2,k,*}$ ant-t.$_{bg2,k}$ **Apis**
aran-ix.$_{mg,mg1}$ aran-sc.$_{bro1}$ Arg-n. arn.$_{bg2,k,*}$ ars-i.
Asaf. Asar.$_{bg2,hr1,*}$ aur.$_{bg2,k,*}$ aur-i.$_{k13,k2}$ Aur-m.
aur-s.$_{k13,k2}$ bamb-a.$_{stb2}$ bapt.$_{bg2}$ bar-c.$_{bg2,k,*}$
bar-i.$_{k13,k2}$ bell.$_{bg2,k,*}$ borx. Brom.$_{bg2,k}$ Bry.$_{bg2,k,*}$
bufo calad. calc.$_{bg2,k,*}$ calc-i.$_{k13,k2}$ calc-p. **Calc-s.**

Wärme - Zimmer, im warmen - **agg.**: ...
cann-s.$_{bg2,k,*}$ Carb-ac. Carb-v.$_{bg2,k,*}$ **Carbn-s.**
carc.$_{tp1}$ caust.$_{bg2,k,*}$ cina Coc-c. cocc. colch.$_{bg2,k,*}$
conv.$_{br1}$ crat.$_{bro1}$ **Croc.**$_{bg2,k,*}$ culx.$_{k13,k2}$ Dros.
dulc.$_{bg2,k,*}$ euphr.$_{bro1}$ Fl-ac. gink-b.$_{sbd1}$ Glon.
Graph.$_{bg2,k,*}$ grat.$_{k2}$ hell.$_{hr1,k}$ hep.$_{bg2,hr1,*}$
hip-ac.$_{jl,jl3,*}$ hyos. hyper.$_{bro1}$ ign.$_{bg2,k,*}$ **Ind.**
Iod.$_{bg2,k,*}$ Ip.$_{bg2,k,*}$ kali-c.$_{bg2,k,*}$ **Kali-i. Kali-s.**
lach.$_{k13,k2}$ laur.$_{bg2,k,*}$ **Led.** Lil-t.$_{bg2,k,*}$ luf-op.$_{jl,jl3}$
Lyc.$_{bg2,k,*}$ Mag-m.$_{k,k1}$ med.$_{st}$ Merc. Merc-i-f.
mez.$_{bg2,k,*}$ mosch. mur-ac.$_{bg2,k,*}$ nat-ar.
Nat-c.$_{bg2,k,*}$ nat-m.$_{bg2,k,*}$ **Nat-s.** nit-ac.$_{bg2,k,*}$
nux-v.$_{bg2,hr1,*}$ **Op.**$_{bg2,k,*}$ oxyt. ph-ac.$_{bg2,k,*}$
phos.$_{bg2,k,*}$ Pic-ac. plat.$_{bg2,k,*}$ pneu.$_{jl,jl3}$ Ptel.
Puls.$_{bg2,k,*}$ ran-b. rhus-t.$_{bg2,hr1,*}$ **Sabin.**$_{bg2,k,*}$
Sanic. Sec. sel.$_{bg2,k,*}$ **Seneg.**$_{bg2,k,*}$ sep.$_{bg2,hr1,*}$
spig.$_{bg2,k,*}$ Spong.$_{bg2,k,*}$ staph.$_{bg2,k,*}$ Sul-i.$_{k13,k2}$
Sulph.$_{bg2,k,*}$ Tab. Thuj.$_{bg2,k,*}$ Til. Tub. Verat.$_{bg2,k,*}$
vib.$_{bro1}$

≫ 90/3: *Jede Wärme der Luft im Zimmer (oder in der Kirche) ist ihr höchst zuwider, macht ihr Unruhe, treibt sie hin und her (zuweilen mit Pressen im Kopfe über den Augen - was sich nicht selten durch Nasenbluten erleichtert).*

Wassersucht:
– **äußere** Wassersucht (= Anasarka, Ödem):
abel.$_{jl}$ acet-ac.$_{c2,k}$ acetan.$_{bro1}$ acon.$_{bg2,c2}$ adam.$_{srj5}$
adon.$_{bg2,sf1,*}$ adren.$_{sf1}$ aeth.$_{kr1}$ aether$_{bro1}$ agar.
alco.$_{a1}$ all-c.$_{kr1}$ am-be.$_{c2,sf1}$ am-c.$_{bg2}$ ambr.$_{bg2}$
Ammc.$_{kr1}$ ampe-qu.$_{c2}$ Anac-oc.$_{kr1}$ Anag.$_{c2,kr1}$
Ant-c. Ant-t. anthraci.$_{kr1}$ Apis$_{c2,k}$ Apoc.$_{c2,k}$
apoc-a.$_{c2}$ Arg-n.$_{k2,kr1}$ arn.$_{bro1}$ **Ars.**$_{c2,k}$ ars-i.$_{c2,k}$
Ars-s-f.$_{kr1}$ Asaf.$_{k2,kr1}$ Asc-c.$_{c2,k}$ Asc-t.$_{kr1}$ Aspar.$_{c2,k}$
aur. aur-ar.$_{c2,k}$ aur-i.$_{c2,k}$ Aur-m.$_{c2,k}$ **Aur-m-n.**$_{c2,k}$
Bar-m.$_{k2,kr1}$ Bell. Bism. blatta.$_{c2,k}$ bor-ac.$_{c1,c2}$
bov.$_{bg2,sf1}$ brass-n-o.$_{c2}$ Brom.$_{kr1}$ Bry.$_{c2,k}$ bufo$_{c2}$
Cact.$_{c2,k}$ cain.$_{br1,c1,*}$ Caj.$_{c2,kr1}$ calad. Calc.$_{c2,k}$
Calc-ar.$_{c2,k}$ calc-p.$_{bg2}$ Calc-s.$_{c2,kr1}$ calc-sil.$_{k2}$
camph. cann-s.$_{bg2}$ Canth. carb-v.$_{kr1}$ Carbn-s.
Card-m.$_{c2,k}$ casc.$_{kr1}$ cedr. cham.$_{a1,kr1}$ chel.
Chen-a.$_{c2,kr1}$ Chim.$_{c2,kr1}$ **Chin.**$_{c2,k}$ Chinin-ar.
chinin-s.$_{c2}$ **Chlol.**$_{c2,kr1}$ cinnb. cinnm.$_{kr1}$ cit-l.$_{c2}$ coca
Coch.$_{kr1}$ coff.$_{bg2}$ **Colch.**$_{kr1}$ Coll. coloc. Con.
conv.$_{br1}$ convo-d.$_{a,j5}$ cop. cortiso.$_{jl}$ crat.$_{bg2,k,*}$ Crot-h.
Dig.$_{c2,k}$ Dulc.$_{c2,k}$ Elat.$_{c2,kr1}$ equis-h.$_{c2}$ erig.$_{kr1}$
ery-a.$_{c2}$ euonin.$_{c2}$ eup-pur.$_{c2}$ euph. Ferr. ferr-ar.
ferr-i. ferr-p. ferr-s.$_{kr1}$ Fl-ac.$_{k2,kr1,*}$ Form.$_{c2,kr1}$
frag.$_{c1,c2}$ Gamb.$_{kr1}$ **Graph.**$_{c2,k}$ Grat.$_{c2,kr1}$ guaj.
Ham.$_{kr1}$ **Hell.**$_{kr1}$ Helon.$_{kr1}$ Hep.$_{j5,kr1}$ Hippoz.$_{c1,kr1,*}$
hom.$_{c1,c2}$ Hydr.$_{kr1}$ hyos. iber.$_{c2}$ Ictod.$_{c2}$ **Iod.**
iris$_{kr1}$ iris-g.$_{c2}$ jal.$_{c1}$ jatr-u.$_{c1,c2}$ junc-e.$_{c2}$ juni-c.$_{c2}$
just.$_{k2}$ kali-act.$_{c2}$ kali-ar.$_{c2}$ kali-c.$_{c2}$ Kali-c.$_{c2}$
kali-chl.$_{c1,c2}$ **Kali-i.**$_{c2}$ **Kali-m.**$_{c2,k}$ kali-n.$_{br1,k}$
kali-p. kali-s. Kalm.$_{bg2,kr1,*}$ kreos.$_{j5}$ Lac-d.$_{c2}$
Lach.$_{kr1}$ lact.$_{kr1}$ lat-k.$_{c1,c2}$ Laur.$_{c2,k}$ Led. lept.
Liat.$_{bg1,bg2,*}$ lith-c.$_{c2}$ lob.$_{bg2}$ luna$_{c2}$ Lyc.$_{c2,k}$
lycps-v.$_{bg2,sf1}$ mag-m.$_{bg2,sf1}$ **Med. Merc.**$_{k1,st}$
Merc-c.$_{kr1}$ merc-sul.$_{c2}$ mez. mur-ac. Naja$_{kr1}$ nat-ar.
nat-c. Nat-m.$_{bg2,k,*}$ nat-s.$_{kr1,k}$ nat-sal.$_{c1,c2}$ Nit-ac.
Nux-m. **Olnd. Op.** oxyd.$_{bro1,c2}$ ped.$_{c1,c2}$
phase-xyz.$_{c2}$ phos. pic-ac. plat. Plb.$_{c2,k}$ polytr.$_{vs}$

Allgemeines

Wassersucht

- **äußere** Wassersucht (= Anasarka, Ödem): ...
prim-vl.$_{c2}$ *Prun.*$_{bg2,kr1,*}$ *Psor.*$_{kr1}$ *Puls.* pyrog.$_{bg2,sf1}$ ran-b.$_{c2,kr1}$ rauw.$_{jl}$ reser.$_{jl}$ rhod. rhus-t. *Ruta* sabad.$_{kr1}$ *Sabin.* sacch.$_{c2}$ *Sal-ac.*$_{kr1,sf1}$ *Samb.* sanic.$_{c2}$ sars. sec. senec.$_{c2,k2}$ *Seneg. Sep.* sil. solid.$_{bg2,sf1}$ **Squil.**$_{c2,k}$ staph.$_{bg2}$ stram. *Stront-c.*$_{bg2,j5}$ stroph-h.$_{c2,sf1}$ *Sulph.* **Ter.**$_{c2,k}$ *Teucr.* thlas.$_{c2}$ *Thyr.*$_{c1,c2,*}$ til.$_{bg2}$ toxi.$_{c1,c2}$ uran-n.$_{kr1}$ urea$_{a1,c2}$ urin.$_{c1,c2}$ *Urt-u.*$_{bg2,sf1}$ *Verat.*$_{bg2,sf1}$ verat-v.$_{kr1}$ *Verb.* vesi.$_{c2}$ vesp.$_{c1}$ vesp-xyz.$_{c2}$ vip.$_{bg2,j5,*}$ zinc. *Zing.*$_{c2,kr1}$ ziz.$_{c2}$

🔖 93/5: Wässerige Geschwulst theils der Füße allein, oder des einen Fußes, theils der Hände oder des Gesichtes, oder des Bauches oder Hodensacks u.s.w. allein, theils Haut-Geschwulst über den ganzen Körper (Wassersuchten).

Wetter:

- **Gewitter:**
  - **während**: agar. aran.$_{bg1}$ arg-met.$_{sf1}$ aur. *Bry.* calc.$_{st}$ carb-v. caust. chinin-ar.$_{k2}$ conv.$_{bg1}$ elaps$_{bg1,k2}$ erig.$_{bg1}$ *Gels.* glon.$_{bg1}$ ham.$_{bg1}$ *Lach.* mag-c.$_{bg1}$ mand.$_{jl}$ mang.$_{bg1}$ *Med.* mez.$_{k2}$ morph.$_{c1,kr1}$ **Nat-c.** nat-m. nat-p. nit-ac.$_{k1,k}$ nit-s-d.$_{c1}$ petr. *Phos.* phyt.$_{bg1}$ prot.$_{jl}$ psor. puls.$_{c1,kr1}$ ran-b.$_{bg1,k2}$ *Rhod.* rhus-t.$_{sf1}$ sabin.$_{bg1}$ *Sep. Sil.* spig.$_{sf1}$ syph. thuj. tub.$_{k2}$

🔖 PP: Die meisten Beschwerden sind des Nachts und erneuern oder erhöhen sich bei tiefem Barometerstande, bei Nord- und Nordostwinde, im Winter und gegen den Frühling zu.

93/4: Sogenannter Kalender, die bei bevorstehender, großer Wetterveränderung in starke Kälte, Sturm, so wie bei Gewitterluft erneuerten, empfindlichen Schmerzen an ehedem beschädigten, verwundeten, zerbrochenen, obschon wieder vernarbten und geheilten Körpertheilen.

  - **Herannahen** von: *Agar.* arg-met.$_{bg2}$ aur. *Bell-p.*$_{bro1}$ berb.$_{bg1}$ bry. calc.$_{k2}$ calc-f.$_{bg1}$ caust. *Cedr.* dulc.$_{bg1,bg2}$ *Gels.* hep.$_{bg1,bg2,*}$ hyper. *Kali-bi. Lach. Lyc.* mag-p.$_{bg2}$ mand.$_{mg1}$ mang.$_{bg2,k}$ med. meli. *Merc.* nat-m. nat-p. *Nat-s.*$_{bro1}$ nit-ac. petr. *Phos.* phyt.$_{bro1}$ **Psor.** puls. *Ran-b.* **Rhod.** *Rhus-t. Sep.* sil. sul-ac.$_{bg1}$ sulph. syph. thuj. *Tub.* zinc.$_{bg1,bg2,*}$

🔖 vgl. 93/4:

- **kaltes** Wetter:
  - **naßkaltes:**
    - **agg.**: abrot.$_{k2,sf1}$ aesc.$_{k2}$ *Agar.* all-c.$_{bg2,sf1,*}$ all-s. **Am-c. Ant-c. Ant-t.**$_{bg2,k2,*}$ *Apis Aran. Arg-met. Arg-n.* arn.$_{bro1}$ **Ars.** ars-i. ars-s-f.$_{k2}$ asc-t. *Aster.* aur. aur-ar.$_{k2}$ **Aur-m-n. Bad.** *Bar-c.* bar-i.$_{k2}$ bar-m.$_{k2}$ bell. bell-p.$_{mg1}$ blatta-o.$_{k1}$ borx.$_{k1}$ bov. bry. **Calc.** calc-i.$_{k2}$ **Calc-p.** calc-s. calc-sil.$_{k2}$ **Calen.**$_{st}$ *Caps.*$_{bg2,sf1}$ carb-an. *Carb-v. Carbn-s.* cham. chin. choc.$_{srj2}$ *Cimic.*$_{k1,k2}$ clem. **Colch.** coloc.$_{bg2}$ con. cupr. **Dulc.**$_{c1,k}$ elaps$_{bg2,sf1}$ erig.$_{sf1}$ eucal.$_{bg2,sf1}$ *Ferr. Fl-ac. Form. Gels.*$_{c1,k}$ glon.$_{bg2}$ *Graph. Guaj.*$_{bro1}$ hep. *Hyper. Iod.* ip. *Kali-bi.* kali-c. kali-i. kali-m.$_{k2}$ kali-n. kali-p. kali-sil.$_{k2}$ *Lach. Lath.*$_{c1,k}$ laur. lept.$_{bg2,sf1}$ *Lyc.* mag-c. mag-p.$_{k2}$ *Mang. Med. Merc.* merc-c.$_{bg2}$

Wetter

- **Wetter - kaltes** Wetter - **naßkaltes - agg.**: ...
merc-i-f.$_{c1,k}$ *Mez.* mur-ac. naja$_{jl}$ *Nat-ar. Nat-c.* nat-m.$_{bg2,sf1}$ **Nat-s.** *Nit-ac.* **Nux-m.** nux-v. onop.$_{jl}$ paeon. penic.$_{jl,srb2}$ *Petr.* phos. physal-al.$_{bro1}$ *Phyt.*$_{c1,k}$ polyg-h.$_{st}$ psil.$_{ft1}$ psor.$_{k2}$ **Puls. Pyrog. Ran-b. Rhod. Rhus-t.** rumx.$_{bg2,sf1}$ *Ruta* sang.$_{k2}$ sars. seneg. sep. **Sil.** *Spig.* stann. staph. *Still.*$_{bg2,sf1}$ *Stront-c. Sul-ac. Sulph. Tarent.* teucr.$_{bg2}$ *Thuj.* **Tub.** urt-u.$_{bro1}$ *Verat.* zinc. zinc-p.$_{st}$ *Zing.*$_{sf1}$

🔖 PP: Ziehende, spannende Schmerzen im Genicke, dem Rücken, den Gliedern, besonders in den Zähnen (bei feuchtem, stürmischen Wetter, bei Nordwest- und Nordostwinde, nach Verkälten, Verheben, unangenehmen Leidenschaften u.s.w.).

- **nasses** Wetter:
  - **agg.**: abrot.$_{k2}$ achy.$_{jl}$ aesc.$_{k2}$ agar. alum-sil.$_{k2}$ **Am-c.** amph.$_{bro1}$ anac.$_{st}$ ant-c. **Ant-t. Aran.**$_{k1,st}$ arg-met. *Arg-n.* **Ars.** *Ars-i.* ars-s-f.$_{k2}$ aster.$_{bro1}$ aur. aur-ar.$_{k2}$ **Bad.** bar-i.$_{k2}$ bar-m. bar-s.$_{k2}$ bell. blatta-o.$_{c1}$ borx. bov. brom. bry. **Calc.** calc-f.$_{k2,st}$ calc-i.$_{k2}$ *Calc-p. Calc-s.* calc-sil.$_{k2}$ calen.$_{st}$ canth. carb-an.$_{k1}$ *Carb-v.* caust.$_{k2}$ cham. chim.$_{bro1}$ chin. chinin-s.$_{bro1}$ *Cimic.*$_{k2}$ *Cist.* clem. *Colch.* con. crot-h.$_{bro1}$ cupr. cur.$_{st}$ **Dulc.** elaps elat.$_{br1,c1}$ erig.$_{bg1,bg2}$ euphr.$_{bro1}$ *Ferr.* form.$_{bro1}$ *Gels.*$_{br1,kr1,*}$ *Glon.*$_{bg2,kr1}$ *Graph.*$_{bg1,bg2,*}$ *Ham. Hep.* hydrog.$_{srj2}$ hyper. *Iod.* ip. kali-bi.$_{k2}$ kali-c. *Kali-i.* kali-m.$_{k2}$ kali-n. kali-sil.$_{k2}$ *Lac-ac.*$_{kr1,st}$ lac-c.$_{bg2}$ lac-d.$_{k2}$ *Lach.* lath.$_{c1}$ laur. *Lem-m.*$_{c1,k}$ *Lyc.* lyss.$_{kr1}$ mag-c. *Mag-p.*$_{k2}$ magn-gr.$_{bro1}$ *Mang.* meli. *Merc.* mez. mur-ac. *Naja Nat-act. Nat-.* **Nat-hchls. Nat-s.** *Nit-ac.* **Nux-m.** nux-v. oci-sa.$_{sp1}$ onop.$_{jl}$ paeon. petr. phos. *Phyt.* pic-ac.$_{k2}$ psor.$_{k2}$ **Puls.** rad-br.$_{bro1}$ *Ran-b.* rauw.$_{sp1}$ **Rhod. Rhus-t.** *Ruta* sabin.$_{bg2}$ sang.$_{k2}$ sars. seneg. senn.$_{bg2}$ *Sep. Sil.* sin-n.$_{c1}$ spig. stann. staph. stict.$_{c1}$ still.$_{bro1}$ *Stront-c.* sul-ac. sul-i.$_{k2}$ *Sulph.* sumb. syph.$_{c1}$ teucr. *Thuj. Tub. Verat. Zinc.* zinc-p.$_{k2}$ zing.$_{kr1}$

🔖 PP: Die meisten Beschwerden sind des Nachts und erneuern oder erhöhen sich bei tiefem Barometerstande, bei Nord- und Nordostwinde, im Winter und gegen den Frühling zu.

93/4: Sogenannter Kalender, die bei bevorstehender, großer Wetterveränderung in starke Kälte, Sturm, so wie bei Gewitterluft erneuerten, empfindlichen Schmerzen an ehedem beschädigten, verwundeten, zerbrochenen, obschon wieder vernarbten und geheilten Körpertheilen.

- **Regen:**
  - **bei**, agg.: aran.$_{bg2}$ elaps$_{bg2}$ erig.$_{bg2}$ glon.$_{bg2}$ ham.$_{bg2}$ lac-c.$_{bg2}$ lach.$_{bg2,k2}$ lem-m.$_{bg2,br1}$ mag-c.$_{bg2}$ mang.$_{bg2}$ merc.$_{bg2}$ nat-s.$_{bg2,k2}$ oci-sa.$_{bg2,jl}$ phyt.$_{bg2}$ ran-b.$_{bg2,k}$ *Rhus-t.*$_{bg2,kl}$ sabin.$_{bg2}$ senn.$_{bg2}$ *Sulph.*$_{vh}$ tub.$_{bg2,k2}$

🔖 PP: Ziehende, spannende Schmerzen im Genicke, dem Rücken, den Gliedern, besonders im feuchtem, stürmischen Wetter, bei Nordwest- und Nordostwinde, nach Verkälten, Verheben, unangenehmen Leidenschaften u.s.w.

Allgemeines

Wetter

- **Wetterwechsel**:
  - **agg.**: abrot. achy.$_{jl}$ acon.$_{k2}$ alum.$_{bg2,k1,*}$ alumn. *Am-c.*$_{k1,st}$ anh.$_{jl}$ ant-c. *Ant-t.* apis aran.$_{bg2,sf1,*}$ ars. asar.$_{jl}$ bar-c.$_{bg2,k2,*}$ *Bell.* benz-ac. borx. brom. **Bry.**$_{k1,st}$ *Calc.* calc-f.$_{k2,mg1,*}$ *Calc-p.* calc-sil.$_{k2}$ carb-v.$_{c1,st}$ carbn-s. *Caust. Cham.*$_{a1,kr1,*}$ *Chel.* chin.$_{st}$ cinnb.$_{k2}$ colch. crot-c. crot-h.$_{bg2,sf1}$ cupr.$_{bg1,bg2,*}$ cur.$_{st}$ *Dig.*$_{c1,k}$ **DULC.**$_{k1,st}$ euph. galph.$_{jl}$ *Gels. Graph.*$_{k1,st}$ harp.$_{jl}$ *Hep.*$_{k1,st}$ hyper. *Ip.*$_{k2,st}$ kali-ar.$_{jsa}$ kali-bi. *Kali-c.* kali-i.$_{bg2,k2,*}$ *Kalm.*$_{kr1,st}$ lach. lept.$_{c1}$ mag-c.$_{bg2,k2,*}$ mand.$_{jl}$ *Mang.* meli. *Merc.*$_{k1,st}$ merc-i-f.$_{c1}$ merc-i-r.$_{c1}$ *Mez.* mosch.$_{st}$ *Nat-c.* nat-m.$_{k2,st}$ nat-p.$_{k2}$ nat-sil.$_{k2}$ nit-ac. **Nux-m.** nux-v. *Petr. Ph-ac.* **Phos.** phys.$_{kr1}$ phyt.$_{st}$ **Psor.** *Puls.* **Ran-b.**$_{c1,k}$ *Rheum*$_{k1,st}$ **Rhod.** **RHUS-T.**$_{k1,st}$ *Rumx.* ruta$_{st}$ sang.$_{bg2,k2,*}$ sep. **Sil.** spig.$_{bg2,k2,*}$ stann.$_{jl,k2}$ stict.$_{st}$ stront-c. *Sulph.* tarent.$_{st}$ *Teucr.*$_{bg2}$ thuj.$_{bg2,sf1,*}$ **Tub.** *Verat.*$_{k1,st}$ *Vip.*$_{bg1,bg2,*}$

  ≈ *PP: Ziehende, spannende Schmerzen im Genicke, dem Rücken, den Gliedern, besonders in den Zähnen (bei feuchtem, stürmischen Wetter, bei Nordwest- und Nordostwinde, nach Verkälten, Verheben, unangenehmen Leidenschaften u.s.w.).*

  93/3: Steigende Verkältlichkeit theils des ganzen Körpers (oft schon durch öfteres Benetzen der Hände mit bald warmem, bald kaltem Wasser, wie beim Waschen der Wäsche), bald bloß einzelner Theile, des Kopfs, des Halses, der Brust, des Unterleibes, der Füße u.s.w. in oft mäßigem oder geringem Luftzuge, oder nach geringer Befeuchtung dieser Theile;[2] selbst schon im kühlern Zimmer, bei Regenluft in der Atmosphäre oder niederm Barometerstande.

  FN 93/3-2: Die davon, unmittelbar darauf, erfolgenden Nachtheile werden dann bedeutend und sind mancherlei: Gliederschmerzen, Kopfschmerzen, Schnupfen, Halsweh und Halsentzündung, Katarrh, Halsdrüsen-Geschwulst, Heiserkeit, Husten, Beengung des Athems, Stechen in der Brust, Fieber, Verdauungsbeschwerden, Koliken, Erbrechen, Durchlauf, Magenweh, Würmerbeseigen, auch wohl Zuckungen im Gesichte und andern Theilen, gelbsüchtige Hautfarbe u.s.w. Kein nicht-psorischer Mensch leidet von solchen Veranlassungen die mindesten Nachbeschwerden.

  - **warm**:
    - **kalt** agg.; von warm nach: acon.$_{bg2,sf1}$ *Ars.*$_{bg2,sf1}$ calc.$_{bg2,k2,*}$ calc-p.$_{bg2,k2,*}$ calc-sil.$_{bg2,k2,*}$ carb-v.$_{bg2,sf1}$ *Caust.*$_{bg2,sf1}$ **Dulc.**$_{bg2,k2,*}$ hep.$_{bg2,k2,*}$ **Merc.**$_{bg2,sf1,*}$ nat-sil.$_{bg2,k2,*}$ nit-ac.$_{bg2,sf1}$ *Nux-v.*$_{bg2,sf1}$ puls.$_{bg2,sf1}$ Ran-b.$_{bg2,k2,*}$ *Rhus-t.*$_{bg2,sf1,*}$ sabad.$_{bg2,sf1}$ *Sil.*$_{bg2,sf1}$ stront-c.$_{bg2,sf1}$ tub.$_{bg2,k2,*}$ **Verat.**$_{bg2,sf1,*}$

    93/4: Sogenannter Kalender, die bei bevorstehender, großer Wetterveränderung in starke Kälte, Sturm, so wie bei Gewitterluft erneuerten, empfindlichen Schmerzen an ehedem beschädigten, verwundeten, zerbrochenen, obschon wieder vernarbten und geheilten Körpertheilen.

- **windiges** und stürmisches Wetter: *Acon. All-c.*$_{kr1}$ *Am-c.*$_{kr1}$ androc.$_{srj1}$ arg-met.$_{k2}$ ars. asar. aur. aur-ar.$_{k2}$ *Bad.* bell. bry. carb-v. caust.$_{bg2}$ *Cham.*

Wetter - windiges und stürmisches Wetter: ... chel.$_{bg2}$ *Chin.* chinin-ar. con. erig.$_{mg1}$ euphr. gels.$_{bg2}$ graph. *Hep.* hyper.$_{kr1}$ ip.$_{kr1}$ **Kalm.**$_{kr1}$ *Lach.* lyc. mag-c. *Mag-p.* mez.$_{k2}$ *Mur-ac.* nat-c. nat-m.$_{bg2}$ nit-s-d.$_{c1}$ **Nux-m.** *Nux-v.* petr. *Phos.* plat. *Psor.* *Puls.* ran-b.$_{k2}$ **Rhod.** rhus-t. ruta *Sep.* spig. sul-ac. sulph. tab.$_{bg2}$ thuj.

≈ *PP: Ziehende, spannende Schmerzen im Genicke, dem Rücken, den Gliedern, besonders in den Zähnen (bei feuchtem, stürmischen Wetter, bei Nordwest- und Nordostwinde, nach Verkälten, Verheben, unangenehmen Leidenschaften u.s.w.).*

PP: Die meisten Beschwerden sind des Nachts und erneuern oder erhöhen sich bei tiefem Barometerstande, bei Nord- und Nordostwinde, im Winter und gegen den Frühling zu.

vgl. 93/3, FN 93/3-2 und 93/4

97/6: Überempfindlichkeit.

FN 97/6-3: Alle physische und psychische Eindrücke, selbst die schwächern und schwächsten, erregen krankhaft, oft in hohem Grade. Gemüthliche Ereignisse nicht nur trauriger und ärgerlicher, sondern auch freudiger Art machen oft erstaunenswürdige Beschwerden und Leiden; rührende Erzählungen, ja auch nur das Denken und Erinnern daran, bringen dann die Nerven in Aufruhr, treiben die Angst nach dem Kopfe u.s.w. Schon weniges Lesen gleichgültiger Dinge oder aufmerksames Sehen auf einen Gegenstand, z.B. beim Nähen, aufmerksames Hören auch nur auf gleichgültige Dinge - allzuhelles Licht, lautes Gerede mehrer Menschen zugleich, selbst einzelne Töne auf einem musikalischen Instrumente, Glockengeläute u.s.w. bringen üble Eindrücke zuwege: Zittern, Ermattung, Kopfschmerz, Frost u.s.w. Oft sind auch Geruch und Geschmack übermäßig empfindlich. Ja es schadet in vielen Fällen selbst mäßige Körperbewegung, oder Sprechen, auch mäßige Wärme, Kälte, freie Luft, Benetzung der Haut mit Wasser u.s.w. Nicht Wenige leiden schon im Zimmer von jählinger Veränderung der Witterung, wo dann die Meisten bei stürmischem und feuchten Wetter klagen, Wenige bei trocknem, heitern Himmel. Auch Vollmond bei Einigen, bei Andern Neumond machen ungünstigen Eindruck.

Wind

- **kalter**: *Acon.*$_{bg2,*}$ *All-c.*$_{kr1}$ apis$_{kr1}$ arn.$_{bg2}$ *Ars.*$_{hr1,k}$ ars-i. *Asar.*$_{bg2,k}$ **Bell.**$_{bg2,k,*}$ bell-p.$_{sp1}$ *Bry.*$_{bg2,k,*}$ cadm-s.$_{c1,st}$ calc.$_{k2}$ calc-p. carb-an.$_{bg2,k,*}$ carb-v.$_{bg2,k}$ *Caust.*$_{bg2,k,*}$ cham.$_{bg2,k1,*}$ chinin-ar.$_{k2}$ *Coff.*$_{vh}$ cupr.$_{bg2,k}$ ferr-ar. **Hep.**$_{bg2,k,*}$ ip.$_{bg2,k,*}$ *Kali-bi.* kalm.$_{k2}$ lach.$_{bg2,sf1}$ mag-c.$_{br1}$ mag-p.$_{bg2,k2,*}$ nit-ac.$_{h,j5,*}$ **Nux-v.**$_{bg2,k,*}$ psor. *Rhod.*$_{bg2,k2,*}$ **Rhus-t.**$_{bg2,hr1,*}$ rumx.$_{bg2}$ sabad.$_{bg2}$ *Sep.*$_{bg2,k,*}$ *Sil.*$_{bg2,k,*}$ **Spong.**$_{bg2,k,*}$ thlas.$_{bg2}$ tub.$_{k}$ verat.$_{hr1,kr1}$ zinc.$_{bg2}$

≈ *PP: Ziehende, spannende Schmerzen im Genicke, dem Rücken, den Gliedern, besonders in den Zähnen (bei feuchtem, stürmischen Wetter, bei Nordwest- und Nordostwinde, nach Verkälten, Verheben, unangenehmen Leidenschaften u.s.w.).*

PP: Die meisten Beschwerden sind des Nachts und erneuern oder erhöhen sich bei tiefem Barometer- ...

Wind   **Allgemeines**   Zittern

– **kalter**: ...
  - ... stande, bei Nord- und Nordostwinde, im Winter und gegen den Frühling zu
  - **feuchtkalter**: all-c.$_{c1,k2}$ calc.$_{c1}$ kali-bi.$_{k2}$
  - PP: Ziehende, spannende Schmerzen im Genicke, dem Rücken, den Gliedern, besonders in den Zähnen (bei feuchtem, stürmischen Wetter, bei Nordwest- und Nordostwinde, nach Verkälten, Verheben, unangenehmen Leidenschaften u.s.w.). Die meisten Beschwerden sind des Nachts und erneuern oder erhöhen sich bei tiefem Barometerstande, bei Nord- und Nordostwinde, im Winter und gegen den Frühling zu.

Wunden:
– **Heilungstendenz**:
  - **langsam**: *All-c.*$_{kr1,st}$ alum. alum-p.$_{k2}$ alum-sil.$_{k2}$ am-c. ars.$_{k2}$ *Bar-c.* bar-s.$_{k2}$ *Borx.* both.$_{a1}$ *Calc.* calc-s.$_{k2}$ *Carb-v.* carbn-s.$_{k2}$ caust. *Cham.* chel. clem.$_{j5}$ con. cortiso.$_{jl}$ crats-ce.$_{jsx1}$ croc.$_{j5}$ crot-h. *Graph.* hein-cr.$_{jsx1}$ hell.$_{j5}$ **Hep.** hib-su.$_{jsx1}$ hydrog.$_{srj2}$ hyper.$_{k2}$ kali-c. kali-sil.$_{k2}$ **Lach.** lyc. lyss.$_{mg1}$ mag-c. mang. *Merc. Merc-c.* mill.$_{k2}$ mir-t.$_{jsx1}$ mur-ac. musa-p.$_{jsx1}$ nat-c.$_{j5}$ **Nit-ac.** nux-v.$_{j5}$ *Petr.* ph-ac. phos. plb. puls. *Rhus-t.* ruta$_{k2}$ sars.$_{k2}$ sep. **Sil.** squil.$_{j5}$ *Staph.* **Sulph.**$_{k,kl2}$ synad-g.$_{jsx1}$ *Tub.*$_{st}$
  - PP: Unheilsame Haut; jede kleine Verletzung geht in Verschwärung über, rissige Haut der Hände und Unterlippen.
– **schmerzhaft**:
  - **Wetterwechsel**; bei:
  - 93/4: Sogenannter Kalender, die bei bevorstehender, großer Wetterveränderung in starke Kälte, Sturm, so wie bei Gewitterluft erneuerten, empfindlichen Schmerzen an ehedem beschädigten, verwundeten, zerbrochenen, obschon wieder vernarbten und geheilten Körpertheilen.

Zittern:
– **äußerlich**: abel.$_{jl3}$ abrot.$_{a1,k}$ absin.$_{bg2,k,*}$ acet-ac.$_{hr1,k,*}$ *Acon.*$_{bg2,k}$ acon-f.$_{a1,k}$ adren.$_{st}$ *Agar.*$_{bg2,k}$ agar-cps.$_{a1}$ agn.$_{bg2,k}$ alco.$_{a1}$ alum.$_{k,k2}$ alum-p.$_{k13,k2}$ alum-sil.$_{k2,kr1}$ alumn.$_{a1,k}$ am-c.$_{bg2,k}$ am-caust.$_{a1,j5}$ am-m.$_{bg2,k}$ **Ambr.**$_{bg2,k,*}$ aml-ns. *Anac.*$_{bg2,k}$ androc.$_{srj1}$ ang.$_{bg2,j5}$ ant-c.$_{bg2,k}$ **Ant-t.**$_{bg2,k}$ *Apis Apoc.*$_{a1}$ aq-mar.$_{a1}$ aran.$_{hr1,k}$ aran-ix.$_{mg}$ *Arg-met.* **Arg-n.**$_{bg2,k,*}$ *Arn.*$_{bg2,k,*}$ **Ars.**$_{bg2,k,*}$ ars-h.$_{hr1}$ ars-i. ars-s-f.$_{hr1,k2,*}$ ars-s-r.$_{hr1,kr1}$ asaf.$_{bg2,k,*}$ astac.$_{hr1}$ atro.$_{a1}$ *Aur.*$_{bg2,k,*}$ aur-ar.$_{k}$ aur-i.$_{k13,k2}$ aur-s.$_{k13,k2}$ *Bapt.*$_{bg2,k2,*}$ *Bar-c.* bar-i.$_{k13,k2}$ bar-m.$_{bg2,k,*}$ bar-s.$_{k13,k2}$ *Bell.*$_{bg2,k,*}$ ben-n.$_{a1}$ benz-ac.$_{a1}$ berb.$_{j5}$ bism.$_{bg2,k,*}$ borx. both.$_{st}$ bov.$_{bg2,k,*}$ brom.$_{bg2,k,*}$ bruc.$_{j5}$ *Bry.*$_{bg2,k,*}$ bufo buth-a.$_{mg,mg1,*}$ **Cact.** cadm-met.$_{mg,mg1}$ cadm-s.$_{*}$ caj.$_{a1}$ *Calad.* *Calc.*$_{h,k}$ *Calc-caust.*$_{a1,j5,*}$ calc-f.$_{mg,mg1,*}$ *Calc-i.*$_{k13,k2}$ calc-m.$_{a1}$ *Calc-p.*$_{hr1,k,*}$ *Calc-s.* calc-sil.$_{k13,k2}$ calth.$_{a1}$ *Camph.*$_{bg2,k,*}$ canch.$_{a1}$ cann-i. cann-s.$_{bg2,k}$ *Canth.* caps.$_{bg2,k}$ carb-ac. carb-an.$_{j5}$ carb-v.$_{bg2,k,*}$ carbn-h.$_{a1}$ carbn-o.$_{a1}$ *Carbn-s.*$_{k,kr1}$ castm.$_{kr1}$ *Caust.*$_{bg2,k,*}$ *Cedr.* cham.$_{bg2,k}$ *Chel.*$_{bg2,k,*}$ *Chin.* *Chinin-ar.* *Chinin-s.*$_{a1,k}$ chlor. chlorpr.$_{jl,jl3}$ choc.$_{srj3}$ *Cic.*$_{bg2,k,*}$ cic-m.$_{a1}$ **Cimic.**$_{bg2,k,*}$ *Cina* cinch.$_{a1}$ cinnm.$_{hr1,kr1}$

Zittern - äußerlich: ...
Cit-v.$_{hr1,kr1,*}$ *Clem. Coca*$_{kr1}$ *Cocc.*$_{k,kr1}$ *Cod. Coff.*$_{bg2,k,*}$ coff-t.$_{hr1,kr1,*}$ coffin.$_{a1}$ colch. coloc.$_{bg2,k}$ *Con.* cop.$_{hr1,kr1}$ cortico.$_{mg,mg1,*}$ cortiso.$_{mg,mg1}$ croc.$_{bg2,k}$ **Crot-c.**$_{a1}$ *Crot-h.*$_{bg2,k,*}$ crot-t.$_{a1}$ *Cupr.*$_{bg2,k,*}$ cupr-act.$_{j5}$ cupr-ar.$_{sf,sf1}$ cupr-s.$_{hr1,kr1}$ cur. dig.$_{bg2,k,*}$ digin.$_{a1}$ dios.$_{hr1,k,*}$ dros.$_{bg2,k}$ dubo-h.$_{a1}$ *Dulc.*$_{bg2,k,*}$ echit.$_{a1}$ esp-g.$_{kk1}$ euph.$_{bg2}$ euphr.$_{bg2,k}$ fagu.$_{a1}$ *Ferr.*$_{bg2,k,*}$ ferr-ar.$_{k,k2,*}$ ferr-ma.$_{a1,j5}$ ferr-p. fl-ac.$_{k13,k2}$ **Gels.**$_{bg2,k,*}$ gins.$_{a1,sf1,*}$ glon.$_{a1,k}$ gran.$_{bg2,j5,*}$ *Graph.*$_{bg2,k,*}$ guaj. *Hell.* helo. hep.$_{bg2,k,*}$ hydr-ac.$_{a1,j5}$ *Hydrog.*$_{srj2}$ **Hyos.** *Hyper.*$_{hr1,kr1}$ iber.$_{a1,hr1,*}$ **Ign.**$_{c2,k}$ inul.$_{hr1,kr1,*}$ *Iod.*$_{bg2,k,*}$ ip. *Iris*$_{kr1}$ jab.$_{sf,sf1}$ kali-act.$_{a1}$ *Kali-ar.*$_{a1,k}$ kali-bi.$_{a1}$ *Kali-br.*$_{bg2,k,*}$ **Kali-c.** kali-cy.$_{a1}$ *Kali-fcy.* kali-i.$_{a1}$ kali-n.$_{a1,h}$ kali-p. kali-s. kali-sil.$_{k2,kr1,*}$ *Kalm.*$_{hr1,k}$ kiss.$_{a1}$ kreos.$_{bg2,k,*}$ lac-ac.$_{hr1,kr1,*}$ *Lach.* lam.$_{a1}$ lat-m.$_{sp1}$ lath.$_{bg2,sf1,*}$ laur.$_{a1,k,*}$ *Lec. Led.*$_{bg2,k,*}$ lil-t.$_{hr1,k2,*}$ lob.$_{bg2,j5,*}$ *Lol.*$_{bg2,sf1,*}$ lon-x.$_{a1}$ *Lyc.* lycps-v.$_{kr1}$ *Lyss.* m-arct.$_{j5}$ m-aust.$_{j5}$ mag-c.$_{bg2,k}$ mag-m.$_{bg2,k}$ mag-p.$_{bg2,k}$ mag-s.$_{a1,k}$ manc.$_{a1,bg2}$ mang.$_{bg2,k}$ *Med.*$_{hr1}$ meny.$_{bg2,k}$ meph. **Merc.**$_{bg2,k,*}$ *Merc-c.*$_{a1}$ merc-d.$_{a1}$ merc-i-f.$_{a1}$ merc-n.$_{a1}$ merc-ns.$_{a1}$ merc-pr-r.$_{a1}$ **Mez.** morph.$_{a1}$ *Mosch.*$_{bg2,k,*}$ *Mur-ac.* mygal.$_{bg2,k,*}$ naja$_{k2}$ *Nat-ar.* **Nat-c.** nat-hchls.$_{a1}$ *Nat-m.*$_{bg2,k,*}$ *Nat-p. Nat-s.*$_{hr1,k,*}$ nat-sil.$_{k13,k2}$ nicc.$_{a1,j5,*}$ nicot.$_{a1}$ *Nit-ac.*$_{bg2,k,*}$ nux-m.$_{bg2,k}$ *Nux-v.*$_{bg2,k,*}$ oena.$_{a1}$ ol-an.$_{a1}$ olnd. onos. **Op.**$_{bg2,k,*}$ ox-ac.$_{a1,k}$ pall.$_{hr1,k}$ *Par.* ped.$_{a1}$ petr.$_{bg2,k,*}$ *Ph-ac.*$_{bg2,k,*}$ phel.$_{hr1,j5,*}$ *Phos.*$_{bg2,k,*}$ phys.$_{bg2,hr1,*}$ *Phyt.*$_{hr1,k}$ *Pic-ac.*$_{a1,k}$ pip-n.$_{bg2}$ plan.$_{a1}$ plat. *Plb.*$_{bg2,k,*}$ polyg-h. prun.$_{a1,j5}$ psil.$_{jl}$ psor. **Puls.**$_{bg2,k,*}$ ran-a.$_{a1}$ ran-b.$_{bg2,k}$ ran-s.$_{bg2,k}$ rauw.$_{jl,jl3,*}$ reser.$_{jl,jl3}$ rheum rhod.$_{bg2,k}$ **Rhus-t.**$_{bg2,k,*}$ russ.$_{a1}$ ruta *Sabad.*$_{bg2,k,*}$ sabin.$_{a1}$ sal-ac.$_{sf,sf1}$ samb.$_{bg2,k}$ sang.$_{a1}$ sars.$_{bg2,k,*}$ scut.$_{a1,k}$ *Sec.*$_{bg2,k}$ sel. senec.$_{a1}$ seneg. *Sep.*$_{bg2,k,*}$ sieg.$_{mg,mg1}$ *Sil.*$_{bg2,k}$ sol-ni.$_{a1}$ *Spig.* spig-m.$_{a1}$ spong.$_{bg2}$ squil.$_{bg2,sf}$ *Stann.*$_{bg2,k,*}$ staph. **Stram.**$_{k,kr1,*}$ stront-c. *Stry.*$_{a1,k}$ *Sul-ac.*$_{k,kr1}$ sul-h.$_{a1}$ sul-i.$_{k13,k2}$ **Sulph.**$_{h,k,*}$ sumb.$_{a1}$ *Tab.*$_{bg2,k,*}$ tanac.$_{a1}$ tarax. *Tarent.*$_{a1,k}$ tax.$_{a1}$ teucr.$_{bg2,hr1,*}$ thal.$_{a1,jl3,*}$ ther.$_{bg2,kr1}$ *Thuj.*$_{bg2,k,*}$ thyreotr.$_{jl,jl3}$ til.$_{a1}$ valer.$_{a1}$ vanad.$_{st}$ *Verat.*$_{bg2,k}$ verat-v.$_{a1,k,*}$ verb.$_{bg2,k}$ verin.$_{a1}$ vesp.$_{hr1,kr1,*}$ viol-o.$_{bg2,k}$ viol-t.$_{hr1,k}$ vip.$_{bg2,j5,*}$ *Visc.* wies.$_{a1}$ x-ray$_{sp1}$ **Zinc.** zinc-cy.$_{a1}$ zinc-o.$_{j5}$ zinc-ox.$_{j5}$ *Zinc-p.*$_{k13,k2}$ zinc-s.$_{a1}$

- 94/12: Anfälle von Zittern der Glieder, ohne Ängstlichkeit. Anhaltendes, stetes Zittern, auch wohl Schlagen mit den Händen, Armen, Beinen.

97/6: Überempfindlichkeit.
FN 97/6-3: Alle physische und psychische Eindrücke, selbst die schwächern und schwächsten, erregen krankhaft, oft in hohem Grade. Gemüthliche Ereignisse nicht nur trauriger und ärgerlicher, sondern auch freudiger Art machen oft erstaunenswürdige Beschwerden und Leiden; rührende Erzählungen, ja auch nur das Denken und Erinnern daran, bringen dann die Nerven in Aufruhr, treiben die Angst nach dem Kopfe u.s.w. Schon weniges Lesen gleichgültiger Dinge oder aufmerksames Sehen auf einen Gegenstand, z.B. beim Nähen, aufmerksames Hören auch nur auf gleichgültige Dinge - allzuhelles Licht, lautes Gerede mehrer ...

Zittern — **Allgemeines**

− **äußerlich**: ...
- ❧ Menschen zugleich, selbst einzelne Töne auf einem musikalischen Instrumente, Glockengeläute u.s.w. bringen üble Eindrücke zuwege: Zittern, Ermattung, Kopfschmerz, Frost u.s.w. Oft sind auch Geruch und Geschmack übermäßig empfindlich. Ja es schadet in vielen Fällen selbst mäßige Körperbewegung, oder Sprechen, auch mäßige Wärme, Kälte, freie Luft, Benetzung der Haut mit Wasser u.s.w. Nicht Wenige leiden schon im Zimmer von jählinger Veränderung der Witterung, wo dann die Meisten bei stürmischem und feuchtem Wetter klagen, Wenige bei trocknem, heitern Himmel. Auch Vollmond bei Einigen, bei Andern Neumond machen ungünstigen Eindruck.
- ◇ **abwechselnd** mit:
  - **konvulsivische** Bewegungen der Glieder: arn.$_{a1}$
  - ❧ 94/12: Anfälle von Zittern der Glieder, ohne Ängstlichkeit. Anhaltendes, stetes Zittern, auch wohl Schlagen mit den Händen, Armen, Beinen.
  - **Geräusche**, durch: $Aloe_{kr1}$ bar-c. caust. $Cocc._{hr1,k}$ hura $Kali-ar._{hr1,k}$ mosch. tab.$_{a1,k}$
  - ❧ vgl. 97/6 und FN 97/6-3
  - **Musik**, durch: $Aloe_{kr1,st}$ **Ambr.** nat-c.$_{kr1}$ thuj.$_{kr1,st}$
  - ❧ vgl. 97/6 und FN 97/6-3
  - **Schreck**, durch: $Acon._{bg2,hr1,*}$ arg-n. $Aur.$ calc.$_{bg2,hr1,*}$ $Coff.$ glon. hura ign. mag-c. merc.$_{a1,k}$ nicc. $Op._{bg2,k,*}$ $Plat._{hr1,kr1}$ puls. ran-b.$_{hr1,kr1}$ rat. rhus-t. sep. $Stram._{hr1,kr1}$ $Tarent._{kr1}$ zinc.$_{bg2,sf1,*}$
  - ❧ 97/4: Schreckhaftigkeit oft bei der geringsten Kleinigkeit; sie gerathen davon oft in Schweiß und Zittern.

Zucken: abies-c.$_{a1}$ acon.$_{bg2,k,*}$ acon-c.$_{a1}$ **Agar.**$_{bg2,k,*}$ agn. alum.$_{h,k}$ alum-p.$_{k13,k2}$ alum-sil.$_{k13,k2}$ alumn.$_{hr1,kr1,*}$ am-c. am-m. $Ambr._{bg2,k,*}$ amyg.$_{hr1}$ ant-c.$_{bg2,k,*}$ $Ant-t._{hr1,k}$ apis aran.$_{hr1,kr1}$ $Arg-met.$ $Arg-n._{hr1,k,*}$ arn.$_{bg2,hr1,*}$ $Ars._{bg2,k,*}$ $Ars-i.$ ars-s-f.$_{hr1,k2,*}$ ars-s-r.$_{a1}$ arund.$_{hr1,kr1,*}$ **Asaf.**$_{hr1,k}$ asc-t.$_{hr1,kr1}$ aster.$_{hr1,k}$ atro.$_{hr1,*}$ $Bar-c._{hr1,k}$ bar-i.$_{k13,k2}$ bar-m.$_{hr1,kr1}$ $Bell._{bg2,k,*}$ bism.$_{bg2}$ borx. brom. bruc.$_{a1}$ $Bry._{bg2,k,*}$ bufo **Cact.** cadm-s.$_{a1,kr1}$ $Calc._{bg2,k,*}$ $Calc-i._{k13,k2}$ calc-p.$_{a1}$ $Calc-s._{hr1,k}$ calc-sil.$_{k13,k2}$ $Camph._{bg2,k,*}$ cann-i.$_{a1,k}$ cann-s.$_{a1,bg2}$ $Canth._{hr1,k}$ caps.$_{a1,k}$ carb-ac.$_{bg2,k}$ carb-v.$_{bg2,k}$ $Carbn-s.$ carc.$_{mg1,sp1,*}$ $Caust._{bg2,k,*}$ $Cedr._{hr1,kr1}$ cerv.$_{a1}$ cham.$_{bg2,k,*}$ $Chel._{hr1,k}$ $Chin._{bg2,k,*}$ $Chinin-s.$ chlf.$_{hr1,kr1}$ chlor.$_{hr1,k}$ $Cic._{hr1,k}$ cic-m.$_{a1}$ $Cimic._{hr1,k}$ $Cina_{c2,k}$ $Clem._{hr1,k}$ $Cocc._{hr1,k}$ $Cod._{hr1,k}$ $Coff._{hr1,k2,*}$ coff-t.$_{hr1,k}$ colch.$_{hr1,k}$ coloc.$_{bg2,k,*}$ $Con.$ croc.$_{bg2,k,*}$ crot-h.$_{hr1,k}$ $Cupr._{bg2,k,*}$ cupr-s.$_{hr1,kr1,*}$ cypr.$_{hr1,kr1}$ cyt-l.$_{a1}$ dig.$_{bg2,k,*}$ dol.$_{hr1,kr1,*}$ dor.$_{hr1,kr1}$ dros.$_{bg2}$ dulc.$_{a1,bg2}$ ferr.$_{k13,k2}$ form.$_{bg2}$ $Gels._{hr1,kr1}$ $Glon._{bg1,bg2,*}$ $Graph.$ guaj. hedeo.$_{a1}$ $Hell.$ hep.$_{bg2,hr1}$ hydr-ac.$_{a1,bg2}$ **Hyos.**$_{bg2,k,*}$ **Ign.** **Iod.** ip.$_{bg2,k,*}$ juni-v.$_{a1}$ $Kali-ar.$ kali-br.$_{hr1,k}$ **Kali-c.**$_{bg2,k,*}$ kali-chl.$_{hr1,k13}$ $Kali-i._{hr1,kr1}$ kali-m.$_{k2}$ kali-n.$_{a1,h}$ kali-p.$_{bg2,k}$ kali-s. kali-sil.$_{k13,k2}$ kreos.$_{a1,k}$ $Lach._{bg2,k,*}$ lact.$_{a1}$ laur.$_{bg2,k,*}$ lipp.$_{a1}$ lon-x.$_{a1}$ $Lyc._{bg2,k,*}$ $Lyss._{hr1,k}$ mag-c.$_{bg2}$ mag-m.$_{bg2,k}$ mag-p.$_{hr1,k}$ meny.$_{bg2,k,*}$ $Merc._{bg2,k,*}$ $Merc-c._{a1,k}$ **Mez.**$_{bg2,k,*}$ $Mill._{hr1}$ morph.$_{a1,hr1}$ $Mosch._{hr1,kr1}$

Zucken: ...
$Mur-ac._{bg2,k}$ mygal.$_{hr1,k}$ $Nat-ar.$ **Nat-c.**$_{bg2,k,*}$ nat-f.$_{sp1}$ $Nat-m._{bg2,k,*}$ $Nat-p.$ nat-s.$_{k13,k2}$ nat-sil.$_{k13,k2}$ $Nit-ac._{bg2,k,*}$ nitro-o.$_{a1}$ $Nux-m._{hr1,kr1,*}$ $Nux-v._{bg2,k,*}$ oena.$_{hr1,kr1,*}$ ol-an.$_{bg2}$ olnd. $Op._{bg2,k,*}$ ox-ac.$_{hr1,k,*}$ $Par.$ petr.$_{bg2,k}$ $Ph-ac.$ $Phos._{bg2,k,*}$ phys.$_{bg2,hr1,*}$ phyt.$_{k13,k2}$ pic-ac.$_{a1}$ plat.$_{bg2,k,*}$ $Plb._{bg2,k,*}$ $Podo._{sf,sf1}$ psor.$_{hr1,k}$ puls.$_{bg2,k,*}$ $Ran-b._{hr1,kr1,*}$ rat.$_{a1,bg2}$ rhod.$_{bg2,k,*}$ $Rhus-t._{hr1,k,*}$ $Rhus-v._{a1,hr1}$ ruta sabad.$_{bg2,k,2,*}$ sabin. salin.$_{a1}$ sarcol-ac.$_{sp1}$ scut.$_{a1}$ $Sec._{bg2,k,*}$ sel. senec-j.$_{a1,c2,*}$ seneg. $Sep._{bg2,k,*}$ $Sil._{bg2,k}$ sol-ni.$_{a1}$ $Spig.$ spong.$_{bg2,k,*}$ squil.$_{bg2}$ $Stann.$ staph.$_{a1,bg2}$ **Stram.**$_{bg2,k,*}$ stront-c. $Stry._{a1,k}$ sul-ac.$_{bg2,k}$ sul-i.$_{k13,k2}$ $Sulph._{bg2,k,*}$ syph.$_{hr1}$ tab.$_{a1,bg2}$ tanac. tarax. tarent.$_{bg2,k,*}$ ter.$_{hr1,kr1}$ thuj.$_{bg2,k,*}$ valer.$_{bg2,k,*}$ $Verat._{bg2,hr1,*}$ $Verat-v._{hr1,kr1,*}$ viol-t.$_{bg2,k}$ vip.$_{hr1,k}$ $Visc.$ x-ray$_{sp1}$ **Zinc.**$_{bg2,k,*}$ zinc-m.$_{a1}$ $Zinc-p._{k13,k2}$
- ❧ 94/8: Schnelles Zucken einzelner Muskeln und Glieder selbst beim Wachen, z.B. der Zunge, der Lippen, der Gesichtsmuskeln, der Schlundmuskeln, der Augen, der Kiefer, der Hände und Füße.
- − **einzelner** Teile: agar.$_{bg2}$ alum.$_{bg2}$ chin.$_{bg2}$ $Cocc._{bg2}$ nux-v.$_{bg2}$ puls.$_{bg2}$ zinc.$_{bg2}$
- ❧ vgl. 94/8
- − **Sehnenhüpfen**: acon.$_{a1}$ acon-c.$_{a1}$ $Agar._{bg2,k}$ $Alco._{a1}$ am-c. ambr.$_{hr1,k}$ $Ars._{bg2,k,*}$ $Asaf._{bg2,k}$ bell.$_{bg2,k,*}$ bol-lu.$_{a1}$ bry.$_{a1,bg2}$ $Calc._{bg2,k}$ $Camph._{a1,k}$ $Canth.$ $Chel.$ $Chlor._{hr1,k}$ con.$_{a1,bg2}$ cupr.$_{sf1}$ cupr-s.$_{a1}$ **Hyos.**$_{bg2,k,*}$ indg.$_{a1}$ $Iod._{bg2,k}$ kali-c.$_{sf1}$ $Kali-i._{a1,hr1}$ $Lyc.$ merc-n.$_{a1}$ $Mez.$ $Mur-ac.$ op.$_{a1}$ $Ph-ac._{bg2,k}$ $Phos._{bg2,k}$ rhus-t.$_{bg2,k}$ $Sec._{bg2,k}$ squil.$_{sf1}$ stram.$_{a1,bg2}$ $Stry._{a1,k}$ sul-ac.$_{h}$ $Ter._{hr1,kr1}$ verat.$_{a1}$ vip.$_{a1}$ **Zinc.**$_{bg2,k}$
- ❧ PP: Schmerzloses Aufhüpfen einzelner Muskeltheile hie oder da am Körper.